实用康复护理学

第 2 版

顾　问　燕铁斌　励建安　王茂斌

主　编　郑彩娥　李秀云

副主编　温贤秀　许洪伟　孟　玲　杨艳萍

人民卫生出版社

图书在版编目（CIP）数据

实用康复护理学/郑彩娥,李秀云主编.—2 版.—北京:人民卫生出版社,2018

ISBN 978-7-117-26086-2

Ⅰ.①实… Ⅱ.①郑… ②李… Ⅲ.①康复医学-护理学 Ⅳ.①R47

中国版本图书馆 CIP 数据核字（2018）第 059203 号

人卫智网	www.ipmph.com	医学教育、学术、考试、健康，购书智慧智能综合服务平台
人卫官网	www.pmph.com	人卫官方资讯发布平台

实用康复护理学
第 2 版

主　　编：郑彩娥　李秀云

出版发行：人民卫生出版社（中继线 010-59780011）

地　　址：北京市朝阳区潘家园南里 19 号

邮　　编：100021

E - mail：pmph @ pmph.com

购书热线：010-59787592　010-59787584　010-65264830

印　　刷：北京汇林印务有限公司

经　　销：新华书店

开　　本：787×1092　1/16　　印张：49

字　　数：1192 千字

版　　次：2012 年 11 月第 1 版　　2018 年 4 月第 2 版　　2022 年 7 月第 2 版第 4 次印刷（总第 5 次印刷）

标准书号：ISBN 978-7-117-26086-2/R · 26087

定　　价：135.00 元

《实用康复护理学（第2版）》编写委员会

顾　问　燕铁斌　励建安　王茂斌

主　编　郑彩娥　李秀云

副主编　温贤秀　许洪伟　孟　玲　杨艳萍

编　委（以姓氏笔画为序）

王　玲（新疆克拉玛依市中心医院）

刘文伟（广西江滨医院）

刘承梅（河南中医学院第一附属医院）

许洪伟（黑龙江省佳木斯大学康复医学院）

李秀云（华中科技大学医学院附属同济医院）

李淑琴（四川省八一康复中心）

杨艳萍（南京军区杭州疗养院）

时美芳（浙江省嘉兴市第二人民医院）

郑洁皎（复旦大学附属华东医院）

郑彩娥（浙江省人民医院望江山院区）

孟　玲（华中科技大学医学院附属同济医院）

赵雪萍（河北省人民医院）

常清明（湖南省马王堆医院）

温贤秀（四川省人民医院）

戴宏乐（北京市第三医院）

参编者（以姓氏笔画为序）

于卫华　于红梅　王惠芬　艾　艳　白　菁　冯　颖　朱世琼　刘景隆
苏　倩　李　霞　杨少青　杨凤翔　时丽萍　宋晓蕾　张　丽　张爱萍
张淑琴　张静怡　陈海燕　赵　静　赵素华　徐利平　徐禹静　唐艳超
彭汉玲　韩培华　程晓毅　谭　娟　霍尔红

第2版序

五年前,当《实用康复护理学》第 1 版问世时,康复护理的概念正处在普及时期。几年来,康复护理与临床护理不断融合,康复护理的理念不断为临床各专科护理人员所接受,这也是《实用康复护理学》第 1 版深受临床医护人员欢迎的社会背景。

《实用康复护理学》第 2 版,除了秉承第一版的编写宗旨,简明实用;全面系统介绍康复护理学常用的康复护理技术,做到内容翔实,材料丰富,图文并茂,便于读者学习和掌握;还在第一版的基础上进一步更新了观念,调整了章节,使此书的内容不仅反映了近年来国内外康复护理的新理念、新技术、新知识、新信息,也更加贴近临床。

实施健康中国 2030 战略,全方位、全生命周期保障人民群众健康是重大的民生工程、民心工程,结合中国老龄化人口结构的发展,"人民健康"工程中,康复护士在健康管理、预防疾病、健康教育、患者照护、慢病管理护理、老年人医养融合等各个领域将迎来新的机遇和挑战。

未来的康复医学会从疾病预防开始,要充分认识到护士、护理其高专业性的价值和内涵,而倾力去不断提升护理专业发展,提高护士的专业能力和素养,更好的为促进人们生命健康而努力。

相信《实用康复护理学》第 2 版的出版,一定会进一步推动康复护理与临床护理的融合,进一步提高康复护士的专业素质培养教育,从而推动康复护理学的发展。

应本书主编的邀请,欣然提笔作序。

中国康复医学会副会长　燕铁斌

2018 年 3 月

第 2 版前言

第 1 版《实用康复护理学》自 2012 年出版以来,深受广大护士、读者的欢迎,成为康复医学、康复护理、临床护理工作者实用的临床工具书,同时也是康复护理专科护士培训、康复护理各级继续教育培训的蓝本及重要的参考书。随着康复医学的发展,鉴于临床的需要,我们对第 1 版《实用康复护理学》进行了修订。

近几年,国家高度重视康复医疗发展,2016 年国家提出了《"健康中国 2030"规划纲要》。康复医疗在战胜自然灾害、应对当今老龄化社会,防治慢性病及残疾等方面起到了不可替代的作用。随着我国社会由生存型向发展型转变,人们对健康和生命质量的关注度越来越高,患者对专业化的康复护理和健康指导的需求日益增加,社会对专业化人才的培养需求也在不断增加。"十三五"时期《全国医疗卫生服务体系规划纲要(2015—2020 年)》指出,不同级别医疗机构要加强康复病床设置,重点加强康复医疗服务能力建设。《全国护理事业发展规划(2016—2020 年)》也指出要拓展护理服务领域,其中就包括康复促进。2017 年 8 月 30 日国务院总理李克强主持召开国务院常务会议,确定促进健康服务业发展的措施,满足群众需求,提高健康水平。

近几年人们对康复的概念有了新的认识,过去人们认为残疾是长期永久的,残疾人才需要康复,但现在科技对于康复的认识有了显著变化——每个人在生命中的某一阶段都会有暂时或者永久性的功能障碍。我国所面临的老龄化的挑战比其他的国家更加严峻。面对老龄化挑战,康复医疗中的康复护理任重道远。医养结合、社区康复护理、居家康复护理、延伸康复护理等康复护理的项目越来越多,任务越来越重。

康复护理学的迅速发展,使康复护理能力不足的矛盾凸显出来。为建立康复医疗服务体系及防、治、康结合的模式,为患者提供早期、专业、系统、连续的康复医疗服务,加强康复专科护理人才的培养是必不可少的环节。中国康复医学会康复护理专业委员会举办康复护理专科护士的培训、康复护理操作技术师的培训、康复护理专科护士的资质认证,目的是提高康复护理专业人员的理论知识、操作技能,不断提升康复护理专业人员的服务水平,更好地为康复对象服务。

康复护理学是一门新兴且独立的学科,它有自己独特的理论、研究内容和任务,与康复医学有紧密联系但有区别,康复医疗事业的成功离不开康复护理学的共同发展。

《实用康复护理学》再版修订新增了国内外康复护理学领域的最新进展,围绕康复医学基础、康复护理学理论和技术、康复护理管理等康复临床发展的新内容,力求把康复护理学领域最新理念、新技术、新知识、新信息及实用内容、知识、技术带给同行,共同促进康复护理事业的进一步发展,造福于人类。

郑彩娥　李秀云

2017 年 11 月

目　录

第一篇　总　论

第五篇　临床常见疾病的康复护理

第六篇　心理康复护理

第一篇 总 论

第一章 康复护理学的发展与展望

第一节 康复护理学的发展

早在1974年,Hirshberg认为:康复护士不仅应在生命功能(vital function)的维持上,预防继发性残疾上发挥作用,并且在日常生活活动能力,尤其在恢复训练上发挥积极作用。随着医学模式与健康概念的转变,人们对健康的需求已不仅仅停留在维持生命和没有疾病的水平上。随着现代快节奏社会生活所致的工伤事故、车祸、心脑血管病变的增加,医疗水平的不断提高,病死率降低、致残后生存率提高,人们在伤、残、病后幸存生命不是目的,人们希望康复医疗、康复护理提供更多的康复方法,使人在伤、残、病后的生活能部分或全部自理,提高生存质量,以减轻家庭、社会的负担。

开展康复医疗不但能恢复提高患者的机体功能,还能降低并发症,使患者在机体、心理、社会适应、情绪、职业等方面获得良好状态,促进功能恢复,提高生存质量。随着康复医学知识的传播,也提高了社会对康复医学的认知度。过去人们把康复简单地等同于针灸、推拿、理疗,而许多患者因康复知识缺乏丧失了最佳康复治疗时机。现在通过康复知识的教育、传播、实践,人们认识到康复医学是与其他临床医学并驾齐驱的一门学科,有着严格的适应证和治疗手段。认识到康复治疗的作用意义,尤其认识到在许多药物、手术治疗无能为力的情况下,康复治疗、康复护理可以显著提高患者的生活质量。

康复医学是一门有关促进残疾人、伤病患者康复的临床医学学科。它与预防医学、临床医学、保健医学成为现代医学体系。康复护理学是随着康复医学的发展而较快发展的学科,康复护理这一新护理专业的形成经历了一个过程。随着社会的进步,经济的发展,人们对健康和生活质量需求的不断提高,需要康复服务的人群日益增多,成功的康复需要康复医学、康复护理学共同发展,满足康复需求,造福人类。

康复护理学是一门旨在研究伤病者与伤残者身体、精神及康复护理理论、知识、技能的科学。康复护理学是康复医学的重要组成部分。目前我国康复护理在我国正经历着专业知识的积累、传播、实践和发展阶段。近年来康复护理得到持续、快速发展,康复护理质量不断提高;康复护理理论、临床研究涵盖到了管理、教育、临床康复等多个方面。

美国的康复护理学起步较早,1974年美国成立了康复护理学会(The Association Rehabilitation Nurse,ARN);并出版康复护理杂志"Rehabilitation Nurseg"。1976年美国成立了康复护理学院(The Rehabilitation Nurseg Institute,RNI),1986年ARN制定了康复护士资格标

准(The Rehabilitation Nurseg Practice),一般护士毕业后再进修 2 年,通过资格考试方可成为注册康复护士(The Certified Rehabilitation Registered Nurseg,CRRN)。

康复护理学发展的社会需要

(一)社会和患者的迫切需要

目前,人类的死因主要是心肌梗死、脑血管意外、癌症和创伤。但这些患者除急性死亡外,还有很大部分可以存活一段较长的时期。对于存活患者的生活质量提高,就有赖于康复医学及康复护理学的发展。如对心肌梗死幸存的患者进行积极的康复治疗可以明显延长患者的生命,参与康复治疗的死亡率比不进行者低 36.8%。在创伤方面,以严重创伤引起的截瘫为例,1950 年之前截瘫后只能存活 2.9 年;50 年代后虽然延长到 5.9 年,但患者由于残障,不仅不能为社会作出贡献,反而成为社会和家庭的负担。由于采取了积极的康复治疗及康复护理,1976 年已有 53%的截瘫患者能重返工作岗位,至今这部分患者残障功能提高已达到 83%左右,这就使许多严重残疾的患者不但不会成为社会和家庭的负担,而且还能以不同方式为社会继续作出贡献,这也是康复医学及康复护理学使消极因素变为积极因素而日益受到社会重视的原因之一。

30 多年来,康复医学发展很快,80 年代我国引进现代康复医学的理论和方法,并和我国传统康复医学结合,促进了我国康复医学事业蓬勃发展。1983 年"中国康复医学研究会"成立,卫生部发出文件要求有条件的医学院校要开设康复医学课程。1987 年 10 月国家科委批准"中国康复医学研究会"更名为"中国康复医学会"。

1996 年卫生部制定了《综合性医院康复医学科管理规范》,促进了康复医学健康有序的发展;2009 年 4 月中共中央、国务院《关于深化医药卫生体制改革的意见》首次提出了"防、治、康三结合"的指导原则,这是第一次从国家层面将康复与预防医学、临床医学置于同等重要的地位作为卫生发展的指导原则,反映了党和政府对发展康复医学事业的高度重视,为康复医学工作的发展指明了方向。

2009 年国家对康复治疗费用进入医保作了相关规定,使我国康复医学事业的发展遇到了新的发展机遇。

2011 年卫生部修订了《综合医院康复医学科建设与管理指南》,下发各级医院,要求综合医院根据《指南》要求进一步加强对康复医学科的建设和管理,规范服务,进一步提高康复医疗服务水平。

(二)经济发展的必然结果

在经济发达和生活水平提高以后,各方面的变化都向康复护理学提出了更迫切的需求。①人口平均寿命延长,老年人的比重明显增多。老年人多患有多种老年病、慢性病,迫切需要进行康复及康复护理。②工业、建筑业与交通日益发达,意外、工伤和车祸致残的人增多,伤残患者迫切需要康复护理。③文体活动日益发展,体育赛事:体操、跳水、赛车、摔跤;杂技等难度较高或危险性大的文体活动,无论在训练或竞赛过程中,每时每刻都有受伤致残的危险。由于这种原因造成残疾的患者,同样需要康复治疗及康复护理作出贡献。

在没有发展康复医学以前,脑血栓后遗症的康复只能依靠药物维持治疗,效果始终不理想。随着康复医学的发展,凡是患有儿童脑瘫、儿童听力障碍、股骨头坏死、脑血管后遗症、脊髓损伤、周围神经损伤致残、脑外伤后遗症等致残疾病及须康复患者,经医疗评估后,符合条件的,均可在医疗康复机构住院接受康复治疗、康复护理。在住院期间,医疗康复机构的康复医师、康复护士、康复治疗师采取药物与康复训练相结合的方式对这些患者进行科学系统的康复治疗,取得较好疗效。

(三)应付重大自然灾害和战争需要

社会不断遭受各种自然灾害和人为灾害的磨难,随着全球人口的迅速增长、技术的快速发展、人口的广泛流动、危险工业的指数性扩展,使得灾害发生的频数不断增加。从恐怖分子的爆炸、非常规战争、核泄漏与运输造成的灾害、世界范围内传染病大流行和化学物质的排放,到洪水、饥饿、地震、龙卷风、暴风、火灾和其他自然灾害,世界正面临着一个更为宽泛的灾害谱。

在目前人类还不能完全控制自然灾害和战争根源之前,地震、战争都是难以避免的。每次地震都使大量人致残,战争也造成不少伤残者,对于伤残者进行积极的康复治疗、康复护理其结果与未进行康复治疗、康复护理是截然不同的。这是必须发展康复治疗、康复护理的重要原因之一。如地震伤员在受伤和伤后面临的问题是,怎样避免残疾出现或怎样避免轻度残疾发展为严重残疾。康复医疗工作者和相关人员能够正确掌握各种损伤疾病的伤后处理、康复时机、康复的准入标准、康复的主要方法以及相关注意事项等,以使得更多的伤员能得到及时的康复治疗、康复护理,改善其功能,回到家庭和社会中去。

灾害是一种客观存在的自然社会现象,灾害医学作为一门研究人类生存的影响及灾后医疗救护的新兴学科,近10年来已受到世界各国医学界的高度重视。灾害康复医学的出现为康复护理人员开拓了一个全新的领域,提出了一个新的课题。同样自然灾害也推动了学科的发展,提高了康复医疗服务资源建设。

所有的灾害,不管其发生的原因是什么,都会造成不同程度的医疗和公共卫生后果。灾害暴发后,对灾区居民实施紧急卫生保障,抢救生命、医伤治病,最大限度地减少受伤人员的死亡和伤残,是减灾对策中的首要问题,这一事实构成了灾害医学产生和发展的基础,也使康复医学成为救灾中,最大限度减少受伤人员死亡和伤残的重要学科。

(四)建立新型护患关系的需要

现代医学模式:生物—心理—社会模式—新医患关系。在高尚医德要求之外,对医护人员提出新的要求:

1. 高度弘扬医学人道主义精神。

2. 尊重患者的生命价值、尊严、地位和自主权。

3. 平等对待每一位患者,包括残疾人。

4. 塑造并维护护患之间的平衡、平等的关系。

5. 康复护理学护患关系有三种基本模式:①主动与被动模式。②指导与合作模式。③相互参与与协商模式。

康复护理学遵循的是医患关系的三种基本模式:即强调以康复患者为中心,充分调动康复患者在康复治疗时的主观能动性,指导患者积极参与,重视其社会心理因素的作用,通过康复教育、康复心理护理、指导督促康复训练,从而达到加快患者早日康复之目的。

6. 康复护理学的发展

(1)符合医学发展新模式。

(2)多动口,少动手(指导患者如何做,以"替代护理"达到"自我护理")。

(3)医学、心理、社会手段的结合(多学科合作,协调关系)。

第二节　我国康复护理学的发展历程

康复护理的发展历程

20世纪80年代,我国引进现代康复医学的理论和方法,并和我国传统康复医学结合,促进了我国康复医学事业蓬勃发展。20世纪80年代末、90年代各地相继建立起一批康复中心、康复医院、康复医学门诊、康复医学科,为残疾者、慢性病者和老年病者提供康复医疗服务。2011年卫生部制定的《综合性医院康复医学科管理规范》,规范、促进康复医学健康有序的发展。

(一)中国康复护理专业委员会成立

1. 康复护理学是随着康复医学的发展而发展的一门新的学科,康复医学与康复护理学有密不可分的关系。1983年成立了中国康复医学研究会;1987年在中国康复医学研究会、中国残疾人联合会的领导、帮助下成立了"中国康复护理研究会",挂靠在中国残疾人康复中心(北京丰台),第一届主任委员由中国残疾人康复中心护理部谢德莉主任担任,林菊英任理事长。

中国康复护理研究会成立后,开展了全国性学会活动及康复护理学术交流;1992年在桂林换届,已成功举办3次康复护理学术交流大会。1986年随着省一级康复医学会的成立,浙江省成立了省康复医学会并在1987年成立了浙江省康复医学会康复护理专业委员会,属成立较早的省级康复护理专业委员会。

2. 1997年经过多年的前期筹备工作,在中国康复医学会的直接领导、帮助下,中国康复医学会康复护理专业委员会成立了,进一步标志着我国对康复护理事业的重视。随着中国康复医学会康复护理专业委员会及部分省康复护理专业委员会的成立,在学会的积极努力下,在康复医学界领导、专家对康复护理重视、关怀、支持下,康复护理理论、知识、技能以及康复护理科研方面取得了显著成绩,促进了康复护理学健康有序的发展。2011年在四川成都换届,成立了第四届中国康复医学会康复护理专业委员会,由112位委员组成,标志着康复护理学的不断发展、壮大。

2015年在昆明换届,成立了第五届中国康复医学会康复护理专业委员会,由150位委员组成,标志着康复护理学的不断发展、壮大,开启了康复护理学发展新的里程。

(二)康复护理理论体系的研究发展

康复护理学是一门新兴的学科,近年来在国内有了迅速的发展。康复护理学起步较晚,康复护理理论体系的建立,相关康复和康复护理专著是护士认识和掌握康复理论、知识和技术最好的教科书和专业工具书。

1992年卓大宏教授主编的《中国康复大全》第1版中康复护理的篇章(由谢德莉编写)就阐述了康复护理的定义、目的、对象、程序、技术、心理康复护理等内容,为康复护理在康复医学中的作用定位。1999年燕铁斌教授在主编《实用瘫痪康复》中提出了康复护理内容。

2000年由中华护理学会组织,谢德莉主编的《现代康复护理》;蔡文智主编的《脑卒中的康复护理》进一步阐述了康复与康复医学概论、康复护理理论与实践指导。2001年李树贞、赵曦光主编的《康复护理学》一书共分五篇三十三章,系统阐述了康复护理理论和康复护理基本概念、发展史、发展前景及疾病康复知识和技能。是康复护理理论体系较全面的康复护理专业工具书。近年来各省编写的《康复护理学》是大专院校康复护理课程教科书。康复护理学专著从无到有,不断建立完善康复护理理论体系,指导临床康复护理实践,促进康复护理学健康发展。

2007 年由郑彩娥主编的《实用康复医学健康教育》是目前国内康复医学领域唯一以康复健康教育为主的医学参考书,可以帮助医护工作者通过自学,掌握系统康复健康教育知识、技能。

2012 年由郑彩娥、李秀云主编的《实用康复护理学》专著在人民卫生出版社出版发行。该书较全面地阐述了康复护理学的理论、发展现状及发展趋势,重点突出临床康复护理;书中录了近年来国内外康复护理的新理念、新技术、新知识,反映了康复医学、康复护理学领域的发展。目前《实用康复护理学》专著再版。

2014 年由郑彩娥、李秀云主编的《康复护理操作技术规程》专著在人民军医出版社出版,规范了全国康复护理操作技术。2015 年在第五届中国康复医学会康复护理专业委员会组织下,配套《康复护理操作技术规程》专著,抽取 10 名康复护理专科护士,集中培训后拍摄操作视频,由人民军医出版社出版。

2015 年对来自全国各医院的 34 名康复护士进行了康复护理操作技术师资培训,颁发了首批康复护理操作技术师资证书。

(三) 康复护理临床研究的发展

经过二十多年的康复临床实践,我国的康复护理学在许多方面也积累了不少经验,不断提高了康复护理质量,也开展了康复护理的临床研究。近年来我国的康复护理临床研究取得了较大发展,据不完全统计 2012—2016 年五年来在中华 1 类、中国、临床、实用、解放军、康复医学等中国系列医学期刊上发表康复护理论文计 3985 篇。内容有:康复护理理论探讨、康复护理管理、康复护理健康教育、老年慢性病的康复护理、脊髓损伤的康复护理、骨和骨关节疾患的康复护理、脑血管意外的康复护理及其他疾病的康复护理。康复护理论文的发表,是康复护理临床研究的发展实践的结果,进一步推动了康复护理学科的发展。

(四) 开展康复护理专业人员的培训

康复护理学是一门新兴的学科,近年来在国内有了迅速的发展。不仅综合医院组建了康复科,康复专科医院、区、县、街道、厂矿、学校的社区康复也以惊人的速度向前推进。在这种迅速的发展形下,抓康复护理人才与技术力量的培养,已成为突出的问题。康复护理专业是科学性、技术性、社会性、服务性很强的一门专业,需文化素质、专业技术素质、心理素质较强的护理人员担任康复护士。加强康复护理人才的培养,已成为"十三五"期间康复医学发展需要解决的首要问题。

1. 建立网络学术交流平台　在中国康复医学网建立《康复护理板块》、在腾讯网设立 QQ 群、在微信建朋友群聊圈,为广大会员提供便捷的信息化服务,达到快速了解康复领域的新知识、新信息相互学习的目的,全面提升我国康复护理学术水平。目前 QQ 群有在职康复护士 900 余人、微信群聊 200 余人。

2. 组织召开学术交流会　2011 年至今中国康复医学会康复护理专业委员会每年在全国各地组织召开全国康复护理学术交流会、继续教育培训班。每年一次继续教育培训班及学术交流从课程设置、师资配备、学员生活保障等方面进行了精心、周密的安排。专家的授课为康复护理专业的发展注入了新的活力,授课既有高端的管理专题,又有当前医疗护理管理工作的重点,每次大会除了汇集国内康复、康复护理专家授课外,还特别邀请了中国香港、中国台湾和日本的康复医疗机构专家为我们带来最前沿、最专业的康复护理新技术,各位专家授课的内容丰富,有专科理论新进展、新观点,又有技术操作的规范,他们准备充分,讲解精彩,让大家受益匪浅。各位授课老师更是认真准备,以求讲授内容针对性强,讲课生动易懂。

3. 康复护理专科护士培训 为贯彻《中共中央国务院关于深化医药卫生体制改革的意见》提出的"注重预防、治疗、康复三者的结合"的原则,全面加强康复医疗服务能力建设,充分发挥康复护理在康复医疗机构的作用,适应人民群众不断增长的健康需求以及经济社会发展对康复医学事业发展的新要求,提高康复护理服务能力。中国康复医学会康复护理专业委员会,根据卫生部颁布的《专科护理领域护士培训大纲》,通过全国 33 家三甲医院的积极申报,专家评委的实地审评,确定在全国设置 5 家医院为"康复护理培训基地医院",为康复护士专科培训做了工作。截至 2016 年已举办了 7 期康复护理专科护士培训,共培训专科护士 395 人。2017 年又在全国评审了 7 家基地医院,共同承担 2017 年第 8 期 131 名康复护理专科护士的实习培训。探索建立以岗位需求为导向的康复护理人才培养模式,形成较为完善的康复护理在职护士培养体系,促进康复护理事业发展。

(五)康复病房管理的发展

根据卫生部制定的《综合性医院康复医学科管理规范》,明确规定综合性医院必须建立康复医学科。相继成立的康复医学科同时建立康复病房,使相关科室的康复患者能进入康复病房进行专业的康复治疗,利于患者全面康复。康复病房的管理是康复医学科、康复护理管理主要管理内容。目前除了中国康复研究中心等专职康复医院外,另外康复病房只是综合医院内其中一个科室,康复科护士长是主要管理者。康复科护士长多数受过康复医学、康复护理理论、知识、技能的教育、学习、培训。她们按照康复医疗相关要求设制、管理康复病房,与多方配合、积极努力完善设施,将康复病房建立成面向全院的康复治疗场所。主动转换科室角色,做好康复护士职能转化,加强知识结构的更新,言传身教,指导培养康复护士掌握康复理论、康复技术,按康复护理程序做好康复护理工作。康复病房的管理不同于普通病房的管理,康复病房的管理发展,推动了康复医学、康复护理学的发展。

(六)推动共识与指南编制

1. 制定《神经源性膀胱康复护理指南》 神经源性膀胱的康复护理是康复医学中最常见的康复护理技术。2010 年 10 月中国康复医学会牵头,在上海阳光康复中心,中国康复医学会康复护理专业委员会部分委员和部分省级医院康复科护士长,讨论、编写、制定《神经源性膀胱康复护理指南》。指南编写完成后在 2011 年第 1、2 期《中华护理杂志》发表。《神经源性膀胱康复护理指南》是我国第一部康复护理指南,对做好神经源性膀胱的康复护理有深远的指导意义。根据神经源性膀胱康复护理的进展,2016 年中国康复医学会康复护理专业委员会组织对《神经源性膀胱康复护理指南》的修订工作,2017 年已再版新修的《神经源性膀胱康复护理指南》。

2. 制定《脑外伤康复护理临床共识》 2011 年 12 月 24 日在武汉,中国康复医学会康复护理专业委员会第一届常委委员会议讨论、修订、通过了《脑外伤康复护理临床共识》的编写任务。通过一次又一次的修改、讨论,2016 年在《护理学杂志》发表。《脑外伤康复护理临床共识》发布是对康复临床脑外伤康复护理的进一步指导及规范。

(郑彩娥)

第三节　康复护理学介入灾害急救护理

一、概述

21 世纪以来,自然灾害和人为因素造成的伤亡事件频频发生,严重影响着人类的生命和财产安全。地震、洪涝、泥石流、山体滑坡等灾害给我国人民带来了重大生命财产损失,非典、大型交通事故、火灾、化学品爆炸等人为灾害也在人们心中留下了不可磨灭的伤痛。据联合国国际减灾战略署发布的一项最新报告显示,过去 20 年全球约 135 万人死于自然灾害,其中地震与海啸造成的死亡人数占全球总死亡人数的 56%。而在我国,1996 年至 2015 年共发生 6391 起干旱、洪水、热浪等与气候相关的自然灾害,较 1976 年至 1995 年区间段的 3017 起增长一倍以上,同时这一时间段内,中国大约有 12.3 万民众在自然灾害中不幸丧生,死亡人数量高居世界第四,中国已成为继日本和美国之后世界上第三个自然灾害损失最为严重的国家。当灾害来临时,将灾害带给人类的损失降低到最小,最大限度地挽救生命和减少致残是目前灾害急救亟须解决的主要问题。在救援过程中,医护人员不仅应当竭力做好现场救护工作,力争把灾害伤员从死亡线上挽救回来,还应做好伤员的康复治疗和康复护理工作,作为伤员后续治疗团队的主力军,护理人员对康复护理知识和技术的有效运用对降低伤员致残率、加速伤员康复进程具有重大意义,同时也对提高伤员生活质量具有积极的指导作用。

(一) 灾害的定义

灾害(disaster):人力不可抗拒、难以控制的,造成众多伤亡及大量财产损失的自然或人为事件。国际减灾委员会对"灾害"的定义为:灾害是一种超过受影响地区现有资源承受能力的人类生态环境的破坏。世界灾害流行病学研究中心对"灾害"的定义是当某事件或状况超过了当地的处理能力,需要请求全国或国际水平的外部援助时,则可定义为灾害。WHO 对"灾害"的定义是任何能引起设施破坏、经济严重损失、人员伤亡、人的健康状况及社会卫生服务条件恶化的事件,当其破坏力超过了发生地区所能承受的程度而不得不向该地区以外的地区求援时,就可以认为灾害发生了。

(二) 灾害的分类

1. 根据灾害发生的原因分类

(1)自然灾害:国家质量监督检验检疫总局和国家标准化管理委员会共同发布了由民政部国家减灾中心牵头起草的《自然灾害分类与代码》国家标准(GB/T 28921—2012)。将自然灾害分为气象水文灾害、地质地震灾害、海洋灾害、生物灾害和生态环境灾害 5 大类 39 种自然灾害。

1)气象水文灾害:干旱、洪涝、台风、暴雨、大风、冰雹、雷电、低温、冰雪、高温、沙尘暴、大雾、其他气象水文灾害。

2)地质地震灾害:地震、火山、崩塌、滑坡、泥石流、地面塌陷、地面沉降、地裂缝、其他地质灾害。

3)海洋灾害:风暴潮、海浪、海水、海啸、赤潮、其他海洋灾害。

4)生物灾害:植物病虫、疫病、鼠害、草害、赤潮灾害、森林/草原火灾、其他生物灾害。

5)生态环境灾害:水土流失、风蚀沙化、盐渍化灾害、石漠化、其他生态环境灾害。

(2)人为灾害:人为灾害主要包括自然资源衰竭灾害、环境污染灾害、火灾、交通灾害、人口过剩灾害及核灾害。

1)自然资源衰竭灾害:水土流失灾害、土地资源衰竭灾害、水资源衰竭灾害森林资源衰竭灾害、沙漠化灾害、物种资源衰竭灾害、土壤盐碱化灾害。

2)环境污染灾害:大气污染灾害、土壤污染灾害、水体污染灾害、海洋污染灾害、城市环境污染灾害、能源利用引起的环境污染灾害(化石燃料对环境的污染、核电站污染)。

3)火灾:森林火灾、生产和生活火灾。

4)交通灾害:陆地交通事故、空难、海难。

5)核灾害:核污染、核战争与核"冬天"。

6)人口过剩灾害。

2. 根据灾害发生的性质、过程和机制分类

(1)自然灾害:主要包括水旱灾害,气象灾害,地震灾害,地质灾害,海洋灾害,生物灾害和森林草原火灾等。

(2)事故灾难:主要包括工矿商贸等企业的各类安全事故,交通运输事故,公共设施和设备事故,环境污染和生态破坏事件等。

(3)公共卫生事件:主要包括传染病疫情,群体性不明原因疾病,食品安全和职业危害,动物疫情,以及其他严重影响公众健康和生命安全的事件。

(4)社会安全事件:主要包括恐怖袭击事件,经济安全事件和涉外突发事件等。

二、灾害医学和灾害急救康复护理的起源和发展

(一)灾害医学的起源和发展

1. 国外灾害医学的起源和发展 从古至今,人类社会不断经历着自然灾害与人为灾害,在总结经验教训的基础上,灾害医学应运而生。欧美国家历年来非常重视灾害事件的处理,不仅在大学开展专门的灾害医学课程,更注重培养学生的救灾和自救技能。早在 1986 年,欧共体就成立了欧洲灾害医学中心(European Centre of Disaster Medicine,CEMEC),对各成员国的救灾医护人员进行专业培训。在美国,有专门的国家紧急事件处理系统(National Incident Management System,NIMS),统管负责全国的救灾活动政策与计划的制定和实施,注重日常灾害救援演练,各大中小城市建立完善的预警系统和周密的应急预案,应急物资准备充足,确保临危不乱,能随时满足救援需求。美国联邦政府还通过立法的形式,对洪水灾害立法,颁布《地震法》《海岸带管理法》《灾害救济法》等法律法规,保障灾害管理科学、持续、高效的运行。法国设立有"紧急医疗救助中心"(serviced aide medical urgent,SAMU)该中心以医师为主,属于全国性服务机构,灾害发生后,由 SAMU 调度医生安排专科医生实施救援后将伤员运送至手术室、抢救室、重症监护室等相关病房。英国的灾害救援服务体系由地面的紧急救助中心、空中的紧急救护组成,同时与急诊科和重症监护室构成完整的灾害救护服务网络,并为所有人提供免费的紧急救护服务。此外,德国、意大利等国家也对灾害救援较为重视,普及救援知识,完善救援体系。

日本自 1995 年阪神大地震后,对灾害救援重视程度更进一步增加,经过多年的建设和发展,形成了现代化的医学救援体系,在日本,灾害现场救援由消防部门负责,各医疗机构实

施医学救援和灾害培训。

2. 我国灾害医学的起源和发展　我国对灾害医学的研究起步较晚,目前虽然已有部分医学院校开设了灾害医学相关课程,但总体来说,灾害医学教育和灾害医学紧急救援体系仍然有待完善。当前,我国灾害急救的模式为:灾害发生时,各级政府应急机构、卫生行政部门牵头成立应急救援小组,从医疗机构抽调医护人员,组成灾害救援队,前往灾区开展救治工作。在历年的灾害救援中,如 2003 年"非典(SARS)"公共卫生事件的暴发,2008 年"5·12"四川汶川特大地震以及近年来各种矿难、泥石流、大型交通事故的发生,国内对灾害医学和灾害紧急救援的认识愈见加深,但仍然存在重"救"轻"防"、救援理论体系尚未成熟、救治能力水平良莠不齐、缺乏全国性的统一组织和管理等问题。

我国对灾害急救体系的初步建设始于 20 世纪末期,自 1995 年卫生部颁布了《灾害事故医疗救援工作管理办法》,对灾害急救的组织、报告、现场救护、协调、培训等作出明确规定后,2001 年,国家地震局、解放军工兵团及武警总医院组建了中国地震灾害紧急救援队,该队目前共计 230 人左右,对因地震灾害或其他突发性事件造成建(构)筑物倒塌而被压埋的人员实施紧急搜索与营救。经过多次实践证明,中国地震灾害紧急救援队是一支达到了联合国重型救援队标准的专业地震灾害紧急救援队。2006 年,国务院颁布《国家突发公共事件总体应急预案》,明确了各类突发公共事件分级分类和预案框架体系,规定了国务院应对特别重大突发公共事件的组织体系、工作机制等内容。此后,各类公共卫生类突发公共事件专项应急预案应运而生,标志着我国灾害医学救援逐步走上正轨和日常化。同年,灾害医学救援系统教学也首次进入院校,随着武警医学院救援医学系的成立,我国灾害医学的教育培训迈出了新的台阶。此外,各类灾害防御和救援协会(如中国医学救援协会、中国灾害防御协会、中国应急管理学会、中国地震局宣教中心等)的建设和发展促进了我国对灾害医学研究迅速升温,对灾害医学的发展起到了举足轻重的推动作用。

(二)灾害急救康复护理的起源和发展

1. 国外灾害急救康复护理的起源和发展　灾害急救康复护理的起源和发展要追溯到 19 世纪 50 年代爆发的克里米亚战争时期,1854—1856 年,护理事业的奠基人弗洛伦斯·南丁格尔意识到英军因为伤后感染,伤后未得到及时、正确的护理导致大量人员伤亡,于是她率领护士抵达前行。她们在战地医院为伤员进行积极救护,仅仅半年左右的时间伤病员的死亡率就由 42% 以上下降到 2.2%,由此可见,灾后对伤员进行康复护理是促进伤员康复的重要手段,也对降低伤员死亡率有重大的积极意义。当前,世界卫生组织(WHO)已将灾害康复护理纳入灾害救援护理学科的实施内容,以保障灾害救援护理学科的整体性和连续性。在日本,国家率先开展灾害急救护理教育,并将其设置为基础教育,日本护理协会更是明确提出,要将促进疾病的治愈,引导伤员恢复健康,将减轻伤员因健康障碍所导致的痛苦作为灾害护理的重要任务。美国的部分学院开设有灾害救援护理的培训,同时美国护理学者们对灾后伤员康复护理也做出了相关研究。在对社区护理人员灾害能力要求中也明确提出,除灾害准备、应对外,社区人员同时应具备促进伤员康复的能力。1990 年,韩国首次引入"灾害护理"的概念,在本科教学阶段,不断有学校增加灾害护理、灾害康复护理相关教育,灾害康复护理虽然不是一门单独的学科,但作为护理学的重要组成部分,在成人护理学、社区护理学中进行讲授。

2. 我国灾害急救康复护理的起源和发展　我国灾害护理起步较晚,发展缓慢,灾害护理教育培训师资和教材匮乏,目前尚未形成统一、规范的教学和培训体系。灾害康复护理并未形成独立的学科,是属于近年来新兴的灾害护理学学科的重要分支。历年来,在各类严重性的突发事件中,各级医疗机构护理人员均能及时投入到抢险、救灾、康复护理工作中,逐步形成了灾害护理学的初步实践,整个社会也愈来愈清楚地认识到护理人员在灾害急救和灾害康复中的重要作用。2008 年,我国的第一个灾害护理相关的委员会-中华护理学会灾害护理专业委员正式成立,同年,亚太地区突发事件与灾害护理协作网会议顺利召开,2014 年,中华护理学会在北京承办了"第三届世界灾害护理大会",标志着我国灾害护理学的发展与世界灾害护理学并轨。当前,灾害急救康复护理已成为当前护理研究的主要热点领域,与此同时,国内的部分高校也将灾害护理引入到护理教学课程中,而部分医疗机构通过开展灾害专科护士的培训,促进灾害救援和康复护理人才梯队的建设和发展。发展灾害急救康复护理是推动灾害护理学规划建设的重要助力,也必将提高我国整体灾害救援水平与能力。

3. 灾害急救康复护理与灾害医学、急救医学的区别　灾害医学与急救医学是两个独立的学科,二者都是研究现场急救、伤员分检、伤员运送的过程,急救医学是在环境相对稳定的情况下,而灾害医学是在灾害紧急环境下医疗救治和卫生保障的学科。灾害急救康复护理是灾害救援体系的重要组成部分,是灾害伤员康复过程的重要环节,更是属于灾害护理学的重要分支,与灾害医学、急救医学具有同源性,即都是针对伤员的救援治疗过程。相比于灾害医学和急救医学,灾害急救康复护理更多关注的是伤员在后期恢复进程中的功能锻炼与身体、心理的全面康复。三者服务的对象是整个受灾群体,同时,对灾害伤员身体状况和心理状况均给予关注。

三、灾害急救康复护理的发展趋势

(一) 灾害康复理念的形成

2016 年,中共中央、国务院印发了《"健康中国 2030"规划纲要》,将"共建共享、全民健康"设定为建设健康中国的战略主题,文件指出,全体人民享有所需要的、有质量的、可负担的预防、治疗、康复、健康促进等健康服务,灾害急救康复护理作为康复医学的重要组成部分,在促进伤员康复进程中起着举足轻重的作用,通过对灾害康复护理的研究,推动灾害康复理念的形成,促进灾害康复护理全过程科学化、规范化、专业化发展,也有利于灾害急救康复护理在护理学中地位的提升。

(二) 灾害康复护理课程的规划和设置

随着人们对灾害康复护理认识逐渐加深,近年来,越来越多的学校将灾害康复护理纳入护理教学课程中来,增设灾害康复护理教学课程,构建灾害康复护理教学体系是未来各大高校护理课程设置的重点,是培养注重整体观的专业灾害救助人员的有力体现,是对建立"以患者为中心"系统化整体护理模式的积极完善,有助于护理学科的建设和发展。

(三) 灾害康复专业人才梯队的建设

2016 年,国家卫生和计划生育委员会发布了《全国护理事业发展规划(2016—2020年)》,明确提出服务内容要从疾病临床治疗向康复促进等方面延伸,在人才建设方面要优先选择一批临床急需、相对成熟的专科护理领域,发展专科护士,加大培训力度,提高专科护理服务水平。自 2008 年汶川大地震后,我国对于灾害护理的研究不断深入,部分医疗机构开设了灾害救援护理专科护士培训工作、灾害救护机动库护士培训工作,为我国灾害救援护理人才梯队建设奠定了坚实的基础。随着"大健康"观在人民群众中的持续深入,在目前国内专科护士培养模式正趋于成熟的基础上,开展全国性灾害康复护理专业人才培养工作,培养灾害康复护理专科护士会成为下一阶段灾害护理发展的目标和趋势,同时也是满足了当前我国灾害护理专业人才梯队的建设需求。

(四)加快信息化发展,提高康复护理质量

"十三五"期间,借助大数据、云计算、互联网等信息技术推进护理信息化建设是当前乃至今后长时间内护理工作探讨的热点问题,应用信息技术积极探索和创新护理流程、优化护理服务工作形式,有利于康复护理质量和效率的提高,同时,借助于互联网的优势,逐步打破上下级医疗机构之间、各区域医疗机构之间信息沟通传递障碍,实现护理信息、资源共享,用技术支撑为科学化、精细化、规范化的护理管理提供有力的保障。

(五)开展延续护理,满足伤员出院后护理需求

延续护理(continuing care)是将医院护理服务延伸至社区或家庭的一种新的护理模式,它是对患者转移期健康问题和健康需求的关注和应对,近年来,延续护理在糖尿病、高血压等慢病管理实践探索中取得较好的应用效果,在此基础上,对灾害伤员出院后开展延续护理工作符合伤员的健康需求,能促进其健康服务协调性和连续性得到有力保障。根据灾害伤员具体情况,制定个性化的延续护理方案,可采取上门服务、社区康复、护理门诊等多种形式,此外,将信息技术运用到延续护理中,更能及时便捷的满足伤员的护理需求,如研发APP,推广微信公众号,定期为伤员推送康复护理知识,同时与伤员进行交流和互动,此外,与社区联动,开展远程护理会诊、护理技术指导,为灾害伤员提供全程化、优质化、专科化的出院后优质护理服务。

四、灾害救援

(一)现场救援

1. 伤员检伤分类

(1)伤员检伤分类的目的:灾害现场救援要求在较短时间内尽可能多地抢救伤员,灾害现场往往医护人员、医疗设备、药品物资较为紧缺,因此,当伤员数量较多超过当时救治能力时,为使救援工作更加优化,明确救治顺序和转运顺序,则要进行伤员检伤分类。

(2)伤员检伤分类的原则

1)优先救治病情危重但存活希望较大的伤员。

2)能及时、准确的分类伤员,分类时间不宜过久。

3)无存活希望的伤员及时放弃救护,将时间留给有希望存活的伤员。

4)有感染征象的伤员要及时隔离。

5)在救治和转运过程中对伤员的评估应是连续性和动态性。

(3)检伤分类的种类

1)收容分类:是接收伤病员的第一步,要求快速将需要救治的伤员识别出来,根据其伤情病种,安排到相应科室进行检查和治疗。

2)救治分类:将病人按照病情严重程度分类,确定救治顺序,同时统筹兼顾灾害现场伤员数量和伤员病情严重程度以及救护资源,确保分类的正确性和公平性。

3)转运分类:是确定尽快将伤员转运到确定性医疗机构顺序的分类,要正确评估伤员的病情、转运工具、转运环境,确定伤员转运的顺序、转运的工具(直升机、救护车等)、转运接收医疗机构等。

(4)检伤分类的依据:检伤分类对救援人员专业能力要求较高,且需要其具备创伤、损伤机制、疾病转归等方面的知识,在考虑伤情症状、医护人员专业能力、医疗设备资源、灾害现场环境等因素外,还应考虑伤员生理体征、致伤原因、损伤情况、伤前状态。

1)生理体征:当伤员生理体征出现以上情况时,要根据其具体情况,评估是否需要尽快转运和治疗。

2)致伤原因:当伤员从 6 米以上高空坠落;交通事故时从机动车内弹出,遭受高速撞击;摩托车撞击行人时速>20km/h,机动车撞击行人时速>5km/h 等情况发生,提示重伤或需要进一步治疗。

3)伤前状态:年龄<5 岁或>55 岁;有心脏疾病或呼吸系统疾病;癌症患者;有出血病史患者等。伤员在以上状态提示需要进一步检诊。

(5)常用的检伤分类的方法:检伤分类法种类较多,例如 START(Simple Triage and Rapid Treatment)简单分类、快速治疗;Jump START 是对灾害现场儿童(1~8 岁)的分类方法;Triage Sieve 根据伤情将病人分为优先级 1、优先级 2、优先级 3 和无优先级四个类别,Triage Sort 基于修正创伤评分的方法,采用 Glasgow 评分、呼吸频率和收缩压评分进行综合评估,并按分值将伤员分为 4 类。

START 分类法是灾害现场最常用的分类方法,根据伤员通气、循环、意识状态将伤员分为四个小组。红色组:为立即处理组,1 个小时内必须接受治疗;黄色组:为延迟组处理组,2 个小时内转运到医院;绿色组:轻伤组,能自行行走。黑色组:死亡组,由医疗人员判定和宣布。分类过程中,医护人员只为伤员提供必需的急救措施,每位伤员分类时间小于30 秒。

2. 常用的检伤分类的标识

(1)红色:优先救治组,即危重伤,伤员病情危急,需要及时救治和转运,医护人员应给予紧急救护,如保持呼吸道通畅、ABC 复苏等措施。1 个小时内送至医疗机构治疗,如休克、开放性创伤伴大出血、严重颅脑伤、重度烧伤等。

(2)黄色:延迟救治组,即中重伤,虽然伤员病情较重,但暂时没有生命危险,先急救后转运,4~6 个小时内得到救治,如腹部损伤但生命体征稳定、下肢损伤、颈椎损伤等。

(3)绿色:等待救治组,即轻伤,伤势较轻,无需手术,不需要立即入院治疗,如软组织损伤、皮外伤等。

(4)黑色:死亡或无法救治不能生还的伤员。

(二)分级治疗

1. 现场急救 快速处理危机伤员生命安全的损伤,并积极预防严重并发症的发生,如清理呼吸道、现场心肺复苏,要保证机体的生命功能。除对患者进行基本生命支持技术外,止血、包扎、固定、搬运等也是医护人员工作范畴。

2. 就近治疗 在做好伤员分检工作的基础上,将紧急治疗后的红色组伤员和黄色组伤员转运至灾区附近医院进行救治,如需截肢、剖腹探查、大面积清创的伤员。运送时要考虑附近医院的救治水平和病人接收能力,做到统筹兼顾,合理分配。

3. 后期专科治疗 将治疗时间长的中、重度伤员转运至医疗技术水平高的医院进行专科治疗,有助于减少伤员致伤致残的发生,且医院良好的综合治疗技术水平能确保高、精、尖手术的顺利进行,对保障伤员生命安全和促进伤员尽快康复具有积极意义。

(三) 灾害伤员的转运

1. **转运原则**　根据伤检分类后的病情动态评估,优先转运需要立即治疗的危重症患者,转运过程中,医护人员和接收医院要随时保持密切联系,接收医院根据伤员实际情况,做好救治准备。转运应告知家属和伤员,并取得家属和伤员的同意。

2. **转运方式**　目前随着救援设施设备的不断完善,转运方式也具有多样性,主要的方式仍旧是救护车转运,对于交通堵塞、道路中断、伤员情况危急的情况下,可采用空中转运,"5·12"汶川地震救援、九寨沟7.0级地震过程中,就采用空中转运成功运送出大批伤员。此外,对于灾害现场在海上、湖泊等地,救护车和直升机不能较好开展转运工作的情况下,可采用救护艇、救护船等转运设施设备确保伤员能得到及时的医疗救护。

3. **转运途中的医疗照护**　伤员转运途中,要根据其实际情况安置合适的体位,如,呕吐、咯血等有窒息危险的患者要采取头低足高头偏向一侧的体位,呼吸困难者半坐卧位,颅脑损伤者保持头高位。此外,加强伤员生命体征的监测,对于病情变化需要救治的伤员给予及时、正确的救治措施。做好转运途中的救治医疗护理文书记录,对伤员病情变化过程及救治措施做好清楚、详细的记录。

(四) 灾害传染病的防治

灾害传染病的防治是灾害医学工作的重要组成部分,作为灾后最主要的疾病,传染病一旦爆发,极可能造成再次大规模的灾害事件,因此,做好灾区防疫工作,掐断传染病和其他公共卫生事件的苗头,才能保证"大灾之后无大疫"。

灾后,用漂白粉或含有有效氯5000mg/L的含氯消毒剂对出现尸体的地方就行消毒,灾民临时安置点用含有有效氯1000~2000mg/L的含氯消毒剂消毒。对水源的消毒应做到水中余氯0.7mg/L的水平。灾后,政府卫生行政部门应加强对公众性疾病的监督力度,发现疫情苗头,及时处理。此外,还应积极开展卫生运动,尽快清理消除堆积的垃圾,进行灭鼠、灭虫。灾区群众要采取有效措施(如驱蚊液、蚊帐等措施),防止蚊虫叮咬传播疾病。

(五) 灾害心理干预

突发的灾害不仅会给伤员造成躯体上的损伤,更会带来精神和身体上的创伤,造成心理应激障碍。

1. **早期**　即急性应激期(ASD),灾害发生后一周内,此期主要表现为急性应激障碍,是指以急剧、严重的精神打击作为直接原因,患者在受刺激后立即(1小时之内)发病,表现有强烈恐惧体验的精神运动性兴奋,行为有一定的盲目性,或者为精神运动性抑制,甚至木僵。如果应激原被消除,症状往往历时短暂,预后良好,缓解完全。

心理干预措施　由专业的心理干预团队对受灾群众和伤员进行干预,通过走访,与灾民和伤员建立良好的关系,重点观察灾民目光、语言及行为方式,用同理心理解灾民的感受,对严重应激状态的儿童、老年人、妇女、丧亲者给予适当的陪护支持,尽可能让家庭成员尽早见面团聚,便于彼此支持和照顾。在灾害现场临时安置点配置必要的精神药品以满足应激障碍和各种精神疾病伤员的需求。明显有紧张、焦虑、恐惧、抑郁反应和失眠、心悸、出汗等躯体症状的患者,适当使用药物,但剂量不要过大,且短期内使用。

2. **中期**　即灾害1周至半年内,此期主要的心理障碍为创伤后应急障碍(traumatic

stress disorder,PTSD),是指机体遭受威胁性或灾害性心理创伤后,所导致的个体延迟出现和持续存在的精神障碍。

该期内对伤员进行心身状况的评估,采取个体化干预方案、家庭干预等,中重度伤员要进行认知行为心理干预,必要时遵医嘱赋予对症的精神药物治疗。对已发生 PTSD 的伤员和灾民,联合心理治疗(系统脱敏疗法、认知行为治疗等)和精神药物治疗,同时启动多学科联合会、远程会诊的心理生理康复模式确保心理康复治疗的质量,促进其心理健康的恢复。有条件的灾区或社区,当地政府、医疗机构、民间救援组织等应建立稳定、持续性的合作关系,建立心理康复治疗组,对灾区群众心理健康情况分类建档,根据心理障碍程度,采用相应的干预措施,如,住院、转诊、门诊心理干预、心理健康宣教灾后生活指导等。

3. 恢复期 即灾害发生半年后,对灾区群众进行广泛的心理健康教育普及,通过义诊、社区文化活动,增强灾区居民对常见精神疾病的知晓率,引导居民消除对精神疾病的偏见,有精神疾病症状者及时、主动就医。在总结前期心理康复工作的基础上,当地大型综合性医疗机构应与社区医院、乡镇卫生院等基层医疗机构建立心理康复帮扶关系,为基层医疗机构培训心理康复专业人才队伍,通过远程授课、心理医师下基层、基层医生"走出来"培训、心理康复书籍捐赠等活动,拓宽基层心理医生培养方式与路径,为基层医疗机构培训一批心理康复医生骨干和主力军。

五、灾害急救康复护理

(一)灾害急救康复护理相关概念

1. 灾害护理学(disaster nursing) 灾害(难)护理,即系统灵活应用独特灾害护理知识与技能,与其他专业人员合作,为减轻灾害对人类生命与健康的危害而展开的活动,此概念由世界灾害护理协会在成立初期提出。灾害护理学是为伤员提供救治护理和康复护理的一门综合性学科,涵盖医学、心理学、社会学等诸多学科的内容,贯穿于灾害预防、灾害救援、灾害重建全过程。

2. 康复护理(rehabilitation nursing) 康复护理是在康复医学理论的指导下,护理人员密切配合康复专业人员,针对病、伤、残患者的功能障碍,进行一系列专业的、有针对性的功能促进护理,以达到患者身体、心理、社会和职业的全面康复的目的,最大限度地恢复生活功能,促进患者生活质量的提高,早日重返社会。近年来,随着整体护理在各医疗机构的普及,康复护理已逐渐成为各种疾病较为常规的护理内容。

3. 灾害急救康复护理 目前并没有统一的概念,可以理解为,在灾害受伤人员的后期康复过程中,护理人员运用专业的康复护理知识和技能,帮助伤员预防残疾的发生和发展,减轻残疾对伤员的影响,促进伤员生理、心理、社会健康的恢复。

(二)灾害急救康复护理的工作内容与要求

1. 灾害急救康复护理工作的内容 灾害急救康复护理是除一般的基础护理之外的功能促进护理,主要包括:

(1)预防继发性残障和并发症:根据病员的实际情况,发现其现存的或潜在存在的护理问题,采取规范的护理措施,预防压疮、深静脉血栓、坠积性肺炎、泌尿道感染等并发症的发生和发展。

(2)制定康复计划:护理人员与专业的康复人员共同制定康复护理计划,计划的制定要有针对性、可行性、适用性,在实施过程中要及时评估、调整和修改完善。

(3)帮助患者掌握功能训练:护理人员应积极配合康复专业人员,运用科学的理论和技能,帮助伤员进行功能训练,促进其功能获得最大限度的恢复,同时指导伤员规范的使用辅助仪器和设备,如假肢、矫形器、自助器。

(4)营养护理:根据伤员病情、体质及康复过程中营养现况,制定合适的营养计划,并对伤员进行饮食指导,促进患者康复期间营养得到保障。

(5)心理护理:要注重对灾害伤员的心理护理,尤其是在灾害中丧失亲人、致残致伤者,及时进行专业、细致的心理护理,对伤员的心理问题和异常表现要密切观察、疏导,帮助其改变异常的心理和行为,鼓励患者主动倾诉、积极参与医疗活动,必要时和专业心理医生共同进行心理干预。

(6)延续护理:截肢等致残伤员出院后,通常需要较长的时间才能适应自身状况的改变,且辅助器具的使用、残肢的康复等均对出院后延续护理提出更高要求,护理人员要及时、主动为伤员提供护理咨询和帮助,有条件的医疗机构可采取居家上门服务为患者提供康复护理。

2. 灾害急救康复护理的特点

(1)灾害急救康复护理的目的:在伤员康复期间,护理人员与专业康复医师共同协作,减轻伤员痛苦,促进伤员身体健康和心理健康的恢复,同时尽量减轻甚至避免继发性功能障碍,促进伤员残余的功能和能力得到维持和最大限度的强化,提高伤员生活质量,增强伤员对生活的自信心,促进其早日重返家庭,回归社会。

(2)灾害急救康复护理的原则

1)早期介入,预防为主:对于灾害伤员,在急救早期和恢复早期介入康复护理是促进功能恢复和预防残障的关键,护理人员应在康复计划的指导下,结合患者实际情况,指导、帮助、督促伤员开展康复训练。

2)自我护理,注重锻炼:对于能自己进行功能锻炼的患者,护理人员要积极鼓励并支持,教会伤员及家人康复锻炼的方式方法,鼓励家人参与到伤员的康复锻炼过程中来。

3)心理护理,团队共建:灾后伤员的心理问题不可忽视,在康复护理中,要加强对伤员心理护理的频次和力度,注重患者心理康复,护理人员要和康复医生密切协作,提高患者对生活的勇气和对疾病治疗的信心。

4)全程参与,协作并举:灾害伤员的康复护理是连续性、动态性的过程,针对每一阶段出现的问题,要及时沟通、探讨、解决,康复医生、护理人员、心理医生、伤员、家属共同协作并举,共同完成伤员的康复治疗,促进其早日回归社会。

3. 灾害急救康复护理人员胜任力要求

(1)要有良好的职业道德和服务精神:灾害急救康复护理人员要有较好的职业道德和服务精神,因灾害受伤的人员,部分人员会失去亲人、致伤致残,护理人员应具有同理心,要充分理解伤员的痛苦,尊重患者,维护患者的权利和尊严,主动作为、主动服务、协助患者获得应得的医疗护理权利。

(2)专业理论知识和实践技能要扎实:高素质的灾害急救康复护理人员是促进伤员病程恢复的有力保障,护理人员在康复理论知识的指导下,能完成对患者康复过程中的观察、应急事件处置、肢体功能位摆放、康复锻炼指导、矫形器具使用、健康教育、心理辅导等工作,不仅是工作业务的要求,同时也能增加患者对护理人员的信任度,促进患者康复的进程。

(3)要有较强的管理与沟通能力:灾害伤员与因疾病前来就诊的伤员不同点在于,灾害伤员发病为突发性、无预期性,对于自身病情需要一定时间才能接受,在康复过程中,护理人员要充分发挥管理能力和沟通能力,对患者康复护理做好规划和安排,注重沟通,循序渐进帮助患者接受现实,增加康复治疗的依从性。

(三)常见疾病的康复护理

2008 年,卫生部、中国残联组织专家制定了《地震伤员康复指导规范》,针对地震损伤后的处理、康复时机、康复介入标准、康复的主要方法以及相关注意事项等做出正确的指导,有利于科学、规范的对地震伤员实施康复,避免和减轻伤员残疾,有效改善伤员机体功能,促使伤员回归家庭和社会具有重要作用,同时该规范对常见疾病的康复护理也具有一定的指导意义。

1. **脊髓损伤伤员的康复护理** 脊髓损伤是指由各种原因导致的脊髓结构、功能损坏,会造成损伤平面以下的运动、感觉、自主神经等功能障碍。灾害伤员脊髓损伤康复护理目的是减轻肢体的残障程度,最大限度地保留残存功能,提高生活质量。

(1)介入时机:损伤或手术后生命体征平稳时即开始。

(2)介入标准:有外伤史、体格检查发现脊髓功能障碍,影像学资料证实脊柱或脊髓损伤,经手术或保守治疗生命体征平稳后仍有神经功能障碍者(评定与康复护理详见第十六章第四节)。

2. **截肢伤员的康复护理** 截肢是指将没有生命和功能或局部疾病严重威胁生命的肢体截除的手术。在灾害康复护理中,截肢后的康复主要是辅助配装义肢的伤员重建丧失肢体的功能,增加患者对生活的自信心,为患者早日回归社会奠定基础。

(1)介入时机:术后早期康复介入。

(2)介入标准:上、下肢截肢术后,伤口愈合 1 周,生命体征稳定,无严重感染及出血征象;截肢术后存在不良残端(包括畸形、瘢痕、神经瘤、感染窦道),影响假肢装配,需进行手术治疗者(评定与康复护理详见第十九章第二节)。

3. **四肢骨折的康复护理** 是指四肢骨或骨小梁的完整性和连续性发生断离。骨折的康复是指肌力和关节活动度的康复。康复护理的目的是通过针对性的训练,促进骨折肢体最大限度的功能恢复,同时预防并发症的发生。

(1)介入时机:经急性期治疗后,生命体征平稳,内/外固定稳定,无出血征象和伤口感染,有行走或关节活动障碍。石膏固定期或手术后早期,康复介入主要针对非固定肢体的活动。被固定肢体仅可以进行适量的等长收缩运动,不可导致骨折移位。

(2)介入标准:单纯性四肢骨折,固定良好,术后 1~2 天;复杂性骨折经过手术治疗,伤口初步愈合,病情稳定 1~2 天后。或需Ⅱ期手术,但近期在等待手术期间需康复治疗;单纯外固定治疗的无移位骨折,或行单臂外固定支架者,外固定后 1~2 天;合并有内脏损伤经治疗病情已稳定。骨折恢复期生命体征平稳,但内/外固定不稳定,或骨折愈合不良,可以在康复专业人员的直接参与下谨慎地进行有利于骨折愈合的康复治疗(评定与康复护理详见第十五章第七节)。

4. **颅脑损伤康复护理** 颅脑损伤分为开放性损伤和闭合性损伤。开放性损伤是指头皮、颅骨、硬脑膜均有破裂,脑组织与外界相通。闭合性损伤指脑组织不与外界相通。

（1）介入时机:经急性期临床药物和(或)手术治疗一段时间后(轻型颅脑损伤 2~4 周,中型 4~6 周,重型或特重型 6~8 周)。

（2）介入标准:生命体征相对稳定,仍有持续性神经功能障碍或并发症,影响生活自理及回归家庭、社会,并符合下列条件者:

1)神经学症状不继续加重,脑水肿、颅内高压等已消除。

2)未出现新的需手术处理的病情变化。

3)脑脊液外引流管已拔除或脑室-腹腔引流管通畅,无脑脊液漏。

4)无其他重要脏器严重功能障碍。

5)CT 等影像学检查未见病变进行性发展。

6)无严重感染、糖尿病酮症酸中毒等(评定与康复护理详见第十九章第一节)。

（温贤秀）

第二章　康复护理学发展趋势

　　人类进入 21 世纪。社会将进入老龄化、信息化和全球化时代。随着老龄人口的增加，慢性病患者的增多，社会主义市场经济的逐渐发展和医疗卫生事业的改革，人类对健康的需求变得更为迫切，对康复护理学的要求更高。康复护理学是康复医学的重要组成部分，许多发达国家护理专业在护理职能上，护士从治疗走向预防，从医院走向社会和家庭。人类的进步，科技的发展，人们对医学的要求已不再是过去单纯的药物治疗，而在努力地追求整体水平的提高。在注重延长生命的过程中追求生存质量的提高。随着预防——医疗——康复三位一体大卫生观的实施，预防医学、康复医学得到迅速发展，而康复护理发展相对迟缓、不协调的矛盾更显突出，将引起康复护理界乃至卫生职能部门的重视。

　　要牢记树立"康复一人、造福一家、温暖一片"的服务理念，合理设置康复项目，进一步密切联系合作，加强技术交流，切实管好办好康复医院，为康复患者提供更加优质的康复医疗、康复护理服务。

　　2012 年 3 月卫生部医政司首次召开全国康复医疗工作会议，研究、部署"十二五"期间康复医疗管理与发展。马晓伟副部长指出："十二五"将初步建成康复医疗体系，将康复医学的建设和发展纳入医改的大盘子，人才的培养和经济政策是康复医学发展的生命线。《"十二五"期间康复医疗工作指导意见》明确康复医疗机构划分为综合医院康复医学科、康复医院、社区卫生服务中心与乡镇卫生院 3 个层次。国家的重视与支持，康复医学快速发展的春天已到来，康复护理学的发展要紧随康复医学的发展。

　　随着康复医学的发展，近几年康复护理学也有了跨越式的发展。随着人们对康复的概念有了新的认识，过去人们认为残疾是长期永久的，残疾人才需要康复，但现在科技对于康复的认识有了显著变化——每个人在生命中的某一阶段都会有暂时或者永久性的功能障碍，比如说，步入老龄，或多或少都会出现功能障碍，而且随着年龄的增长而不断增加。与功能障碍相关的康复医疗不仅仅只属于一小群人群，而是每一个人都需要的服务。面对老龄化社会对健康的需求，康复医疗中的康复护理任重道远。医养结合、社区康复护理、居家康复护理、延伸康复护理等康复护理的项目越来越多，任务越来越重。

　　2016 年习近平主席在全国卫生与健康大会发表重要讲话中指出：要把人民健康放在优先发展的战略地位，以普及健康生活、优化健康服务、完善健康保障、建设健康环境、发展健康产业为重点，加快推进健康中国建设，努力全方位、全周期保障人民健康。人民群众的全面健康，离不开康复医疗、康复护理。"十三五"新时期，康复护理工作要准确把握新形势和新要求，总结历史经验，一方面康复护理事业要维护党和国家事业大局、维护全民族健康的高度谋划和推进，主动将护理事业发展统一于推进健康中国建设的大局。另一方面护理事业要从大健康、大卫生的定位前进。护理事业要以深化医药卫生体制改革为契机实现新发展，以人民健康为中心，以全面深化改革为动力，以社会需求为导向，完善康复护理管理制度，加强康复护士队伍建设，提高护理服务质量，发展老年康复护理服务，促进康复护理事业与社会经济协调发展，不断满足人民群众的健康服务需求。

第一节　康复护理学发展趋势

一、康复护理人才的培养教育放在首位

随着康复医学的发展，同时也培养了一批康复护士走向新的岗位，以应急需。康复护士在康复治疗小组中承担着多种角色：护理者、调度者、协调者、督促者、教育者、咨询者。康复护理专业是科学性、技术性、社会性、服务性很强的一门专业，需文化素质、专业技术素质、心理素质较强的护理人员担任康复护士。目前国内在护理教育中设置康复护理教育专科的院校不普遍，只在全日制护理教育中设置了康复护理课程，各种培训、进修也只是护士长、高年资护士参加，多数护士对康复护理的认识肤浅，康复护理技术缺乏，全国各医学院校康复护理技术专业缺少交流，教学计划不统一。经过康复知识系统学习人数较少，康复基本知识相对贫乏。加强康复护理人才的培养，应成为"十二五"期间康复医学发展需要解决的首要问题。康复护理人才培养从教育源头开始：

1. 理顺康复护士教育体系，建立康复护士教育体系资格认证制度（在护理大专三年基础上再加学 1~2 年康复护理专科知识、技术）。

2. 按办学资质规范教材，组织有经验的人员协编。

3. 规范学制，可有大专、本科多种学制，有条件的可以开展远程教育、网络教育，培养硕士、博士、讲师、教授等高水平人才。

4. 制定康复护士资格认定及职称晋升与康复医生、康复治疗师同步。

5. 在职在岗护士通过培训、继续教育提高专业水平和学历。

6. 建立在岗康复护士晋升康复护理专业，改变在职康复护士晋升考试只能考临床护理专业的现状。

康复护理人员不仅要有临床护理人员的基础理论和临床实践经验，更要有康复医学及康复护理的理论知识和技能，只有这样才能从事康复护理的实际工作、教学及研究。康复护理高水平人才作为学科建设和教育培训的骨干力量以及康复护理单位的管理人才，使康复护理人才配套，形成康复护理梯队。

在我国康复护理教育是一门新的专业教育，有待加强规范化建设，实现稳步发展。展望把康复护理教育纳入国家全日制正规教育。康复护士是康复团队成员之一，康复护士康复知识水平高低直接影响康复小组作用的发挥。康复护士 24 小时都在病房中为患者提供康复护理服务，参与康复全过程，是与患者互动最多的团队专业人员，康复护士系统性的康复护理干预对患者整体康复具有正向的影响。康复护理学的发展，培养学科专业人才是当务之急。

当前，中国无论是医学发展的需要及架构完整的社会医疗服务体系，还是应对社会老龄化的需求，积极推进康复医学、康复护理学的发展都是极其重要的，并且应该在现有的基础

上要逐步建立健全由专门康复医疗机构、医院的康复医学科、社区康复医疗服务所构成的康复医疗体系,形成有中国特色的康复护理模式。必须高度重视和加强康复护理学教育。中国的康复护理学教育应当把握世界康复医学发展的前沿,加快与国际康复护理学教育标准接轨,推进康复护理理论、康复护理技术、康复护理专业特殊的操作规范,进行康复护理专业分化及康复护理全科化教育,并形成专业标准和专业人才考核及准入标准。要积极推动康复护理学的本科、研究生教育,提高中国康复护士的教育层次。

《"十二五"期间康复医疗工作指导意见》明确提出人才培养的治本之策是增加院校培养的数量,救急之策是对已经在岗的康复专业人员进行岗位培训。我国应扩大康复护理人才培养途径,规范康复护理专业技术人才的大学本科教育;加强各医学院校师资教育;建立国家级康复护理培训基地;建立、健全康复护士资质认定和执业注册制度等,提高现有康复护理队伍的专业理论和专业技术水平。加强康复护理人才的培养,应成为"十三五"期间康复医学发展需要解决的重要问题。

二、实施临床重症早期康复护理介入

(一)早期康复护理介入的意义

近年来研究表明早期的康复护理介入可改善善者的肢体运动功能,提高生活自理能力,并能减少病后抑郁状态的发生,对提升患者生活质量,全面康复有重要的现实意义。康复介入的时间越早,其功能恢复的疗效就越好。近年来国内外研究认为重症患者的早期康复干预对预防并发症和继发性残疾、改善预后及缩短病程都具有重要意义,康复护理的早期介入是现代康复的特征。在临床实施重症早期康复介入是康复护理发展面临新的机遇和挑战。

早在 1967 年 Carroll D 就撰文指出在 CCU 中开展早期心脏康复的重要性。Zanni JM 等人的研究指出与出院患者相比在 ICU 中机械通气患者所获得的康复治疗明显较少,在关节活动度、肌肉力量等方面普遍较差。Hu MH 等人研究指出早期进 ICU 病区中的脑卒中患者康复干预,可以明显增加巴氏指数(Barthel Index)和国立健康机构脑卒中评分量表(National Institute of Health Stroke Scale)的分值($P<0.05$)。我国有研究报道在重症监护单元采用康复治疗手段后在 GCS 和 FMA 评分分值上有显著的提高,提示对重症脑卒中患者进行干预将面临神经系统和心肺等方面的复杂问题,应采取针对性措施,包括异常不稳定因素和相对稳定状态的不同对策,从 ICU 转归普通病房时的功能状况来看其结局是有利于重症患者的康复。

(二)培养 ICU 护士掌握康复护理知识、技术

ICU 多数是采用 ICU 医师、护士为主体的半封闭式管理。患者一切治疗护理、生活照顾均在无家属陪伴情况下由护士完成,家属每天 30min 探视时间。重症患者往往伴有多脏器的功能衰竭或昏迷,生活不能自理,完全卧床制动状态,到度过重症期挽救了生命,却留有功能障碍等后遗症。ICU 康复治疗策略包括促进恢复及后续的功能恢复,要重视重症早期康复护理,早期介入干预,指导临床护士、家属做到抗痉挛体位摆放、正确翻身、体位转移、肌肉、关节被动活动等康复护理技术、方法。一方面通过各种康复护理学习、培训提高临床护士康复知识、技能;另一方面可实行会诊制度,请康复科康复护士到重症临床会诊指导,制定个体化切实可行的重症早期的康复护理计划,发挥临床治疗最大效用,减少并发症,降低死亡率,提高生活自理比例,提高生存质量。

据悉我国目前拥有早期康复介入能力的康复科主要集中在部分大医院。患者全面康复的需求和医学的进步是推动康复护理发展的动力。康复护理在临床重症早期介入不但促进自身学科的发展，得益于患者的全面康复，而且培育出具有康复护理知识和技能的 ICU 护士。临床护理工作处在一个最有利、有效的康复阶段，康复治疗、康复护理介入越早，效果越好，化时间越少，经济和精力耗费越少。临床护理是早期实施康复计划的场所，也是决定患者康复成功与否的关键场所。

三、积极参与早期救灾康复护理

灾害是一种客观存在的自然社会现象，灾害医学作为一门研究人类生存的影响及灾后医疗救护的新兴学科，近 10 年来已受到世界各国医学界的高度重视。灾害康复医学的出现为康复护理人员开拓了一个全新的领域，提出了一个新的课题。我国幅员辽阔，人口众多，是地球上灾害多发地区之一，如地震、水灾、旱灾、火灾及疾病疫情等，对社会经济及人民生命财产造成严重破坏与损害。康复护理是灾害医学的重要组成部分，是奔赴灾区一线救灾、参与康复及康复护理的重要成员之一。早期救灾康复护理介入的目的：使受灾患者恢复一定的生活自理能力和工作劳动能力，提高生活质量，逐步回归社会。

灾害救援工作，快速反应是前提，高效率、高质量是目标，尽快把急救措施送到受害者身边，分秒必争抢救每一位伤病员并使他们尽快康复是灾害救援工作的目的。只有建立并完善灾害救援指挥中心，建立灾害事故紧急救援预案并定期进行实战演习，开展业务培训和灾难康复医学科研工作，加强急救队伍管理，不断对从业人员进行思想和业务教育，保障后勤供应，才能形成强有力的灾害医疗救援能力，给康复医学发展带来了发展机遇与行政促进，卫生部长陈竺指出：地震伤员的康复工作凸显了我国康复医学基础的落后，康复医学发展落后于其他临床学科，使之成为医疗服务的这个"木桶"中的"短板"，陈竺部长指出，如何以此为契机推动康复医学的学科建设和人才培养，需要我们进一步思考。

（一）康复护理人员必须接受灾害医学教育

目前全球各地的综合减灾及研究工作正向着更新、更高、更加实际的方向发展，因此强化灾害医学的系统教育，已经成为完善康复医学教育不可缺少的重要组成部分，是现代全科医护人才的必修课程。通过接受灾害医学教育，使医护人员自身的整体知识得到"重组"，使其尽快掌握各种减灾、防灾的医疗卫生知识，更好地为当地灾民排忧解难，救死扶伤，康复治疗，康复护理。通过学习，更进一步了解了什么是自然灾害，医务人员如何更好地面对和处理。面对伤员损伤的处理，康复早期应怎样处理和介入，对于中后期的诊断、治疗，怎样才能达到最佳效果。在损伤后，如何面对各种并发症，如何做好病员社区、家庭方面的康复工作等。强化灾害医学的系统教育，是完善康复医学教育不可缺少的重要组成部分。开设灾害医学的课程，尽早实施灾害医学教育，尽快培养出实用型康复医学人才，以达到灾前防灾、灾时抗灾、灾后减灾的理想效果，提高减灾效益，响应联合国的倡议，配合国际减灾、抗灾、救灾的活动，减轻自然灾害带来的损失，这也是国际社会的共同需求。

（二）模拟灾害救护训练

对灾害应急处理，进行科学、有效的组织、管理、协调是做好各种损伤患者救治工作的前提和保障。其工作模式改变平时的"诊断、治疗"，应以"抢救、诊断、治疗"的救治模式，做到：①三快：尽快急救，尽快治疗，尽快康复；②三结合：院前急救、院内治疗和多学科全面康复相结合;③三发挥:充分发挥急救、治疗及全面康复的作用。

模拟灾害救护训练,主要是模拟常规的灾害事件,使康复护理人员掌握灾害发生时的应对措施及相关知识。对在职康复护士每年进行2~3次模拟灾害救护训练,提高康复护理的应急能力。通过紧急预案使各部门协调工作,医护人员努力工作,熟悉各种工作程序,明确自己的工作内容,从而及时应对突发事件的发生和救护,提高她们的快速反应能力。

(三)提高康复护理人员优良的整体素质

在灾害医学领域内,对康复护理人员提出了高素质的全科要求。由于自然灾害的突发性、地域性等特点,决定了其病种的多样性、复杂性和工作环境的艰险性,而进驻灾区的医疗队相对于患者来说是少之又少,这就要求康复护理人员既要熟悉灾区主要病种的护理,又要掌握灾区其他病种的护理;既要具备良好的心理素质,又要具备健康的身体素质。

1. 良好的心理素质 灾害医学对康复护理人员心理要求更为严格。灾害医学突发性强,奔赴灾区时间紧迫,灾区工作环境艰苦,而且在短时间内完成集结,奔赴灾区,形成临时机构,必须表现出一种独特的精神面貌。良好的心理素质是战胜困难、忠于职守的决定条件,高尚的医德要求康复护理人员在险恶的环境中,将自身利益置之度外,把灾民的痛苦和生命看得高于一切,视患者如亲人,将强烈的同情心化作无私的奉献精神,以积极稳定的情绪投入救灾康复护理工作。

2. 健康的身体素质 灾害医学的特殊性、医疗条件的局限性、环境的危险性、工作的超负荷、生活条件的艰苦,加上灾区伤残人员的悲惨景象,对康复护理人员造成了严峻考验,因此必须有强健的体魄和充沛的精力,才能正确履行职责,治病救人。

3. 良好的全科素质 优良的全科素质是灾害医学对康复护理人员提出的更高要求。由于灾害的种类和灾害条件不同,对人的伤害也不一样,同一地区出现的伤员可发生多种伤情,又有轻重缓急不同,有单一伤,也有多发伤,伤员还常因救治不及时,发生创伤感染,使伤情更为复杂;洪灾之后还需进行疫情监测及流行病防治等,要求康复护理人员不但要掌握内、外、妇、儿科护理,而且对五官科、皮肤科、传染科、流行病等各科都要精通。此外,还要掌握各种急救技能,如气管插管、气管切开、心肺复苏、静脉切开和脑功能保护等重要措施,保证在短时间内维护好患者的生命体征。

4. 良好的人际关系 由于灾害医学是大规模的社会活动,因此,面对突发的灾害给居民造成的重大伤害,如何高效地抢救生命、减少伤残,已不仅是哪个医疗机构的责任和义务,需要政府部门和国际间的广泛合作,灾害医学救治中的医际关系被大大扩展且多维化,而呈现出独有的特点。

灾害医学救治不单纯是医学意义上的救治,而是一项复杂的社会系统工程,各部门及全社会乃至国际间的广泛协作,才能使灾害医学救治效果最佳化。救灾首先是救命,这个"救"字突出了医疗卫生主体对灾区伤病员的生命安全所承担的巨大责任与义务,也使护患双方形成生死与共、相依为命的特殊密切关系。因此,康复医护人员要强化道德责任感,最大限度地救治灾民,尊重伤病员的自主权,并予以维护。

(四)灾难救护中康复护士承担的任务与角色

灾难救护在组织形式上一般以急救医学为基础,与其他救援人员共同组成急救医疗服务体系(EMS),护士是急救医疗体系中的中坚力量,在灾难救援中发挥非常重要的作用。在灾难的不同时期,护士承担着不同的任务,扮演着不同的角色。

1. 参与灾难医学救援救灾　康复护士作为急诊医疗体系的组成人员,要参与灾难医学救援组织结构的建设和修改、灾难救援计划的制订,参与医疗、护理设备的维修配备,参与建设灾难救援系统所需专业人才的培训和设备使用以及公众的健康教育,包括灾难自救和互救知识、传染病的预防等。

2. 灾难暴发的应对阶段　EMS 的主要任务包括寻找、救护伤(病)员,对伤员进行分类,实施现场急救,参与运输和疏散伤(病)员等。灾难造成的伤(病)员往往是成批出现,数量很难预测,伤情复杂多变。在救治条件差、时间紧、任务重的情况下,护士应以抢救生命为主,积极主动开展心肺复苏、止血、包扎、固定等救护工作,同时也协助医生进行伤员分类。在伤员的运输途中,要严密观察危重伤病员的病情变化,维持生命,减轻疼痛。同时康复护士还要在保证难民的基本医疗和流行病的疫情监测、报告中起到一定的作用。

3. 灾难结束恢复阶段　康复护士参与住院伤病员的康复治疗护理,参与伤病员和社会公众的灾后心理应激评估和咨询疏导,心理康复护理,参与灾后传染病的预防和控制、对公众进行相关疾病预防知识的宣教等。

4. 完善灾难医学救援组织体系,谋求社会减灾资源的介入　灾难医学救援体系是一项复杂、庞大的系统工程,涉及多系统、多学科的合作。一支训练有素的急救医学专业队伍固然是其中的重要内容,但同时城市的消防、交通、信息的收集和输送等都与救援工作互相渗透。因此政府要建立统一的组织结构,充分管理相关资源,有效地应对各种灾难。也要树立全球化的观点,从局部资源的整合发展到国家之间的合作。只有以完善的体制做保障,才能充分发挥康复护理人员在灾难医疗救援中的作用。

四、在康复护理中开展健康教育

健康教育是康复护理的一个极为重要的环节,也是康复护理的重要内容之一。康复是一个再学习的过程,康复护理健康教育的重点是要使康复患者不仅认识康复有关理论知识,重塑自强、自信,还要学会、掌握按康复程序进行康复训练的相关技能,达到最大限度恢复身心社会功能,提高生活质量的康复目标。

康复护士的健康教育对象主要是伤残者、老年病、慢性病患者等康复对象。这些患者最初的缺陷是由医学来确诊和治疗的,继之的缺陷则要由教育来补偿和康复。许多患者对去医院看病治疗有许多经历,而对进行康复治疗,功能训练还是第一次,康复医学在人们心中还较陌生,所以对康复的概念、理论、知识、技术是知之甚少。

康复护理学是一门较新的学科,不可能自发先知,教育者首先应当受教育。康复健康教育需康复人员有丰富的社会科学、自然科学、心理知识、康复知识、技术。目前在康复护理健康教育中要不断提高康复护士开展健康教育的能力水平,学习《实用康复医学健康教育》一书,为开展康复护理健康教育提高理论及技术支持。在理论与实践基础上建立适合康复护理健康教育体系,使康复护理健康教育更好地服务于康复患者。康复患者的康复需家庭的支持和协助,康复患者在医院接受康复治疗时,要求其家属直接参与康复治疗过程。为此要把家属纳入康复健康教育对象。

五、开展社区康复护理

20 世纪 70 年代 WHO 指出以社区为单位的康复医疗服务。我国是人口大国,慢性病、老年疾病、残疾人等康复人数占一定比例,而康复医疗机构数量有限,不能满足康复患者的需要。另外,患者康复出院回到社区不是康复的终结,是康复的延续。社区康复护理是由康复护士立足社区,面向家庭,以老、弱、病残、功能障碍、生活自理能力低下人群为对象,向他们提供基础护理、康复护理、ADL 自理训练、预防二次损伤。随着科学技术的进步,文化经济水平的提高,人们对生活质量的要求也逐渐提高。因而健康观念、医学模式也发生了变化,医学不仅要治病,而且要考虑存活后的生理、心理、社会、生活、工作等各方面的完好状态。康复护理是康复医学重要组成部分,社区康复护理也是康复护理工作内容之一。

加强社区康复护理人才的培养教育是推动社区康复的保证。康复护理人员在社区康复中具有发挥巨大作用的空间和义不容辞的责任,而高素质社区康复人员的培养成为急需。全面熟练的康复护理的理论、知识、技术;同时掌握内、外、妇、儿专业护理知识、技术;具备较强的社会、人文、医学、心理知识与护理对象和家庭成员有较好的沟通;还必须具有较强的敬业精神,因社区护理工作独立性、自主性强,职业道德要好。社区康复是个系统工程,它是以三级卫生网络为依托,以家庭为单位,以个人为主要服务对象的全程服务,仅受过普通的护理教育是不能完全胜任社区康复护理工作的。需通过多形式、多渠道开展对康复护士进行康复医学知识继续教育,以加强知识结构的更新,适应社区康复需要。

第二节 康复护士全科化

一、康复概念渗入临床各科护理

人类进入 21 世纪。社会将进入老龄化、信息化和全球化时代。随着老龄人口的增加,慢性病患者的增多,社会主义市场经济的逐渐发展和医疗卫生事业的改革,人类对健康的需求变得更为迫切,对康复护理学的要求更高。康复护理学是康复医学的重要组成部分,许多发达国家护理专业在护理职能上,护士从治疗走向预防,从医院走向社会和家庭。人类的进步,科技的发展,人们对医学的要求已不再是过去单纯的药物治疗,而在努力地追求整体水平的提高。在注重延长生命的过程中追求生存质量的提高。随着预防-医疗-康复三位一体大卫生观的实施,预防医学、康复医学得到迅速发展,而康复护理发展相对迟缓、不协调的矛盾更显突出,将引起康复护理界乃至卫生职能部门的重视。

要牢记树立"康复一人、造福一家、温暖一片"的服务理念,合理设置康复项目,进一步密切联系合作,加强技术交流,切实管好办好康复医院,为康复患者提供更加优质的康复医疗、康复护理服务。

在临床护理工作中,常发现患者及家属咨询许多康复问题,这就要求临床护理人员掌握康复护理的有关理论知识和技术,满足患者及家属的需求,扩大护理服务范围,扩大学科发展的空间。康复概念与临床护理相互结合,相互渗透,是改善其生活质量,缩短住院时间的有效措施。随着卫生事业的改革,人们越来越重视以最小的花费,得到最好的功能结局。住院时间由过去的数周或数月将减少到几日,这就要求护理人员在进行临床护理工作中,要贯彻康复概念。康复护理早期介入临床,可有效地制止或减轻功能障碍。康复护理不仅仅是康复专科的事。护士在进行临床护理中,以康复概念为指导进行整体护理,将提高患者治愈率,减少并发症,促进患者早日康复。

二、康复护士全科化

近十多年来,康复护理学得到持续发展,康复护理质量不断提高,康复护理临床研究涵盖到了管理、教育、临床康复等多个方面。康复医学与众不同的核心价值和核心优势:着眼于残疾的预防和功能的改善;重视在治疗中发挥爱心和热情,通过教育和鼓励,配合互动的功能治疗,改善患者的健康和日常生活活动能力;不仅帮助患者身体上的康复,而且重视改变社区和周围环境的条件,促使在心理、社会康复,达到全面康复。在自然灾害的救援和康复中,康复医学界能作出自己独特的贡献,因为康复的诊断不同于临床的疾病诊断,康复着眼于各种神经功能的损害,以及肢体运动、言语交流、视觉、听觉、认知、心理情绪等方面的障碍,康复医务人员在这些领域的知识和技术可以在灾害应变和灾害复原中发挥其作用,作出其贡献。

随着康复医学、康复护理学的发展,会有心脏、骨科、神经科、儿科等康复护理专科护士,但目前康复护士必须向全科化发展。康复护士不仅要掌握临床基础护理知识、康复护理学的知识、技术,还要掌握急救护理学、外科护理学、内科护理学、骨科学、神经内外科学、老年病学、心理学等各专业的知识,才能成为一名合格的康复护士。

值得重视的是:临床护士在不断向专科化发展,专业越分越细,专科护士应运而来;而康复护理专业目前不能与临床护理专业一样,专业越分越细。康复护士只有向全科化发展,要掌握各专科的康复护理知识、技术,才能不断拓展康复护理学的范畴,才能适应康复医学、康复护理学的发展,才能不断满足不同疾病、不同残疾康复患者的需要。

第三节 制定康复护理质量标准及质量评价标准

《"十二五"期间康复医疗工作指导意见》明确提出:卫生部组织制定常见疾病康复诊疗技术规范、临床路径和康复治疗质量评估标准;建立国家和省级康复医疗质量控制中心。

康复护理标准是指对康复护理工作中的重复性、多样性和相关性事务和概念做统一的规定,它是衡量康复护理质量的准则和标尺,也是康复护理质量管理的基础。

1. 康复护理自身的特点 康复护理对象、目标、内容、技术既有同于临床护理又不同于临床护理,因此康复护理质量标准也有别于临床护理。康复护理质量标准及质量评价除具有临床护理质量标准外,还具有其康复护理自身的特点,如抗痉挛体位的摆放、功能训练指导等动作是否标准、有否到位直接关系到疗效。在《基础护理质量标准》《护理技术操作质量标准》《消毒隔离质量标准》等相同于临床护理质量标准,而《康复护理技术质量标准》《康复护理病房管理标准》《康复护理文件书写质量标准》等不全相同于临床护理质量标准。

2. 康复护理病历 康复护理病历书写除包括一般护理病历内容外,还应着重对患者入院时的各种功能和日常生活能力的评价,训练过程中的评价和出院前的 ADL 评价记录。

3. 建立围绕功能障碍问题的护理程序 对早期丧失自理能力的"替代护理"逐步转为"自我护理",帮助、指导功能训练,实现最大限度恢复功能,适应新生活为最终目的而制定具有系统性、连续性评价标准规范的病历。

为此根据学科的特殊性制定康复护理的质量标准及质量评价标准。如:《康复护理病历书写质量标准、评价标准》《康复护理评定质量标准、评价标准》《康复护理技术质量标准、评价标准》《康复病室护理管理质量标准、评价标准》等。

4. 制定康复护理质量标准及质量评价标准 康复护理工作涉及面宽,每天都有大量日常的、复杂性、多样性、重复性和相关性的事务,制定康复护理质量标准及质量评价标准是为了提高效果,实行简化、优化、统一和协调的先进、科学的管理,可运用因果分析法和 PDCA 循环法使康复护理质量控制形成规律性运转。同时建立考核实施体系,保证质量标准、质量评价各个环节认真执行,并在康复护理实践中进一步完善各项标准,使康复护理质量指标控制达到现代化、标准化要求。

21 世纪是"质量的世纪",康复护理融入临床优质护理内容,提高康复护理质量。康复护理质量管理的目标将致力于提高生命质量和生活质量。

目前康复护理专业委员会康复护理管理专业组已开始着手商讨制定康复护理质量管理的各项标准。

第四节 康复护理学发展及展望未来

一、学科内涵拓展

长期以来,我们都把有功能障碍或者残疾的人群作为我们的工作对象,强调恢复其功能到最高水平,并重返社会。但是 2013 年国务院颁发《关于促进健康服务业发展的若干意见》,提出"到 2020 年,健康服务业总规模达到 8 万亿元以上,基本建立覆盖全生命周期、内涵丰富、结构合理的健康服务业体系","成为推动经济社会持续发展的重要力量""政府将进一步加大对健康服务领域的投入,并向低收入群体倾斜,完善引导参保人员利用基层医疗服务、康复医疗服务的措施"。为此,学科内涵正在发生新的变化,即康复医疗不仅致力于功能障碍者的功能康复,还要关注各种健康问题,包括老龄、妇女围生期、儿童发育迟滞、亚健康状态、心理障碍状态、营养异常状态、成瘾状态等。学科将涉及医疗全程,即急性期、亚急性期、稳定期、恢复期。学科将从整体医学的角度,强调生物-心理-社会医学的模式,强调天人合一的思想,强调看病人而不是看病。

临床科室如神经内科、神经外科、烧伤科、重症医学科、心胸外科、骨科、老年科、风湿免疫科、呼吸内科、小儿外科、心脏内外科开展早期康复工作,以预防功能障碍、减轻残疾为目标,探索治疗前移、早期康复、快速康复的国际化新模式。

二、医养康复护理的需要

随着国家对于养老问题的日益关注和我国养老事业的深入实践,医疗对于养老事业的重要性越来越受到重视。一个完善的老年服务体系不仅要提供快乐幸福的独立生活环境,也要提供完善的医疗服务,有尊严的临终关怀,以及无缝的社区连接,才能形成规模适宜、功能互补、安全便捷的康复养老服务体系。医养康复护理的需要为康复护理拓展了康复护理的广阔天地。

自从 2011 年原卫生部启动康复医疗服务体系建设试点工作以来,我国的康复医疗机构建设迅速推进。社区康复医疗服务也在逐步发展对康复护理提出了新任务。国家鼓励以城市二级医院转型、新建等多种方式,合理布局、积极发展康复医院、老年病医院、护理院、临终关怀医院等医疗机构。我们必须利用这个大好时机,做好准备,投身到康复医疗大发展的大潮中。

三、康复护理和康复护理教育培训质控创新及跨越新台阶

在康复医疗机构和康复教育蓬勃发展的大局下,康复护理质控必须同步发展,才能保证健康的学科发展轨道。康复护理质量的核心指标是康复护理技能的标准及患者功能的改善。国际康复医疗机构认证(CARF)是重要的质控参考标准。以"不断改进"为核心的计划—行动—核查—评价(PDCA)路径是值得遵循的基本方式。康复护理教育、培训的质控应该从师资队伍建设入手,首先保证专科护士、技能操作师、带教老师的资质和能力。为此,康复专科护士的资质认证已展开。

2015 年 10 月 29 日发布的中共十八届五中全会公报中明确指出:"十三五"期间将"推进健康中国建设","2030 健康中国"已上升为国家战略。"健康中国"将是一项全局性、综合性、战略性的中长期规划。也是"十三五"时期卫生计生事业发展的总体规划,有望全面推进医疗卫生体制改革,并推动整个医疗卫生行业以及大健康产业将进入蓬勃发展期。康复医疗、康复护理是朝阳的事业,让我们共同努力,为人类造福!

随着"2030 健康中国"国策、老年人群的医养融合康复护理工作内容不断拓展,康复护理在健康中国、老年人群、慢病防治的"十三五"卫生规划中任重而道远。我们康复护理工作者应以学科发展为己任,拓展学科内涵,促进"医养融合",投身康复医疗服务体系建设,加强康复医疗人才队伍建设,为中国康复护理事业发展壮大出一份力。

第三章 康复医学理论

第一节 康复的基本概念

一、健康定义和康复定义

（一）健康定义

1948 年世界卫生组织（World Health Organization，WHO）在《世界卫生组织章程》中确定的健康定义是：健康是指在身体上、精神上、社会生活上处于一种良好状态，而不仅仅是没有疾病或衰弱。定义体现了医学观念的更新和模式转换，观念的更新是指完整的医学体系概念，医学是由预防、临床、康复和保健四个方面构成的完整体系。

（二）康复的定义

WHO 对康复的定义是综合、协调地应用各种措施，预防或减轻病、伤、残者身心、社会功能障碍，以达到和保持生理、感官、智力精神和社会功能的最佳水平，使病、伤、残者能提高生存质量和重返社会。

康复医学是一门有关促进残疾人、伤患者康复的临床医学学科。它与预防医学、临床医学、保健医学成为现代医学体系。康复的目的是以病、伤、残者为中心，针对病、伤、残者功能障碍情况和程度的不同及年龄、性别、体格等差异，以提高功能水平为主线，在全面康复评定的基础上制定康复目标。在预防残疾，减轻残疾程度的基础上，努力发掘康复对象的全部潜能，通过康复训练提高患者生活质量及功能的改善，并重新获得职业以实现经济的独立，成为社会的一员，最终达到回归家庭和社会的预期目标。

二、康复范畴

要使残疾人康复，并非单纯依靠医学手段就能实现的。医学康复只是康复的一个组成部分。康复主要分为医学康复（medical rehabilitation）、教育康复（educational rehabilitation）、职业康复（vocational rehabilitation）和社会康复（social rehabilitation）4 个方面，从而构成了全面康复（comprehensive rehabilitation）。

（一）医学康复

医学康复是指通过医学的方法和手段帮助病伤残者实现康复目标的康复措施。医学康复的内容包括功能评定和康复治疗。医学康复的主要手段有：物理治疗、作业治疗、语言治疗、中医治疗、康复工程、药物治疗和手术治疗等。医学康复在康复范畴中占有重要地位，是康复的基础和起点，是实现康复目标的根本保证。

（二）教育康复

教育康复主要是指对残疾人的特殊教育,通过教育与训练手段提高功能障碍者的综合素质和各方面的能力。教育康复的对象主要是残疾儿童和青少年。

主要内容分为两个方面:

1. 对视力残疾、听力残疾、精神残疾者的特殊教育和对聋哑人的手语教育。

2. 对肢体功能残疾者进行的普通教育,如九年义务教育、中高等教育及职业教育。

（三）职业康复

职业康复是为残疾人妥善选择能够充分发挥其潜能最合适的职业就业,帮助他们努力适应并胜任一项工作,取得独立的经济能力,并能贡献于社会,从而自立于社会实现自我价值。

（四）社会康复

社会康复是协助残疾人解决经过医学康复、教育康复和职业康复后重返社会遇到的一切社会问题的工作。社会功能是满足其成员生活和创造的要求。残疾人是一个具有不同功能障碍的社会群体,社会应对残疾人提供帮助,减少和消除社会上存在的不利于残疾人回归社会的各种障碍,营造一个健康和谐的社会环境。

三、康复医学

（一）定义

康复医学(rehabilitationmedicine)是具有独立的理论基础、功能评定的方法、治疗技能和规范的医学应用学科;是促进病、伤、残者康复的医学;是医学的一个重要分支。在现代医学体系中,保健、预防、治疗和康复相互联系组成一个统一体。在实践中,康复医学与临床医疗相互渗透,如利用临床手段矫治或预防残疾;把康复护理列为临床常规护理内容;从临床处理早期就引入康复治疗。

（二）康复医学发展的基础

1. 社会和患者的迫切需要　目前慢性病已成为医疗的关注问题,心脑血管疾病、癌症和创伤是人类的主要死亡原因,对那些从脑卒中、心肌梗死后存活下来的患者,需要进行积极的康复治疗,以提高自理能力和生存质量。而对癌症患者,因慢性疼痛和身心功能障碍,更需要采取积极的康复措施,如物理治疗、心理治疗等。

2. 经济发展的必然结果　现代化的社会中,工业和交通日益发达,因工伤和车祸致残者比以前增多,他们需要接受康复治疗;随着经济和生活水平的提高,文体活动蓬勃发展,难度较高或危险性大的文体活动如跳水、体操、杂技、赛车等造成的残疾,同样需要依靠康复治疗,使他们残而不废;人口平均寿命延长使世界已进入了老龄化时代,老年人患有多种慢性疾病,更需要进行康复治疗。

3. 应对严重的自然灾害和战争　目前人类还不能完全控制自然灾害和战争,因此而造成的伤残者,迫切需要进行康复治疗。

4. 康复医疗服务的对象　康复医疗服务的对象主要是因疾病和损伤而导致的各种功能障碍患者。包括:急性创伤或手术后患者、由各种慢性病患者、年老体弱者、各种残疾患者。

5. 康复治疗内容　根据《综合医院康复医学科建设与管理指南》条例,康复治疗:在康复医师组织下,由康复治疗师、康复护士、康复工程等专业人员实施的康复专业技术服务。包括:物理治疗(含运动治疗和物理因子治疗)、作业治疗、言语吞咽治疗、认知治疗、传统康复治疗、康复工程、心理治疗。

四、康复医学的三项基本原则

康复医学的三项基本原则:①能锻炼;②全面康复;③重返社会。

美国心理学家 Maslow 在 20 世纪 50 年代提出了需要的理论,这一理论认为人有五种需要:

1. 生理需要 包括食、渴、性、睡眠。

2. 安全需要 包括对自身的安全和财产安全方面的需要,如要求社会安全,生命和财产有保障,有较好的居住环境,老有所养。

3. 社交需要 包括对爱情,友谊,集体生活、社交活动的需要。

4. 尊敬的需要 包括自我尊敬与受人尊敬两个方面,由自尊产生对自我的评价,个人才能的发挥,个人的成就动机等。受人尊敬产生对名誉、地位的追求以及对权利的欲望等。

5. 自我实现的需要 这是一个人实现自己理想抱负的需要,是人的高级需要。

按这五种基本需要的重要性排列成不同层次,首先是生理需要,而后依次是安全、社会、尊敬、自我实现需要。残疾人也有同样需求有能停留在中间某个阶段、因此对残疾人需要进行全面的康复,不仅需要进行功能训练,而且要在生理上、心理上、职业上和社会生活上进行全面的整体的康复,最终重返社会。

五、康复医学的组织及工作方式

(一)康复医学的理论基础

1. 运动学 包括运动生理、运动生化、生物力学等。

2. 神经生理学 包括神经发育学、运动控制的神经学基础等。

3. 环境改造学 涉及康复工程、建筑、生活环境设计等。

(二)康复医学功能评定

评估康复对象功能障碍的严重程度、范围和预后称为康复医学功能评定。为了解患者功能障碍的情况;制订合理的康复计划;评价康复治疗的效果,需要作康复医学功能评定。这种评定至少应在治疗的前、中、后各进行一次。

康复评定与诊断的区别:评定不同于诊断,远比诊断细致而详尽。由于康复医学的对象是患者及其功能障碍,目的是最大限度地恢复、重建或代偿其功能,康复评定不是寻找疾病的病因和诊断,而是客观地、准确地评定功能障碍的原因、性质、部位、范围、严重程度、发展趋势、预后和转归,为康复治疗计划打下牢固的科学基础。

(三)康复治疗技术

康复治疗是康复医学的重要内容,是使病、伤、残者功能恢复的重要手段。康复治疗技术内容丰富,包括:物理治疗(physical therapy,PT)、作业治疗(occupational therapy,OT)、言语治疗(speech therapy,ST)、心理治疗(psychotherapy)、文体治疗(recreational,therapy)、康复工程、复护理(rehabilitation care)、社会服务(social service)、职业咨询(vocational,counsel)、

中国传统治疗等。

（四）康复医学工作的方式

康复医疗是由多种专业共同组成康复治疗组（teamwork），致力于患者功能恢复的一种工作方式。全面康复的实施需要通过集体的力量，治疗组领导为康复医师（physiatrist），成员有康复护士、物理治疗师（PT）、作业治疗师（OT）、言语治疗师（ST）、心理治疗师、文体治疗师）、假肢/矫形技师、职业咨询师、社会工作者和营养师（dietitian）等。

工作形式：①医疗康复；②社区康复；③康复工程；④教育康复；⑤康复护理；⑥职业康复；⑦康复教育。

（五）康复医学的服务机构

康复医疗工作的管理流程，应当是一个完整的网络。康复医学的组织机构包括：康复医学科、康复中心或社区卫生服务中心。

康复中心主要接待的对象是恢复早期的患者，可以是综合性的兼收各科康复的患者，也可以是专科性的，如脑瘫康复中心、精神病康复中心等。

中间设施：如护理之家、社会福利院、老年护理医院等。主要的康复对象是老年及恢复期患者。随着老龄化时代的到来，需要大规模增加以上设施，使更多需要康复的老年人得到康复治疗和康复护理，提高他们的生存质量。

（六）社区康复

社区康复是整个康复过程的重要组成部分，是三级医疗康复网络的基层终端。主要康复对象是恢复中、后期及后遗症期的患者。

六、康复医学的发展要求

1. 2015 年前二级以上医院必须设置康复医学科　根据中国康复医学发展规划，到 2015 年前，所有二级以上医院必须设置或改建符合《综合医院康复医学科建设与管理指南》要求的康复医学科，全国综合医院康复医学科达标率不低于 70%；90% 以上康复医学科达标的同时，各省、直辖市、自治区至少有 2～3 家三级甲等医院的康复医学科达到省级重点学科的标准。

2. 康复医学与急救医学　康复医学与急救医学一起，被视为 21 世纪最有发展潜力的学科。当患者出现功能障碍时，应用各种康复医疗手段来预防残疾的发生和减轻残疾的影响、增加患者的独立生活能力、提高患者的生活质量。

事实证明，只要接受康复治疗的患者，都可以获得一定的疗效。就拿脑卒中来说，据世界卫生组织 1989 年的资料，脑卒中患者经正规康复后，第一年末，日常生活能自理的达到 60%；在复杂活动中需要帮助的占 20%；多帮助者占 15%；全依靠帮助者 5%。而我国脑卒中患者，还未能全接受康复治疗，幸存者中致残率很高。这就要求我们能及时开展正规康复，减少残疾，来提高患者的生活质量。

3. 随着康复医学学科特色日益凸显，专业技术人员素质和康复医疗技术水平不断提高，特别是高科技的研究、投入，通过全方位、高层次的学术与技术交流，必将进一步推动我国康复医学事业的进一步发展。《2010—2015 年康复医学发展规划纲要》是我国卫生行政最高部门对康复发展的政府要求。

4. 2008 年 6 月 22 日，陈竺部长在成都召开地震伤员康复会议，强调康复医疗早期介入,作为重中之重来抓。卫生部多次发文,组织全国专家督导,组织国家地震伤员康复医疗队,组织伤员康复规范制定。

5. 康复是指让一个人在任何健康问题之后,包括疾病、外伤、先天性问题、老龄健康问题等,通过康复的手段,使他们的功能尽可能恢复,最终尽可能使康复对象能够生活独立、回归社会。其中康复在医学理念上发生了一个革命性的改变,即康复并不是疾病的彻底治愈。

我国所面临的老龄化的挑战比其他的国家更加严峻。对老龄化而言,最大的亮点是会发展医养结合,因为老年人除了需要一个合理的居住环境之外,最核心的问题是医疗保障,一个养老社区一定要有一个医疗机构,而这个医疗的机构最重要的就是康复医疗。保证老年人生命最后一个阶段仍然能够快乐的健康的生活,康复医疗是一个保障,积极的生活方式,运动锻炼,合理的饮食,好的心态,避免不良的生活习惯,这些都是康复医疗。面对老龄化挑战,康复医疗任重道远。

第二节　康复的基础理论

一、运动学基础

运动学是运用物理学方法来研究人体节段运动与整体运动时,各组织、器官的空间位置随时间变化的规律,以及伴随运动而发生的一系列生理、生化、心理等改变。它是运动疗法的理论基础之一。应用运动学的原理研究其变化规律或结果,可指导健康或疾患人群,达到增强体质、改善残损功能、提高生存质量、预防或治疗疾病的目的。

(一) 人体运动的种类

分类方法较多,在人体运动时往往几种方法交叉贯穿于全过程。主要分类有:

1. 按用力方式分类

(1)被动运动:被动运动是指完全依靠外力作用来帮助人体完成的运动。被动运动所用的外力可以由治疗器械或者由治疗师徒手施加,也可以利用患者自身健康的肢体施加。由患者自身健康肢体协助进行的被动运动又称为自助被动运动。

(2)主动运动:主动运动是由人体通过自身的肌肉收缩进行的运动。主动运动依据引起运动的力的不同可以分为三种。

1)助力主动运动:在人体进行主动运动时,依靠外力施加适当的辅助力量,帮助其完成运动。助力主动运动兼有主动运动和被动运动的特点,是从被动运动过渡到主动运动的过程中重要的训练方法,在康复功能训练中应用很广泛。

2)主动运动:由人体在完全不依靠外力辅助的情况下独立完成的运动。

3)抗阻力主动运动:人体进行主动运动时,对运动中的肢体施加一定量的阻力进行的运动,如举哑铃等。抗阻力运动的是增强肌力的最好方式。此运动分等张抗阻运动、等长抗阻运动和等速运动三种。

2. 按部位分类

(1)全身运动:指需要上下肢同时参与的运动方式。

(2)局部运动:是指人体为了维持局部的关节活动能力,改善局部肌肉、骨骼的功能为目的而进行的一种运动。

3. **按照肌肉收缩分类** 肌肉收缩是机体运动的基础。依据肌肉在收缩时做功的形式,运动可以分为静态收缩和动态收缩。

（1）静态收缩

1）等长收缩:肌肉长度不变,张力改变,不产生关节活动,称为等长收缩或静力收缩。适用于早期康复,如肢体被固定或关节有炎症、肿胀,活动产生剧烈疼痛时;亦常用于维持特定体位和姿势。

2）协同收缩:肌肉收缩时,主动肌、拮抗肌同时收缩,肌张力增加,但不产生关节运动。协同收缩类似等长收缩。

（2）动态收缩

1）等张收缩:肌肉张力不变但长度改变,产生关节活动的肌肉收缩。

2）等速运动:是在整个运动过程中运动的速度（角速度）保持不变,而张力与速度一直在变化的一种运动方式。这种运动在自然运动的情况下不存在,只有借助专用设备方能实现。

（二）等长收缩与等张收缩的协调作用

在人体进行各种复杂的机体运动中,躯体的姿势在不断地发生着变化,机体要完成协调的、有目的的运动时,需要肌肉的收缩也以等长收缩、向心性收缩、离心性收缩的形式不断地变化着。

二、运动对机体的影响

（一）提高神经系统的调节能力

运动可以提高中枢神经系统和自主神经系统的调节功能。运动是重要的生理刺激,它可保持中枢神经系统的紧张度和兴奋性,维持其正常功能,从而发挥其对全身脏器的调节作用。因为所有运动都是体内系列生理性条件反射的综合,当运动达到一定强度和难度时,便促使大脑皮层形成更多更复杂的条件反射,神经活动的兴奋性、灵活性和反应性大为提高,从而强化了中枢神经系统对全身各脏器功能的调整和协调作用。长期锻炼还能促进迷走神经兴奋性的增强,提高对人体脏器活动的自控能力。

（二）改善情绪

运动可改变患者情绪,扭转抑郁、悲观和失望等精神心理负面情绪。因为运动可反射性引起人体下丘脑部位的兴奋性提高,从而表现为兴奋、愉快、乐观的情绪。

（三）提高代谢能力,改善心肺功能

运动时人体肌肉收缩做功,大量消耗体内能源,使人体新陈代谢水平相应升高,往往可达人体静息水平的几倍至十多倍;循环和呼吸系统功能活动也相应变化。可以表现为心跳加快,每搏量增多,心肌收缩加强,收缩末期容量减少,心排血量增加,回心血量也相应增加。运动时为了摄取更多的氧与及时排出二氧化碳,呼吸相应加深加快,胸廓和横膈活动幅度明显增大,潮气量增多,每分通气量和耗氧量增加。

（四）维持运动器官的形态和功能

合理和系统的运动是维持运动器官的形态和功能的必要因素。长期运动可以预防骨质疏松、软骨变性退化、肌肉萎缩、关节挛缩甚至关节形态破坏等的发生。运动还可促进关节周围血管的血液循环,增加关节滑液分泌,改善软骨营养;可维持骨代谢平衡,使骨皮质增厚,增强骨的支撑和承重能力;可维持肌纤维形态,增强肌力和耐力,改善主动运动能力;可牵伸挛缩和粘连组织,改善关节活动范围。

(五)促进代偿机制的形成和发展

当损伤严重损害身体部分器官的功能时,身体可发挥健全组织和器官的作用以代偿部分缺失的功能。某些代偿功能可由机体自动完成,但某些代偿功能则需专门的功能训练才能逐渐发展和完善。特别是中枢神经损伤后,需要建立新的条件反射来弥补丧失的运动功能。这也正是运动疗法治疗脑卒中的基本机制之一。

(六)预防术后血栓性静脉炎

运动对肢体起到血液泵的作用,可加强静脉回流,减轻静脉淤滞,故可预防长期卧床和手术后患者的血栓性静脉炎和肺栓塞的发生。

(七)促进机体损伤的恢复

运动可以促进血液循环,增强损伤后组织周围胶原纤维的排列和构成,有利于瘢痕的形成,从而促进创口和损伤肌腱、韧带愈合。同时,血液循环的增强,可以促进骨折愈合。运动可刺激活的软骨细胞,增加其胶原和氨基己糖的合成,防止滑膜粘连,促进脓性渗出物、积血等从滑膜腔清除,从而促进受损软骨愈合与保护关节软骨。通过以上作用,运动可以缩短损伤组织的恢复期、防止肌萎缩、减轻关节僵硬、减少继发性退行性关节炎的发生等。

三、肌肉的运动学

肌肉收缩是人体运动的基础。由于肌肉能根据需要而改变其能量的消耗,因此肌肉在强烈收缩时,需要消耗比舒张状态下更多的能量。强烈收缩的肌肉所消耗的能量可比肌肉在安静水平时增加 50 倍。而要保持这种高度的产能水平,就必须使肌肉组织利用氧的增加与身体排出热和二氧化碳的增加达到一定的平衡。

(一)肌肉组织

机体内肌肉组织有三种:平滑肌、心肌和骨骼肌。而与人体关节运动息息相关的是骨骼肌。肌肉可按形态、运动功能、肌纤维、运动单位等分类。

1. 按照形态学分类 分为梭形肌、羽状肌、半羽状肌、锯状肌和环状肌。按肌肉头数,分为二头肌、三头肌和四头肌。按肌腹数,分为二腹肌和多腹肌。按肌肉作用的关节数,分为单关节肌、双关节肌和多关节肌。按肌肉颜色,可以分为红肌和白肌。按肌肉大小,分为大肌和小肌。

2. 按照运动功能分类

(1)原动肌:产生关节运动中起主要作用的肌肉或肌群。

(2)辅助肌:辅助主动作肌产生关节运动的肌肉或肌群。

(3)拮抗肌:与原动肌作用相反的肌肉或肌群称为拮抗肌。

当原动肌收缩时,拮抗肌应协调地放松或作适当的收缩,以保持关节活动的稳定性和动作的精确性,同时可以维持关节运动中的空间定位,并能防止关节过度屈伸导致的关节损伤。

(4)固定肌:为固定、支持关节而产生静止性收缩的肌肉或肌群。

(5)协同肌:辅助肌、固定肌和拮抗肌通常统称为协同肌。是指参与单个运动除主动作肌以外的全部肌肉或肌群。

3. 按照肌纤维组织学分类 按照肌纤维组织学分类肌肉可分为横纹肌与平滑肌。横纹肌有骨骼肌和心肌。根据肌纤维内运输氧的蛋白,即肌红蛋白的量将肌肉可分为红肌与白肌。

4. 按照运动单位分类 所谓运动单位是指单个运动神经元与其所支配的肌纤维群。根据肌纤维的种类其运动神经元支配的肌纤维群有不同的形状、性质。

5. 按组织生化学染色分类 肌肉可分为Ⅰ型与D型。Ⅰ型中线粒体酶活性高,糖酵解中的酶活动低,其肌纤维直径较细、从色泽上看多为红肌,其收缩速度慢。D型则线粒体酶活性低,糖酵解中的酶活性高,其肌纤维直径较粗、多为白肌组成,其收缩速度较快。

（二）肌肉的特性

1. 肌肉的物理特性

(1)伸展性:在外力的作用下肌肉被拉长的特性称为伸展性。

(2)弹性:外力取消后,肌肉可以恢复到原状的特性称为弹性。

(3)黏滞性:由于肌浆内各分子之间相互摩擦而产生的阻力称为黏滞性。

(4)肌肉内阻力的改变会影响肌肉伸长或缩短的速度。

2. 肌肉的生理特性

(1)兴奋性:肌肉在受到刺激时产生兴奋的特性称为兴奋性。

(2)收缩性:肌肉兴奋时产生收缩反应的特性称为收缩性。

（三）影响肌肉收缩的因素

肌肉活动主要以收缩为主,并以肌力和肌张力来表现其力学特性。影响肌力主要的因素包括:

1. 肌肉的横断面积 肌肉的横断面积越大则可以产生的肌力越大,反之亦然。多条肌纤维组成肌肉,把每条肌纤维的横断面积加起来,再将总和乘以肌肉的平均厚度,就得到生理横断面积。

2. 肌肉的募集 在单一运动中,同时参与收缩的运动单位数量越多,肌力也越大,这种情况称为肌肉的募集。肌肉募集受中枢神经系统功能状态的影响,当运动神经发出的冲动强度大时,动员的运动单位数量就多;同时当运动神经冲动的频率高时,激活的运动单位数量也多。

3. 肌肉的初长度 肌肉的初长度是指肌肉收缩前的长度。因为肌肉是弹性物质,故在生理限度内肌肉在收缩前被牵拉至适宜的长度则收缩时的肌力较大。

四、关节的构造和运动

（一）关节的构造

关节是四肢、脊柱赖以活动的基础。关节的构造包括以下部分:

1. 关节面 由关节头、关节窝和关节软骨构成。凸面称为关节头,凹面称为关节窝。各个关节面均为关节软骨所被覆,除少数关节(胸锁关节、下颌关节)的关节软骨是纤维软骨外,其余均为透明软骨。关节软骨具有弹性,因而可承受负荷和减缓震荡,使关节头和关节窝运动中摩擦系数减少,使运动更加灵活,同时可以保护关节头和关节窝。

2. 关节囊 关节囊包在关节的周围,两端附着于与关节面周缘相邻的骨面。关节囊包括纤维层和滑膜层。纤维层由致密结缔组织构成,其有丰富的血管、神经和淋巴管分布。

3. 关节腔 关节腔由关节囊滑膜层和关节软骨共同围成,含少量滑液,呈密闭的负压状态。

4. 关节辅助结构 包括韧带、关节盘、关节唇和滑膜襞。韧带由致密结缔组织构成,关节盘是部分关节腔内生有的纤维软骨板。关节唇是由纤维软骨构成的环,围绕于关节窝的周缘,增加关节的稳固性。滑膜襞是滑膜层突入关节腔所形成的皱襞。滑膜襞增大了滑膜的表面积,促进滑液的分泌和吸收,同时在关节运动时,起缓和冲撞和振荡的作用。

在肌肉收缩的牵拉下,骨沿着关节轴所规定的轨迹进行移位运动,关节起着枢纽的作用。通常关节运动主要包括屈曲、伸展与外展、内收。除此之外,还有环转运动。躯干有前屈、后伸、侧屈,前臂有旋前、旋后,腕关节有掌屈、背屈,踝关节有掌屈、背屈、外翻(包括旋内、外展、背屈)与内翻(包括旋外、内收、跖屈)等的运动。

(二)关节的分类

1. 按照关节组织结构分类 可以分为纤维性关节、软骨性关节和滑膜性关节。

2. 按组成骨的数目分类,可以分为:

(1)单关节:有2块骨头组成关节。

(2)复合关节:由3块及以上骨头组成的关节。

3. 按运动多少分类

(1)不动关节:相邻骨之间由结缔组织或透明软骨相连,无关节运动功能。

(2)少动关节:关节活动范围小。

(3)活动关节:典型的关节结构,可自由活动。如肩关节和髋关节。

4. 按运动轴多少分类

(1)单轴性关节:此类关节只有一个自由度,即只能绕一个运动轴在一个平面上运动。

(2)双轴性关节:关节头为椭圆球面,关节窝为椭圆形凹面,此类关节有两个自由度,可沿水平额状轴(长轴)做屈伸运动,又可沿水平矢状轴(短轴)做收展运动。

(3)多轴性关节:关节头为球面,关节窝为球形凹,因此能做三个方向的运动。

(三)关节的活动度和稳定性

关节的功能取决于其活动度(range of motion,ROM)和稳定性。关节的独特结构表明关节既具有活动度又具有稳定性。关节面的运动轴愈多,运动形式就愈多样化、愈灵活,故凡具有两个或两个以上自由度的关节都可以作绕环运动。关节囊愈坚韧,紧张度愈高,周围韧带和肌腱愈坚固,则关节运动范围愈小,但是关节的稳定性愈强。一般情况下,稳定性大的关节活动度小;稳定性小的关节活动度大。

(四)关节的运动链和杠杆原理

1. 关节的运动链 通常将人体一侧上下肢借助关节便之按一定顺序衔接起来,组成运动链。在人体上,上肢由肩带、上臂、肘关节、前臂、腕关节和手等形成上肢运动链;下肢由髋关节、大腿、膝关节、小腿、踝关节和足等形成下肢运动链。在人体运动中,可以将各种运动分为开链运动(open kinetic chain,OKC)和闭链运动(closed kinetic chain,CKC)两种形式。在患者手被治疗人员扶持固定时,患者不可能作单一关节的活动,只能同时活动腕、肘和肩关节,此时所能做的肢体运动只能是多关节协调的闭链活动。

2. 关节运动的杠杆原理 人体骨骼、关节和肌肉在人体运动中发挥重要的作用,其运动机制同样遵从杠杆原理。肌肉收缩输出的力,作用于骨骼,导致关节运动。各种复杂的运动均可以分解为一系列的杠杆运动。在运动学中,学习人体杠杆原理的目的是为了在运动中达到省力、提高速度和避免肌肉受损的作用。

第三节　神经学基础

大脑的可塑性包括大脑的功能定位和大脑的可塑性是大脑功能不可分割的两个方面。人类神经系统具有发挥传达体内各部位之间信息联系的功能,尤其在大脑皮层有严格的功能定位,遵循一定的神经生理学规律。近年来众多的研究,证实了人的大脑存在着功能重组,人类神经系统在结构上和功能上有自身修改以适应环境变化的能力,称为神经系统的可塑性。

一、神经发育

神经发育过程非常复杂,受许多因素的影响。通过细胞内部及细胞之间的联系以及细胞周围微环境的变化,胚胎的神经干细胞发生诱导、分化、凋亡和迁移,最终形成脑、脊髓以及神经系统的各个组成部分。

(一)神经细胞的诱导

神经诱导可产生于细胞间的直接接触,也可由一些可弥散的生物活性物质介导。直接接触诱导,其作用可通过细胞间细胞信息的传递实现。而弥散性诱导,则由组织产生的一些大分子物质释放到细胞外基质,形成一定的浓度梯度,影响组织的定向分化和形态发生。

(二)神经细胞的分化

由一个前体细胞转变成终末细胞的多步骤过程称为神经细胞的分化。神经细胞的分化过程是重叠的,如在神经上皮不断增殖的过程中细胞即开始迁移和分化。发育的神经细胞处于一个复杂的环境中,包括机械张力、生化的多样性以及电流等。神经生长因子(nerve growth factor,NGF)对神经系统的分化发育起重要作用,在胚胎发育的早期,NGF 有神经营养效应,促进神经的有丝分裂;对神经元的分化也有很强的影响,对交感神经细胞、嗜铬细胞、基底前脑胆碱能神经元等有生化和形态分化效应;对神经纤维的生长方向有引导作用,神经纤维沿着 NGF 浓度梯度逐渐增高的方向生长。

(三)神经细胞的迁移

神经细胞的迁移是神经系统发育过程中一个独特的现象,其原因有两种可能,一是由于神经细胞的发生区与最终的定居区不同,二是神经元的纤维联系均有其特定的靶细胞,为达到靶部位,神经细胞在神经发育过程中需要不断地迁移。随着发育阶段的不同,神经细胞粘连分子(neural cell adhesion molecule,NCAM)也发生化学变化。在神经细胞的迁移前和迁移后,NCAM 含量高而纤维连接蛋白含量低,增加了细胞的稳定性。

(四)神经细胞的凋亡

人们已经知道细胞的死亡起码有两种方式,即细胞坏死与细胞凋亡。细胞坏死是早已被认识到的一种细胞死亡方式,而细胞凋亡则是近年来生物学、医学研究的一个热点。细胞凋亡不仅是一种特殊的细胞死亡类型,还是多基因严格控制的过程,具有复杂的分子生物学机制及重要的生物学意义。

二、中枢神经的可塑性和功能代偿

（一）神经细胞损伤后的再生

人体维系生命以及各种细胞的活动正常进行，细胞间的通讯要通过细胞间的信息传递完成都是在"两个信使"系统的控制和调节下进行，促进神经损伤后的有效再生，从而获得构造、重建、代谢再现和功能修复的综合体现。中枢神经损伤后，几乎所有的神经元都存在DNA 的裂解现象。在正常情况下，神经元胞体内不定期 DNA 的合成和线粒体内 DNA 的合成，都具有快速修复细胞内非特异 DNA 损伤的特性。神经损伤后再生修复是十分复杂的病理生理过程，涉及从分子、细胞到整体的各个层次的变化。

（二）神经系统损伤后的再生

完整有效的再生过程包括轴突的出芽、生长和延伸，与靶细胞重建轴突联系，实现神经再支配而使功能修复。神经纤维的再生还有赖于胶质细胞的参与，中枢和外周神经的胶质细胞和他们提供的微环境的不同，决定了再生的难易。轴突损伤后存活神经元的再生轴突必须穿过溃变的髓鞘和死亡细胞的残屑，以及由反应胶质细胞增生形成的瘢痕，这是很难逾越的屏障，所以达到靶细胞完成突触重建的可能性很小。

近年学者们提出一种与神经生长有关的神经组织特异性蛋白，称神经生长相关蛋白-43（growth associated protein-43，GAP-43），这是一种胞膜磷酸蛋白质，是膜快速转运蛋白，不但与神经元生长发育、突触形成及神经可塑性密切相关，而且与周围和中枢神经系统轴突的生长和再生密切相关，是轴突发芽的标志物。正常情况下，在绝大多数成年的中枢神经系统中消失，但在某些受损后轴突发芽的神经元（如海马神经元）仍可得到表达，GAP-43 还可存在于许多成熟的外周神经元中。GAP-43 的作用尚不完全清楚，但中枢神经元不能合成 GAP-43 及其相似的其他蛋白成分，也是造成成熟的中枢神经系统神经元轴突再生能力差的原因。

（三）中枢神经系统的修复

中枢神经系统（Central Nervous System，CNS）损伤后的修复是一个十分复杂的问题，成年脑内的神经发生为治疗脑缺血等疾病造成的神经功能缺损提供了全新的治疗思路和治疗策略。不论是移植外源性的神经干细胞还是体内自身 NSC 的再动员都必须通过以下途径实现功能恢复：

1. 新产生的神经细胞要与宿主脑的神经回路整合，接受神经传入，重建正常的神经网络。

2. 通过分泌神经递质和生长因子促进原有神经细胞的生存。CNS 修复研究已经形成两个重要的研究方向。①试图控制 CNS 神经元存活和轴突生长的信号途径，改变中枢神经内在的生长能力。②采用干预手段，创造 CNS 中受损神经元生存的合适环境，进一步激活自身的 NSC 和内源性修复机制。

若能促进自体 NSC 在体内增殖、存活、迁移、分化以修复受损的神经细胞，将使脑缺血等多种脑损伤的自我修复成为可能，并将为 NSC 的研究提供更加广阔的应用前景。

（四）中枢神经的可塑性和功能代偿

1. 大脑的可塑性　神经系统结构和功能的可塑性是神经系统的重要特性。各种可塑性变化既可在神经发育期出现，也可在成年期和老年期出现。具体而言，神经系统可塑性突出地表现为以下几个方面：胚胎发育阶段神经网络形成的诸多变化、后天发育过程中功能依赖性神经回路的突触形成、神经损伤与再生(包括脑移植),以及脑老化过程中神经元和突触的各种代偿性改变等。

(1)发育期可塑性:中枢神经系统在发育阶段如受到外来干预(如感受器、外周神经或中枢通路的损伤),相关部位的神经联系会发生明显的异常改变。中枢神经系统的损伤如发生在发育期或幼年,功能恢复情况比同样的损伤发生在成年时要好。

(2)成年损伤后可塑性:在发育成熟的神经系统内,神经回路和突触结构都能发生适应性变化,如突触更新和突触重排。神经学家在长期临床实践中,发现脑在损伤后,功能是有可能或有条件恢复的。例如脑卒中后的偏瘫,如给予训练和药物治疗,肢体功能就可逐步恢复或改善。这说明大脑皮层具有重组能力,皮层的重组能力很可能是脑损伤后功能恢复的神经基础。电生理研究证明,在损伤的皮质邻近区域存在未曾起用的突触重现和突触连接的重建,是皮质缺损边缘轴突与树突重组的结果。

(3)突触传递的可塑性:遗传和后天环境因素共同决定了中枢神经系统的结构复杂性。在不断变化的环境下生长的动物,由于接受较多环境信息的刺激,其神经系统发育程度、突触数量、树突的长度和分支,以及胶质细胞数量等远远胜过生活在贫乏环境下生长的动物。这种能力是中枢神经系统可塑性的基础。神经元受损后,突触在形态和功能上的改变称为突触的可塑性具有可塑性潜力的突触多数为化学性突触。突触的可塑性表现为突触结合的可塑性和突触传递的可塑性,前者指突触形态的改变,及新的突触联系的形成和传递功能的建立,是一种持续时间较长的可塑性。

(4)神经损伤后的功能代偿

1)对侧支配:磁共振功能成像观察证实,受损大脑对侧相应部位有更大的活性,可以控制该侧的功能,对侧大脑半球和同侧皮层运动前区作为对运动区的补充,其活性提高,进而出现功能重建。

2)大脑两半球间的联系:通过两大脑半球间的联系,可以使功能支配区转移,即由受损区向未受损的对侧大脑转移。

3)脑残留部分巨大代偿能力:人大脑半球切除后仍能够完成感觉、运动和智力功能,尽管功能远非完善,但可以恢复到接近正常生活的程度。

4)通过训练可以使一个系统承担与其本身功能毫不相干的功能,经过训练可以使皮肤感觉承担与本身功能毫不相干的视觉功能,证明脑有足够的可塑重组功能。通过训练可学会生来不具备的运动方式,这种训练的成功,支持了脑可塑性的理论。

5)周围完整神经功能的替代:应用皮层内微刺激技术,可以发现疾病发生后大脑皮层功能区的可塑性,即由梗死周边脑组织功能代偿,精细运动如手指运动都可能有所恢复。

(5)脑功能的积累具有可塑性:例如脑老化(aging of the brain)是指脑生长、发育、成熟到衰亡过程中的后一阶段,包括一系列生理、心理、形态结构和功能的变化。其表现以脑功能的降低、减弱和消失为特征。在老年的脑中,可见到轻中度的脑萎缩和脑沟变宽,与年轻脑相比,脑膜外表上呈不透明的乳白色,并可粘连到下面的皮层,在近大脑半球顶部发现有部分的钙沉积。虽然在脑老化过程中神经元的丧失不是主要的,但大量的细胞似乎要经历胞体、树突和轴突的变化。许多神经元跟外周轴突的分支有进行性的限制和萎缩,还有不规则的树突棘的丢失和沿着残余树突分支出现的串珠肿胀。这些变化可能与进行性蛋白合成能力有关,也可能是由于脂褐素的沉积和神经元纤维缠结增加侵入细胞质空间的结果。然而,也有一些研究发现,脑老化时,神经元生长的能力并不丧失,伴随着某些树突系统的进行性破坏,其他神经元长出进一步的树突延伸部分,从而增加了它们的有效突触面积来代偿。脑老化的过程,一方面是随着生长—发育—退化的自然规律,向结构和功能减退的方向发展变化;另一方面,脑功能的积累、丰富回忆和加工,即脑所具有的可塑性,有着向脑功能增强、补偿、提高的发展趋势。这种变化在很大程度上补偿了脑某些结构功能的改变,包括在老年时期,在脑老化过程中某些结构功能的退化时期里。

2. 脊髓的可塑性 脊髓是中枢神经的低级部位,也具有可塑性。脊髓损伤后轴突的出芽主要包括三种变化,即再生性出芽、侧支出芽和代偿性出芽。再生性出芽是指在受伤轴突的神经元仍存活时,该轴突近侧端以长出新芽的方式进行再生。侧支出芽是指在损伤累及神经元胞体或近端轴突进而造成整个神经元死亡时,未受伤神经元从其自身的侧支上生出支芽。代偿性出芽是其正常的侧支发出新芽以代偿因受伤而丢失的侧支,这种出芽称代偿性出芽。脊髓损伤后的可塑性变化与大脑一样,具有发育阶段差异和区域差异特征。

3. 神经干细胞 20 世纪 90 年代前后,科学家们分别在脊椎动物和人体上分离并培育出能够发育成神经元和神经胶质细胞的干细胞。在损伤时,它们可以增殖、移行至损伤部位并分化,修复损伤。这一类具有分化为神经元、星形胶质细胞和少突胶质细胞的能力、能自我更新并能提供大量脑组织细胞的细胞群就是神经干细胞(Neural Stem Cells,NSCs)。外源性 NSCs 移植有可能解决内源性 NSCs 数量不足的问题。干细胞移植具有潜在生物学价值,已成为神经医学领域最令人关注的研究热点,预示干细胞移植在脑卒中治疗中将具有广阔的应用前景。

(郑彩娥 李秀云)

第四章 康复护理学理论

第一节 康复护理学的基本概念

康复护理的定义:康复护理是一门旨在研究病、伤、残者身体、精神康复的护理理论、知识、技能的科学。根据总的康复医疗计划,围绕全面康复的目标,紧密配合康复医师和其他康复专业护理人员而进行的工作。研究有关功能障碍的康复护理预防方法、评定和处理(协助治疗、训练的护理措施),是护理学的第四方面,与预防、保健和临床护理共同组成全面护理。

美国护士和康复护士协会于1988年将康复护理定义为:康复护理是职业护理实践的专业领域,用于诊断和治疗个人或群体对于功能和生活模式改变引起的现实或潜在的健康问题的反应。

一、康复护理的目标

康复护理总的目标:按照以人为本、整体护理和全面康复的原则,通过护理工作,从生理上和心理上为患者提供一个有利于康复的环境和创造有利于康复的条件。

(一)维持患者肢体功能

用健侧协同患侧处理日常生活活动,避免发生肌肉萎缩、关节运动范围缩小或继发性废用综合征的形成。

(二)协助患者对功能障碍肢体的训练

充分发挥机体潜能,协助和指导患者对伤残部分功能的康复训练,如翻身、肢体正确姿势的摆放、关节活动范围的维持、转移、排便排尿的训练等。

(三)防范其他并发症的形成

如压疮、尿路感染、肺炎、深静脉血栓等。

(四)对患者进行心理辅助和支持

与患者家庭一起给予患者心理的支持,帮助其去除自卑感,恢复其尊严和成为有用的人,以良好的心理状态回归家庭和社会。

(五)对患者及其家属的康复教育

指导和教会患者在维持自身健康及日常生活方面的知识和技能,指导、训练患者的自我照顾能力,使其能最大限度独立完成自我照顾。对家属进行康复教育,让家属了解患者的康复治疗项目及其出院后还需要继续训练的内容、皮肤清洁的重要性、饮食营养的必要性、正确使用辅助器、注重患者安全,避免过分保护或疏忽保护。

二、康复护理的职责

（一）为患者提供舒适的环境安全、清洁、舒适的环境

个人的清洁卫生维护及饮食摄取，是身体功能障碍者及疾病患者所迫切需要的，而适当的休息和睡眠是患者所渴望的。康复护士应协助患者在改变了的生活状态和生活环境中，身心尽快调整适应。

（二）防范进一步功能障碍的形成

为伤残者执行各种康复性护理，预防肌肉萎缩、关节变形、僵硬、挛缩等形成，如采取措施预防足下垂的发生、活动关节维持关节正常活动范围、鼓励早期下床活动等。防止二次损伤，加重残障。

（三）帮助患者接受身体残障的事实

残障可能是突然发生的，患者在没有心理准备的情况下，心理活动一般会经历四个时期：休克期、否认期、认知期、承受适应期。以真诚关心的态度面对患者，倾听他们的感受，鼓励患者勇敢接受身体残障的事实，积极投入到康复治疗中。

（四）维护团队人员间良好的关系

康复护理人员在康复小组中扮演联络者的角色，应以患者为中心，及时反映患者的问题和需要，安排协调团队各专业人员的工作，起到润滑剂的作用。

（五）维持康复治疗的连续性

患者功能训练由康复治疗师进行训练，康复护理继续指导、督促练习、维持康复治疗的连续性。ADL 由 PT 师训练，而病房里的练习则须依赖护士进行；被动运动则在自己无法活动时由护士帮助训练。

（六）协助患者重返家庭和社会

患者在接受各种康复治疗，经职业治疗师、职业鉴定师评定后可以返回家庭和社会，护士应积极鼓励患者早日重返家庭和社会，并回答患者和家属的各种咨询。做好患者重返家庭和社会的指导。

三、康复护理的内容

（一）观察患者的病情并做好记录

康复护士要与各有关人员保持良好的人际关系，详细观察病情及康复训练过程中康复训练的效果和反应；定期进行效果评价并按时记录，记录要求细致、全面、完整、准确无误。提供信息，在综合治疗过程中起到协调作用，有利于康复治疗实施。

（二）预防继发性残疾和并发症

偏瘫患者应预防压疮、肌肉萎缩、关节挛缩畸形的发生。

（三）学习和掌握各有关功能训练技术

配合康复医师及其他康复技术人员对残疾者进行功能评价和功能训练。

（四）训练患者进行"自我护理"

并在其中发挥主动性、创造性，使其更完善、更理想地达到目标。一般护理通常是照顾患者，为患者进行日常生活料理，称之为"替代护理"。康复护理的原则是在病情允许条件下，训练患者进行"自我护理"能力。对康复患者及其家属进行康复知识、康复技术的指导，

使他们掌握"自我护理"的技巧,从而部分或全部地做到生活自理,适应新生活,重返社会、家庭。

（五）心理康复护理

残疾人和慢性病患者有其特殊的、复杂的心理活动,甚至精神、心理障碍和行为异常。康复医护人员应理解患者、同情患者,时刻掌握康复对象的心理动态,及时地、耐心地、做好心理康复护理工作。

（六）不同时期康复护理的重点

康复护理是以功能障碍为核心,帮助解决功能维持、重组、代偿、替代、适应和能力重建的有关问题,在伤、病、残的各个不同阶段,工作重点各有不同:

1. 急性期和早期　评价残疾情况(性质、程度、范围、影响),及时发现潜在的问题,预防感染、压疮、挛缩、畸形、萎缩。

2. 功能恢复期　着重于潜在能力的激发;残余功能的保持和强化;日常生活活动能力的再训练;康复辅助用具的使用指导等。

（七）康复护理评定

训练的效果及其反应等问题的全面评估和判定。康复护士康复评定是指对康复对象的功能障碍和功能残存的程度、身体和心理的一般状况。做好入院评估、中期评定、出院前疗效评定。

（八）康复健康教育

康复还需要康复对象及其家属的参与、了解和掌握,通过康复健康教育、康复有关知识、技术的教育,提高康复对象的自理生活能力,提高患者的生活质量。

（九）出院前的康复指导

康复对象在住院期间,虽然已逐渐掌握了一些康复护理知识和技术,但在患者出院前这一阶段要向康复患者及其家属进行系统的康复指导。除以上内容外,还要让患者学会自我健康问题的管理、指导患者制定在家庭及社区的日常生活活动自理能力的训练计划,并督促实施。

（十）社区康复护理

由于医学模式的转变,康复护理工作由医院走向社会,社区康复护理的开展是康复护理学科的发展趋势。此外,随着我国经济发展和人口老龄化进程的加快及人们健康观念的改变,人们对社区康复护理的需求愈来愈多。康复护理融入社区康复,在康复护师(士)指导下,在社区的层次上依靠社区内的残疾者家属、护理人员对社区的残疾人进行家庭康复护理,真正实现残疾人的全面康复和回归社会。

总之康复护士在康复小组中扮演着重要的多重角色:护理者、协调者、调度者、教育者、咨询者、研究者,康复护理随着角色的需要展开不同的康复护理内容。

四、康复护理的原则

1. 功能训练应预防在先,早期进行并贯穿于康复护理的始终。

2. 康复护理要与日常生活活动相结合,注重实用性,以达到患者的生活自理。

3. 重视心理康复:残疾人由于自身的缺陷,往往有孤独感、自卑感、敏感、抑郁等情绪反应。针对患者心理特点,采取相应的心理康复护理措施,帮助他们克服自卑感;引导他们接受现实,认识现有的肢体功能障碍。鼓励自尊、自信、自强、自立,主动参与功能训练,发挥残存功能,具备回归社会的能力,最大限度地适应现在的生活,更好地融入社会。

4. 提倡协作精神:康复护理人员需要与康复小组其他人员保持密切的联系,遇到康复中存在的问题,应及时进行沟通和解决,良好的协作关系是取得最大康复疗效的关键。

第二节　康复护理学的特点与程序

一、康复护理学的特点

(一)康复护理的全过程是变被动护理为主动自我护理

由于康复护理的对象都存在着不同程度的功能障碍,严重地影响其日常生活活动和就业能力。这就使得康复患者在心理上和行动上容易产生依赖性,日常生活活动往往都依赖他人,其结果是严重地妨碍了患者的功能独立性的康复,加大了家庭及社会的经济负担。因此,康复护理的过程必须是通过教育和训练患者,使患者充分发挥功能上的潜力和个人的主动性,学习新的技能和生活方式,逐步提高自我功能独立性,最大限度完成日常生活自理。日常生活活动训练包括:衣、食、住、行、个人卫生处理、社交等。由被动地接受他人的护理变为自己照料自己的自我护理。康复护理的全过程是变被动护理为主动自我护理,提高和改善康复患者的日常生活活动能力水平,早日回归家庭、社会。

(二)康复护理是多种康复治疗在病房的延续

康复患者中既有躯体的肢体残疾和内脏残疾,又有精神和智力残疾,此外,还有慢性病患者、生理功能衰退的老年患者。康复对象的复杂性及需要各不相同,康复治疗的手段多样性,除了必要的医疗、药物外,还有物理治疗、作业治疗、语言治疗、心理治疗、康复工程、职业康复等。康复治疗是多专业、跨学科的医学。在康复护理全过程中,康复护士运用康复护理技术,提供全面的康复护理,对康复对象进行躯体、精神、教育、职业、社会活动等方面的康复护理。康复护士24小时在病房,是与患者互动最多的。每天除了康复治疗师康复训练治疗外,在病房内的时间里,要在康复护士指导下继续进行。如OT的日常生活能力训练,PT的轮椅使用、持拐步行,语言疗法等。康复护士要利用各种方法与患者的交流,特别是由于康复患者均有心理障碍,心理问题,要开展心理康复护理。康复护理是多种康复治疗在病房的延续。

(三)康复护理的长期性和延续性

康复医学的目的与治疗医学仍不尽相同,治疗医学对象是患者,患者的疾病被治愈或好转即可出院。因此,出院往往就意味着治疗医学阶段的结束。而康复医学治疗的目的,不仅要使各类残疾人的身体功能恢复到可能达到的最大限度,而且还要使他们重返社会生活,能像健全人一样参与社会活动。使其身体功能恢复到最大限度已十分困难,还要使他们重返社会困难就更大。所以康复目标的实现有很大的艰巨性。从某种意义上来说康复实际上是一个过程,而且是一个漫长不能终止的过程。康复不能像临床患者经过某些常规治疗之后很快收效,它是一个渐进的过程,需要持久的治疗训练。康复护理的着眼点不仅在医院康复,而且也在社区和家庭康复、康复医疗机构的患者,其功能障碍的存在往往为时较长,有的甚至是终身的。这就决定了康复护理的长期性和延续性,它不仅关心患者住院期间的康复护理,同时还要重视其出院后回归家庭或社会后的康复护理,给予指导和协助安排。为此在康复治疗艰巨、漫长的进程中,康复护理人员要以高度的责任心、同情心、耐心、细心、坚持不懈的努力,使康复患者和家属认识康复的特殊性、艰巨性、漫长性,帮助他们树立起长期进行康复训练的思想观念及信心。

（四）康复健康教育是康复护理的重要内容

1. 建立高层次、高质量的现代护患关系　在全面康复中患者要争取早日重返社会,就要共同参与康复过程,不仅要主动配合康复治疗,还要参与讨论、制订自己的康复方案,建立高层次、高质量的现代护患关系。

2. 建立共同参与模式　康复护理学是在护理服务中护患互动最多的。共同参与型是康复中最主要、最有效的一种护患关系模式。要建立这种模式,必须通过健康教育方法,使患者了解康复中"共同参与模式"的重要性、必要性,共同为达到早日康复的目标而共同配合,积极合作。

3. 提高患者康复治疗依从性　康复健康教育具有减少医疗纠纷的潜在功能,通过健康教育不仅可以让患者了解康复治疗、护理的目的和意义,同时还可以取得患者对医护人员的信任,从而对医护人员提供的康复医疗信息产生思想上的听、信和行为上的服从,提高患者康复治疗依从性。通过医患共同努力,争取早日康复。

4. 提高患者长期康复治疗意识　康复医疗的对象是残疾人而不是普通患者。患者的疾病经过医疗有痊愈的机会,而残疾人的残疾是永久的,虽经过各种康复治疗可以减轻残疾程度,改善或恢复功能,消除一些不利影响,但许多已形成的残疾不能根治,有些残疾是伴随终身的。由此给康复患者造成的肉体及精神上的痛苦是常人难以想象的。残疾人无论在工作、生活、婚姻等方面都有很大困难,各种原因形成他们自卑、孤独等特有的心理特点。康复对象要在康复医务人员指导、训练、帮助下减轻残疾、重返社会不是一个简单容易和短期就能完成的进程。

鉴于服务对象的特殊性,康复护理健康教育显得更为重要。通过康复健康教育,帮助、鼓励患者去发现自身还存在着巨大的潜力,树立自尊、自强信心,最大限度恢复各种功能,达到身心全面康复目标。

二、康复护理程序

康复护理程序是护理活动中一个连续的工作过程,是一种科学地确认问题和系统解决问题的工作方法。它从收集资料入手,通过评估康复对象的健康状况,功能障碍评定,确定康复患者存在的康复护理问题,制定康复护理目标。通过收集、评定患者功能形态、能力和社会环境等资料,确定患者功能障碍的原因、部位、性质和程度,以及对患者个人生活和社会活动的影响,明确护理的诊断,制定护理计划,付诸实施,最后进行护理效果评价,最大限度地满足康复护理对象的需要,解决康复护理对象的健康问题,恢复和改善存在的功能障碍,采用各种康复护理技术,最大限度地恢复康复对象机体功能恢复和改善,防止继发性残疾,二次损伤,提供对康复患者身心全面的个体性的康复护理。

（一）康复护理程序的概念

康复护理程序是指导康复护士以满足康复对象身心需要、训练和恢复功能为目标,科学地确认康复对象的健康及功能障碍问题,有计划地为康复对象提供系统、全面、康复整体护理的一种工作方法。康复护理程序是一个综合的、动态的且具有决策和反馈功能的过程。

综合:指在康复护理全过程中需要综合运用多学科的知识处理康复对象的健康及功能障碍问题;

动态:指需要根据康复对象康复全过程中出现的问题,对康复护理措施加以动态调整;所达到的结果又将决定和影响下一步的康复护理决策和措施,使康复护理质量得以提高和保证。

(二)康复护理程序的步骤

康复护理程序由评估康复护理对象的机体健康及功能状况、确认康复护理诊断、制定康复护理计划、实施康复护理措施和评价康复护理效果四个步骤组成。康复护理程序是一个持续循环的过程,各步骤相互关联,具有交叉运用的特性。

第三节　康复护理学的实践模式

一、康复护理主要任务

康复护理是实现康复总体计划中的重要组成部分,并且贯穿于康复全过程。特别是在维持生命,保障健康,促进与提高患者自理生活能力,尽快重返家庭和社会的过程中承担着重要职责。

(一)信息的采集

采集康复对象相关信息是康复护理工作的第一步,同时也是开展康复护理工作的基础和制订护理计划的重要依据。信息的采集工作要求做到及时、准确、全面,应当由护理人员直接采集获得。

1. 信息收集途径

(1)康复护士与康复对象及其家属或陪护人员的交谈;康复护士直接观察康复对象的ADL能力、水平以及残存的功能。

(2)康复护士直接检查和评定康复对象的ADL能力、水平以及残存功能的程度等。

2. 信息收集的内容　可根据对象的病种、病情、残障程度等而有所侧重,但主要应当包括以下几个方面。

(1)一般情况:包括姓名、年龄、性别、民族、婚否、工作单位、工作性质、住址等。

(2)以往的生活习惯,是否有宗教信仰,有何兴趣与爱好等。

(3)身体一般状况:包括精神、心理、生命体征、饮食、排泄、生活自理等情况及有无并发症的发生,如压疮、呼吸及泌尿系统感染等并发症的发生及其程度如何。

(4)致残原因:包括致残性质是先天性的,还是后天外伤所致,起始时间和经过等;康复对象的心理状态如何。

(5)现有残存功能:包括感觉、运动、认知、语言等及其ADL能力水平状况。

(6)康复愿望:包括了解康复对象和家属对康复的要求和目标等。

(7)家庭环境:包括经济状况,无障碍设施条件如何,康复对象(或家属)有无康复及康复护理的常识。

(8)康复对象的家庭和社区环境条件对康复的影响:信息的收集由康复护士自己完成,

以掌握的第一手资料为依据,不可抄写病历或者仅听家属的介绍作为对患者信息的收集依据,因为它直接涉及康复护理下一步的工作,即康复护理计划制定要符合实际情况。

（二）康复护理计划的制订

责任护士依据信息收集情况,提出患者实际或潜在的健康问题,确立其康复护理目标,制定出护理方案及措施,由责任护士负责组织实施。在患者住院期间进行初、中、末（出院前）的康复护理效果评价,根据功能恢复情况进行计划及措施的调整。

1. 找出康复护理问题　护理问题是指康复对象实际的或潜在的护理问题,这些护理问题是通过护理措施可以解决的问题。例如:脊髓损伤所造成的肌肉萎缩、关节挛缩、肢体运动感觉及大小便等功能障碍的患者,会出现生活不能自理、大小便功能障碍等情况,针对以上情况可以找出相应的护理问题,如心理改变、躯体移动障碍、生活自理缺陷、排泄状况改变、有皮肤完整性受损的危险、有外伤的危险、有潜在的尿路及肺部感染等并发症发生的危险等护理问题。

2. 确立康复护理目标　根据存在的护理问题,提出解决问题的护理目标。并针对患者存在问题的严重程度及其康复时间的长短,制定出短期及长期康复护理目标。护理目标必须明确、具体、可行。

3. 制定康复护理措施　康复护理措施是指为了达到护理目标,根据患者的护理问题所采取的具体护理方法。如脊髓损伤所导致的膀胱功能障碍,可以通过计划饮水、间歇导尿、残余尿量测定等膀胱功能训练促使其建立反射性膀胱。

二、康复护理质量管理的任务

1. 提高全员素质,树立质量意识　进行康复护理职业素质教育和质量意识教育,使康复护士确立为伤、残、康复患者服务的思想和质量第一的意识,建立三级质量体系,做到人人关心康复护理质量。

2. 建立质量标准体系　将康复护理的每项服务以及每项操作,实行质量标准化。

3. 建立质量控制体系　使质量控制系统化,达到三级控制,即要素质量（基础质量）、环节质量和终末质量。

4. 建立质量信息反馈管理系统　包括质量标准化、量化、信息输入、反馈、分析处理、指令下达等一系列程序。

5. 建立质量管理规章制度　整个康复护理质量管理应有一套严格的制度和程序,必须立法使之成为法规,并不断充实和完善。

三、康复小组

1. 康复小组是一种专业的康复治疗小组　为使患者达到最大水平的康复,小组成员互相合作,制订计划和目标。康复小组代表的是以患者为主导的专家团体,目的是改善由于残疾给患者和家属带来的影响。合作是康复小组的特点之一,也是成功实施全面康复计划的重要元素。支持康复小组概念的一个重要观点就是运用合作理念,充分利用各成员的力量共同达到目标。康复护士是康复小组重要成员之一。

2. 康复小组在给予患者最恰当的服务方面起了关键作用,确保患者尽可能获得最大水平的功能恢复和最高的生活质量。在资源利用上,服务必须符合需求。这也要求在开始执行一项计划之前要对患者进行全面的康复评定,对小组成员进行合理分工。一个高效的康复小组,不仅在单个专业机构甚至在多个机构间都能满足康复患者长期需要。

当代康复小组的功能包括:

(1)根据患者需要组成以康复医生为组长的康复小组。

(2)通过康复评定为患者和家庭制订切实可行的康复目标。

(3)确保康复治疗的连续性,协调可利用资源。

(4)作为一种机构来评定患者的康复进程和康复疗效及康复质量。

3. 康复对象 是指有着不同生理或心理损伤的患者,康复过程包括从患者生病到死亡的过程。患者的管理是复杂的,因为在评估和治疗过程中必须考虑患者生活的所有方面,这样才能达到预期康复目标。康复小组还必须关注不同生命阶段所需要的康复服务,关注于整体人的康复治疗、护理。对患者实施成功的康复还需要把家庭和社区作为一个整体。

4. 康复小组成员 康复小组的一个明显特征是从来没有固定的小组成员。患者的需要决定小组组成,并在一定程度上扩大每个小组成员充当的角色。然而,患者是康复小组最重要的成员,是制订康复计划和目标的积极参与者。康复小组的其他成员包括护士、医师、物理治疗师、作业治疗师、言语治疗师、娱乐治疗师、社会工作者、病例管理者、营养师、职业咨询师和心理学家。不仅指以上这些成员,现实生活中还应根据患者康复计划和目标的需要,增加相应的专业人员。

四、康复病房工作流程

1. 组织实施 主要由康复责任护士依据康复评定小组总的康复治疗方案制定患者病房内康复延伸的服务计划并组织实施,康复医生和治疗师应积极配合康复护士,并对技术性问题进行指导;康复护士轮转 OT、PT 等治疗室掌握、规范康复治疗技术及康复护理技术。

2. 及时了解患者康复治疗进展情况 康复护士应及时对康复的延伸计划做出适当的调整,并定期对患者进行康复延伸训练指导的效果评价。

3. 康复医生和治疗师应定期与康复护士沟通 通过沟通以了解康复护理延伸服务计划对患者是否合适并提出相应调整意见。其沟通形式有:

(1)通过康复评价会进行讨论。

(2)康复护士到康复治疗现场了解患者训练情况。

(3)治疗师定期到病房对患者康复治疗进行督导。

第四节 康复护理学发展的理论基础

康复护理学是在现代医学模式、生理学、健康观、预防医学、自我护理等理论基础上形成的,指导着康复护理的整个过程,对康复护理学科的发展产生着深远的影响。

康复护理学是护理专业中的一个新领域,是康复医学不可分割的一个重要组成部分。随着社会经济的发展及人们对生存质量要求的不断提高,使康复护理学得到了迅速发展。

一、中枢神经损伤后恢复的理论

近 30 年来在神经系统疾病康复领域中最重要的研究成果之一,就是人们逐步认识到中枢神经系统具有高度的可塑性(plasticity)和功能重组,这是神经系统损伤后功能恢复的重要理论依据,也是康复护理的发展基础。

二、长期制动及长期卧床的不良生理效应

伤残患者由于伤情或治疗的原因,需要制动和卧床。制动和卧床可以使受伤部位充分休息,减轻疼痛,促进创伤愈合,防止再损伤。但长期制动和卧床造成了各系统功能障碍。

(一)对呼吸系统的影响

卧床时膈肌和肋间肌运动下降,卧位时横膈上抬,肺扩张限制,加上呼吸阻力增加而肺扩张减少,呼吸变浅,肺泡换气量减少,CO_2 含量增加,导致呼吸加快。长期卧床通气效率降低,痰液增多,排痰困难,重力因素导致咳嗽动作困难,痰液积聚,最终易诱发坠积性肺炎和呼吸道感染。

(二)心血管系统

1. 体液重新分布　卧床后约 $500 \sim 700ml$ 的血液潴留在肺和左心。颈动脉的压力感受器张力下降,抗利尿激素分泌减少,尿量增加。4 周后血浆减少 $15\% \sim 20\%$。

2. 心功能减退　制动和卧床使心功能降低 25%,舒张期缩短,射血时间减少,心搏量和心输出量减少 $6\% \sim 13\%$。

3. 静脉血栓形成　长期制动后血流缓慢,血液黏滞度增加,加上血流速度缓慢,导致深部静脉血栓、血栓性脉管炎和肺栓塞。冠状动脉粥样硬化部位血栓形成和阻塞的概率也增加,容易诱发心绞痛和(或)心肌梗死。脑血管疾病患者可导致再发。

4. 直立性低血压　长期卧床后,血管调节功能减退,肾上腺交感系统活动增加,突然直立时血液大量灌流到下肢,回心血量和心输出量减少,导致收缩压下降。卧床 $2 \sim 3$ 天即可发生直立性低血压,与血管舒缩功能障碍有关。

(三)肌肉系统

长期制动和卧床最早最显著的异常在肌肉系统,表现为肌萎缩和肌力下降,股四头肌和背伸肌特别容易受损。静卧 $3 \sim 5$ 周可使肌力减弱 50%。

(四)骨骼系统

1. 骨质疏松　制动后骨组织失去正常的压力刺激,骨质吸收加快,特别是骨小梁吸收增加,导致骨质疏松。

2. 退行性关节病　长期制动可引起严重的关节退变,继而出现关节囊及周围软组织的改变,关节挛缩。

(五)对泌尿生殖系统的影响

长期卧床使肾血流增加,排尿增加,钠与磷的排泄增加。高尿钙和高尿磷易致肾与膀胱结石,继而产生血尿和尿路感染。

(六)对肾上腺和胃肠系统的影响

长期制动使食欲减退,肾上腺活动增加而肠蠕动迟缓,营养吸收减慢。

(七)对中枢神经系统的影响

长期制动可使时间感、空间感和定向力减退,同时伴有社会脱离者认知能力下降,更长时间的社会脱离导致情绪不稳、情绪敌对、不合作、焦虑、抑郁和神经质,记忆力、判断力、学习力和解决问题的能力下降。

三、康复护理及自我护理

自我护理理论由美国当代著名护理理论家多罗西·奥瑞姆提出,其代表性著作为《护理:实践的概念》。自护理论不仅可用于个人,而且可以适用于家庭、集体或社会中,对于康复护理实践有着非常重要的指导意义。

1. 自我护理　是个体在稳定或变化后的环境中为维持生命,增进健康与幸福,确保自身功能健全和发展而进行的自我照顾活动;是人的一种普遍存在的本能;是一种通过学习而获得的、连续的、有意识的行为。人的自护能力在日常生活中得到发展,自护行为包括调查、判断、决策及调控生存与发展相关的行为。在进行自护活动时,需要智慧和经验参与及他人的指导和帮助。当个人或集体都能有效进行自护时,能维持人的整体性并促进个体功能的发展。

2. 自护力量　指人的自我护理的能力。与自护力量相对应的是照顾性护理力量,指的是护理或照顾他人的能力,包括照顾婴幼儿和那些部分不能或完全不能进行自理的人的能力。个体、家庭以及各种形式的集体都具有照顾性护理力量。

3. 治疗性自护需要　治疗性自护需要是为了已知的自护需求而在一段时间内必须持续实施的全部自护行为。治疗性自护需要由保证人类功能和发展的三种类型的需要构成。即:一般的自护需求+成长的自护需求+健康欠佳的自护需求=治疗性自护需要。

（1）一般性自护需求:是人在生命周期各个发展阶段必不可少的,与维持人的结构和功能的完整性及生命过程息息相关的需求,包括:空气、水、食物、排泄;活动、休息、睡眠;独处和社会交往;避免灾害;正常状态的感觉。

（2）成长的自护需求:与人生的发展过程、发展状况和人生各个阶段的事件以及可能发生的不利于成长的事件有关。人的成长的自护需要包括与成长有关的一般自护需要和一些新的、特定状况下的需要,如怀孕、早产、失去亲人等。

（3）健康状况不佳时的自护需要:健康状况不佳时的自护需要与遗传和体质上的缺陷、人体结构和功能上的异常,以及诊断治疗措施有关,是患者、伤者、残疾人和正在接受治疗的人的需要。包括:①寻求病理状态所需的医疗性帮助;②认识并应对病理状态的影响和后果,包括对成长的影响;③有效地遵循诊断、治疗和康复措施,预防病理状态的出现,调整机体功能的完整性和矫正畸形等;④认识、应付或调整治疗措施所带来的不适或不良反应;⑤修正自我概念,承认自己的健康状态和对特定的治疗措施的需要;⑥学会在病理状态下生活。

4. 自护缺陷　是指自护力量不能满足治疗性自护需要。与其相对应的是照顾性护理力量缺陷,指护理或照顾他人的能力不能满足他人的治疗性自护需要。自护缺陷或照顾性缺陷与治疗性自护需要的关系如下:自护力量之治疗性自护需要=自护缺陷照顾性护理力量之治疗性自护需要=照顾性护理缺陷。如果自护力量或照顾性护理力量缺陷不足以满足治疗性自护需要,表明存在着自护缺陷或照顾性护理缺陷,必须寻求专业护理作为必要的补充,以满足治疗性自护需要。

5. 康复护理力量　是康复护士为有自护缺陷的人提供的专业护理。通过这种护理使其具备维持生命、健康和幸福的能力。护理力量是护士必须具备的综合素质,包括护士在行为上和智力上的双重能力以及应用专业知识、技能和经验。

6. 康复护理系统　是由康复护士为患者提供的护理行为和患者自身的行为所构成的行为系统。根据护理力量与患者自护力量之间的互补程度,可将护理系统分为三种类型:

(1)全补偿系统:适用于那些没有自护能力的患者,康复护士必须"替"患者做所有的事才能满足患者的治疗性自护需要。

(2)部分补偿系统:在此系统中康复护士和患者在满足治疗性自护需要时都能起主要作用,康复护士"帮"患者完成自护活动。

(3)辅助教育系统:在此系统中,患者需要进行学习并且能够学会如何自护。康复护士提供的帮助是心理上的支持、技术上的指导及提供一个所需要的环境。在这个系统中,康复护士的职责前两个系统的"替他做""帮他做"过渡为"教育、指导、支持他做"。

康复护理中的自我护理具体体现为帮助患者制定决策,控制行为,获取知识和技术。这是康复护理中最常见的、也是最重要的护理系统。自我护理理论是康复护理学的发展重要的理论基础,与临床医学护理的"全面优质护理""替他做""帮他做"有较大区别。

四、康复护理学的预防思想

(一)康复护理学与预防医学的关系

预防为主的方针不仅体现在预防疾病方面,同样体现在预防残疾方面。随着残疾流行病学研究的进展,造成残疾的各种原因被逐步揭示出来,许多残疾不论是原发性的还是继发性的,如果积极采取各种措施是可以避免的。研究残疾发生的原因和预防的方法,进行预防残疾的教育并提供各种有效的预防措施,这是一门预防与康复相互结合的新学科——预防性康复医学。在讨论康复护理学与预防医学关系的时候,康复预防的概念必不可少,康复预防工作的实践是认识两者关系的最好说明。

(二)康复护士在预防残疾方面的任务

预防残疾是康复护理的重要工作内容,康复护士应该始终不忘预防为主的思想,通过康复护理工作预防残疾的发生和发展,特别要预防二次致残的发生。康复护士在预防残疾的工作中是一支主要的生力军,康复护士必须掌握与康复护理相关的残疾预防知识。残疾的预防工作分为原发性残疾的预防和继发性残疾的预防两个方面。

1. 原发性残疾的预防

(1)先天性残疾的预防:因胎儿发育异常而引起的先天性智力障碍或身体残损,可通过多个环节进行预防。如避免近亲结婚、避免早孕期间风疹病毒的感染和某些药物的使用、采用羊水分析法早期查出并舍弃异常胎儿等,均可有效地预防先天性的残疾发生。

(2)儿童期原发性残疾的预防:包括预防接种、指导合理喂养、定期体格检查、及时矫正不良姿势等措施,预防由于儿童传染病、佝偻病、近视、脊柱侧弯等导致残疾。这方面的工作由社区康复护士负责。

(3)青年及中年期原发性残疾的预防:青中年是社会的基本劳动力,发生残疾的比例相对较高,多因交通事故、工伤、运动损伤、意外伤害等创伤以及类风湿关节炎、心血管疾病、精神病等。加强安全教育、做好劳动防护、积极防治各种慢性病、加强精神卫生防护等,是预防残疾的重要措施。康复科的护士更要在社区康复的工作中加强宣传教育。

(4)老年期原发性残疾的预防:脑血管意外、关节炎、冠心病、慢阻肺、糖尿病、骨质疏松、跌倒等是造成老年人残疾的常见原因。预防的对策有:注意心理健康、保持情绪平稳;进行适当的保健运动、维持关节的运动功能、预防意外事故、戒烟、保护双足等。这方面的康复预防工作除了院内康复护士有责任外,社区卫生服务中心的康复护士将起主要的作用,因为疾病谱的改变使大量老年病和慢性病患者集中在社区,也使康复预防工作的重点集中在社区。

2. 继发性残疾的预防

(1)由原发性残疾本身引起继发性残疾的预防:原有疾病引起继发性残疾的病情常会发生,如偏瘫后出现的关节挛缩、肩关节半脱位;四肢全瘫或截瘫后引起的废用性肌萎缩、压疮;类风湿关节炎引起的关节畸形等。在康复护理中做好针对性的预防是防止发生继发性残疾的关键。

(2)由制动或缺少活动引起继发性残疾的预防:因伤病长期或短期卧床,可引起机体一系列不同程度的病理生理改变甚至功能损害。如心肺功能水平的下降、肌力的下降以及情绪低下、关节挛缩等。继发性残疾可以通过早期、合理的康复护理预防措施得到避免和控制,也是康复护士在预防残疾中要特别防止的二次致残问题。康复治疗、康复护理早期介入是关键。

总之,残疾的预防贯穿于生命的全过程,从胚胎期、胎儿期、分娩期、儿童期、中年期一直到老年期,都要采取措施。对于原发性残疾,要针对人生的各个时期进行预防;对于继发性残疾,则要针对原因进行预防。

(三)残疾的三级预防

人类征服残疾的希望在于预防。WHO 指出:利用现有的技术可以使至少 50 种的残疾得以控制或使其延迟发生。残疾预防可分为一级、二级及三级预防。残疾预防应在国家、地方、社区、家庭不同的层次进行,应在胎儿、儿童、青年、成年及老年不同时期实施。

1. 残疾的一级预防

(1)目的:应把残疾的一级预防放在首位,目的是预防致残性的伤害和疾病的发生。

(2)措施

1)预防性保健及咨询指导:指导自我预防和群体预防。如婚前检查、遗传咨询、优生优育、预防先天性残疾、预防慢性传染病等。

2)预防接种:减少和消除急性脊髓灰质炎、麻疹、乙型脑炎等致残性传染病。

3)避免引发伤病的危险因素和危险源:如控制致伤致残的生物、物理、化学、机械的危险源,预防多种非感染性伤害。

4)实行健康的生活方式:如合理营养,适当的运动,限制烟酒,预防心、脑血管疾病,糖尿病等。

5)遵守安全规则和维护安全的环境:遵守交通规则,改善社会安全环境,预防意外伤害。

6)注意精神卫生减轻压力,保持心理平衡,预防抑郁、焦虑及精神疾患。

2. 残疾的二级预防

(1)目的:限制或逆转由伤病造成的残疾。

(2)措施

1)早期发现和治疗:如疾病早期筛检,定期健康检查,早期发现高血压、糖尿病、精神障碍等疾病并给予积极治疗。

2)早期医疗干预:如药物治疗;康复护理;创伤、骨折后、白内障的手术治疗等,以促进疾病的好转,预防残疾的发生。

3)早期康复治疗:如对伤病患者进行心理辅导、功能训练、体位摆放,以促进身心健康,预防并发症,防止功能受限。

3. 残疾的三级预防

(1)目的:残疾出现后采取措施,预防残障。

(2)措施

1)康复治疗:如运动治疗、作业治疗、语言治疗、心理治疗等,改善功能,预防和减轻残疾。

2)假肢、矫形器、轮椅等应用:以改善功能、预防畸形,提高日常生活活动能力。

3)支持性医疗和护理:如预防泌尿道感染、压疮等,改善机体情况和减轻残疾。

4)康复咨询:提高自我康复能力。

(四)预防医学在康复护理学中的应用

在康复医学的工作内容中,康复预防是一个重要方面。同样,在康复护理中,康复预防工作也是一个重要的组成部分。按照预防性康复医学的三级预防概念,可以看到残疾预防在康复护理中的意义。

1. 第一级预防 预防可能导致残疾的各种损伤、疾病、发育缺陷、精神创伤等的发生。为此要预防事故、传染病、营养不良、不合理婚育、围生期缺乏恰当的保健护理等情况的发生。其中提出了残疾的一级预防问题,这是目前最薄弱也是最有意义的工作,旨在预防致残的损伤和疾病发生,有效的一级预防将能够避免大部分的残疾。如在儿童计划免疫中普服脊髓灰质炎减毒活疫苗糖丸,已经成功地防止了小儿麻痹症的发生和其后遗症导致的残疾。目前疾病的预防正逐渐受到重视,而损伤的预防却很少有人顾及,康复医学与康复护理学均应将此列入康复预防工作的范围。

2. 第二级预防 早期发现及早期恰当治疗已发生的损伤和疾病,从而防止造成永久性的残疾。残疾的二级预防是要防止残损发展为残疾,如对骨折患者的康复护理,要根据不同的阶段帮助和指导患者进行功能训练,包括肌肉收缩和关节活动,防止因为固定而造成肌肉的萎缩和关节的僵硬。在骨折的临床治疗与护理中往往比较注重复位和愈合,而在康复治疗与康复护理中则更加注重于功能的恢复、注重预防二次致残。

3. 第三级预防 残疾的三级预防是要防止残疾发展为严重的残障。在较轻度的缺陷和残疾发生后,积极进行矫治和其他康复处理,限制其发展,避免发生永久的和严重的障碍。康复护理的预防工作对已经残疾的患者需要给予更多的关注,各种针对性的康复训练能有效地防止功能障碍的发展,帮助残疾人回归工作岗位和家庭生活,防止因残疾影响人际交往和社会参与。

从残疾的三级预防目标可见预防医学与康复护理学的关系之密切,随着社会的老龄化和疾病谱的改变,为了提高广大老年病和慢性病患者的生活质量,可以说,康复预防将是康复护理学最重要的一项工作内容。康复护理的预防思想及理论也是康复护理发展的重要理论基础。

（郑彩娥）

第五章 康复护理与相关学科的关系

第一节 康复护理学与临床护理学的关系

一、临床护理学概述

临床护理的对象是患者,临床护理以护理学及其相关理论、知识、技能为基础,指导临床护理实践,通过护理人员保证临床各项治疗方案安全、及时、有效地予以贯彻落实,其内容主要包括基础护理、专科护理和诊疗护理技术。

(一)基础护理

基础护理是各专科护理的基础 是为满足患者生理、心理、社会等方面的需求和疾病治疗与恢复需要的护理。其内容包括生活照顾、心理护理、饮食护理、病情观察、健康教育、医院感染的预防、临终关怀及医疗文件的记录书写等。基础护理是临床医疗和专科护理的基础,患者的许多健康问题正是在基础护理中发现与解决的,所以良好的基础护理是各专科护理工作得以顺利进行的保证。

(二)专科护理

专科护理是以各医疗专科理论、知识、技能为基础进行的身心整体护理,主要包括各专科护理的常规,如手术及特殊检查的术前、术中及术后护理,各类疾病的护理与抢救,心、肺、肾、脑功能的监护及脏器移植等的护理。专科护理对护士的要求注重专业的知识和能力,内、外、妇、儿各科均有各自的专科与专病护理常规。专科护理技术是专科护士的基本功,它直接反映了专科护士的业务水平和护理质量。随着临床护理学的不断发展和护理新技术的不断开展,专科护理技术的内容正在不断增加,对专科护士的要求也在不断提高。专科护理要由在全科护理的基础上精通专业的护士担任。

(三)诊疗护理技术

诊疗护理技术包括基础护理技术和专科护理技术。前者包括:注射、给药、输液、输血、导尿、灌肠、消毒灭菌及无菌操作技术等;后者包括:心电监护、呼吸机的使用、透析疗法、各种引流管的护理、石膏和夹板的护理等。

二、康复护理与临床护理的区别

康复护理来源于一般护理,又区别于一般护理。可从护理对象、护理目的、护理内容、护理方法等方面来认识康复护理与临床护理的区别。

(一)护理对象

康复护理的主要对象是由各种原因造成机体的损伤所导致的功能障碍患者。包括各种损伤所导致的残疾、急慢性疾病、老年病所导致的功能障碍及先天发育不良的残疾患者。其服务对象不仅仅只限于在医院住院的患者,而且还要为个人、家庭和社区患者提供社区的康复护理服务。

（二）护理目标

康复护理的目的不仅仅是通过给药、治疗、处置、观察、急救等护理手段来实施治疗方案,达到减轻病痛,缩短疗程的目的,更重要的是通过全方位的整体康复护理,最大限度地帮助病、伤、残者的身心功能障碍得到改善,恢复其生活自理能力和工作能力,并使他们有可能不受歧视地融入社会中,提高生存质量,早日回归社会和家庭。

（三）护理内容

康复护理包括康复不同时期所实施的护理内容。

1. 功能障碍阶段的护理　为改善功能障碍所实施手术治疗期间的康复护理。如特殊手术体位的摆放和体位的转移技术;特殊辅助器具的护理;术中并发症和二次残疾预防的康复护理;手术前后的康复护理。

2. 对功能障碍患者采取代偿性训练期的护理　如对高位脊髓损伤患者上肢残存能力的强化训练和以牙咬合代偿手持物功能的强化训练;对偏瘫患者,通过健侧肢体功能强化训练来代偿患侧肢体的训练护理。

3. 心理康复护理　由于伤、残、病不同情况,康复对象所产生的心理影响程度也不相同,康复护士应当及时地给予相应的心理支持,把心理康复作为全面康复的枢纽,从而提高对残疾的承受能力,增强克服残疾在生活、工作、学习上带来的困难,树立自我能及的生活目标。

（四）康复护理方法

根据以上康复护理的特点,在其护理方法上也有别于临床护理。

1. 早期同步　即早期预防、早期介入,与临床护理同步进行。注重急性期和恢复期的康复护理,这是功能恢复的最佳时段。

2. 主动参与　变"替代护理"为"自我护理"及护理援助:一般患者在疾病期间有可能发生阶段性的生活自理能力下降情况,康复护理上在此阶段可以适当给予"替代护理",以促其尽快恢复健康。而对康复期的护理对象护理方法是有所不同的,因为康复护理对象所存在的功能障碍,都将有不同程度并长期性影响生活自理的问题,甚至有的患者终生生活都无法自理,因此,康复护理的方法决不是靠"替代"予以解决,而是指导他们学会并掌握在功能障碍的状态下,如何自己护理自己(即自我护理),与此同时,康复护士再给予必要的护理援助,以利于康复目标的实现。否则就失去了康复护理的意义。这就是临床护理与康复护理区别所在。

3. 功能重建　残疾发生后应按照复原、代偿、适应的原则重建功能。

4. 注重实用　功能训练要与实际生活内容相结合,提高患者生活自理能力。

5."功能评估"贯穿康复护理过程的始终　"功能评估"就是对机体功能缺损的性质、程度、范围及其所产生的影响和能力的恢复,通过一系列的评定标准做出评定和分析,并以此作为制定和调整康复护理计划的依据。康复护理配合康复医疗总体计划可分3个阶段进行功能评估,即初期、中期和末期。每个阶段中可根据时间长短和康复进展掌握情况,安排不同次数的功能评估。

三、康复护理与临床护理的关系

（一）康复护理与临床护理是相辅相成的并列关系

1. 康复护理与临床护理是相辅相成的并列关系,康复护理不是临床护理的后续,而是与临床护理同步进行的。在临床护理工作中,渗透着康复护理的理念和内涵,如手外伤断指再植的患者,术后不应只局限于观察断指再植的血运、皮温、感觉等血管神经的修复成活情况,还要注意手功能的恢复。如术后手功能位、手指感觉、运动及关节的功能训练,如断指再植虽成功了,但忽略了手功能的康复,患者的断指就会发生废用性关节挛缩情况,其手术治疗就失去了意义。

2. 在康复过程中,临床护理是康复治疗的基础,康复期的患者有的需长期卧床、有的活动受限,如翻身、进食、大小便等最基本的活动都不能自理或有的存在交流障碍、精神行为异常等情况,均无法进行康复训练,也很难顺利度过康复期,更谈不上重返工作岗位和社会。因此,临床基础护理工作在患者康复过程中十分重要,如患者皮肤护理、饮食护理、体位变更、大小便护理、肢体的摆放等基础护理是防止压疮、呼吸道及泌尿系感染、关节挛缩等并发症发生和预防的重要工作内容。因此,两种护理关系是相互依存、相互影响、相互作用、不可分割的并列关系。

（二）康复护理与临床护理都是护理学领域中的分支学科

康复护理的对象主要是老年病、慢性病和伤残患者。康复护士的任务是执行康复治疗小组制定的康复治疗和训练计划,以全面康复的观念和康复护理的技术,协助患者恢复身心和社会功能;临床护理的对象是临床疾病患者,临床护士的任务是执行医(护)嘱,以整体护理的理论和程序帮助患者解决各种身心健康问题。康复护理与临床护理都是护理学领域中的分支学科,它们在护理理论方面有着共同的护理理念和不同的学科研究方向,从不同角度共同体现对人的生物、心理、社会整体性的高度重视;在护理实践方面既有共同的基础内容,又有两个学科特殊的护理技术。康复护理与临床护理的关系是非常密切的,在临床护理工作中不能没有康复观念,护士是健康的促进者,不懂康复的护士难以做好促进健康的护理工作。康复护理的知识并非只有康复科的护士必须掌握,它对每一个护士,因为护士遍布临床各科,与患者接触、交流最多,是患者身边最直接的照顾者和帮助者。

（三）康复护理变患者被动为主动

由于患者存在不同程度的功能障碍,常会影响日常生活活动能力和就业能力,这就决定了他们对护理或其他辅助有较大的依赖性,其结果是严重地妨碍了患者的独立,同时也增加了患者经济负担。临床护理中的基础护理,往往是采取替代护理的方法来照顾患者,患者则处于接受照顾的被动状态下;而康复护理着重于自我护理,通过耐心地引导、鼓励、帮助和训练的方法,使患者,能够部分或全部地自己照顾自己,以利于重新适应生活。

例如,在康复治疗室中,脑卒中患者每天定时参与康复计划的治疗和训练、学习自我照顾及活动技巧,如果按照临床的基础护理,仍然喂食患者,帮助患者穿衣,甚至怕患者跌下床而将床栏拉起。这样患者在康复治疗室中学习的各种日常生活活动技巧便无练习的机会,康复的目标也难以达到。按康复护理的观念,护士在护理过程中要做到帮助患者却不过分保护,这种态度的重要性并不亚于教患者学习任何理论和技巧。康复护理要使患者尽量通过教育和训练,由被动地接受护理转变为主动地自我护理。

（四）康复护理基于临床护理注重改善功能

康复护士是康复治疗小组的成员之一，其目标是从护理的角度去帮助患者改善身心各方面的功能障碍，从而完成康复治疗小组为患者制定的康复计划。临床护理的目标主要是减轻病痛，不包括解决患者的功能问题，康复护理则是在临床护理的基础上，通过各种康复护理的技术和方法，促使患者的残余功能和能力得到最大限度的恢复。

1. 康复护理技术是基于临床护理的，如卧床患者的体位摆放与变换、被动运动、压疮的预防、大小便功能的训练、各种留置导管的护理、冷热敷疗法等，本身就是临床护理的内容，所不同的是康复护理要在护理过程中体现和实施康复的观念和目标。

例如体位问题，在临床护理中主要考虑的是预防压疮的发生，因此强调卧床患者每两小时要更换体位一次；而按照康复的观念，在此基础上要考虑如何使患者的功能尽快恢复的问题。若是一个急性期的脑卒中患者，常常有肢体的瘫痪或痉挛，如何促进肌力恢复、如何让患者的肢体处于一种抗痉挛的体位，包括健侧卧、患侧卧和仰卧位时肢体如何摆放等，同时还要考虑针对性地预防各种并发症，如患手肿胀、患肩疼痛、肩关节半脱位、患足下垂等一系列预防性康复要解决的问题。

再如卧床休息问题，在临床护理中主要是根据病情的轻重来决定卧床的时间，例如急性心肌梗死的患者，绝对卧床 1~2 周是内科临床护理的常规，唯恐早期活动会增加心脏负担与合并症。然而，国际范围内大量有对照的研究证明：经过适当选择的患者，在正确设计并有监护的早期康复活动中，不仅没有增加医院的心血管合并症（心绞痛、再次心肌梗死、心衰、心脏破裂等），而且明显减少了延期卧床休息的合并症（心功能储量下降、低血容量、直立性低血压、静脉栓塞、肺扩张不全、肌肉萎缩、无力、情绪焦虑和压抑等），提早了出院的时间，减少了家庭、社会负担；也提高了生活质量，促进了患者回归职业与社会。因此，具有重大的社会效益和经济效益，受到患者及其家属的欢迎，在欧美迅速得到推广。

2. 康复护理较临床护理更注重减少患者的身心障碍，争取最大限度地恢复和改善功能，它包括了帮助患者体位转移、恢复日常生活活动能力的独立、早期预防并发症、假肢矫形器和辅助器具的使用训练与指导，以及康复的综合治疗技术等一系列专业技术，这是康复护理学科理论和技术的特殊性。

（五）康复护理是护理职能的扩展不断延伸

随着疾病谱的改变，老年病和慢性病患者增多，护理对象的功能障碍常是多种多样的，需要多种方式的治疗和护理，这使护理的职能必须由临床护理向外延伸，进一步扩展到康复护理等护理学与相关新兴学科领域的范围。例如，体位变换方面的卧—坐、坐—站—转移；运动疗法方面的轮椅使用、持拐步行；作业疗法方面的日常生活活动训练；言语疗法方面的语言训练、交流画板的使用；心理疗法方面的心理支持和疏导等，都是康复护士应当掌握的技术。由于功能训练需要经常不断地进行，患者一天中在康复治疗室的时间毕竟有限，对于功能恢复来说是远远不够的。作为康复治疗小组的成员，康复护士 24 小时在患者的身边，可以按照患者的康复计划，将治疗师的治疗方案在病房中继续、将患者的康复目标在其日常生活中体现，使整个康复的效果达到最佳。

由于患者的功能障碍往往为时较长，常常是数月、数年甚至终生。这就决定了康复护理的长期性，它不但要关心患者在住院期间的护理、而且还要关心患者出院后回归家庭和社会的护理，这又使康复护理由医院向社区和家庭延伸。

（六）康复护理参与社区康复

临床上有许多疾病，仅通过住院治疗和护理的措施，并不能很快取得良好的效果，例如：老慢支、肺心病、高血压、冠心病、慢性心功能衰竭、慢性肾功能衰竭、肝硬化、类风湿、糖尿病、骨质疏松、脑卒中、肿瘤等，若能通过建立家庭病床，定期由康复医务人员上门随访，指导出院后家庭康复的方法以及各种健康问题的处理，则疗效更好。既可以增加医院的床位使用率，又可以避免长期住院带来的医源性感染等不良后果，还能合理使用医疗资源，减轻患者家庭的经济负担。

随着社区卫生服务中心的建立和基层卫生工作的深入开展，社区康复已是老年病、慢性病者提高生活质量的主要途径，它包括医学、教育、职业和社会的康复措施。社区中的老、慢、残患者就是康复护理的对象，社区护士都应掌握康复护理的理论和技术，参与社区康复工作，指导患者坚持康复训练，鼓励家属以及社区中的其他人员共同参与支持，使患者丧失或减弱的身心和社会功能得到最大限度地恢复、代偿或重建。

第二节　康复护理学与老年医学的关系

一、老年医学概述

老年医学是研究人类衰老的机制、人体老年性变化规律、老年疾病的防治特点以及老年社会医学概念等的一个专业学科，老年医学研究如何防止人体过早老化、如何做好老年人疾病的防治工作、如何发展老年康复保健事业，目的是使老年人健康长寿，能为社会作出更多贡献。老年康复是指为了恢复有残疾的老年人的功能或增强他们的残存功能而采取的评定诊断和治疗措施。老年康复医学既是老年医学，也是康复医学的分支。两者紧密联系，互相交叉。从一定意义上说，老年康复医学是老年医学的现代发展，它从概念上、方法上更新和充实了老年医学。老年康复与传统的以治疗为主的老年医学的区别，主要在于：强调功能性独立的目标；重在残疾的预防策略。

在我国年龄达 60 岁以上为老年，西方发达国家多以 65 岁及以上为老年。60 岁及 60 岁以上人口占总人口的 10% 以上或 65 岁及 65 岁以上人口占 7% 以上，为老年型社会。我国已步入老年型社会，老年人口绝对数大，增长速度快，但生活质量不高，表现为老年期死亡率高、残疾率高、进入老年期后存活时间较短、余寿中往往重病缠身。因此，在经济尚不发达的情况下，如何解决老龄化和老年人的康复医疗问题是我们不得不面临的挑战。

2015 年 60 岁以上老年人口超过了 2.1 亿，占到了总人口的 15.5%，80 岁以上高龄老人达到了 2400 万。目前我国每年有 3% 的人口进入到了老年人的行列，那么十年到二十年之后，老龄化的高峰就会到来。

根据联合国的预测——2030 年，中国老年人口占总人口的比率将达到 23%，给家庭和社会都带来沉重的负担。随着国家对于养老问题的日益关注，我国养老事业的深入实践医疗对于养老事业的重要性日益凸显。

"老年"从生理意义上讲，是生命过程中器官走向老化和生理功能走向衰退的阶段。成年人随着年龄的增长必然会出现一个老化的过程。人的老化可分为正常生理的老化和不正常的老化。正常生理老化称为"变老"，不正常老化称为"衰老"或"早衰"。老化是循序渐进的,老化的因素很多,每个人老化的进度并不完全相同,即使在同一人身上,各器官系统的老化也不是完全一致的。老年人的生理、心理和社会功能随着增龄而减退,如何防止人体早衰、延缓老化过程和增加健康寿命,是摆在老年医学以及与其相关各学科面前的重要研究课题。

我国老年人常见疾病前 5 位疾病依次为:高血压、冠心病、脑血管病、恶性肿瘤、呼吸道感染。我国老年人的死亡原因依次为:恶性肿瘤、脑血管病、心血管病、感染(尤其是肺部感染),以上 4 类疾病占总死亡人数的 70% 左右,但其可随增龄而发生变异不同地区有所不同。主要影响老年人生活质量及致残的却是认知障碍、老年骨关节病、肢体活动不利、视力老化、听力老化、糖尿病等。

(一)老年病的特点

老年人由于各系统器官的组织结构及生理功能均随增龄而衰退,且呈进行性和不可逆的变化。因此,老年人疾病的发生、发展和转归均与年轻人迥然不同,在诊断、治疗和康复方面也存在着较大的差异。

1. 一人多病　由于老年人各个脏器组织先后发生病变,往往同时存在多种疾病。即使在一个系统,也常有多部位、多种病变,既可以一病多症,也可以一症多病,多种疾病之间还相互影响,因此临床表现复杂,症状多样化、起病缓慢、隐袭、病程易迁延。据调查显示,老年人平均患病达 5~6 种。

2. 临床表型不典型,易漏诊　由于机体的衰老、各器官的反应性和敏感性减退、疾病的症状和体征常缺乏青壮年那样的典型表现,往往症状轻而病情重,但也有症状重而病情轻者。如老年肺炎患者,体温往往不太高,甚至正常,白细胞计数也可不高,只是白细胞分类异常,但胸片可见广泛的病变,患者可能在症状及体征不明显的情况下突然发生休克而危及生命。在老年急性心肌梗死患者发病时,有典型胸痛者只有约 60%,80 岁以上者约只有 20%,有些表现为牙痛、胃痛,常主要为气急等左心衰竭症状。有时因老年人心理功能衰退,主诉症状有时被夸大,有时被隐瞒,使病情更加复杂,难以诊断。

3. 病情急,变化快　老年人各器官储备功能明显减退,一旦发病或因处理不当,病情急转直下。如原患慢性支气管炎、肺气肿、冠心病患者,一旦感冒、高热,即很易转为肺炎,诱发心衰、心律失常,致循环、呼吸衰竭。并发症多,易出现连锁反应。所以观察应仔细,处理应及时。

老年人由于各种功能衰退明显、功能储备减少及伴有多种疾病等原因,使其适应内、外环境变化的能力下降,易出现并发症。如卧床 1~2 周就可出现关节挛缩、便秘、直立性低血压、下肢深部静脉血栓、体力明显衰退、肺炎等废用综合征。轻度发热、腹泻、电解质紊乱时出现意识障碍甚至危及生命;数天进食差、液体入量不足,就可引起血压下降、脑供血不足甚至脑梗死;输液多、快时易出现左心衰;关节挛缩患者在接受被动关节活动时如引起明显的疼痛可导致血压明显升高、心绞痛甚至心搏骤停;跌倒易发生骨折。并发症可能以连锁反应的形式发生。所以,在老年人治疗和康复过程中,要有牵一发而可能影响全身的整体观念。

4. 疗效差,病程长,恢复慢,预后差,致残率高　老年病多呈慢性、进行性,一旦患病,很难彻底治愈。即便是急性病,疗程及恢复期也均比年轻人明显延长,这可能与老年人各种功能储备减少、多种疾病互相干扰、并发症多、易出现失用等有关。老年人的病情波动大,病情往往时好时坏,很小的一个诱因甚至没有明显的诱因就可引起病情波动。如一位老年脑卒中偏瘫患者,在经过一段时间的康复训练之后,刚恢复步行能力,因为上呼吸道感染、进食差、睡眠差、疲劳或预防性输液等而使其活动减少数日后,又丧失了步行能力。

5. 药物不良反应多 老年人肝、肾功能减退,肝脏对药物的分解代谢减慢,肾脏对药物排泄减少。因此,药物的半衰期明显延长,在体内蓄积而容易出现药物中毒。此外,老年人由于患多种疾病,服药种类较多,药物之间相互作用,也容易增加药物不良反应的发生率。所以,老年人用药要严格掌握适应证,权衡利弊,必要时减量。

(二)老年人致残原因

老年人致残原因复杂,往往是多种因素混合存在。

1. 直接致残原因

(1)老化:老年人年迈体衰,各种功能均出现不同程度的衰退,如果没有经常锻炼或活动的习惯,则会逐渐丧失活动能力。老化使老年人参与各种活动的能力下降、易发生疾病和外伤、不能承受较大的康复锻炼强度,使老年人恢复困难。

(2)疾病与外伤:是老年人致残的主要原因,常见的需要康复的病症有脑卒中、脑外伤与脑手术后、帕金森病、痴呆、周围神经疾患、脊髓损伤、关节炎、慢性疼痛、疼痛综合征、急性椎间盘病变、骨质疏松、骨折、关节置换术后、心血管疾患、慢性脏腑疾患、跌倒、姿势与平衡异常、体质衰弱、挛缩、压疮、走动困难、癌症等。

2. 继发的失用与误用 除身体状况很好的老年人外,相当一部分老年人由于身体的、心理的、社会的或环境的原因,往往活动少或不活动,这种情况在急性病后尤其明显,引起一系列局部和全身的废用综合征表现,使其身体状况进一步恶化和复杂化。有的老年人轻微的身体不适就想卧床休息,总想被别人侍候,家人也往往过度照顾。如住在没有电梯的楼上,因下楼困难,形成与世隔绝的状态,日常活动量很少。老年人易在短时间内出现明显的失用,其中,以挛缩最为常见、可逆性差且对预后影响大。如一位高龄老人,平素短距离步行,日常生活大部分自理,因一次发作性头晕,而连续输液 10 天没有活动,10 天后患者出现明显的双膝关节屈曲挛缩,使其丧失了下地活动能力。

误用问题也不能忽视,因治疗和康复不当,在老年人易出现不良反应和损伤。如一次活动过度,往往因为疲劳不能较快地恢复,而使老年人卧床数天;轻度软组织损伤,可能造成老年人康复活动和日常生活活动明显受限。

3. 社会心理因素 由于我国经济尚不发达,尤其是在较贫困的广大农村,患者本人、家属和医务人员对老年人的治疗和康复往往比较消极,许多老年人"小病靠抗,大病靠躺",使老年患者丧失了康复的机会,残留明显的残疾。

老年病残的主要特点是多种患病、因病致残、病残交织、互为因果,易出现恶性循环;躯体的、心理的和社会的致病致残因素综合作用;特别容易导致日常活动能力的障碍、退出社会和长期依赖医院或休养院的后果。所以仅重视治病,不能解决病残交织导致的恶性循环问题,特别是以退行性病变为主的老年慢性病,最终难免回天乏术。另外,即使已经处在医疗照顾甚至住院条件下,仍有许多老年患者发生继发性残疾而失去能力。

(三)老年人各重要器官的生理变化

一般认为人的老化从 40 岁后就逐渐明显,如 45 岁左右出现眼的老视、随之头发灰白,50 岁以后由于骨质疏松使脊柱压缩出现身高变矮,60~70 岁以后功能障碍更加明显:听力减退、牙齿脱落、反应迟钝、记忆力减退等,内脏器官的功能也逐渐减弱,还可出现心理功能的障碍,表现为性格和行为的变化等。随着社会的发展、经济的增长,人们生活、医疗条件的不断提高,人的老化逐渐明显延缓,不但长寿而且健康。

人体各系统的器官组织在其生命过程中总是经历着发育、生长、衰老、死亡的必然进程。老化表现为各器官储备能力(如心肺储备能力、肝解毒储备能力、肾排泄储备能力、体温调节功能等)逐渐减少,造成自稳态控制能力,如保持正常体温的体温调节能力、保持正常血压和血液供应的血管压力感受器敏感性、水电解质平衡调节、代谢废物和药物解毒与排泄调节等逐渐降低,对内外环境变化,尤其是剧烈变化的适应能力下降(如不适应高温和低温环境、体位改变时易出现直立性低血压,易出现药物中毒和水电解质紊乱等),应答能力下降(如感染时体温及白细胞总数不增高)。各器官生理功能衰退是老年人容易发生各种老年病和功能障碍的生理、病理基础。

1. 神经系统　神经系统在机体对外界环境的适应和保持内环境的稳定中起着主导作用,神经系统是衰老发生最早、最灵敏且最复杂的系统之一。老化的生理功能改变主要有:

(1)感觉功能减退:因感受器与大脑神经元数目减少及敏感度下降等,听力、视力、嗅觉、味觉、触觉、压感、痛感、冷热感、本体感等均随增龄明显下降。

(2)运动功能障碍:主要是由于锥体系统、小脑等功能减退,表现出步态、姿势和平衡的常改变。

(3)学习和记忆功能减退。

(4)精神、情绪的改变:表现出压抑、失眠、焦虑不安等精神情绪反应,这主要是由于网状结构和边缘系统功能减退所致。

2. 呼吸系统　老化的生理功能改变包括:

(1)最大通气量减少:老年人因呼吸肌收缩力、肺和胸廓顺应性减弱,呼吸道阻力增大,呼吸中枢敏感,呼气降低,使最大通气量减少,到90岁仅为青年人的50%。

(2)肺活量降低:随着增龄,肺活量逐渐降低,70岁时肺活量约减少40%。功能残气量增加。在60岁以上的老年人,功能残气量占肺总量的40%。

3. 心血管系统　老化的生理功能改变包括:

(1)心排血量减少:心肌收缩和舒张效力降低,心肌等长收缩和舒张期延长,使心肌耗氧量增加和心排血量减少,机体各器官的血液供应减少,其中以脑和冠状动脉更为明显。

(2)收缩间期延长:左室充盈度降低和阻抗增加,血管增厚、变硬,弹性减弱,血流阻力增加,导致血压升高,一般以收缩压上升最为明显。

(3)心律失常:老年人可出现窦性心动过缓、传导阻滞等多种心律失常。运动后最大心率和最大摄氧量随着增龄而下降。压力感受器敏感性降低,易出现体位性血压。

4. 消化系统　大肠肌层萎缩,肠蠕动能力减弱易发生便秘。肝脏萎缩、重量减轻,肝细胞数目减少,解毒功能下降,影响药物的灭活和排出,易引起药物性肝损伤和药物中毒。

5. 泌尿系统　肾小球滤过率随着增龄逐渐降低,血中尿素氮逐渐上升,肾血流量可减少,肾小管功能减退,尿浓缩功能降低。此外,老年人膀胱排空能力减退,男性有不同程度的前列腺增生,女性因子宫脱垂等原因使尿流不畅,残余尿随着增龄逐渐增多,易发生反复泌尿系感染,引起尿频、尿急等。老年女性因骨盆底肌肉松弛等易出现压力性尿失禁等。

6. 内分泌系统　下丘脑中调控内分泌的多巴胺、去甲肾上腺素等生物胺减少,机体对糖皮质激素和血糖的反应减弱。女性在50岁以后生长激素、催乳素水平降低,而男性变化不显著。老年人抗利尿激素分泌减少,致使肾小管再吸收能力降低,出现多尿、夜尿。甲状腺同化碘的能力减弱,三碘甲腺原氨酸水平下降,T3 与反 T3(rT3)水平随着增龄而升高。肾上腺皮质的雄激素、醛固酮分泌减少,肾上腺皮质对促肾上腺皮的反应性下降,致使老年人保持内环境稳定与应激能力降低。胰岛功能减退,约半数 60 岁以上人群糖耐量试验异常,糖尿病发生率增高。老年男性睾丸内分泌功能和女性雌激素及黄体酮分泌减少,使性功能及生殖能力逐渐减退,老年女性易骨质疏松。随着年龄增长,松果体许多调节功能减退,下丘脑敏感阈值升高,对抗应激延缓。

7. 免疫系统 老年人免疫应答能力下降,易出现感染。

(四) 老年医学的范畴

1. 老年基础医学 研究衰老的机制,器官组织形态和生理功能的衰老和变化,探索延缓人体衰老的措施等。

2. 老年临床医学 研究老年人患病的临床特点,老年人机体内环境的不稳定因素,老年人疾病的早期诊断和临床药理学的特殊问题,重点是研究导致老年人病残和过早死亡的常见老年病。

3. 老年流行病学 调查人群中老年人健康状况,常见老年疾病发病情况,老年人致残和死亡原因及相关因素分析,从而提出相应的防治规划和措施。此外,通过长寿地区和长寿老人的实际调查,综合医学、心理学、营养学、社会学等多学科的调查,经横向性和纵向性研究,从中找出规律性论据以充实老年医学的内容。

4. 老年预防医学 研究如何预防老年人的常见疾病,如何保护老年人的身心健康,及研究老年人的保健,包括饮食管理、健身锻炼、文娱活动和培养良好合理的生活习惯等。

5. 老年社会医学 研究与老年人健康有关的社会、经济、文化、教育和环境等与社会制度、家庭结构和风俗习惯相关的问题,重点研究老年人的心理、智能和行为,研究老年人的社会福利、教育、保健和环境保护等问题。

6. 老年康复医学 研究老年人残疾的特点及其康复预防、评估和治疗的问题,重点研究慢性病、老年病以及衰老所致的老年人生理器官、心理行为和社会参与方面的功能障碍问题。

7. 老年康复护理学 研究如何遵循老年人、老年病患者的生理和病理变化规律,实施康复护理,重点是根据老年人的特点和康复护理原则,解决老年人的身心健康问题,提高老年人生活质量。

二、老年康复护理学

(一) 康复护理学与老年医学的关系

讨论康复护理学与老年医学的关系,应在老年护理学的基础上,以康复的观念来看待老年康复护理的有关问题,老年人不仅是康复护理的对象,而且是康复护理中需要重点研究的群体,老年医学与老年护理学已有的研究对康复护理学的研究是非常有意义的。随着社会的进步和科技的发展,人类平均寿命的提高致使人口老龄化已成为全世界面临的共同问题。康复护理对象中老年人所占的比例也越来越大,康复护理学要在老年护理方面深入研究,根据老年人的身心特点和特有的健康问题,针对性地运用康复护理程序以达到护理目标。老年医学已有的理论与实践,对康复护理学在老年护理领域内的研究起了指导作用,同时康复护理学与老年医学在老年人如何延缓衰老和保持健康方面,有许多值得共同探讨的问题,老年康复护理学就是在老年医学、基础护理学和专科护理学基础上发展起来的一个护理学分支。

老年护理学形成的同时,对从事老年康复护理的护士提出了相应的要求,老年医院、老年康复中心、老年科、社区康复的护士应该掌握老年护理学的有关知识,都应该懂得老年康复护理的特点。

1. 老年康复护理的特点 虽然康复护理对老年人是非常重要的,但是,老年人接受康复的过程与青壮年人有很大的不同。老年本身是一个正常老化的过程,由于器官功能的逐渐减退,相对的生理储备功能也减退,致使老年人较无精力应付失能造成的压力和康复时的身心损耗。此外,老年人可能同时患有多种疾病,使得制订康复计划时需要考虑多方面的因素而比较困难。通常最多见的还有老人自己或家属对康复的效果期望较小,其中原因有老人基本上没有社会和家庭的角色负担;以及认为老年人应该接受照顾的传统观念影响。

老年康复护理要注意以下几方面的特点:

(1)安全问题:老年人由于机体老化所带来的改变,使他们在保护自己免受伤害方面的能力降低,增加了日常生活中的不安全因素,如:外伤、窒息、误吸、皮肤受损、脱水、营养失调等。

(2)心理问题:人的心理是脑的功能,生命在老化的过程中,脑组织也逐渐发生形态结构和功能的变化,致使老年人的心理活动也随之发生改变,如:各种感觉的减退、智力减退、记忆力减退、情绪改变等;特别是身患绝症的临终老人,因其人生态度、个人经历、文化层次、宗教信仰、亲友关系和人格背景的不同会出现各种复杂的心理变化。

(3)用药问题:老年人由于各重要器官功能逐渐衰退,对药物在体内的吸收、排泄、代谢、分布及其作用与青壮年都有不同,药物的选择和剂量都必须慎重;而且一个老年人往往同时患有多种疾病,用药的种类较多,药物的不良反应要比青壮年多2~3倍。

(4)病情变化问题:老年人一旦患有急性病或慢性病急性发作时,病情发展往往较迅速,容易出现危象和临床表现不典型等特点。

2. 老年康复护理学对老年人的整体护理 包括老年人健康和功能状态的评估,计划并提供适当的护理和其他健康服务,以及评价这些服务的有效性。强调增进日常生活的功能性活动能力,促进、维持和恢复身心健康,预防和减少因急、慢性病所造成的疾病和残疾;以及维持生命的尊严与舒适直到死亡。老年康复护理除了在医院的老年科和老年病门诊外,老年护理院、敬老院、老年康复中心等都是老年康复护理学需要涉及的机构和服务的范围。

(二)老年康复护理学的研究对象、内容

老年人是一组易患多种慢性疾病、常有多器官同时损害、活动能力减弱、生活难以自理以及对预防保健、医疗护理和康复需求较多的人群。到21世纪末,我国将成为老年型国家,预计2040年,我国老年人口将达到3.5亿~4.5亿。联合国把健康老龄化作为全球解决人口老龄化问题方面的奋斗目标之一,所谓健康老龄化是指老年群体中大多数人处于个人身心状况良好,各器官功能相对健全,能独立生活和参与社会,不仅体现寿命的长度,而且注重生命的质量。因此,促进健康老龄化是老年医学与其相关学科及康复护理学在研究人口老龄化同时的奋斗目标。

1. 老年康复护理学的主要研究对象 老年康复护理学它的主要研究对象明确是老年

人和老年病患者。从老年医学的角度均属于老年康复护理范畴。由于社会的老龄化使老年康复护理学的对象日益增多,老年康复护理学在整个康复医学及护理学中的地位显得日趋重要;老年人中的绝大多数生活在社区,康复护理帮助老年人解决老年慢性病、脑卒中、帕金森病、痴呆、周围神经疾患、脊髓损伤、关节炎等后遗症;骨质疏松、骨折、体质衰弱、挛缩、压疮、走动困难、癌症等危害老年健康长寿的问题、提高生活质量的问题是老年康复护理学的任务和目标。

老年康复护理的对象主要有三个方面:①儿时就有的身体和精神发育障碍者或年轻时因外伤所致的失能者,包括运动器官、内脏器官和感觉器官的残疾以及智力和精神残疾的患者,这些是康复医学最初的对象;②老年慢性病患者,如高血压、冠心病、老慢支、糖尿病、骨质疏松等患者;③衰老所致的失能,老年人随着年龄的增长,即使没有残疾和疾病,身心各方面的功能也会因机体的老化而逐渐减弱,社会的老龄化使老年群体不断增加,慢性病和老年失能的患者随之不断增加,需要康复护理的对象也日益增多。目前老年人的康复不仅是医学界的重要课题,同时也成为社会关注的重要课题,老年康复护理将由于社会需求的不断增加在康复护理中占据越来越重要的地位。

2. 老年康复护理学的主要工作内容 老年康复护理学它的主要工作内容使老年人:有生活能力和社会功能以及能运用自我护理使自主生活达最大范围,并不需要没有疾病。老年康复护理学要研究老年人以及老年病患者的身心特点,以满足老年人对康复护理的特殊需要。

(1)提高愚者自我照顾的能力:老年人的健康促进并不强调针对疾病和残疾,而是注重老年人拥有的体力和能力,强调发挥最大的潜能。

(2)去除影响患者康复的因素:老人的自身状况、家庭的支持与否,以及经济和社会的支持与否,都会影响老年人康复的效果,要鼓励积极因素、去除消极因素。

(3)避免替代功能的护理:只要老人能够自己完成的功能性活动,都要尽可能使其维持下去,避免替代护理加重老年人的失能。

(4)重视健康老人的概念:在追求老年人寿命长度的同时,更要重视寿命的质量,能否保持生活独立和社会参与的能力,比是否患有疾病或残疾更加重要。

(三)临床常见的老年病和问题

1. 痴呆 痴呆是老年人的常见障碍。即使尚不达痴呆的程度,老年人也往往有记忆力减退等认知功能障碍,不但影响老年人的生活质量,也是影响康复效果和预后的重要因素。有效的药物治疗方法。

2. 大小便失禁 尿失禁是老年人常见的问题,患病率随着年龄增长而升高。其原因包括局部性因素和非局部性因素。局部性因素中以老年妇女骨盆底肌肉及膀胱括约肌、男性前列腺病及其治疗损伤引起的压力性尿失禁较为多见,非局部性因素中以意识障碍痴呆、脊髓损伤等较为多见。尿失禁可影响日常生活活动、自我感觉、全身健康和生活质量,痴呆引起的会活动,也需要大量的护理人力和费用。

3. 跌倒 引起老年人跌倒的原因包括内因和外因。内因包括生理功能减退、疾病、药物的副作用和心理因素等,使老年人抗跌倒的能力降低;外因包括生活环境因素、社会因素。跌倒可引起软组织损伤、骨折和颅脑损伤等多种损伤。跌倒是老年人首位伤害死因,也是老年人意外死亡的常因。

4. 髋部骨折　老年人由于骨质疏松,易发生髋部骨折。髋部骨折包括股骨颈骨折和股骨粗隆间骨折,治疗不当容易造成严重残疾,使患者失去步行能力,且容易出现并发症,重者可导致死亡。

5. 生活不能自理　生活不能自理与患有多种疾病、高龄、从不进行体育锻炼等因素有关。生活不能自理不仅限制了老年人的日常生活活动和社交有关。

6. 严重骨质疏松与退行性骨关节病　据调查,我国60岁以上人群的骨质疏松发病率为22.6%,其中男性为15%,女性为28.6%,并有逐年增高的趋势。患者可疼痛(以腰背痛多见)、脊柱变形、髋骨骨折、胸腰椎压缩性骨折等。退行性骨关节病主要有退行性颈、腰椎病和退行性膝关节炎。症状明显者可明显限制患者的日常生活活动能力,并影响患者的生活质量。退行性膝关节炎是影响偏瘫患者恢复步行能力的重要因素。

7. 抑郁　据报道,我国老年人抑郁的发生率为10%~29%,且有随着年龄增长而增加的趋势,女性高于男性。老年人抑郁症的表现多不典型,即情绪异常和躯体主诉的混合状态。有的以躯体症状和自主神经系统失调为主,如口干、无食欲、胃胀、便秘、出汗等。严重的抑郁表现为异乎寻常的搓手顿足,坐卧不安,拍打桌椅,甚至以头顶墙,似有难言之苦,并有虚无妄想(如行将死亡)。有的无明显抑郁情绪,长期以神经症状为主,表现为躯体无名疼痛、食欲差、体重下降、无精力及睡眠障碍等。10%~20%表现为知觉降低、精神活动迟钝、定向力差、表情茫然等假性痴呆症状。

8. 卧床不起　卧床不起是衰老、疾病和损伤的最终后果。如是可逆性因素引起的,经过治疗和康复有可能恢复不同程度的自理能力,对这种患者保持所有关节的正常活动范围非常重要。因为患者常出现明显的多关节挛缩(下肢更多见),下肢挛缩是影响此类患者恢复步行能力的主要因素之一。肺感染是卧床不起者的主要死亡原因,即使每天保持被动坐位数次,也可明显减少肺感染的发生。

三、老年康复护理对护士的要求

从事老年康复护理是一项富有挑战性的工作,对康复护士的要求比从事其他的护理工作更高,具体有以下几个方面:

(一) 较高的品德修养

助人是护士职业的特征,帮助老人更是没有功利和不求回报的一种奉献,每个从事老年康复护理的护士都要培养助人为乐、无私奉献的高尚品德。工作中耐心细致,老年人往往反应迟钝、行动缓慢,康复护士要有足够的耐心倾听老人说话、等待老人完成需要他做的配合;护理老人时要注意排除环境中的不安全因素:保持地面平坦、干燥、室内温度适宜、走道光线充足、取物方便等。处处替老人着想,帮助老人排忧解难,像照顾自己的长辈一样照顾老年人。

(二) 较强的业务素质

康复护士不仅要具备护理学的基本知识和技术,而且要具备老年护理学和康复护理学的知识和技术,不仅要有理论的功底,而且要善于实践。老年人病情变化莫测,而且症状不典型,康复护理中观察要敏锐仔细,及时发现病情变化的迹象;康复训练中观察老年患者对运动承受能力及训练后自觉症状。

（三）良好的心理素质

护士乐观开朗、积极进取和坚韧不拔的精神,对老年患者常有的抑郁、退缩和无望的心理是一种有效的感染和鼓励,而充满活力的形象会直接对老人产生影响力。要尊重老年人的人生经历和个人感情,充分理解老年人的情绪变化和特殊习惯,康复护士要关心、注重老年人的心理问题,及时疏导。

（四）善于合作的团队精神

康复的工作方式是治疗小组的形式,老年人由于较多的健康问题,常需要各专业的康复人员参与小组共同努力,康复护士作为小组中的重要成员,应该善于协调、能与他人团结合作。

第三节 康复护理学与伦理学的关系

一、伦理学概述

伦理学。即道德学,是研究道德的起源、本质、作用及其发展规律的科学。它以道德作为研究对象。"道"传统的说法有三种含义:

其一,从宇宙本体论解释"道",中国古代学者老子认为"道先天地生",是时空中永恒而唯一的范畴。

其二,抽象法则和规律。具有某种客观性质和内容,即理论上不可变易的道。

其三,指"人生之道""伦理之道",注重修道以成徒。

我国的孔子把"道"作为人生追求的一个目标,目标在道,根据在德,依靠在仁。孔子指的是做人的法则和社会的规范。"德"指内心的情感和信念,古人都以"德"为内心的道德境界,德是靠内心修养来发扬光大的。

"伦",古人认为其含义是"类"或"辈"的意思,进一步引申就是人和人不同辈分的关系。因此"伦"可以理解为关系的意思;"理"的本意为治玉,带有加工而又显示其本身纹理的意思,可以解释为事物的条理和道理。"伦理"作为一个词,含义就是协调人伦准则的方法。

伦理学是一门比较古老的科学,在不同的历史时期伦理学以各种不同的表达形式在人类文化史上发展着。伦理学也称道德科学或道德哲学。它是一门用概念、规范、范畴等对道德的发生、发展及其作用进行系统化、理论化的表述。并使之成为专门论述道德问题的理论和学说。伦理学所要研究的问题很多,但最基本的问题是道德和利益的关系问题。

二、康复护理中的伦理法律问题

康复护理学与伦理学的关系是护理伦理学在康复护理实践中的体现,康复护理学以帮助患者恢复功能、提高生活质量为目标,重视生命的价值和质量。康复护理中的伦理观和康复护士的伦理道德体现了学科的特点。

康复护理道德属于医学道德的范畴,康复护理伦理学是以伦理学的基本原理为指导,研究康复护理学在为患者康复全过程中应该遵循的道德原则的科学。康复护理伦理是制约康复护理行为的一系列道德原则,康复护理伦理学旨在协助康复护理人员了解康复护理专业中的伦理内涵,提供康复护理行动的指南,使康复护理人员能选择适当的康复护理行为。

（一）康复护理伦理学的研究内容

1. 康复护理道德的基本理论　康复护理道德基本理论包括护理道德的产生、发展及其规律；护理道德的本质、特点及其社会作用；护理道德的基本原则和范畴；护理道德与其他学科的关系等。

2. 康复护理道德的规范　康复护理道德规范包括护理人的基本道德规范；康复护理人员在康复医学的不同领域和不同学科的具体道德规范；康复护理人员在护理关系中的道德规范和要求；康复护理管理人员在护理管理中的道德规范和要求；生命伦理学特殊的道德规范和要求等。

3. 康复护理道德的基本实践　康复护理道德实践包括护理道德的修养、教育及评价等。

（二）康复护理中的伦理学

康复护理的目标对护理伦理中的一些难题给予了学科观念的解答。如生命神圣论与生命价值和质量如何统一的问题，人的生命之所以神圣就在于生命的价值和质量。在医务人员积极救死扶伤的同时，康复医学与康复护理已经注意到了生命质量的问题，一系列康复治疗措施在临床的介入，就是为了预防和减轻残疾的发生，赋予挽回的生命更高的价值。如对患脑瘫的儿童进行积极的康复训练，为的是让这些残疾患儿能学会自理生活和将来自立的能力，以减轻他们的人生给家庭和社会带来的沉重负担。又如对晚期恶性肿瘤患者的疼痛问题，在采取了各种止痛措施仍不能缓解的情况下，使用麻醉剂已不再考虑成瘾的问题，因为对于肿瘤患者来说，此时最人道的康复护理是减轻痛苦，而不应限制采取的手段和方法。

此外，康复的原则强调患者的主动参与，康复护理不强加于意识清醒、有自主能力但不愿意配合参与康复治疗的患者，因为不愿主动参与康复的患者难以达到康复的目标；而帮助有需求的残疾者尽最大可能地恢复功能，是康复护士义不容辞的职责，残疾者能回归社会，将使更多的人能充分体现生命价值，可以说，这就是康复护理的伦理观念所在。

（三）康复护士的伦理道德

在康复护士接触的患者中，许多人患有不同程度的功能障碍和残疾，残疾者往往会有自卑感，所以尊重患者的人格和权利显得格外重要。康复护士的伦理道德应包括以下几个方面：

1. 护患关系的道德要求　尊重和爱护康复患者，包括尊重康复患者的人格，尊重康复患者的生命价值，尊重康复患者的权利；了解同情康复患者，精心为康复患者提供优质康复护理服务；积极为康复患者做康复训练指导，努力维护康复患者的身心健康，达到身心全面康复。

2. 康复护士要在不伤害并尊重患者本身意愿的前提下，对晚期患者酌情说实话，以便让患者有时间安排自己的后事，与亲人共享生命的余辉，充分体现生命的价值。

3. 康复护士应该成为患者的代言人，允许患者自己做决定并且支持患者的决定，特别要保护那些年幼或年老体弱、沟通障碍或没有亲属的患者，帮助维护患者的权益。

4. 康复护士还要成为患者与医务工作者之间的桥梁，成为康复治疗小组中各方人员关系的协调者，以团队精神积极维持最好的医患关系。

第四节　康复护理学对康复护士的要求

医学包括预防医学、保健医学、临床医学和康复医学四个方面,其中预防、保健和临床都已包含了护理内容和对护士的要求。康复医学是医学领域的新兴学科,在我国尚未形成完整的专业系列,康复护理学在护理学中也是新兴学科,在讨论学科的同时应该明确康复护士的职责及职业道德要求。

一、康复科护士的职责

1. 在护士长的领导下,负责本科康复护理工作,配合康复医师、治疗师做好各种诊疗、康复护理工作。

2. 随同科主任查房,参加临床病例讨论和危重患者的抢救工作。

3. 热情接待新入院患者,介绍入院须知和院里有关规定;住院期间要服务周到,出院时要热情欢送。

4. 经常了解患者的病情、思想和生活情况,做好心理康复护理、康复健康教育工作。

5. 参加定期召开的工休座谈会,听取对康复、护理及饮食等方面的意见,不断改进工作。

6. 对康复患者进行功能矫治和功能训练,达到生活自理,提高生活质量,早日回归家庭、社会。

7. 定期对患者进行康复护理功能评估,作出功能训练后的效果评价,做好记录。

8. 检查患者或家属对康复器具的使用情况以及生活护理质量,并做好家属的康复教育、训练技术指导。

9. 检查康复器具的保管及维护情况,遇有损坏和遗失应查明原因,向护士长汇报。

二、康复护士职业道德

(一)具有理解、尊重、关心、帮助残疾人的道德品质

康复患者虽然身体残障,但他们仍拥有做人的尊严,享有人格的权利,不论他们的社会地位高低,经济状况如何,残疾程度轻重,他们都应有与健全人一样的同等待遇。因此,康复护士必须尊重、理解患者,并给予深切的同情、关怀和必要的帮助。他们有权利了解自己的病情并做出今后的决策。这是康复护士应具备的最基本的职业道德修养。

(二)具有良好的心理品质

康复护士面对的是有身心和社会功能障碍的患者,这就要求护士本身要具备健康的身体素质和良好的心理素质,能以自身的健康活力去感染患者,而不会被患者的悲伤所影响。良好的心理品质是康复护士做好本职工作的基本素质。因此,要注意克服主观或客观因素对自身情绪的影响,在任何时候都不应因自己的情绪波动而影响康复患者的康复效果。始终要以饱满的热情、积极的态度、良好的心态、稳定的情绪对待康复护理工作。

(三)敬业精神、认真负责、忠于职守

因为康复护理的对象是老年病、慢性病和残疾的患者,他们的康复过程是漫长的,所以康复护理工作非常平凡,只有热爱专业、具备献身专业精神的人才能胜任。同时康复患者或许因语言、听力或智力障碍等原因,在接受训练时可能要经过几次或十几次的反复指导才能

完成。因此,康复护士对患者的训练指导要有高度的责任感,不能敷衍了事。对训练次数、功能改善情况的观察要如实记录。

(四)具有合作和协调能力

康复护士要全面了解整体康复计划和训练项目,还要掌握康复患者的身心状况及其训练反应。因此,康复护士需要有较强的协调能力,不仅要与各专业人员沟通与协调,还要做好各项康复治疗时间、内容和顺序的安排与协调,保证每位患者的康复训练正常进行;协调好患者之间的良好人际关系,使他们相互关心、相互帮助、相互鼓励,这是改善患者心理障碍的一种积极有效的心理治疗方法;努力与家属和单位的沟通协调,增强他们对患者的关注,促使他们从精神、生活上多给予患者帮助和鼓励;这些沟通协调都有利于患者的康复。

(五)专业知识及社会经验

康复护士除了需要护理学的基础知识和技术外,还要学习康复护理学的专业知识和技能,掌握康复预防、康复评定和康复治疗的方法。康复护士不仅要有康复护理的专业知识,而且要有广博的相关学科知识和一定的社会经验,因为康复需要全面综合地应用各种措施,包括医学、教育、职业、工程和社会的知识和经验。

(六)团队精神

康复是多专业、跨学科的联合作战,共同组成康复治疗小组,护士作为小组中不可缺少的成员,应该具有良好的协调能力与合作精神,能同小组其他成员一起为帮助患者达到康复目标而努力。

(郑彩娥　李秀云)

第六章 康复护理学的研究工作

对接触康复患者最多的康复护理人员,如何研究用现代康复的概念,结合护理理论、护理知识与常识、护理方法,研究康复护理,以满足患者精神、心理、身体、社会等在安全、卫生、预防和控制、舒适、运动、学习的需要与实践要求还有差距。康复医学与康复护理学有密不可分的关系,近年来康复医学发展很快,康复护理学是随着康复医学的发展而进一步发展、完善学科建设的。重视康复护理学的研究发展将促进康复医学的发展,将造福于人类。

第一节 科研基金项目申请

一个学科没有研究,学科就会死亡。康复护理学起步较晚,基础差,申请科研资助基金项目的困难很大,这就需要我们提高自身素质,加强与其他学科的合作,争取各级科研基金支持与资助,研究康复护理理论、知识及技能。如功能训练的基础研究、康复患者的健康教育、为补偿、增强和替代已经缺陷的功能,提供工程技术上的帮助等。康复护理人员将与其他学科科技人员紧密结合,发现新问题,提出新方法,为患者解决问题;要养成在康复护理中发现问题,先进行研究,从中找到答案后,再普及推广的思路。

一、科研设计

科研设计定义:科研设计就是科学研究具体内容方法的设想和计划安排。

科学研究要事先(不是事后)进行设计,就像盖房子要事先进行建筑设计一样。盖房子设计,主要为了保证房子有用(达到盖房子的目的)、耐用和经济(省料),科研也要事先设计,在某种意义上说也是为了"有用、耐用和经济"。科学研究是在一般认识的指导下对尚未研究过或尚未深入研究过的事物进行研究。研究的目的在于揭示事物矛盾的内部联系,正确精密地回答和解决所提出的问题。这才保证了结果的"有用性",实践结果有用,也就是目的性,即可以用回答科研所提出的问题,从而达到科研的目的。

另外,为了保证实验结果的可重复性,当然还要求实验观察结果本身的精确性(即误差小)。再次,科研特别是临床疗效观察研究是很费时间和人力物力的,必须提倡多快好省。研究病例太多既没有必要也会造成浪费,太少又没有代表性,结果不能推广应用。有一种统计学方法叫样本含量设计法,可以计算出最低要求的病例数,与分组设计法一起可保证用量少的例数得出最多最可靠的结果和结论,这就保证了"经济性"(统计学上叫"高效率")。

房子要盖得有用,工程设计人员主要靠用户提出专业使用要求如:建设一个手术室就要提出手术室的布局、通风采光要求和规格等,科研结果要能创造性地回答所提出的专业问题

（有用性和创造性），科研人员就得从专业理论技术和知识的角度来进行设计（比起一般建筑设计，科研要求更多的创造性，因为科研主要是探索未知）。房子要盖得耐用和经济，工程设计人员必须掌握材料力学等土木工程技术知识，科研结果要经得起重复实践的考验（可重复性）并符合经济原则（经济性），科研人员就得学会利用统计学方法加以设计，以保证样本的代表性、可比性、实验观察结果的准确性和实验观察安排（分组）的高效率性（经济性）。

归纳起来，科研设计主要是为保证科研（实验、观察）结果符合四性即：①有用性、目的性（也包括可行性）；②独创性（先进性）；③在减少或排除系统误差前提下的可重复性；④经济性。

二、科研设计内容

科研设计是为了使所收集到的信息能与所研究的问题密切相关（能够回答所提出的问题）。科研设计就是要设想、计划安排有关的研究顺序、步骤，使在实施研究搜集到的数据资料能用以进行相应的统计分析和专业理论分析，验证假说，从而达到该项研究的目的。

（一）专业设计

是动用专业理论技术知识来进行的设计；主要解决实验观察结果的有效性和独创性，是为了回答和解决科研课题（包括验证假说），因此，是科研是否有用、是否先进的前提和基础（科研成果大小首先取决于它）。

（二）统计学设计

统计学设计也称实验设计，是运用统计学知识和方法来进行的设计，主要能解决实验观察结果的可重复性和经济性。统计学设计是为了减少或排除误差，保证样本的代表性和样本间的可比性，保证实验观察结果的精确性，从而提高和保证结果结论的可靠性和确定性（可重复性），并提高效率，使较少量的实验观察提供大量的有用信息，因此是科研结果可靠性和经济性的保证，两者应相互结合，缺一不可。

（三）科研设计包括

1. 研究问题（课题 problem 即需加以解决的问题，或需给予回答的问题 question）的选定和表述（说明）。

2. 文献复习，要回答已有哪些有关情报，你要获得的信息是什么。

3. 明确研究目的（objectives 或目标，包括近期及远期目标），即需要通过研究的问题或所要验证的假说什么，也即回答为什么你要进行此项研究。

三、科研设计研究方法

科研设计研究方法包括研究类型、专业及统计设计方案、搜集数据资料的方法、抽取样本和分组的方法、对资料和研究方法等的选定。

（一）问题的表述

概括地描写与所选择课题有关的背景，这是产生研究课题申请（研究目标和假设、方法学、工作计划和预算等）的一个不可缺少的基础，它鉴定同申请研究课题需要回答的重要的特殊的（研究）问题。

（二）反映问题的重要性

问题与国家或地区的卫生目标（生物医学、生物行为和卫生系统的发展）的关系，指出为什么要对申请研究的问题进行研究，要反映问题的重要性及它在国家或地区里的优先地位。

（三）研究结果的应用领域阐述

这个研究的结果对政策制定者、卫生管理人员或卫生科学工作者的用途,怎样把这个研究结果传授给适当的听众。

（四）文献及其他现存的情报的综述

在准备一份申请时,文献及其他现存的情报的综述是重要的,因为:①它帮助你找出有关你的题目别人知道和报告了什么,在设计你的研究时应把这些考虑在内。②它使你熟悉各种方法,在你做研究时有可能加以应用。对文献及其他情报要求作简短的综合,若有详细的综述,应放在附录部分。

（五）目标的表达

简单明了地列出申请研究的一般目的及特殊目的。一般目标或目的是指用非专业用语来表达研究计划要完成什么以及为什么。

（六）变量

变量是在一个研究中有不同数值的特征,且可以被测量,在测量中可用以下尺度。一定量的和数字的测量（例如:年龄、身高、体重、血压等）或一定性的,以类别来测量（例如男性、女性、死亡、慢性病或恢复、有病、没病等）。在做计划时,应清楚地鉴定研究中的变量及其测量方法以及测量的单位亦应写清楚。

（七）研究假设的表述

科学工作的价值很大程度上取决于其创造性及提出假设的逻辑性,若研究人员对其正在研究的问题的结果有足够的知识进行预测,就可提出假设。假设可以被定义为"假定的预言或对两个或两个以上的变量之间的解释。换言这一个说是把问题表述翻译成为一个精确的,毫不含糊的预言"。假说也可以在形式上像预言两个变量之间的关系,一个为自变量,另一个为因变量（应变量,倚变量）那样简单。

（八）研究方法学

1. 方法学的总结　就研究设计中的突出部分写一或两段总结。

2. 研究设计。

3. 适当的研究策略选择　选择研究策略研究设计的核心,也可能是研究者必须作出最重要的决定,其选择取决于一系列的考虑。

研究的特殊类型:描述性、评价和监视的策略。

(1)问话/调查。

(2)邮寄的问卷。

(3)研究现存资料观察的或分析的策略。

(4)预后研究(队列)。

(5)历史性(重建性)队列研究。

(6)回顾性研究(病例控制)。

(7)横断面研究。

4. 随访研究　实验策略。

(1)动物研究。

(2)临床治疗试验。

（3）预防临床试验。

（4）预防试验研究。

5. 操作的策略　观察、时间过程研究。研究的选点包括的所有的适当的各个方面,例如研究的人群,研究的地点、时间、地方及伦理问题的考虑。

6. 抽样　抽样是为研究选择一个适当而又可以掌握（控制）大小的样本（数）的过程或技术。

（1）抽样程序的选择。

（2）研究样本的大小。

（3）保证样本的代表性或可靠性及减少抽样误差的计划。

7. 对照组　对照的使用及对照组的定义为提高结论的价值,设立对照或比较组的科研的特点,对照组包含有从同一人群但在某些方面,例如在暴露于危险因素方面有差异的可比较的多个单元预防或治疗尺度的使用或适用于一个干扰性程序。

在一个实验的研究中,对照组中的病人并没有给予实验的刺激,但在各方面都与实验组相似,病人在分入实验组和对照组时应在可能的情况下随机进行,在不需表明因素关系或某些结果是同于一个特殊的治疗或干预而引起时,不需要对照组。而一些描述性研究（研究现存的资料、调查等）可能缺乏对照组。在所有分析性流行病学研究,实验研究药物试验,研究干预计划及控制疾病措施的效果以及其他许多研究中需要对照组,许多大的误差是由于企图通过比较把实际上差别很大的各组加以同等并将结论加以推广。除了要研究的因素以外,实验组与对照组应尽可能相似。因此,要订出测试实验（或样本）组和对照组之间的同一性的计划。

8. 研究工具准备

（1）问卷的准备、预先编码和预先测试。

（2）会见的计划。

（3）指导手册的准备。

（4）对调查人员的训练。

（5）观察的其他方法:a. 医学检查;b. 实验室检验;c. 筛选程序。

（6）设计记录表格。

9. 收集资料计划

（1）对研究和资料收集要组织好以减少以下可能:a. 混乱;b. 耽误;c. 误差。

（2）对收集资料的梯队要组织好、训练好,且要明确在研究中的分工和责任。

（3）在资料收集中的逻辑上的支持（应合乎逻辑）。

（4）试点或可行性研究包括预测方法等的计划。

（5）若适用还应制订在不同单位之间的使用研究的计划。

10. 分析资料和解释结果的计划　分析资料的计划是研究设计中一个主要部分,应写入研究申请中。

（1）拟出计划可以帮助研究者避免以下错误,在研究结束时才发现。①一些必需的资料并没有收集;②有些收集了的资料在分析时用不上;③有些收集了的资料并没有适当填入一个表中以进行统计分析。

（2）设计分析表格。

（3）制订对资料进行处理和编码的计划：①手工分类；②机械分类；③计算机程序；④记录联系。

（4）选择应用于每个假说的统计学方法。

11. 预算

（1）人员（津贴费）。

（2）主要仪器、用品。

（3）消耗品的供应。

（4）出差（参观、学习）、国内、国外杂志发表费。

（5）专家评审及其他开支。

第二节　临床医学科研设计的三个基本原则

医学临床科研设计须遵循三个基本原则，即随机的原则、对照的原则和盲法的原则。

一、随机的原则

随机指被研究的样本是从所研究的总体中任意抽取的，也就是说从研究的总体中抽取样本时，要使每一个观察单位都有同等机会被分配到观察组或对照组。

1. 随机的意义有三点：

（1）随机可以消除选择性偏倚，也就是说，可以消除在临床研究中由于选择研究对象（将研究对象分为观察组和对照组）不当而使研究结果偏离了真实情况的偏差。

（2）随机可以增加观察组和对照组之间的可比性。

（3）随机研究经统计学处理可以得到可靠、真实的结果。

2. 随机的方法介绍以下几种

（1）简单随机法：可以按掷硬币的正反面，某些证件的末位单、双号（身份证除外）等来确定每一个研究对象被分配到观察组或对照组。但是以上的方法都可能掺有不随机因素。正规的简单随机法是根据随机数表来确定每一个研究对象被分配到观察组还是对照组。在应用医学统计学书中的随机数表之前，要先确定自某行或某列开始，然后依次按奇、偶数把研究对象分配到观察组或对照组。

（2）区组随机法：简单随机分组在研究对象数较少时，可出现观察组和对照组的研究对象数不等。为了克服这种缺点，提出了区组随机法，是按时间顺序，将全部对象分成相等的若干区组，再将每个区组的研究对象随机分组。这样，既可使观察组和对照组研究对象的数目相等，又遵循了随机分配的原则。

（3）分层随机：根据已知的重要临床特点、预后因素或危险因素等，将研究对象分为不同的组，在统计学上称为分层，再将层内不同数量的研究对象随机分配到观察组或对照组。分层随机的意义是保证了这些重要的因素在观察组与对照组分布的均衡性，从而使两组更具有可比性每一层再按简单随机方法将患者分为观察组或对照组。

（4）比例随机：临床研究有时可按一定比例将患者随机分配到观察组或对照组，如：①考虑到安慰剂的问题时，可规定 75% 的患者接受新药治疗，25% 的患者服用安慰剂；②若比较药物不同剂量的疗效，同时还探讨药物总量与安慰剂的差异时；③在临床研究实施中，又有一种新药需加入观察时常采用比例随机方法分组。但是由于选入观察对象的时间不同,其可比性难以保证,易产生偏倚。

二、对照的原则

选择除了所要研究的处理因素外,其他非处理因素具有可比性的一组或几组病例同步进行观察,然后对比参照称谓对照。临床研究设立对照的意义主要有以下两点:

1. 可控制非研究因素的影响和偏倚,以确定观察组和对照组差异是否来自研究因素。

2. 可确定临床研究中副反应的发生率。选择对照时应注意对照组与观察组间均衡性。

(1)对照组与观察组的数量应在临床研究设计中予以确定。如果是 1∶1 配比,即 1 个病人配以对照 1 人;如果病例难获得,可采用 1∶2~4,即 1 个病人配以对照 1~4 人。

(2)对照组的情况应尽可能地与观察组的情况相似,如性别、年龄、病情等。一般来说,年龄相差要<5 岁;研究一种治疗方法时,观察组为中早期病例,对照组为中晚期病例则对比性差。

(3)对照组来源可以是同一医疗单位的,也可以不是同一医疗单位的(多中心研究时)。

3. 随机对照(random control trials,RCT) RCT 的意义如前所述。对于临床防治研究评价时 RCT 的效率较高,易获得正确的结论。

4. 非随机同期对照 这种研究时观察组与对照组在随访时间和判断结果时间上大体相同,但两组的研究对象不按随机原则分配。如两个同级医院合作,在同一时间内,一个医院采用新疗法,另一个医院采用传统疗法,研究结束时进行比较。此法临床实施比较容易,患者也容易接受,但其结果偏差较大,因为两组基本临床特点和主要预后因素分布不均衡,缺乏严格的可行性。

5. 交叉对照 为随机对照研究的特例。这种研究过程分两个阶段。全部研究对象随机分成两组后,第一阶段甲组患者接受新疗法,乙组患者做对照;间隔一定(足够)时间后,进入第二阶段,这时乙组患者接受新疗法,甲组患者做对照。如下图:

第一阶段 甲组患者(新疗法) 间歇时间 乙组患者(对照)
第二阶段 乙组患者(新疗法) 甲组患者(对照)

其优点不仅可以进行组间对照(甲组两个阶段与乙组两个阶段之和进行对照;甲、乙两组新疗法与对照疗法进行对照),还可以进行自身对照(甲、乙两组两个阶段各自对照),这样不仅降低了对比时的变异度,提高评价效率,同时还可以节约样本。

这种方法要注意:第一阶段的干预作用不能影响第二阶段,如果第一阶段即被治愈或已死亡,则不能进入第二阶段的研究。

6. 历史对照 这是一种非随机、非同期的对照研究方法。观察组采用新的干预方法,其对照资料来自于文献资料或研究者本单位的历史资料。对比时须注意两组的病情特点和预后因素应相似。该方法易实施,符合临床医师的医德观,患者易于接受,因与历史资料相比较,可节约时间和科研经费,但各种偏倚不容易控制。

7. 潜在对照 有时临床研究可无对照。如断肢再植的第 1 例成功与从未有过的成功事实相对照等即为潜在对照。

三、盲法的原则

在临床试验中有三个基本角色,即受试对象、执行者和设计者(监督者)。他们当中的一个、二个或三个不知道研究对象接受的是何种干预措施(被分配在观察组还是对照组)时称之为盲法。盲法的意义在于:可消除测量性偏倚。其方法主要有以下几种:

(一)单盲临床试验

该临床研究设计是使研究对象不知道研究因素是什么而研究人员知道。其优点是避免了研究对象的主观因素对研究结果的影响,缺点是不能避免研究人员的主观因素对研究结果所引起的偏倚。如果研究人员在研究过程中暗示或引导研究对象按其研究的意图回答问题或增加某些处置,必将影响研究结果的可靠性和结论的正确性。

(二)双盲临床试验

这种临床研究设计是使研究对象和研究执行人员都不知道研究因素是什么,而设计者知道(不具体操作),在很大程度上减少了研究对象和研究执行人员主观因素对研究结果的影响。与单盲设计相比,双盲设计较复杂,执行起来较困难,但其研究结果更客观、可靠。

(三)三盲临床试验

临床对该方法尚有争议,此方法是设计者、研究执行人员和研究对象都不知道研究因素是什么,虽然可以更客观地评价研究结果,但削弱了对临床研究安全性的监督。

(四)非盲临床试验

在临床研究中,有些研究,如手术与非手术或几种手术方法的疗效研究等可用非盲临床试验,即研究对象和研究者都了解分组情况。此法较容易实施,容易发现研究中的问题以便及时处理并判定研究是否继续进行。其主要问题是产生偏倚。

第三节 科研设计三大要素

科研的基本要素包括处理因素、受试对象和实验效应。如用某种传统西药或中成药治疗缺铁性贫血病人,观察比较两组病人血红蛋白的上升趋势,该研究中所用的两种药物称为处理因素,缺铁性贫血病人称为受试对象,血红蛋白称为实验效应。如何正确选择三大要素是科研中专业设计的关键问题。

一、处理因素

处理因素(受试因素)通常指由外界施加于受试对象的因素,包括生物的、化学的、物理的或内外环境的。但是生物本身的某些特征(如性别、年龄、民族、遗传特性、心理因素等)也可作为处理因素来进行观察。因此,研究者应正确、恰当地确定处理因素。一般应注意以下几点:①抓住实验研究中的主要因素。研究中的主要因素是按以往研究基础上(本人或他人)提出的某些假设和要求来决定的。一次实验涉及的处理因素不宜太多,否则会使分组增多,受试对象的例数增多,在实施中难以控制误差。②找出非处理因素。除了确定的处理因素以外,凡是影响实验结果的其他因素都称为非处理因素,所产生的混杂效应也影响了处理因素产生的效应对比和分析,这些非处理因素又称混杂因素。因此设计时便设法控制这些非处理因素,只有这样才能消除它们的干扰作用,减小实验误差。③处理因素必须标准化。处理因素的强度、频率、持续时间与施加方法等,都要通过查阅文献和预备试验找出各自的最适条件,然后订出有关规定和制度,并使之相对固定,否则会影响试验结果的评价。如处理因素是药物,必须正确选择批号,给药途径和时间也应标准化和相对固定化。

二、受试对象

受试对象(研究对象)　受试对象的选择十分重要,对实验结果有着极为重要的影响。大多数医学科研的受试对象是动物和人,也可以是器官、细胞或分子。

在医学科研中,作为受试对象的前提是所选对象必须同时满足两个基本条件:①必须对处理因素敏感;②反应必须稳定。因此,在观察新药的临床疗效试验中,应当选择中等程度中青年患者,只有这样才能显示疗效率高低的差别。受试对象的疾病应诊断明确(依照国内或国际统一的诊断标准),且表现具有典型性。研究者必须深知病人的心理状况、情绪起落、病情程度、病程长短、生活习惯、个人嗜好、家庭经济收入、食品种类等都不同程度地影响疗效,这些影响因素必须很好地加以控制,使组间均衡化。根据研究目的不同,对实验动物的选择要求也不同。动物的选择应有针对性地注意种类、品系、年龄(月龄)、性别、体重、窝别和营养状况等。为保证实验效应的精确性,某些动物的生活环境还有严格要求。

三、试验效应

试验效应内容包括试验指标的选择和观察方法两个部分。指标的选择有以下要求。

1. 试验效应指标的关联性　选用的指标必须与所研究的题目具有本质性联系,且能确切反映被试因素的效应。

2. 指标的客观性　指标数据来源决定它的主、客观性质。主观性指标来自观察者或受试对象,易受心理状态与暗示作用的影响,客观性指标是指通过精密设备或仪器测定的数据,能真实显示试验效应的大小或性质;排除了人为因素的干扰。

3. 指标的灵敏度　通常是由该指标所能正确反映的最小数量级或水平来确定。如溶液中物质含量的测定,除测出下限值以外,还可测出最低改变浓度来反映灵敏度。

4. 测定值的精确性　精确性具有指标的精密度与准确度双重含义。从设计角度来分析,第一强调准确,第二要求精密。既准确又精密最好,准确但精密度不理想尚可,而精密度高但准确度低则不行。应当强调指标的精确性除与检测指标的方法、仪器、试剂及试验条件有关外,还取决于研究者的技术水平及操作情况。

5. 指标的有效性　指标的有效性是由该指标的敏感性(敏感度)与特异性(特异度)来决定的。医学中,理想的试验是阳性只出现在患有本病的条件下,未患本病时的试验是阴性。但是绝大多数生物学与医学试验,由于生物个体之间存在差异与试验结果呈正态分布或偏态分布,从试验结果来分析,患者与非患本病者通常在分布上存在不同程度的交错重叠现象。例如测定年龄、性别、民族、地区相同三群人的身高(巨人症、正常人、呆小病),不难发现正常人中个别高个子与巨人症中的矮个子的身高值有重叠,正常人中的矮个子又与呆小症中的高个子身高值有重叠。

6. 指标的特异性 即易于揭示研究问题的本质又不易被其他因素所干扰,多个非特异指标也不能替代。对于大多数试验而言,在样本含量确定的条件下,敏感性与特异性存在反变关系。因此,在选择指标时,宜将二者综合。

第四节 临床科研基本方法

临床医学科研设计的三个组成部分 临床医学研究首先要进行科研设计,其目的是为了节省人力、财力和时间,使临床科研既经济又可靠,从而获得较可信的结果。临床研究设计可使研究结果与真实结果间的误差减至最低限度并求得一个关于研究结果与真实结果之间的误差大小准确的估计。临床医学科研设计包括三个基本组成部分,即研究因素、研究对象和研究效应。

(一) 研究因素

研究因素一般是自外界强加给研究对象的一些因素,包括:

1. 生物因素 细菌、病毒、寄生虫等。

2. 物理因素 温度、紫外线、手术术式(某些术式与预后的关系)等。

3. 化学因素 药物疗效、毒物、营养物等。

4. 研究对象本身具有的特性 性别、年龄、心理、遗传、不良行为等。

如研究某病男女病死率的差别,则性别是研究因素;研究不同年龄妇女乳腺癌的患病情况,则年龄是研究因素;大肠癌的家族倾向、高血压、冠心病的遗传规律、吸烟与癌症的发病及对预后的影响等。

研究因素通常分为单因素和多因素。单因素研究是每次临床研究只观察一个研究因素的效应,包括:单因素一个水平和单因素多个水平。单因素一个水平的优点是目的明确、单一,相对来说容易操作、执行,其研究条件容易控制。缺点是能说明的问题少,研究的效率低。如果有多种因素有待探讨,则研究速度缓慢,浪费了对照组。单因素多个水平研究时,研究因素虽然单一,但一个因素有不同水平或称不同等级,如:观察一种药物及其不同剂量的疗效等。多因素研究一般是在一次临床试验中同时观察多种因素的效应,如果多因素中每个因素又具备不同的水平,则称之为多因素多水平设计。

在临床研究设计中还要考虑到研究因素的强度。任何性质的因素都有量的问题,即因素的强度。临床研究时应选择研究因素的最适强度,如药物的单位剂量(每次用药量)和总量问题。如果研究因素强度过大容易伤害研究对象或实际上无法实施,但研究因素强度过小又难以观察到应出现的效应。此外,临床药物治疗研究时研究因素的强度还受到用药的方式、疗程、用药的时间间隔等影响,在设计中应充分考虑。

在临床研究中,对设计中规定了的最适研究因素的强度实施后则不应轻易变动。在整个研究过程中,应用研究因素的条件要始终保持一致,规定得要具体、细致,如:药物的每日使用次数、每次使用剂量等,这样,所获得的资料才具有可比性,更有利于分析研究因素与结果间的关联。为使临床研究结果更客观、真实,在研究实施中还应重视对研究因素质量的控制,及时发现问题,及时处理。

(二) 研究对象

临床研究设计时,要充分考虑研究对象的可靠性和代表性。研究对象的可靠性,是指所选中的每一个研究对象确实是要加以研究的疾病的一位患者。研究对象的代表性,是指所选中的研究对象的症状、体征和具体的预后因素均可反映该病的真实情况。研究对象数量的多少,在临床科研设计时应明确,也就是确定应得出有显著性差异结果的样本量。如果样本量过大,可能造成人力、物力和时间上的浪费,但样本量过小,又可能造成研究结果的假阴性(治疗有效而判断其无效等)。确定样本量时应考虑如下问题。

1. 研究因素效率高,样本量(研究组+对照组)可少些,反之样本量必须多些。若研究组与对照组差值大,样本量可少些,反之样本量必须多些。

2. 科研设计要求,精确度越高,样本量就要越多,反之样本量可以少些。

3. 如果设计时要求出现的假阳性错误(治疗无效判断为有效)的概率高,样本量须多些,反之样本量可少些。

假阳性错误(α)水平由设计者自行确定,通常取 $\alpha = 0.05$ 或 $\alpha = 0.01$。

4. 临床研究设计要求出现的假阴性错误(治疗有效判断其无效)的概率亦由设计者自行确定,假阴性错误(β)通常取 $\beta = 0.2$、$\beta = 0.1$ 或 $\beta = 0.05$。0.2β 为把握度,即有 80%、90%、95% 的把握度。把握度定得高,样本量则须多些,反之样本量可少些。样本量的确定方法通常采用查表法或计算法。

5. 选择研究对象还应注意以下问题

(1)入选的研究对象应能从科研中受益,尽可能获得最大效应。

(2)在考虑入选研究对象的代表性的同时还要考虑研究对象的均衡性问题。往往过于强调了研究对象的代表性时,其均衡性就差一些,而过于强调了研究对象的均衡性时,其代表性就可能差一些。所谓研究对象的均衡性是指选入的研究对象在影响疾病预后的某些方面的均衡情况,如:性别、年龄、病情、疾病类型等。

(3)入选研究对象的病情在设计时应予以考虑。一般先选择病情较轻的研究对象,待观察到疗效后再试用于重症患者。

(4)是否以志愿者为研究对象应引起重视:一般来说,志愿者多为经济条件有限、有病求医心切者。志愿者为临床研究对象时,容易出现假阳性结果,而且志愿者多不具有普遍的代表性,因此,尽量不以志愿者为研究对象为好。

(5)研究对象依从性:研究对象还应选择那些能够对临床研究工作很好合作的患者,即依从性好。如果依从性不好,会导致研究结果出现偏倚。

(6)对照的选择:最好与病例的人群来源一致,代表无该病的随机样本。可以是同一医院或其他医院诊断为其他疾病的病人(非同一系统病例);可以是邻居,同一居住地的非病例;可以是社区人口的非病例或健康的抽样(最具代表性);也可以是病例的配偶、同胞、亲属、同事等。

选择对照组时应注意:尽可能包括各种疾病的病例,但不应包括已明确研究因素与疾病有关联的病种,如:研究吸烟与肺癌时,选择气管炎的患者为对照,其结果可能降低效率。还应尽可能选择患病时间短的病人作对照,以保证过去暴露的准确性和稳定性。对照提供信息与病例要可比,否则易产生回忆偏倚。

(三) 研究效应与观察指标

临床研究中,观察指标的选择对研究因素在研究对象上体现出的效应有直接影响,因此在临床研究设计中应重视指标的选择问题。主要有以下几点:

1. 指标的关联性　即所选用的观察指标与本次科研的目的有本质上的联系,并能确切地反映出研究因素的效应。

2. 指标的客观性,即能客观的记录,不易受主观因素影响的指标。如:心电图、血管造影、超声检查等。我们把靠研究对象回答或研究人员自行判断,而不能客观记录的指标,称之为主观指标。如:疼痛等。当然,一些客观指标有时也受到人为影响,应提高有关技术水平,以两位专人进行判断或评定。

3. 指标的准确性　即指标的真实性,研究结果与相应测定事物真实情况符合或接近的程度。

4. 指标的精确性　即指标的可靠性,反复测量一种相对稳定现象时,所获得结果彼此接近或符合的程度。

5. 指标的灵敏性　即能如实反映研究对象体内出现微量效应变化的指标。

6. 指标的特异性　即易于揭示研究问题的本质又不易被其他因素所干扰,多个非特异指标也不能替代。

7. 临床科研观察指标

(1)计数指标:即把研究对象产生的效应按某种属性或类别分组的指标,也就是反映"是""否"各多少例的指标。如:痊愈、未愈;有效、无效;阴性、阳性等。构成指标、频率指标亦属此类。

(2)计量指标:即能在研究对象身上测出不同程度效应的指标。如:身高、体重、脉搏、血压等;一些实验室检查,具有单位名称的指标。

(3)等级资料:介于前两者之间,具有连续性和等级性质的观察指标。如:癌症化疗疗效判定指标 CR(完全缓解)、PR(部分缓解)、NC(无变化)、PD(进展);尿糖检查结果:±、+、++、+++、++++ 等。在使用等级指标时应规定出每个等级的判断标准,使之有章可循,减少主观因素的影响。

临床研究中选择指标数目视研究目的而定,一般应采用适量的、能反映效应本质的指标。如果指标数目过少,会降低研究工作的效益,但指标过多又不易观察。

暴露情况不一致的对子比较才有意义。

(四) 研究因素的选择要紧紧围绕研究目的

如吸烟与肺癌关系的研究,不但要调查研究对象吸烟与否,还要深入地调查吸烟的持续时间、每日吸烟量、吸入深度、吸烟种类、戒烟时间、配偶吸烟情况等。每项变量的定义要尽可能采用国际或国内的统一标准,如规定吸烟为每天超过 1 支,持续 1 年以上者。变量的测量分定性指标,如吸烟、不吸烟等;定量指标,如吸烟每天 10 支以下、11~20 支、20 支以上等;还有半定量指标。

(五) 数据资料整理分析时要对原始资料进行再核查

描述性研究只能计算出各种特征的构成和比重,说明本研究人群而不能外推。对病例组和对照组某些基本特征是否相似或不同要进行均衡性检验,目的是考核两组的可比性,即除研究因素外,其他各特征是否相似、相同。频数匹配时应描述匹配因素的频数比例。

第五节　康复护理科研设计

一、科研设计的重要性

科研设计是在拥有一定康复护理学专业知识的基础上,根据统计学的原理,为某一项现场调查、临床康复医疗与康复护理的效果观察,或实验研究所制订的具体工作计划。科研设计好比建筑工程的蓝图或文章的提纲,有了它才可以循序工作。应当首先做好科研设计,然后再从事科研实践。一项科研工作能否取得有价值的成果,一篇学术论文水平的高低,都在很大程度上取决于科研设计的质量。因为科研设计是实验观察过程的依据;是对数据处理的前提;也是提高科研成果质量的一个重要保证。如果设计周详,就可用较少的人力、物力和时间,取得较为可靠的资料,可对实验数据的误差大小做出比较准确的估计,可使多种处理因素合理地安排在一个实验之中,提高实验效率。

二、科研设计的程序

(一) 提出假说和验证假说

科学研究是提出假说和验证假说的过程。所以科研工作的程序是紧紧围绕这条主线,有次序地、有要求地严格进行安排的。新问题提出未经证实或未经完全证实的答案和解释。科学上许多重要的发现和重大理论的发展,都是和科学家在丰富的实践和想象力的基础上建立的假说分不开的。科学假说有两个显著特点:

1. 假说以一定的科学实验为基础,有一定的事实作依据,所以它具有科学性。

2. 假说有一定推测的性质,它的基本思想的主要部分是根据已知的科学事实推测出来的,所以它又具有假定性。只有经过证实并被人们所公认的假说,才能逐步上升为理论或规律。无论开展任何一项研究,即验证任何一个假说,都包括选题、收集资料、制订科研方案、进行观察实验、整理资料和撰写科研论文等几个步骤。

(二) 选定课题

选定科研题目是每项科研工作的第一个环节,是工作的起点。题目的来源可有两种:

1. 一是国家下达的题目　国家题目是由上级主管部门,根据医疗卫生事业发展的需要而布置的研究课题。这样的题目保证了科研选题的正确方向,也为个人选题提供了丰富的来源。国家题目内容比较广泛,往往是医疗实践上急待解决的问题。所以,还要根据设备条件和个人能力、专长等,考虑用什么实验手段、实验对象和实验指标,从哪一个角度在哪一个水平上,来落实和完成国家的科研项目。

2. 二是个人自选的题目　个人选题可以是研究者在康复护理工作中遇到的理论和技术问题,这些问题不能用既往的文献资料来解释,而必须通过观察和实验,以求得正确的答案;也可以是研究者从文献资料中得到启发,拟在他人科研成果的基础上深入钻研,以期提高理性认识或者是在专业学术界发现一些别人未曾涉足过的领域,而选定拾遗补缺的题目。科技人员一般不去重复研究已被肯定的结果,但是如果要充实某一方面的理论,或推翻某一不切合实际的结论,也可重复已经下过结论的研究工作,特别是已进行了多年的常规工作。

康复护士必须选择在工作中容易遇到的问题进行探讨,题目不可过大,能解决一个问题即可。所选的题目应当能够验证一个假说,具有科学价值,并且可以提高工作的质量和效率,有利于实现康复护理工作现代化,具有实用价值。并应结合医院的特点选题,即发挥本单位的优势与突出本单位的重点。由于康复医学发展要求多学科综合研究,所以要把重点课题与其他学科的专长结合起来,协作攻关。

(三)查阅文献

查阅国内外文献,以了解学术动态和搜集参考资料。医学科学文献是医学科学知识赖以保存、记录、交流和传播的一切著作的总称。

1. 文献记录着无数科学家的发现、意见、理论和启示以及工作方法,也包括他们的经验和教训,因此它是科学研究必不可少的情报来源。科研工作贵在有所发现、发明和创造,要在继承和探索的基础上求创新。科研的这种发展性和创造性,如果没有前人的文献,是不可能实现的。首先,选定科研题目要查阅文献,以寻求选题的依据和价值,才能避免重复,才能完善科学的假说,选择恰当的手段并判断可能达到的预期结果。其次,作科研设计时,查阅文献可有助于确定受试对象的条件、样本含量、施加因素的剂量和给予方式,以及指标的判定、误差的控制等。

最后,撰写论文时也要引用文献资料,来分析、评论研究结果,从广度和深度两个方面来加深理论认识,提高论文质量。因此,纵观科研工作的全过程,每个环节无不贯穿着查阅文献资料、温故知新的活动。

2. 文献资料的种类:文献可以分为如下两大类。

(1)书籍:书籍一般是篇幅较大的、一个专题或一个学科的专著,单卷或多卷出版,有的每隔数年对内容进行增删而发行再版本。系统介绍一个学科的基本知识,供学生学习用的是教科书;深入论述一个专题,学术水平较高的是参考书。

学科专著均由一个学科领域的专家们分头执笔,系统而全面介绍该学科各方面的权威性著作,是学科全书,如果涉及医学各个学科,包罗万象的全书,则是百科全书;如《中国医学百科全书护理学》。还有一些是逐年或数年出版一次,综述一个学科新进展的丛书,如年鉴、年度评论、进展等。收集专题学术会议报告的是会议论文集。此外,还有各种工具书,包括词典、图谱手册、数据表等。

百科全书、专科全书、年鉴等又称为"标准参考源",因为它们高度集中和概括了整个学科领域中各方面的基本资料,适于作为查阅文献的起点。

书籍的优点是内容系统、深入,全书和教科书并有较高的权威性;缺点是出版周期较长,且发行量不大,不利于情报的迅速流通。

(2)期刊:期刊是定期或不定期连续出版的刊物,科学期刊大多刊载各种短篇科学论文。

1)论文内容有的是研究者本人的工作,称为"论著"。

2)有的是综合别人的工作,不加自己的见解,称为"综述"。

3)加上自己的见解,称为"评述"。

4)有的是翻译国外文章,称为"译文"。

期刊往往还刊登学术活动的消息、会议记录、工作报道、书评、文摘等。护理专业的期刊有杂志如《中华护理杂志》《中国实用护理杂志》《护士进修杂志》《护理学杂志》《山西护理杂志》等；如《国外医学护理学分册》，它专门登载译文，以及综述与评述文章。还有文摘杂志，如《中国医学文摘护理学》，它专门摘录各种护理期刊上的主要内容。康复医学杂志有《中华物理医学与康复杂志》《中国康复医学杂志》《中国康复》《中国康复理论与实践》《心血管康复杂志》《护理与康复杂志》等。康复医学相关杂志可让读者便于了解当前康复领域研究工作的动态，康复护理学信息与进展，有助于读者去精选所需要的资料，而且还可负责为读者影印他们需要的我国台湾或香港护理杂志上的文章。刊物的特点是出版迅速，发行量大，是情报流通的主要媒介。

3. 文献资料的查阅方法　查阅与课题有关的国内外文献时，可自近期向远期查找，而以近年来发表的为主。据统计，医学参考文献的半生期约为三年，即医学方面的专题研究论文所列的参考资料约有半数是在近三年内发表的。查阅方法有以下几种：

（1）从一篇权威性综述开始，不断扩大线索，这就是从所读的综述开始，再读它文末所列的参考文献，然后从这几篇文献的参考文献目录中，又可得到更多的参考资料。如此不断查阅，线索就会越来越多。这是许多初次从事科研工作者曾经采用的一种从文献追踪文献的方法。

（2）对本专业的期刊进行经常性的浏览和重点精读：科研工作者需要养成经常浏览本专业期刊的习惯。对每本期刊的目录都可粗略地看一遍，对有些文章可读它的提要，对少数文章可以精读，对暂时无暇阅读而对工作有用的文章，可以先记下来，以备日后查找。每种期刊的每年最后一期，都刊出全年目录索引，这也有助于对专题资料的查阅。

（3）通过检索工具书刊查找文献：检索工具书刊是"文献的文献"，又称"二次文献"，以与原著论文等"一次文献"相区别。

文献卡片的使用：在积累文献资料时，多习惯使用卡片。卡片分为目录卡片和文摘卡片两种。

（4）网络数据库查询：目前文献资料的查阅方法通过网络数据库查询，即方便，信息量又大，内容又全。

查阅文献在医学研究中占有相当重要的地位。正因为如此，人们称文献为"第二资源"。据调查，国外科技人员用于查阅文献的时间，一般占其全部科研工作时间的三分之一到二分之一。

（四）提出课题申请

护理界申请科研资助基金项目，申报成功不容易；康复护理申请科研资助基金项目得到批准更有困难。只有康复护理工作者加倍努力，选好课题，掌握科研设计程序，掌握申报指南，按要求填写课题《申报书》，积极申请康复护理学相关课题。

第六节　写好康复护理论文

康复护理研究对推动康复护理学科发展，提高康复护理质量具有重要作用。但由于康复护理研究起步晚、起点低、发展慢等原因，以致在科研管理、资金和人员、梯队等方面存在不少问题和困难，使康复护理研究的发展和论文水平受到一定程度的限制。康复护理论文是康复护理科学研究的一个重要组成部分，是将康复护理学研究的目的、采用的方法与获得的结果进行科学的整理、归纳和分析等一系列思维劳动后所形成的文字记录和总结。撰写康复护理论文是康复护理全过程中最后的不可缺少的环节。论文写成后未被刊物采用发表，究其原因可能有思想性、先进性、科学性、实用性、可读性等多方面或其中某方面的不足。提出撰写康复护理论文应注意的几个问题进行探讨。因此，如何撰写出高质量的康复护理论文是康复护士应该掌握的基本技能，也是取得学历、学位、晋升职称的必要条件。怎样写作出高水平的康复护理论文，是摆在每个康复护理工作者面前的一个重要课题。

在康复护理研究工作过程中，论文是研究工作的总结，是康复护理实践过程的重要阶段，也是康复护理科研工作的重要组成部分。撰写康复护理论文中，很多研究者的选题欠新颖，设计欠严谨，论文写作格式不规范，没有抓住论文写作中的重点，而不能很好地将研究过程、研究结果和结论科学简明地表达出来。

国际医学期刊编辑委员会在《生物医学期刊投稿统一要求》中规定，论文书写格式应由文题、作者署名、摘要、关键词、正文和参考文献等几部分组成。近年来康复护士所撰写的论文中常存在不同程度的问题，突出的问题是不知如何选题。其中的正文和参考文献部分往往是作者书写时存在问题较多的部分。

一、康复护理科研论文的选题

选题是写好康复护理科研论文的关键。康复护理论文的选题不同于医学论文，有其自身的特点。根据研究对象及所解决问题性质的不同，为如下几类：

1. 调查性研究课题　采用调查的方法取得科学资料的研究课题，例如：不同人群、不同疾病康复知识的调查、健康调查、康复对象心理状况调查分析。

2. 观察性研究课题　以观察的方法作为取得直接资料为手段的研究方法，最明显的特征是将研究对象加以部分地控制。例如临床康复护理观察研究中，将患者康复护理前后疗效观察；新病种的临床表现规律的研究，康复护理新技术的研究；某些新药的疗效与毒性作用的观察等。

3. 试验性研究课题　以实验作为手段取得科学资料的研究方法，是现代医学发展的重要标志之一。实验研究最普遍的是应用于动物及动物实验。由于动物与人体之间尚有一定差距，实验结果还有一定的局限性，因此，还需要进行人体。实验与临床观察加以补充。

4. 资料性研究课题　此类研究不用第一手资料，专门从事整理、分析与综合他人的资料及第二手资料，不需要特殊的现场，也不需要更多的试验条件，主要是对以往的医疗卫生资料通过统计学处理，然后再进行分析描述。

5. 总结经验、体会性质的研究课题　这类研究题目是在自己研究、观察结果的基础上，对某一问题产生的认识，形成与别人不同的看法，再进一步搜集资料，加深认识这也是科学研究的一种形式。这类性质的课题，一般以评述、商榷、建议等形式发表论文。

二、康复护理论文选题原则

1. 科学性　又称真理性，是论文学术质量的最基本要求。学术论文必须内容真实，资料可靠，论文的数据、引用的资料应准确无误，其结论和评价能够恰如其分地反映客观事物及其规律，这就要求作者写作时一定要对实验过程进行仔细观察和精确记录实验数据。

2. 创新性　选题要有新理论、新观点、新方法、新技术,这是论文的"亮点",是衡量论文质量的首要条件。衡量医学论文的创新时,一要看其是否提出了新学说、新观点或新方法;二要看是否对已有的理论、方法提出了新的补充或修改,使其更加完善和严谨,更接近事物的本质和规律;三要看是否对理论提出质疑或者将问题的研究引向纵深。

3. 学术性　是论文具有从实践中概括出对某一事物的理性认识的特性。论文是否具有一定的学术价值,是评价论文质量的公认指标,即要求所研究的论题要有独到的见解、一定的深度,能抓住事物的本质,对推动学科建设和发展有积极意义。

4. 规范性　又称可读性或文学性,是对科技论文的语言文字和表述形式方面的质量要求,有利于实现科技资料和信息的共享,利于其进入国内外文献检索系统及被有关的文献检索数据库收录,使国内外的读者更方便地检索和查阅。康复护理论文只有遵循一定的标准才能使自己的学科更严谨、更科学,才能保证其信息得以广泛地传播和利用。

三、康复护理论文选题来源

1. 从临床实际工作中选题　在临床护理工作中,我们会遇到各种各样的问题,需要研究解决后及时改进提高,同时仍存在着大量的未知知识需要进一步地探索。因此,我们从临床实际工作中遇到的难题、存在的未知知识等方面入手,学会抓住这些问题、难题和现象的关键,进行分析,追根求源,找出适合于自己并值得研究的课题。

2. 从学科交叉的边缘区和空白区选题　随着医学科学技术的飞速发展,一方面学科高度分化,分支越来越多;另一方面学科高度综合,一门学科往往包含众多学科。高度分化与高度综合的结果,必然产生相互交叉渗透。

3. 从学术争议中选题　在学术上对于同一问题、同一现象,由于观察问题角度不同、方法各异,存在着不同观点、不同认识,产生激烈的争论。如果我们抓住这样的问题,去了解历史、现状及争论焦点,乃是发现题目的重要途径,许多护理知识的研究,常常是从争论的问题开始的。参加各种学术讨论会、学术讲座、论文答辩会等,也是聆听各种意见和见解,启发灵感的最佳环境,找到自己的选题。

4. 运用借鉴移植的方法选题　借鉴移植的方法是指把应用于某种疾病、某科学、某专业甚至某领域的先进技术方法移植过来,应用于另一疾病、学科、专业或领域。随着科学技术的飞速发展,各学科之间互相渗透和交叉日益明显,借鉴相关学科和相关领域的新成果、新技术、新方法进行移植应用,是选题的一个重要途径。为此,我们要不断用横向联合综合分析的方法来更新知识结构,冲击固有观念,开阔选题视野。

四、选题的误区

1. 选题应注意文题要确切、简明、新颖、精练

(1)"确切"要求文题能准确地表达论文特定的主题内容,实事求是地概括作者研究工作所达到的深度和广度,做到题文相符,防止题大文小或用过时词语,例如"肺癌康复护理",肺癌治疗可用多种手段,如果论文是关于肺癌化疗期间预防化疗药物反应的康复护理,此命题范围过大,不够具体和准确。

(2)"简明"要求文题简洁、鲜明,应力求用最简短、最凝练的文字进行表述。

(3)"新颖"要求题目一定要有特色和新意,不落俗套,避免与已有文献的题目雷同,亦

能引起编辑和读者的注意。例如"白血病化疗的康复护理",白血病化疗已形成常规,缺乏新颖、明确。

（4）"精练"要求标题用词应力求简短精练,一般不超过 20 个字,切忌冗长繁杂,用词要斟字酌句,尽量省去一些非特定词,如"的观察""的研究"等,不需写成主谓宾齐全的完整句型。但也不应过于笼统,过于简短,例如"中医康复护理",题目虽短,却不能反映文章主题。题中数字,应尽量用阿拉伯数字表示。

2. 用语规范,符合逻辑 文题中所用词语,必须与论文内出现的相应词语吻合,即其概念的内涵和外延必须一致,不能违反有关的逻辑原则。规范性的具体要求是:①语言文字规范,包括正确使用简化字、标点符号以及正确使用数字、图表等;②学科术语规范,包括尽量使用规范的药名、病证名,正确使用缩略语,不使用非公知公认的、自造的或生僻的术语和概念;③计量单位规范,积极正确地采用法定计量单位;④论文格式规范,便于信息的储存和检索,提高信息传递速度。

3. 选择对临床有指导意义的问题进行研究,注意立足于创新 一般护理研究问题大都来自临床实践,故选对临床指导有意义的问题比较容易做到,而有无新意则常易被忽视。然而一个研究结果的价值或一篇论文水平的关键在于立题是否有新意,若无新意则读者不会去读,杂志也不会刊登。创新具体地说是在前人知识的基础上增加新的内容,所以在设计一个研究方案或组织一篇文章内容时,都应注意到是否有新意这一点。选题不仅仅是指研究或文章的题目,而应是包括研究或文章要具体做或做哪些方面的内容,因此选择有新意的题材,需要经过查阅文献和反复修改后,才能立题。

4. 选题范围不可太大 涉及面过大则不易深入,如《压疮问题的康复护理探讨》题目范围就太大,它包括了有关压疮的发生、症状、预防、治疗及各年龄段、各病种患者压疮发生后的不同处理和护理等诸多方面内容。总之该题包括了与压疮有关的所有问题都需要讨论,涉及内容太多。若把题目定位《脊髓损伤患者压疮发生率与翻身次数关系的探讨》,则研究对象、目的和范围就比较具体和明确。其他如《康复患者病情观察》题材内容太大,一篇文章需包括所有不同病情的观察是很难办到的。又如《探讨康复患者的心理特点和护理》题目也太大,它要求对不同疾病患者的心理特点进行了解然后再进行康复护理探讨,在一个题目中完成也是很复杂的,因为康复病种多,每个病种不同患者的心理特点会有很大差异,而且年龄大小,病情轻重等也会影响心理活动。论题也不宜过小或是显而易见的问题,道理非常浅显,难以展开论述,有小题大做之嫌,所以选题要注意具体和明确,范围不可过大过小。

5. 结合专业选题 可论之题还应考虑论题的导向因素,即论题不应超出学科研究的范畴。如有的作者将研究某一药物的制作、药理、治疗效果的文章投寄护理学期刊,由于护理专业更重于药物的观察和保证疗效,故这类文章不适合于护理学期刊刊用,论述再好,也很难引起同行共鸣。康复护理论文应以护理为主,突出康复护理特色,写康复护士自己做的临床康复护理工作,选择康复护理学中需要解决的理论和技术问题,紧密联系实际,联系临床康复护理实践,有一定的实用性。

6. 提高选题能力 强化选题意识,提高选题能力是写好康复护理论文的关键。选题需要有一定的时机,当问题出现后,作者能发现问题,并经过思考以"为什么"的形式提出来。论题不是因为写文章才产生的,它是由问题上升而来的。意识到论题才有文可写,这就是选题意识。选题意识是选题的始动因素,是提高选题能力的根本所在。如果缺乏选题意识,就无法感觉到论题的存在。选题意识是对论题的一种自觉地萌发,一种本能的直觉。它不可能仅是外在压力的结果,而必须通过个人内心修养而成。

五、论文格式

(一)文题

1. 题目是给论文取的名字 它是作者表达论文的特定思想内容、反映研究范围和深度的最鲜明、最精练的概括,也是最恰当、最简明的逻辑组合。是读者认识全文的窗口。读者根据所阅读的文题,即可决定是否需要阅读全文,既需要起到画龙点睛、一语道破的作用。因而,题目一定要确切扼要。一般中文文题不超过 20 个字,英文文题不超过 10 个词,或 100 个书写符号(包括间隔在内)。

2. 题目既可以是以目的和对象为主,也可以是方法、结果或论点为主,以文题和内容相符合为原则。文题有两忌:一是空泛,二是烦琐。要避免使用笼统、空洞、模棱两可、夸张、华而不实以及与同类论文相雷同的字眼。另外,还应尽量少用副词,并且避免使用系列论文的形式,如:"研究之一""研究之二"等。

3. 文题的格式注意要点 ①尽可能不用简称、缩写词,若一定要用时,应以常用并含义确切者为限,如冠心病、DNA、CT 等。②10 以下数字用汉字,10 以上数字用阿拉伯数字。③不用标点符号。

(二)作者姓名

1. 作者署名的作用是对论文内容负有责任,也是便于读者与作者联系交流,而且还是对作者的尊重和应有的荣誉。此外,也可以便于进行文献检索、查阅。

2. 作者的署名以及署名的顺序一定要慎重。在投稿时即应确定,并取得本人同意,以避免论文发表后引起纠纷。署名者不可太多,必须是参加全部工作或部分工作,或参加论文撰写,对本文内容能负责并能进行答辩者。而有些部分工作参与者,或负责某一项的实验的测试人员等,可列入文末的致谢中。

3. 署名的顺序应按对本文的大小排列,第一作者必须是论文的主要负责人。领导人只有确实参加本项工作,才能列为作者之一。集体署名只有在特殊的一些情况下才能使用。但必须在文末著名执笔者或整理者。学位论文作者的署名,研究生列前,指导导师在其后。在国内外发行的期刊上发表论文时,作者工作单位的名称应译成英文,作者姓名要写成汉语拼音。

(三)摘要

1. 文摘的用途 文摘是论文的窗口,读者通过它可了解论文所论述的内容,判断对自己的工作是否有用。此外,文摘有助于读者掌握原文精华,节省大量时间、精力,也可为文献检索服务。

2. 文摘的定义和类型 按国家标准,文摘的定义为:"以提供原文内容梗概为目的,不加评论和补充解释,简明、确切地记述蚊香重要内容的语义连贯的短问。"因此,文摘是一篇简练准确的、具有自明性的独立短文,具有短、精、完整的特点。

3. 文摘的要素 包括目的、方法、结果、结论、其他(讨论)。

(1)目的:研究、调查等的前提、目的和任务,所涉及的主题范围。

(2)方法:所用的原理、理论、条件、对象、材料、工艺、结构、手段、装备、程序等。

（3）结果：实验、研究的结果、数据、被确定的关系、观察的结果、得到的效果等。

（4）结论：结果的分析、研究、比较、评价、应用，提出的问题，今后的课题方向、假设、启发、建议、预测等。

4. 文摘的编写方法与步骤

（1）方法

1）浓缩法：对一次文献所含有用信息按其重要性进行不同程度的浓缩。

2）移植法：将一次文献中有用信息密度最高的段落移入文摘内。

3）浓缩-移植法：部分浓缩与部分移植相结合的方法。

（2）步骤

1）浏览一次文献。

2）分析文献主题：首先要找出文献中最核心的部分，即新思想、新发现、新方法、新材料等，还要找出有助于说明核心部分的参数和数据，然后才确定哪些内容必须反映，哪些内容可以压缩或省略。

3）总体构思：一般来说，一次文献的基本要素也是构成文摘基本要素。通过对一次文献的分析、综合后，就可以将分析、综合的结果写成一篇语言简练、语义连贯、逻辑性强的短文。医学论著中经常用表格、图示来表示结果，编写文摘时要将其归纳为简练、准确的语言表达。

5. 文摘编写注意事项

（1）要客观、如实地反映一次文献，切不可加上文摘编写这得主观见解、解释或评论。如果一次文献有明显得原则性错误，可加"摘者注"。

（2）要着重反映新内容和作者特别强调的观点，删去本学科领域中已成常识的内容。

（3）结构严谨，表达简明，语义确切，一般不分段落。书写要符合语法，合乎逻辑。

（4）用第三人称写作。

（5）术语、国名、地名、机构名、人名、缩略语、代号、译名等应按国家标准或参考权威工具书书写。尚未规范的词，应与一次文献一致。计量单位采用国家颁布的法定计量单位，应避免使用图表、公式，不注参考文献序号，若采用非标准的术语、缩写和符号等，均应在第一次出现时予以说明。

（四）关键词

关键词又称主题词，是位于摘要之后，在论文中起关键作用的、最能说明问题的、代表论文 特征的名词或词组。它通常来自于题目，也可以从论文中挑选。一般每篇论文要求 2~5 个关键词。每个关键词都可以作为检索论文的信息，若选择不当，会影响他人的检索效果。非主题词表的关键词为自由词，只有必要时，才可排列于最后。有些新词也可选用几个直接相关的主题词进行搭配。

（五）正文的写作

正文部分是论文的主体，一般包括前言、对象与方法、结果和讨论等几部分。

1. 前言 又称引言，是论文正文的第一段，应简要地介绍该课题目前在国内外的开展现状、研究意义以及该研究领域存在的问题，从而引出作者此次研究要解决的问题、预期目的以及研究意义等。前言部分书写不宜过长，一般以 200~300 字为宜，最多不要超过 500 字，以免给人以啰唆冗长之感。在前言的描述中不要将该研究的某些结论性话语放进去，前言的重点就是描述该研究的研究背景与预期目的,而结果和结论均有待读者继续向下进行阅读。前言中的用词一定要实事求是,不用夸张的语言,慎用"首次报道""国内首创""填补空白"等评论性语言。

2. 对象与方法　也称为"资料与方法"或"材料与方法"。这一部分内容主要介绍该研究是如何实施、如何获得研究结果的,也是他人判断论文科学性和先进性的主要依据。因此,在介绍的内容中,一定要包括三方面的主要内容。

(1)研究对象或材料:应介绍研究对象或材料的入选条件或标准、获取的来源、抽样方法、样本量等。

(2)研究方法:主要介绍资料的收集方法、选用的研究工具(如问卷或量表的来源、主要内容、评分标准、量表或问卷的信度和效度情况)、用于评价的指标或评价标准;研究对象如有分组时,要具体介绍其分组方法;研究中如果有干预,还应具体介绍所干预措施、流程等。

(3)资料整理与统计学分析:要介绍资料是手工进行整理的还是通过计算机进行的,采用的主要统计学分析方法等。只有通过正确的统计学方法进行资料分析,才能找出规律性的答案,从而得到有意义的、令人信服的结论。如果统计学方法选择不当,结论就会令人质疑,并且整个康复护理研究的科学性、合理性、逻辑性和严谨性都会受到威胁。如果康复护理研究的目的是为了观察、记录和描述某研究问题的状况、程度等,以便从中发现规律,如《康复科护士工作压力源的研究》,可采用描述性统计,如均数、标准差、几何均数、中位数、构成比、百分率等。而当研究的目的是为了探讨两个或者若干个变量之间是否有关联时,如《康复患者依赖心理与自我护理行为的关系》,可以使用相关分析来了解"患者依赖心理"和"自我护理行为"这两个相互关系的密切程度与相关方向。而当护理研究的目的是为了推断某一康复护理干预措施是否可以改变或影响某一变量或现象时,可以使用推断性统计方法进行数据的分析。如《康复健康教育对糖尿病患者足部护理行为的影响》,研究者的研究目的就是要推断"康复健康教育"这一干预措施是否可以改善"糖尿病患者的足部护理行为",此时就可以将接受康复健康教育前后患者的行为得分情况比较,采用推断性统计方法处理数据,如 t 检验。在写统计学分析时,要将自己的研究方法交代清楚,观察指标做明确的界定。

3. 结果　结果是将收集到的原始资料和数据,经过核对、整理、归纳和必要的统计学处理后,用文字叙述或图表的形式,准确、客观、具体地报告出来。结果部分是论文的核心,是讨论部分论述观点的依据和基础。撰写结果部分时应注意 5 点。

(1)按一定的逻辑顺序描述结果:这也就意味着结果部分不是所有的所收集上来的数据的简单堆积,而是作者经过思考和分析之后将认为需要展示的结果以一定的逻辑顺序进行描述。这种逻辑顺序一方面是从读者更容易理解的角度进行考虑,另一方面也要与讨论部分涉及的编排顺序相一致。

(2)选用适当的统计表或统计图来报告结果:有关统计图和统计表的绘制一定要符合规范,根据数据所欲表达的内容选择相应种类的统计表和统计图,如有关构成比资料的介绍可以选择"百分条图",而有关两个或多个事物进行比较时可以考虑选择"复式直条图"或"线图"。有关统计表和统计图绘制的具体要求和选择标准在相关的统计学书籍中均有详细的介绍,作者在绘制之前和之后一定要自己仔细对照绘制要求进行统计表和统计图的绘制与修改。但在论文书写过程中,图表不是越多越好,选择文字还是统计图或表进行结果的描述关键就在于哪一种形式能表达的更为清楚、更易被读者所理解。

统计学分析在医学研究和论文写作中意义重大。在进行科研设计时要严格遵循科学的统计学分析方法,不能留下隐患,否则,再高明的统计学专家和统计学软件也无法弥补科研设计缺陷造成的损失。文不厌改,作者在撰写论文时,要认真检查、仔细核验,尽量避免错误,必要时还可以请统计学专家帮助把关。

(3)文字叙述与图表不重复使用:已用文字描述清楚的就不必再列图或表。列出图表后,可用文字对图表中表达的内容进行扼要的分析、总结或补充,不用再单纯重复报告表中的数据。

(4)注意结果的客观性和科学性:不论结果是阳性还是阴性,只要是真实的,都是有价值的,都应实事求是地报告出来,避免篡改数据或者只描述对论点有利的阳性结果。

4. 讨论

(1)讨论部分是科研论文的精华和中心内容,是针对研究结果的各种现象、数据及资料进行阐释,结合相关理论和他人研究结果做出科学合理的分析和解释。总的书写要求是论点明确、论据充分。该部分的主要任务是探讨"研究结果"的意义,把研究结果从感性认识提高到理性认识阶段,以供进一步实践的参考。讨论中要以结果为依据,合理分析,找出内在的联系,肯定结果。必须持之有据,言之有理。若涉及对自身研究的评价,宜取谦虚谨慎和实事求是的态度。此外,还应避免离题发挥或重复他人的见解。

(2)讨论的主要内容有:①对所得结果进行补充说明或解释;②对结果进行分析探讨,对可能原因、机制提出见解,并阐明观点;③将结果与当前国内外研究结论进行比较,提出新的见解,并对其理论和实践意义作出评价;④提出在调查研究过程中的经验与体会;⑤指出该结果的可能误差,以及教训;⑥指出进一步的研究方向、展望、建议及设想。

(3)撰写时要注意2点。

1)紧密围绕研究结果进行阐释和分析:在讨论部分一定要以结果为基础,抓住重点、层次分明地进行分析和展开讨论。如可以用已有的理论对结果进行分析,或者与前人研究结果进行比较,分析结果相同或者不同的原因,从研究结果中分析出本次研究的创新点或文章结果可为护理实践提供的指导意义。但有些作者在进行讨论时,往往避开对结果的充分分析,而将讨论内容扯得过远,大量篇幅花在建议与对策方面,这是不可取的。

2)避免重复描述结果或大量罗列文献,而看不出作者自己的观点:有些作者在书写时由于不能很好地将相关理论和其他研究结果与自己的研究结果有机结合,又为了充实讨论的篇幅,将结果再重复描述,或者大量罗列他人的文献,使得研究结果不能得到深入的分析,而丧失了该研究的价值,从侧面也反映出作者对该学术专题的了解和理解程度不够深入。

(六)参考文献的写作

参考文献是撰写论文时引用的有关期刊、书籍等资料,凡是引用前人(包括作者自己过去)已发表文献中的数据或观点等,都要在文中引用处予以标明,并在文末列出具体的参考文献,说明其出处。一定要认识到,列出参考文献表明科研工作的继承性和尊重他人研究成果的科学态度,反映论文有真实可靠的科学依据,给读者提供必要的信息。同时,参考文献的数量和质量也反映出作者对本课题的了解程度,在一定程度上反映出论文的水平和质量。

1. 参考文献标引方式不正确或文末的文献书写格式不正确,参考文献在正文中标注时,一定在引用文字最后的右上角,标注一个带阿拉伯数字的方括号角码,如用"[1]",文末的文献书写格式一定要严格按照文献书写的要求,作者不要对此部分掉以轻心,如果文献书写格式不符合要求,往往会给审稿人员带来作者不够严谨的印象,或多或少会对论文的录用有一定影响。

2. 正文中文献的顺序编码与文末列出的参考文献序号不一致,或正文中未标注出所引用的参考文献编码。这些均需要作者在论文书写完成后进行仔细的审核。

3. 标引的参考文献相对较陈旧　标引的参考文献最好以 3~5 年以内的最新文献为主,在该研究领域有开创性贡献的旧文献也可以适当引用,但不宜过多。要有针对性的引用设计科学严谨、方法可靠、论证水平高、结论正确的文献,力求少而精。论著一般列出 10 条以内,综述不超过 25 条。

4. 参考文献的格式应按期刊要求规范化　目前国内外多数期刊均采用温哥华格式,各刊不尽相同,略有变动。投稿时应参照所投期刊的要求(一般的期刊是:作者．题目．期刊名称 年份,卷(期):起止页)。

(七)致谢

对本文研究及论文撰写过程有过贡献或帮助,但又不足以列为作者的组织或个人,应在文末予以致谢。原则是所有致谢必须征得被致谢者的同意。

(八)脚注和附录

是对正文的补充。其中附录目前较少使用,它是排在全文之后,用小字列出,以补充与正文有关的资料、判断结果的详细标准,论文写成后的新进展等。脚注目前多数期刊均采用,它位于首页的下方,以小字列出。脚注主要用于注明研究基金来源、作者工作单位,所在城市、邮编等。

六、论文撰写步骤

在写作之前,应将实验数据逐项进行归纳、整理与分析,并查阅收集有关的文献,尤其是初学写作的作者,更应阅读、借鉴好的医学论文。

(一)构思

构思是撰写论文的准备,也是开始。构思是对整个文章的布局、顺序、层次、段落、内容、观点、材料、怎样开头和结尾的思维,构思是写文章不可缺少的准备过程,构思时文章的主题中心要明确,用以表现的材料要充分、典型、新颖,结构上要严谨、环环相扣,只有潜心构思,才能思路流畅,写好提纲和文章。其内容包括:文章如何开头,如何进一步引申,首尾如何相呼应,论据论证如何有效的说明主题以及各段落层次与主题之间的关系。

(二)提纲

在反映思考,理清思路,并形成条目后,写出提纲。提纲是论文的基本骨架,有了提纲,作者写起来就会目标明确,思路开通。提纲的内容主要是按题目、前言(文章的宗旨目的)、实验材料与方法、讨论与结论的顺序进行。

拟定提纲,一方面可帮助作者从全局着眼,明确层次和重点,文章才写得有条理,结构严谨。另一方面,通过提纲把作者的构思、观点用文字固定下来,做到目标明确,主次分明,随思路的进一步深化,会有新的问题、新的方法和新观点的发现,使原来的构思得到修改和补充完善。提纲是论文的轮廓,应尽量写得详细一些。

标题式提纲,以简明的标题形式把文章的内容概括出来,用最简明的词语标示出某部分或某段落的主要内容,这样既简明扼要,又便与记忆。例如实验研究型论文提纲通常用以下结构:题目:……

1. 课题对象　①课题的提出;②研究的目的。
2. 材料与方法　①实验目的、原理、条件、仪器和试剂;②实验方法:分组情况,观察指标,记录方法;③操作过程;④出现问题和采取的对策。
3. 结果与分析　①结果;②统计学处理;③结果的可信度;④再现性。
4. 讨论(结论)。
5. 参考文献。

提纲形式,其目的在于启发写作的积极性和创造性。在实际的写作过程中作者应做到既有纲可循,但又不拘泥于提纲,尽可能地拓宽思路,才能写出好的论文。

(三) 写作

在提纲拟定后,根据自己的思路,妥当安排内容的先后次序,然后将自己的观点充分表达。在写作初稿时,不妨内容写的全一些,面宽一些,避免有重要内容遗漏。而且,最好能集中一段时间和精力,使文章一气呵成。

(四) 修改

在文章的初稿完成后,应征求各方面的意见,尤其是共同的工作者与指导者。然后加以反复推敲并作细致的修改。文章全部完成后,最好放置一段时间,再行修改。"温故而知新"常可发现重要问题,因而需要多次修改。修改的重点是:①篇幅压缩;②结构调整:期刊论文要求结构严谨、层次清晰、衔接得当、重点突出并有逻辑性;③语言修改:应具有准确性与可读性。对于"国内首创""国内空白"应有确切的依据,并避免应用"大约""可能"之类的字眼,还应避免应用非专业术语;④内容修改:根据自己写作的意图或要论证的内容材料,使内容修改的更为翔实、观点　明确、结构严谨、论据充足。

(五) 送审与回修

对定稿确认无误之后,可以有选择的投给有关刊物的编辑部。要求附以单位介绍信,否则不予接收。对于实验性科研论文,编辑部如认为不宜刊登则退稿;如认为本文以可考虑刊登,便邀请有关专家对该文进行审阅,由专家提出可否采用与如何修改的意见。专家对文稿的修改意见,一般并不直接与该文作者见面,而由编辑部综合专家与编辑的意见,以编辑部名义向作者提出修改建议与要求。一般地说,编辑部的修改建议与要求,在原则上来说,作者都应接受并逐条予以认真修改或说明。如果作者通过慎重考虑与查阅资料后,对修改建议有不同意见时,则可按作者本人意见修改,但在寄回修改稿时,应另函说明作者的理由与根据。为了便于编辑部审阅修改稿,绝大多数期刊编辑部要求作者将修改稿和原稿一同寄给编辑部。在打印出清样后,大多数编辑部将一份清样寄给著者校对,此时一般只能修改文字与排版上的错误,不宜进行论文内容的修改;个别非改不可的地方,应当考虑在不动版面的前提下适当地进行局部修改。

　　康复护理论文书写也是一个需要付出辛苦汗水的过程,初稿形成之后还要进行反复修改,以确保文章书写科学、严谨、规范。对于尚未很好掌握论文书写要求和书写技巧的研究者,建议先精心阅读若干篇有代表性的文献,了解和掌握这些文章的写作特点、格式和技巧等,然后就自己的资料进行总结、写作和反复修改,有条件的研究者还可以请相关专家给予审阅并提出修改意见。经过几次尝试和磨炼之后,相信论文写作水平会得到较大的提高。

(郑彩娥)

第七章　康复护理管理

第一节　医院环境与康复病房设置

一、医院环境

　　良好的医院环境应该具备的特征是安静、整洁、舒适、安全。首先,安静的医院环境能使患者更好的休息,以促进疾病的康复。医务人员应自觉遵守有关的工作制度,应做到说话轻、走路轻、操作轻、关门轻;易发出响声的椅脚应钉橡胶垫,对推车的轮轴、门窗交合链应定期滴注润滑油;尽量控制噪音的产生,给患者提供安静的休养空间。其次,整洁的医院环境要求陈设及物品摆放整齐,规格统一;患的皮肤、头发、口腔、床单、被服保持清洁;医务人员仪表端庄、服装整洁。再次,为患者创作舒适的环境应注意调试医院的物理环境和社会环境,增加患者的舒适感。最后,要满足患者安全的需要,避免物理性、化学性、心理性或医源性损伤。

二、三级综合医院康复医学科

(一)科室、面积和床位

　　1. 科室　独立设置门诊和病区。至少设置具备临床康复评定功能的物理治疗室、作业治疗室、言语治疗室、传统康复治疗室、康复工程室等。

　　2. 康复医学科门诊和治疗室总使用面积不少于 1000 平方米。

　　3. 床位　根据需求和当地康复医疗服务网络设定床位,应为医院总床位数的 2%~5%,每床使用面积不少于 6 平方米,床间距不少于 1.2 米。

　　以收治神经科、骨科疾病患者为主或向康复医院转型的三级综合医院,其康复医学科床位数不受上述规定限制。

(二)人员

　　1. 每床至少配备 0.25 名医师,其中至少有 2 名具有副高以上专业技术职务任职资格的医师;1 名具备中医类别执业资格的执业医师。

　　2. 每床至少配备 0.5 名康复治疗师。

　　3. 每康复医学科病床至少配备 0.4 名护士。

(三)设备

　　1. 功能评定与实验检测设备　至少独立配备运动心肺功能评定设备、肌电图与临床神经电生理学检查设备、肌力和关节活动评定设备、平衡功能评定设备、认知语言评定设备、作业评定设备等。

2. 康复治疗专业设备

(1)运动治疗:至少配备训练用垫、肋木、姿势矫正镜、平行杠、楔形板、轮椅、训练用棍、沙袋和哑铃、墙拉力器、划船器、手指训练器、肌力训练设备、肩及前臂旋转训练器、滑轮吊环、电动起立床、治疗床及悬挂装置、功率车、踏步器、助行器、连续性关节被动训练器(CPM)、训练用阶梯、训练用球、平衡训练设备、运动控制能力训练设备、功能性电刺激设备、生物反馈训练设备、减重步行训练架及专用运动平板、儿童运动训练器材等。

(2)物理因子治疗:至少配备直流电疗设备、低频电疗设备、中频电疗设备、高频电疗设备、光疗设备、超声波治疗设备、磁治疗设备、传导热治疗设备、冷疗设备、牵引治疗设备、气压循环治疗设备等。

(3)作业治疗:至少配备日常生活活动作业设备、手功能作业训练设备、模拟职业作业设备等。

(4)言语、吞咽、认知治疗:至少配备言语治疗设备、吞咽治疗设备、认知训练设备、非言语交流治疗设备等。

(5)传统康复治疗:至少配备针灸、推拿、中药熏(洗)蒸等中医康复设备。

(6)康复工程:至少配备临床常用矫形器、辅助具制作设备。

3. 急救设备　至少配备简易呼吸器、供氧设备、抢救车。

4. 信息化设备　至少配备1台能够上网的电脑。

三、康复病房设置

(一)病房设置

普通病房可以设置2~4张床或单床,配有卫生间,病床之间有屏风或隔帘,以便于保护患者的隐私。普通病房两床之间的距离不能小于1.2米,便于轮椅的进出。

康复科每张病床净使用面积不少于6平方米,床的具体高度应有利于患者转移的原则来确定,病床的两侧要有扶手,以便于患者起床,病床旁放置一张可移动的桌子,便于患者在床上进行简单的取物动作。

(二)康复病房配套设施与环境

1. 创造与功能障碍性质相适应的病房设施　即"无障碍环境",康复护士必须根据这一原则,做好各种环境准备工作,例如以坡道取代阶梯,坡道的坡度为5°,宽度不小于1m,需要可搬动的斜坡;各种开关、按钮、门把手、桌、台及洗涤池等均低于一般高度,不超过地面92cm,以适应乘坐轮椅的患者使用;增加以盲文标写的路标、指示牌等设施,以适应失明者辨认等。

2. 康复病房配套设施应符合无障碍要求　应使用自动门,也可采用推拉门或平开门,不应采用力度大的弹簧门;乘轮椅者开启的推拉门和平开门,在门把手一侧的墙面,应留有不小于0.5m的墙面净宽;乘轮椅者打开的门扇,应安装视线观察玻璃、横执把手和关门拉手,门扇在一只手操纵下应易于开启,门槛高度应以斜面过渡;走廊要有扶手,地面防滑。

3. 康复理疗治疗区地面必须绝缘,高频治疗仪须装合格的屏蔽装置。

4. 公共厕所无障碍设施应符合以下规定:地面应防滑、无台阶和积水,宽度不应小于1.5m;距洗手盆两侧50mm处应设安全抓杆、还应该有1.1m×0.8m乘轮椅者使用面积;男厕所小便器两侧和上方，应设宽 0.6~0.7m、高 1.2m 的安全抓杆，小便器下口距地面应小于 0.5m；男女公共厕所应各设一个无障碍隔间厕位、厕位面积大于 1.8m×1.4m、入口净宽大于 0.8m、门扇内侧应该设关门拉手、坐便器高 0.45m、两侧应设高 0.7m 水平安全抓杆、墙面一侧应设高 1.4m 的垂直抓杆；距地面高 0.4~0.5m 处应该设置求助呼叫按钮，以便患者出现紧急情况时及时呼救；安全抓杆直径应为 30~40mm、距墙面 40mm，抓杆应安装牢固。

5. 不同种类的残疾者对病室环境有不同的要求

（1）语言障碍者，应尽量不安排在同一病室，以免影响相互间的信息交流及语言训练的机会。

（2）视觉障碍者，病室应避免地面的障碍物，室内物品摆放要合理、整齐。

（3）重症患者，应安排在单间病室，以利于抢救治疗，有感染性疾病的患者，在条件许可的情况下，应与无感染疾病的患者分室，以避免交叉感染。

（三）设立全面康复的社会环境

康复病房除了应有舒适安静、明亮宽敞的自然环境外，还要求康复护士努力为患者提供有利于全面康复的社会环境。随着需求的发展，康复病房应设有各种治疗室，如运动治疗室、作业治疗室、物理治疗室、语言心理治疗室等，另外还可以设立阅览室、娱乐室等，以满足患者生理和心理的需要。

康复病房是医院的一个基层医疗单位，是康复对象治疗疾病及进行部分功能训练的场所，康复病房的管理对患者的治疗和护理均起着极为重要的作用。因此，康复护士应尽全力做好康复病房的管理工作。

第二节　康复护士素质

随着医学模式的转变，预防——医疗——康复三位一体的大卫生观的实施，康复医学得到了迅速发展，康复护理也引起了卫生职能部门以及康复护理界的重视。在康复病房内，康复护士以康复团队的模式从事机构内康复护理实践活动。根据 WHO 对康复护理的定义：综合、协调地应用各种措施，预防或减轻病、伤、残者身心、社会功能障碍，以达到和保持生理、感官、智力精神和社会功能的最佳水平，使病、伤、残者能提高生存质量和重返社会，康复护士在康复团队中承担护理、协调、教育、训练指导等功能，其素质高低直接影响患者功能的恢复与重建。

一、素质的定义

素质的含义有狭义和广义之分。狭义的素质概念是生理学和心理学意义上的素质概念，《辞海》关于素质的定义："是指人或事物在某些方面的本来特点和原有基础。在心理学上，指人的先天的解剖生理特点，主要是感觉器官和神经系统方面的特点，是人的心理发展的生理条件，但不能决定人的心理内容和发展水平。"狭义的素质是先天素质，即"遗传素质"，一般不易改变。广义的素质则指的是教育学意义上的素质概念，指"人在先天生理的基础上在后天通过环境影响和教育训练所获得的、内在的、相对稳定的、长期发挥作用的身心特征及其基本品质结构，通常又称为素养。主要包括人的道德素质、智力素质、身体素质、审美素质、劳动技能素质等"。也就是在先天素质基础上，通过后天修炼形成的文化涵养、行为习惯、品质等,是素质的社会性表现。康复护士素质是广义的素质含义,是在一般素质基础上,结合康复护理的专业特性,对康复护士提出的特殊要求。

二、康复护士应具备的素质

（一）思想品德素质

1. 政治素养　热爱祖国、热爱人民、热爱康复护理事业,具有为人民服务,为人类健康服务的奉献精神。

2. 道德品质　树立正确的人生观、价值观,以救死扶伤、实行人道主义为己任,无愧于白衣天使的美誉。

3. 人格情操　有自尊、自重、自强不息的奋斗精神,有为促进康复护理学科发展而勤奋学习的钻研精神,有关爱伤残患者生命的淳朴情怀,有正视自我能力、品质、行为缺陷而不断完善自我的精神境界。

（二）专业素质

1. 人文、业务知识　康复护理专业素质受人文、业务知识的制约,必须掌握必要的文化、人文科学知识和医学、康复医学、护理学、康复护理学理论知识,以及参与康复护理教育与科研的基本知识。

2. 技能素质

(1)康复护理基本技能:康复护士应掌握包括满足康复者基本生理功能需要的基础护理技术,如皮肤护理、饮食护理、体位转移等;以及提高康复者自我独立能力和照顾能力的康复护理技术,如吞咽训练、体位排痰训练、膀胱训练、肠道训练、关节活动被动训练、日常生活能力评估与指导等。

(2)应急能力:患者遭受了某一方面的伤害或损伤,造成诸如身体或认知、语言功能、家庭角色或工作能力的改变,康复护士应有敏锐的观察能力和分析能力,及时发现患者发病情变化,及时进行应急处理。

(3)信息获取与交流能力:信息素养是康复护理人员从事康复护理工作的重要条件和必备素养;同时,对患者和家属的康复教育、咨询指导是康复护士的重要职责,康复护士必须培养自己终身学习能力,并将最新康复知识传授给患者及其家属。

(4)沟通、协调、管理能力:协调康复团队中各康复专业人员之间的关系,协助并管理患者和家属使之按康复治疗计划有效地进行康复治疗是康复护士的职责,康复护士应具备较强的沟通、协调、管理能力。

(5)康复护理科研能力:随着社会经济、文化、交通发展,以及医学进步,康复对象将越来越多,康复护士应积极主动开展康复护理研究,并将研究成果应用于患者功能的恢复与重建中。

3. 心理素质　稳定的心理素质是护士职业素质的基础,康复护士是患者每天接触最多的人,其言行举止深刻地影响着患者,仪表整洁、举止端庄、和蔼可亲、处事沉稳会给患者带来良好的心理反应。

4. 身体素质　康复护士的主要工作是为患者落实基础护理、指导和协助患者进行功能训练,会大量消耗护士的体能,因此,康复护士必须具有良好的身体素质,才能胜任康复护理工作。

第三节 康复护士人才培养

康复护士是掌握康复医学知识和康复护理技能的专业注册护士,为患者、家属和社区提供康复护理服务是康复护士承担的主要功能,在预防、保健、临床医学和康复医学构成的现代医疗体系中,具有不可替代作用。随着康复医学发展而逐渐发展起来的康复护理涉及康复和护理两个专业,有其独立的理论基础及评估、治疗规范,涉及领域广泛,是一门新兴的护理学科,积极培养康复护理人才是发展新兴学科的关键。

一、发达国家康复护理教育

现代康复医学及康复护理学诞生于 20 世纪初,发展于 20 世纪 70 年代以后,随着社会经济的发展、医学科学的进步、人民群众生活水平的提高,康复医学及康复护理事业得到了极大的发展和进步。

以美国为例,护士的学历教育与我国的护士培养模式不同,有明确的培养目标,按照培养目标设置相应课程,因而专业基础课相对较少,专业选修课达 7.2%。护生修完符合基本标准康复护士规定的课程,由康复护理学会和护理学会共同给予资格认定。获得康复护士资格认证书后可在各种康复医疗机构中从事基础康复护理实践。此外,在临床护理专家或开业护士的培养中设有康复护理专业(相当于我国的硕士研究生教育),要求学生在入学前必须有注册护士证书,有至少 3~5 年康复相关护理的临床实践,经过学习,通过资格考试方可成为合格的注册康复护士。日本于 1970 年开始建立了康复护士的国家考试制度。

二、我国康复护士人才培养

康复医学在我国已有 30 多年的历史,而康复护理学起步较晚。目前在各大专院校高等护理教育中尚没有独立设置康复护理专业,仅在高等护理教育课程中增设了康复护理课程,其在所占课时比例也不足、康复护理知识内容少、学习不系统、康复护理技能培训不够等问题。同时,开办选修课的教师多来自临床康复科,缺乏教学经验,有的虽然有实践经验但讲不出来。根据现有的护理人力资源以及教育水平,如何培养康复护士是一个重要课题。我国康复护士人才培养展望如下:

(一) 学校培养

由医学高等院校进行康复护士的培训工作。例如招收护理学(康复护理方向)的学生。随着各大专院校校内实习训练基地和校外见习、实习医院的建设日趋完善,使学校教学水平及教学条件越来越贴近岗位需求,同时有的院校还对学生进行岗位职业技能综合训练,并取得成功。在课程设置上可以借鉴一线护士培训的经验,注重理论与实践的结合;在教学方法及管理上可以借鉴近几年的岗位职业技能综合训练的教学经验。因此,我们相信在大专院校进行康复护理人才的培养是可行的。

(二) 在职培养

1. 医院自己培养 根据医院科室的设置制订各科康复理论知识学习和技能训练计划,对于不同层次、不同年龄的护士提出不同的要求与目标,使各科护士有明确的康复学习方向。

2. 选送业务骨干外出进修学习。

3. 康复专科护士　有 5 年以上康复护理临床经验的优秀护士,参加康复护理理论和技能的系统培训,经过考试合格后颁发康复专科护士证书。

4. 注册康复护士　卫生行政主管部门制定国家注册康复护士资格认证考试制度,合格的注册康复护士可以在各种康复医疗机构或社区独立开展康复护理咨询、教育及实践,或从事有关的康复护理管理、研究。

随着我国康复护理事业的发展,康复护理已成为独立的护理专业体系。

三、康复护理专业的实践标准

我国的康复护理事业是在中国残疾人联合会的领导下,于 1987 年 6 月正式成立了中国康复护理研究会;在中国康复医学会的促成、筹办下,1997 年改名正式成立了中国康复护理专业委员会,为我国普及和提高护理教育起到了推动作用。中国护理协会(学会)和康复护理协会(学会)1996 年建立了康复护理专业的实践标准,用于指导康复护理实践。

(一)康复护理实践标准

1. 护理标准

(1)评估:康复护士收集患者的健康资料。

(2)诊断:康复护士分析评估资料,确定护理诊断。

(3)计划:康复护士根据健康资料判断患者可能的预后,确定护理目标 根据护理目标制定康复护理干预措施。

(4)实施:实施康复护理计划。

(5)再评估:康复护士将护理效果与原定目标比较,以鉴定护理效果,找出新问题。

2. 职业行为标准

(1)护理质量:康复护士全面评估康复护理实践的质量与效果。

(2)表现总结:康复护士评估自己在执行职业实践标准、规定和制度方面的表现。

(3)教育:康复护士学习和掌握有关护理实践的最新知识。

(4)同事关系:康复护士致力于同伴、同事和其他人的职业发展。

(5)伦理:康复护士在伦理方面站在患者的角度进行决策和行动。

(6)合作:康复护士在为患者提供护理照顾的过程中善于与患者、家属和其他健康照顾者的合作。

(7)研究:康复护士在实践中利用研究成果。

(8)应用:康复护士在计划和实施护理时要考虑有关安全、效果和费用等因素。

(二)高级开业康复护士护理实践标准

1. 护理标准

(1)评估:开业护士全面收集康复患者的健康资料。

(2)诊断:开业护士分析评估资料,确定护理诊断。

(3)计划:开业护士根据健康资料和诊断,为慢性病和残障患者判断患者预后,并在适当的时候提供给医疗小组;确定护理目标 并形成全面的患者及相关人员的康复护理计划和为实现护理目标而采取的康复干预、治疗措施。

(4)实施:开业护士开出康复处方,医嘱和实施干预、治疗措施。

（5）再评估：开业护士评估患者实现护理目标的情况。

2. 职业行为标准

（1）护理质量：开业护士制定康复高级护理实践的质量和效果评估标准。

（2）自我评估：开业护士经常对照职业实践标准、有关的规章制度评估自己的护理实践，并对公众和其他护理同行解释自己的行为。

（3）教育：开业护士在康复护理专业领域不断学习、更新、掌握新的知识和技能。

（4）领导：在康复护理实践中，开业护士要成为伙伴、同事和其他人的领导者、优秀的团队队员和角色规范。

（5）伦理：开业护士能够解释康复护理实践中的伦理原则。

（6）学科间联系：开业护士在为患者提供照顾的过程中促进不同学科间的联系。

（7）研究：开业护士通过研究发现、检查、评估康复护理的知识、理论，为慢性病和残疾患者创造新的护理方法。

第四节　康复病房管理

良好的病房环境是保证医疗、护理工作顺利进行，促进患者康复的重要条件，创造优美、整洁、舒适的休养环境是每一位医务人员的责任和义务。康复病房是每一位从事康复工作的医务人员事业的基础，作为科室的全体员工应该齐心协力、爱科敬业、以患者为中心、以质量为生命，为了科室的发展共同努力，并且自觉遵守康复病房的管理规范。

一、康复病房管理办法

成立科室的护理质量管理小组

科室由小组成员共同管理，由护士长全面协调、统一管理。

1. 分管责任人应各负其责，定期向护士长汇报出现的问题和处理结果，共同制定具体措施，并告知全体护士，统一规范管理。

2. 分管责任人的职责

（1）康复病房管理：由高年资责护组长负责。

（2）病区感染控制：由高年资责护组长负责。

（3）护理文件书写和网络管理：由高年资责护组长负责。

（4）急救仪器药品和治疗室管理：责任护士负责。

（5）基础护理和专科技术操作管理：教学组长负责。

二、康复护理管理规范

1. 护理查房工作制　护士长或责护组长带领值班护士每周一至周五早上对全科患者行常规查房；危重患者随时查房和下班前查房；每晚 8 点，值班护士随同值班医师进行全科查房；周末值班护士负责全科查房；查房目的是根据患者的病情讨论决定患者专科康复护理目标和方案。

2. 基础护理工作制　责任护士要按照护理级别实施基础护理，安排并告知患者每日治疗时间、健康宣教的时间、各种住院须知及规章制度等。

3. 专科康复护理工作　主管护士负责实施护理组查房时确定的专科康复护理目标和方案,实施专科康复护理过程中应尽量与患者沟通,向患者讲解康复治疗目标,治疗方法、护理措施以及患者需要配合的事宜等;负责实施出入院康复指导;熟悉患者病情,及时了解治疗后反应;对于治疗效果差或出现病情变化应及时通知医生。

4. 交接班制度　严格执行交接班制度,确保医疗护理质量。

5. 康复护理学术活动安排

(1)专题讲座:每周 1 次,由教学组长统一安排。

(2)读书报告:每周 1 次,由教学组长统一安排。

(3)技术交流:每周 1 次,由护士长或责任组长主持。

三、仪器设备管理

康复病房的设备和仪器须建立设备使用和维护规程。

1. 科室应成立仪器设备管理小组,由科主任、护士长、治疗师长及设备管理小组长构成。并建立设备使用情况和维护记录登记本,每周登记一次。

2. 医院设备科要建立仪器设备管理制度,定专人管理、定期监测,并建立仪器设备检修记录。

3. 医务人员应熟练掌握各种设备仪器的使用方法和注意事项,若出现异常应及时通知设备维修部进行维护。

4. 建立仪器设备管理制度,定期对所有仪器设备进行检修。

第五节　康复护理质量管理

为达到康复护理质量客观、科学的管理,根据不同的分级医院、不同的医疗条件、不同的护理问题制定康复护理质量指标,建立客观的康复护理质量指标与评价标准有利于康复护理质量持续改进,建立以病人为中心的康复护理质量评价标准有利于推进优质护理服务持续发展。

康复护士应该提高对患者的照顾能力,掌握康复护理常见的评估如患者的病情评估、患者的平衡、认知、运动、ADL、营养筛查及吞咽功能的评估能力,具备康复护理设备及辅助具操作的能力以及对患者发生误吸、窒息、非计划拔管、跌倒等紧急处置能力。在康复护理质量管理方面还应按康复医嘱制定康复护理计划,对患者的药物治疗和康复治疗合理安排,实施康复疾病个案——个性化管理,开展延伸康复治疗护理工作模式,制定社区居家康复护理训练计划,实时跟进随访康复治疗效果,及时了解患者及家庭需求,实时以康复护理质量监测指标进行质量追踪和分析,以到达康复护理质量持续改进。

一、康复护理质量管理结构指标

1. 康复病房护士与病人之比

$$普通病房护士与病人之比=\frac{全院普通病房护士总数}{全院普通病房病人总数}$$

达标率:病房护士与病房实际开放床位之比不低于 0.4∶1

2. 年康复护士离职率

$$年康复护士离职率(\%)=\frac{年时间周期内离职的护士总数}{全院总护士数}\times100\%$$

达标率:护理人员每年离职率≤5%

二、康复护理质量管理过程指标

1. 入院 24 小时压疮风险评估率

$$入院24小时压疮风险评估率(\%)=\frac{入院24小时内进行压疮风险评估的例数}{入院24小时内的所有病人数}\times100\%$$

2. 入院 24 小时 ADL 评估率

$$入院24小时 ADL 评估率(\%)=\frac{入院24小时内进行 ADL 评估的例数}{入院24小时内的所有病人数}\times100\%$$

3. 住院病人疼痛评估率

$$住院病人疼痛评估率(\%)=\frac{对病人进行疼痛评估的例数}{所有住院病人数}\times100\%$$

4. 住院病人吞咽功能评估率

$$住院病人吞咽功能评估率(\%)=\frac{对病人进行吞咽评估的例数}{所有住院病人数}\times100\%$$

达标率:以上 4 个指标均要求达标率为≥90%

三、康复护理质量管理结果指标

1. 住院病人跌倒/坠床发生率

$$住院病人跌倒/坠床发生率(\%)=\frac{住院病人跌倒/坠床人次}{住院总床日数}\times100\%$$

2. 住院病人压疮发生率

$$住院病人压疮发生率(\%)=\frac{住院病人有一处或多处压疮的病人人次}{住院总床日数}\times100\%$$

达标率:比率下降

3. 留置尿管相关泌尿性感染发生率

分子:单位时间一定范围内使用导尿管病人中的泌尿系感染人数

分母:单位时间一定范围内病人使用导尿管的总日数

计算公式:

留置导尿管相关泌尿

$$系感染发病率(‰)=\frac{留置导尿管病人中泌尿系感染人数}{所有病人使用导尿管的总日数}\times1000‰$$

达标率:比率下降

4. 中心静脉导管相关血流感染发生率

分子:单位时间一定范围内使用中心静脉置管病人中血流感染人数

分母:单位时间一定范围内所有病人使用中心静脉置管的总日数

计算公式:

中心静脉导管相关

$$血流感染发生率(‰) = \frac{使用中心静脉置管病人中血流感染人数}{所有病人使用中心静脉置管的总日数} \times 1000‰$$

达标率:比率下降

5. 呼吸机相关肺炎发生率

指标名称:呼吸机相关肺炎发病率(‰)

对象选择:所有使用呼吸机的病人

分子:单位时间一定范围内呼吸机相关肺炎的例数

分母:单位时间一定范围内所有病人使用呼吸机的总日数

计算公式:

$$呼吸机相关肺炎发病率(‰) = \frac{呼吸机相关肺炎的例数}{所有病人使呼吸机的总日数} \times 1000‰$$

达标率:比率下降

6. 人工气道脱出率

指标名称:人工气道脱出率(‰)

对象选择:所有置入人工气道的病人

计算公式:

$$人工气道脱出率(‰) = \frac{人工气道脱出例数}{所有病人置入人工气道总日数} \times 1000‰$$

达标率:比率下降

7. 误吸的发生率

指标名称:误吸的发生率(‰)

对象选择:所有存在吞咽功能障碍的病人

计算公式:

$$误吸的发生率(‰) = \frac{发生误吸患者的例数}{所有存在吞咽功能障碍的病人} \times 1000‰$$

达标率:比率下降

8. 窒息的发生率

指标名称:窒息的发生率(‰)

对象选择:所有存在吞咽功能障碍的病人

计算公式

$$窒息的发生率(‰) = \frac{发生窒息患者的例数}{所有存在吞咽功能障碍的病人} \times 1000‰$$

达标率:比率下降

9. 摆放抗痉挛体位正确率

$$摆放抗痉挛体位正确率(\%) = \frac{正确摆放抗痉挛体位例次}{单元内所有需要摆放抗痉挛体位总例次} \times 100\%$$

10. 抗痉挛体位并发症发生率

$$抗痉挛体位并发症发生率（\%）=\frac{抗痉挛体位并发症发生例数}{所有需要摆放抗痉挛体位总例次}\times100\%$$

并发症为:肩关节半脱位、足下垂、肩痛、肩手综合征

达标率:比率下降

11. 患者间歇导尿技术掌握率

$$患者间歇导尿技术掌握率（\%）=\frac{患者间歇性导尿操作的正确率}{所有需要掌握间歇导尿技术患者}\times100\%$$

12. 患者满意度

$$患者满意度（\%）=\frac{问卷各条目实际得分}{问卷各条目总分}\times100\%$$

达标率:患者对护士工作满意率≥95%

13. 护士满意度

$$护士满意度（\%）=\frac{问卷各条目实际得分}{问卷各条目总分}\times100\%$$

第六节 康复护理文档管理

康复护理文档包括:用手工方式填写的各种申请单、治疗单、护理记录单、医嘱本(单)、报告单、体温单、各种单据、报表等。对医疗文书的设计应以提高护士工作效率,减轻工作负担,记录准确规范,责任分明为原则。对各式表格的填写要求都应有明确的规定,文书处理要准确限时,重要的康复护理过程必须有详细的文字记载,以作为病案分析的临床资料和护理质量评价的完整依据。

一、护理文档的功能

护理文档的功能是为医疗护理工作沟通提供方式、为患者的诊断和治疗提供依据、为护理质量监控提供资料、为教学和科研提供信息、为法律仲裁提供证据。

1. 为医疗护理工作的沟通提供方式 护理文书记录患者有关资料和护理工作中处理问题的方法,是护士与其他医务人员之间进行文字沟通的主要形式。在护理工作中,无论是科室与科室、护士与护士、护士与医师及其他医务人员之间,都需要通过文书的形式增进沟通,了解基本工作及患者的状况。

2. 为患者的诊断和治疗提供依据 护士把有关患者的各项检查、治疗护理与病情观察真实客观地记录在病历上,可以协助医师,为患者的诊断治疗提供依据,同时,也为护士在制定护理计划或实施整体护理中提供有价值的资料。完整详细的病历,可以缩短医务人员查询病情,获取过去病史等搜集资料的时间,借助护理文书可以评价患者接受某项护理措施的程度,实现高质量、高效率的医疗护理服务。

3. 为护理质量监控提供可靠资料 通过护理文书可以检查和监控各项护理工作,护理记录单可以反映危重患者、手术患者及其他患者的护理质量;体温单可反映患者的各项生命体征的变化;治疗单可以提供患者各项治疗内容,使护士一目了然;整体护理文书可反映整体护理实施过程中,各个阶段的护理措施和护理效果;交班报告反映出当天新患者、危重、手

术等重点患者的护理及各个班次护士的工作情况。

4. 为教学及科研提供相关信息 病历中有关患者的症状、检查结果、诊断、治疗、药物疗效、护理记录等均可作为实习生的教学资料。此外,医务人员可以根据病历提供的信息进行科学研究工作,总结经验教训,进一步提高医疗护理水平。

5. 为法律仲裁提供证据 护理文书可以作为护理人员在护理服务中有无疏忽的证明,并且为患者的生命安全提供保障,同时,还可以作为保险公司或司法部门判决责任的证明,为医学会及医学专家的鉴定提供资料。因此,护理文书的书写必须坚持及时、准确、客观的原则,才能公正地为法律提供真实的、有价值的证据。

二、护理文档的管理

1. 护理文书的书写

(1)书写的基本要求:①护理文书的书写应当客观、真实、准确、及时、完整。②应当使用蓝黑墨水或碳素墨水。③应使用中文和医学术语。通用的外文缩写和无正式中文译名的症状、体征、疾病名称等可使用外文书写。④护理文书书写要求文字工整、字迹清晰,表述准确、语句通顺、标点符号正确。书写过程中如果出现错字,应当在错字上划双横线,不得采用刮、粘、涂、擦等方法掩盖或去除原来的字迹。⑤护理文书要求按照规定的内容书写,并由相应的医务人员签名。如是实习、进修护士书写的,应当经过本医疗机构合法执业的护理人员审阅、修改并签名。

(2)书写的原则

1)准确、简洁:护理记录的内容,必须真实准确,所记录的资料不能是含糊不清或模棱两可的,应尽量明确地用具体或可测量的方式描述。例如压疮面积是 4cm×3cm,为Ⅱ度压疮;患者疼痛的部位是右侧肩关节、性质是酸胀痛、持续时间为 6 小时等。并写明记录的日期、时间,字迹清楚并签名。

2)统一规范:护理文书是由多个护理人员共同完成的,必须按照有关标准和规定,统一规范地认真书写。

3)时效性:有些护理记录因工作繁忙可延迟到有空的时间再写,但是有些医嘱、护理记录等必须在发生时刻完成,以免在尚未完成记录之前,又有新的病情变化等情况。如是抢救患者,可在抢救结束后 6 小时内补记。

2. 护理文书的责任制 护士应承担提供准确、及时、完整、简明等具有合法性护理文书的责任。护士长在护理文书管理中承担培训、指导、检查、纠正、审核、保管等责任。

3. 护理文档的保存 原卫生部和国家中医药管理局共同制定的《医疗机构病历管理规定》是护理文档管理的重要依据。

病历中的护理文档部分包括体温单、医嘱单、护理记录单、各种护理专项记录单等,住院期间的病历放在医师办公室或护士站内保管,出院病历是由病案部门管理。

4. 护理文档的使用 护理文档是护士对患者疾病护理过程及观察的真实记录。对护理病历进行系统、科学的管理,不仅可以促进护理质量和病案质量的提高,还可以充分发挥在科学研究、医院信息及规范化管理中的作用。

三、康复护理病历

康复护理记录是医院住院患者医疗文书中的一个重要组成部分,是护士记录住院患者生命体征、病情观察、医嘱处理、康复护理评估及康复护理措施的客观资料,它记载了患者康复治疗、护理的全过程,反映了患者病情演变过程,是康复护理质控的重要部分。在评价患者住院期间有医疗纠纷时,康复护理记录起着重要的举证作用,根据中华人民共和国国务院令第 351 号《医疗事故处理条例》规定,患者有权复印或复制医嘱单、护理记录等相关资料,因此,康复护理记录书写质量和法律责任越发显得重要。

(一)康复护理记录

康复护理记录反映了护士在观察、处置患者过程中的行为,是检查和衡量康复护理质量的重要原始文字记载,是解决医疗纠纷,处理保险赔付的重要法律依据,因此护理记录不仅要求文字清晰,表达准确,还要求能真实、客观、清楚地反映患者病情的发生、发展与治疗护理活动的全过程。同时,也要反映护理人员准确、及时执行医嘱的过程。康复护理记录作为客观资料必须客观、真实、准确、及时、完整。

(二)康复护理病历

康复护理病历是医院各种医疗文件中的一种,是患者入院就医的重要记录。康复护理病历除包括一般护理病历的内容外,还应着重记录有关康复护理的内容。

1. 入院时基本情况记录 一般情况、体检结果、病情记录、残存能力的评价(ADL 能力评价)。

2. 护理目标及护理措施。

3. 训练过程中的功能评价。

4. 出院前 ADL 评价记录,提出存在的护理问题,出院前的护理指导。

康复护理病历必须书写及时、明了清晰、语言精练、描述准确全面、有系统性和连续性、字迹工整,用规定标准进行评价。

(三)康复护理病历书写

运用康复护理程序护理病人,要求有系统、完整、能反映康复护理全过程的记录,包括有关病人的资料、构成护理病历。书写要求详细记录、突出重点、主次分明、符合逻辑、文字清晰及正确应用医学术语。

1. 首页 首页多为表格式,主要内容为患者的一般情况、简要病史、心理状态及康复护理体检等。在记录中应注意:

(1)反映客观,不可存在任何主观偏见:从病人及其家属处取得的主观资料要用引号括明。

(2)避免难以确定的用词,如"尚可""稍差""尚好"等字眼。

(3)除必须了解的共性项目外,还应根据个体情况进一步收集资料,以判断确定护理问题。

2. 病程记录 康复护理病程记录是对患者病情动态及病情恢复和进展情况的记录,包括估计资料的记录,康复护理措施,医嘱执行情况的记录以及病人对医疗和护理措施的反应。

(1)病程记录频率取决于病人的状况,一般病人 5~7 天记录 1 次,危重病人每天记录,特殊情况随时记录。

（2）记录方法、具体内容和要求：根据《细则》要求，每位住院患者均应建立"一般患者护理记录单"。明确护理工作范围，护理工作范围按功能划分为3种：

1）独立性护理功能：如对病人病情的观察，采取增进病人舒适的护理措施，健康教育及效果观察等。

2）合作性护理功能：如与医生配合对病人的诊断及治疗，与营养师配合对病人进行饮食方面的指导，与理疗师配合指导病人康复训练等。

3）依赖性护理功能：如遵医嘱对病人应用各种药物等

4）ADL能力康复护理指导

衣——穿脱衣裤

食——鼻饲、喂饭、自行进餐

住——翻身、起床、移动

行——户外活动、交流

洗漱——卫生自理

（3）确定必须记录的具体内容：记录的内容应是康复护理工作范围内的。

1）记录病情观察情况：包括患者自觉症状、心理活动、神志、生命体征、皮肤黏膜、睡眠饮食、大小便情况及相关疾病的客观体征。发现病情变化及时记录，并记录及时报告医生的时间具体到分。

2）运动处方内容：康复训练安排及训练中注意事项的交代

3）执行运动处方的时间，康复治疗反应及效果，反馈给医生的时间。

4）进行了健康教育、心理护理的主要内容，效果观察情况，嘱咐了病人各种检测、检查、治疗、用药等的注意事项内容。

5）增进病人体位舒适感，预防皮肤、口腔黏膜、泌尿生殖系等并发症所实施的护理措施及效果应记录。

6）实施的安全保护措施及效果应记录。

7）意外事件的发生及处理经过应记录

8）擅自离院，特别是未在病房住宿和拒绝接受检查、治疗、康复护理等情况应记录，并注明报告医生的时间。

（四）康复护理小结

康复护理小结是患者住院期间护士按康复护理程序对患者进行护理的概括记录。包括病人入院时的状态，康复护理措施实施情况，护理效果是否满意，护理目标是否达到，护理问题是否解决，有否护理并发症，护理经验教训和存在的问题等。

（五）出院指导

出院指导是指在患者出院前夕所给予的指导和训练。出院指导是住院护理计划的继续，有助于病人从医院环境过渡到家庭环境，使病人获得自理能力，巩固疗效，提高健康水平。

出院指导的原则：根据病人的疾病特点、个性特征、文化程度、社会地位、经济条件做到重点突出，通俗易懂，因人施教，达到个体化要求。

出院指导的内容：针对患者身心现状与对疾病的认识程度，提出出院后在饮食、用药、休息、功能锻炼、卫生保健、定期复查等方面的注意事项。

　　责任护士应将对病人出院后的健康指导记录在护理小结（出院小结）之后，另写一份交给病人。

（六）电子病历

　　许多医院开展无纸化办公，设置电子病历软件，护理文档均进电脑，既环保又便于保存，同时又节省书写时间，是护理文档管理的方向。

（王惠芬　彭汉玲　李秀云）

第二篇　康复护理评定

第八章　康复护理评定

第一节　概　　述

一、康复护理评定概念

康复评定是对患者功能状况和潜在能力的判断,也是对患者各方面的资料收集、量化、分析并与正常标准进行比较,是康复医学的重要组成部分。世界卫生组织将功能障碍分为功能形态障碍、能力障碍和社会因素障碍。在康复评定中,功能形态障碍评定包括肌力、肌张力、关节活动度、身体形态测量、平衡功能、协调功能和认知功能评定等;能力障碍评定包括独立生活能力评定、作业活动能力等;社会因素障碍评定包括自然环境、人文环境和职业环境评定。

康复护理评定是康复评定的重要组成部分,是收集康复护理对象的功能形态、能力和社会环境等资料,与正常标准进行比较和分析,确定康复护理问题,为制定康复护理措施提供参考依据。

二、康复护理评定目的

1. 确定存在的康复护理问题,制定康复护理目标。通过收集患者功能形态、能力和社会环境等资料,确定功能障碍的原因、部位、性质和程度,以及对个人生活和社会活动的影响,明确护理诊断。

2. 为制定、修改康复护理措施提供依据,并评定康复治疗的效果。康复患者的功能障碍,多数是不可逆的,其功能只能得到改善,而不能完全恢复正常。在进行康复护理评定时,应根据护理诊断制定康复护理措施。经过康复护理后,须对患者的功能障碍再次进行评定,以评价护理效果,并根据评定结果进一步修订康复护理方案。

3. 比较康复护理方案的优劣,选择投资少而收益大的康复护理计划加以实施,使康复护理取得最佳的社会效益。

4. 进行预后评估,为残疾等级的划分提供依据。通过康复护理评定,对患者功能预后做出客观、准确的预测,使其了解哪些功能障碍通过康复治疗可以得到改善或恢复,而哪些不能改善或恢复,从而使患者对康复护理结果有一个正确的认识。同时,根据康复护理后患者功能障碍、日常生活活动能力、工作能力丧失程度进行残疾程度划分。

三、康复护理评定内容

康复护理评定的内容很多,主要包括以下几个方面,只有对患者进行全面、认真、细致的康复护理评定,才能发现护理问题、制定护理措施及护理目标。值得指出的是,康复护理评定需要多次重复进行,始终贯穿于康复护理全过程。

本章介绍运动功能评定、心肺功能评定、感知认知功能评定、躯体一般状况评定、日常生活活动能力评定、独立生活能力评定、生活质量评定等几方面的评定。

第二节 康复常用评定方法

一、选择适当的评定手段

(一)沟通交流

通过与患者及家属沟通交流,可以了解功能障碍发生时间、持续时间和发展过程以及对日常生活、学习、工作的影响。了解患者的主观感受、对康复治疗和护理的态度、对环境的满意程度及一些不能通过观察的活动,如大小便的控制,上、下汽车等日常生活能力。可以将治疗方案、护理措施以及注意事项告诉患者和家属,在交谈时,应注意交流和沟通的技巧,取得患者及其家属对护理人员的信任,积极支持和配合治疗护理。但应注意辨别患者或家属因种种原因可能导致回答问题的不准确或不真实的情况。

(二)观察

观察是通过视、嗅、听和触等感觉器官对患者、家属和环境进行有目的、有计划的一种收集资料的方法。观察可在实际环境中进行,也可在试验环境中进行。观察全身一般状况和功能障碍的部位,既要了解患者在静止状态下的情况,如坐位、立位等,也要了解在运动时的状态,如体位转移过程中的情况。从中了解患者的性格、情绪、智力和社会生活能力等。观察法具有自然性、客观性和直接性等特点。有经验的康复护士能够迅速准确地通过观察患者或环境的情况,来判定检查对象的功能状况和影响康复的环境因素。

(三)调查填表

调查法是以提出问题的形式收集患者的资料的评定方法。用填表方法收集资料,能够迅速收集多个人多方面的资料,省时省力。

(四)量表

采用标准化的评估量表进行康复护理评定的方法,能在短时间内获得评估对象的客观情况,而且量表标准化,结果易于比较。

(五)体格检查

护士通过量诊、望诊、触诊、叩诊、听诊和仪器等对患者进行呼吸、循环和运动等功能检查,收集资料和确定护理诊断。

二、评定的过程

(一)询问病史收集资料

提供评定依据,作为制定康复护理计划的基础,为相关的社会问题和可能的职业复归提供线索。

1. 障碍史　是康复病史的核心内容,须充分了解功能障碍的发生和发展经过。

(1)伤病部位及所造成的障碍部位、障碍发生时间、障碍内容、性质程度以及障碍出现的演变过程和所接受治疗护理情况。障碍发生时间和演变过程对判断患者功能预后具有重要意义。

(2)对患者日常生活、学习、工作和社会参与所造成的影响。这是进行日常生活活动评定和制订治疗护理训练计划的重要依据,主要是了解日常生活活动方面(如进食、穿衣、洗漱、如厕、入浴)的具体情况。

2. 个人生活史　了解性格、习惯;学历、专业技能、工作经历、职业地位、收入、人事关系等。这些情况能够提供有价值的资料(如与障碍发生有关的职业因素),作为考虑职业和社会回归以及预测自理可能与否的重要参考。

3. 家族史与家庭情况　寻求与现存障碍可能有关的家族或遗传因素,为患者重返家庭和社会提供所需的有关资料。

(1)家庭成员及其健康状况,生活方式和经济情况。

(2)家庭中所承担的责任。

(3)住房状况、卫生设施、周围环境、邻里关系、社区情况等。

(二) 观察评估

1. 外部评估　包括:

(1)局部观察评估障碍部位。

(2)全身观察,了解障碍局部对全身所造成的影响。

(3)静态观察,如患者肢位、姿势等情况。

(4)动态即功能观察,如患者活动时进行,了解步行时有无异常步态等。

2. 内部包括　心理、精神、性格、情绪、智能等方面,主要通过言语和行动进行。

(三) 检查

由于康复对象构成的特殊性,通常以神经科和骨科检查最为重要。康复检查包括一般的解剖形态异常和病理情况,还有对功能状态的调查。具体的检查和测定方法同一般临床检查。

(四) 记录、综合分析

将病史和观察所得,结合检测结果进行科学的综合、比较、分析和解释,也是评定过程中不可忽视的重要方面。护士与患者及家属的接触机会最多,对患者的精神和心理、日常生活活动方面都能提供有价值的信息。因此护士在评定过程中的作用很重要,各种记录遵循准确性、一贯性、客观性和完整性的原则。应用统一标准的记录格式;记录简洁明了、方便;检查和测定条件加以说明;正确运用医学术语。

三、评定的实施

(一) 康复评定的实施目前采用的方法是 SOAP 法

S(subjective,主观资料):主诉资料、症状;

O(objective data,客观资料):客观体征和功能表现;

A(assessment,评定):整理分析;

P(plan,计划):制订计划,包括进一步检查、诊断、康复治疗和护理等计划。

（二）制定康复治疗计划前的准备

1. 确定患者功能障碍的种类和主要障碍情况　通过康复评定了解患者功能障碍是属于躯体性、精神性、言语性、社会性、混合性中的哪一种,分清主次,有针对性地采取康复治疗措施。

2. 确定患者功能障碍的部位　对于患者功能障碍不仅应了解种类,还应判断程度。功能障碍的严重程度,常以独立程度的受损为标准。一般独立程度分四级:完全独立;大部分独立(小部分依赖),需小量帮助;大部分依赖(小部分独立),需大量帮助;完全依赖。

3. 判断患者的代偿能力　在康复医疗工作中,我们不仅应了解患者功能障碍的情况,知道其丧失什么功能,更应该了解其代偿能力如何,还残存什么功能,能发挥多大的代偿能力,怎样利用这些残存的功能去发挥代偿作用,提高患者的生活和社会适应能力。如对于截瘫患者,我们不仅应了解其下肢瘫痪情况,也应了解上肢代偿能力情况,以便制定训练计划,利用上肢功能去代偿下肢的功能障碍。

4. 确定康复治疗目标　对患者功能障碍的种类、严重程度和主要功能障碍有了正确的全面的了解以后,治疗的重点即可明确。通过康复治疗和训练,预期使患者的功能障碍恢复到何种水平,这种水平即是康复治疗需要达到的目标。最基本的指标是患者的生活自理能力的恢复水平,其次是对家庭及社会的适应能力恢复程度等。

（三）制定康复治疗计划

1. 建立治疗目标

(1)建立治疗目标的依据:处理每个问题,都应该有一个目标。目标应建立在:①评定中发现的问题;②心理状况,如患者对问题、目的和性格的调整和适应;③社会经济和文化背景以及个人的希望;④家庭护理、身体和情绪环境、家庭反应、合作和责任;⑤患者的职业计划和目标。

(2)治疗目标的组成:包括长期目标和短期目标。一个将要实施的目标应包括:①有可测量的结果;②使用具体的检查;③希望实现这一目标的时间。

(3)长期目标:这个目标是在康复结束时所期望的功能活动水平,要用常用的功能性术语来描述。

(4)短期目标:常被称之为行为的目标。一个长期目标可以分成许多组成部分,需要多项技能,短期目标就是反映这些技能的完成情况,在指导决策的过程中是有帮助的。它常是在治疗1~3周内可能解决的问题,可根据康复治疗的不同阶段进行调整。

1)下肢功能:下肢的功能是两侧的步行运动,可根据假肢和支具的有无和种类设定不同的目标:①不能步行:分为卧床不起、靠物坐位和独力坐位三种目标;②能乘轮椅,自己驱动;③在平行杠内起立,步行;④用拐杖步行:根据能否立起,可区别有无实用意义;⑤用手杖步行:分有辅助和完全独立;⑥无手杖步行:分有辅助和完全独立。

行走功能的描述:A. 社区功能性行走:要求达到:①终日穿戴支具并能耐受;②能自己上下楼;③能独立进行日常生活活动;④能连续行走 900 米左右。B. 家庭功能性行走:只能完成上述前 3 项活动,但连续行走不能达 900 米。C. 治疗性行走:上述 4 项活动均不能达到,可以借助支具进行短暂步行。这种步行有助于改善患者心理状态,减少压疮和骨质疏松的发生,改善肌肉的血液循环,减轻肌肉萎缩,促进排尿排便,减少对他人依赖。

2）上肢功能：主要是手功能，手的功能高度分化，要左右分别制定目标，脑卒中患者大致判定为实用手、辅助手、废用手。

3）整体功能：对于偏瘫、脊髓损伤、慢性类风湿性关节炎患者两侧上下肢同时障碍，用日常生活活动分阶段制定目标。①全面辅助；②部分辅助；③完全独立完成。

4）劳动能力：除日常生活活动外，还应预测劳动能力：①恢复原职；②恢复工作，改变原职；③帮助家务。

2. 制定治疗方案　通过对患者全面评定，掌握障碍的情况，了解其需求，制定确实可行的康复目标，接下来是选择达到康复目标所需的治疗手段，安排适当的治疗量，并指出注意事项。

（四）评定的注意事项

1. 既要全面，又要有针对性。

2. 选择适当的评定方法。

3. 评定前要向患者及家属说明目的和方法，消除不安，取得积极配合。

4. 评定时间要短，不引起患者疲劳。

5. 由一个人自始至终进行，确保准确性。

6. 一般做三次评定，求出平均值。

7. 健侧与患侧对照进行。

8. 患者出现明显不适，应及时终止，查找原因。

第三节　康复评定

一、运动功能评定

（一）肌力评定

1. 定义　肌力（muscle strength）是指肌肉收缩时的力量。肌力评定是康复评定的重要内容之一，在肌肉、骨骼、神经系统，尤其是周围神经系统的病变中尤为重要。主要目的是：判断肌力减弱的范围和程度，评定肌力增强的效果，有助于确定预后，为制定康复治疗计划提供依据。

2. 徒手肌力检查（manual muscle test，MMT）

（1）定义：是检查者用双手凭借自身技能和判断力，按照一定标准，观察肢体主动运动的范围及感觉肌肉收缩的力量，判断肌力是否正常及其等级的一种检查方法。它只表明肌力的大小，不表明肌肉收缩的耐力。由于徒手肌力检查操作简单、科学、实用而成为临床工作中最广泛应用的评定方法。下面主要介绍徒手肌力检查操作。

（2）徒手肌力评定标准：徒手肌力检查法由 Robert Lovett 于1916年创立，后发展出不同的评定标准。这些评定标准的设立均基于以下因素：

1）徒手给予收缩肌肉阻力的大小，代表此肌肉或肌群的肌力，此力量是由检查者施加的，要垂直于受测肢体的长轴，并与收缩肌肉力矩的方向相反。

2）肌力检查应检查肌肉或肌群全关节活动范围内移动身体节段的能力。

3）观察或触摸肌肉有无收缩也是肌力检查的重要内容。

4）肌力评定标准基于重力的影响和检查者施加的阻力，而重力的影响和受测肢体的摆放密切相关。通常采取的两种体位是抗重力位和非抗重力位。

（3）肌力分级标准见表8-1。

表8-1　肌力分级标准

级别	名称	标准	相当正常肌力的%
0	0 零级	无法扪及肌肉收缩	0
1	T 微缩	可扪及肌肉收缩,但无动作产生	10
2	P 差	解除重力影响,能完成全关节活动范围的动作	25
3	F 尚可	能抗重力做出关节活动范围内完整动作,但不能抗阻力	50
4	G 良好	能抗重力及轻度阻力做出关节活动范围内完整动作	75
5	N 正常	能抗重力及最大阻力做出关节活动范围内完整动作	100

（4）躯干主要肌肉肌力测试方法见表8-2。

表8-2　躯干主要肌肉肌力测试方法

功能	肌肉		5级和4级	3级和2级	1级和0级
颈前屈:颈椎前屈直至生理性前凸消失,到尽可能的前屈点	主动肌胸锁乳突肌	副动肌头长肌、颈长肌、斜角肌、舌骨下肌群、头前直肌	仰卧,肩部放松,固定胸廓下部,可抵抗加在前额部的较大或中等阻力。若两侧胸锁乳突肌肌力不对称,可先旋转头部向一侧,然后屈颈,阻力加在耳上方	体位同左,屈颈幅度达全范围或部分范围	屈颈时,能否触及胸锁乳突肌收缩
颈后伸:颈椎伸展直到头触到上部躯干的背部肌群	斜方肌、颈部竖脊肌	多裂肌、头上、下斜肌、头后大、小直肌、肩胛提肌	仰卧,颈屈曲位,胸廓下方垫一枕头,固定上部胸廓和肩胛骨,患者可抵抗加在枕部的较大或中等阻力,伸展颈椎达全范围	体位同左,伸展颈椎达全范围或部分范围	俯卧,头部给予支持,在颈后部能否触及肌肉收缩
躯干前屈:仰卧,躯干前屈,使胸廓靠向骨盆直到肩胛骨离开检查台	腹直肌	腹内斜肌、腹外斜肌	仰卧位,下肢固定,双上肢置于颈后或体侧,但患者可充分屈曲躯干达全范围	仰卧,下肢固定,双上肢置于颈后或体侧,但患者头、肩峰和肩胛骨上缘离开台面,而肩胛下角与台面保持接触。后者能屈颈抬头	仰卧咳嗽时,在上腹壁能否触及肌肉收缩

功能	肌肉	5级和4级	3级和2级	1级和0级
躯干旋转:仰卧旋转胸廓,到一侧肩的肩胛骨离开台面	腹外斜肌	背阔肌、竖脊肌、多裂肌、腹直肌	5级:仰卧,双手置颈后,固定下肢,屈曲躯干并旋转胸廓向一侧,然后向另一侧。4级和3级:患者仰卧,双上肢置于体侧,固定下肢,屈曲躯干并旋转胸廓向一侧。4级朝向运动方向的一侧肩胛骨完全离开台面,对侧肩胛骨仅有部分抬起。3级仅有朝向运动方向的一侧肩胛骨离开台面	2级:坐位,双上肢自然放在体侧,固定骨盆,患者可旋转胸廓至两侧	仰卧,转体时在助下缘能否触及肌肉收缩
躯干后伸:胸椎伸展使躯干呈一直线,腰椎伸展自如	竖脊肌、腰方肌	半棘肌、多裂肌	俯卧,腹下方垫一枕头,固定骨盆。双上肢和肩部离开台面,伸腰时抵抗加在胸廓下部较大或中等的阻力,使胸廓下部离开台面。检查胸椎后伸,固定骨盆和胸廓下部,阻力加在胸廓上部	俯卧位,固定骨盆和下肢,患者后伸胸腰椎达全范围或部分范围	腹卧位试图后伸时能否触及竖脊肌收缩
上提骨盆:站立位使一侧骨盆向上抬高,到同侧的足完全离地	腰方肌	腹内斜肌、腹外斜肌、背阔肌	仰卧,腰椎适当伸展,双手抓住检查台边缘用以固定胸廓,向头的方向提拉一侧骨盆,并可对抗加在踝关节处的较大或中等阻力	体位同左,在轻对抗下可达全范围活动为3级,无对抗下可达全范围活动为2级	体位同左,上提骨盆时在腰部竖脊肌外缘的深面(腰方肌)能否触及肌肉收缩

3. **检查注意事项**　徒手肌力检查尽可能按照标准步骤逐步操作,所得结果相对才能较可靠。

（1）向患者解释检查的目的和步骤，必要时给予示范。

（2）检查时同时进行触诊，了解肌肉、肌腱的解剖位置。

（3）掌握肌力检查技巧：观察与受试肌肉相关的关节活动，以该运动范围为全关节活动范围，用于检查或衡量肌力大小；先检查健侧肢体肌力，再查患侧肢体同名肌的肌力，以便作比较。

（4）采取正确的姿势、肢位并充分固定近侧端，按照肌力分级标准检查。

（5）避免肌力检查的干扰因素：尽量避免反复改变体位以防患者疲劳影响测试结果。体位摆放尽可能使患者感觉安全和舒适，并方便检查者观察。还要防止因其他肌肉的代偿所造成的假象动作。

（6）中枢神经系统疾患时，运动模式异常，肌肉的控制受到障碍，徒手肌力检查难以判断肌力，不宜采用。当出现随意运动时，可以使用此方法。

（7）对有明显的心血管疾患的患者慎用，避免引起不良反应。因为持续的等长收缩使血压明显升高，对心脏活动造成困难。

（8）记录肌力等级、测试日期，并评估患者表现。

（二）肌张力评定

1. 定义　肌张力（muscle tension）是指肌肉组织在静息状态下一种不随意的、持续的、微小的收缩。正常肌张力有赖于完整的外周神经和中枢神经系统调节机制以及肌肉本身的特性（如收缩能力、弹性、延伸性等）。肌张力是维持身体各种姿势和正常活动的基础，必要的肌张力是维持肢体位置，支撑体重所必需的，也是保证肢体运动滞空能力、空间位置进行各种复杂运动所必要的条件。肌张力过高或过低都会影响正常运动功能的执行，中枢运动功能都会有不同程度的肌张力异常。

2. 肌张力的分类

（1）正常的肌张力：被动活动肢体时，没有阻力突然增高或降低的感觉。正常的肌张力有赖于完整的外周神经和中枢神经系统调节机制以及肌肉本身的特性（收缩能力、弹性、延伸性等）。肌张力表现为多种形式。人在静卧休息时，身体各部分肌肉的张力称为静止性肌张力。站立时躯干前后的肌肉保持一定的张力维持站立姿势和平衡，称为姿势性肌张力。肌肉在运动过程中的张力，保证了肌肉运动的连续、平滑，称为运动性张力。

（2）肌张力增高：是指高于正常休息状态下的肌肉张力。肌张力增高的状态有痉挛（spasticity）和强直（rigidity）。痉挛性肌张力增高见于锥体束病变，即上肢的屈肌和下肢的伸肌张力增高明显，这时候的肌张力增高与快速牵伸肌肉的速度有关。当被动快速牵拉肌肉时立即引起肌肉的收缩，感到痉挛状态，而牵伸到一定幅度时，阻力可突然降低，此现象称折刀现象（clasp-knife phenomenon）。痉挛性肌张力增高并不等同于肌肉痉挛。强直性肌张力增高常为锥体外系的损害所致。做关节被动活动时各个方向的阻力是均匀一致的，也就是主动肌和拮抗肌张力同时增加，在上肢以屈肌、内收肌和旋前肌明显，下肢伸肌明显，它与弯曲铅管的感觉类似，因此称为铅管样强直（lead-pipe rigidity）。如伴有震颤则出现规律而断续的停顿，称齿轮样现象（cogwheel-phenomenon）。

（3）肌张力低下：是指低于休息状态下的肌肉张力，对关节被动运动时感觉所遇到的阻力降低。肌张力低下时触摸肌肉紧张度降低而感松弛，缺乏膨胀的肌腹和正常的韧性。见于运动神经元疾病、小脑病变、脑卒中弛缓期、脊髓病损的休克期等。

(4)肌张力障碍:是指肌肉张力紊乱,或高或低,无规律地交替出现。由中枢神经系统缺陷所致,也可由遗传因素(原发性、特发性肌张力障碍)所致。与神经退行性疾患(肝豆状核变性)或代谢性疾患也有一定关系。

3. 肌张力的检查

(1)病史:评估痉挛发生的原因、频率、严重程度等,痉挛受累的肌肉和数目。

(2)视诊:观察肢体或躯体异常的姿态,有无刻板样运动模式、自发性运动有无缺失等。

(3)触诊:以触摸肌肉的硬度来判断肌张力。

(4)反射:是否存在腱反射亢进现象,评分标准如下:

0 反射消失;

+:反射减退:肌肉收缩存在,但无相应关节活动;

++:反射正常:肌肉收缩并至关节活动;

+++:反射增强:可为正常或病理状况;

++++:反射亢进并伴有阵挛,为病理状况。

(5)被动运动:可发现肌肉对牵张刺激的反应,通过检查者的手来感觉肌肉的抵抗,是最常见的检查方法。体会其活动度和抵抗时的肌张力的变化,发现是否有肌张力过高、过低,是否有阵挛。

(6)摆动检查:以一个关节为中心,主动肌与拮抗肌交互快速收缩,快速摆动,观察摆动的振幅大小。肌张力低下时,摆动振幅增大,肌张力增高时,摆动振幅减小。

4. 评定注意事项

(1)由于痉挛的神经性因素,临床上同一痉挛患者每天严重程度会有高变异的。

(2)痉挛又是速度依赖的,所以牵张反射的痉挛评定方法会由于被动运动的速度而影响信度。

(3)痉挛量化评定的信度还受患者的努力程度、情感、环境温度、评定同时并存的问题(如尿路结石、感染、膀胱充盈、便秘、压疮、静脉血栓、疼痛及局部肢体受压等可使肌张力增高)、患者的整体健康水平(如发热、代谢紊乱、电解质紊乱影响肌张力)、药物、患者体位等的影响。

(4)痉挛量化评定时,评定的程度标准化。

(5)重复评定时注意尽可能选择同时间段和其他的评定条件。

5. 肌张力的评价标准

(1)肌肉外观具有特定的形态。

(2)肌肉具有中等硬度和一定的弹性。被动运动时具有一定的弹性和轻度抵抗。

(3)具有完成抗肢体重力及外界阻力的运动能力。

(4)近端关节可进行有效的主动肌和拮抗肌同时收缩使关节固定。

(5)具有随意使肢体由固定到运动和在运动中变为固定姿势的能力。肢体被动放在空间某位置,突然松手时,肢体位置仍保持不变。

(6)可维持主动肌和拮抗肌的平衡。

(7)具有完成某肌群的协同动作和某块肌肉的独立运动能力。

6. 肌张力的临床分级 肌张力临床分级是一种较粗略的定量评定方法,检查者根据被动活动患者的肢体所感觉到肢体反应或阻力大小,分为0~4级(表8-3)。

表 8-3　肌张力临床分级

等级	肌张力	标准
0	软瘫	被动活动肢体无反应
1	低张力	被动活动肢体反应减弱
2	正常	被动活动肢体反应正常
3	轻、中度增高	被动活动肢体有阻力反应
4	重度增高	被动活动肢体持续性阻力反应

7. 痉挛的评定标准(表 8-4)

表 8-4　修订的 Ashworth 痉挛评定量表

等级	标准
0 级	无肌张力的增加
Ⅰ级	肌张力轻微增加:受累部分被动屈伸时,ROM 之末时出现突然的卡住然后释放或出现最小的阻力
Ⅰ+级	肌张力轻度增加:被动屈伸时,在 ROM 后 50% 范围内出现突然卡住,当继续把 ROM 检查进行到底时,始终有小的阻力
Ⅱ级	肌张力较明显增加:通过 ROM 的大部分时,阻力较明显地增加,但受累部分仍能较易地移动
Ⅲ级	肌张力严重增高:进行 PROM 检查有困难
Ⅳ级	僵直:受累部分被动屈伸时呈现僵直状态,不能活动

8. 肌张力迟缓的评定标准(表 8-5)

表 8-5　迟缓性肌张力的分级

级别	评定标准
轻度	肌张力降低,肌力下降,肢体放在可下垂的位置并放下,肢体仅有短暂抗重力能力,随即落下,能完成功能性动作
中度到重度	肌张力显著降低,肌力零级或Ⅰ级(徒手肌力检查),把肢体放在抗重力肢位,肢体迅速落下,不能维持规定肢位,不能完成功能性动作

(三) 关节活动度评定

关节是骨与骨的功能连接。典型的滑膜关节包括关节面及其关节软骨、关节囊和关节腔等。正常情况下关节保持其特有的形态及关节活动范围,关节病变时其形态或活动范围可能受到影响,导致影响关节功能或日常生活活动。

1. 关节活动范围的定义　关节活动范围(range of motion,ROM)是指关节运动时所通过的最大运动弧,常以度数表示,也称关节活动度。关节活动范围分为主动与被动。主动关节活动范围(active range of motion,AROM)是指作用于关节的肌肉随意收缩使关节运动时所通过的运动弧。被动关节活动范围(passive range of motion,PROM)是指由外力使关节运动时所通过的运动弧。关节活动范围的测定往往是用关节活动范围的最大角度来表示。关节活动受限的常见原因:关节损伤、关节内游离体、关节积血或积液、骨关节炎等引起的疼痛、肌肉痉挛或软组织粘连;关节周围软组织损伤粘连、瘢痕、严重的肢体循环障碍等。

2. 测量方法 采用量角器测量,是通过关节的近端和远端骨运动弧度的测量而所得的量化结果。确定关节活动范围的方法为关节运动委员会推荐的中立位法,即解剖学立位时肢位定为"零"起始点。被测量的关节在活动时,避免其他关节的参与而出现代偿动作,应在构成关节的远端骨运动时固定近端骨(表8-6)。

表 8-6　主要关节活动度的具体测量

关节	运动	体位	轴心	固定臂	移动臂	正常活动范围
肩	屈、伸	坐或立位,臂置于体侧,肘伸直	肩峰	通过肩峰的垂直线	与肱骨长轴一致	屈 0°~180° 伸 0°~50°
	内收、外展	同上	肩峰	同上	同上	内收 0°~75° 外展 0°~180°
	内、外旋	仰卧位	鹰嘴	与地面垂直	与尺骨平行	各 0°~90°
肘	屈、伸	立位或仰卧位,臂取解剖位	肱骨外上髁中指尖	与肱骨长轴一致	与桡骨长轴一致	0°~150°
	旋前旋后	坐位,上臂置于体侧,屈肘90°		与地面垂直	与包括伸展的拇指的手掌面一致	各 0°~90°
腕	屈、伸	坐或立位,屈肘90°,前臂置于中立位	腕关节	与桡骨长轴一致	与第二掌骨长轴一致 与第三掌骨纵轴一致	屈 0~90° 伸 0~70°
	尺、桡侧外展	坐或立位,屈肘90°,前臂旋前,腕中立位	腕关节	与前臂纵轴一致		尺偏 0~55° 桡偏 0~25°
髋	屈	仰卧或侧卧,对侧下肢伸直(屈膝)	股骨大转子同上	与身体纵轴一致	与股骨纵轴一致	0°~120°
	伸	俯卧或侧卧,侧卧时被测下肢要在下方		同上	同上	0°~15°
	内收、外展	仰卧,测内收时对侧下肢伸直抬高	髂前上棘	与两侧髂前上棘的连线的垂直线一致	股骨纵轴	内收 0°~20° 外展 0°~45°
	内、外旋	仰卧或俯卧,膝关节屈曲90°,仰卧时,被测下肢在床边自然下垂,对侧下肢在床上呈膝立位	髌骨中心	通过髌骨中心与地面的垂直线	与胫骨纵轴一致	各 0°~45°
膝	屈、伸	仰卧或俯卧,下肢伸展	股骨外侧髁	与股骨纵轴一致	与胫骨纵轴一致	屈 0°~150° 伸 0°

续表

关节	运动	体位	轴心	固定臂	移动臂	正常活动范围
踝	背屈 跖屈	仰卧,膝关节屈曲,踝关节呈中立位	腓骨纵轴线与第五趾骨纵轴线的交点 固定臂与移动臂的交点	与腓骨纵轴一致	与第五趾骨纵轴一致	背屈0°~20° 跖屈0°~50°
	内翻 外翻	坐位,屈膝,踝关节中立位		与小腿纵轴的垂直线一致	与足跖面横轴线一致	内翻0°~30° 外翻0°~20°

3. 评定分析及测量的注意事项

(1)熟悉关节的解剖位、中立位和关节的运动方向。

(2)关节测量尺的轴心、固定臂、移动臂要严格按照规定的方法实施。

(3)先测量主动 ROM,后测量被动 ROM。

(4)关节活动可能会引起疼痛,患者应处于舒适无痛的体位,尽量获得较精确的 ROM。

(5)关节僵硬被认为是关节 ROM 的完全丧失。

(6)应与健侧相应的关节测量进行对比,也要测量与之相邻的上下关节的 ROM。

(7)测量时观察到的情况要记录,如关节变形、疼痛、肿胀、痉挛及测量时患者的反应。

（四）平衡与协调功能评定

1. 平衡功能评定

(1)平衡功能是根据活动完成的情况进行如下分级:

1)能够正确完成活动。

2)能够完成活动但要较小的帮助以维持平衡。

3)能够完成活动但要较大的帮助以维持平衡。

4)不能够完成活动。进行平衡评定的目的是了解平衡功能障碍情况,预测患者可能发生跌倒的危险性。

(2)评定方法

1)观察法:能否保持坐位和站立位平衡,以及在活动时能否保持平衡。此法应用简便,可以对存在平衡障碍的患者进行粗略的筛选,至今在临床上广泛应用。

2)量表法:评分简单、应用方便,信度和效度较好的量表主要有 Berg 平衡量表,Tinnetti 量表。这两种量表既可以评定被测试对象在静态和动态状态下的平衡功能,也可以预测正常情况下跌倒的可能性。Berg 量表有 14 个项目,20 分钟完成,满分 56 分,低于 40 分提示有跌倒的危险性。Tinnetti 量表分平衡 10 项和步态 8 项两个部分,15 分钟内即可完成,满分 44 分,低于 24 分提示有跌倒的危险性。

3)平衡测试仪:评定项目包括静态平衡测试和动态平衡测试。静态平衡测试,在睁眼、闭眼、外界视动光的刺激下,测定人体重心平衡状态。动态平衡测试,被测试者以躯体运动反应跟踪计算机荧屏上的视觉目标,保持重心平衡。

2. 协调功能评定

(1)协调(共济)功能的分级

1)正常完成。

2)轻度残损是能够完成活动,但较正常速度及技巧稍有差异。

3)中度残损是能够完成活动,但动作慢、笨拙、不稳很明显。

4)重度残损是仅能够启动活动,不能完成。

5)不能够活动。

进行协调评定目的是判断有无协调障碍,为治疗方案提供客观的依据。

(2)评定方法

1)指鼻试验:患者肩外展90°,肘伸展,用食指指尖指鼻尖。可改变开始的体位来评定不同运动切面的动作。

2)指指试验:两肩外展90°,两肘伸展,让患者将两食指在中线相触。

3)交替指鼻和手指:让患者用食指交替指鼻尖和检查者的手指尖。检查者可以变换位置来测其对变换距离和方向的应变能力。

4)对指试验:让患者用拇指尖连续触及该手的其他指尖,逐渐加速。

5)食指对指:两肩外展90°,两肘伸展,让患者将两食指在中线相触。

6)团抓试验:从完全屈曲的握拳到完全伸直的开拳之间的变换,逐渐加速。

7)旋前旋后试验:肘屈曲90°,并固定于身体,前臂交替旋前、旋后。

8)拍膝试验:屈肘,前臂旋前,让患者用手拍膝。

9)拍地试验:让患者用一足掌在地上拍打,膝不能抬,足跟保持触地。

10)跟-膝-胫试验:仰卧位,一侧足跟沿着对侧下肢胫骨前缘向下移。

上述试验主要观察动作的完成是否准确、时间是否正常,在动作的完成过程中是否辨距不良、震颤或僵硬,加速或闭眼时是否异常。还要注意共济失调是一侧性或双侧性,什么部位最显著(上肢、下肢、头、躯干),睁眼、闭眼有无差别。

(五)步态分析

1. 异常步态的原因:

(1)关节活动受限(包括挛缩)。

(2)活动或承重时疼痛。

(3)肌肉弱或无力。

(4)感觉障碍。

(5)协调运动丧失。

2. 常见异常步态(表8-7)

表8-7 常见异常步态

异常步态	原 因
关节挛缩或强直步态	髋关节屈曲挛缩,站立时腰椎过伸,骨盆前倾,行走时步幅缩短。
	膝关节屈曲挛缩,挛缩小于30°,仅在快速行走时才呈现。
	膝关节伸直挛缩,患侧腿变得过长,摆动时须髋外展及同侧骨盆上提。
	踝跖屈挛缩和马蹄足畸形,行走时患腿足跟始终不能着地,摆动时膝髋过度屈曲,以防足趾拖地,呈现跨栏步态

异常步态	原　因
关节不稳或蹒跚步态	行走时左右摇摆,常见先天性髋关节脱位、佝偻病、大骨节病、进行性肌营养不良
疼痛步态	腰痛时躯干前屈,步幅变小,步行速度慢,躯干僵硬,可侧屈。
	髋关节痛时,患者尽量缩短患肢的支撑相,延长对侧支撑相,躯干侧方移动度增大,患侧呈外展屈曲位,步幅缩短。
	膝关节痛时,膝关节屈曲,足趾着地
足下垂、内翻步态	足下垂是小腿三头肌痉挛、踝关节跖屈。先是足尖着地,然后全足底着地。
	内翻下垂足在足跟着地过程中足尖和足外侧先着地,最后全足着地。稳定性差、推进力量弱、摆动期足尖拖地容易跌倒
划圈步态	足下垂时为了避免足部拖地,摆动时患肢经外侧划一个半圆弧向前摆动腿
剪刀步态	髋关节内收肌群痉挛时摆动相下肢向前内侧迈出,下肢呈交叉状态步行
肌无力步态	胫前肌无力时足下垂,摆动相增加髋、膝屈曲以防足拖地,形成跨栏步。
	小腿三头肌无力时支撑后期患侧髋下垂,身体推进速度慢。
	股四头肌无力时,患肢支撑相不能主动维持稳定的伸膝,身体前倾,膝被动伸直,此时髋微屈可以加强臀和股后肌群的张力,帮助被动伸膝。
	臀大肌无力时伸髋障碍,躯干用力后仰,形成仰胸凸肚姿态。
	臀中肌无力时髋外展无力,不能维持髋的侧向稳定,患者在支撑相使身体向患侧侧弯,依靠内收肌维持稳定,同时防止髋部下沉带动对侧下肢提起向前摆动。双侧臀中肌无力时,行走时身体左右摇摆,呈鸭步
共济失调步态	小脑型,不能走直线,呈曲线前进,两足分开间距大,两上肢外展保持平衡,抬足急,步幅小而不规则。
	前庭迷路型,当沿直线行走时向病变侧偏斜,闭目时明显,闭目踏步方向偏斜
前冲或慌张步态	帕金森病时,步态短而快,阵发性加速,不能随意即停或转向,手臂摆动缩小或停止,步行开始时第一步踏出困难
截瘫步态	脊髓损伤,因节段不同,其步行能力有很大差异,步行时常用腋拐,通过摆至步、摆过步或四点步行走。
	摆至步:双拐同时向前,挺起躯干将双足提离地面向前迈进,足的落地点与拐的着地点在同一水平。双足迈至拐的着地点,故名摆至步
	摆过步:双拐先向前,然后提起身体将双足向前迈进越过双拐的着地点,并落在拐的前方。
	四点步:顺序是右拐向前→左脚向前→右脚向前→右拐向前

二、心肺功能评定

(一)心电运动试验

心电试验运动可诱发心血管异常的反应,而这种反应在安静时并不表现出来,因此运用运动试验对心功能进行评定。运动试验是指在定量负荷下,心脏储备力全部动员进入失代偿状态而产生一系列的异常反应,可以掌握心脏储备力的大小和康复训练的耐受程度。进行心电运动试验的目的是评定心功能和体力活动能力;发现和鉴定潜在的心律失常;为日常生活的安排提供定量依据。

1. 禁忌证

（1）绝对禁忌证:未控制的心衰、严重左心功能障碍、严重心律失常、不稳定型心绞痛、急性心包炎、心肌炎、心内膜炎、严重未控制的高血压、急性肺动脉栓塞、急性全身性感染。

（2）相对禁忌证:严重的高血压、中度瓣膜病变和心肌病、明显心动过速或过缓、完全房室传导阻滞及高度的窦房阻滞、严重冠状动脉左主干狭窄或类似病变、严重肝肾疾病、严重贫血、甲亢、未控制的糖尿病和精神疾病发作期。

2. 常用方式

（1）活动平板运动试验:也称踏板试验,是一种可以变坡变速的步行运动器具,接近日常生活的生理状况。运动过程中连续监测心电变化,逐渐增加负荷,达到足够的强度,有较高的敏感性和特异性。试验所得结果可直接指导患者的步行训练。最常用的是 Bruce 方案,它将运动分为 7 级,对体质极弱者可增加 0 级,即无坡度、速度为 2.7km/h;半级,即坡度为5°、速度为 2.7km/h(表 8-8)。

表 8-8　Bruce 方案

分级	速度（km/h）	坡度%	时间（min）	代谢当量（MET）
1	2.7	10	3	5
2	4.0	12	3	7
3	5.5	14	3	10
4	6.8	16	3	13
5	8.0	18	3	16
6	8.9	20	3	19
7	9.7	22	3	22

（2）踏车运动试验:是指坐在功率自行车上进行踏车运动,通过增加踏车的阻力加大运动负荷,记录血压和心电情况。踏车运动试验的运动方案(表 8-9):

表 8-9　踏车运动试验分级表

分级	运动负荷（男）（km·m）/min	运动负荷（女）（km·m）/min	时间 min
1	300	200	3
2	600	200	3
3	800	600	3
4	1200	800	3
5	1500	1000	3
6	1800	1200	3
7	2100	1400	3

（二）心肺运动试验

心肺运动试验（CPET）是在运动过程中同时测定气体交换情况的一种运动试验,在一定运动负荷下,通过监测代谢与生理指标,反应心、肺储备能力及两者的协调性,对受试者的心肺功能进行联合测定和综合评估。心肺运动试验始于20世纪50年代,早期研究多是着重于肺部疾病患者运动功能特点的探讨,近20多年来,随着技术的进步,医学的发展,尤其是心肺运动试验与计算机技术的结合,其应用范围得到极大的拓展。目前心肺运动试验已广泛应用于临床疾病诊断,评价疾病进展情况和治疗效果(图8-1)。

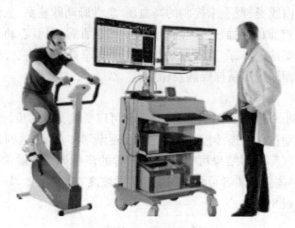

图8-1 心肺功能联合测定

1. **心肺运动试验的生理基础** 人体运动是由神经系统调控的,氧气和二氧化碳介导不同的功能系统提供能量,而人体器官大部分都有很大的功能储备,在静息状态时,由于有功能代偿,即使有轻度功能障碍和调节异常,也不容易表现出来。在剧烈运动时,机体内气体运动加快,氧代谢能力增强,运动肌肉的血流分布可占到心输出量的80%~90%。心肺运动试验基于这一生理特性,在特定运动负荷下对受试者的气体代谢和心脏功能做出整体的评价分析,结果更科学、准确、客观。

2. **心肺运动试验的主要测定指标** 心肺运动试验的检测指标十分丰富,可对机体的运动耐力、心脏功能、肺通气、气体交换功能等方便的功能状况进行主要测定机体在运动状态下的摄氧量(VO_2)、二氧化碳通气当量(VE/VCO_2)、心率、分钟通气量等。其中最大摄氧量、无氧阈和二氧化碳当量斜率是最常用的评价心功能的指标。

(1)最大摄氧量指细胞的最大摄氧能力,即人体在进行有大肌肉群参加的力竭性运动中,循环和呼吸发挥最大作用时,每分钟摄取的氧量。它的意义在于可以反映人体最大有氧代谢能力、心肺功能转运氧气和二氧化碳的能力、肌肉对氧气的吸收和利用能力。

(2)无氧阈指运动中,由有氧代谢供能转换成无氧代谢供能的交界点,即尚未发生乳酸过量生产时的最高耗氧量,可反映机体耐受的潜能。无氧阈不受运动时努力程度地影响,可以客观的反应机体的有氧代谢能力,能用于运动耐力下降的诊断,还可以评价心肺功能、运动耐力和康复训练的效果。

3. **二氧化碳通气当量** 指每分通气量与二氧化碳排出量的比值,表示每排出1L二氧化碳与所需要的通气量之间的关系,反应肺通气血流比值状况。正常情况下,二氧化碳通气当量随着运动量的增加而增加,呈线性关系,主要关注的是其最低值和斜率,其斜率功能更敏感的反应心功能状态。处于无氧阈时应小于34,最大运动量时应小于36。

4. **测定方法** 心肺运动试验的运动方式有两种,平板运动或是踏车运动,平板运动由于其平均峰值摄氧量更高一些,应用更加广泛,多采用在踏板上跑步或在功率自行车上进行踏车运动,基本的测量装备有生理参数测量腰带、头戴式血氧计、呼吸面罩及血压计等,可检测、记录并显示各项生理参数,通过蓝牙将这些参数上传计算机,进行数据处理。

心肺运动试验以测定氧气代谢为核心,可以全面整体地检查从静态到动态心肺代谢功能,具有相对无创、客观定量和敏感等优点,是国际上评价心肺储备能力和心肺协调性水平的普遍且重要的临床检测手段,被越来越广泛的应用于临床医学的诊断、评价、治疗、预后及慢性病的预防和健康管理中。

(三)主观用力计分

是根据运动者自我感觉用力程度来衡量相对运动水平的半定量指标。一般症状限制性运动试验要求达到 15~17 分。所得分值乘以 10 约相当于运动时正常的心率(表 8-10)。

表 8-10 主观用力程度计分

分值	7	9	11	13	15	17	19
表现	轻微用力	稍用力	轻度用力	中度用力	明显用力	非常用力	极度用力

(四)利用代谢当量(METs)指导康复

1 个 METs 是指机体在坐位休息时,携氧 3.5ml/(kg·min)。METs 常用来表达各种不同活动的相对能量代谢水平。使得各种不同运动形式的运动强度加以比较,可以指导患者康复活动。代谢当量的测定可以通过直接测定活动时的吸氧量推算,也可以根据已经研究的各类活动的代谢当量,间接判断活动强度。由于设备和条件的限制一般很少应用直接测定法,而是应用有关活动的平均 METs 值来评定特定活动强度或代谢水平。

国外研究的 MFTs 值表见表 8-11。

表 8-11 日常生活、娱乐和工作的 METS 值

活动	METS	活动	METS
生活活动			
刮脸	1.0	步行 1.6km/h	1.5~2.0
进食	1.4	步行 2.4km/h	2.0~2.5
床上用便盆	4.0	步行 4.0km/h	3.0
坐厕	3.6	步行 5.0km/h	3.4
穿衣	2.0	步行 6.5km/h	5.6
站立	1.0	步行 8.0km/h	6.7
洗手	2.0	下楼	5.2
淋浴	3.5	上楼	9.0
坐床	1.2	慢速骑车	3.5
坐床边	2.0	中速骑车	5.7
坐椅	1.2	慢跑 1.6km/h	10.2

活动	METS	活动	METS
自我护理			
坐位自助餐	1.5	备饭	3.0
上下床	1.65	铺床	3.9
穿脱衣服	2.5~3.5	扫地	4.5
站立热水浴	3.5	擦地(跪姿)	5.3
挂衣服	2.4	擦窗	3.4
园艺工作	5.6	拖地	7.7
劈木	6.7		
职业活动			
秘书(坐)	1.6	焊接工	3.4
机器组装	3.4	轻木工活	4.5
砖瓦工	3.4	油漆	4.5
挖坑	7.8	开车	2.8
娱乐活动			
织毛活	1.5~2.0	桌球	2.3
打牌	1.5~2.0	弹钢琴	2.5
缝纫(坐)	1.6	长笛	2.0
写作(坐)	2.0	击鼓	3.8
慢交谊舞	2.9	手风琴	2.3
快交谊舞	5.5	小提琴	2.6
有氧舞蹈	6.0	写作	1.7
踏绳	12.0	排球	2.9
高尔夫球	3.4	羽毛球	5.5
乒乓球	4.5	网球	6.0
游泳(慢)	4.5	游泳(快)	7.0

注:摘自《实用运动医学》

(五)肺功能测定

了解呼吸功能的基本状态、受损程度和可复性,直接反映肺、气道功能、胸廓顺应性、呼吸肌力量和协调性,某些指标如最大摄氧量、代谢当量,还同时反映心肺功能。

1. 肺容量测定

(1)肺活量(vital capacity,VC):最大吸气后从肺内所能呼出的最大气量,正常男性约为

3750ml，女性约2440ml。肺活量表示肺脏最大扩张和最大收缩幅度，大小受到肺、胸廓弹性、呼吸肌力和呼吸道阻力等因素影响。常用预计值百分比作为考核指标，其数值随限制性呼吸系统疾病严重程度而下降，所以是常用的测定方法之一。肺活量预计值的计算公式如下：肺活量（男）ml＝[27.63－（0.112×年龄）]×身高（cm）肺活量（女）ml＝[21.78－（0.101×年龄）]×身高（cm）正常值：100%±20%，低于80%为减少，明显减少为限制障碍的特点。临床上能影响肺组织的扩张和回缩都会导致肺活量下降。

（2）肺总量（total lung capacity，TLC）：深吸气末肺所容纳的最大气量，即肺活量加残气量之和。正常男性约5020ral，女性约3460ml，肺总量在健康人实测值与预计值相比差异为±15%～±20%。由于肺活量与残气量可相互弥补，肺总量正常并不一定表示肺功能正常。肺总量减少见于肺纤维化和肺叶切除。

（3）用力肺活量（forced vital capacity，FVC）：先深吸气，然后用最快速度、最大力量呼出的气量。与VC不同之处是FVC要求速度，有时间限制，是VC加速度，是动态肺功能指标。对呼吸道阻塞患者（如慢阻肺）VC会明显高于FVC、明显低于VC。因为在强力呼气期间，终末呼吸道可能在达到真正残气量之前即过早闭合，导致终末部位气体受阻而未能呼出。

（4）功能残气量（functional residual capacity，FRC）：平静呼气末肺内残留的气量，是补呼气容积加残气容积。足够功能残气量使肺泡保持一定的肺泡气体分压，能在呼气期继续进行正常气体交换。正常男性约2330ml，女性1580ml。功能残气量增加见于肺气肿，减少见于肺纤维化。

（5）残气容积（residual volume，RV）：用力呼气末留在肺内不能呼出的气量。正常男性约1530ml，女性1020ml。与肺总量的百分比（RV/TLC%）作为判断肺气肿指标，正常为20%～30%，高于35%见于肺气肿疾病。

2. 呼吸气体测定　呼吸气体分析是测定呼气中的氧含量（O_2）和二氧化碳（CO_2）排出量。这一方法无创伤，可以反复或长时间动态观察，在康复评定中有较大实用价值。

（1）摄氧量（VO_2）测定：是利用化学或物理法分析呼出气样中的O_2含量并与大气中的O_2含量相比较，求其差值，即是人体在该时所摄取的O_2量，再乘以当时1分钟呼吸气量，得出吸O_2量，单位为L/min，如按每分钟体重计则为L/（min·kg）。上述指标除受肺功能影响外，与心脏功能和做功肌摄取氧能力密切相关，当肺功能在正常范围内时，心脏功能常成为主要的制约因素。

（2）二氧化碳（CO_2）排出量：CO_2排出量和运动负荷的关系同每分通气量一样，与运动负荷或耗氧量呈线性关系。在出现无氧代谢时曲线出现拐点并呈非线性增加，运动负荷的增加，需要能量消耗增加来配合，运动器官细胞代谢增快使需氧量也增加，同时CO_2生成量也相应增加。当出现血液供氧跟不上需要时，运动器官的细胞出现无氧代谢而产生代谢性酸中毒。代谢性酸中毒经血液中碳酸氢盐缓冲系统的作用生成CO_2，加上来自缓冲系统生成的CO_2，即在氧代谢来产生能量，则排出的CO_2要比单靠有氧代谢的多，因此CO_2的排出量会出现拐点。

（3）呼吸交换率（respiratory exchange rate，RER）：每分钟经肺呼出的CO_2和摄入氧气的比值。

（4）运动方案：运动方式采用平板运动，功率车。不同运动方式所测得最大摄氧量有所不同。参与运动的肌群越多，所测得VO_2max越高（表8-12）。

表 8-12　不同运动方式所获 VO_2max 的差异

运动方式	$VO_2max(\%)$	运动方式	$VO_2max(\%)$
活动平板	100	手臂摇轮运动	65~70
活动平板	95~98	手臂与腿联合运动	100
直立踏车	93~96	游泳	85
卧位踏车	82~85	台阶试验	97
单腿直立运动	65~70		

（六）有氧运动能力测定

有氧运动能力指机体进行有氧代谢为主要能量来源的运动能力。目前采用最大吸氧量和 METs 作为判定的指标。用呼吸气分析的方法测定。在康复医学中反映有氧运动中有氧代谢能力的最常用指标是最大吸氧量（maximal oxygen uptake, VO_2max）；在制订运动处方的运动强度方面则是以代谢当量（METs）作为临床主要参考依据。

1. 最大吸氧量（VO_2max）　VO_2max 是指机体在运动时所摄取的最大氧量，反映心肺功能状态和体力活动能力的最好生理指标。其大小取决于心输出量、动静脉氧分压差、氧弥散能力和肺通气量。20 岁以上的成年人，VO_2max 随年龄的增长以每年 0.7%~1.0% 的速度减低，这与肌肉组织代谢及心肺功能衰退有关。通过适当康复训练，可以减轻衰退的程度和延缓衰退的发生。测定 VO_2max 可以通过极量运动试验直接测定，也可用亚极量负荷时获得的心率负荷量等参数间接推测。后者可能有 20%~30% 的误差。

（1）VO_2max 直接测定。

1）心输出量和动静脉氧分压差测定：VO_2max =心输出量×动静脉氧分压差。

2）心输出量=每搏量×心率。其中动静脉氧分压差代表组织利用氧的效率。安静时为 5ml，100ml 动脉血液在通过组织后，有 5ml 氧被组织吸收利用。运动时动静脉氧分压差逐步增大，最大时可达到 15~17ml。

（2）呼吸气分析测定。

1）VO_2max =吸气量×呼吸气氧分压差。

2）肺通气量：与 VO_2max 呈线性相关。

3）呼吸气氧分压差：安静时 4%~5%，即吸入 100ml 空气有 4~5ml 氧被人体吸收；运动时最大增加 2 倍左右。

（3）运动方案和方式多采用平板运动、踏车（功率车）、手臂摇轮运动、台阶试验等。

（4）运动程序分为单级负荷，即一次达最大值，或分级负荷，即逐渐增加负荷，每一级负荷至少持续 3~5rain，直至达到最大值。

（5）VO_2max 标准：主观筋疲力尽，不能继续运动或维持原先速度；递增负荷后，VO_2 值≤5%或≤2ml（kg/min）；呼吸商>1.10（成人）或 1.00（儿童）。直接测定 VO_2max 有一定局限性。目前用亚极量负荷下的生理指标来推测 VO_2max，由于人体极量运动能力和亚极量运动能力有密切联系，故间接推算法有一定的实用意义。

2. 代谢当量（METs）　以安静、坐位时的能量消耗为基础，各种活动时相对能量代谢水平的常用指标。1MET 相当于 $VO_2$3.5ml（kg/min）。

临床应用：判断体力活动能力和预后一般将运动试验所能达到的最高 VO_2 折算为

METs,或采用间接判断的方式确定 METs,用以判断体力活动水平和预后,以及是否手术治疗的选择参考。关键的最高 METs 值为:①<5METs:65 岁以下的患者预后不良,可作为残疾指标;②5METs:日常生活受限,相当于急性心肌梗死恢复期的功能储备;③10METs:正常健康水平,药物治疗预后与其他手术或介入治疗效果相当;④13METs:即使运动试验异常,预后仍然良好;18METs:有氧运动员水平。22METs:高水平运动员。

(1)应用范畴主要指 METs 的应用。

1)判断体力活动能力和预后:关键的最高 METs 值为<5METs 65 岁以下的患者预后不良;5METs 日常生活受限,相当于急性心肌梗死恢复期的功能储备;10METs 正常健康水平,药物治疗预后与其他手术或介入治疗效果相当;13METs 即使运动试验异常,预后仍然良好;18METs 有氧运动员水平;22METs 高水平运动员。

2)判断心功能及相应的活动水平。

(2)代谢当量与体力活动能力分级的关系(表 8-13、14)。

表 8-13　代谢当量与体力活动能力分级的关系

METs	1	2	3	4	5	6	7	8	9	10	11	12	13	14	15	16
疾病发作期	████████████████████████															
疾病恢复期		████████████████████████████														
文职健康者				███████████████████████████												
劳工						████████████████████████████████										
心功能分级	Ⅳ级		Ⅲ级			Ⅱ级			Ⅰ级或正常							

表 8-14　代谢当量与工作能力

最高运动能力	工作强度	平均 METs	峰值 METs
≥7METs	重体力劳动	2.8~3.2	5.6~6.4
≥5METs	中度体力劳动	<2.0	<4.0
3~4METs	轻体力劳动	1.2~1.5	2.4~3.2
2~3METs	坐位工作,不能跑、跪、爬、站立或走动时间不能超过 10% 工作时间		

(3)制订运动处方:常用 METs 表示运动强度,与能量消耗直接相关。在需要控制能量摄取与消耗比例的情况下,采用 METs 是最佳选择。热量上能量消耗的绝对值,采用 METs 是能量消耗的相对值,两者有明确的线性关系在计算上先确定每周的能耗总量和运动训练次数或天数,将每周总量分解为每天总量,然后确定运动强度,选择表中适当的活动方式,将全天的 METs 总量分解到活动中,即是运动处方。

(4)区分残疾程度:一般将最大 METs<5METs 作为残疾标准。

三、认知功能评定

(一)感知功能评定

1. 感觉检查　感觉是对直接作用于感受器的客观事物的个别特性在人脑中的反映,个别特性有大小、形状、颜色、湿度、味道、声音等。可以分为浅感觉检查、深感觉检查、复合感觉检查。由于感觉检查的结果主要根据患者表述,所以检查前应告诉患者检查的全过程和方法,以取得患者合作。

通过对感觉检查,能够判断引起感觉变化的原因,感觉障碍对日常生活、功能活动和使用辅助用具的影响,可以采用哪些安全措施预防患者由于感觉障碍而再受损伤。

(1)浅感觉检查

1)触觉:用棉花等轻刷患者皮肤,询问患者的感觉。检查顺序:面部→颈部→上肢→躯干→下肢。

2)痛觉:用大头针尖轻轻刺激患者皮肤,询问有无疼痛感觉,两侧对比并记录感觉障碍类型(过敏、减退或消失)与范围。

3)温度觉:用两支试管分别装有冷水(5~10℃)、热水(40~45℃),交替刺激患者皮肤,让其辨出冷热感觉。

(2)深感觉检查

1)位置觉:患者闭目,将患者的某部位肢体移到一个固定位置,让患者说出所放位置或用另一个部位模仿出来。

2)运动觉:患者闭目,轻轻夹住患者的手指或足趾两侧,上下移动 5°左右,让患者说出"向上"或"向下"。

3)震动觉:患者闭目,将振动着的音叉置于骨突起处(如内踝、外踝、膝盖、胫骨等),询问有无震动感觉和持续时间,判断两侧有无差别。

(3)复合感觉检查。

1)实体觉:患者闭目,让其用单手触摸熟悉的物体,如钢笔、硬币、纽扣、钥匙等,并说出物体的大小、形状、硬度、轻重及名称。

2)触觉定位觉:患者闭目,用手压挤一处皮肤区域,让患者说出被压的部位。正常误差手部<3.5mm,躯干部<1cm。

3)两点辨别觉:患者闭目,用钝脚分规刺激皮肤上的两点,检测患者有无能力辨别,再逐渐缩小双脚间距,直到患者感觉为一点为止,测其实际距离,与健侧对比。正常身体各部位辨别两点的能力不尽一致:指尖掌侧为 2~8mm,手背为 2~3cm,躯干为 6~7cm。

4)体表图形觉:患者闭目,用笔或竹签在其皮肤上画图形(圆、方、三角形等)或写简单数字(1、2、3 等),让患者分辨,要双侧对照。

(4)注意事项

1)检查时按照左右、近远端对比的原则,从感觉缺失区向正常部位逐步移行。

2)患者闭目,以避免主观或暗示作用。

3)必要时多次重复检查。

2. 知觉障碍检查 知觉是直接作用于感官的客观事物在人脑的整体反应,是将多种感觉整合起来综合分析、理解,从而得到对外部客观事物和内部机体状态的整体反应。知觉包括对距离、时间、运动的知觉,以及错觉和幻觉等内容。知觉检查一般与感觉检查同时进行,所以也常称为感知觉功能评定。感知障碍在康复医学临床中常常表现为失认症和失用症,这也属于后天获得的认知障碍。

(1)失认症(agnosia)的评价

1)定义:不能通过知觉认识熟悉的事物称为失认症,是指由于大脑半球中某些部位的损害,使患者对来自感觉通路中的一些信息丧失准确的分析和鉴别的一种症状。因而造成对感知对象的认识障碍。发病率最高的三种为单侧忽略症、疾病失认和 Gerstmann 综合征。其中单侧忽略症可以采用 Albert 划杠测验、Schenkenberg 等分段测验、字母删除测验等;疾病失认及 Gerstmann 综合征依据临床表现及检查发现。

2)失认症的分类、评价方法:

A. 物体失认:让患者看一些日常生活中常用的物品或图片,并且说出其名称和用途时,不能完成;但患者触摸后,能说出物品的名称和用途。如让患者看一只茶杯或其图片,说不出名字,但触摸后即可说出它的名称。

B. 颜色失认:给患者各种颜色让其辨认,或一些图片,让其给图片涂上颜色,能完成提示无障碍,不能完成提示有颜色失认。

C. 相貌失认:让患者辨认熟人或知名人士的相片,或一组照片让其把同一个人的照片找出来,如不能完成称为相貌失认。

D. 形状失认:给患者各种形状的图片让其辨认,或各种形状的卡片,让其将卡片放在相应形状的卡片模板槽里,不能完成为形状失认。

E. 半侧空间失认:临床常见,通常是指患者对自己身体左侧半身或周围环境中左侧的物体不能辨认。可让患者画钟表、直线二等分、临摹画试验、自发画试验、阅读等,有半侧空间失认者对空间左侧的物体忽略,只注意右侧空间,表现出特有的征象。如人物自发画像时漏掉身体左侧,吃饭时漏掉盘子左边食物,阅读时不能从最左边开始等。

F. 听觉失认:让患者听一些过去熟悉的声音,如钟表声、雷声、鼓掌声,有听觉失认者对这些声音不能辨别。

G. 听觉忽略:让患者听一些声音,单让患耳听时,能听到声音;再让健侧耳听此声音,也能听到;同时让两侧耳听声音时,患侧耳听不到声音。

H. 触觉失认:让患者闭上双目,用手触摸物品,说出物品的名称。触觉失认者不能说出物品的名称,但睁眼后看见物品即可说出名称。

I. 触觉忽略:让患者用患侧手触摸物品时,能说出其名称,再用健侧手触摸物品,能说出物品的名称,但用双手同时触摸物品,他说患侧手未触摸物品。

J. 身体失认:让患者指出左右,或抬起右肘、举起左手、摸左耳、闭右眼等,患者不能完成,或做出错误的动作。

(2)失用症(apraxia)的评价

1)定义:是在运动、感觉、反射均无障碍的情况下,由于脑部损伤而不能按指令完成原先学会过的动作,即通过后天学习获得的生活技能的运用障碍。

2)分类及评价方法:现介绍日本相泽的分类方法。

A. 运动性失用:是最简单的失用,表现为不能伸舌、洗脸、刷牙等,常见于手指或舌。检查方法:让患者按言语指令完成如上某一项动作,有运动性失用者一般不能完成。

B. 结构性失用:表现为不能描绘或拼接简单的图形。检查方法:让患者按指令或提供的样品复制平面图、三维立体图、摆积木图形,如让患者绘钟表、一笔画空心十字、立方体、搭积木房子等。

C. 意念性失用:正常的有目的运动需经历认识—意念—运动的过程,若意念中枢受损时,不能产生运动的意念,此时即使肌力、肌张力、感觉、协调能力正常也不能产生运动,称为意念性失用,是较严重的运用障碍。患者能够正确进行简单动作,但做精细复杂动作时,时间、次序及动作的组合都发生错误,使动作整体分裂破坏,动作次序颠倒紊乱,将本该以后执行的动作先进行等。如让患者点燃香烟时,划燃火柴后将其放入嘴中。

D. 意念运动性失用:是意念中枢与运动中枢逐渐联系受损所引起。评价方法同意念性失用,是最常见的类型。表现为不能按指令完成系列动作,动作重复、笨拙、不准确等,也不能模仿检查者的动作或手势。由于运动中枢对于过去学过的运动仍有记忆,能下意识地、自觉地进行常规的运动。如给他火柴时,能自动地去划火柴,但告诉他去划火柴时却不能划火柴。因此,常表现为有意识的运动不能,无意识运动却能进行。

（二）认知功能评定

认知(cognition)是人们从周围世界获得知识及使用知识的过程,包括感知、识别、记忆、概念形成、思维、推理及表象过程。认知反映大脑额叶和颞叶的功能。引起认知功能障碍的疾病主要有脑血管意外、颅脑损伤、脑性瘫痪等。原发性精神障碍亦可出现认知方面的问题。

1. 记忆功能评定　记忆是人们对过去所经历过的事物的一种反应,是过去感知过和经历过的事物在大脑中留下的痕迹;分瞬时记忆、短时记忆和长时记忆三种,包括识记、保存和回忆三个基本过程。

(1)记忆功能障碍的筛选:可用于初步评定患者有无记忆方面的障碍。让患者大声地念所给出的 12 个词(如鸡蛋、运动等),并尽可能记住。然后让患者复述,可重复,直到患者能一次就复述出所有的词为止。正常人 6 次时可完全记住。

(2)韦克斯勒记忆量表:是目前应用较广的成套记忆测试,包括经历、定向、数字顺序关系、再认、图片回忆、视觉再生、联想学习、触觉记忆、逻辑记忆和背诵数目共 10 项内容。记忆总水平由记忆商来表示。如果记忆商值低于标准分,说明记忆力有损害,需做进一步检查。

2. 注意评定　注意是对事物的一种选择性反应。注意障碍导致耐力下降、注意分散、易受干扰以及反应迟钝,还不可避免地影响定向力,主要是定向,有时可累及地点定向。

(1)时间、地点的定向测试:询问患者关于目前时间和地点的问题。

(2)视觉注意测试:包括视跟踪、形态辨认和划削测验。

(3)听觉注意测试:包括位置测试、听认字母测试、词辨认、声辨认、背诵数字、在杂音背景中辨认词等。

3. 认知功能综合评定　功能障碍的分级通常采用 Rancho los Hospital Amigos Hospital 的 RLA 标准(表 8-15)。

表 8-15　认知障碍分级

分级	标准
I	无反应:患者对刺激完全无反应
II	笼统反应:患者对刺激的反应无特异性、不恒定、也无目的
III	集中反应:患者对刺激的反应有特异性,但延迟,且不恒定

分级	标准
Ⅳ	言语、认知障碍及激动： 言语功能不全；短期记忆丧失，注意短暂且无选择性；患者有活动增强的状态，出现稀奇古怪、无目的和不相干的行为
Ⅴ	言语、认知障碍但不激动： 言语功能不全；记忆注意仍受损，但外表机灵，能对简单的命令发生相对恒定的反应，无激动；
Ⅵ	言语、认知障碍，但行为尚适当： 言语功能不全；短期记忆有问题，可以重新学习以前学过的东西，但不能学新的作业，患者表现出有针对目的的行为，但需依赖外界的指引
Ⅶ	言语、认知轻度障碍，行为自动和适当言语能力仍不如病前，短期记忆浅淡；能以低于正常的速度学习新事物，但判断仍受损。在熟悉或组织好的环境中能自动地完成每日常规的活动
Ⅷ	言语、认知轻度障碍、行为有目的和适当： 言语能力仍不如病前，能回忆和综合过去和目前的事而无困难，但抽象推理能力仍较病前差，患者机灵有定向力，行为有明确的目的

（三）残疾的评定

残疾评定分类：中国残疾人实用的评定标准有6类。

1. 视力残疾标准

（1）视力残疾的定义：视力残疾是指由于各种原因导致双眼视力障碍或视野缩小，从而不能进行一般人所能从事的工作、学习或其他活动。

（2）视力残疾的标准

1）盲：一级盲：最佳矫正视力低于0.02，或视野半径小于5；

　　　二级盲：最佳矫正视力等于或优于0.02，或视野半径小于1.0。

2）低视力：一级低视力：最佳矫正视力等于或优于0.05，而低于0.1；

　　　　　　一级低视力：最佳矫正视力等于或优于0.1，而低于0.3。

2. 听力残疾的标准

（1）听力残疾的定义：听力残疾是指由于各种原因导致双耳听力丧失或听觉障碍（经治疗一年以上不愈者）。

（2）听力残疾的标准

1）听力残疾一级：听觉系统的结构、功能方面受到极重度损伤，较好耳的平均听力损失≥91dB，理解和交流等活动上极度受限，参与社会生活方面也存在极严重障碍。

2）听力残疾二级：听觉系统的结构、功能重度损伤，较好耳平均听力损失在81~90dB之间，理解和交流等活动上重度受限，参与社会生活方面存在严重障碍。

3）听力残疾三级：听觉系统的结构、功能中重度损伤，较好耳平均听力损失在61~80dB之间，理解和交流等活动上中度受限，参与社会生活方面存在中度障碍。

4）听力残疾四级：听觉系统的结构、功能中度损伤，较好耳平均听力损失在41~60dB之间，理解和交流等活动上轻度受限，参与社会生活方面存在轻度障碍。

3. 言语残疾标准

(1)言语残疾的定义:言语残疾是指由于各种原因导致的言语障碍(经治疗一年以上者),而不能进行正常的言语交往活动。

(2)言语残疾标准

1)一级只能简单发音而言语能力完全丧失者。

2)二级指具有一定的发音能力,语言清晰度在 10~30,言语能力等级测试可通过一级,但不能通过二级测试水平。

3)三级指具有发音能力,语言清晰度在 31~50,言语能力等级测试可通过二级,但不能通过三级测试水平。

4)四级指具有发音能力,语言清晰度在 51~70,言语能力等级测试可通过三级,但不能通过四级测试水平。

4. 智力残疾标准

(1)智力残疾的定义:智力残疾是指人的智力明显低于一般人的水平,并显示适应性障碍。智力残疾包括在智力发育期间及智力发育成熟以后,由于各种原因导致的智力损伤及因老年期智力明显衰退而导致的痴呆。

(2)智力残疾的标准:按照 WHO 和美国智力低下协会(AAMD)的智力残疾标准,根据智商(IQ)及社会适应行为来划分智力残疾的等级。

1)重度一级(极度缺陷):IQ 小于 20。

2)重度二级(重度缺陷):IQ 在 20~30 之间。

3)中度三级(中度缺陷):IQ 在 35~49 之间。

4)轻度四级(轻度缺陷):IQ 在 50~69 之间。

5. 肢体残疾标准

(1)肢体残疾的定义:肢体残疾是指人因四肢的残缺、麻痹及畸形而导致运动功能障碍。肢体残疾包括脑瘫;偏瘫、脊髓疾病及损伤;脊柱畸形。

(2)肢体残疾的标准:该标准通过对日常生活活动能力进行评估而分级,日常活动分为 8 项,包括端坐、站立、行走、穿衣、洗漱、进餐、如厕、写字。能实现一项得 1 分,实现困难得 0.5,不能实现得 0 分,按此划分三个等级:

1)重度(一级):完全不能或基本不能完成日常生活活动(0~4 分)。

2)中度(二级):能够部分完成日常生活活动(4.5~6 分)。

3)轻度(三级):基本上能够完成日常生活活动(6.5~7.5 分)。

6. 精神残疾标准

(1)精神残疾定义:精神残疾是指精神病患者病情持续 1 年以上并导致其对家庭、社会应尽职能出现一定程度的障碍。

(2)精神残疾的标准:按照 WHO"社会功能缺陷筛选表"所列 10 个问题的评分,来划分精神残疾的等级。精神残疾分为 4 级:

1)一级精神病残疾(极重度):有 3 个或 3 个以上问题被评为 2 分。

2)二级精神病残疾(重度):有 2 个问题被评为 2 分。

3)三级精神病残疾(中度):只有 1 个问题被评为 2 分。

4)四级精神病残疾(轻度):有 2 个或 2 个以上问题被评为 1 分。

第四节 康复护理常用评定

一、躯体一般状况评定

(一)性别

通常以性征来区别,正常人性征很明显,性别也易区分。某些疾病可以引起性征发生改变,如肾上腺皮质肿瘤可以导致男性女性化。

(二)年龄

问诊或观察。通过观察皮肤黏膜的光泽、弹性、肌肉状况、毛发颜色及分布、面与颈部皮肤及皱纹、牙齿状态等判断。由于人的健康状态及衰老速度存在个体差异,这些可影响对年龄的判断。

(三)生命体征

1. 体温 人体内部的温度称为体温。机体深部的体温较为恒定和均匀,称深部体温;体表温度受多种因素的影响,变化和差异较大,称表层温度。临床所指的体温是平均深部温度。体温测量采用腋测法,正常值为 36~37℃。

(1)操作方法:患者卧位或坐位,解开衣扣→将腋窝汗液擦干→体温计水银端放置腋窝深处,屈肘过胸夹紧→10 分钟后查看体温计度数。

(2)注意事项:①测量体温前后,清点体温计数目,甩表时勿碰及他物,以防破碎。②沐浴、酒精擦浴后应在 30 分钟后再测量。③体温与病情不相符时,应守护在身旁重新测量。④体温过高或过低,及时联系医生,严密观察、处理。

2. 脉搏、呼吸 脉搏:动脉有节律的搏动称脉搏。正常成人安静时脉率 60~100 次/分。

(1)呼吸:机体在新陈代谢过程中,不断地从外界吸取氧气排出二氧化碳,这种机体与环境之间的气体交换,称为呼吸。成人安静时呼吸频率为 16~20 次/分。

(2)测脉搏方法:患者卧位,手臂处于舒适位置→食指、中指和无名指的指端按住患者桡动脉(力度以能清楚触及脉搏波动为宜)→数 30 秒(异常不规则时应数一分钟)。短绌脉者,应两人同时分别测量,一人测心率,一人测脉搏)→报数/记录。测呼吸方法为测脉搏后手按住桡动脉不动→观察患者胸部或腹部起伏(一呼一吸为一次)→数 1 分钟→报数/记录。

(3)注意事项:①环境安静,患者情绪稳定。活动或情绪激动时,休息 20 分钟后再测量。②不用拇指诊脉,以免拇指小动脉搏动与患者脉搏相混淆。③偏瘫患者应选择健侧肢体。④测量呼吸次数同时,注意观察呼吸的节律、深浅度及呼出气味等。

3. 血压 是指在血管内流动的血液对血管壁得侧压力。临床所谓的血压一般是指动脉血压。理想血压为收缩压<120mmHg,舒张压<80mmHg,正常血压收缩压<130mmHg,舒张压<85mmHg;正常血压的高值是收缩压 120~139mmHg,舒张压 80~89mmHg,收缩压≥140mmHg 和/或舒张压≥90mmHg 则为高血压;收缩压≤90mmHg 和/或舒张压≤60mmHg 为低血压。

(1)上肢血压测量:测量方法为:平卧位或坐位,暴露被测量的上肢→手掌向上肘部伸直→打开血压计开关→驱除袖带内空气,缠袖带于上臂中部,袖带下缘距肘窝上 2~3cm(松紧以能放入一手指为宜)→手持听诊器置于肱动脉搏动处,轻轻加压→另一只手关闭气门后向袖带内平稳充气,水银高度以动脉搏动音消失后在升高 20~30mmHg 为宜→松开气门缓缓放气,听搏动音并双眼平视观察水银柱→听到第一声搏动时水银柱所指刻度为收缩压→继续放气,听到声音突然减弱或消失,此时的刻度数值为舒张压→报数/记录。

(2)注意事项:①定期检查血压计。②测血压时,心脏、肱动脉在同一水平位上。③做到"四定",即定时间,定部位,定体位,定血压计。④当发现血压异常或听不清时,应重测,重测时先将袖带内气体驱尽,将汞柱降至"0"点,稍待片刻后,再测量。⑤打气不可过猛、过高,以免水银溢出。⑥偏瘫患者测血压,应测量健侧,以防患侧血液循环障碍,不能真实地反映血压的动态变化。

(四)发育

发育状态是以年龄与智力、体格成长状态(如身高、体重、第二性征)的关系进行综合判断。发育正常者,其年龄与智力水平、体格成长状态之间均衡一致。发育正常的常用指标包括:头部长度约为身高的 1/8~1/7;胸围约为身高的 1/2;双上肢展开长度约等于身高;坐高约等于下肢的长度。

通过观察患者,体型可以分为以下三种类型:无力型(瘦长型)、超力型(矮胖型)、正力型(匀称型)。

(五)营养状态

营养状态与食物摄入、消化、吸收和代谢等多种因素有关,是判断机体健康状况、疾病程度以及转归的重要指标之一。通常有以下两种方法判断营养状态。

1. 综合判断营养状态 观察皮肤黏膜、皮下脂肪、肌肉、毛发的发育情况综合判断。最简便的方法是判断皮下脂肪的充实程度。可分为良好、中等和不良三个等级。评估部位有三角肌下缘、肩胛骨下缘以及脐旁的皮下脂肪厚度。

(1)营养良好:毛发和指甲润泽、皮肤光泽、弹性良好、黏膜红润、皮下脂肪丰满、肌肉结实、体重和体重指数在正常范围或略高于正常。

(2)营养不良:毛发稀疏、干燥、易脱落、皮肤黏膜干燥、弹性减退、皮下脂肪菲薄、肌肉松弛无力、指甲粗糙无光泽。体重和体重指数明显低于正常。

(3)营养中等:介于良好和不良两者之间。

2. 根据体重判断 根据患者身高计算其标准体重,再将实际体重与标准体重比较。实际体重在标准体重±10%范围内属于正常。

$$标准体重(kg)=身高(cm)-105(男性)$$

$$标准体重(kg)=身高(cm)-107.5(女性)$$

$$体重指数(CMI):BMI=体重(kg)/身高(m)^2$$

成人的 BMI 正常标准为 18.5~23.9,BMI 24~27.9 为超重,BMI ≥28 者为肥胖 BMI<18.5 者为消瘦。

(六)面容与表情

健康人表情自然、神态安逸。疾病及情绪变化等可引起面容与表情的变化。

(七)体位

健康人为自动体位。疾病常可使体位发生改变,常见有强迫体位、被动体位。

(八)姿势与步态

姿势指一个人的举止状态,靠骨骼结构和各部分肌肉的紧张度来保持,并受健康状况及精神状态的影响。步态指一个人在走路时的姿态。健康成人躯干端正,肢体动作灵活自如,步态稳健。某些疾病可使姿态、步态发生变化。

二、皮肤评估

(一)颜色
在自然光线下观察,检查患者皮肤黏膜有无苍白、黄染、发绀等改变,无色素沉着等。

(二)弹性
即皮肤的紧张度。检查皮肤弹性常用食指和拇指将手背或前臂内侧皮肤捏起,1~2秒钟后松开,观察皮肤平复情况。弹性好者于松手后皱褶立即恢复。弹性减弱时,皮肤皱褶恢复缓慢,见于长期消耗性疾病、营养不良和严重脱水患者。

(三)湿度
皮肤湿度与皮肤的排泄功能有关。排泄功能是由汗腺和皮脂腺完,出汗增多见于甲状腺功能亢进、佝偻病、淋巴瘤等。夜间睡后出汗为盗汗,常见于结核病。汗液中尿素过多则有尿味称尿汗,见于尿毒症。

(四)皮疹
正常人无皮疹。若有皮疹应仔细观察其出现和消失的时间、发展顺序、皮疹分布、颜色、状态大小、平坦或隆起、压之是否褪色及有无瘙痒、脱屑等。常见皮疹有:

斑疹:局部皮肤发红,一般不隆起、不凹陷。常见于斑疹伤寒、丹毒等。

丘疹:局部皮肤颜色改变且突出于皮面。常见于药物疹、麻疹、湿疹等。

斑丘疹:在丘疹周围有皮肤发红的底盘。见于药物疹、风疹、猩红热等。

荨麻疹:为隆起皮面苍白色或红色的局限性水肿。见于食物或药物过敏反应。

玫瑰疹:为一种鲜红色的圆形斑疹,直径2~3mm,一般出现于胸、腹部。常见于伤寒、副伤寒。

(五)皮下出血
紫癜:皮下出血直径3~5mm者,瘀斑:直径5mm以上者。血肿:片状出血伴有皮肤显著隆起。常见于造血系统疾病、重症感染、外伤等。

(六)蜘蛛痣与肝掌
蜘蛛痣:皮肤小动脉末端分支性血管扩张所形成的血管痣,形似蜘蛛。压迫蜘蛛痣中心,其辐射状小血管网即褪色或消失,压力去除则又出现。常见于急慢性肝炎、肝硬化,健康的妊娠妇女也可出现。肝掌:慢性肝病的鱼际、小鱼际肌处,皮肤常发红,加压后褪色。

(七)水肿
检查部位一般为足背、踝部、胫骨前、腰骶部,用拇指直接由下至上顺序压迫检查部位并停留3~5秒,观察有无凹陷及其平复速度。按压后该处出现凹陷即为可凹性水肿,水肿按程度分为:

轻度:眼睑、眶下软组织、胫骨前、踝部皮下组织,指压后轻度凹陷,平复较快。

中度:全身软组织均可见明显水肿,指压后明显凹陷,平复较慢。

重度:全身组织明显水肿,身体低垂部位皮肤紧张发亮,有液体渗出,胸腔、腹腔、鞘膜腔有积液,外阴处可见明显水肿。

（八）压疮

压疮是由于局部组织长期受压,持续缺血、缺氧、营养不良而致组织溃疡坏死。好发于受压和缺乏脂肪组织保护、无肌肉包裹或肌层较薄的骨骼隆突处。仰卧时好发于枕骨粗隆、肩胛部、肘部、脊椎体隆突处、骶尾部、足跟部等处。侧卧时好发于耳部、肩峰、肋部、髋部、膝关节的内外侧、内外踝。俯卧位时好发于耳、颊部、肩部、女性乳房、男性生殖器、髂嵴、膝部、脚趾。

压疮分四期:

1. 淤血红润期　皮肤出现红、肿、热、麻木或有触痛。

2. 炎性浸润期　局部红肿向外浸润、扩大、变硬,皮肤表面呈紫红色,压之不褪色,皮下有硬结,表皮有小水疱形成,有疼痛感觉,表皮或真皮破损,极易破溃。

3. 浅度溃疡期　表皮水疱扩大,破溃,真皮创面有黄色渗出液,感染后表面有脓液覆盖,导致浅层组织坏死,疼痛加剧。

4. 坏死溃疡期　坏死组织浸入真皮下层和肌肉层,脓液较多,坏死组织边缘呈黑色,有臭味。向周围和深部组织扩展,可达到骨面,严重者可引起脓毒败血症,造成全身感染,危及生命。

三、淋巴结

正常人可触及,直径 0.1~0.5cm、光滑、质软无粘连、无压痛。

耳前、耳后、颌下、颏下、颈部、锁骨上窝、腋窝、腹股沟的浅表淋巴结。

检查方法　滑动触诊法:

1. 颌下、颏下　患者坐位,头稍低或偏向评估侧,护士面向患者,左手(四指并拢)触摸右颌下淋巴结,同法用右手检查左颌下淋巴结。

2. 颈部　患者坐位,护士面向患者,双手(四指并拢)进行触诊,以胸锁乳突肌为界分前后两区。

3. 锁骨上窝　患者坐位或卧位,护士双手(四指并拢)进行触诊,分别触摸两侧锁骨上窝。

4. 腋窝　护士以左(右)前臂扶持患者左(右)前臂使其放松并稍外展,右(左)手手指并拢微弯曲触诊左(右)侧腋窝,触摸患者左(右)腋窝处,沿胸壁表面从上向下移动。

5. 腹股沟　患者平卧,下肢自然伸直,护士用双手触摸两侧腹股沟。

四、日常生活活动能力评定

（一）定义

日常生活活动(activities of daily living,ADL)能力是指人们为独立生活而每天反复进行的、最基本的、具有共同性的一系列活动,即衣、食、住、行、个人卫生等的基本动作和技巧,对每个人都是至关重要的。康复训练的基本目的就是要改善患者的日常生活活动能力,因此,须了解患者功能状况,进行日常生活活动能力评定。就是用科学的方法,尽可能准确地了解并概括患者日常生活的各项基本功能状况。它是患者功能评估的重要组成部分,是确立康复目标、制定康复计划、评估康复疗效的依据,是康复医疗中必不可少的重要步骤。

（二）分类

根据日常生活活动的性质可分为基础性日常生活活动和工具性日常生活活动。

1. 基础性日常生活活动（Basic activities of daily living，BADL）　又称为躯体日常性生活活动（Physical activities of daily living，PADL），是指人们为了维持基本的生存、生活需要而每天必须反复进行的基本活动，包括进食、更衣、个人卫生等自理活动和转移、行走、上下楼梯等身体活动。

2. 工具性日常生活活动（Instrumental activities of daily living，IADL）　是指人们为了维持独立的社会生活所需的较高级的活动，完成这些活动需借助工具进行，包括购物、炊事、洗衣、交通工具的使用、处理个人事务、休闲活动等。

IADL 是在 BADL 的基础上发展起来的体现人的社会属性的一系列活动，它的实现是以 BADL 为基础的。BADL 评定反映较粗大的运动功能，适用于较重的残疾，常用于住院患者。IADL 评定反映较精细的功能，适用于较轻的残疾，常用于社区残疾患者和老年人。

（三）评定目的

ADL 的各项活动对于健康人来说易如反掌，但对于病、残者来说其中的任何一项都可能成为一个复杂和艰巨的任务，需要反复的努力和训练才能获得。科学的评估是进行有效康复训练的基础，ADL 评定的目的是综合、准确地评价患者进行各项日常生活活动的实际能力，为全面的康复治疗提供客观依据。其评定的目的如下：

1. 确定日常生活独立情况　通过评定全面准确地了解患者日常生活各项基本活动的完成情况，判断其能否独立生活和独立的程度，并分析引起日常生活活动能力受限的来自躯体、心理、社会等各方面的原因。

2. 指导康复治疗　根据 ADL 评定结果，针对患者存在的问题、日常生活活动能力的状况，结合患者的个人需要，制定适合患者实际情况的治疗目标，进行有针对性的 ADL 训练。在训练过程中要进行动态评估，总结阶段疗效，根据患者日常生活活动能力恢复的情况调整下阶段训练方案。

3. 评估治疗效果　日常生活活动能力是一种综合能力，反映了患者的整体功能状态，是康复疗效判定的重要指标。临床康复告一段落后，根据治疗后情况作出疗效评价，并对预后作出初步的判断。通过观察不同治疗方案对患者 ADL 恢复的影响情况，还可以进行治疗方案之间的疗效比较。

4. 安排患者返家或就业　根据评定结果，对患者回归社会后的继续康复和家庭、工作环境的改造及自助具的应用等作出指导和建议。

（四）评定的注意事项

1. 加强医患合作　评定前应与患者交流，使其明确评定的目的，取得患者的理解与合作。

2. 了解相关功能情况：评定前应了解患者的一般病情和肌力、肌张力、关节活动范围、平衡能力、感觉、知觉及认知状况等整体情况。

3. 选择恰当的评定环境和时间　评定应在患者实际生活环境中或 ADL 评定训练室中进行，若为再次评定而判断疗效应在同一环境中进行，以避免环境因素的影响。评定的内容若是日常生活中的实际活动项目，应尽量在患者实际实施时进行，避免重复操作带来的不便。

4. 正确选择评定方式和内容 由于直接观察法能更为可靠、准确地了解患者的每一项日常生活活动的完成细节,故评定时应以直接观察为主,但对于一些不便直接观察的隐私项目应结合间接询问进行评定。评定应从简单的项目开始,逐渐过渡到复杂的项目,并略去患者不可能完成的项目。

5. 注意安全、避免疲劳 评定中注意加强对患者的保护,避免发生意外。不能强求在一次评定中完成所有的项目,以免患者疲劳。

6. 注意评定实际能力 ADL 评定的是患者现有的实际能力,而不是潜在能力或可能达到的程度,故评定时应注意观察患者的实际活动,而不是依赖其口述或主观推断。对动作不理解时可以由评定者进行示范。

7. 正确分析评定结果 在对结果进行分析判断时,应考虑患者的生活习惯、文化素质、工作性质、所处的社会和家庭环境、所承担的社会角色以及患者残疾前的功能状况、评定时的心理状态和合作程度等有关因素,以免影响评定结果的准确性。

（五）常用的日常生活活动能力的评定量表

1. Barthel 指数评定(Barthel index,BI)由美国 Florence Mahoney 和 Dorothy Barthel 制定的,是康复医疗机构应用最广、研究最多的 BADL 评估方法。评定方法简单、可信度、灵敏度高,不仅可以用来评定患者治疗前后的功能状态,还可以用于预测治疗效果、住院时间和预后。

Barthel 指数评定包括日常生活活动的十项内容,根据患者能够独立及需要帮助的程度分为自理、稍依赖、较大依赖、完全依赖四个功能等级,总分为 100 分。

2. 改良 Barthel 指数 Barthel 指数虽然有较高的信度和效度,评定简单易行,临床应用广泛,但也有一定缺陷,如评定等级比较小,相邻等级之间的分数值差距较大,评估不够精确细致。后有学者在 Barthel 指数的基础上进行了改良,称为改良 Barthel 指数(modified Barthel index,MBI),评定项目与每项的满分值不变,而将每一项的评定等级进一步细化。

MBI 评定内容与评分标准见表 8-16。

表 8-16 MBI 评定内容与评分标准

ADL 项目	完全依赖	较大帮助	中等帮助	最小帮助	完全独立
进食	0	2	5	8	10
洗澡	0	1	3	4	5
修饰	0	1	3	4	5
穿衣	0	2	5	8	10
控制大便	0	2	5	8	10
控制小便	0	2	5	8	10
用厕	0	2	5	8	10
床椅转移	0	3	8	12	15
平地行走 45m	0	3	8	12	15
使用轮椅*	0	1	3	4	5
上楼梯	0	2	5	8	10

注:* 只有在行走评定为完全依赖时,才评定轮椅使用

MBI 指数评定标准:①完全依赖:完全依赖别人完成整项活动;②较大帮助:某种程度上能参与,但在整个活动中(一半以上)需要别人提供协助才能完成;③中等帮助:能参与大部分的活动,但在某些过程中(一半以下)需要别人协助;④最小帮助:除了在准备和收拾时需要协助,患者可以独立完成整项活动,或进行活动时需要别人从旁监督或提示,以保证安全;⑤完全独立:可以独立完成整项活动,而不需别人的监督、提示或协助。

3. 独立生活能力评定 独立生活能力是指在家庭中能否自我照顾和在社区中能否生存的能力,其不仅需要评定躯体功能,还要评定认知和社会交流能力。

(1)评定内容及量表:目前较常用功能性评定量表(functional independence measure,FIM)来评定独立生活能力。功能独立性评定量表是 20 世纪 80 年代中期美国康复医学会,美国物理医学与康复学会制订的一项评定功能障碍严重程度的方法,评定内容包括躯体运动功能和认知功能两大类,6 个方面。其中运动功能包括自我照顾、括约肌控制、移动能力、行走能力四个方面,13 个项目;认知功能包括交流、社会认知两个方面,5 个项目,共有 18 项。

FIM 评定内容、标准见表 8-17、18、19。

表 8-17 FIM 评定内容

自理活动	进食、梳洗、修饰、穿上身衣、穿下身衣、如厕
括约肌控制	排尿管理、排便管理
转移	床椅间转移、转移至厕所、转移至浴盆或浴室
行进	步行/轮椅、上下楼梯
交流	理解、表达
社会认知	社会交往、解决问题、记忆

表 8-18 FIM 评分标准

	能力	得分	评分标准
独立	完全独立	7	能在合理时间内独立完成所有活动,并且规范、安全、无需矫正,不用辅助设备和帮助
	有条件的独立	6	活动能独立完成,但活动中需要辅助设备,或者需要比正常长的时间,或存在安全方面的顾虑
有条件的依赖	监护或示范	5	活动时需要帮助,但需要他人监护、提示或规劝;或需要他人准备或传递必要用品。帮助者与患者无身体接触
	最小量接触身体的帮助	4	活动中给患者的帮助限于辅助,或患者在活动中用力程度大于 75%
	中等量帮助	3	需要在他人接触身体帮助下的活动。需稍多的辅助,患者在活动中的用力程度为 50%~75%
完全依赖	最大量帮助	2	需要在他人接触身体大量帮助下完成活动,患者在活动中的用力程度为 25%~50%
	完全帮助	1	只有在他人接触身体帮助下才能完成活动。患者在活动中的用力程度仅为 0~25%

表 8-19　FIM 评定记录表

评定项目	入院	出院	随访
1. 自我照顾			
进食			
梳洗			
洗澡			
穿脱上衣			
穿脱裤子			
如厕			
2. 括约肌控制			
排尿			
排便			
3. 转移			
床-椅(轮椅)			
进出厕所			
进出浴室			
4. 行走			
步行/轮椅			
上下楼梯			
5. 交流			
理解			
表达			
6. 社会认知			
社会交往			
解决问题			
记忆力			
总计得分			

（2）评定方法：FIM 是一项专利，使用者应参加学习培训，掌握标准化的操作步骤和详细的使用说明。

（3）评定标准：采用 7 分制，每项根据完成的实际情况分为 7 个功能等级（1~7 分），最高得分 7，最低得分 1 分。总分最高为 126 分，最少为 18 分，得分越高表明独立能力越强，根据评分情况分为完全独立（126 分），基本上独立（108~125 分），极轻度依赖或有条件的独立（90~107 分），轻度依赖（72~89 分），中度依赖（54~71 分），重度依赖（36~53 分），极重度依赖（19~35 分），完全依赖（18 分）。具体评分标准如下：

7 分（完全独立）活动在规定时间内规范地、安全地完成，无需矫正，不用辅助设备和帮助。

6 分（不完全独立）活动超过规定时间，不能安全地完成，需要辅助设备。

5 分（监护或示范）需要提示、旁观、规劝、诱导及示范，不需要体力帮助。

4 分（少量帮助）限于扶助或患者在活动中用力程度为 75%。

3 分（中等帮助）稍多的扶助，活动量的 50%~75% 为主动用力。

2分(最大帮助)患者活动量的25%~50%为主动用力。

1分(完全依赖)患者活动量的0~25%为主动用力。

4. 生存质量评定(Quality of life,QOL)

(1)评定目的:评定患者的社会生活能力,了解患者与社会生活相关的身体功能及残存能力,并进行量化分析,掌握患者社会生活障碍的具体内容,以及与正常标准个体的差别,并制定相应康复计划,判断康复治疗效果,帮助患者最大限度地获得所需的社会生活能力,从而回归社会。

(2)内容与评定方法:根据世界卫生组织的标准,生存质量的评定至少包括六大方面:身体功能、心理状况、独立能力、社会关系、生活环境、宗教信仰与精神寄托,每方面又包含一些小方面,共24个。常用的有代表性的生活质量评定量表如世界卫生组织生存质量评定量表(WHOQOL-100量表)、健康状况SF36调查问卷(36-item short-form,SF-36)、健康生存质量表(quality of well-being scale,QWB)、疾病影响程度量表(sickness impact profile,SIP)、生活满意度量表(satisfaction with life scale,SWLS)等。生存质量的评定目前已广泛应用于社会的各个领域。

1)世界卫生组织生存质量评定量表(WHO/QOL-100量表):是世界卫生组织在近15个不同文化背景下经多年协作研制而成,内容涉及6大方面(身体功能、心理状态、独立能力、社会关系、生活环境、宗教信仰与精神寄托)的24个小方面,每个方面由4个条目构成,分别从强度、频度、能力和评价4个方面反映了同一特征,共计100个问题。得分越高,生存质量越好。与此同时,还研制了只有26个条目的简表–世界卫生组织生存质量测定简表(QOL-BREF),简表便于操作,中文版已经通过了国内专家的鉴定,被确定为我国医药卫生行业的标准(表8-20)。

表8-20 世界卫生组织生活质量测定量表简表 WHO/QOL

请您一定回答所有问题,如果某个问题不能肯定回答,就选择最接近您自己真实感觉的那个答案。所有问题都请您按照自己的标准、愿望或者自己的感觉来回答。注意所有问题都只是您最近两星期内的情况。

(1)您怎样评价您的生活质量

很差① 差② 不好也不差③ 好④ 很好⑤

(2)您对自己的健康状况满意吗?

很不满意① 不满意② 既满意也不满意③ 满意④ 很满意⑤

下面的问题是关于两周来您的经历某些事情的感觉。

(3)您觉得疼痛妨碍您去做自己需要做的事情吗?

根本不妨碍① 很少妨碍② 有妨碍(一般)③ 比较妨碍④ 极妨碍⑤

(4)您需要医疗的帮助进行日常生活吗?

根本不需要① 很少需要② 需要(一般)③ 比较需要④ 极需要⑤

(5)您觉得生活有乐趣吗?

根本没乐趣① 很少有乐趣② 有乐趣(一般)③ 比较有乐趣④ 极有乐趣⑤

(6)您觉得自己的生活有意义吗?

根本没有意义① 很少有意义② 有意义(一般)③ 比较有意义④ 极有意义⑤

(7)您能集中注意力吗?

根本不能① 很少能② 能(一般)③ 比较能④ 极能⑤

(8)日常生活中您感觉安全吗？

　　根本不安全①　很少安全②　安全(一般)③　比较安全④　极安全⑤

(9)您的生活环境对健康好吗？

　　根本不好①　很少好②　好(一般)③　比较好④　极好⑤

下面的问题是关于两周来您做某些事情的能力。

(10)您有充沛的经历去应付日常生活吗？

　　根本没精力①　很少有精力②　有精力(一般)③　多数精力④　完全有精力⑤

(11)您认为自己的外形过得去吗？

　　根本过不去①　很少过得去②　过得去(一般)③　多数过得去④　完全过得去⑤

(12)您的钱够用吗？

　　根本不够用①　很少够用②　够用(一般)③　多数够用④　完全够用⑤

(13)在日常生活中您需要的信息都齐备吗？

　　根本不齐备①　很少齐备②　齐备(一般)③　多数齐备④　完全齐备⑤

(14)您有机会进行休闲活动吗？

　　根本没机会①　很少有机会②　有机会(一般)③　多数有机会④　完全有机会⑤

下面的问题是关于两周来您对自己日常生活各个方面的满意度。

(15)您行动的能力如何？

　　很差①　差②　不好也不差③　好④　很好⑤

(16)您对自己的睡眠情况满意吗？

　　很不满意①　不满意②　既非满意也非不满意③　满意④　很满意⑤

(17)您对自己日常生活的能力满意吗？

　　很不满意①　不满意②　既非满意也非不满意③　满意④　很满意⑤

(18)您对自己的工作能力满意吗？

　　很不满意①　不满意②　既非满意也非不满意③　满意④　很满意⑤

(19)您对自己满意吗？

　　很不满意①　不满意②　既非满意也非不满意③　满意④　很满意⑤

(20)您对自己的人际关系满意吗？

　　很不满意①　不满意②　既非满意也非不满意③　满意④　很满意⑤

(21)您对自己的性生活满意吗？

　　很不满意①　不满意②　既非满意也非不满意③　满意④　很满意⑤

(22)您对自己从朋友那里得到的支持满意吗？

　　很不满意①　不满意②　既非满意也非不满意③　满意④　很满意⑤

(23)您对自己居住的条件满意吗？

　　很不满意①　不满意②　既非满意也非不满意③　满意④　很满意⑤

(24)您对得到的卫生保健服务的方便程度满意吗？

　　很不满意①　不满意②　既非满意也非不满意③　满意④　很满意⑤

(25)您对自己的交通情况满意吗？

　　很不满意①　不满意②　既非满意也非不满意③　满意④　很满意⑤

下面的问题是关于两周来您经历某些事情的频繁程度。

(26)您有消极感吗？(如情绪低落、绝望、焦虑、忧郁)

　　没有消极感①　偶尔有消极感②　时有时无③　经常有消极感④　总是有消极感⑤

续表

此外,还有三个问题,序号被列在 WHO/QOL — 101~103:

(101)家庭摩擦影响您的生活吗?

　　　　根本不影响①　很少影响②　影响(一般)③　有比较大的影响④　有极大影响⑤

(102)您的食欲怎么样?

　　　　很差①　差②　不好也不差③　好④　很好⑤

(103)如果让您综合以上各方面(生理健康、心理健康、社会关系、周围环境等方面)给自己的生活质量打
　　分,应该打多少分?(满分为 100 分)　　　分

您是在别人的帮助下填完这份调查表的吗?

　　　是　　否

您花了多长时间来填完这份调查表?(　)分钟

您对本问卷有何建议:

　　2)健康状况 SF36 调查问卷(36-item short-form,SF-36):是美国医学结局研究(medical
outcomes study,MOS)组开发的一个普适性测定量表。由 36 个条目组,内容包括躯体功能、
躯体角色、躯体疼痛、总的健康状况、活力、社会功能、情绪角色和心理卫生 8 个领域。已经
有中国版本出版(表 8-21)。

表 8-21　健康状况 SF-36 调查问卷

患者名字:　　　　编号:　　　　　日期:　　　　　调查者:

1. 总体来讲,您的健康状况是:　①好　②很好　③好　④一般　⑤差

2. 跟 1 年以前比您觉得自己的健康状况是:　①1 年前好多了　②比 1 年前好一些　③跟 1 年前差不多
　④比 1 年前差一些　⑤比 1 年前差多了
　(权重或得分依次为 1,2,3,4 和 5)
　健康和日常活动

3. 以下这些问题都和日常活动有关。请您想一想,您的健康状况是否限制了这些活动? 如果有限制,程
　度如何?
　(1)重体力活动。如跑步举重、参加剧烈运动等:　①限制很大　②有些限制　③毫无限制
　(权重或得分依次为 1,2,3;下同)注意:如果采用汉化版本,则得分为 1,2,3,4,则得分转换时做相应
　的改变。
　(2)适度的活动。如移动一张桌子、扫地、打太极拳、做简单体操等:①限制很大　②有些限制　③毫
　无限制
　(3)手提日用品。如买菜、购物等:　①限制很大　②有些限制　③毫无限制
　(4)上几层楼梯:　①限制很大　②有些限制　③毫无限制
　(5)上一层楼梯:　①限制很大　②有些限制　③毫无限制
　(6)弯腰、屈膝、下蹲:　①限制很大　②有些限制　③毫无限制
　(7)步行 1500 米以上的路程:　①限制很大　②有些限制　③毫无限制
　(8)步行 1000 米的路程:　①限制很大　②有些限制　③毫无限制
　(9)步行 100 米的路程:　①限制很大　②有些限制　③毫无限制
　(10)自己洗澡、穿衣:　①限制很大　②有些限制　③毫无限制

4. 在过去 4 个星期里,您的工作和日常活动有无因为身体健康的原因而出现以下这些问题?
　(1)减少了工作或其他活动时间:　①是　②不是

(权重或得分依次为1,2;下同)

(2)本来想要做的事情只能完成一部分：　①是　②不是

(3)想要干的工作或活动种类受到限制：　①是　②不是

(4)完成工作或其他活动困难增多(比如需要额外的努力)：①是　②不是

5. 在过去4个星期里,您的工作和日常活动有无因为情绪的原因(如压抑或忧虑)而出现以下这些问题？

(1)减少了工作或活动时间：①是　②不是

(权重或得分依次为1,2;下同)

(2)本来想要做的事情只能完成一部分：①是　②不是

(3)干事情不如平时仔细：①是　②不是

6. 在过去4个星期里,您的健康或情绪不好在多大程度上影响了您与家人、朋友、邻居或集体的正常社会交往？

①完全没有影响　②有一点影响　③中等影响　④影响很大　⑤影响非常大

(权重或得分依次为5,4,3,2,1)

7. 在过去4个星期里,您有身体疼痛吗？

①完全没有疼痛　②有一点疼痛　③中等疼痛　④严重疼痛　⑤很严重疼痛

(权重或得分依次为6,5.4,4.2,3.1,2.2,1)

8. 在过去4个星期里,您的身体疼痛影响了您的工作和家务吗？

①完全没有影响　②有一点影响　③中等影响　④影响很大　⑤影响非常大

(如果7无8无,权重或得分依次为6,4.75,3.5,2.25,1.0;如果为7有8无,则为5,4,3,2,1)

您的感觉

9. 以下这些问题是关于过去1个月里您自己的感觉,对每一条问题所说的事情,您的情况是什么样的？

(1)您觉得生活充实：

①所有的时间　②大部分时间　③比较多时间　④一部分时间　⑤小部分时间　⑥没有这种感觉

(权重或得分依次为6,5,4,3,2,1)

(2)您是一个敏感的人：

①所有的时间　②大部分时间　③比较多时间　④一部分时间　⑤小部分时间　⑥没有这种感觉

(权重或得分依次为1,2,3,4,5,6)

(3)您的情绪非常不好,什么事都不能使您高兴起来：

①所有的时间　②大部分时间　③比较多时间　④一部分时间　⑤小部分时间　⑥没有这种感觉

(权重或得分依次为1,2,3,4,5,6)

(4)您的心情很平静：

①所有的时间　②大部分时间　③比较多时间　④一部分时间　⑤小部分时间　⑥没有这种感觉

(权重或得分依次为6,5,4,3,2,1)

(5)您做事精力充沛：

①所有的时间　②大部分时间　③比较多时间　④一部分时间　⑤小部分时间　⑥没有这种感觉

(权重或得分依次为6,5,4,3,2,1)

(6)您的情绪低落：

①所有的时间　②大部分时间　③比较多时间　④一部分时间　⑤小部分时间　⑥没有这种感觉

(权重或得分依次为1,2,3,4,5,6)

(7)您觉得筋疲力尽：

①所有的时间　②大部分时间　③比较多时间　④一部分时间　⑤小部分时间　⑥没有这种感觉

(权重或得分依次为1,2,3,4,5,6)

续表

(8)您是个快乐的人：

①所有的时间　②大部分时间　③比较多时间　④一部分时间　⑤小部分时间　⑥没有这种感觉

（权重或得分依次为6,5,4,3,2,1）

(9)您感觉厌烦：

①所有的时间　②大部分时间　③比较多时间　④一部分时间　⑤小部分时间　⑥没有这种感觉

（权重或得分依次为1,2,3,4,5,6）

10. 不健康影响了您的社会活动（如走亲访友）：

①所有的时间　②大部分时间　③比较多时间　④一部分时间　⑤小部分时间　⑥没有这种感觉

（权重或得分依次为1,2,3,4,5）

总体健康情况

11. 请看下列每一条问题,哪一种答案最符合您的情况?

(1)我好像比别人容易生病：

①绝对正确　②大部分正确　③不能肯定　④大部分错误　⑤绝对错误

（权重或得分依次为1,2,3,4,5）

(2)我跟周围人一样健康：

①绝对正确　②大部分正确　③不能肯定　④大部分错误　⑤绝对错误

（权重或得分依次为5,4,3,2,1）

(3)我认为我的健康状况在变坏：

①绝对正确　②大部分正确　③不能肯定　④大部分错误　⑤绝对错误

（权重或得分依次为1,2,3,4,5）

(4)我的健康状况非常好：

①绝对正确　②大部分正确　③不能肯定　④大部分错误　⑤绝对错误

（权重或得分依次为5,4,3,2,1）

SF-36 的 8 个领域及各项问题

第五节　康复护理常用评定方法

一、疼痛评定方法

疼痛是一种主观性的感觉,常常难以限定、解释或描述。1979 年国际疼痛研究会将疼痛定义为:一种不愉快的感觉和对实际或潜在的组织损伤刺激所引起的情绪反应。疼痛的评定可以应用间接的或直接的评定方法对疼痛部位、疼痛强度、疼痛性质、疼痛持续时间和疼痛的发展过程等相关因素分别进行评定。临床疼痛评定的方法及量表很多,我们在这里介绍常用的几种。

（一）视觉模拟评分

视觉模拟评分法(visual analogue scale,VAS)是目前临床上最为常用的评定方法,适用于需要对疼痛的强度及强度变化进行评定的被评定者。用于评价疼痛的缓解情况、治疗前后的比对。如下图:画一条直线不作任何划分在直线两端分别注明不痛和剧痛,让被评定者根据自己的实际感觉在直线上标出疼痛的程度。这种评分法使用方便灵活,易于掌握,适合于任何年龄的疼痛者。

视觉模拟评分法

无痛 0 ———————————————————————————— 100 分 极痛

（二）数字评分法

数字评分法(NRS)以无痛的 0 的 11 个点来描述疼痛强度,0 表示无疼痛,疼痛较强时增加点数,依次增强,10 表示最剧烈的疼痛(表 8-22)。

表 8-22 数字评分法(NRS)

0	1	2	3	4	5	6	7	8	9	10
无痛										极痛

（三）口述分级评分

口述分级评分法(verbal rating scale,VRS)是应用言语评价量表进行疼痛评价。言语评价量表由一系列用于描述疼痛的形容词组成,描述词以疼痛从最轻到最强的顺序排列,最轻程度疼痛的描述常被评定为 0 分,以后每级增加 1 分,因此每个形容疼痛的词都有相应的评分,以便于定量分析疼痛。评定时由医生问诊列举,诸如烧灼痛、锐利痛和痉挛痛等一些关键词让被评定者从中来形容自身的疼痛(表 8-23)。

表 8-23 口述分级评分法

0	1	2	3	4	5	6	7	8	9	10
无痛		轻度疼痛			中度疼痛			重度疼痛		
		虽有痛感			疼痛明显			疼痛剧烈不能入睡		
		但能忍受			不能忍受			可伴有被动体位或		
		能正常生活			影响睡眠			植物功能紊乱表现		

（四）疼痛行为记录评定

疼痛行为记录评定是一种系统化的行为观察。通过观察被评定者疼痛时的行为提供有关失能的量化数据,如六点行为评分法(BRS-6)将疼痛分为 6 级,每级定为 1 分,从 0 分(无疼痛)到 5 分(剧烈疼痛无法从事正常工作和生活)(表 8-24)。

表 8-24 六点行为评分法

疼痛行为		评分
1 级	无疼痛	0
2 级	有疼痛但易被忽视	1
3 级	有疼痛无法忽视,但不干扰日常生活。	2
4 级	有疼痛无法忽视,干扰注意力。	3
5 级	有疼痛无法忽视,所以日常活动均受影响,但能完全基本生理需求如进食和排便等。	4
6 级	存在剧烈疼痛无法忽视,需休息或卧床休息	5

二、平衡功能评定方法

平衡评定分主观评定和客观评定,主观评定主要是应用观察法和量表法,客观评定需借助设备如平衡评定仪进行评定。临床信度和效度较好的量表有 Fugl-Meyer 平衡反应测试、Lindmark 平衡反应测试、Berg 平衡量表测试、MAS 平衡测试和 Semans 平衡障碍分级等。Berg 平衡量表条目相对较多,更全面一些,这里主要介绍 Berg 平衡量表(表 8-25)。

表 8-25 平衡评定方法

Ⅰ无支撑坐位:		0 分:不能保持坐位			
		1 分:能坐,但少于 5 分钟			
		2 分:能坚持坐 5 分钟以上			
Ⅱ健侧展翅反应:		0 分:肩部无外展或肘关节无伸展			
		1 分:反应减弱			
		2 分:反应正常			
Ⅲ患侧展翅反应:		0 分:肩部无外展或肘关节无伸展			
		1 分:反应减弱			
		2 分:反应正常			
Ⅳ支撑下站立:		0 分:不能站立;			
		1 分:在他人的最大支撑下可站立;			
		2 分:由他人稍给支撑即能站立 1 分钟。			
Ⅴ无支撑站立:		0 分:不能站立;			
		1 分:不能站立 1 分钟或身体摇晃;			
		2 分:能平衡站立 1 分钟以上。			
Ⅵ健侧站立:		0 分:不能维持 1-2 秒;			
		1 分:平衡站稳 4-9 秒;			
		2 分:平衡站立超过 10 秒。			
Ⅶ患侧站立:		0 分:不能维持 1-2 秒;			
		1 分:平衡站稳 4-9 秒;			
		2 分:平衡站立超过 10 秒			

三、步态分析

步行是重要的日常生活活动能力之一。步态分析是评估患者是否存在异常步态以及步态异常的性质和程度,分析异常步态原因,为矫正异常步态、制订治疗方案提供必要的依据。

正常步行必须完成三个过程:支持体重,单腿支撑,摆动腿迈步。步态分析中常用的基本参数包括步长、步幅、步频、步速、步行周期、步行时相。其中步长、步频和步速是步态分析中最常用的 3 大要素。

步态分析中,步行能力评定是一种相对精细的半定量评定,常用的有 Hoffer 步行能力分级、Holden 步行功能分类。表 8-26

表 8-26　Holden 步行功能分类

0 级	无功能	患者不能走,需要轮椅或 2 人协助才能走
Ⅰ级	需大量持续性的帮助	需使用双拐或需要 1 个人连续不断地搀扶才能行走及保持平衡
Ⅱ级	需少量帮助	能行走但平衡不佳,不安全,需 1 人在旁给予持续或间断的接触身体的帮助或需使用膝-踝-足矫形器(KAFO)、踝-足矫形器(AFO)、单拐、手杖等以保持平衡和保证安全
Ⅲ级	需监护或言语指导	能行走,但不正常或不够安全,需 1 人监护或用言语指导,但不接触身体
Ⅳ级	平地上独立	在平地上能独立行走,但在上下斜坡、在不平的地面上行走或上下楼梯时仍有困难,需他人帮助或监护
Ⅴ级	完全独立	在任何地方都能独立行走

除了步行能力,还应该评定步长、步频和步速等。临床常用观察法和测量法进行评定。

四、言语功能评定方法

(一) 失语症的评定

失语症评定总的目的是通过系统全面的语言评定发现患者是否有失语症及程度,因个体差异的情况而制定相应的治疗计划。其中听觉理解和口语表达式语言最重要的方面,应视为评定的重点。国际上常用的 3 种失语症评定方法:

1. 波士顿诊断性失语症检查(BDAE)　此检查是目前英语国家普遍应用的标准失语症检查。此检查能详细,全面测出语言各种模式的能力。但检查需要的时间较长。

2. 日本标准失语症检查(SLTA)　是日本失语症研究会设计完成,检查包括听、说、读、写、计算五大项目组成,共包括 26 个分测验,按 6 阶段评分,在图册检查设计上以多图选一的形式,避免了患者对检查内容的熟悉,使检查更加客观。此方法易于操作,而且对训练有明显指导作用。

3. 西方失语症成套测验(WAB)　西方失语成套测验是较短的波士顿失语症检查版本,检查时间大约 1 小时,该测验提供一个总分称失语商(AQ),可以分辨出是否为正常语言。该测验还对完全性失语、感觉性失语、经皮质运动性失语、传导性失语等提供解释标准误差和图形描记。

汉语失语成套测验(Aphasia Battery of Chinese,ABC)。此检查法按规范化要求制定统一指导语,统一评分标准,统一图片及文字卡片及统一失语症分类标准。其内容以国内常见词、句为主,适量选择使用频率较少的词、句,无罕见词、句及难句。为减少文化水平的差异,ABC 大多测试语句比较简单;阅读及书写检查较类似检查法少见。临床检验结果,其口语理解和听理解各项对不同文化水平者可完成 91% 以上。ABC 可区别语言正常和失语症;对脑血管病语言正常者,也可查出某些语言功能的轻度缺陷,通过 ABC 不同项测试可作出失语症分类诊断。

(二) 汉语失语的评定方法

汉语失语症检查:检查法包括口语表达、听语理解、阅读、书写几大项目的检查,检查成绩可以定量地显示出失语症的类型、自然恢复情况及言语康复的动态性观察,并可用于言语康复治疗的疗效评定。

1. 谈话　患者谈话录音,以下的⑦、⑧应尽量鼓励多说,录音至少5~10分钟,患者连续说时不要打断他。一分钟内无或偶有文法结构词为无文法结构。

问答:①您好些吗②您以前来过这吗③您叫什么名字④您多大岁数啦⑤您家住在什么地方⑥您做什么工作(或退休前做什么工作)⑦您简单说说您的病是怎么得起来的或您怎么不好⑧让患者看图片,说出图片内容。

2. 汉语失语症口语的流利性特点见表8-27。

表 8-27　汉语失语症口语的流利性特点

口语特征	1分	2分	3分
语量	<50 字/分	51~99 字/分	>100 字/分
语调	不正常	不完全正常	正常
发音	构音困难	不完全正常	正常
短语长短	短(1~2字电报式)	部分短语	正常(每句4个字以上)
用力程度	明显费力	中度费力	不费力
强迫言语	无	有强迫倾向	有
用词	有实质词	实质词少	缺少实质词,说话空洞
语法	无	有部分语法	有语法
错语	无	偶有	常有

患者上述9项之和:9~13分为非流利型;14~20分为中间型;21~27分为流利型

3. 失语检查内容(表8-28)。

表 8-28　失语检查内容

口语表达				命名			听理解			阅读		字画组配		读指令执行		填空	书写			系列书写	看图书写	自发书写	
信息量	流利性	系列语言	复述	词反应	反应命名	颜色命名	是/否题	听辨认	口头指令	视读	听字辨认	朗读	理解	朗读	理解		姓名地址	抄写	听写				%
																							100
																							90
																							80
																							70
																							60
																							50
																							40
																							30
																							20
																							10

4. 失语症严重程度的评定　BDAE 失语症严重程度分级标准：

0 级：无有意义的言语或听觉理解能力。

1 级：言语交流中有不连续的言语表达，但大部分需要听者去推测，询问或猜测；可交流的信息范围有限，听者在言语交流有困难。

2 级：在听者的帮助下，可能进行熟悉话题的交谈，但对陌生话题常常不能表达出自己的思想，使患者与检查者都感到进行言语交流有困难。

3 级：在仅需少量帮助下或无帮助下，患者可以讨论几乎所有的日常问题。但由明显限制。于言语和（或）理解能力的减弱，使某些谈话出现困难或不大可能。

4 级：言语流利，但可观察到有理解障碍，但思想和言语表达尚无明显限制。

5 级：有极少可分辨得出的言语障碍，患者主观上可能有点困难，但听者不一定能明显觉察到。

五、康复心理评定方法

康复心理评定是运用心理学的理论和方法，对因疾病或外伤造成躯体功能障碍的患者的心理现象作出全面、系统和深入的客观描述和鉴定的过程。康复心理评定有助于了解残障者心理损害的程度和范围，针对残障的心理反应，判断康复的潜力和预后，为制定个体化的康复治疗及护理计划提供依据。这里主要介绍焦虑及抑郁的评定，临床观察若发现患者可能存在这些情绪问题时，应及时处理。

（一）焦虑

焦虑可表现为：紧张不安和忧虑的心境；伴发注意困难、记忆不良、对声音敏感和易激惹等心理症状；伴发血压升高、心率加快、骨骼肌紧张、头痛等躯体症状。

焦虑的评定可以用他评量表和自评量表进行：

1. 他评量表　以汉密顿焦虑评定量表（HAMA）最为常用。内容包括焦虑心境、紧张、害怕、失眠、认知功能、抑郁心境、肌肉系统、感觉系统、心血管系统、呼吸系统、胃肠道、生殖泌尿系统、自主神经系统、会谈时行为表现等 14 项内容。按照各种症状对生活与活动的影响程度进行 4 级评分，总分小于 7 分没有焦虑，超过 7 分可能有焦虑，超过 14 分肯定有焦虑，超过 21 分有明显焦虑，超过 29 分为严重焦虑。

2. 自评量表　焦虑自评量表（self-rating anxiety scale，SAS）是较为简单实用的量表，一般适用于有焦虑症状或可疑焦虑的成年患者（表 8-31）。

表 8-31　焦虑自评量表

评测项目	没有或很少时间	小部分时间	相当多时间	绝大部分或全部时间
1. 我觉得并平常容易紧张和着急				
2. 我无缘无故地感到害怕				
3. 我容易心里烦乱或觉得惊恐				
4. 我觉得我可能将要发疯				
5. 我觉得一切都很好				

续表

评测项目	没有或 很少时间	小部分 时间	相当多 时间	绝大部分或 全部时间
6. 我手脚发抖打战				
7. 我因为头痛、头颈痛和背痛而苦恼				
8. 我感觉容易衰弱和疲乏				
9. 我觉得心平气和,并且容易安静坐着				
10. 我觉得心跳得很快				
11. 我因为一阵阵头晕而苦恼				
12. 我有晕倒发作或觉得要晕倒似的				
13. 我吸气呼气都感到很容易				
14. 我手脚麻木和刺痛				
15. 我因为胃痛和消化不良而苦恼				
16. 我常常要小便				
17. 我的手常常是潮湿的				
18. 我脸红发热				
19. 我容易入睡并且一夜睡得很好				
20. 我做噩梦				

评分方法:没有或很少有(<1 天/星期)为 1 分;少部分时间有(1~2 天/星期)为 2 分;相当多时间有(3~4 天/星期)为 3 分;绝大部分或全部时间均有(5~7 天/星期)为 4 分。第 5、9、13、17、19 项为反向评分项目,评分与上述评分方法相反。各项分数相加得到粗分,用粗分乘以 1.25,取整数为标准分。标准分小于 46 分为正常,标准分越高焦虑越明显

（二）抑郁

抑郁是一种对外界不良刺激出现长时间的沮丧感受反应的情绪改变。抑郁的特征性症状包括:心境压抑;睡眠障碍;食欲下降或体重减轻;兴趣索然,悲观失望;自罪自责,甚至有自杀倾向;动力不足,缺乏活力;性欲减低。抑郁的评定可以用他评量表和自评量表进行。

1. 他评量表　国内外广泛采用汉密尔顿抑郁量表(Hamilton rating scale for depression, HRSD)。该量表主要包括抑郁,心境、罪恶感、自杀、睡眠障碍、工作和兴趣、迟钝、激动、焦虑、躯体症状、疑病、体重减轻、自知力、日夜变化、人体或现实解体、偏执症状、强迫症状、能力减退感、绝望感、自卑感等 24 个项目。由检查者根据交谈与观察方式进行评分。总分小于 8 分者无抑郁;20~35 分为轻、中度抑郁;大于 35 分为重度抑郁。

2. 自评量表　抑郁自评量表(self-rating depression scale,SDS)一般用于衡量抑郁状态的轻重程度及其在治疗中的变化,特别适用综合医院以发现抑郁症患者(表 8-32)。

表 8-32　抑郁自评量表

评测项目	没有或很少时间	小部分时间	相当多时间	绝大部分或全部时间
1. 我觉得闷闷不乐,情绪低沉。				
*2. 我觉得一天之中早晨最好。				
3. 我一阵阵哭出来或觉得想哭。				
4. 我晚上睡眠不好。				
*5. 我吃得跟平常一样多。				
*6. 我与异性密切接触时和以往一样感到愉快。				
7. 我发觉我的体重在下降。				
8. 我有便秘的苦恼。				
9. 我心跳比平时快。				
10. 我无缘无故的感到疲乏。				
*11. 我的头脑跟平常一样清楚。				
*12. 我觉得经常做的事情并没有困难。				
13. 我觉得不安而平静不下来。				
*14. 我对将来抱有希望。				
15. 我比平常容易生气激动。				
*16. 我觉得作出决定是容易的				
*17. 我觉得自己是个有用的人,有人需要我。				
*18. 我的生活过的很有意思。				
19. 我认为如果我死了别人会生活得好些。				
*20. 平常感兴趣的事我仍然照样感兴趣。				

评分方法:没有或很少有(<1 天/星期)为 1 分;少部分时间有(1~2 天/星期)为 2 分;相当多时间有(3~4 天/星期)为 3 分;绝大部分或全部时间均有(5~7 天/星期)为 4 分。第 2、5、6、11、12、14、16、17、18、20 项为反向评分项目,评分与上述评分方法相反。各项分数相加得到粗分,用粗分乘以 1.25,取整数为标准分。标准分小于 50 分为无抑郁,50~59 分为轻度抑郁,60~69 分为中度抑郁,大于 70 分为重度抑郁

(戴宏乐)

第三篇 康复治疗及康复护理

第九章 康复治疗及康复护理

　　康复治疗是康复医学的重要内容,是使病、伤、残者功能恢复的重要手段。康复治疗技术包括:物理治疗(physical therapy,PT)、作业治疗(occupational therapy,OT)、言语治疗(speech therapy,ST)、心理治疗(psychotherapy)、文体治疗(recreational therapy)、康复工程、康复护理(rehabilitation therapy)、社会服务(social service)、职业咨询(vocational counsel)、中国传统医学治疗等。

　　在康复治疗中实施康复护理的目的是:在康复治疗中,提供良好的身心照顾,及时与患者沟通解释,消除患者恐惧和顾虑,协助患者做好治疗准备,发现并协助治疗师处理治疗中、治疗后出现的问题,以减轻患者痛苦,最好的发挥治疗效果,使残余功能和能力得到维持和强化,最大限度地恢复生活能力,重返家庭,回归社会。

第一节 物理治疗的康复护理

一、概述

　　物理治疗(PT)是应用力、电、光、声、水和温度等物理学因素来治疗患者疾患的方法。其中以徒手及应用器械进行运动训练来治疗伤、病、残患者,恢复或改善功能障碍的方法(主要利用物理学中力学因素)称为运动疗法,是物理治疗的主要部分。随着康复的医学基础理论研究的深入和神经生理学的引入,康复疗法技术已经获得了极大的丰富和发展,形成了针对各种运动功能障碍性疾患(如偏瘫、截瘫、脑瘫等)的独具特色的康复治疗技术体系。在物理治疗中利用电、光、声、水、温度等各种物理学因素治疗疾病,促进康复的疗法,常常被称为理疗。运动疗法和理疗同属于物理治疗,但各有不同的侧重。国际上在通常的物理治疗康复工作中,运动疗法占绝大比重,故国外常常把物理治疗等同于运动疗法。运动疗法技术多为主动性的康复治疗技术,即在治疗师的指导和监督下,由患者主动地进行运动治疗活动,如各种运动训练、行走功能训练、转移训练等;而理疗多为被动性的康复治疗技术,由治疗师被动施加声、光、电、磁、热等物理因子治疗。

二、运动疗法及康复护理

(一) 目的

康复医学是功能医学,运动疗法是康复医学主要的治疗技术之一。运动疗法主要通过运动的方法,治疗患者功能障碍,提高个人活动能力,增加社会参与的适应性,改善患者生活质量,以促进康复的最终目标,回归家庭、回归社会。

运动医学的目的包括以下诸多方面:牵张短缩的肌肉、肌腱、关节囊及其他软组织,扩大关节活动度;增加肌肉的肌力及肌肉活动的耐力;抑制肌肉的异常肌张力;训练患者改善异常的运动模式;克服患者运动功能障碍,提高患者身体移动、站立、行走功能;提高平衡和协调性的训练;提高日常生活活动能力的运动动作训练;针对不同伤病或为健身进行各种体操训练;通过运动疗法,增加患者体力,改善全身功能状况;通过运动疗法的活动刺激,改善心脏、肺部等内脏的功能;通过运动疗法训练预防或治疗各种临床并发症如压疮、骨质疏松、关节挛缩等。

为达到治疗的目的,在治疗过程中应与患者建立良好的信赖关系,应注意在训练中鼓励患者,提高其治疗的积极性。为使患者能积极配合,在训练前应对患者有充分的交代,尽量让患者了解治疗的目的及方法和预期的效果。治疗的过程中适时的评定使患者看到自己的进步,增加成就感,提高其治疗的信心和主动性。

(二) 分类

从临床使用出发,运动疗法主要可分为以下几大类:

1. 常规运动疗法技术　主要包括:①关节活动度训练;②增加肌力训练;③增加肌肉耐力训练;④增强肌肉协调能力的训练;⑤恢复平衡能力的训练;⑥恢复步行功能的训练;⑦增强心肺功能的训练。

2. 神经生理学疗法(neurophysiological therapy,NPT)神经生理学疗法主要针对治疗中枢神经损伤引起的运动功能障碍的治疗方法,包括 Bobath 疗法、Brunnstrom 疗法、本体感觉神经肌肉促进技术(PNF)、Rood 疗法等。

3. 其他　水中运动、医疗体操、牵引疗法、麦肯基疗法、按摩等。

(三) 适应范围

1. 神经系统疾病　脑卒中、颅脑损伤、脑肿瘤术后、小儿脑瘫、脊髓损伤、周围神经损伤、帕金森病、急性感染性多发性神经根炎、脊髓灰质炎、多发性硬化等。

2. 骨科疾病　骨折和脱位、截肢与假肢、关节炎、肩周炎、颈椎病、腰椎间盘突出症、髋关节置换、膝关节置换等。

3. 内脏器官疾病　急性心肌梗死、慢性阻塞性肺疾病、糖尿病、高血压病、胸腔疾病术后等。

4. 肌肉系统疾病　主要指肌营养不良。

5. 体育外伤后功能障碍及其他:体育外伤、烧伤等。

(四) 禁忌证

1. 处于疾病的急性期或亚急性期,病情不稳定者。

2. 有明确的急性炎症存在,如体温超过 38℃,白细胞计数明显增高等。

3. 全身状况不佳,脏器功能失代偿期,如:脉搏加快,安静时脉搏大于 100 次/分;血压明显增高,临床症状明显,舒张压大于 120mmHg 或出现低血压休克者;有明显心力衰竭表现:呼吸困难、全身浮肿、胸水、腹水等;严重心律失常;安静时有心绞痛发作。

4. 休克、神志不清或有明显精神症状、不合作者。

5. 运动治疗过程中有可能发生严重并发症,如动脉瘤破裂者;有大出血倾向;有静脉血栓,运动可能脱落者;剧烈疼痛,运动后加重者;癌症有明显转移倾向者。

6. 运动器官损伤未作妥善处理者;身体衰弱,难以承受者。

(五)常用运动疗法技术及康复护理

1. 关节活动度的维持与改善　训练方法:①持续关节被动活动;②主被动关节活动度训练;③关节松动术。

2. 肌力训练。

3. 肌肉耐力训练。

4. 抗痉挛体位的摆放。

5. 转移训练　详见第十一章常用康复护理技术。

6. 有氧运动　有氧训练(aerobic exercise)指采用中等强度、大肌群参与、反复进行的、周期性的动力性运动,是提高机体氧化代谢能力的锻炼方式。广泛应用于各种心血管疾病康复、各种功能障碍者和慢性病患者的全身运动能力训练以及中老年人的健身锻炼。常用方式有:步行、健身跑、游泳、骑车、登山等。

(1)适应证

1)心血管疾病:冠心病、高血压、心脏移植术后、冠状动脉腔内扩张成形术后、冠状动脉搭桥术后等。

2)慢性呼吸系统疾病:慢性阻塞性肺疾病和慢性支气管炎、肺气肿、哮喘(非发作状态)、胸腔手术后。

3)代谢性疾病:糖尿病、单纯性肥胖症、代谢综合征等。

4)其他:长期缺乏体力活动及长期卧床恢复期、慢性疲劳综合征、慢性疼痛综合征、中老年人的健身锻炼。

(2)禁忌证

1)各种疾病急性发作期或进展期。

2)心血管功能不稳定

3)严重骨质疏松,活动时有骨折的危险。

4)肢体功能障碍而不能完成预定运动强度和运动量。

5)主观不合作或不能理解运动,精神疾病发作期间或严重神经症。

6)感知认知功能障碍。

(3)常用仪器设备:有氧训练根据运动方式而选择设备,跑步、步行不依赖任何设备就可进行。而在实验室条件下,可选择的设备有活动平板、功率自行车、心电监测和心电遥测等。

(4)运动处方(exercise prescription):运动处方定义:在运动疗法中,常以处方的形式来确定运动方式、运动量,并提出在治疗中的注意事项,这就是运动处方。为达到增强体质,提高心、肺、代谢功能以及神经肌肉、内分泌功能,促进机体健化及适应性变化,而对所采取运动训练的方式、强度、时间、频率和注意事项、目的等内容进行科学、全面的制定,并以书面形式记录的运动或康复治疗计划,以保证运动康复治疗的有效性和安全性。

(5)运动方式:应选择与治疗目标密切相关,且收效比较明显的运动方式,且该项运动病人乐于接受。在选择方法中不应只选择一种,宜在选择一种主要方法的同时,再配合其他方法。如在治疗骨关节障碍时,可先进行保健体操,然后进行重点的器械练习,最后以游戏和放松练习为主。又如在脏器病的治疗中,可先散步,然后重点进行有氧训练,还应穿插一定量的肌力训练,最后以散步结束。中国传统的运动方式有太极拳、各种放松功、健身操、保健功等,有氧训练的方式有步行、健身跑、游泳、骑自行车、划船、滑雪、跳绳、登高、各种游戏运动等。

（6）运动量:运动量主要有运动强度、持续时间及频度三因素所构成。这三者又可相互调节,在康复治疗中,肌力锻炼常采用强度大,时间短的形式,对脏器病来说,则适于用强度小,时间长的形式。

1）运动强度:因心率和运动强度之间呈线性关系,故强度常以心率来表示。通常把运动中允许达到的心率作为靶心率,它是通过运动试验取得最高安全心率的70%～80%,约相当于最大耗氧量的60%～80%,按此值进行运动,一般较为安全有效。

2）运动持续时间:有持续和间歇运动之分,持续运动的优点是能较快改善心血管功能,时间长短与运动强度成反比。间歇运动是运动和休息交替进行,但其合起来的运动时间不应低于规定的运动持续时间,运动与休息的比例为1:1。

3）治疗频度:一般小运动治疗量每日1次,大运动治疗量可隔日一次,间隔的时间超过3天,运动治疗效果就会减弱消失。

（7）运动注意事项:因人而异,循序渐进,持之以恒,了解训练前状态,训练时、训练后反应,训练环境情况。

1）身体检查:治疗前对患者进行基本功能调查及心血管功能检查、心电运动试验等。

2）坚持康复治疗的一般原则:有氧训练和规律生活习惯相结合,强化运动训练效果。

3）防止发生运动损伤:保证充分的准备和结束活动,根据体能、年龄选择运动方式。40岁以上避免高危行运动。

4）制订合理的运动处方:按运动处方实施,防止超负荷,急于求成。

5）注意心血管反应:应首先确定患者的心血管功能状态,40岁以上者特别需要进行心电运动试验等检查,以保证运动时不要超过心血管系统的承受能力。注意心血管用药与运动反应之间的关系,使用血管活性药物时要注意对靶心率的影响。

三、其他物理因子疗法及康复护理

（一）电疗法

利用电能作用于人体以防治疾病的方法称为电疗法。医用电疗方法很多,有直流电疗法、低频电疗法、中频电疗法、高频电疗法和静电疗法。

1. 直流电疗法及直流电药物离子导入疗法　直流电疗法是利用小强度、低电压平稳的直流电治疗疾病的方法。这是最早应用的电疗之一。目前单纯应用直流电疗法较少,但是它是离子导入疗法和低频电疗法的基础。使用直流电将药物离子通过皮肤黏膜和伤口导入体内进行治疗的方法称为直流电药物导入疗法（iontophoresis）。

（1）特点:在直流电的作用下,人体体液发生电解、电泳与电渗作用。

（2）临床应用:促进局部血液循环和改善组织营养;促进伤口肉芽生长,软化瘢痕,松解粘连和促进消散;促进骨再生修复,改善冠状动脉血液循环;调节神经系统功能。

（3）适应证

1）神经炎、自主神经功能紊乱。

2)慢性溃疡、伤口、术后粘连。

3)治疗和预防骨质增生引起的颈部、肩部、上肢及邻近组织的麻木、疼痛及放射痛。

4)治疗骨质增生引起的神经刺激、肌肉无力、肌肉萎缩、关节功能障碍以及肢体感觉功能下降。

(4)禁忌证

1)恶性肿瘤患者。

2)恶性血液系统疾病患者。

3)皮肤存在急性湿疹患者。

4)重要脏器病变患者。

5)对直流电过敏的患者。

6)肢体神经损伤导致感觉不灵敏或感觉缺失患者以及预置金属电极板部位有严重皮肤疾病或皮肤损害的患者。

(5)护理要点:保持皮肤的完整,以免造成皮肤灼伤。正极下组织含水量减少,皮肤干燥,疗后局部可应用润肤剂。如有皮肤过敏,而治疗必须进行时,疗后局部加肤轻松软膏涂敷。

2. 低频电疗法　应用频率1000Hz以下电流治疗疾病的方法称低频电疗法。低频脉冲电疗法按作用分类:

(1)特点:无明显电解作用;对感觉神经和运动神经都有强刺激作用;无热作用。

(2)临床应用:兴奋神经肌肉组织、镇痛、促进局部血液循环、促进伤口愈合、促进骨折愈合、消炎、催眠。

(3)适应证

1)防止及治疗肌肉的废用性萎缩。

2)增加或维持关节活动度。

3)对神经失用的肌肉进行功能锻炼。

4)锻炼及增强正常肌肉的力量。

5)治疗痉挛肌。

6)矫正畸形:如脊柱侧弯、扁平足、肩关节脱垂等。

(4)禁忌证

1)孕妇患者,电极禁放于腹部及腰骶部。

2)严重心功能衰竭或心律失常。

3)心脏安放起搏器者。

4)禁止在心脏部位、肿瘤部位、喉咙部位和感染部位进行低频电刺激。

5)病情未稳定的癫痫患者、惊厥发作患者。

(5)护理要点

1)做好疗前宣教,告知患者治疗中应有的感觉。

2)治疗部位如有创伤或遇到有创检查之后24小时内应避免治疗。

3)做好治疗部位的准备,如局部创面的处理。

3. 中频电疗法　应用频率在1~100kHz的电流治疗疾病的方法。

(1)特点:对人体的阻抗明显下降;无电解作用;综合多个周期的连续作用才能引起强烈

的肌肉收缩。

（2）临床应用：镇痛、促进局部血液循环、锻炼肌肉、软化瘢痕、松解粘连、消炎等。

（3）常用中频电疗法的应用

1）干扰电疗法：将2组或3组不同频率的中频电流交叉地输入身体，在体内由于干扰现象而产生"内生"低频电场，利用这种电流来治疗疾病的方法称为干扰电疗法。①干扰电疗法的特点：具有中频电流的特点；作用范围大、深度深，最大的电场强度在电极之间的电流交叉点上而非电极下；内生低频电流；频率和电流幅度的变化可避免人体产生适应性。②干扰电临床应用：除有消炎止痛改善血液循环外，还可刺激运动神经和骨骼肌，引起比低频电流强且范围广的肌肉收缩反应；作用深，在体内形成干扰场，刺激自主神经和内脏平滑肌，改善内脏血液循环，提高胃肠平滑肌张力，调整其功能；刺激植物神经，调节其功能，如对血压皮肤温度的调节；促进骨痂形成，加速骨折愈合。③干扰电的适应证：坐骨神经痛、关节疾病（如关节扭伤、肩周炎、退行性骨关节病）、软组织损伤（如软组织扭挫伤、挤压伤、肌筋膜炎、肌肉劳损）、骨折、平滑肌张力低下（如胃下垂、弛缓性便秘、子宫脱垂、真性压迫性尿失禁、急迫性尿失禁、大便失禁及术后肠麻痹、尿潴留等）、肌力低下、肌肉萎缩、颈椎病、腰椎间盘突出症、周围神经麻痹、干扰电作用于颈、腰交感神经节及肢体，可以使雷诺病、早期闭塞性动脉内膜炎患者的肢体血管痉挛解除血流改善。④干扰电的禁忌证：急性炎症、有出血倾向、治疗部位有金属、严重心脏病及植有心脏起搏器者。

2）脉冲调制中频电疗法：用低频调制波对中频载波的波幅频率进行调制，使电流的幅度频率按一定规律发生变化，即得到由低频调制的中频电流，以治疗疾病的方法。①脉冲调制中频的特点：使用不同的脉冲波形来调制中频载波电流，使输出的电流产生波形和强度的不断变化。②临床应用：镇痛、促进局部血液循环、锻炼肌肉、提高平滑肌张力、消炎和调整自主神经功能。③脉冲调制中频的适应证与禁忌证（与干扰电相似）。

3）音频电疗法：应用1000~20 000Hz音频段等幅正弦交流电治疗疾病的方法。又称等幅正弦中频电疗法。①音频电疗法特点：频率与声波频率范围相同。②音频电疗法的临床应用：消炎消肿、止痛止痒、软化瘢痕和松解粘连、提高生物膜的通透性。③适应证与禁忌证：适应证：各种神经痛，神经炎，周围型面神经麻痹，脑血栓恢复期，神经官能症，血管性头痛，高血压病，胃肠功能紊乱，关节炎，肩周炎，软组织损伤及关节软组织损伤，腰腿痛，纤维组织炎（肌肉风湿）。颈椎病（极型）以及某些内脏器官疾病。禁忌证：参考直流电疗法。

（4）中频电疗法的护理要点：同低频脉冲电疗法

4. 高频电疗法　应用频率高于100kHz的电磁波治疗疾病的方法，称为高频电疗法。目前常用的有中波疗法、短波疗法、超短波疗法、微波疗法。

（1）高频电疗法的特点：不产生电解作用；对神经肌肉不产生兴奋作用；高频电通过人体时能在组织内产生热效应和非热效应；高频电治疗时，电极可以离开皮肤。

（2）高频电疗法的应用：止痛、消炎、解痉、高频电刀可治疗表浅癌肿。

（3）高频电疗法适应证：炎症、疼痛、急性损伤等。如骨关节炎、风湿性关节炎、肩周炎、坐骨神经痛、颈椎病、肌肉韧带损伤、软组织损伤。

（4）高频电疗法禁忌证：恶性肿瘤患者、孕妇的腰腹部、心脏起搏器携带者、体内局部金属异物、出血或有出血倾向者等。

(5)护理要点:①体温超过 38℃者停止治疗;②女性月经期,下腹部禁忌高频治疗;③治疗部位如有创伤或遇到有创检查之后 24 小时内应避免治疗;④注意保护特殊部位,如眼、生殖器官。

(二)光疗法

光疗法是利用各种光辐射能,包括天然的日光和人工光线(红外线、可见光、紫外线、激光)作用于人体以达到治疗和预防疾病的方法。激光的性质特殊,应用范围广泛,常不列入光疗中讨论。

1. 红外线疗法　应用红外线治疗疾病的方法称为红外线疗法。红外线是不可见光,在光谱中位于红光之外,波长较红光长。

(1)红外线疗法的特点:红外线被物体吸收后转变为热能,主要产生热效应,故红外线又有热射线之称,对机体的作用主要是热作用,所有治疗作用都是建立在此基础上。

(2)红外线疗法的临床作用:镇痛作用、缓解痉挛、消炎、促进组织再生。

(3)红外线疗法的适应证:扭挫伤、腰肌劳损、周围神经损伤、冻伤、术后粘连、腱鞘炎、关节痛、风湿性肌炎、慢性胃肠炎等。红外线常与推拿、医疗体育、直流电药物导入等疗法综合应用。

(4)红外线疗法禁忌证:恶性肿瘤、出血倾向、高热、重症动脉硬化患者。

(5)红外线疗法的护理要点:①红外线治疗时应保护眼部,可戴防护眼镜或以浸水棉花敷于患者眼部,以免引起白内障或视网膜的热损伤;②急性创伤24~48 小时内局部不宜用红外照射,以免加重肿痛和渗血;③植皮术后、新鲜瘢痕处、感觉障碍者在接受治疗时注意拉开距离,以防烫伤。

2. 紫外线疗法　利用紫外线照射来预防或治疗疾病的方法称紫外线疗法。紫外线波长范围是 180~400nm。波长 320~400nm 为长波紫外线,生物学作用弱,有明显的色素沉着作用,并可引起一些物质和某些微生物产生荧光反应。波长 280~320nm 为中波紫外线,最活跃,可使维生素 D 原转化为维生素 D,抗佝偻病,加速再生,促进上皮生长,刺激黑色素细胞产生新的黑色素。波长 180~280nm 为短波紫外线,对细菌和病毒有显著的杀灭或抑制其生长繁殖的作用。

(1)紫外线疗法的特点:紫外线对人体的穿透度很浅。其主要生物学作用是光化学效应。

(2)紫外线疗法的临床作用:消炎、止痛、促进伤口愈合、促进皮下淤血吸收、杀菌作用、促进钙磷吸收作用、调节免疫功能。

(3)紫外线疗法的适应证:皮肤、皮下急性化脓性感染,急性神经痛,急性关节炎,感染或愈合不良的伤口,佝偻病,软骨病。此外,也可用于银屑病,白癜风,变态反应性疾病(如支气管哮喘、荨麻疹)等。

(4)紫外线疗法的禁忌证:恶性肿瘤,心肝肾功能衰竭,出血倾向。活动性肺结核,急性湿疹,光过敏性疾病,应用光敏药物(除外光敏治疗)。

(5)紫外线疗法的康复护理要点

1)照射时应注意保护患者及操作者的眼睛,以免发生电光性眼炎。

2)严密遮盖非照射部位,以免超面积超量照射。

（三）磁疗法

应用磁场作用于人体治疗疾病的物理治疗方法称为磁疗法。

1. 磁疗法特点　刺激神经，引起神经细胞和轴突发生去极化，产生兴奋；刺激机体激素分泌；增强白细胞吞噬功能。

2. 磁疗法的临床作用　止痛、镇静、消炎、消肿、调节心血管系统的功能等。

3. 磁疗法的适应证　软组织损伤、血肿、神经炎、神经痛、关节炎、神经衰弱、高血压、颈椎病、肩周炎、面肌抽搐、乳腺小叶增生、颞颌关节炎、支气管炎、哮喘、视网膜炎、痛经等。

4. 磁疗法禁忌证　高热、出血倾向、孕妇、心力衰竭、极度虚弱、皮肤溃疡、少数患者进行磁片敷贴后出现无力、头昏、失眠、嗜睡、恶心、血压波动等反应，停止治疗后症状即消失。

5. 磁疗法的康复护理要点

（1）眼部治疗时，应用小剂量，时间不宜过长。

（2）密切观察磁场副作用。常见的副作用有头晕、恶心、嗜睡、心慌、心跳等。

（3）对老年、小儿、体弱者一般均以小剂量开始，逐渐加大剂量。

（四）水疗法

水疗法是利用水的温度、静压、浮力及所含成分。以不同方式作用于人体来防治疾病和促进康复的方法。

1. 水疗法的特点　水疗法作用于人体，通过温度、机械和化学性刺激，引起神经、血管、肌肉等一系列反应。

2. 水疗法的临床作用　清洁作用、温热作用、浮力作用、促进新陈代谢，有利于代谢产物排出体外。

3. 水疗法的适应证　脊髓不全损伤、脑血管意外偏瘫、肩手综合征、肌营养不良、骨折后遗症、骨性关节炎、强直性脊柱炎、疲劳、类风湿性关节炎、肥胖、神经衰弱等。

4. 水疗法禁忌证　温水疗法没有禁忌证，过高或过低温度浸浴的禁忌证有动脉硬化（特别是脑血管硬化）、心力衰竭、高血压等。

5. 水疗法的康复护理要点

（1）治疗中应随时观察患者的反应，如出现头晕，心悸，面色苍白，呼吸困难等应立即停止治疗，护理患者出浴，并进行必要地处理。

（2）进行全身的浸浴或水下运动时防止溺水。

（3）冷水浴时温度由30℃逐渐降低，治疗时需进行摩擦和轻微运动，防止着凉，注意观察皮肤反应，出现发抖、口唇紫绀时，应停止治疗或调节水温。

（4）患者如有发热、全身不适或于月经期等应暂停治疗，空腹和饱食后不宜进行治疗。

（5）如有膀胱直肠功能紊乱者，应排空大小便，方可入浴。

（6）进行温热水浴时，如出汗较多，可饮用盐汽水。

（五）石蜡疗法

利用加温后的石蜡作为导热体敷于患部，达到治疗目的的方法称为石蜡疗法。常用的石蜡疗法有浸蜡（蜡浴）法、蜡饼（蜡盘）法、刷蜡法。

1. 石蜡疗法的特点　石蜡的热容量大，导热性小，在冷却时由于体积逐渐缩小，能放出大量热能，透入组织深部，改善人体血液循环及代谢；降低神经系统兴奋性；使皮肤张力降低。

2. 石蜡疗法的临床作用　温热作用、润滑作用、机械压迫作用。

3. 石蜡疗法的适应证　扭伤、挫伤、劳损、瘢痕、粘连、外伤性滑囊炎、腱鞘炎、关节炎、关节强直、肌炎、神经炎和神经痛、冻疮、冻伤后遗症、营养性溃疡等。

4. 石蜡疗法的禁忌证　恶性肿瘤、活动性结核、出血性疾病、甲状腺功能亢进、心脏功能不全、急性传染病、感染性皮肤病、婴儿。

5. 石蜡疗法的康复护理要点

(1)局部有感觉障碍者温度不宜过热,以免烫伤。

(2)治疗前服适量盐水,治疗后如出汗多,可多喝水。

(3)全身热疗时,可冷敷头部。

(六)冷疗法

冷疗法是应用比人体温度低的物理因子刺激来达到治疗目的的一种物理疗法。常用的冷源有冷水、冰块、氯乙烷等。

1. 冷疗法的特点　作用于人体体表时吸收热量,使组织温度下降。冷疗法取材方便操作简单。

2. 冷疗法的临床作用　镇痛、止血、降低体温等。

3. 冷疗法的适应证　高热、中暑患者、脑损伤和缺氧、神经性皮炎、早期鼻出血、软组织损伤早期等。

4. 冷疗法的禁忌证　动脉血栓、雷诺病、系统红斑狼疮、血管炎、动脉硬化、皮肤感觉障碍。老年人、婴幼儿、恶病质者慎用。

5. 冷疗法的康复护理要点

(1)注意掌握时间,防止冻伤。

(2)对冷过敏者,局部瘙痒、荨麻疹、血压下降、虚脱时应停止治疗。

(3)非治疗部位注意保暖,观察全身反应,如出现寒战,可在非治疗部位进行温热治疗或停止冷疗。

(七)超声波疗法

将超声波作用于人体以达到治疗疾病和促进康复目的的方法称为超声波疗法。超声波是指频率在20 000Hz以上,不能引起正常人听觉反应的机械振动波。现在理疗中常用的频率一般为0.8~1MHz。

1. 超声波疗法的特点　声波作用于人体可产生温热效应、理化效应、按摩效应。

2. 超声波疗法的临床作用　镇痛作用、改善血液循环、松解粘连、软化瘢痕、促进骨折愈合、高能聚焦超声波具有治疗肿瘤作用。

3. 超声波疗法的适应证　神经痛、软组织损伤、冠心病、支气管炎等。

4. 超声波疗法的禁忌证　恶性肿瘤、出血倾向、高热者等。

5. 超声波疗法的康复护理要点

(1)治疗部位如有创伤或遇到有创检查之后24小时内应停止治疗。

(2)使患者了解治疗的正常感觉。

(3)观察治疗后反应,若有不良反应,及时联系治疗师,调整治疗剂量。

(4)体温高于38℃者,停止治疗。

（八）生物反馈疗法

生物反馈疗法是利用现代生理科学仪器,通过人体内生理或病理信息的自身反馈,使患者经过特殊训练后,进行有意识的"意念"控制和心理训练。通过学习达到随意调节自身躯体功能,从而消除病理过程,恢复身心健康。

1. 生物反馈疗法的特点　借助电子仪器,放大生理活动信息,转换为听觉或视觉信号,学会有意识的控制自身生理活动。

2. 生物反馈疗法的临床作用　控制和调节不正常的生理反应。

3. 生物反馈疗法的适应证　脑血管意外后遗偏瘫、紧张性头痛、脑性瘫痪、肌痉挛、面瘫后遗症、其他中枢性或周围性瘫痪、高血压、雷诺病、神经衰弱、失眠、心房颤动、心动过缓、夜间磨牙、胃十二指肠溃疡、胃肠功能亢进。

4. 生物反馈疗法的禁忌证　意识障碍、认知功能障碍、低能患者。

5. 生物反馈疗法康复护理要点

（1）生物反馈疗法前宣教,使患者明白,此疗法主要依靠自我训练来控制机体功能,且主要靠平时练习,仪器监测与反馈只是帮助自我训练的手段,而不是治疗的全过程。

（2）督促患者每天练习并持之以恒。

第二节　作业疗法的康复护理

一、概述

作业疗法（OT）,是指为患者功能的复原,有目的和有针对性地从日常生活活动、生产劳动、认知活动中选择一些作业对患者进行治疗和训练,以缓解症状和改善功能的一种治疗方法。作业治疗学是康复医学的重要组成部分,是联系患者与家庭、社会的纽带,是患者由医院走向社会的桥梁。其重点在于增加手的灵活性、眼和手的协调性、对动作的控制能力和工作耐力,进一步提高和改善日常生活活动能力。它最早于 1914 年由美国医生 George Edward Barton 提出。1917 年 7 月在美国成立了"National Society for the Promotion of Occupational Therapy"（国立作业疗法促进学会）,1921 年学会更名为"American Occupational Therapy Association"（美国作业疗法协会）。

（一）作业疗法的定义

在早期,作业疗法在某种程度上可以理解为利用劳动来治疗,它不仅仅是产生职业前的劳动,而且是利用游戏、运动、手工艺来使用肌肉和脑,从而对人类的健康产生影响。劳动、运动和娱乐是治疗手段,它构成了作业疗法的基础。随着康复医学的进步,以及第二次世界大战以后由于康复医学的兴起和发展,作业疗法的内涵得到不断的完善,世界作业治疗师联盟于 1994 年在宣传手册中对 OT 是这样定义的:OT 是通过有目的的作业行为,达到促进人们健康生活的目的,属保健（health care）性职业;主要是通过促进、发展、恢复肢体功能,维持必要的日常生活能力,预防残障的进一步发生和发展,提高患者的生活质量。作业疗法的目标也是最大限度减轻残疾程度和提高残疾者的生活自理程度。但作业疗法还包括对精神疾病的康复,对残疾患者的教育、管理和社会状况等的研究,面临的问题更为社会化和复杂化。

（二）作业治疗的治疗范畴主要有以下内容

1. 评定和训练患者的日常生活活动能力,如穿衣、进食、洗澡及个人卫生,以使其达到最大限度的独立性;也可以使用矫形器具或采用特殊设施,必要时,评定患者的某些特定的工作、活动习惯,并进行再训练,提供自助具。

2. 提供家政技能的训练,运用简单的方法或简化的活动来减少疲劳,节省体力。

3. 发展职业技能和培养娱乐兴趣,当患者期望改变职业时,同职业咨询人员配合,进行有效的职业活动训练。

4. 帮助维持和改善关节活动度、肌力、耐力及协调性。

5. 评定及训练患者的薄弱环节,以代偿其感觉和知觉方面的缺陷。

6. 进行家庭环境评定,一边为患者提供一个无障碍的环境,评定和训练患者运用环境控制系统。

7. 用设计好的活动、技能,来说明、教育患者及其家庭,以促进患者保持独立性,尽可能减少过度保护。

8. 训练矫形器、自助器、假肢的功能性使用和简易自助器和矫形器的设计和制作。

9. 训练患者及有关人员维护辅助设施的技能。

10. 评定和处理认知功能障碍。

二、作业疗法的种类

作业疗法的种类很多,过去一些国家主要将其分为木工、编织、黏土三大类。随着康复医学的不断发展和完善,一些新的内容不断引入到作业活动之中,目前较常用的有下述分类方法:

（一）按作业名称分类

1. 木工作业

2. 文书类作业

3. 黏土作业

4. 手工艺作业

5. 皮工作业

6. 治疗性游戏

7. 编织作业

8. 日常生活活动

9. 金工作业

10. 书法绘画园艺

11. 制陶作业

12. 电气装配与维修

13. 认知作业

14. 计算机操作

（二）按治疗目的和作用分类

1. 用于减轻疼痛的作业。

2. 用于增强肌力的作业。

3. 用于增强耐力的作业。

4. 用于增强协调能力的作业。

5. 用于改善关节活动范围的作业。

6. 用于调节精神和转移注意力的作业。

7. 用于改善整体功能的作业。

（三）按实际要求分类

1. **维持日常生活所必需的基本作业** 这类作业包括：衣食住行、个人卫生等。其目的在于日常生活和健康的基本要求。

2. **能创造价值的作业活动** 力求通过作业治疗生产出有用的产品，但又不以产品为目的。这类活动包括：手工艺如纺织、泥塑、陶器制作、各种金工、刺绣等，园艺如种花、植树、栽盆景、整修庭院等。其目的在于获得一定技能。

3. **消遣性作业活动或文娱活动** 利用业余时间，进行各种运动、游戏、琴、棋、书、画、文艺等。其目的在于充分安排时间，转移注意力，丰富生活内容，有益于身心健康。

4. **教育性作业活动** 主要是针对青少年患者，治疗同时还获得受教育的机会，或获得接受教育的能力。其目的在于提高各种技能。其内容有各种教学活动、唱歌、舞蹈等。

5. **矫形器和假肢训练** 这是一项特殊的作业活动，即在穿戴矫形器或假肢后进行的各种作业治疗。其目的在于熟练掌握穿戴方法和充分利用这些矫形器或假肢，来完成各种生活或工作。

（四）按照作业治疗的功能分类

1. **日常生活活动训练** 可简称为 ADL 训练，生活自理是患者回归社会的重要前提。因此 ADL 训练是康复医学中非常重要的环节，其内容一般可分为以下几类：进食、穿衣、转移、个人清洁卫生、上厕所、洗澡、家务劳动等等。

2. **功能性作业治疗** 功能性作业治疗又称活动性作业治疗，患者无论进行哪一种作业活动都必须完成相应的动作。如磨砂板、通过工作条件的变化，扩大关节的活动范围，增加负荷，改变动作复杂性，使患者的肌力，关节活动度，协调性、体力、耐力及平衡能力等各方面得到提高，因此，作业治疗可以根据患者不同情况将各种动作巧妙的贯穿到丰富多彩的活动中，对患者进行治疗。

3. **心理作业治疗** 心理作业治疗又称为支持作业治疗，是通过作业活动和作业宣教改善患者心理状态的一种疗法。例如：脊髓损伤患者的痊愈，从目前医学的角度来分析是不可能的，而患者都在极力期待，并在不同时期表现出不甘、不安、急躁、抑郁、悲观等各种复杂的心理状态，这个时期称为障碍适应时期。作业治疗师应该通过作业活动给患者以精神上的支持，减轻患者的不安与愤恼或给患者提供一个发泄情绪的条件。如利用木工、皮革工艺等带有敲打动作的作业活动。同时，也可以通过作业宣教对患者阐明疾病的病因、病机，让患者正视疾病，积极参与治疗，充分创造条件，与患者进行交流，这是一种特殊的心理治疗方法。

4. **职业作业治疗法** 职业作业治疗法包括职业前评定和职业前训练两个部分，当身体障碍者可以回归社会，重返工作岗位以前，必须进行身体和精神方面的能力测定，评定。如果在哪方面仍有困难，就要根据实际功能做训练提高患者适应社会的能力，为其复职创造条件。职业前评定不仅仅是工作质量、数量、工作效率的评定，而且要对工作的计划性、出勤、对上级和同事的态度等人际关系问题进行全面的评定和训练。

5. **作业宣教和咨询** 作业宣教和咨询是疾病康复工程中为患者及其家庭的宣教咨询

提供各种学习机会,帮助患者改变不良的健康行为并坚持这种变化以实现预期的,适合各种患者自身健康水平的目标,健康知识是教育的主要内容。作业宣教与咨询包括:

(1)疾病系统知识的介绍:如身体的解剖结构,疾病的病因、临床表现、处理原则等。

(2)指导患者养成良好的生活习惯:如戒烟、适量限制盐、动物脂肪及总热量的摄入,从而拟定合适食谱,养成散步、体操、文娱活动等习惯。

(3)控制危险因素及治疗有关疾病:如高血压、高脂血症、糖尿病等。

(4)解释在严密检测下定期进行运动实验以明确运动能力并安排分级递增体力活动的必要性。

(5)解释治疗程序及治疗手段,有利于患者积极配合治疗。

6. 矫形器配置和使用训练　矫形器是用于人体四肢,躯干等部位,通过力的作用以预防、矫正畸形,治疗骨骼、关节、肌肉和神经疾病促成,提高其功能的器械,如何配置和使用矫形器是作业疗法的工作内容之一。

7. 娱乐活动　娱乐活动包括娱乐活动评定和娱乐活动治疗两个部分。娱乐活动在人类生命活动中与工作行为同样重要。人类从孩童时代就开始不断地寻求乐趣和兴趣。娱乐活动在人体的感觉过程、生理功能、认知和语言能力、社会关系等方面的形成及恢复方面发挥着不可替代的作用。患者要完全回归社会,作业治疗是患者娱乐活动能力恢复的重要手段。

8. 环境干预　环境干预是由于环境影响人的行为,同时,人的行为也改变着环境,在临床康复过程中,通过关注环境可以达到意想不到的疗效。

三、作业疗法的基本内容

(一)作业疗法的目的
1. 维持现有功能,最大限度发挥残存的功能。
2. 提高日常生活活动的自理能力。
3. 为患者设计及制作与日常生活活动相关的各种辅助用具。
4. 提供患者职业前技能训练。
5. 强化患者的自信心,辅助心理治疗。

(二)作业疗法的适应证
作业疗法的治疗对象包括所有因疾病或创伤而导致的在自理、工作或休闲娱乐活动等方面存在能力障碍的伤残者。例如:

1. 中枢神经系统损伤:脑卒中、脑瘫、脑外伤、脊髓损伤。
2. 骨骼运动系统损伤或术后:骨折、脱位、各种关节炎、关节置换术后。
3. 外周神经损伤。
4. 任何由于手术而导致的或需要手术的功能障碍。
5. 烧伤。
6. 心肺疾患。
7. 发育迟缓。
8. 学习障碍。
9. 老年痴呆。
10. 任何影响精神功能的障碍:抑郁、精神分裂症。

（三）作业疗法评定

1. 作业疗法的资料收集　作业治疗师在收到医生开具的治疗单后,应先对患者的一般情况进行了解。

（1）阅读病历,了解患者的一般情况、治疗情况以及并发症。

（2）交谈后了解患者的功能障碍情况,治疗需求和目标,建立治疗师与患者之间的相互信任关系,治疗师还要通过交流进一步获得信息以及发现问题。

（3）观察与检测,治疗师在患者活动的场所和时间里注意观察,进行动作的评定和分析,通过观测患者在模拟环境中的自我照料、活动、转移等方面来决定作业能力的独立水平和进一步训练的计划。

2. 综合分析资料

（1）活动一般分析,活动名称、完成活动的步骤及具体要求、所需的关键动作及体位、所需环境条件。

（2）活动运动分析,在进行动作时,各关节的活动范围和肌肉力量、耐力等,肌肉收缩形式;如何增加/减轻活动难度

（3）活动感觉分析,检查从活动中获得的感觉刺激。

（4）其他分析,包括认知分析、社会心理因素分析、活动安全性分析、环境因素分析、就业能力分析等。

（5）作业疗法工作流程见示意图 9-1。

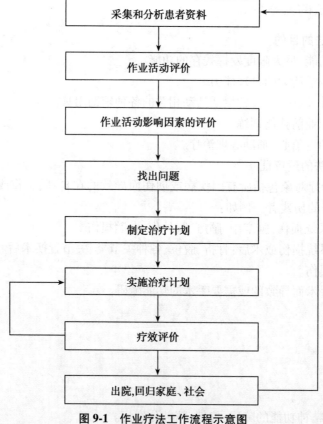

图 9-1　作业疗法工作流程示意图

（四）作业技能评定

1. 简易精神状态评定（表9-1）　主要用于神经系统疾患患者的早期进行性痴呆的筛选,以减少长时间检查造成这类患者疲劳和注意力分散。

表9-1　简易精神状态速检表（MMSE）

项目	分数	
1. 今年是哪个年份?	1	0
2. 现在是什么季节?	1	0
3. 今天是几号?	1	0
4. 今天是星期几?	1	0
5. 现在是几月份?	1	0
6. 你现在在哪一省(市)?	1	0
7. 你现在在哪一县(区)?	1	0
8. 你现在在哪一乡(镇、街道)?	1	0
9. 你现在在哪一层楼上?	1	0
10. 这里是什么地方?	1	0
11. 复述:皮球	1	0
12. 复述:国旗	1	0
13. 复述:树木	1	0
14. 计算:100-7	1	0
15. 辨认:铅笔	1	0
16. 复述:四十四只石狮子	1	0
17. 闭眼睛(按卡片上的指令动作)	1	0
18. 用右手拿纸	1	0
19. 将纸对折	1	0
20. 手放在大腿上	1	0
21. 说一句完整句子?	1	0
22. 计算:93-7	1	0
23. 计算:86-7	1	0
24. 计算:79-7	1	0
25. 计算:72-7	1	0
26. 回忆:皮球	1	0
27. 回忆:国旗	1	0
28. 回忆:树木	1	0
29. 辨认:手表	1	0
30. 按样作图	1	0

评分标准:评定痴呆的标准根据文化程度不同而不同,文盲<17分,小学程度<20分,中学以上程度<24分。应注意的是,单凭该检查不能诊断痴呆或其他认知障碍,一些痴呆患者评分可能较高,而一些无痴呆患者可能评分偏低。有些集体分数的变化可能比总分更有意义。

2. Brunnstrom 肢体功能恢复阶段(表 9-2)

表 9-2　Brunnstrom 肢体功能恢复阶段

第 I 阶段	急性期发作后,患侧肢体失去控制,运动功能完全丧失,称为弛缓阶段
第 II 阶段	随着病情的控制,患肢开始出现运动,而这种运动伴随着痉挛、联合反应和联带运动的特点,称为痉挛阶段
第 III 阶段	痉挛进一步加重,患肢可以完成随意运动,但由始至终贯穿着联带运动的特点,因联带运动达到高峰,故此阶段称为联带运动阶段
第 IV 阶段	痉挛程度开始减轻,运动模式开始脱离联带运动的控制,出现了部分分离运动的组合,称为部分分离运动阶段
第 V 阶段	运动逐渐失去联带运动的控制,出现了难度较大的分离运动的组合,称为分离运动阶段
第 VI 阶段	由于痉挛的消失,各关节均可完成随意的运动,协调性与速度均接近正常,称为正常阶段

3. 日常生活活动(ADL)能力的评价(见第八章第四节康复护理常用评定) ADL 评分标准:总分 100 分,得分越高独立性越强,依赖性越小,但能达到 100 分并不意味着患者能够独立生活,也许他不能够料理家务以及与他人接触,提示工具性日常生活(IADL)功能障碍,但他可以自我照顾。60 分以上提示患者基础性日常生活(BADL)基本可以自理。60~40 分者基础性日常生活需要帮助。40~20 分者需要很大帮助。20 分以下者需要完全帮助。Barthel 指数 40 分以上者康复疗效最大。

4. 注意力的评定

(1)划销测验,要求患者划去下列字母中的"D"和"A":

BEIFHEHFEGKCHEICBDACBFBIEDACDAFCIHCFEBAFEACFCHIBDCFGHCAHEFACDCFEH-BFCADEHAEIEGDEGHBCAGCIEHCNEFHICDBCGFDEBIEBAFCBEHFAEFEGCIGDEHBAEGD-ACHEBAEDGCDAFBIFEADCBEACECCDGACBCGBIEHACAFCICABEGFBEFAEABGCGFACD-BEBCHFEADHCAKEFEGEDHBCADGEADFEBEIGACGEDACHGEDCABAEFBCHDACGBEHCD-FEHAE

(2)William 数字顺背及逆背测验:韦氏数字认记法是一个非常简单的测试方法,它的内容分为 2 种方法,即顺背和逆背。按读的前后次序背述的为顺背,按读的前后次序完全相反复述的为逆背。评定者按评定表中的数字,每 1 秒读 1 行数字的速度读,然后让患者重复说出来。一般成年人能够顺背 6~8 位,及逆背 4~5 位为正常。

5. 记忆力评定

(1)瞬时记忆的评价:常用的方法为检查注意力的数字广度测验。重复的数字长度在 7±2 为正常,低于 5 为即刻记忆缺陷。亦可连续 100 减 7 再减 7,要求患者说出减 5 次的得数。另一个检查瞬时记忆的方法是检查者说出 4 个不相关的词,如牡丹花、眼药水、足球场、大白菜。速度为 1 个/秒。随后要求患者立即复述。正常者能立即说出 3~4 个词。检查中重复 5 遍仍未答对者为异常。只能说出 1 个,甚至 1 个也说不出,表明患者瞬时记忆异常。

(2)短时记忆和长时记忆的评价:可分别于 1 分钟、5 分钟、10 分钟以后要求患者回忆在检查瞬时记忆时所提的四个无关词(牡丹花、眼药水、足球场、大白菜)。如果回忆困难,可给一些口头提示,如语义。严重遗忘者不能完全回忆,甚至否认曾提供这些词。

6. 家庭环境的评定　注意地面是否光滑,是否有障碍物,患者的活动是否安全方便,力求达到患者在室内活动高效安全舒适。

(五)作业治疗技术

1. 生活技能训练

(1)日常生活活动训练:如穿衣、准备食品、使用餐具进食、个人卫生、用厕、转移等。

(2)家务活动训练:如烹饪、购物。

(3)文娱游戏疗法:如室外游戏(排球)、室内游戏(棋牌书画、跳舞)。

2. 工作技能训练　根据患者自身的工作情况、兴趣爱好、专长等设计训练的内容,如打字、资料分类、电器装配维修、木工作业等。

3. 园艺疗法　如绳编、串珠、折纸、绘画、刺绣等。

4. 感知觉的训练　通过触摸辨别不同质地的实物和实物的种类。

5. 运动技能的训练

(1)改善肌力和肌张力:利用 Bobath 技术和 Brunnstrom 技术调整肌张力,利用作业活动提供抗阻运动改善肌力。

(2)维持关节活动度的训练。

(3)运动协调性和灵巧度的训练:如手眼协调、双手协调、躯干与四肢的协调。

(4)平衡训练(站位平衡和坐位平衡),分为三级:一级是静止状态的平衡;二级是自我活动下保持平衡;三级是受到外力冲撞的情况下保持平衡。

(5)转移训练:如床椅转移、从轮椅向椅子的转移。

6. 压力治疗　主要用于多种原因所致的肢体肿胀,手术及烧伤所致的瘢痕,下肢深静脉血栓,下肢静脉曲张。

7. 辅助具和自助具的使用　指导患者使用轮椅上下斜坡,指导患者使用腋拐、肘拐、穿袜器、穿鞋器、拾物器、洗浴刷、转移板、进食辅助器具。

8. 矫形器治疗　主要用于肢体体位摆放,防止关节挛缩以及骨折的固定。

9. 环境改造。

四、作业疗法康复护理

床边训练,疾病处于急性期阶段,患者尚需要安静卧床时,即可开始在床边的训练。

(一)临床特点

1. 腱反射减弱或消失。

2. 肌张力低下。

3. 随意运动丧失。

(二)康复护理目标

1. 配合临床医生抢救治疗。

2. 预防合并症如关节挛缩、肩关节半脱位、压疮、肺炎等。

3. 为康复训练创造条件。

(三)作业治疗康复护理方法

1. 抗痉挛体位设计　为防止或对抗痉挛模式的出现,保护肩关节以及早期诱发分离运

171

动而设计的一种治疗性体位。偏瘫患者典型的痉挛模式表现为肩关节内收、内旋、下坠后缩;肘关节屈曲;前臂旋前;腕关节掌屈、尺偏;手指屈曲。下肢髋关节内收、内旋;膝关节伸展;踝关节跖屈、内翻。早期注意偏瘫患者在床上保持正确体位,有助于预防和减轻上述痉挛模式的出现和发展。抗痉挛体位的姿势要点如下:

(1)为防止上肢内收、内旋、挛缩和手的浮肿,仰卧位时将患侧上肢置于枕上,使其保持轻度外展位,手略高于心脏的位置。

(2)为防止肩关节半脱位,处于弛缓阶段的患者仰卧位时,患侧肩关节下垫一小枕,可以起到预防肩关节下坠、后缩的作用。

(3)为防止骨盆向前旋转、髋关节屈曲外旋、膝关节过伸展,仰卧位时在患侧臀部垫一个大枕,使骨盆向后倾,大腿外侧腘窝处分别摆放支持物如枕头、沙袋、毛巾卷,使髋关节伸展并呈中立位,膝关节轻度屈曲。

(4)为防止上肢屈曲痉挛模式的发生和发展,患者取侧卧位时上肢应尽量向前伸,并且置于枕上。

(5)为防止下肢伸展痉挛模式的发生和发展,患者取侧卧位时下肢应取髋、膝关节屈曲位置于枕上。

卧床期常采用的体位有仰卧位、患侧在上方的侧卧位、患侧在下方的侧卧位。

2. 体位变换 偏瘫患者康复过程中的抗痉挛体位与骨科的功能位不同,功能位是从功能需要的角度出发设计的永久性体位,即使出现了关节的挛缩或强直也可以发挥肢体的最佳功能状态。而抗痉挛体位是从治疗的角度出发设计的临时性体位,如果在这种体位状态下出现关节挛缩将会严重地影响患者的运动功能。因此,为了防止关节的挛缩和维持某一种体位时间过长而导致的压疮,应及时变换体位。为了预防压疮,应每隔 2 个小时变换一次体位。但是,由于偏瘫患者只有一侧肢体丧失运动功能,而其感觉也未完全丧失,除处于昏迷状态、严重意识障碍的患者外,一般可以根据患者的具体情况掌握变换体位的间隔时间。

3. 关节活动度维持训练 当生命体征比较稳定后,应尽早进行被动关节活动训练,以预防关节的挛缩。护理要点:

(1)在相对无痛状态下训练:对伴有关节疼痛的患者,训练前可做热敷或止痛疗法,手法应在无痛范围内进行,防止出现肩关节半脱位、肩手综合征和加重痉挛。

(2)防关节的挛缩:训练动作宜缓慢,预防挛缩,在必要时可进行充分的牵引,但快速运动往往无效,还会加重痉挛。一般上肢完成一个动作以默数 3~5,下肢默数 5~10 的速度为宜。每一个动作模式做 5~10 次即可达到预防痉挛的效果。

(3)特别注意保护肩关节:在弛缓阶段肩关节很容易伴有半脱位,同时因肩胛骨运动受限,早期肩关节活动应在正常范围的 50%,随着肩胛胸廓关节运动的改善逐渐扩大活动范围,一般情况严禁使用牵引手法。

(4)鼓励患者自我训练:在告知患者活动的部位、方向和收缩的肌肉,然后缓慢地进行2、3 次被动活动,使患者体会运动的感觉,在逐渐减少辅助力量的情况下运动,并过渡到教会患者利用健肢带动患肢运动。

(5)防止运动过量。

4. 急性期以后的活动度的训练 随意运动出现后,虽然可以利用主动运动进行关节活动度的训练,但是由于痉挛和连带运动的影响,部分关节不能完成全关节活动范围的运动,所以仍应坚持辅助主动运动训练,尤其是肘关节伸展、前臂旋后、腕关节背伸、膝关节屈曲、踝关节背屈等。

(温贤秀 朱世琼)

第三节 言语治疗的康复护理

一、概述

言语是人类社会交际的重要工具,是人类特有的生理和心理的功能。言语首先起始于大脑皮层,说话的思维(说话的意愿或反应过程)会引起一系列的神经冲动,冲动会迅速传递到呼吸肌、喉和其构音器官,通过各构音器官的协调共振产生发音。

(一)言语处理阶段

人们在产生和运用言语的过程中常常是无意识的,包括意识不到那些言语器官如何的进行活动,但实际上言语处理的过程是相当复杂的,为了便于理解,可将言语的处理过程分为 3 个阶段。

1. 言语学水平 言语学水平是在大脑内完成的。不论是汉语、英语还是其他语种都是以所规定的语言符号为基础,用言语学概念,将所要说的内容组合起来,例如小单位是由一个个的音排列成单词,大单位是一语法结构排列成句子和文章等。

2. 生理学水平 如果决定了要说的内容,就要实际运用构音器官,通过构音器官的协调运动,说出单词、句子和文章。构音器官的运动包括横膈、声带、腭、唇等的协调运动。例如在说"苹果"这个词时,就要通过大脑和神经支配下的言语肌肉的协调运动来实现说出"苹果"这个词,在说出这个词后,一方面通过对方的外耳、中耳、内耳、听神经传到听觉中枢,同时也通过同样途径传到说话者中枢,说话者由此可以调节和控制说话的音量。以上的三个方面都属于复杂的生理过程。

3. 声学水平 由于说话者通过言语肌肉的协调运动产生的单词或语句是以声的形式传递的,这种形式包括三方面的因素,如声的大小(强度)、高低(音调)和音色。听觉言语器官先天或者后天的障碍在声学阶段可以出现各种各样的变化。

言语处理过程中的每一个水平都很复杂,而且要表达的意图,内容的组合,发声构音器官的协调运动等是随着年龄变化的,所以言语功能与大脑的发育有关,如果由于先天性因素所致的大脑发育不全,便会不同程度地影响言语学水平的处理过程。在后天性因素中,由于脑梗死或脑外伤损伤了大脑的言语中枢,也会影响言语学水平和生理学水平,进而影响声学水平。

(二)言语障碍产生的原因

言语障碍常见病因有脑血管病、脑外伤、脑肿瘤、感染等,脑血管病是其最常见的病因。关于脑卒中所致言语障碍的发病率,国外曾做过一些统计,Brust 曾观察了 850 名急性期患者发现 21% 有言语障碍,在美国的有关资料显示闭合性颅脑损伤患者言语障碍的发病率超过 75%。我国的研究资料显示至少 1/3 以上的脑卒中患者可产生各种言语障碍。

(三)言语障碍的分类

1. 听力障碍 听力障碍是指听觉通路任何一处发生病变,造成听力减退或丧失。听觉障碍会造成交往障碍,根据发病时期分为先天性和获得性听觉障碍。获得性听觉障碍可以通过使用助听器进行听觉的补偿;先天性听觉障碍除听觉补偿之外,还需进行言语治疗。

2. 失语症 失语症主要发生在成人,是获得性的语言障碍,语言障碍表现除了口语表达障碍以外还存在不同程度的听觉理解障碍、阅读障碍、书写障碍以及数字、计算障碍。经失语症评价可以发现以上障碍,且存在脑血管病、脑外伤、肿瘤、感染病史,并可经 CT/MRI 等检查损伤大脑的语言中枢区及相关区域支持诊断的成立。失语症也可以发生在儿童,目前多数学者认为是获得语言之后或部分获得语言之后由于脑损伤所致的语言障碍,儿童失语症患者大多具有脑炎、脑外伤、脑血管畸形的病史。另外,患儿还表现出口语表达和听觉理解障碍。具有阅读和书写能力的儿童还伴有失读和失写。

3. 运动障碍性构音障碍 运动障碍性构音障碍患者表现出发音、口语困难或者发音不同程度地不清晰,重度患者可能完全不能说话。经构音障碍评价,患者主要为音的歪曲、置换、鼻音化构音和韵律障碍。患者的听觉理解、阅读理解与书写能力正常。CT 或者 MRI 显示脑干的梗死或出血,部分患者表现为神经、肌肉的病变。

4. 器质性构音障碍 器质性构音障碍表现出发音困难,发音不清晰,主要应与运动障碍性构音障碍和功能性构音障碍相鉴别,腭裂所致的器质性构音障碍主要表现为鼻漏气鼻音化构音,构音器官检查可发现软腭、硬腭裂或者唇腭裂。其他器质性构音障碍检查可发现舌体过小、过大、舌系带短缩或者颌面术后体征。

5. 功能性构音障碍 功能性构音障碍是不存在听力障碍、智力障碍、器质性构音障碍、运动障碍性构音障碍、发育性言语失用的发音障碍,多见于学年前儿童,且孩子的年龄要在4~5 岁以后依然存在。通过言语训练可以完全治愈。

6. 发声障碍 也称嗓音障碍,常见于喉或者声带的病变或者切除术后,患者的舌、唇结构正常。不存在(听)理解、阅读和书写的障碍,通过纤维喉镜检测可发现相关病变,并诊断。

7. 语言发育障碍 大多见于学龄前的儿童,这些儿童不能说话、说话晚或者虽然可以说话但存在言语交流障碍,这些儿童的构音器官的结构和运动基本正常。大多儿童存在智力障碍、自闭症、癫痫或者脑瘫等,经语言发育迟缓检查发现语言落后于实际年龄可以诊断。

8. 进食吞咽障碍 成人主要见于脑血管病、脑外伤者,儿童主要见于脑瘫患儿,主要症状表现为咀嚼、吞咽困难或者饮水呛咳。大多数患者存在明显的运动性构音障碍和明显流涎。

9. 口吃 是言语的流畅性障碍,主要表现为出音、词语的重复、言语的阻塞等表现。部分患者有学习别人口吃的经历,一般来说患者的发音清晰,口吃评价发现患者的口吃表现常常大于1%。4~5 岁以前的儿童,较轻的口吃表现可视为孩子正在通过语言的学习阶段。这时可以指导家长进行语言环境的调整,多数儿童可以自愈,部分儿童可以一致存在至成年。

二、言语功能评定

(一)失语症的评定

失语症评定总的目的:是通过系统全面的语言评定发现患者是否有失语症及程度,因个体差异的情况而制定相应的治疗计划。其中听觉理解和口语表达是语言最重要的方面,应视为评定的重点。国际上常用的 3 种失语症评定方法。

（二）评定方法

详见第八章第五节康复评定中的言语评定。

三、失语症的康复治疗及康复护理

失语症治疗的目的是利用各种方法改善患者的语言功能和交流能力,使之尽可能像正常人一样生活。原则上所有失语症都是适应证,但有明显意识障碍,情感,行为异常和精神病的患者不适合训练。失语症应在原发疾病不再进展,生命体征稳定时,尽早的开始训练。开始训练的时间越早,效果越好。

（一）失语症的治疗措施

1. 对语言的符号化和解读直接进行训练。

2. 语言各模式间的促通为目的及信息的传达媒体实行代偿。

3. 通过认知理论间接作用于交流活动的措施。

（二）失语症的治疗方法

1. Schuell 的刺激疗法 Schuell 的失语症刺激疗法是多种失语症治疗的基础,应用最为广泛。其定义是对损害的语言符号系统应用强的、控制下的听觉刺激为基础,最大限度地促进失语症患者的语言再建和恢复。

（1）Schuell 刺激疗法的原则

1）利用强的听觉刺激:是刺激疗法的基础,因为听觉模式在语言过程中居于首位,且听觉模式的障碍在失语症中也很突出。

2）适当的语言刺激:采用的刺激必须输入大脑,据失语症的类型和程度,选用适当控制下的刺激难度,要使患者感到一定难度但是尚能完成为宜。

3）多途径的语言刺激:多途径输入,如给予听刺激的同时给予视、触、嗅等刺激可以相互促进效果。

4）反复利用感觉刺激:一次刺激得不到正确反应时,反复刺激可能可以提高其反应性。

5）刺激应引出反应:一项刺激应引发出一个反应,这是评价刺激是否恰当的唯一方法,它能提供重要的反馈而使治疗师能调整下一步的刺激。

6）正确反应要强化以及矫正刺激:当患者对刺激反应正确时,要鼓励和肯定（正强化）;而得不到正确反应的原因多是刺激,多是不当或不充分,要修正刺激,不宜过分矫正抱着的错误。

注:当患者回答问题,连续 3 次正答率大于 80% 以上时,即可进行下一课题训练。

（2）按语言模式和失语程度选择治疗方案（表 9-3）。

表 9-3 按语言模式和失语程度选择治疗方案

语言模式	程度	训练课题
a. 听理解	重度	单词与画、文字匹配、是或非反应
	中度	听短文做是或非反应,正误判断,口头命令
	轻度	在中度基础上,文章更长,内容更复杂（新闻理解等）

语言模式	程度	训练课题
b. 读理解	重度	画和文字匹配(日常物品,简单动作)
	中度	情景画、动作、句子、文章配合,执行简单书写命令
	轻度	执行较长文字命令,读长篇文章(故事等)提问
c. 说话	重度	复述(音节、单词、系列语、问候语)称呼(日常用词、命名、读单音节词)
	中度	复述(短文),读短文,称呼,动作描述(动词的表现,漫画说明)
	轻度	事物描述,日常生活话题的交谈
d. 书写	重度	抄写(姓名、日常生活物品单词)
	中度	听写(单词-短文)书写说明
	轻度	听写(长文章)描述性书写、日记

计算练习、钱的计算、写字、绘画、写信、查字典、写作、利用趣味活动等,均应按程度进行。

(3)促进实用交流的能力的训练。训练原则:

1)重视常用的原则:采用日常交流的内容作为训练课题,选用接近现实生活的材料,根据患者的不同交流水平采取适当、对应的方式调动患者的训练兴趣及动机。

2)重视传递性的原则:训练不仅仅局限于口语,还应利用书面语、手势语、图画等代偿手段传递信息,以达到综合交流能力的提高。

3)调整交流策略的原则:训练中应使患者学会选择不同场合及自身水平的交流方法,丰富交流策略的类型和内容。

4)重视交流的原则:设定更接近于实际生活的语境变化,引出患者的自发交流反应,并在交流过程中得到自然、较好的反馈。

(4)运用具体的代偿手段促进交流(适用于重度失语症患者)。常用代偿法有:

1)手势语的训练:手势语不单指手的动作,还应包括头及四肢的动作,与姿势相比较它更强调的是动态。手势语在交流活动中,具有标志、说明和强调等功能。

2)图画训练:此法与手势语相比较,图画训练的优点在于画的图不会瞬间消失,可以让患者有充足的时间推敲领悟,并保留供参照,且可随时添加、变更。

3)交流板、交流册的训练:设定交流板需根据患者及环境情况而定,应考虑到患者能否辨认常见物品图画、常用词以及患者能否阅读简单语句者潜在的语言技能。

4)电脑及仪器辅助训练:应用高科技辅助交流代偿仪器,如触按说话仪,环境控制系统等。

(5)失语症阅读障碍的治疗:在进行阅读障碍治疗活动前应进行充分的检测以制定更好的治疗方案。其功能测定水平主要分:视觉匹配水平、单词水平、词组水平、语句水平、段落水平;还包括:在该水平的刺激长度、词汇使用频率、抽象水平、语境提示等是否促进阅读理解。

1)促进词的辨认和理解:匹配作业、贴标签、分类作业、词义联系等。

2)促进词与语句的辨认和理解:词、短语匹配、执行文字指令、找错、对问句的理解、对双重否定句的理解、给语句加标点符号、语句构成。

3)语段的理解:语句的链接组成一个小故事、增加信息的复杂性。

(6)失语症书写障碍的治疗:书写行为是一种语言的输出过程,需要记忆、语言、视觉、知觉和运动等多种能力协同作用,正确的书写运动是由脑、眼、肩、臂、肘、手等器官的联合运作完成的。书写训练分为三个阶段:第一阶段是临摹与抄写阶段;第二阶段是提示书写阶段;第三阶段是自发书写阶段。

(7)按失语症类型选择治疗课题:这种课题是依不同失语症类型而定:表9-4

表9-4 不同类型失语症训练重点

失语类型	训练重点
命名性失语	口语命名、文字称呼
Broca 失	构音训练、文字表达、文字书写
Wernicke 失语	听理解、会话、复述
传导性失语	听写、复述
经皮质感性失语	听理解(以 Wernicke 失语课题为基础)
经皮质运动性失语	以(Broca 失语课题为基础)

2. 失语症治疗的预后 失语症的预后与以下因素有关。

(1)训练开始期:越早越好。

(2)年龄:越年轻越好。

(3)轻重程度:轻度好。

(4)原发疾病:脑损伤范围小,初次脑卒中的好,脑外伤比脑卒中好。

(5)合并症:无合并症者好。

(6)利手:左利或双利比右利者好。

(7)失语类型:表达障碍为主比理解障碍为主者改善好。

(8)智能水平:智商高者比低者好。

(9)自纠能力:有自纠能力和意识者好。

(10)性格:外向性格者好。

(11)家属和本人对恢复的愿望:愿望高的好。

3. 失语症治疗中的注意事项

(1)反馈的重要性:这里所说的"反馈"是指训练过程中,患者对自己的反应有意识的认识(如指出图片或发出声音等。有两种意义,一是对自己所进行的活动有意识客观地把握,另一个是能认识到反应正确与否)。

(2)合并症:由原发病引起的注意力,观察力,抑郁,过度紧张,经常存在,在这种情况下,要注意与患者的说话方式和调整环境。

(3)确保交流手段:语言是交流的工具,对于重症患者,首先要用手势,笔谈,交流板等交流工具,尽量建立基本的交流。特别对失语症患者有很大意义。

(4)要重视患者本人的训练:训练效果原则上与训练的时间成正比,因此,要充分调动患者和其家属的积极性,配合训练。训练的课题和内容可以一样,让患者自己训练,但要变换形式。

（5）注意观察患者的异常反应：开始前要了解患者原发病及合并症方面的资料以及可能出现的意外情况。另外要经常注意患者的身体情况，病房人员的介入量，运动疗法，作业疗法训练内容等。特别要注意患者的疲劳表情。训练时如发现与平时状态不同决不要勉强训练。

四、构音障碍的康复治疗及康复护理

（一）构音障碍康复训练原则

在进行构音障碍康复训练之前，首先要根据患者的病史、临床症状、临床诊断以及构音障碍类型、构音器官的运动功能、构音情况等制定训练程序。在选择训练适应证时，应除外意识障碍、情感及行为显著异常及精神疾患。训练时期，一半认为开始越早训练效果越佳。训练当中训练方法很重要，方法一定要恰当，否则不但达不到训练的预期效果，还会降低患者的训练欲望及信心。

（二）构音障碍康复训练方法

构音障碍的康复训练主要进行两大方面的训练，即构音器官运动功能训练和构音训练。

1. 构音器官运动功能训练　在进行构音器官运动功能训练之前，首先必须进行消除影响构音器官运动的不良因素，如调整好坐姿，即三个 90°，踝关节 90°，膝关节 90°，髋关节 90°。躯干要挺直、端正，双肩保持水平，头保持正中位，颈部肌肉要放松。训练时可以用辅助方法使颈部肌群松弛：治疗师站在患者的背后，双手托住患者的下颌缓慢地顺时针及逆时针地进行转头运动（上、下、左、右），从而使患者颈部肌肉得以松弛。另外，全身放松对训练也很重要。

（1）呼吸训练：呼吸气流量及呼吸控制是正确发声的基础，所以要想获得理想的构音，首先必须保持其有足够的呼吸气流量及呼气保持，在进行呼吸训练之前，首先要观察患者的呼吸特点，根据其呼吸特点进行呼吸训练。训练方法有两种：一种为坐姿训练，双手放置于患者两侧第 11、12 肋部，让患者自然呼吸，在呼气终了时予以适当地挤压，将残留呼气挤压出。此训练一定要在自然呼吸情况下进行，防止人为地过度换气。另一种训练方法为卧位（仰卧位），患者仰卧于床上，治疗师站在患者的一侧，双手置于患者 11~12 肋部，在自然呼吸情况下进行，当呼气终了时予以适当地挤压，此挤压要向上推、向内收。本训练方法可以促进胸部、腹部呼吸协调性，诱发膈肌运动，由被动将残余气呼出，逐渐过渡到主动呼出。

（2）下颌运动训练：为了保障构音时构音器官的精细运动，下颌运动在构音器官运动中占很重要的作用。下颌关节运动障碍时，治疗师必须进行下颌关节被动上抬、下拉的运动训练，促进其下颌上抬、下拉的主动运动。患者也尽可能大的张嘴，使下颌下降，然后再闭口。缓慢重复 5 次，休息。以后加快速度，但需保持上下颌最大的运动方位。患者还应该使下颌前伸，缓慢地由一侧向另一侧移动。重复五次，休息。

（3）口唇运动功能训练：口唇运动障碍时，唇音产生困难，摄食时，食物就会从口角流出，流涎等。训练先从口唇闭合开始，让患者用双唇夹住吸管、压舌板，保持的时间逐渐加长，以达到口唇闭合时间延长，增加口唇闭合力量，治疗师可向外拉压舌板，患者闭唇防止压舌板拉出。为了进一步训练口唇的运动功能，还要做双唇尽量向前噘起（发 U 音位置），然后尽量向两边做龇牙状（发 i 音位置）的反复交替运动，在做口唇训练时还要鼓腮训练，然后突然排气,这有助于发爆破音,患者也可在鼓腮时用手指挤压双颊。

(4)舌运动功能训练:舌的运动敏捷且精确,在构音运动中具有很重要的作用。训练时,舌尽量向外伸出,然后缩回,向上向后卷起,重复5次,休息,逐渐增加运动次数。治疗师也可将压舌板置于患者唇前,由患者伸舌触压舌板。为了加强舌的伸出力量,治疗师可用压舌板抵抗舌的伸出。舌外伸功能改善后,做舌外伸,上抬(舔上、下口角)运动。为了提高构音器官运动的协调性,在做舌外伸时,可以在伸出后缩回来时,咬一下牙齿,反复交替运动。舌外伸能力提高以后,再进行舌尖舔口唇双角训练,以提高舌的伸展性及运动的准确性,开始时,治疗师可以用压舌板辅助训练,以达到主动运动,最后用舌尖沿上下齿做环形"清扫"运动。

(5)鼻咽腔闭锁功能训练:鼻咽腔闭锁功能(能)不全,会出现鼻音过重或开鼻音,通常是由于软腭咽肌无力或者不协调造成的,训练时我们可以用:A 由鼻吸气、口呼气训练:深吸气,鼓腮维持数秒,然后呼出;B 吹气训练;C 断发"a",如"a、a、a",然后用元音加辅音组合发声训练;D 利用全身紧张来促进软腭的上举功能;E 用细毛刷等物直接刺激软腭,如果软腭软瘫,可用冰块快速擦软腭,数秒后休息,可增加肌张力。

2. 发音训练 发音训练时可以用各种音组合的方法进行训练,此组合要结合其构音器官运动的特点进行训练。

(1)构音点不同音的组合训练:这种组合训练主要是训练各构音器官协调能力(的),如"ba、ba、ka"的组合训练。

(2)构音点相同音的组合训练:这种组合训练主要为送气音、不送气音、鼻音等组合辨别训练,如"ba pa ma";"da ta na"等组合训练。

(3)非意义音节组合训练:如" ha hu "等组合训练。

(4)有意义音节组合训练:如"小草,自行车"等,有意义音节组合时,可根据患者的构音情况将难发的音组合在词中,如"g"的音有问题,就将"g"的音拼成有意义的音节,并在词头、词中、词尾分别加入有"g"拼成的音节,即"哥哥,唱歌"等;

(5)句子水平的组合训练:当患者的构音情况趋于好转,已经能进行句子水平会话,但仍有语音清晰度问题时,就可以利用诗歌,儿歌,短文等进行句子朗读水平的训练,逐渐过渡到接近正常日常生活会话水平的构音。

3. 言语代偿交流方法的交流 重度构音障碍患者由于言语运动功能严重障碍,为了提高其对外交流范围,语言治疗师要根据其实际需要选择设计言语代偿的方法,如交流画板(图画板,文字板等),交流手册等,近年来,有用计算机来进行言语代偿训练和交流的,这种方法适合各种重度构音障碍患者。

(赵素华 艾 艳)

第四节 康复治疗中辅助器具的应用

一、概述

在2002年新版的国家标准《残疾人辅助器具分类和术语》中对辅助器具(Assistive Devices)定义为"由残疾人使用的,特殊生产的或通常可获得用于预防、代偿、监测、缓解或降低残疾的任何产品、器具、设备或技术系统。"

广义来讲,辅助器具是指用于残疾人、老年人等身体功能障碍者实现全面康复的器具,主要包括功能代偿、生活辅助、康复训练、环境改造等四方面的用品、用具及设备。

身体功能障碍者包括残疾人、老年人、暂时性功能障碍群体。目前社会上有一种观点认为康复辅助器具仅为残疾人所用,这种看法是非常片面的。其实我们日常生活中同样会用到康复辅助器具,比如眼镜、拐杖等。

（一）辅助器具的功能

1. 代偿失去的功能　如截肢者装配假肢后,可以像健全人一样行走、骑车和负重劳动。

2. 补偿减弱的功能　如配戴助听器能够使具有残余听力的耳聋患者重新听到外界的声音。

3. 恢复和改善功能　如足下垂者配置足托矫形器能够有效地改善步态,偏瘫患者能够通过肘杖、手杖等康复训练器具的训练改善其行走功能。

（二）辅助器具的作用

1. 自理生活的依靠　辅助器具涉及起居、洗漱、进食、行动、如厕、家务、交流等生活的各个层面,是发挥功能障碍者潜能,辅助自理生活的重要工具。

2. 全面康复的工具　辅助器具涉及医疗康复、教育康复、职业康复和社会康复的各个领域,是康复过程中必不可少的工具。

3. 回归社会的桥梁　2001年5月世界卫生组织(WHO)发布的《国际功能、残疾和健康分类》(简称ICF)中强调,个人因素和环境因素对残疾的发生和发展,以及对功能的恢复和重建都有密切关系,其中环境因素对残疾人康复和参与社会生活具有重要作用。如社会给截瘫者提供了轮椅,他们可以走出家门。当他们走出家门面对一个出行有坡道,上下楼梯置有无障碍升降装置环境时,才能实现正常参与社会生活的愿望,因此辅助器具是构建无障碍环境的通道和桥梁。所以从广义上讲,辅助器具的作用就是残疾人和老年人提高生活质量并回归社会的无障碍媒介。

二、辅助器具分类

（一）按功能分类

辅助器具按国际标准ISO 9999,是按辅助器具功能分类,我国已等同采用作为国家标准,归纳为11个主类,135个次类和741个支类,分类如下:

1. 个人医疗辅助器具　如防压疮辅助器具、服药辅助器具等。

2. 技能训练辅助器具。

3. 矫形器和假肢。

4. 生活自理和防护辅助器具　如大小便收集器具、穿脱辅助器具等。

5. 个人移动辅助器具　如各种拐杖、轮椅等。

6. 家务管理辅助器具　如贮存、清洗、存放的辅助器具等。

7. 家庭和其他场所使用的家具及其适当配件　以"住"为主的辅助器具,如桌、椅、床等家具。

8. 通讯、信息和讯号辅助器具　包括视、听、说、写、读等辅助器具。

9. 产品和物品管理辅助器具　主要包括工作场所的辅助器具。

10. 用于环境改善的辅助器具、设备、工具和机器　包括环境改善辅助器具及设备、工具等。

11. 休闲娱乐辅助器具　包括游戏、竞赛和体育运动等活动的辅助器具。

该分类方法的优点是每一类辅助器具都有自己的 6 位数字代码,是唯一的,而且通过代码就能反映出各种辅助器具在功能上的联系和区别,有利于统计和管理。但使用不便。

(二)按使用人群分类

不同类型的残疾人需要不同的辅助器具,根据《中华人民共和国残疾人保障法》,我国六类残疾人分别需要不同的辅助器具。分类如下:

1. 视力残疾人辅助器具　如盲文写字板、盲文打字机、各类助视器和导盲辅助器具等。

2. 听力残疾人辅助器具　如助听器(有盒式、耳背式、耳道式等)、闪光门铃、振动闹钟等。

3. 言语残疾人辅助器具　如语训器、沟通板等。

4. 肢体残疾人辅助器具　如用于代步的轮椅、助行器、假肢和矫形器、执笔器等。

5. 智力残疾人辅助器具　如用于智力开发的物品、教材或玩具。

6. 精神残疾人辅助器具　如手工作业辅助器具、感觉统和辅具等。

老年人也需要用辅助器具,如老花镜、拐杖等。还有一个人群——活动不便者,如长期卧床的患者,为防止压疮使用防压疮气垫床。

上述分类方法的优点是明晰直观、使用方便,是目前国内较为常用的分类方法。缺点是反映不出这些辅助器具的本质区别。特别是许多康复训练器材并不局限于上述某类人群使用,则属于通用辅助器具。

(三)按使用用途分类

不同的辅助器具有不同的用途。通常分为:生活类辅助器具,移乘类辅助器具,信息类辅助器具,训练类辅助器具,教育类辅助器具,就业类辅助器具,娱乐类辅助器具,家庭环境类辅助器具。

该分类方法的优点是使用方便、针对性强,缺点是反映不出这些辅助器具的功能区别。

三、辅助器具在伤残人康复中的应用

2006 年第二次全国残疾人抽样显示,我国各类残疾人的总数为 8296 万人。其中50%以上的残疾人需要借助辅助器具改善功能、辅助生活。有关资料还表明,50%的老年人需要康复服务,多数有辅助器具要求。伤残者的全面康复需要综合、协调地采用医疗康复(medical rehabilitation)、教育康复(educational rehabilitation)、社会康复(social rehabilitation)、职业康复(vocational rehabilitation)和康复工程(rehabilitation engineering)等方面的措施,以伤残者的功能障碍为核心,强调功能训练、再训练,以提高生存质量,回归社会为最终目标。

(一)康复医学中的运用

1. 医疗康复中的应用(图 9-2、图 9-3)如腰带在腰椎间盘突出症患者中的使用,呼吸机训练器在慢性阻塞性肺疾病患者呼吸训练中的运用,矫形支架在手外伤患者患肢被动训练中的运用,大大地提高了患者康复的可能性,为患者对疾病的治疗康复带来了很大的信心。

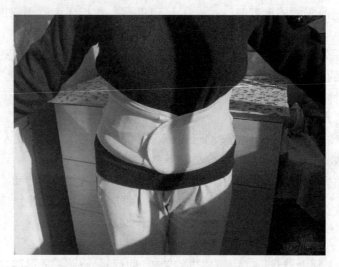

图 9-2　腰椎间盘突出患者使用腰带进行康复

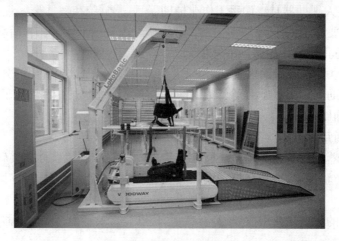

图 9-3　康复治疗机器人

2. 教育康复中的应用(图 9-4、图 9-5)　如盲文打字机、盲文阅读器、语音表、触摸式盲表等辅助器具在视力残疾人学习工作中的应用;助听器、助听电话、视觉闪光灯、震动枕等辅助器具在听力残疾人中的应用;各种启智玩具、教具、启智图书、挂表等在脑瘫患儿中的应用,都为残疾人接受教育带来了福音,使他们能正常的参与社会活动。

3. 社会康复中的应用(图 9-6、图 9-7)　如轮椅和助行器的应用,让伤残者能像健康人一样走出家门,参与各种社会活动。休闲娱乐辅助器具的开发,则能在帮助残疾人康复的同时,为他们的生活带来乐趣,增强幸福感。

通讯、信息和讯号辅助器具的应用,则使他们能更加融入社会,减轻其因伤残而产生的与社会的隔阂感。

4. 职业康复中的应用(图 9-8、图 9-9)　技能训练辅助器具的应用,如办公室和商业智能训练辅助器具的应用。产品及物品管理辅助器具的应用,如工业机器人、操纵台等,使得伤残者通过功能改造,重返社会,重新参与社会生活,履行社会职责。

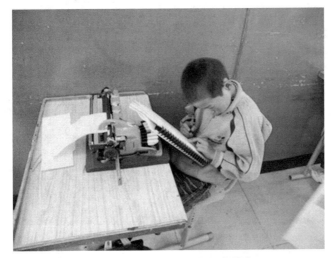

图 9-4　盲童在盲文打字机前辨字

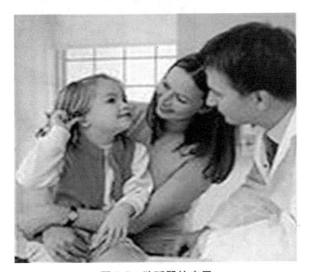

图 9-5　助听器的应用

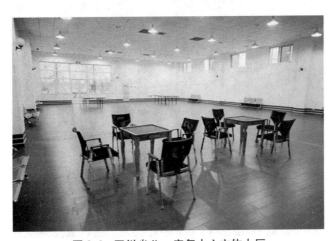

图 9-6　四川省八一康复中心文体大厅

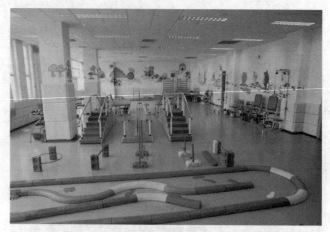

图 9-7 四川省八一康复中心儿童游乐园

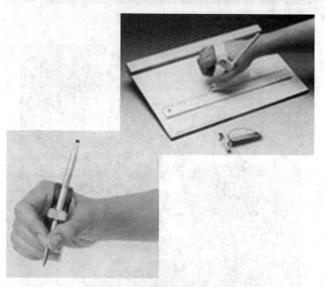

图 9-8 书写辅助器具的应用

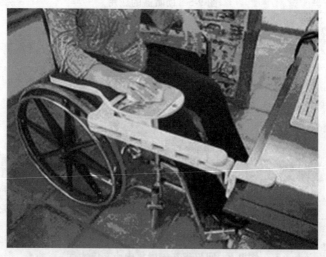

图 9-9 办公中辅助器具的应用

5. 康复工程中的应用(图 9-10、图 9-11)　如假肢的应用,通过其补缺、代偿的作用,增强了患者已缺失的、畸形的或功能减弱的身体部分或器官功能,使得患者能最大限度地恢复功能和独立生活的能力。矫形器的应用则通过支持稳定、预防与纠正畸形、提高和补偿功能缺陷来达到满足患者生存需要,提高生存质量的目的。辅助器具的运用为伤残人回归社会建立了一个"通道"。

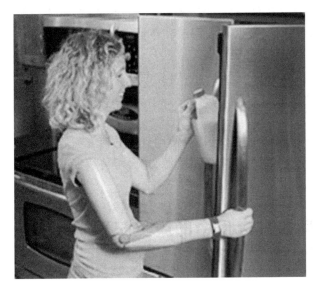

图 9-10　假肢在生活中的应用

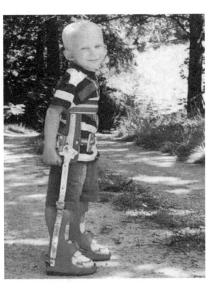

图 9-11　穿戴下肢矫形器的小朋友

(二) 康复过程中的运用

以偏瘫患者为例,需要戴肩托固定肩关节预防脱位;开始康复训练时,需要借助站立床、肘拐、平行杠学习站立和行走;具备行走能力时,可以借助四角拐杖增加稳定性,配置足托等矫形器矫正足下垂,改善步态。另外,可以使用各种上肢关节器械、手指分离器具、木钉插板等锻炼上肢功能;学习使用各类生活训练的辅助器具,以尽可能做到生活自理;出院回家后,可以配置各种训练器具继续锻炼,在墙壁上和洗手间安装扶手,协助行走和站立。

现代辅助器具的不断发展,使得伤残人的生活变得方便,使得他们和健全人之间的差距变得越来越小,帮助他们回归社会,发挥自己的最大作用,为社会做出贡献。

四、辅助器具个性化服务

随着残疾人口和老年人口的增加及社会经济文化的发展,整个社会对辅助器具的需求会不断增长。辅助器具在残疾人康复乃至国民生活中的作用将会更加明显,做好辅助器具的个性化服务,是我国残疾人事业发展的要求,也是构建和谐社会的具体体现。辅助器具的服务只有因人而异,才能发挥辅助器具的作用,真正起到功能补偿作用,使得辅助器具的功效发挥到最大,最大限度的提高残疾人的生活质量。

(一) 需要考虑到需求层次,区分轻重缓急

1. 解决生存障碍和个人医疗的辅助器具优先　如用于个人医疗的辅助器具,生活自理

和防护辅助器具,通讯、信息和讯号辅助器具。

2. 提高生活质量的辅助器具　如假肢和矫形器、个人移动辅助器具等。

3. 参与社会活动以体现社会价值的辅助器具　如物品和产品管理辅助器具;用于环境改善的辅助器具,如设备、工具、机器。

（二）考虑功能障碍,进行功能代偿

1. 了解患者的一般情况、残疾诊断、日常生活障碍和需急需解决的问题;对躯体功能、工作技能、社会技能、生活环境等进行细致评估,根据个人需求和评估结果综合考虑功能补偿方案。

2. 根据系统的评估选择合适的辅助器具,实施必要的个性化改造,以满足个体差异,消除各种不利于使用的因素,做到真正的个性化。

（三）考虑经济特色,要质优价廉

辅助器具的服务做到了个性化的服务直接准确,才会提高使用效果的信度和效度,防止残疾人用品资源的浪费。辅助器具个性化服务的实现节省了资源,符合可持续发展战略,让残疾人事业发展道路走得更快更远。

第五节　常用辅助器具应用中的康复护理

一、假肢训练及康复护理

假肢是用于弥补先天性肢体缺损和后天性伤残截肢所致的肢体部分或全部缺失的人工肢体。

（一）分类

按结构分为内骨骼式假肢和外骨骼式假肢;按用途分为装饰性假肢、功能性假肢、作业性假肢和运动性假肢;按安装时间分为临时性假肢和正式性假肢;按解剖部位分为下肢性假肢(图 9-12、图 13)和上肢性假肢(图 9-14、图 15)。

（二）康复评定

1. 皮肤情况　有无畸形、皮肤是否完整及感染、有无溃疡创面、有无窦道及瘢痕。

2. 残肢畸形及程度　残肢关节有无畸形、关节活动度如何及负重力线是否良好。

3. 残肢长度的测量　前臂截肢肘下保留 15cm 左右的长度,上臂截肢最好保留 18cm 的长度。理想的膝下截肢长度为 15cm,膝上截肢为 25cm。

4. 其他　残存肌群肌力是否良好,残肢有无神经瘤。

（三）上肢假肢的康复训练

上肢是进行日常活动和劳作的主要器官,所以上肢假肢的基本要求是外观逼真、动作灵活、功能良好、轻便耐用及穿脱方便。

1. 穿戴假肢前的训练　当截肢手为利手时,首先要进行将利手改变到对侧手的"利手交换训练"。这种训练从日常生活动作开始,然后过渡到手指精细协调动作的训练,最终使截肢侧能部分替代利手的功能。为保持和增强截肢侧残端的功能,须进行增强残存肌力和有关关节活动度的训练。

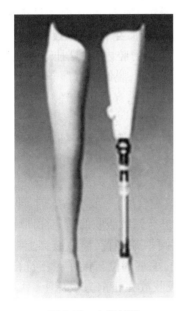

图 9-12　小腿假肢

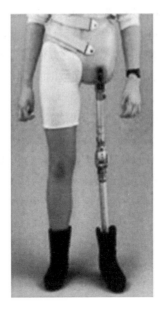

图 9-13　大腿假肢

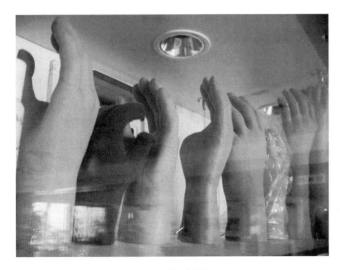

图 9-14　假手

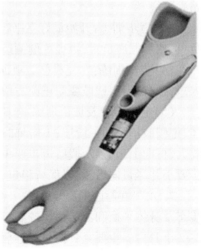

图 9-15　前臂假肢

（1）上肢关节活动度训练：练习双侧肩韧带的前屈、后伸和上提、下沉运动，训练上肢截肢侧肩关节前屈、后伸、外展、水平屈曲、水平伸展和内外旋运动。

（2）残肢肩部和上肢肌力的训练：开始训练时由康复治疗师有计划地对残肢端各方向施加外力，让患者对抗外力，进行肢体的等长收缩抗阻训练；让患者残肢分别完成前屈、后伸、外展、水平屈曲、水平伸展和内旋，做肌肉的完全收缩。

2. 穿戴假肢的训练

（1）首先教会患者认识上肢假肢的名称和用途，其次学会穿戴和使用假肢。如果是前臂假肢，应先教会患者前臂的控制和机械手的使用；如果是上臂假肢，还要学会前臂和手的控制、肘关节屈曲、开启锁肘和肩关节的回旋。如果是沟式能动手,还要指导患者训练抓握和释放动作,再进一步指导患者日常生活能力,如洗漱、修饰、穿衣服、吃饭等。

（2）单侧佩戴假肢者穿脱方便,直接将残臂伸入接受腔内,并悬挂于肩上,系好肩带即可;双侧佩戴假肢者,开始穿戴时由训练人员或护士帮助,脱卸的程序与穿戴相反。经过一段时间的训练后,除系胸围带和牵引带时有必要请人帮助,穿戴可自理。

（四）下肢假肢的康复训练

下肢功能主要是站、走、保持平衡等。功能良好的下肢假肢除了外观逼真、轻便耐用、操纵简便、穿脱方便外还应具有适合的长度、良好的承重功能和生物力线对线,以保证截肢患者在安装假肢后步行平稳、步态良好。

1. 临时性假肢的康复训练　患者截肢手术伤口愈合后,一般术后 3 周,即可穿戴用石膏或其他可塑性材料制成的接受腔的临时假肢,提前进行佩戴假肢的适应性训练。

（1）穿戴临时假肢训练:单侧假肢穿戴时,患者可取端坐位,给残肢穿上衬套,假肢放在与健肢相对称的位置,将残肢放入接受腔,使残腔的承重部位与接受腔相符合,然后束紧腰带;双侧假肢穿戴时,患者取端坐位或仰卧位,将假肢放在正前方或床上,残肢伸入接受腔后,系上骨盆带。

（2）站立位平衡训练:一般在平行杠内进行,练习双下肢站立平衡、健肢站立平衡和假肢站立平衡。

（3）迈步训练:开始最好在平行杠内进行。先从假肢迈半步负重,逐渐过渡到假肢整步负重,然后假肢负重,再训练健侧迈步;由双手扶杠到双杠内到双杠外。

（4）步行训练:在完成前 2 项训练后,在平行杠内进行步行训练。训练时假肢步幅不要太短,腰身挺直,残肢要向正前方摆出,且尽量减少双腿之间的步宽。

（5）上下阶梯及坡道训练:上阶梯时,应健腿先放在上级台阶,再用力伸直健腿,升高身体,把假肢抬到同一阶层;下阶梯时,应假肢先下,站稳后再下健腿。上坡时,先上健腿,迈步要大,再向上迈假肢,假肢迈步要小,足跟落地时要用力后伸残肢;下坡时,先下假肢,假肢迈步要小并尽量向后压,以保持稳定,再下健肢。

2. 永久性假肢的康复训练　患者应用临时假肢经过系统训练后,在残肢已良好定型、步态及身体平衡和灵活性均较满意的情况下,即可装永久性假肢,一般在临时假肢应用后的 2~3 个月内。主要是针对永久性假肢的适应性训练,强化下肢的运动功能和肌力,加强灵活性训练。

（1）假肢穿戴训练:同临时假肢的穿戴方法。

（2）起坐和站立训练:站立动作训练时,假肢在前,健腿在后,双手压住大腿根部,以健侧支撑体重,训练站起;坐下动作训练时,假肢靠近椅子,身体外旋 45°,以健侧支撑体重,屈膝时假肢侧的手扶着椅子坐下。

（3）平行杠内训练:主要训练假肢内旋动作、重心转移运动、假肢关节运动、向前步行运动及侧方移位动作等。

（4）实用训练:包括地面坐起、站立训练、上下坡训练、上下台阶训练、跨越障碍物训练及地上拾物训练等。

（五）康复护理

1. 心理护理　告知患者及家属穿用假肢对康复治疗的意义,消除患者的恐惧及抵触心理,取得家属和患者的信任,以便在康复训练中调动起患者的积极性。

2. 安全护理　在进行康复训练时,应注意患者安全,避免跌倒等意外事故的发生,同时避免过度训练和训练不当而影响康复训练的效果。

3. 密切观察残肢的变化,防止各种并发症。

(1)防止残肢肌肉的萎缩:佩戴小腿假肢者,要做患肢膝关节肌群的屈伸训练;佩戴大腿假肢者,则需要做患肢髋关节伸直和屈曲肌肉训练,以防止肌肉的萎缩。

(2)防止残肢肿胀及脂肪沉积:尤其是佩戴下肢假肢的患者在不穿戴假肢时,残肢要使用弹力绷带包扎,尤其是在夜间或由于某些原因一段时间内不能佩戴假肢时。

4. 保持残肢皮肤及接受腔的健康、清洁

(1)每次训练后要观察残肢皮肤的情况,及时处理残端皮肤擦伤、发红、肿胀等情况;每天睡觉前清理皮肤,用刺激性小的消毒剂擦拭擦伤、压红的皮肤后,用无菌纱布覆盖,保持干燥,预防真菌感染,保持残端形状。

(2)保护好残端,整理好断端弹力绷带,每天清洗和更换假肢衬套以保持残肢皮肤健康。

5. 合理饮食、保持适当的体重　现代假肢接受腔形状和容量十分精确,一般体重增减超过 3kg 就会引起腔的过紧或过松,特别是佩戴下肢假肢的患者,应防止肥胖影响假肢的穿戴。

二、助行器训练及康复护理

助行器(walking aids)是辅助人体支持体重、保持平衡和行走的工具。主要适用于站立不稳、下肢缩短、一侧下肢不能支撑或步态不平衡的患者。

(一) 分类

根据工作原理和功能的不同分为:

1. 无动力式助行器

2. 动力式助行器

3. 功能电刺激助行器

临床最常用的是无动力式助行器,包括手杖、拐杖和步行器等(图 9-16~图 9-19)。

(二) 康复评定

1. 患者情况　病情、年龄、身高、体重、患肢关节活动度、平衡能力及肌力情况。

2. 心理　对使用助行器行走的反应和合作程度。

3. 知识　对使用助行器锻炼行走等相关知识的认知能力。

(三) 康复训练及护理

1. 加强心理疏导　对需要使用助行器的患者,首先应消除其对助行器的紧张、恐惧心理,使他们正确认识使用助行器的作用和必要性,建立起恢复独立行走能力的信心。

2. 选择适当的助行器　首先考虑到患者自身的情况和能力,如患者的平衡能力、下肢的负重能力、行走的步态、上肢的力量及患者的病情需要,同时还应考虑到助行器的使用环境和患者学习使用助行器的能力等多方面的因素。

3. 教会患者正确调节助行器的长度

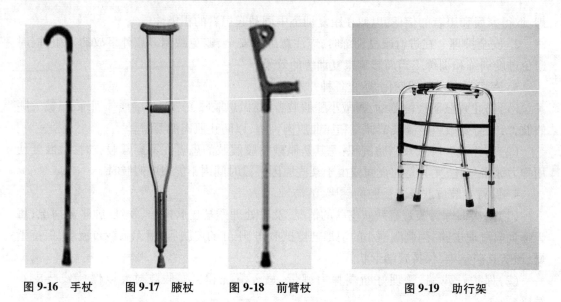

图 9-16 手杖　　图 9-17 腋杖　　图 9-18 前臂杖　　图 9-19 助行架

（1）手杖：合适的手杖是患者持杖站立时，肘关节应屈曲 30°，行走时伸肘下推手杖才能支撑体重。

（2）腋杖：身长减去 41cm 的长度即为腋杖的长度。

4. 训练患者行走的步态　为确保安全，步态训练应首先在双杠内进行，然后再练习使用拐杖行走，最后再独立行走。

5. 防止压疮　使用助行器的患者，腋下、肘部、腕部等部位长期受压，容易造成压疮，故应多观察，及早预防。

6. 有效地监督和指导　患者使用助行器进行功能训练时，康复护士必须评估病情，保证环境安全，进行有效地指导，给予鼓励，避免患者过分依赖，尽早恢复独立行走的能力。

三、矫形器训练及康复护理

矫形器是用于人体躯干、四肢、踝足等部位的体外支撑装置，其功能在于支持稳定、预防和纠正畸形、提高和补偿功能缺陷，以满足功能需要，提高生活质量。

（一）分类

1. 以治疗部位分　上肢矫形器、下肢矫形器、脊柱矫形器。

2. 以治疗阶段分　临时用矫形器、治疗用矫形器、功能代偿矫形器。

3. 以治疗目的分　固定矫形器、活动矫形器、矫正矫形器、免荷式矫形器。

4. 以主要制作材料分　石膏矫形器、塑料矫形器、金属矫形器、皮革矫形器等。

（二）作用

1. 上肢矫形器的基本作用　保持肢体功能位，提供牵引力以防止关节挛缩，预防和矫正上肢畸形，补偿上肢肌肉失去的力量和辅助无力肢体运动或代偿手的功能等。

2. 下肢矫形器的基本作用　主要是支撑体重，辅助或替代肢体功能，限制下肢关节不必要的活动，维持下肢稳定性，改善站立和步行时的姿势，预防和矫正畸形。

3. 脊柱矫形器的基本作用　固定和保护脊柱，矫正脊柱的异常力学关系，减轻躯干的局部疼痛,保护病变部位免受进一步的损伤,支持麻痹的肌肉,预防、矫正畸形。

（三）康复评定

了解患者全身情况,明确医生为患者佩戴矫形器的治疗目的,对佩戴矫形器的部位,如肢体长度、皮肤周径、关节活动范围、感觉状况、损伤畸形程度和皮肤状况等进行评估。

（四）矫形器佩戴前的功能训练

综合患者各方面的情况制定康复护理计划。

佩戴前,以增强肌力,改善关节活动范围和协调功能,消除水肿为主;矫形器正式使用前,要了解矫形器是否达到处方要求,舒适性及功能是否符合要求,动力装置是否可靠,并进行相应的调整。教会患者如何佩戴矫形器并在穿上矫形器以后进行功能活动及日常生活活动。

训练期间,检查矫形器的装配是否符合生物力学原理,是否达到预期的目的和效果,了解患者使用矫形器后的感受和反馈,对需长期使用矫形器的患者,应每3个月或半年随访一次,以了解矫形器的使用效果及病情变化,必要时进行修改和调整。

（五）矫形器佩戴前的护理

1. 心理疏导　向患者及家属说明矫形器使用的必要性,讲解矫形器的作用和使用方法,让患者认识到矫形器的使用对治疗和预后的影响,消除患者的抵触心理,从而积极主动穿戴矫形器。

2. 衣着要求　指导患者穿宽松、棉质、柔软的且易于脱穿的衣裤,穿无系带、包覆好的、前开口的鞋,鞋底不能太硬也不能太软。例如使用踝足矫形器的患者,则裤脚口要大,以方便矫形器的佩戴。

（六）矫形器佩戴后的护理

1. 矫形器使用训练　向患者和家属讲解矫形器的使用方法和穿戴时间,指导患者正确有效地使用矫形器,教会患者佩戴矫形器,进行相应功能的训练。如使用护肩、手功能矫形器、手腕伸展矫形器时,则教会患者进行日常生活能力的训练;使用踝足矫形器则进行保持身体平衡、站、行走等训练。穿戴单侧矫形器者上楼时先上健肢,后上患肢;穿戴双侧矫形器时,手扶平行杠站立,待其掌握站立平衡后,再让患者在平行杠内行走。

2. 预防压疮　每日检查患者肢端血液循环、肢体肿胀情况,注意检查局部皮肤有无发红、疼痛、破损等情况,并针对发现的问题及时采取有效的措施。骨突出部位应加软垫缓解受压,对造成局部受压严重的矫形器,请矫形师进行调整。同时注意保持皮肤的清洁,每日清洗局部皮肤并保持干燥。

3. 矫形器保养　经常保养,保持矫形器清洁;存放时要避免挤压矫形器,对低温热塑材料制作的矫形器存放时要远离热源;发现矫形器有问题时,及时请矫形师解决。

四、轮椅训练及康复护理

轮椅(wheelchair)(图9-20)是残疾者的重要代步工具,当行走能力减低或丧失,要独立生活,参与工作和社会活动时,都必须依靠他们的重要的辅助器具,即轮椅。轮椅适用于脊髓损伤、下肢伤残、颅脑损伤、脑卒中偏瘫、骨关节疾病、年老体弱者。

（一）种类

根据不同残损的部位及残留的功能分普通轮椅、电动轮椅、特殊轮椅。特殊轮椅根据

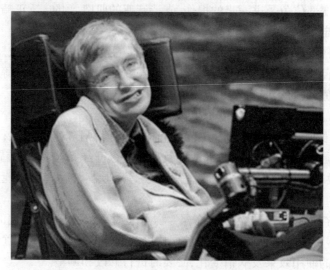

图 9-20　坐轮椅的科学家霍金

不同的需要分为站立式轮椅、躺式轮椅、单侧驱动式轮椅、电动式轮椅和竞技式轮椅等（图 9-21）。

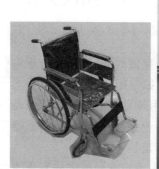
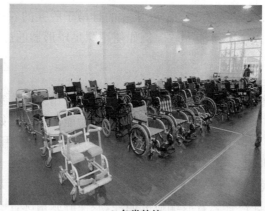
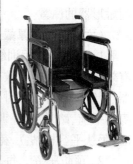

a.普通轮椅　　　　　　　　　　b.各类轮椅　　　　　　　　　　c.座便轮椅

图 9-21　各类轮椅

（二）要求及康复评定

1. 要求

（1）座位宽度：患者坐在轮椅上，双臂两侧与轮椅两内侧面之间应各有 2.5cm 的间隙。

（2）座位长度：患者坐在轮椅上，腘窝部与座位前缘的间隙应为 6.5cm。

（3）靠背高度：应根据患者坐高及上半身功能而定。靠背越高，患者坐时越稳定；靠背越低，上身及上肢活动度越大。

（4）坐垫：在靠背及座位上放置坐垫，预防压疮。

2. 康复评估　评估患者年龄、病情、全身及局部肢体的活动情况，对轮椅座位的耐受程度、使用轮椅的认知程度及接受程度。

（三）康复训练

1. 轮椅选择　轮椅有多种类型,可根据患者的病情和喜好来选择轮椅,护士给予适当的参考,使患者用上自己喜爱的轮椅独立生活。

2. 操纵轮椅　教会患者自己操纵轮椅,如轮椅的作用、自由控制轮椅方向、刹车杆起止及稳定作用等,使患者知道如何进退及转向,以便应用自如,进出方便。

3. 掌握各种转移方法　床到轮椅的转移,轮椅到床的转移,轮椅到坐厕之间的转移。

（四）康复护理

1. 心理护理　告知患者使用轮椅的必要性,消除其悲观抑郁的心情,帮助训练的同时,不失时机的给予患者鼓励,不仅能提高患者锻炼的兴趣,还可以增强其信心,使患者逐步自理,不再依赖他人。

2. 安全护理　患者初用轮椅时,为避免危险应由护士辅助,上下轮椅需要反复练习,多训练肢体柔韧性和力量,但注意让患者自己决定如何操纵,使其残存功能发挥最大作用。

3. 皮肤护理　长时间坐轮椅的患者,可因软组织受压产生压疮,故每隔十几分钟应以双手按扶手抬高身体数秒,以改善血液循环。而护士则应将软垫固定在接触患者身体的部位,加以保护。

4. 饮食护理　应合理饮食,适当控制体重,避免过重而导致轮椅的废用。

五、日常生活自理辅助器具训练及康复护理

（一）日常生活自理辅助器具

日常生活活动能力(activities of daily living,ADL)是指人们为了维持生存及适应生存环境而每天必须反复进行的,最基本的、最具有共性的活动。ADL范围包括运动、自理、交流及家务活动等(图9-22)。

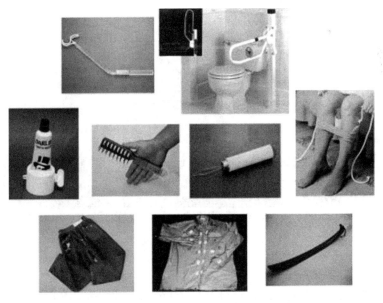

图 9-22　日常生活自理辅助器具

1. 运动方面

(1) 床上运动。

(2) 轮椅上运动和转移。

(3) 室内和室外行走。

(4) 交通工具的使用。

2. 自理方面

(1) 更衣:包括穿脱衣裤、鞋袜、穿戴假肢支具、扣纽扣、拉拉链、系腰带等。

(2) 进食:包括使用碗筷、调羹、刀叉,咀嚼、吞咽能力等。

(3) 如厕:大小便及便后清洁。

(4) 洗漱:洗手、洗脸、洗头、刷牙、洗澡等。

(5) 修饰:梳头、修面、刮脸、化妆及修剪指甲等。

3. 交流方面 打电话、阅读、书写、应用计算机等。

4. 家务方面 购物、清洁、洗衣、做饭等。

(二) 常见辅助器具

见图 9-23。

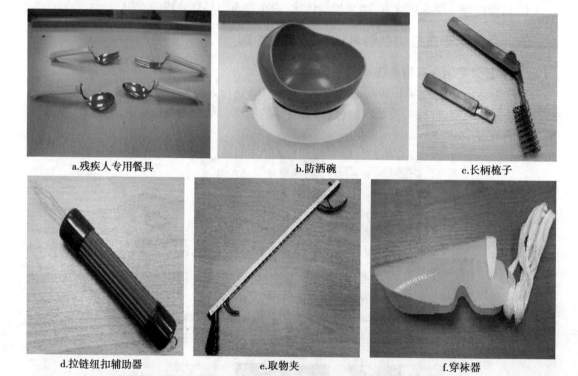

a.残疾人专用餐具　　　　b.防洒碗　　　　c.长柄梳子

d.拉链纽扣辅助器　　　　e.取物夹　　　　f.穿袜器

图 9-23 日常生活辅助器具

(三) 康复评定

Barthel 指数评定(见康复评定):评分结果:60 分以上者生活基本自理,40~60 分者生活需要很大帮助,20 分以下者生活完全需要帮助。Barthel 指数 40 分以上者康复治疗意义最大。

（四）康复训练及护理

1. 心理护理　因为日常生活能力障碍或丧失,此类患者易产生悲观、焦虑、急躁或绝望的情绪。康复护士要及时全面了解患者对康复的认知程度,有足够的耐心及自信,鼓励患者正视伤残,耐心指导讲解康复训练的重要性,帮助患者树立起生活的勇气和信心,使其处于良好的身心状态,配合康复治疗和护理。

2. 指导和协助患者床上活动、就餐、洗漱、更衣、排泄、移动等。训练前,协助患者妥善固定好辅助器具;训练时,对患者整体情况进行观察,如有不适感及时与康复医师联系,调整训练内容。日常生活辅助器具的应用(图9-24)。

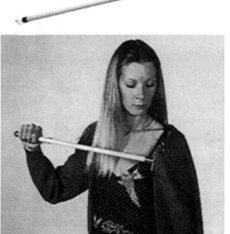
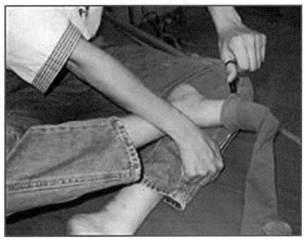

图 9-24　日常生活辅助器具的应用

3. 对于手不能抓握或手功能受限的患者,可佩戴橡皮食具持物器,或在餐饮用具下面安装吸盘等;在刷牙、梳头时可用万能握套套在手上,将牙刷或梳子套在套内使用(图9-25)。

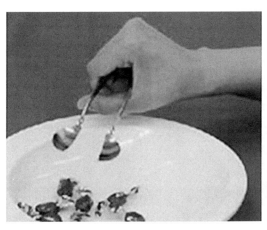
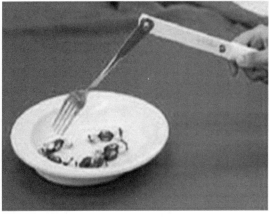

图 9-25　示范食具持物器的使用

（1）拧毛巾时:指导患者将毛巾中部套在水龙头上,然后将毛巾双端合拢,再将毛巾向一个方向转动,将水拧出。

（2）沐浴时:辅助患者借助长柄擦背洗澡刷擦洗背部和远端肢体(图9-26)。

4. 给予患者积极的肯定与鼓励,做好患者及家属的思想沟通工作,强调通过辅助器具达到生活自理是一个缓慢的过程,需要极大的耐心并积极配合,不能急于求成,造成过度训练,从而影响康复效果。

5. 密切观察,有效监督与指导　训练过程中,注意观察患者的活动情况及心理反应,若发现不适,及时给予处理;训练时,有人陪伴,给予患者正确的指导。

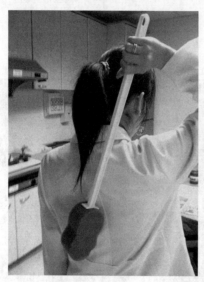
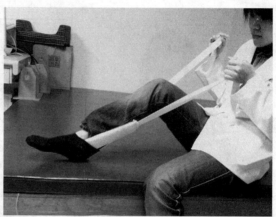

图 9-26　示范长柄擦背洗澡刷和穿袜器的使用

（李淑琴　赵　静）

第十章　传统医学康复疗法的康复护理

第一节　针灸疗法的康复护理

针灸疗法是我国传统医学中的重要组成部分,是治疗常见病多发病的有效方法,它是我国劳动人民和历代医学家在长期临床实践中总结出来的宝贵医学财富,它是专门研究人体疾病,利用针刺和艾灸来进行防治疾病的重要医疗方法。

针灸疗法包括针刺穴位和艾绒制品灸灼穴位,以及后世和近代发展起来的皮肤针、拔罐、头针、手针、耳针、水针、电针、埋针、挑治等疗法。在康复治疗中,针灸具有适应证广、疗效显著、操作简便等特点。一般临床上,针刺和艾灸可配合应用,也可单独使用。

一、针灸疗法的原理与作用机制

针灸治病是在中医基本理论指导下,依据脏腑、经络、阴阳、五行、病因病机、诊断治则等进行辨证论治的。所以针灸与中医方药的运用基本相同,只不过所采用的具体方法不同而已。针灸治病是运用针或者灸两种方法作用在人体的腧穴上,通过经络的作用,从而达到治疗疾病的目的,具有扶正祛邪、调和阴阳、疏通经络、调整脏腑功能等作用。

二、针灸疗法的适应证与禁忌证

针灸在临床上的应用范围极其广泛,包括内、外、妇、儿、五官等各科多种疾病。据统计针灸对 300 多种疾病有效,对其中 100 多种疾病有较好的效果。在具体应用针灸疗法时,要注意施术部位、患者体质、疾病性质和刺灸时间等因素,有宜有忌,避免发生不良后果。

针灸施术时所选择的腧穴都有确切的位置,除以刺血络、刺筋骨为目的的特殊刺法外,都应避开要害部位,以免刺伤内脏,或是重要血管筋骨等处。人的体质有强弱、肥瘦、老幼之不同,体质的类型也各有异,针刺时必须区别对待。特别需要注意的是,孕妇尤其有习惯性流产史者,应慎用针刺。《灵枢·五禁》篇中指出了元气耗伤、气血大亏,不宜用泻法的病候"五夺"和脉证不符、不宜针刺的危重病证"五逆",这些病证在针刺禁忌之列,必须详察病情,以免导致不良后果。《素问·刺禁论》说:无刺大醉,令人气乱;无刺大怒,令人气逆;无刺大劳人,无刺新饱人,无刺大饥人,无刺大渴人,无刺大惊人。说明针刺前后,患者的起居饮食等方面是不可忽视的,若不了解禁忌,妄施针刺,就会导致不良后果。

三、针刺的方法与常用穴位

（一）针刺的方法

1. 针刺前的准备　令患者选取合适的体位,如仰卧位、俯卧位或侧卧位等,在患者需要针刺的穴位皮肤上常规消毒。穴位皮肤消毒后,必须保持洁净,防止再污染。

2. 针刺方法

（1）持针法:二指持针法:即用右手拇食两指指腹挟持针柄,针身与拇指呈 90°角。一般用于针刺浅层腧穴的短毫针常用持针法;多指持针法:即用右手拇、食、中、无名指指腹执持针柄,小指指尖抵于针旁皮肤,支持针身垂直。一般用于长针深刺的持针法。

（2）进针法:指切进针法:又称爪切进针法,用左手拇指或食指端切按在腧穴位置的旁边,右手持针,紧靠左手指甲面将针刺入腧穴。此法适宜于短针的进针。夹持进针法:或称骈指进针法,即用左手拇、食二指持捏消毒干棉球,夹住针身下端,将针尖固定在所刺腧穴的皮肤表面位置,右手捻动针柄,将针刺入腧穴。此法适用于长针的进针。舒张进针法:用左手拇、食二指将所刺腧穴部位的皮肤向两侧撑开,使皮肤绷紧,右手持针,使针从左手拇、食二指的中间刺入。此法主要用于皮肤松弛部位的腧穴。提捏进针法:用左手拇、食二指将针刺腧穴部位的皮肤捏起,右手持针,从捏起的上端将针刺入。此法主要用于皮肉浅薄部位的腧穴进针,如印堂穴等。

以上各种进针方法在临床上应根据腧穴所在部位的解剖特点,针刺深浅和手法的要求灵活选用,以便于进针和减少患者的疼痛。此外,也有采用针管进针的,进针时左手持针管,针尖与针管下端平齐,置于应刺的腧穴上,针管上端露出针柄 2~3 分,用右手食指叩打针尾或用中指弹击针尾,即可使针刺入,然后退出针管,再运用行针手法。

3. 针刺的角度、深度、方向　在针刺操作过程中,正确的腧穴定位必须与正确的针刺角度、方向、深度结合起来,才能增强针感,提高疗效,防止针刺意外事故的发生。

（1）针刺的角度:是指进针时针身与皮肤表面所构成的夹角。其角度的大小,应根据腧穴部位、病性病位、手法要求等特点而定。针刺角度一般分为直刺、斜刺、平刺三类。

直刺:针身与皮肤表面呈 90°角垂直刺入。适用于针刺大部分腧穴,尤其是肌肉丰厚部的腧穴。

斜刺:针身与皮肤表面呈 45°角刺入。适用于针刺皮肉较为浅薄处,或内有重要脏器,或不宜直刺深刺的腧穴和在关节部的腧穴。

平刺:又称横刺、沿皮刺。针身与皮肤表面呈 15°~25°角刺入。适用于皮薄肉少处的腧穴。如头皮部、颜面部、胸骨部腧穴,透穴刺法中的横透法和头皮针法、腕踝针法,都用平刺法。

（2）针刺的深度:是指针身刺入腧穴内的深浅程度。针刺的深度是以既要有针下气至感觉,又不伤及组织器官为原则。尤其是在局部、邻近取穴时,必须严格掌握深浅,才能取得疗效,又能最大限度地减少对机体的损伤。一般说来临证操作时,必须根据患者的病情、年龄、体质、经脉循行深浅、时令等诸多因素而灵活掌握针刺的深度。

（3）针刺的方向:是指进针时和进针后针尖所朝的方向,简称针向。针刺方向,一般根据经脉循行方向、腧穴分布部位和所要求达到的组织结构等情况而定。针刺方向虽与针刺角度相关,如头面部腧穴多用平刺,颈项、咽喉部腧穴多用横刺,胸部正中线腧穴多用平刺,侧胸部腧穴多用斜刺,腹部腧穴多用直刺,腰背部腧穴多用斜刺或直刺,四肢部腧穴一般多用直刺等。但进计角度主要以穴位所在部位的特点为准,而针刺方向则是根据不同病症治疗的需要而定。仅以颊车穴为例,若用作治疗颌病、颊痛、口噤不开等症时,针尖朝向颞部斜刺,使针感放射至整个颊部;当治疗面瘫、口眼㖞斜时,针尖向口吻横刺;而治疗疟腮时,针尖向腮腺部斜刺;但治疗牙痛时则用直刺。

4. 行针手法　行针又名运针,是指将针刺入腧穴后,为了使患者发生预期的各类感应而施行的各类针刺手法。行针手法最常用的有提插法、捻转法两种。

(1)提插法:是将针刺入腧穴的一定深度后,使针在穴内进行上、下进退的操作方法。使针从浅层向下刺入深层为插;由深层向上退到浅层为提。一般来说,提插幅度大,频率快,刺激量就大;提插的幅度小,频率慢,刺激量就小。

(2)捻转法:是将针刺入腧穴的一定深度后,以右手拇指和中、食二指持住针柄,进行一前一后的来回旋转捻动的操作方法。一般认为捻转角度大,频率快,其刺激量就大;捻转角度小,频率慢,其刺激量就小。

(二)常用穴位

见表 10-1。

表 10-1　常用腧穴表

穴名	位置	主治
中府	前正中线旁开 6 寸,平第 1 肋间隙处	咳喘、胸闷、肩背痛
尺泽	肘横纹中,肱二头肌腱桡侧	肘臂挛痛、咳喘,胸胁胀痛,小儿惊风
鱼际	第一掌骨中点,赤白肉际	胸背痛,头痛眩晕,喉痛,发热恶寒
少商	拇指桡侧指甲角旁约 0.1 寸	脑卒中昏扑,手指挛痛,小儿惊风
合谷	手背,第一、二掌骨之间,约平第二掌骨中点处	头痛,牙痛,发热喉痛,指挛,臂痛,口眼㖞斜
阳溪	腕指横纹桡侧两筋之间	头痛,耳鸣,齿痛,咽喉,肿痛,目赤,手腕痛
偏历	在阳溪与曲池的连线上,阳溪上 3 寸处	鼻衄,目赤,耳聋耳鸣,手臂酸痛,喉痛,水肿
手三里	曲池穴下 2 寸	肘挛,屈伸不利,手臂麻木酸痛
曲池	屈肘,当肘横纹外端凹陷中	发热,高血压,手臂肿痛,肘痛,上肢瘫痪
肩髃	肩峰前下方,举臂时呈凹陷中	肩膀胱痛,肩关节活动障碍,偏瘫
迎香	鼻翼旁 0.5 寸,鼻唇沟中	鼻炎,鼻塞,口眼㖞斜
四白	目正视,瞳孔直下,当眶下孔凹陷中	口眼㖞斜,目赤痛痒
地仓	口角旁 0.4 寸	流涎,口眼㖞斜
大迎	下颌角前 1.3 寸骨凹陷中	口噤,牙痛
颊车	下颌角前上方一横指凹陷中。合口有孔,张口即闭	面瘫,牙痛
头维	额角发际直上 0.5 寸	头痛

穴名	位置	主治
人迎	喉结旁开1.5寸	咽喉肿痛,喘息,瘰疬项肿,气闷
水突	人迎穴下1寸,胸锁乳突肌的前缘	胸满咳喘,项强
缺盆	锁骨上窝中央,前正中线旁开4寸	胸满咳喘,项强
天枢	脐旁2寸	腹泻,便秘,腹痛,月经不调
髀关	髂前上棘与髌骨外缘连线上,平臀沟处	腰腿痛,下肢麻木痿软,筋挛急,屈伸不利
伏兔	髌骨外上缘上6寸	膝痛冷麻,下肢瘫痪
梁丘	髌骨外上缘上2寸	膝痛冷麻
犊鼻	髌骨下缘,髌韧带外侧凹陷中	膝关节酸痛活动不便
足三里	犊鼻穴下3寸,胫骨前嵴外一横指处	腹痛,腹泻,便秘,下肢冷麻,高血压
上巨虚	足三里穴下3寸	挟脐痛,腹泻,下肢瘫痪
解溪	足背踝关节横纹中央,蹈长伸肌腱与趾长伸肌腱之间	踝关节扭伤,足趾麻木
大横	脐中旁开4寸	虚寒泻痢,大便秘结,小腹痛
三阴交	内踝上3寸,胫骨内侧面后缘	失眠,腹胀纳呆,遗尿,小便不利,妇女病
阴陵泉	胫骨内侧髁下缘凹陷中	膝关节酸痛,小便不利
血海	髌骨内上方2寸处	月经不调,膝痛
极泉	腋窝正中	胸闷胁痛,臂肘冷麻
少海	屈肘,当肘横纹尺侧端凹陷中	肘关节痛,手颤肘挛
神门	腕横纹尺侧端,尺侧腕屈肌腱的桡侧凹陷中	惊悸,怔忡,失眠,健忘
少泽	小指尺侧指甲旁约0.1寸	发热,脑卒中昏迷,乳少,咽喉肿痛
小海	屈肘,当尺骨鹰嘴与肱骨内上髁之间凹陷中	牙痛,颈项痛,上肢酸痛
秉风	肩胛骨冈上窝中,天宗穴直上	肩胛骨疼痛,不能举臂,上肢酸麻
肩外俞	第一胸椎棘突下旁开3寸	肩背疼痛,颈项强急,上肢冷痛
肩中俞	大椎穴旁开2寸	咳嗽,气喘,肩背疼,视物不清
肩贞	腋后皱襞上1寸	肩膀关节酸痛,活动不便,上肢瘫痪
天宗	肩胛骨冈下窝的中央	肩背酸痛,肩膀关节活动不便,项强
颧髎	目外眦直下,颧骨下缘凹陷中	口眼㖞斜
睛明	目内眦旁开0.1寸	眼病
攒竹	眉头凹陷中	头痛失眠,眉棱骨痛目赤痛
天柱	哑门穴旁开1.3寸当斜方肌外缘凹陷中	头痛,项强,鼻塞,肩背酸痛
大杼	第一胸椎棘突下,旁开1.5寸	发热,咳嗽,项强,肩胛酸痛
风门	第二胸椎棘突下,旁开1.5寸	伤风,咳嗽,项强,腰背痛

续表

穴名	位置	主治
肺俞	第三胸椎棘突下,旁开1.5寸	咳嗽气喘,胸闷,背肌劳损
心俞	第五胸椎棘突下,旁开1.5寸	失眠,心悸
肝俞	第九胸椎棘突下,旁开1.5寸	胁肋痛,肝炎,目糊
胆俞	第十胸椎棘突下,旁开1.5寸	胁肋痛,口苦,黄疸
脾俞	第十一胸椎棘突下,旁开1.5寸	胃脘胀痛,消化不良,小儿慢脾惊
胃俞	第十二胸椎棘突下,旁开1.5寸	胃病,小儿吐乳,消化不良
三焦俞	第一腰椎棘突下,旁开1.5寸	肠鸣,腹胀,呕吐,腰背强痛
肾俞	第二腰椎棘突下,旁开1.5寸	肾虚,腰痕,遗精,月经不调
气海俞	第三腰椎棘突下,旁开1.5寸	腰痛
大肠俞	第四腰椎棘突下,旁开1.5寸	腰腿痛,腰肌劳损,肠炎
关元俞	第五腰椎棘突下,旁开1.5寸	腰痛,泄泻
八髎	在第一、二、三、四骶孔中(分别是上、次、中、髎下)	腰腿痛,泌尿生殖系统疾患
秩边	第四骶椎棘突下,旁开3寸	腰臀痛,下肢萎痹,小便不利,便秘
殷门	臀沟中央下6寸	坐骨神经痛,下肢瘫痪,腰背痛
委中	腘窝横纹中央	腰痛,膝关节屈伸不利,半身不遂
承山	腓肠肌两肌腹之间凹陷中	腰腿痛,腓肠肌痉挛
昆仑	外踝与跟腱之间凹陷中	头痛,项强,腰痛,踝关节扭伤
涌泉	足底中,足趾跖屈时呈凹陷中	偏头痛,高血压,小儿发热
照海	内踝下缘凹陷中	月经不调
曲泽	肘横纹中,肱二头肌腱尺侧缘	上肢酸痛颤抖
内关	腕横纹上2寸,掌长肌腱与桡侧腕屈肌腱之间	胃痛,呕吐,心悸,精神失常
劳宫	手掌心横纹中,第二,三掌骨之间	心悸,颤抖
中渚	握拳,第四、五掌骨小头后缘之间凹陷中	偏头痛,掌指痛,屈伸不利,肘臂痛
外关	腕背横纹上2寸,桡骨与尺骨之间	头痛,肘臂手指痛,屈伸不利
肩髎	肩峰外下方,肩髃穴后寸许凹陷中	肩臂酸痛,肩关节活动不便
风池	胸锁乳突肌与斜方肌之间,平风府穴	偏正头痛,感冒,项强
肩井	大椎穴与肩峰连线的中点	项强,肩背痛,手臂上举不便
居髎	髂前上棘与股骨大转子连线的中点	腰腿痛,髋关节酸痛,骶髂关节炎
环跳	股骨大转子与骶裂孔连线的外1/3与内1/3交界处	腰腿痛,偏瘫
风市	大腿外侧中间,腘横纹水平线上7寸	偏瘫,膝关节酸痛
阳陵泉	腓骨小头前下方凹陷中	膝关节酸痛,胁肋痛

穴名	位置	主治
悬钟	外踝上 3 寸,腓骨后缘	头痛,项强,下肢酸痛
丘墟	外踝前下方,趾长伸肌腱外侧凹陷中	踝关节痛,胸胁痛
太冲	足背,第一,二跖骨底之间凹陷中	头痛,眩晕,高血压,小儿惊风
章门	第 11 肋端	胸胁痛,胸闷
期门	乳头直下,第 6 肋间隙	胸胁痛
关元	脐下 3 寸	腹痛,痛经,遗尿
石门	脐下 2 寸	腹痛,泄泻
气海	脐下 1.5 寸	腹痛,月经不调,遗尿
神阙	脐的中间	腹痛,泄泻
中脘	脐上 4 寸	胃痛,腹胀,呕吐,消化不良
膻中	前正中线,平第 4 肋间隙处	咳喘,胸闷胸痛
天突	胸骨上窝正中	喘咳,咳痰不畅
承浆	颏唇沟的中点	口眼㖞斜,牙痛
太阳	眉梢与目外眦之间向后约 1 寸处凹陷中	头痛,感冒,眼病
鱼腰	眉毛的中点	眉棱骨痛,目赤肿痛眼睑颤动
腰眼	第三腰椎棘突下旁开 3 寸凹陷中	腰扭伤,腰背酸楚
夹脊	第一胸椎至第五腰椎各椎棘突下旁开 0.5 寸	脊椎疼痛强直,脏腑疾患及强壮作用
十七椎	第五腰椎棘突下	腰腿痛
十宣	十手指尖端,距指甲 0.1 寸	昏厥
鹤顶	髌骨上缘正中正凹陷处	膝关节肿痛
阑尾穴	足三里穴下约 2 寸处	阑尾炎,腹痛
肩内陵	腋前皱襞顶端与肩髃穴连线中点	肩关节酸痛,运动障碍
长强	尾骨尖下 0.5 寸	腹泻,便秘,脱肛
腰阳关	第四腰椎棘突下	腰脊疼痛
命门	第二腰椎棘突下	腰脊疼痛
身柱	第三胸椎棘突下	腰脊强痛
大椎	第七颈椎棘突下	感冒,发热,落枕
风府	后发际正中直上 1 寸	头痛项强
百会	后发际正中直上 7 寸	头痛头晕,昏厥,高血压,脱肛
人中	人中沟正中直线上 1/3 与下 1/3 交界处	惊风,口眼㖞斜
印堂	两眉头连线的中点	头痛,鼻炎,失眠

四、灸法技术与灸法分类

灸法,是以艾为主要施灸材料,点燃后在体表穴位或病变部烧灼、温熨,借其温热、药物的刺激作用,以治疗疾病的一种方法。艾灸和针刺方法一样,都是针灸治疗疾病的重要内容。

(一)灸法常用技术

1. 艾炷灸　将艾炷放在穴位上施灸,称为艾炷灸。艾炷灸可分为直接灸和间接灸两种。

(1)直接灸:将艾炷直接放在皮肤上施灸的方法,称为直接灸。根据灸后有无烧伤化脓,又分为化脓灸和非化脓灸。

1)化脓灸:用黄豆大或枣核大的艾炷放在穴位上施灸,局部组织经烫伤后,产生无菌性化脓现象,能改善体质,增强机体的抵抗力,从而起到治疗和保健作用。如《针灸资生经》中说:"凡着艾得灸疮,所患即瘥,若不发,其病不愈"。说明古代灸法,无论是治病,还是临床保健,一般要求达到化脓,即所谓"灸疮",认为能否形成灸疮是取得疗效的关键。目前临床上,常用此法对哮喘、慢性胃肠炎、发育障碍等疾病和体质虚弱者进行施治。

有采用麦粒大艾炷放在穴位上施灸,并直接灸到皮肤,称为麦粒灸。其方法是,先在穴位上涂些凡士林,施麦粒大的艾炷能黏附皮肤不致掉下,点火后,可依前法于穴位周围轻轻拍打以减轻灼痛感觉。因其艾炷小,灼痛时间短,患者易于接受。一般可灸3~7壮,灸后不用膏药敷贴,常用于气血虚弱、眩晕和皮肤疣等。

2)非化脓灸:灸后产生温烫效应,不透发成灸疮为非化脓灸。其方法是:先将施灸部位涂少量凡士林,然后将小艾炷放于穴位上,点燃。艾火未烧及皮肤但患者有灼痛感时,即用镊子夹去,更换艾炷再灸,连灸3~7壮,以局部皮肤出现轻度红晕为度。因不留瘢痕,易为患者接受,适用于虚寒轻证。

(2)间接灸:又称间隔灸或隔物灸,即在艾炷下垫一衬隔物施灸的方法。因衬隔物的不同,可分为多种灸法。因火力温和,具有艾灸和药物的双重作用,患者易于接受,适用于慢性疾病和疮疡等。

1)隔姜灸:将新鲜生姜切成约0.5cm厚的薄片,中心用针穿刺数孔,上置艾炷,放在穴位上施灸。当患者感到灼痛时,可将姜片稍许上提,离开皮肤片刻,旋即放下再行灸治,反复进行。或在姜片下衬些纸片再灸,至局部皮肤潮红为止。生姜味辛,性微温。具有解表,散寒,温中,止呕的作用,故此法多用于治疗外感表证和虚寒性疾病,如感冒、呕吐、腹痛、泄泻等。

2)隔蒜灸:用独头大蒜切成约0.5cm厚的薄片,中间用针穿刺数孔,置于穴位或肿块上(如未溃破化脓的脓头处),用艾炷灸之。每灸4~5壮,换去蒜片,每穴一次可灸5~7壮。因大蒜液对皮肤有刺激性,灸后容易起疱,故应注意防护。大蒜味辛,性温。有解毒,健胃,杀虫之功。本法多用于治疗肺痨、腹中积块及未溃疮疖等。

3)隔盐灸:又称神阙灸,本法只适于脐部。方法:患者仰卧屈膝,以纯白干燥食盐填平脐孔,再放上姜片和艾炷施灸。如患者脐部凸出,可用湿面条围脐如井口,再填盐于脐中,如上法施灸。加放姜片的目的是隔开食盐和艾炷的火源,以免食盐遇火起爆,导致烫伤。这种方法对急性腹痛、吐泻、痢疾、四肢厥冷和虚脱等具有可回阳救逆的作用。凡大汗亡阳、肢冷脉伏之脱证,可用大艾炷连续施灸,不计壮数,直至汗止脉起,体温回升,症状改善为度。如《千金要方·霍乱第六》云:"霍乱已死有暖气者,灸承筋,……七壮,起死人,又以盐纳脐中,灸二七壮",《外台秘要·卷六》疗霍乱"若烦闷急满……以盐纳脐中灸二七壮",《古今录验》云:"热结小便不通利,取盐填满脐中,作大炷灸,令热为度"。

2. 艾条灸 是艾灸法的一种,其用特制艾条在穴位上薰灸或灼烫的方法。如在艾绒中加入辛温芳香药物制成的药艾条施灸,则称为药条灸。艾条灸有悬起灸和实按灸。

(1)悬起灸:将点燃的艾条悬于施灸部位之上的灸法,一般艾火距皮肤约 3cm,灸 10~20min,以灸至皮肤温热红晕,而又不致烧伤皮肤为度。按操作方法分为温和灸、回旋灸和雀啄灸。

1)温和灸:将艾卷一端点燃,对准应灸腧穴部位或患处,约距离皮肤 2~3cm 熏烤,使局部有温热感而无灼痛为宜,一般每穴灸 10~15min,至皮肤红晕为度。对昏厥或局部知觉减退的患者及小儿,医者应将食、中两指置于施灸部位两侧以测知局部受热程度,随时调节施灸距离,掌握施灸时间,防止烫伤。

2)雀啄灸:艾卷点燃端与施灸部位的皮肤并不固定在一定的距离,而是如鸟雀啄食一样,一上一下地移动来施灸。

3)回旋灸:艾卷点燃的一端与施灸皮肤虽保持一定的距离,但位置不固定,而是均匀地向左右方向移动或反复的旋转施灸。

(2)实按灸:先在施灸部位垫上布或纸数层,点燃药物艾卷,趁热按到施术部位使热力透达深部。由于用途不同,艾绒里渗入的药物处方各异,又有太乙神针、雷火神针、百发神针等。

3. 温针灸 是针刺与艾灸相结合的一种方法。适用于既需针刺留针,又需施灸的疾病。《针灸聚英》载有:"王节斋曰,近有为温针者,乃楚人之法。其法针于穴,以香白芷作团饼,套针上。以艾蒸温之,多以取效"。操作时,针刺得气后,留针于适当深度,针柄上穿置长约 1.5cm 的艾卷点燃施灸;或在针尾搓捏少许艾绒点燃,直待燃尽,除去灰烬,再将针取出。此法是一种简便而易行的针灸并用方法。其艾绒燃烧的热力,可通过针身传入体内,使其发挥针与灸的作用,达到治疗的目的。应用此法治疗时须防止艾火脱落,烧伤皮肤或衣物,灸时嘱患者不要移动体位,并在施灸下方垫一纸片,以防艾火掉落灼伤皮肤或烧伤衣物。

4. 温灸器灸 温灸器是一种专门用于施灸的器具,用温灸器施灸的方法,叫温灸器灸。又名温灸法,实为熨法的一种。

(1)器具:特制的金属灸器,又名"灸疗器",制样很多,结构大致相同。底部及筒壁有数十个小孔,筒壁装有长柄,上部有盖,可随时取下。内部有一小筒,用于装置艾绒和药物。

(2)操作方法:施灸前,先将艾绒及药末放入温灸器的小筒内燃着,然后,用手持柄将温灸器置于拟灸的穴位,或患病部位上来回熨烫,直到局部发红为止。本法多适用于妇人、小儿惧怕灸治者。

(二)灸法分类表

灸法分类表见表 10-2。

表 10-2　灸法分类表

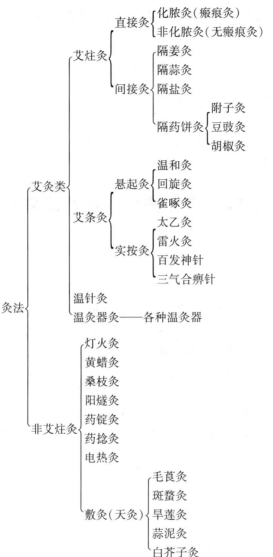

五、针灸疗法的康复护理

（一）针刺疗法康复护理

1. 针刺前做好准备和解释工作,交代施术中的感觉和注意事项,消除患者的紧张心理。

2. 协助患者调整舒适体位,做好保暖。

3. 严格执行操作规程,注意观察患者的神志变化、效果和反应。如出现晕针、折针、弯针等现象,立即报告医师,并及时采取相应措施。

4. 遵医嘱针刺,严格掌握禁忌证。

5. 针刺后协助患者穿好衣服,安置好体位,做好护理记录。

6. 清洁消毒工作。

（二）灸法疗法康复护理

1. 严格掌握禁忌证，凡实证、热证、阴虚发热证，以及面部、大血管和黏膜附近，孕妇胸腹部和腰部均不宜灸。

2. 施灸时，严密观察艾条的燃烧情况，防止艾火灼伤皮肤、衣被，如有发生，应立即采取相应措施。

3. 艾灸后皮肤局部出现水疱时，小型水疱，无需处理，大水疱用无菌注射器抽出疱内液体，并用消毒纱布覆盖，防止感染。

4. 施灸后，患者切忌吹风，宜保暖，协助患者穿好衣服，记录施灸腧穴、壮数。留针时间，以及有无反应等情况并签名。

第二节　推拿按摩疗法的康复护理

一、概述

推拿属中医外治法范畴，是医者视病情施用手法治疗的一门中医学科。推拿通过手法作用于人体体表的特定部位，以调节机体的生理，病理状况，达到治疗效果。也就是说：医生通过"手法"所产生的外力，在患者体表特定的部位或穴位上做功，这种功是医生根据具体的病情，运用各种手法技巧，所作的有用的功，从而起到纠正解剖位置的作用；这种功也可转换成各种能，并透入到体内，改变其有关的系统内能，从而起到治疗作用；这种"能"可作为信息的载体，向人体某一系统或器官传入信号，起调整脏腑功能的治疗作用。然而影响信息传递的主要因素不是载体能量的大小，而是与信号强度和干扰强度的比值有关。当然机体对信息载体的能量大小也有一定的要求，即低于阈限的信号就不足以推动系统中的下一环节。

二、推拿按摩疗法的作用与治疗机制

推拿是用手法作用于患者体表的特定部位或穴位来治病的一种疗法。因此手法的治疗作用取决于：一是手法作用的性质和量；二是被刺激部位或穴位的特异性。换言之，对某一疾病用一定性质和量的手法，作用于某一部位或穴位，就起到某一特定的治疗作用。如果以同一性质和量的手法，刺激不同的部位或穴位，所起的作用则不同；不同性质和量的手法，刺激相同的部位或穴位，所起的作用也不一样，因此，不能单纯地用手法的性质和量来区分推拿的治疗作用；同样，也不能单纯地用被刺激部位或穴位的特异性来区分推拿的治疗作用。对推拿治疗作用的研究必须将手法的部位（或穴位）两者结合起来。

根据手法的性质和作用量，结合治疗部位，推拿治疗有温、补、通、泻、汗、和、散、清八法。

（一）温法

温法是适用于虚寒症的一种疗法，它使用摆动、摩擦、挤压等手法，用较缓慢而柔和的节律操作。在每一治疗部位或穴位，手法连续作用时间要稍长，患者有较深沉的温热等刺激感，有补益阳气的作用，适用于阴寒虚冷的病证。《内经》曰："寒者温之"。缓慢柔和而又深沉的手法在固定穴位或部位上进行操作，使能量深入于分肉或脏腑组织，以达温热祛寒之目的。《素问·举痛论》曰："寒气客于背俞之脉……故相引而痛，按之则热气至，热气至则痛止矣"。这说明了人体因受寒而引起的疼痛，用按穴法来祛寒止痛。在推拿的临床应用中，如:按、摩、揉中脘、气海、关元,擦肾俞、命门有温补肾阳,健脾和胃,扶助正气,散寒止痛等作用。例如对五更泄泻者,可按摩其中脘、关元以温中散寒;一指禅推,擦肾俞、命门以温肾壮阳,从而达到温补命门,健运脾胃的目的。

(二)通法

通法有祛除病邪壅滞之作用。《素问·血气形态篇》有:"形数惊恐,经络不通,病生于不仁,治之以按摩醪药"的记载。指出了按摩能治疗经络不通所引起的病证。临床治疗时常用挤压类和摩擦类手法,手法要刚柔兼施。如用推、拿、搓法于四肢,则能通调经络,拿肩井则有通气机,行气血之作用;点,按背部俞穴可通畅脏腑之气血。《厘正按摩要术》上说:"按能通血脉"。又曰:"按也最能通气"故凡经络不通之病,宜用通法。

(三)补法

补者,即滋补,补气血津液之不足,脏腑功能之衰弱。经云:"虚则补之"。"扶正祛邪"是推拿临床的指导思想。《素问·调经论》云:"按摩勿释,着针勿斥,移气于不足,神气乃得复"。说明了因气不足而致病者可用按摩的方法补气,使精神得复。补法应用范围广泛,如气血两亏,脾胃虚弱,肾阴不足,虚热盗汗,遗精等,均可用补法,通常以摆动类、摩擦类为主,但手法要轻而柔,不宜过重刺激。明,周于藩曰:"缓摩为补"。又曰:"轻推,顺推皆为补"。现将临床常用之补脾胃、补腰肾的方法分述如下:

1. 补脾胃 脾胃为后天之本,其生理特点是:①胃主受纳,脾主运化。胃的受纳为脾的运化准备了物质基础,而脾的运化又为胃的继续受纳创造了条件。②脾主升,胃主降。脾胃的升降功能是相互依存的,若脾气不升则胃气不得降,反之,胃气不降则脾气亦不得升。③脾喜燥恶湿,胃喜润恶燥。所谓补脾胃,就是增强脾胃的正常功能。推拿治疗时常用一指禅推法,摩法,揉法在腹部作顺时针方向治疗,重点在中脘,天枢,气海,关元穴。再用按法、擦法在背部膀胱经治疗,重点在胃俞、脾俞,这祥可调整脾胃功能,起到健脾和胃,补中益气的作用。

2. 补腰肾 腰为肾之府,而肾又为阴阳之原,五脏六腑精气所藏,故肾亏则阴阳失调,精气失固而虚,治疗时可在命门、肾俞,志室用一指禅推法或擦法,再用摩法、揉法、按法治疗腹部的关元、气海,从而起培补元气以壮命门之火的作用。

(四)泻法

泻法一般用于下焦实证。由于结滞实热,引起下腹胀满或胀痛,食积火盛,大小便不通等,皆可用本法施怡,然推拿之泻,不同于药物峻猛,故体质虚弱,津液不足而大便秘结者,亦能应用,这也是推拿泻法之所长。临床一般可用摆动,摩擦,挤压类手法治疗。手法的力量要稍重。手法频率由慢而逐渐加快,虽然本法刺激稍强,但因推拿是取手法对内脏功能的调节作用,而达到泻实的目的,故一般无副作用。如食积便秘,可用一指禅推,摩神阙、天枢两穴,再揉长强,以通腑泻实。阴虚火盛,津液不足,大便秘结者,用摩法以顺时针方向在腹部治疗,则可起通便而不伤阴的作用。

(五)汗法

汗法是发汗、发散的意思,使病邪从表而解。《内经》云:"邪在皮毛者,汗而发之"。又云:"体若燔炭,汗出而散。"王冰注:"风邪之气,风中于表,则汗法能解表,开通腠理,有祛风散寒的作用"。

汗法大致适用于风寒外感和风热外感两类病症。在施行推拿手法时,对风寒外感,用先轻后重的拿法加强刺激,步步深入,因重则解表,使全身汗透,达到祛风散寒的目的。风热外感,则用轻拿法,宜柔和轻快,使腠理疏松。施术时,患者感觉汗毛竖起,周身舒适,肌表微汗潮润,贼邪自散,病体则霍然而愈,汗法多注重于挤压类和摆动类手法中的拿法,按法,一指禅推法等,如一指禅推,拿颈项部之风池,风府能疏散风邪;按、拿手部之合谷,外关,可驱一切表邪;大椎为诸阳之会,用一指禅推、按、揉等法治之,有发散热邪、通三阳经气之作用;一指禅推、按、揉风门,肺俞皆可祛风邪,宣肺气。经云:"肺主皮毛",拿、按肩井穴,则可开通气血。古人曰:"肩井穴是大关节,推之开通气血,各处推完将此掐,不愁气血不通行。"气血通行无阻,病邪则无所藏匿。所以,凡外感风寒、风热之邪,用拿法、按法、一指禅推法,对祛风散寒,解肌发表,有卓著之效。所以金代张从正把推拿列为汗法之一。

(六) 和法

和者即和解之法,含有调和之意,凡病在半表半里,在不宜汗,不宜吐,不宜下的情况下,可应用和解之法。推拿运用此法,手法应平稳而柔和,频率稍缓,常运用振动类及摩擦类手法治疗。可调脉气,和经血,运用于气血不和、经络不畅所引起的肝胃气痛、月经不调、脾胃不和、周身胀痛等症。通过手法和经络穴位等的作用,达到气血调和,表里疏通,阴阳平衡的目的,恢复人体正常的生理状态。经云:"病在脉,调气血。病在血,调之络。病在气,调之卫。病在肉,调之分肉。"周于藩说:"揉以和之,可以和气血,活筋络。"说明了可用和法调和以扶正气,驱除客邪。《内经》云:"察阴阳所在而调之,以平为期。"在临床应用中"和"法又可分和气血,和脾胃,疏肝气等三方面。和气血的方法有四肢及背部的擦、一指禅推、按、揉、搓等或用轻柔的拿法治疗肩井等方法。和脾胃、疏肝气则用一指禅推、摩、揉、搓诸手法在两胁部的章门、期门,腹部的上脘、中脘,背部的肝俞、胃俞、脾俞治疗。

(七) 散法

散者即消散,疏散之意。推掌的散法有其独到之处,其主要作用是"摩而散之,消而化之",能使结聚疏通,不论有形或无形的积滞,散法都可使用。《内经》云:"坚者消之,结者散之"。因此对脏腑之结聚、气血之淤滞、痰食之积滞,应用散法可使气血得以疏通、结聚得以消散。如饮食过度,脾不运化所致的胸腹胀满、痞闷,可用散法治之,《素问·举痛论》曰:"寒气客于肠胃之间,膜原之下,小络急引故痛,按之则血气散,故按之痛止。"推拿所用的散法,一般以摆动及摩擦类手法为主,手法要求轻快柔和。如外科痈肿用缠法治疗;气郁胀满,则施以轻柔的一指禅推、摩等法;有形的凝滞积聚,可用一指禅推、摩、揉、搓等手法,频率由缓慢而转快,可起到消结散瘀的作用。

(八) 清法

清法是运用刚中有柔的手法,在所取的穴位、部位上进行操作,达到清热除烦的目的。《内经》云:"热者清之"这是治疗一般热性病的主要法则。但热病的症状极其复杂,治疗时应鉴别病在里还是在表,病在里者还需辨别是属气分热或血分热,是实热还是虚火,然后方可根据不同情况,采取相应的手法。在表者当治以清热解表,病在里且属气分大热者当清其气分之邪热,在血分者当治以清热凉血,实则清泻实热,虚则滋阴清火。推拿一般是用摩擦类手法。气分实热者轻推督脉(自大椎至尾椎),以清泻气分实热;气血虚热者轻擦腰部,以养阴清火;血分实热者,重推督脉(自大椎至尾椎),以清热凉血;表实热者,轻推背部膀胱经(自下而上),表虚热者轻推背部膀胱经(自上而下),以清热解表。

三、推拿按摩疗法的治疗原则

治疗原则又称治疗法则，是在整体观念和辨证论治基本精神指导下，对临床病证制订的具有普遍指导意义的治疗规律。治疗原则和具体的治疗方法不同。任何具体的治疗方法，总是由治疗原则所规定，并从属于一定的治疗原则的。比如，各种病证从邪正关系来讲，离不开邪正斗争，消长盛衰的变化，因此扶正祛邪即为治疗原则，而在此原则指导下采取的补肾、健脾、壮阳等法，就是扶正的具体方法；发汗，涌吐，通下等法，就属于祛邪的具体方法。由于疾病的症候表现多种多样，病理变化极为复杂、且病情又有轻重缓急的差别，不同的时间、地点、不同的个体，其病理变化和病情转化不尽相同，因此，只有善于从复杂多变的疾病现象中，抓住病变本质，治病求本；采取相应的措施扶正祛邪，调整阴阳；并针对病变轻重缓急以及病变个体和时间、地点的不同，治有先后，因人、因时，因地制宜，才能获得满意的治疗效果。

（一）治病求本

"治病必求其本"是中医推拿辨证施治的基本原则之一。求本，是指治病要了解疾病的本质，了解疾病的主要矛盾，针对其最根本的病因病理进行治疗。

"本"是相对"标"而言的。"标"与"本"是一个相对的概念，有多种含义，可用以说明病变过程中各种矛盾的主次关系。如从正邪双方来说，正气是本，邪气是标；从病因与症状来说，病因是本，症状是标；从病变部位来说，内脏是本，体表是标；从疾病先后来说，旧病是本，新病是标，原发病是本，继发病是标等等。

任何疾病的发生，发展，总是通过若干症状显示出来的，但这些症状只是疾病的现象，并不都反应疾病的本质，有的甚至是假象，只有在充分地了解疾病的各个方面，包括症状表现在内的全部情况的前提下，通过综合分析，才能透过现象看到本质，找出病之所在，确定相应的治疗方法，比如腰腿痛，可因椎骨错位、腰腿风湿、腰肌劳损等多种原因引起，治疗时就不能简单地采取对症止痛的方法，而应通过全面地综合分析，找出最基本的病理变化，分别用纠正椎骨错位，活血祛风，舒筋通络等方法进行治疗，才能取得满意的疗效。这就是"治病必求于本"的意义所在。

在临床运用治病求本这一治疗原则的时候，必须正确处理"正治与反治""治标与治本"之间的关系。

1. 正治与反治　所谓"正治"，就是通过分析临床证候，辨明寒热虚实；然后分别采用"寒者热之""热者寒之""虚则补之""实则泻之"等不同治疗方法。正治法是临床上最常用的治疗方法。

但是，有些疾病，特别是一些复杂，严重的疾病，表现出来的某些证候与病变的性质不符，也就是出现一些假象，例如：脾虚不运所致的脘腹胀满，应以健脾益气法治之，从而达到消胀除满的目的；因伤食所致的腹泻，不仅不能用止泻的方法治疗，反而要用消导通下的方法以去其积滞。这就是所谓"塞因塞用""通因通用"。以上这些治法，都是顺从症候而治的，不同于一般的治疗方法，故称"反治"，又称"从治"。但其所从的症候是假象。因此，所谓"反治"，实质上还是正治，是在治病求本原则指导下，针对疾病本质施治的方法。

2. 治标与治本　在复杂多变的病证中，常有标本主次的不同，因而在治疗上就应有先后缓急之分。

一般情况下,治本是根本原则,但在某些情况下,标症甚急,不及时解决可危及患者生命,因此我们应当贯彻"急则治标"的原则,先治其标,后治其本。例如大出血的患者,无论属于何种出血,均应采取应急措施,先止血以治标,待血止后,病情缓和了再治本病。再如某些腰腿痛患者,由于病程较长,腰背肌肉痉挛或挛缩,治疗时应先使腰背肌肉放松,在腰背肌肉得到一定程度的放松条件下再治其本。综上所述,可以看出治标只是在应急情况下或是为治本创造必要条件时的权宜之计,而治本才是治病的根本之图。所以说,标本缓急从属于治病求本这一根本原则,并且与之相辅相成。

病有标本缓急,所以治也有先后。若标本并重,则应标本兼顾,标本同治。如腰部的急性扭伤,疼痛剧烈,腰肌有明显的保护性痉挛,治疗当在放松肌肉、疼痛缓解后立即治疗本病,这就是标本兼顾之法。

最后还应指出,标本的关系并不是绝对的,一成不变的,而是在一定条件下可以相互转化。因此,在临证时还要注意掌握标本转化的规律,以便始终抓住疾病的主要矛盾,做到治病求本。

(二) 扶正祛邪

疾病的过程,在一定意义上,可以说是正气与邪气矛盾双方互相斗争的过程,邪胜于正则病进,正胜于邪则病退。因而治疗疾病,就是要扶助正气,祛除邪气,改变邪正双方的力量对比,使之向有利于健康的方向转化,所以扶正祛邪也是指导临床治疗的一条基本原则。

"邪气盛则实,精气夺则虚",邪正盛衰决定病变的虚实,"虚则补之,实则泻之",补虚泻实是扶正祛邪这一原则的具体应用。扶正即是补法,用于虚证;祛邪即是泻法,用于实证。祛邪与扶正,虽然是具有不同内容的两种治疗方法,但它们也是相互为用,相辅相成的。扶正,使正气加强,有助于抗御和驱逐病邪;而祛邪则祛除了病邪的侵犯、干扰和对正气的损伤,有利于保存正气和正气的恢复。

在临床运用扶正祛邪原则时,要认真细致地观察和分析正邪双方相互消长盛衰的情况,根据正邪在矛盾斗争中所占的地位。决定扶正与祛邪的主次、先后。或以扶正为主,或以祛邪为主,或是扶正与祛邪并举,或是先扶正后祛邪,或是先祛邪后扶正。在扶正祛邪同时并用时,应以扶正而不留邪,祛邪而不伤正为原则。

(三) 调整阴阳

疾病的发生,从根本上说是阴阳的相对平衡遭到破坏,即阴阳的偏盛偏衰代替了正常的阴阳消长。所以调整阴阳,也是临床治疗的基本原则之一。

阴阳偏盛:即阴或阳邪的过盛有余。阳盛则阴病,阴盛则阳病,治疗时应采用"损其有余"的方法。

阴阳偏衰,即正气中阴或阳的虚损不足,或为阴虚,或为阳虚。阴虚则不能制阳,常表现为阴虚阳亢的虚热证;阳虚则不能制阴,多表现为阳虚阴盛的虚寒证。阴虚而致阳亢者,应滋阴以制阳;阳虚而致阴寒者,应温阳以制阴。若阴阳两虚,则应阴阳双补。由于阴阳是相互依存的,故在治疗阴阳偏衰的病证时,还应注意"阴中求阳""阳中求阴",也就是在补阴时,应佐以温阳;温阳时,适当配以滋阴,从而使"阳得阴助而生化无穷,阴得阳升而泉源不竭"。

阴阳是辨证的总纲,疾病的各种病机变化也均可用阴阳失调加以概括。表里出入,上下升降,寒热进退,邪正虚实以及营卫不和,气血不和等,无不属于阴阳失调的具体表现,因此,从广义来讲,解表攻里,越上引下,升清降浊,寒热温清,虚实补泻,以及调和营卫,调理气血等治疗方法,也皆属于调整阴阳的范围。

(四)因时、因地、因人制宜

因时、因地、因人制宜,是指治疗疾病要根据季节、地区以及人体的体质、年龄等不同而制定相应的治疗方法。这是由于疾病的发生、发展,是受多方面因素影响的,如时令气候,地理环境等,尤其是患者个人的体质因素,对疾病的影响更大。因此,在治疗疾病时,必须把各个方面的因素考虑进去,具体情况具体分析,区别对待,酌情施治。

在推拿临床中,更须注意因人制宜。根据患者年龄、性别、体质,生活习惯等不同特点,选择不同的治疗方法。一般情况下,如患者体质强,操作部位在腰臀四肢,病变部位在深层等,手法刺激量大;患者体质弱,小儿患者,操作部位在头面胸腹,病变部位在浅层等,手法刺激量较小。其他如患者的职业、工作条件等亦与某些疾病的发生有关,在诊治时也应注意。

四、推拿按摩的临床适应证与禁忌证

(一)适应证

推拿的适应证十分广泛,包括骨伤科、内科、外科、妇科、儿科、五官科中的多种疾病。它不但适用于慢性疾病,对一些疾病的急性期也有较好疗效。现常用推拿疗法治疗的疾病有:

1. 骨伤科疾病 如落枕、颈椎病、肩周炎、网球肘、各关节及全身各部位的各种软组织损伤、关节脱位等。

2. 内科疾病 如高血压、冠心病、心动过速、脑卒中后遗症、面瘫、神经衰弱、上呼吸道感染、慢性支气管炎、哮喘、急慢性胃肠炎、便秘、遗尿、阳痿等等。

3. 外科疾病 如肠粘连、慢性阑尾炎、前列腺炎及增生、乳腺炎、乳腺增生等。

4. 妇科疾病 包括月经不调、痛经、闭经、盆腔炎等。

5. 儿科疾病 包括小儿感冒、消化不良、疳积、惊风、百日咳、肌性斜颈、小儿麻痹后遗症、呕吐、腹痛、便秘、夜啼、脱肛、佝偻病等症。

6. 五官科疾病 如鼻炎、咽炎、近视、斜视、耳鸣、耳聋、牙痛、梅尼埃综合征。

(二)禁忌证

推拿的禁忌证大致可归纳为以下6点:

1. 病程已久,患者体弱,禁不起最轻微的推拿、按压,如不注意这些情况,太过大意地进行操作,就会出现眩晕、休克的症状。

2. 烫火伤患部不宜推拿;患部周围忌重推拿。

3. 传染性或溃疡性的皮肤病如疥疮、无脓性疮疡和开放性创伤,不宜推拿,但轻症或局限性的皮肤病,可不受这种限制。

4. 怀孕5个月以下,或有怀孕征兆者;经期、产后恶露未净时(子宫尚未复原),小腹部不可推拿,以免发生流产或大出血。

5. 急性传染病(如伤寒、白喉等),各种肿瘤及其他病情严重的患者,都不宜推拿。

6. 极度疲劳和酒醉的患者,不宜推拿。

五、推拿基本手法

（一）按法

按法是以拇指或掌根等部在一定的部位或穴位上逐渐向下用力按压,按而留之,不可呆板,这是一种诱导的手法,适用于全身各部位。临床上按法又分指按法、掌按法、屈肘按法等。

1. 指按法　接触面较小,刺激的强弱容易控制调节,不仅可开通闭塞、散寒止痛,而且能保健美容,是最常用的保健推拿手法之一。如常按面部及眼部的穴位,既可美容,又可保护视力。

2. 掌按法　接触面较大,刺激也比较缓和,适用于治疗面积较大而较为平坦的部位,如腰背部、腹部等。

3. 屈肘按法　用屈肘时突出的鹰嘴部分按压体表,此法压力大,刺激强,故仅适用于肌肉发达厚实的部位,如腰臀部等。

按法操作时着力部位要紧贴体表,不可移动,用力要由轻而重,不可用暴力猛然按压。按法常与揉法结合应用,组成"按揉"复合手法,即在按压力量达到一定深度时,再作小幅度的缓缓揉动,使手法刚中兼柔,既有力又柔和。

（二）摩法

以掌面或指面附着于穴位表面,以腕关节连同前臂做顺时针或逆时针环形有节律的摩动。摩法又分为指摩法。掌摩法、掌根摩法等。

1. 指摩法　用食指、中指、无名指面附着于一定的部位上,以腕关节为中心,连同掌、指做节律性的环旋运动。

2. 掌摩法　用掌面附着于一定的部位上,以腕关节为中心,连同掌、指做节律性的环旋运动。

3. 掌指摩法　用掌根部鱼际、小鱼际等力在身体上进行摩动,摩动时各指略微翘起,各指间和指掌关节稍稍屈曲,以腕力左右摆动;操作时可以两手交替进行。

在运用摩法时,要求肘关节自然屈曲、腕部放松,指掌自然伸直,动作要缓和而协调。频率每分钟 120 次左右。本法刺激轻柔缓和,是胸腹、胁肋部常用的手法。若经常用摩法抚摩腹部及胁肋,可使人气机通畅,起到宽胸理气,健脾和胃、增加食欲的作用。

（三）推法

四指并拢,紧贴于皮肤上,向上或向两边推挤肌肉。推法可分为平推法、直推法、旋推法、合推法等。现仅以平推法说明之。平推法又分指平推法、掌平推法和肘平推法:

1. 指平推法　用拇指指面着力,其余四指分开助力,按经络循行或肌纤维平行方向推进。此法常用于肩背、胸腹、腰臀及四肢部。

2. 掌平推法　用手掌平伏在皮肤上,以掌根为重点,向一定方向推进,也可双手掌重叠向一定方向推进。此法常用于面积较大的部位。

3. 肘平推法。屈肘后用鹰嘴突部着力向一定方向推进。此法刺激力量强,仅适用于肌肉较丰厚发达的部位,如臀部及腰背脊柱两侧膀胱经等部位。

在运用推法时,指、掌、肘要紧贴体表,用力要稳,速度要缓慢而均匀。此种手法可在人体各部位使用,能增强肌肉的兴奋性,促进血液循环,并有舒筋活络的作用。

（四）拿法

捏而提起谓之拿。此法是用大拇指和食、中指端对拿于患部或穴位上，作对称用力，一松一紧地拿按。使用拿法时，腕部要放松灵活，用指面着力。动作要缓和而有连贯性，不可断断续续，用力要由轻到重，再由重到轻，不可突然用力。本法也是常用保健推拿手法之一，具有祛风散寒、舒筋通络、开窍止痛等作用，适用于颈项、肩部、四肢等部位或穴位，且常作为推拿的结束手法使用。

（五）揉法

用手指罗纹面或掌面吸定于穴位上，作轻而缓和的回旋揉动。揉法又分为：指揉法、鱼际揉法、掌揉法等。①指揉法。用拇指或中指或食指、中指、无名指指面或指端轻按在某一穴位或部位上，作轻柔的小幅度环旋揉动。②鱼际揉法。用手掌的鱼际部分，吸附于一定的部位或穴位上，作轻轻的环旋揉动。③掌揉法。用掌根部着力，手腕放松，以腕关节连同前臂作小幅度的回旋揉动。揉法是保健推拿的常用手法之一，具有宽胸理气、消积导滞、活血化瘀、消肿止痛的作用，适用于全身各部，如揉按中脘、腹部配合其他手法对胃肠功能有良好的保健作用。

（六）擦法

用手掌的鱼际、掌根或小鱼际附着在一定部位，进行直接来回摩擦，使之产生一定热量。本功法益气养血、活血通络、祛风除湿、温经散寒，具有良好的保健作用。

（七）点法

用拇指顶端，或中指、食指、拇指之中节，点按某一部位或穴位，具有开通闭塞、活血止痛、调整脏腑功能等作用，常用于治疗脘腹挛痛、腰腿疼痛等病症。

（八）击法

用拳背、掌根、掌侧小鱼际。指尖或用桑枝棒叩击体表，可分为拳击法、小鱼际击法、指尖击法、棒击法等。击法具有舒筋通络，调和气血的作用，使用时用力要快速而短暂，垂直叩打体表，在叩打体表时，不能有拖抽动作，速度要均匀而有节律。其中拳击法常用于腰背部；掌击法常用于头顶、腰臀及四肢部；侧击法常用于腰背及四肢部；指尖击法常用于头面，胸腹部；棒击法常用于头顶、腰背及四肢部。

（九）搓法

用双手的掌面或掌侧挟住一定部位，相对用力作快速搓揉，并同时作上下往返移动。本法具有调和气血，舒通经络、放松肌肉等作用，适用于四肢及胁肋部。使用此法时，两手用力要对称，搓动要快，移动要慢。

（十）捻法

一手的拇指和食指罗纹面，捏住另一手的手指，作对称用力捻动。本法具有理筋通络、滑利关节的作用，适用于手指、手背及足趾。运用时动作要灵活、快速，用劲不可呆滞。

（十一）掐法

用拇指或食指指甲，在一定穴位上反复掐按。常与揉法配合使用，如掐揉人中，须先掐时揉。本法有疏通经脉、镇静、安神、开窍的作用。

（十二）抖法

是指用双手握住患者的上肢或下肢远端，用微力做连续的小幅度的上下连续颤动，使关节有松动感，可分上肢抖法和下肢抖法。此法具有疏松脉络、滑利关节的作用，常与搓法合用,作为结束手法,使患者有一种舒松的感觉。

六、推拿按摩的康复护理

1. 行推拿治疗前,向患者做好解释,消除患者紧张心理,取得患者配合。

2. 推拿操作时应摆好患者体位,以患者舒适、不易疲劳、操作方便为宜,冬季注意保暖,避免受凉。

3. 初次行推拿手法时,应尽量采用轻手法,以后根据患者适应情况逐渐加大手法力量。体质瘦弱者,手法宜轻。个别患者按摩后第 2 天皮肤出现青紫现象,可改用轻手法或改换推拿部位。

4. 腰骶部、腹部按摩时,先嘱患者排尿。

5. 局部皮肤有破损、感染、肿瘤、皮炎等禁止按摩,孕妇及妇女月经期禁按腹部、腰部、臀部。

第三节　常见症状的中医传统康复疗法

一、偏瘫的中医传统康复疗法

(一)概述

偏瘫是指一侧上下肢、面肌和舌肌下部的运动障碍,它是脑血管疾病的一个常见症状。轻度偏瘫患者虽然尚能活动,但走起路来,往往上肢屈曲,下肢伸直,瘫痪的下肢走一步划半个圈,这种特殊的走路姿势,称为偏瘫步态。严重者常卧床不起,丧失生活能力。按照偏瘫的程度,可分为轻瘫、不完全性瘫痪和全瘫。

(二)辨证施治

1. 中医中药　偏瘫在中医临床上有轻重缓急的差别,轻者仅限于血脉经络,重者常波及有关脏腑,所以常将脑卒中分为中经络和中脏腑两类。中经络,一般无神志改变而病轻;中脏腑,常有神志不清而病重。中经络可依据辨证选用大秦艽汤、镇肝息风汤治疗;中脏腑可选用羚羊角汤、涤痰汤等治疗。

2. 针灸疗法　中经络治以疏通经络、调和气血。取手足阳明经穴为主,辅以太阳、少阳经穴。初病可单刺患侧,久病则刺灸双侧,新病宜泻,久病宜补。处方:肩髃、曲池、合谷、外关、环跳、阳陵泉、足三里、解溪、昆仑。中脏腑则治以启闭开窍,取督脉、十二井穴为主,辅以手足厥阴、足阳明经穴。用毫针泻法及三棱针点刺井穴出血。处方:人中、十二井、太冲、丰隆、劳宫。

3. 推拿按摩　推拿治疗偏瘫可起到舒筋通络,行气活血的作用。上肢部可取尺泽、曲池、手三里、合谷。采用揉法、按法、揉法、拿法、捻法、搓法、摇法。下肢部可取环跳、阳陵泉、委中、承山、风市、伏兔、解溪等穴。采用揉法、按法、揉法、搓法、擦法等手法。

二、痉挛的中医传统康复疗法

(一)概述

痉挛是指由于筋脉肌肉失却濡养而不能自主所引起的以项背强直、四肢搐搦甚至角弓反张为主要表现的各种疾病的总称。临床上常以筋肉拘急挛缩为其共同的症候特征,可表现为猝然口噤、四肢抽搐、角弓反张。现代医学中的某些锥体外系疾病如扭转痉挛、痉挛性斜颈、手足徐动、帕金森病、肝豆状核变性等,以及脑卒中、脊髓损伤后高肌张力状态均可出现类似特征。

（二）辨证施治

1. 中医中药　分证论治。

（1）邪壅经络

症状:头痛,项背强直,恶寒发热,无汗或有汗,肢体酸重,甚至口噤不语,四肢抽搐,舌苔白,脉浮紧。

治法:祛风散寒,燥湿和营。方药:羌活胜湿汤。

（2）热甚发痉

症状:发热胸闷,心烦,急躁,口噤,骱齿,项背强急,甚则角弓反张,手足挛急,腹胀便秘,苔黄腻,脉弦数。

治法:泄热存阴,增液柔筋。

方药:增液承气汤。

（3）瘀血内阻

症状:头痛如刺,项背强直,形瘦神疲,四肢抽搐,舌质紫暗,边有瘀斑,脉沉细而涩。

治法:益气化瘀,活络止痉。

方药:通窍活血汤。

（4）气血亏虚

症状:素体虚弱,或失血,或汗下太过,症见项背强直,四肢抽搐,头晕目眩,自汗,神疲,气短,舌淡红,苔薄而少津,脉沉细。

治法:益气补血,缓急止痉。

方药:圣愈汤。

2. 针灸疗法

（1）张力平衡针法:治疗脑卒中痉挛性瘫痪,取上肢屈肌侧极泉、尺泽、大陵,上肢伸肌侧肩、天井、阳池;下肢伸肌侧髀关、曲泉、申脉。先刺痉挛优势侧,行较重提插手法,后刺痉挛势侧,行轻柔捻转手法。

（2）经筋刺:在患肢各关节附近的肌腱两侧找压痛点,针尖直达骨膜,得气后,顺肌腱的走行一前一后透刺,并反复提插捻转,针感以患者能耐受且关节不发生阵挛为度,配穴选手足三阴、手足三阳经筋结,平补平泻法。

（3）督脉刺法:督脉经取穴,主穴取水沟、百会风府、大椎、陶道、身柱、神道、至阳、筋缩、脊中、悬枢、命门、腰阳关、腰俞、长强。

痉挛受姿势、情绪、温度、身体状况多种因素影响,不宜以一两次针刺后肌张力情况简单判定有效或无效。

3. 推拿按摩

（1）取床上半坐位,以后取仰卧或半卧位。先推头,头部垫毛巾,用拇指平推整个头部。然后用拇指侧面推运动区,从百会至耳廓上发迹,来回数次,范围要广,以酸胀疼为度。最后用掌根揉头部病侧,多揉风池穴。如有口眼㖞斜,推头维、听宫、地仓等。

（2）推拿上肢,拇指推瘫痪侧的肩井、肩贞等穴,用五指轻捏肩部,沿三角肌、肱二头肌、肱三头肌捏到肘部,用掐法取曲池、尺泽、手三里等穴,力度渐大。但如出现患者屈曲痉挛,力度须减小而柔和。继而捏前臂肌肉,并捻各手指。在做上肢按摩的同时,必须叮嘱患者闭目静心,默想放松,配合协作。另外,瘫痪的上肢容易内收屈曲痉挛,所以当捏三角肌时嘱患者尽力做肩外展动作,医生一手给予适当助力,捏三角肌时嘱患者尽力伸肘,按外关穴嘱患者尽力伸指等。最后术者拉上肢内收屈曲位。嘱患者尽力外展伸直。

（3）推拿下肢,患者健侧卧,用拇指推腰部,掐肾俞穴,深推环跳穴,再用双手搓大小腿,上下来回数遍。然后点压委中、承山、太溪、昆仑等穴,要逐渐加大力度,但如掐穴引起肌紧张亢进痉挛,就应减少力度,以不引起痉挛为好。最后揉捏小腿直至中部各趾。按摩下肢时,也如上肢一样,需嘱患者默想放松。另外,瘫痪的下肢,容易恢复站立和行走,但易行成画圈的病理步态。所以,当掐环跳穴时,嘱患者尽力做下肢内旋、内收、屈曲的动作并用力蹬出。最后,医生帮助患下肢被动屈髋、屈膝、稍内收、内旋,令患者从腰部发力,尽力蹬出,如患者完成不够好,医生可给适当助力。如此反复按摩和练习,可有助于形成正确步行能力。

三、疼痛的中医传统康复疗法

（一）概述

疼痛相当于中医的痹症,是因风、寒、湿、热等外邪侵袭人体,闭阻经络而导致气血运行不畅的病证。主要表现为肌肉、筋骨、关节等部位酸痛或麻木、屈伸不利,甚或关节肿大灼热等。

（二）辨证施治

1. 中医中药　根据中医痹证可分为行痹、痛痹、着痹、风湿热痹等,可分别采用防风汤、乌头汤、薏苡仁汤、白虎桂枝汤治疗。

2. 针灸疗法　针灸治疗疼痛,以局部与循经取穴为主,辅以阿是穴。并在皮肤、肌肉宜浅刺,或用皮肤针叩击;病在筋骨宜深刺留针;病在血脉可放血。处方:肩部:肩髃、肩髎、臑腧;肘部:曲池、合谷、天井、外关、尺泽;腕部:阳池、外关、阳溪、腕骨;背脊:水沟、身柱、腰阳关;股部:秩边、承扶、阴陵;膝部:膝眼、梁丘、阳陵、膝阳关;踝部:申脉、照海、昆仑、丘墟。

3. 推拿按摩　推拿对于疼痛的治疗具有相当好的效果。临床上可根据疼痛部位及性质,采用擦法、揉法、拿法、推法等放松手法及点穴、扳法、抖法等治疗手法。

（刘承梅　宋晓蕾）

第四篇　康复护理技术

第十一章　常用康复护理技术

康复护理的对象都存在着不同程度的功能障碍,严重地影响其日常生活活动和就业能力。按照康复的观念,康复护理要考虑如何使患者的功能尽快恢复的问题。若是一个急性期的脑卒中患者,常常有肢体的瘫痪或痉挛,如何促进肌力恢复、如何让患者的肢体处于一种抗痉挛的体位,包括健侧卧、患侧卧和仰卧位时肢体如何摆放等,同时还要考虑针对性地预防各种并发症,如患手肿胀、患肩疼痛、肩关节半脱位、患足下垂等一系列预防性康复要解决的问题。为此,康复护理的过程必须是通过教育、指导和训练患者,使患者充分发挥功能上的潜力和个人的主动性,学习新的技能和生活方式,逐步提高自我功能独立性,最大限度完成日常生活自理。

日常生活活动训练包括:衣、食、住、行、个人卫生处理、社交等。康复护士为有自护缺陷的人提供的专业护理就是康复护理技术。通过这种康复护理技术的指导护理,使其具备维持生命、日常生活自理的能力。由被动地接受他人的护理变为自己照料自己的自我护理。康复护理的全过程是变被动护理为主动自我护理,提高和改善康复患者的日常生活活动能力水平,早日回归家庭、社会。

本章介绍康复护理技术及康复患者常见症状的康复护理。

第一节　抗痉挛体位摆放及体位转移

一、抗痉挛体位摆放

(一) 目的及意义

为了预防或减轻痉挛和畸形的出现,根据患者疾病的特点设计的一种治疗性体位,以预防以后出现并发症及继发性损害。

(二) 方法

1. 脊髓损伤患者抗痉挛体位摆放(图 11-1)。

(1)仰卧位:头部垫枕,将头两侧固定,肩胛下垫枕,使肩上抬前挺、肘关节伸直、前臂旋后、腕背伸、手指微屈,髋、膝、踝下垫枕,足保持中立位。

(2)侧卧位:头部垫枕,上侧的上肢保持伸展位,下肢屈曲位,将下侧的肩关节拉出以避免受压和后缩,臂前伸,前臂旋后,肢体下均垫长枕,背后用长枕靠住,以保持侧卧位。

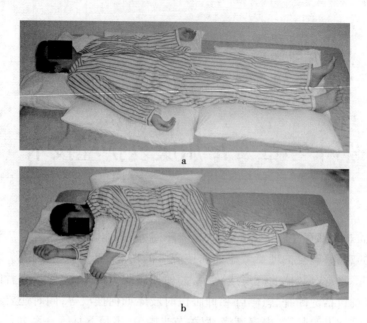

图 11-1 脊髓损伤患者抗痉挛体位摆放

a. 仰卧位；b. 侧卧位

2. 偏瘫患者抗痉挛体位摆放（右侧是患侧，图 11-2）

（1）仰卧位：头部垫薄枕，患侧肩胛和上肢下垫一长枕，上臂旋后，肘与腕均伸直，掌心向上，手指伸展位，整个上肢平放于枕上；患侧髋下、臀部、大腿外侧放垫枕，防止下肢外展、外旋；膝下稍垫起，保持伸展微屈。该体位尽量少用，一方面易引起压疮，另一方面易受紧张性颈反射的影响，激发异常反射活动，强化患者上肢的屈曲痉挛和下肢的伸肌痉挛。

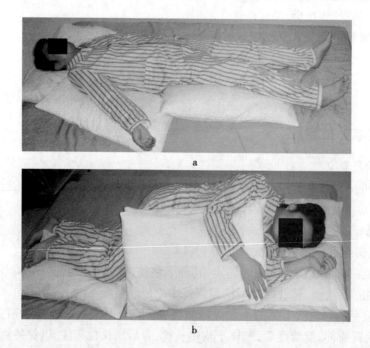

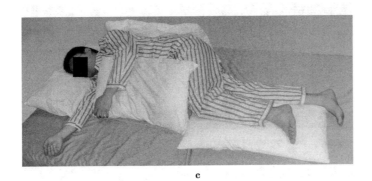

图 11-2　偏瘫患者不同卧位下的抗痉挛体位摆放

a. 仰卧位；b. 健侧卧位；c. 患侧卧位

（2）健侧卧位：健侧在下，患侧在上，头部垫枕，患侧上肢伸展位，使患侧肩胛骨向前向外伸，前臂旋前，手指伸展，掌心向下；患侧下肢取轻度屈曲位，放于长枕上，患侧踝关节不能内翻悬在枕头边缘，防止足内翻下垂。

（3）患侧卧位：患侧在下，健侧在上，头部垫枕，患臂外展前伸旋后，患肩向前拉出，以避免受压和后缩，肘伸展，掌心向上；患侧下肢轻度屈曲位放在床上，健腿屈髋屈膝向前放于长枕上，健侧上肢放松，放在胸前的枕上或躯干上。该体位是最重要的体位，是偏瘫患者的首选体位，一方面患者可通过健侧肢体早日进行一些日常活动，另一方面可通过自身体重对患侧肢体的挤压，刺激患侧的本体感受器，强化感觉输入，也抑制患侧肢体的痉挛模式。

3. 骨关节疾患患者抗痉挛体位摆放

（1）上肢功能位：肩关节屈曲 45°，外展 60°，肘关节屈曲 90°，前臂中间位，腕背伸，各掌指关节和指间关节稍屈曲，拇指在对掌的中间位。

（2）下肢功能位：髋关节伸直，髋及大腿外侧垫枕防止下肢外展、外旋，膝关节稍屈曲，踝关节处于 90°中间位，防止足下垂。随着体位的改变，髋关节也需要变换成屈曲或伸直的位置。

二、体位转移训练

（一）目的及意义

体位转移（transfer）是指人体从一种姿势转移到另一种姿势的过程，包括卧→坐→站→行走。教会瘫痪患者从卧位到坐位、从坐位到立位、从床到椅、从轮椅到卫生间的各种转移方法，使他们能够独立地完成各项日常生活活动，从而提高其生存质量。

（二）方法

1. 翻身训练　作为自理生活的第一步，患者利用残存肢体能力带动瘫痪肢体，在辅助下或独立地进行翻身。

（1）脊髓损伤患者的翻身动作：颈髓损伤患者独立翻身困难，需帮助翻身。现以 C6 损伤患者为例，予以介绍（图 11-3）。

1）患者仰卧于床上，头、肩屈曲，双上肢屈曲上举、对称性用力向身体两侧摆动，产生钟摆样运动。

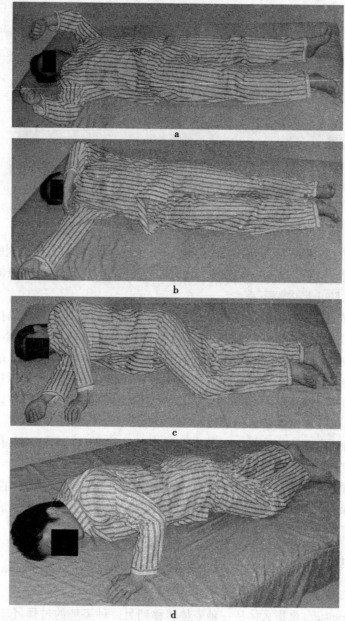

图 11-3　a→b→c→d 脊髓损伤患者自主翻身动作

2）头转向翻身侧，双上肢用力甩向翻身侧时，带动躯干旋转而翻身。

3）位于上方的上肢用力前伸，使翻身侧的上肢放置到该侧位置，完成翻身动作。

（2）偏瘫患者的翻身训练

1）辅助下向健侧翻身（右侧是患侧，图 11-4）。

将患侧下肢放于健侧下肢上，由健手将患手拉向健侧，护理人员于患侧帮助抬起患者肩胛、骨盆，翻身至健侧，每次辅助时仅给予最小辅助，并依次减少辅助量，最终使患者独立翻身，并向患者分步解释动作顺序及要求，以获得患者主动配合。

2）主动向患侧翻身（图 11-5）。

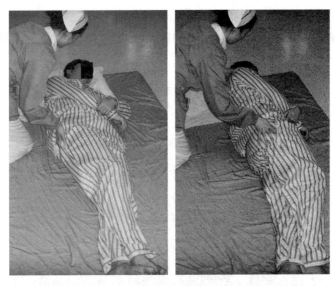

图 11-4 偏瘫患者辅助下向健侧翻身（右侧是患侧）

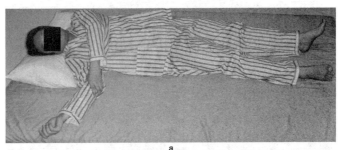

a

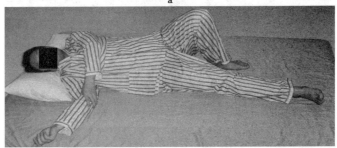

b

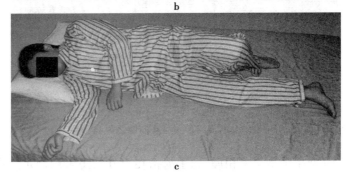

c

图 11-5 a→b→c 向患侧翻身

A. 用健手将患侧上肢外展防止受压,健侧下肢屈髋屈膝。

B. 头转向患侧,健侧肩上抬,上肢向患侧转,健侧下肢用力蹬床,将身体转向患侧。

3）主动向健侧翻身（图 11-6）。

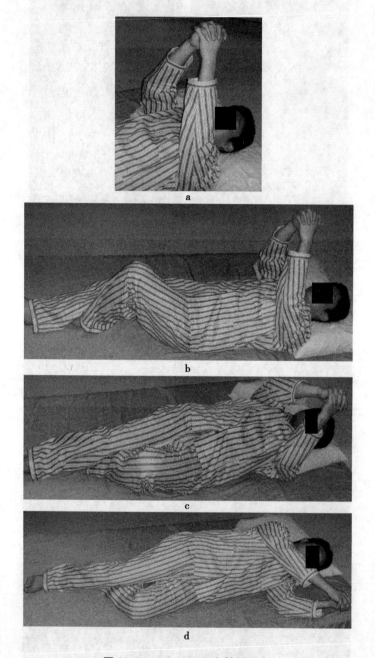

图 11-6　a→b→c→d 向健侧翻身

A. Bobath 握手（双手十指交叉相握,患手拇指在上方）,患者用健足从患侧腘窝处插入并沿患侧小腿伸展,将患足置于健足上方。

B. 伸肘屈膝用力向健侧摆动,健侧脚蹬床,同时转头、转肩,完成翻身动作。

2. 坐起训练

（1）脊髓损伤患者的坐起

1）截瘫患者从侧卧位坐起（图 11-7）。

A. 双上肢用力摆动要翻向的一侧，至侧卧位。

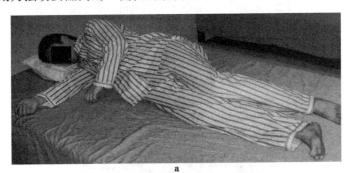

a

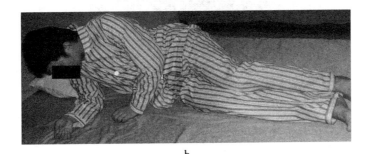

b

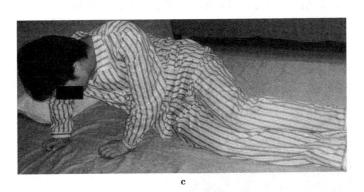

c

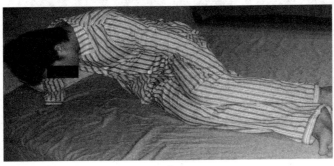

d

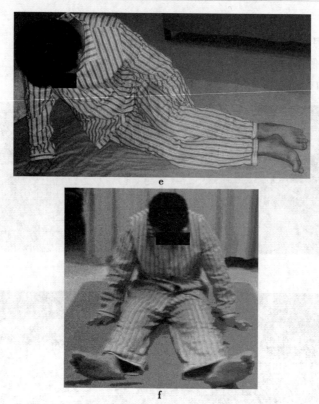

图 11-7　a→b→c→d→e→f 四肢瘫患者从侧卧位坐起

B. 双肘支撑床面,抬起上身,并保持平衡,移动上身靠近下肢。

C. 用上侧上肢用力勾住膝关节。

D. 用力勾住膝关节的同时将另一侧肘弯曲、伸展并将肘逐步移近躯干,取得平衡,通过此动作将上身靠近双腿。

E. 将双手置于体侧,伸肘至坐位。

2)截瘫患者的坐起(图 11-8)。

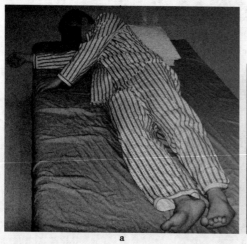

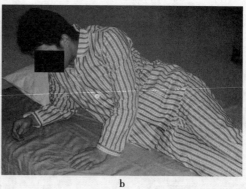

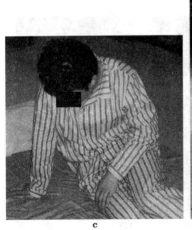
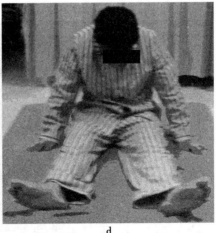

图 11-8　a→b→c→d 截瘫患者坐起

　　A. 双上肢同时用力向一侧摆动,躯干转向一侧。

　　B. 翻向一侧的手和对侧肘支撑床面,然后伸展肘关节,用手支撑床面,并逐步靠近身体,另侧手移至身体同侧。

　　C. 将双手置于体侧,伸肘至长坐位。

　　(2)偏瘫患者的坐起训练

　　1)辅助下坐起(右侧是患侧,图 11-9)。

　　A 和 B 患者的健侧脚插到患侧腿下,Bobath 握手伸肘屈膝摆动至健侧卧位,护理人员将患侧手放到自己的肩上,扶起患者双肩的同时患者用健侧肘撑起上身。

　　C. 健侧肘撑起上身的同时,用健腿将患腿移到床缘下。

　　D. 伸展肘关节,健手支撑床面,使躯干直立,完成床边坐起动作。

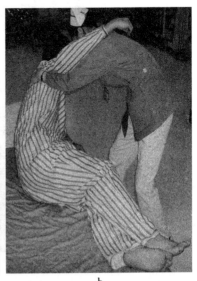

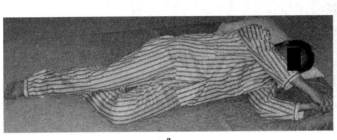

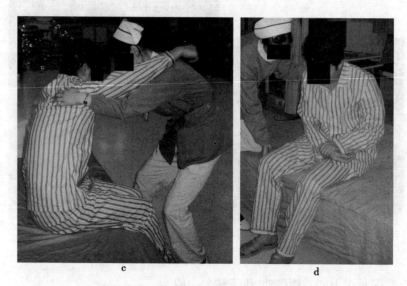

图 11-9 a→b→c→d 偏瘫患者辅助下坐起

2) 偏瘫患者的独自坐起动作(右侧是患侧,图 11-10)。

A. 患者取健侧卧位,健手握住患手,用健侧腿将患侧腿移至床边。

B. 用健侧前臂支撑起上身,头、颈和躯干向上方侧屈,同时用健腿将患腿移到床缘下。

C. 肘伸直,坐起至床边坐位。

D. 改用健手支撑,使躯干直立,完成床边坐起动作。

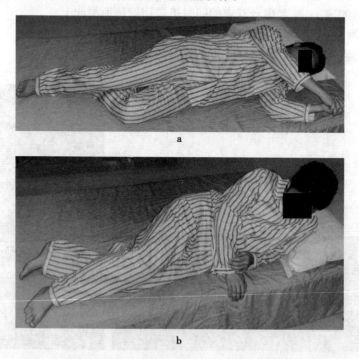

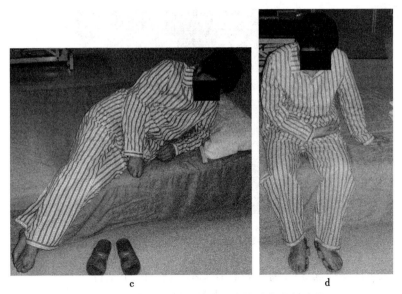

图 11-10　a→b→c→d 偏瘫患者的独自坐起动作

3. 床上坐位训练　由于长期卧床,患者在坐或站起时极容易出现直立性低血压,为了预防该类情况出现,护理人员应早期使用靠背架或摇床,通过逐步增加背靠角度来训练患者坐起(图 2-6-14)。一般 2 周左右可以完全坐起(图 11-11)。

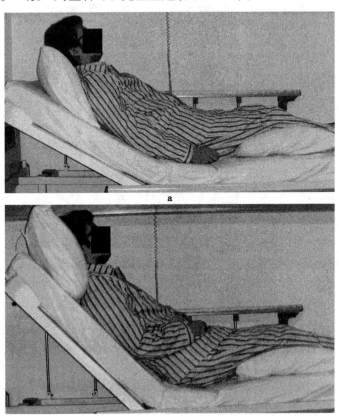

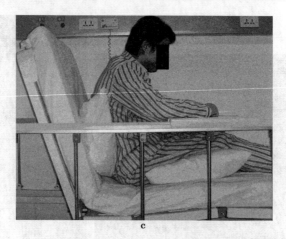

图 11-11 a→b→c 靠物辅助坐起

（1）第一天将床头摇起 30°，询问患者有无不适感，上、下午各 5 分钟。

（2）以后每隔一两天增加 10°、5 分钟，为防止腘绳肌疼痛，膝下应垫软枕。

（3）逐步达到 90°，时间能保持 20 分钟后，可进行坐位进食。

4. 坐位站起训练

（1）脊髓损伤患者的站起训练：截瘫患者戴矫形器站起（图 11-12）。

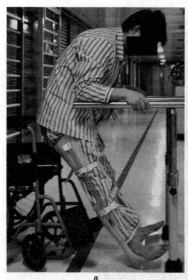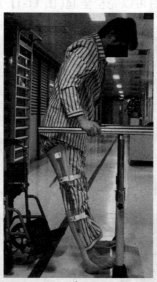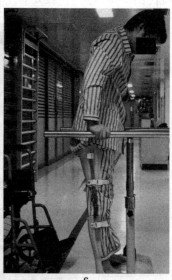

a   b   c

图 11-12 a→b→c 截瘫患者戴矫形器站起

1）驱动轮椅至双杠入口处，刹住轮椅闸，坐于轮椅前部。

2）戴好矫形器，双足着地，将躯干尽量前屈，双手握杠同时用力，将身体拉起，臀部向前，将髋关节处于过伸位，保持站立。

（2）偏瘫患者站起训练

1）辅助站起（右侧是患侧，图 11-13）。

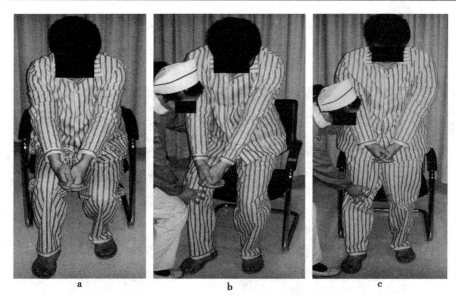

图 11-13　a→b→c 偏瘫患者辅助站起

A. 患者双足平放于地面上,患脚在前,患者 Bobath 握手伸肘,护理人员站在患者偏瘫侧,面向患者,指引患者躯干充分前倾,髋关节尽量屈曲,并注意引导患者体重向患腿移动。

B. 护理人员一手放在患膝上,重心转移时帮助把患膝向前拉,另一手放在同侧臀部帮助抬起体重。

C. 患者伸髋伸膝,抬臀离开椅面,慢慢站起,护理人员用手扶住患者膝部(或用膝抵住患者膝部),防止患膝"打软"。

2)独立站起(右侧是患侧,图 11-14)。

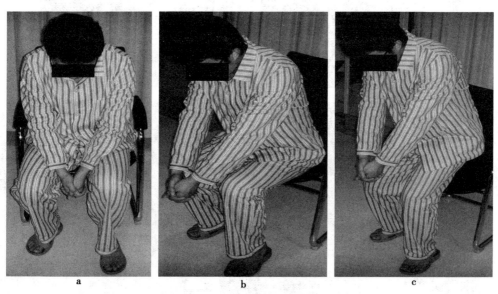

图 11-14　a→b→c 偏瘫患者独立站起

A. 双足着地分开与肩同宽,患足稍后。

B. 患者 Bobath 握手,双臂前伸躯干前倾。

C. 当双肩向前超过双膝位置时,抬臀,伸展膝关节,慢慢站起。

5. 床与轮椅之间的转移

（1）脊髓损伤患者床与轮椅之间的转移（图 11-15）。

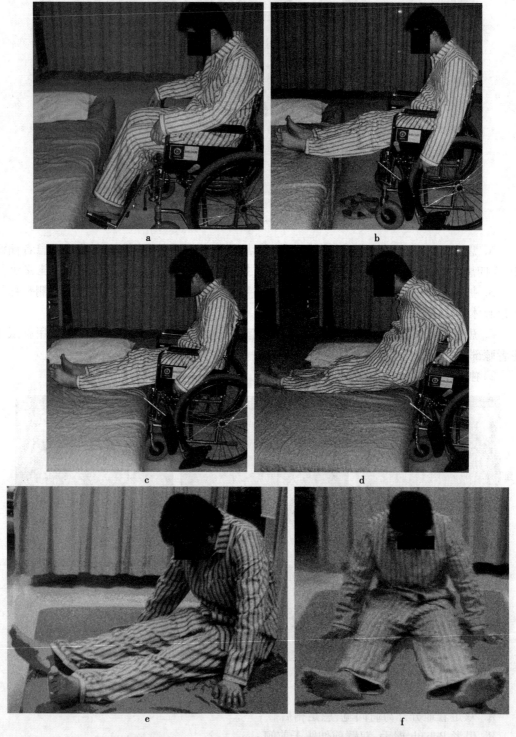

图 11-15　a→b→c→d→e→f 脊髓损伤患者床与轮椅之间的转移

1)患者驱动轮椅正面靠近床,其间距离约为30cm,以供抬腿之用,然后关闭手闸。

2)用手将下肢放到床上;四肢瘫患者躯干控制能力差,需用右前臂勾住轮椅把手以保持平衡,将左腕置于右膝下,通过屈肘动作,将右下肢抬起,放到床上,用同样方法将左下肢放到床上。

3)打开轮椅手闸,向前推动轮椅紧贴床缘,再关闭手闸。

4)双手扶住轮椅扶手向上撑起,同时向前移动坐于床上。

5)然后双手支撑于床面将身体移于床上正确位置,并用上肢帮助摆正下肢的位置。

6)由床返回轮椅与上述相反。

(2)偏瘫患者床到轮椅的转移:患者坐在床边,双足平放于地面上。

1)辅助下由床到轮椅的转移

A. 将轮椅放在患者的健侧,与床成45°角,刹住轮椅,卸下近床侧轮椅扶手和近床侧脚踏板。

B. 护理人员面向患者站立,双膝微屈,腰背挺直,用自己的膝部在前面抵住患膝,防止患膝倒向外侧。

C. 护理人员一手从患者腋下穿过置于患者患侧肩胛上,并将患侧前臂放在自己的肩上,抓住肩胛骨的内缘,另一上肢托住患者健侧上肢,使其躯干向前倾,臀部离开床面后将患者的重心前移至其脚上。

D. 护理人员引导患者转身坐于轮椅上。

由轮椅返回病床,方法同前。

2)独立的由床到轮椅转移

A. 将轮椅放在患者的健侧,与床成45°夹角,关闭轮椅手闸,卸下近床侧轮椅扶手,移开近床侧脚踏板。

B. 患者健手支撑于轮椅远侧扶手,患手支撑于床上。

C. 患者向前倾斜躯干,健手用力支撑,抬起臀部,以双足为支点旋转身体直至背靠轮椅,确信双腿后侧贴近轮椅后正对轮椅坐下。

由轮椅返回病床的转移与上述顺序相反。

三、注意事项

(一)抗痉挛体位的注意事项

1. 在仰卧位时,在足部放一个支被架,把被子支撑起来,避免被子压在足上,引起垂足。

2. 在侧卧位时,尽量使头部和颈椎保持正常对线,偏瘫患者取患侧卧位时,患肩向前拉出,避免受压和后缩。

3. 1~2小时变换一次体位,以维持良好血液循环。

4. 消除患者紧张和焦虑,不良的心理状态可使肌张力增高。

5. 室内温度适宜,因温度太低可使肌张力增高。

(二)体位转移的注意事项

1. 体位转移前消除患者的紧张、对抗心理,以配合转移,护理人员应详细讲解转移的方向、方法和步骤,使患者处于最佳的起始位置。

2. 互相转移时,两个平面之间的高度尽可能相等,两个平面应尽可能靠近,两个平面的物体应稳定：如轮椅转移时必须先制动，椅子转移时应在最稳定的位置等。

3. 转移时应注意安全，避免碰伤肢体、臀部、踝部的皮肤。

4. 转移前护理人员应了解患者的能力，如瘫痪的程度和认知情况，需要的方式和力度的大小等。

第二节　增强肌力与耐力训练的技术

一、目的及意义

1. 增强肌力　使原先肌力减低的肌肉通过肌力训练，肌力得到增强。

2. 增强肌肉耐力　增强肌肉的耐力，使肌肉能够维持长时间的收缩。

3. 功能训练前准备　通过肌力训练使肌力增强，为以后的平衡、协调、步态等功能训练做准备。

二、方法

评估肌肉现存的肌力水平，分别采用以下几种运动方法：辅助主动运动、主动运动、抗阻力运动和等长运动。

（一）辅助的主动运动

1. 徒手辅助主动运动　当患者肌力为 1 级或 2 级时，护理人员帮助患者进行主动运动。例如：腘绳肌肌力 2 级，患者俯卧位，护理人员站在训练一侧肢体旁，一手固定于大腿后部，让患者主动屈曲膝关节，另一手握踝关节辅助用力，当屈膝达 90°时，重力作用可促进屈曲。随着肌力的改善，随时可以做辅助量的精细调节，不受任何条件的限制，这样效果较好。

2. 悬吊辅助主动运动　利用绳索、挂钩、滑轮等简单装置，将运动的肢体悬吊起来，以减轻肢体的自身重量，然后在水平面上进行训练。例如：训练髂腰肌肌力时，患者侧卧，患肢在上，分别在膝关节及踝关节垂直上方放置挂钩，吊带固定于膝关节及踝关节，用绳索悬吊，患者主动屈髋。随着肌力的改善还可以调节挂钩的位置、改变运动面的倾斜度、用手指稍加阻力或用重锤做阻力，以增加训练难度。

3. 滑板上辅助主动运动　滑板可减少肢体运动时的摩擦力，肢体在滑板上主动滑动可达到训练目的。例如：肱三头肌肌力为 1~2 级时，患者坐位，滑板置于治疗床上，治疗上肢放于滑板上，通过主动伸肘动作进行训练，也可同时轻拍或轻叩肱三头肌肌腹。随着肌力改善，可通过增加滑板的倾斜度来增加训练难度。

（二）主动运动

适用于肌力达 3 级以上的患者，是通过患者主动收缩肌肉完成运动，训练时选择正确的体位和姿势，将肢体置于抗重力体位，防止代偿动作，对运动的速度、次数及间歇予以适当的指导。常见的主动运动形式为徒手体操练习。

（三）抗阻力主动运动

1. 徒手抗阻力主动运动　阻力的方向总是与肌肉收缩使关节发生运动的方向相反，阻力通常加在需要增强肌力的肌肉附着部位远端，这样，较少的力量即可产生较大的力矩。加阻力的部位，要根据患者的状况来定。例如：当股四头肌肌力达到 4 级时，可在小腿的位置施加阻力,当肌力比4级稍强时,可以在踝关节处施加阻力;当肌力未达到4级时,可在小腿1/3处施加阻力或用两个手指的力量施加阻力,加阻力时不可过急,宜缓慢,使运动中的肌肉收缩时间延长,一次动作2~3秒完成,开始时在轻微阻力下主动运动10次,然后加大阻力,使肌肉全力收缩活动10次。训练时,对骨折患者要注意加阻力的部位和保护骨折固定的部位,阻力也不要过大,以免影响骨折恢复。

2. 利用哑铃、沙袋、滑轮、弹簧、重物、摩擦力等作为运动的阻力,施加阻力的大小、部位及时间应根据患者的肌力大小、运动部位进行调节。如直接用手拿重物或把重的东西系在身体某部位进行练习。例如:膝伸展动作时,将沙袋固定在小腿上进行练习(图11-16)。

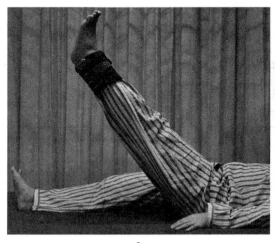
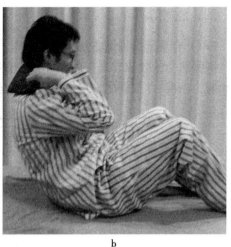

a   b

图11-16　抗阻力主动运动

a. 小腿置沙袋作为阻力增强股四头肌肌力训练;b. 后颈置沙袋作为阻力增强腹肌肌力训练

(四)等长运动

等长收缩训练是增强肌力最有效的方法。肌肉收缩时,没有可见的肌肉缩短或关节运动。具体方法为:指导患者全力收缩肌肉并维持5~10秒,重复3次,中间休息2~3分钟,每天训练一次。如骨折手术后石膏制动的早期训练中,为避免给损伤部位造成不良影响,可选用这种方法进行肌力增强训练。

(五)肌肉耐力训练

肌力训练的同时具有部分肌肉耐力训练的作用,但二者在训练方法上有所不同。为了迅速发展肌力,要求在较短的时间内对抗较重负荷,重复次数较少;而发展肌肉耐力则需在较轻负荷下,在较长时间内多次重复收缩。临床上常将肌力训练与耐力训练结合起来进行训练,从而使肌肉训练更为合理。

三、康复护理

(一)无痛和轻度疼痛范围内的训练

肌力训练应在无痛和轻度疼痛范围内进行训练,如果最初训练引起肌肉的轻微酸痛,则属正常反应,一般次日即可自行恢复,如肌力训练引起患者训练肌肉的明显疼痛,则应减少运动量或暂停。疼痛不仅增加患者不适,而且也难达到预期训练效果。待查明原因后,进行临床治疗后再进行训练。

（二）调动患者的积极性

肌力训练的效果与患者的主观努力程度关系密切，要充分调动患者的积极性，训练前进行训练指导，使患者了解训练的方法和作用，训练中经常给予语言鼓励并显示训练的效果，以提高患者的信心和主动参与。

（三）适应证和禁忌证

掌握肌力训练的适应证和禁忌证，尤其对心血管疾病患者、老年人、体弱者等高危人群应在治疗师指导下训练，密切观察患者的情况，严防意外发生。

四、注意事项

（一）合理选择训练方法

增强肌力的效果与选择的训练方法直接有关。训练前应先评估训练部位的关节活动范围和肌力情况，并根据肌力现有等级选择运动的方法（表 11-1）。

表 11-1　肌力级别与肌力训练方法的关系

肌力级别	选用运动方法
0~1	功能性电刺激运动
	助力运动
2	辅助主动运动
3	主动抗部分重力运动
	主动抗重力运动
	抗轻微阻力运动
4	抗较大阻力运动
5	抗最大阻力运动

（二）合理调整运动强度

运动强度包括重量和重复频率。应根据患者的状况随时调整训练的强度、时间等，记录患者的训练情况，包括训练时患者对运动负荷的适应能力、训练的运动量是否适合、训练中患者的状况、在训练前后随时测试肌力的进展情况。患者锻炼时的最大抗阻重量应该适当小于患者的最大收缩力，施加的重量或阻力应恒定，避免突然的暴力或阻力增加。

（三）避免过度训练

肌力训练时应该在无痛的前提下进行。肌力训练后短时间内的肌肉酸痛是正常现象，而次日晨的酸痛或疲劳增加说明运动量过大，护理人员应做好解释工作，并详细询问训练当时及次日晨患者的反应，做到及时调整训练方案。

（四）训练前准备

训练前进行准备活动和放松活动，将运动的肌肉、韧带、关节和心血管系统预热，避免突然运动导致适应障碍和合并症。

（五）注意心血管反应

运动时心血管将有不同程度的应激反应。特别是等长抗较大阻力运动时，具有明显的升血压反应,加之等长运动伴有憋气,对心血管造成额外的负荷。因此,有高血压、冠心病或其他心血管疾病者应禁忌在等长抗阻运动时过分用力或憋气。

第三节 呼吸功能训练与体位排痰训练技术

一、呼吸功能训练

(一)目的及意义

1. 通过对呼吸运动的控制和调节来改善呼吸功能。

2. 通过增加呼吸肌的随意运动,使呼吸容量增加,从而改善氧气的吸取和二氧化碳的排出。

3. 通过主动训练可以改善胸廓的顺应性,有利于肺部及支气管炎症的吸收及肺组织的修复。

(二)方法

1. 体位的选择 基本原则是选用放松、舒适的体位。合适的体位可放松辅助呼吸肌群,减少呼吸肌耗氧量,缓解呼吸困难症状,稳定情绪,固定和放松肩带肌群,减少上胸部活动,有利于膈肌移动等。需加强患侧的胸式呼吸时可以采取患侧在上的侧卧位,对体力较好的患者可采用前倾站立位。

2. 腹式呼吸训练 患者取舒适放松的坐位,护理人员将手放置于前肋骨下方的腹直肌上,让患者用鼻缓慢地深吸气,肩部及胸廓保持平静,腹部鼓起,而呼气时缓慢经口呼出,同时腹部下陷。重复上述动作 3~4 次后休息。

3. 呼吸肌训练

(1)吸气阻力训练

1)患者持手握式阻力训练器吸气,训练器有各种不同直径的管子。

2)不同直径的管子在吸气时气流的阻力不同,管径愈窄则阻力愈大。

3)根据患者可接受的前提下,首先选取管径较粗的进行吸气训练,开始训练 3~5 分钟/次,3~5 次/天,以后训练时间可逐步增加至 20~30 分钟/次。

4)当患者的吸气肌力及耐力有改善时,可逐渐将训练器管子的直径减小。

(2)呼气训练

1)腹肌训练:腹肌是最主要的呼气肌。训练时患者取仰卧位,上腹部放置 1~2kg 的沙袋,吸气时肩和胸部保持不动并尽力挺腹,呼气时腹部内陷。沙袋重量逐步增加至 5~10kg,但必须以不妨碍膈肌活动及上腹部鼓起为宜。也可在仰卧位下作双下肢屈髋屈膝,两膝尽量贴近胸壁的训练,以增强腹肌力量。

2)吹蜡烛法:将点燃的蜡烛放在口前 10cm 处,吸气后用力吹蜡烛,使蜡烛火焰飘动,每次训练 3~5 分钟,休息数分钟,再反复进行。每 1~2 天将蜡烛与口的距离加大,直到距离增加到 80~90cm。

4. 缩唇呼气训练 教会患者用鼻腔缓慢地深吸气后,呼气时将嘴唇缩紧,如吹口哨样,吸气与呼气之比为 1:2 或 1:3。

（三）呼吸训练注意事项

1. 训练方案应因人而异　在训练过程中循序渐进,鼓励患者持之以恒,锻炼终身。

2. 环境适宜　避免在风沙、粉尘、寒冷、炎热、嘈杂的环境锻炼,呼吸时最好经鼻,以增加空气温度和湿润度,减少粉尘和异物的刺激。

3. 注意观察患者的反应　训练时不应该有任何不适症状,锻炼次日晨起时应该感觉正常,如果出现疲劳、乏力、头晕等,应暂时停止训练。

4. 病情变化时应及时调整训练方案,避免训练过程中诱发呼吸性酸中毒和呼吸衰竭。

5. 训练适度　避免过度换气综合征或呼吸困难。

6. 训练时适当给氧,可边吸氧边活动,以增强活动信心。

二、体位排痰训练

（一）目的及意义

利用重力原理,改变患者的体位有利于分泌物的排出,从而有利于改善肺通气,提高通气血流比值,防止或减轻肺部感染,改善患者肺功能。

（二）方法

1. 心理护理　排痰前消除患者的紧张情绪,使患者能很好地配合,令患者全身放松,自然呼吸。

2. 采用触诊、叩诊、听诊器听诊等方法判断患者肺部哪一段的痰液需要引流。

3. 引流时间应安排在早晨清醒后进行,因为夜间支气管纤毛运动减弱,气道分泌物易于睡眠时潴留。

4. 将患者置于正确的体位排痰姿势,并且尽可能让患者舒适放松,应随时观察患者面色及表情(图 11-17),病变部位摆于高处,以利于痰液从高处向低处引流。

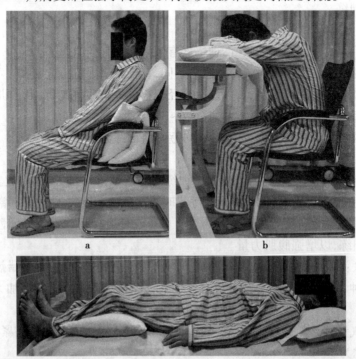

a b

c

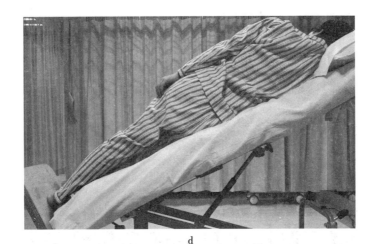

d

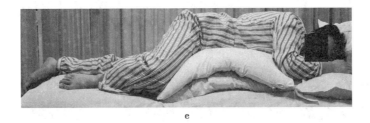

e

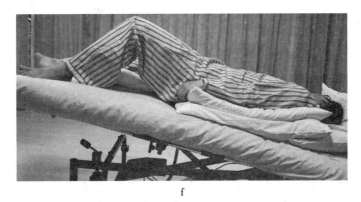

f

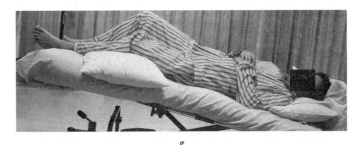

g

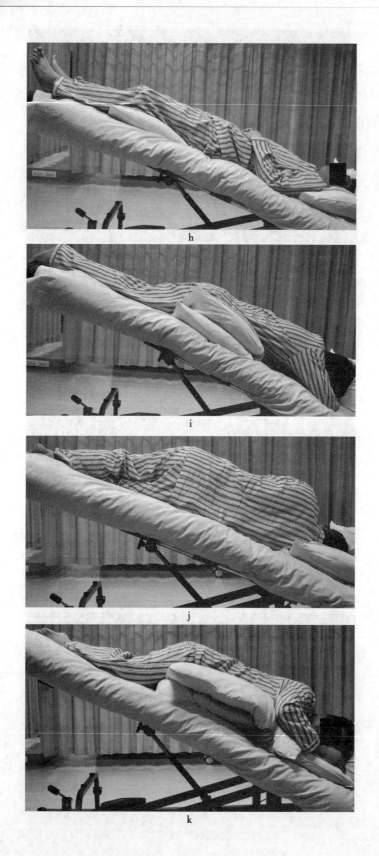

h

i

j

k

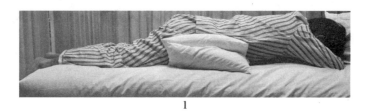

图 11-17　体位排痰姿势

a. 前顶叶病变,直接在锁骨下叩击;b. 后顶叶、右侧及左侧上叶病变,在肩胛骨上叩击;c. 两侧前叶病变,仰卧位,膝下垫枕直接于两侧乳头或乳房上叩击;d. 左上叶后区,患者朝右侧呈 3/4 俯卧,将头及肩膀抬高 45°,直接在左肩胛骨上叩击;e. 右上叶后区,水平俯卧软枕垫起右侧 45°,直接在右肩胛骨上叩击;f. 左上叶区,床头朝下 30°,仰卧软枕垫起左侧,支撑且叩击左乳房下方;g. 右上叶区,床头朝下 30°,仰卧位,软枕垫起右侧,叩击右乳房下方;h. 双侧下叶前底区,患者仰卧,膝下置软枕,床头朝下 45°,叩击双侧肋下部;i. 两侧下叶基底区,俯卧位,腹部下置软枕且床头朝下 45°,叩击双侧肋下部;j. 左下叶基底区,俯卧位,软枕垫起左侧 45°且床头朝下 45°,叩击左胸腔下旁侧;k. 右下叶基底区,俯卧位,软枕垫起右侧 45°,床头朝下 45°,叩击右胸腔下旁侧;l. 两侧下叶上区,俯卧位,软枕置腹下以保持背部平直,直接叩击双侧肩胛骨下方

5. 如果患者可以忍受,维持引流体位 30 分钟左右,不要超过 45 分钟,避免患者疲劳。

6. 体位排痰期间应配合饮温水、雾化吸入等,使痰液稀释,利于排出。

7. 体位排痰过程中,有效咳嗽及局部的叩击可以增加疗效。

8. 即使引流时没有咳出分泌物,告诉患者,训练一段时间后可能会咳出一些分泌物。

9. 评估与记录:评估在引流过的肺叶(段)上听诊呼吸音的改变;记录:痰液潴留的部位,痰液排出的颜色、质感、数量及气味,患者对引流的忍受程度,血压、心率情况,呼吸模式,胸壁扩张的对称性等。

三、体位排痰训练的注意事项

1. 训练时机选择　选在早餐前、晚间睡前进行为宜,绝对不能在餐后直接进行体位排痰训练。

2. 如果患者体位排痰 5~10 分钟仍未咳出分泌物,则进行下一个体位姿势。

3. 体位排痰训练的过程中,应密切观察患者的生命体征的变化。

4. 近期有肋骨骨折、肩滑囊炎等慎用侧卧位训练。

5. 认真做好宣教,使患者认识到即使引流时未咳出痰液,未必无效,松动的痰液可能需要 30~60 分钟才能咳出,坚持训练则利于痰液咳出。

6. 体位排痰训练结束后让患者缓慢坐起并休息一会儿,防止出现直立性低血压的征兆。

7. 保持室内空气新鲜。

(杨凤翔)

第四节　神经源性膀胱的康复护理训练技术

一、概述

(一)定义

神经源性膀胱是指由神经系统损伤或疾病导致神经功能异常后,引起膀胱储存和排空尿液的功能障碍。膀胱和尿道括约肌主要有两个功能:①储存尿液;②有规律地排出尿液。储尿和排尿活动在中枢神经和周围神经的控制下由膀胱逼尿肌和尿道括约肌协调完成。当控制膀胱的中枢神经和周围神经功能异常时,使膀胱不能随意储存和排泄尿液,从而发生尿潴留、尿失禁,并可引起泌尿系感染、肾功能不全和其他全身并发症。

(二)储尿、排尿的生理

正常的尿液排泄本质上是一种脊髓反射,受中枢神经系统包括大脑皮质、脑桥和脊髓的调控,协调膀胱和尿道的功能。膀胱和尿道由3组周围神经支配,分别来自于自主神经系统和躯体神经系统。

1. 大脑皮质　排尿控制中枢位于大脑额叶,在正常储尿期该区域的主要活动是向逼尿肌传送张力性抑制性信号,抑制排尿反射,保证膀胱只在合适的时机和地点才进行排空动作。在某些疾病或损伤时,可出现逼尿肌反射亢进,常表现为尿失禁。大脑传送的信号在到达膀胱之前将经过2个中间站点,即脑干和骶髓。

2. 脑桥　是大脑和膀胱之间信号传递的主要中继中枢。脑桥中有一个负责协调排尿过程的脑桥排尿中枢(pontine micturition center,PMC),其协调尿道括约肌放松和逼尿肌收缩,促进排尿,具有排尿、储尿两相转换的开关机制。

与膀胱活动相关的意识性感觉从大脑皮质传送到脑桥,在这里,多种兴奋与抑制性神经元系统发生相互作用。PMC在排尿通路中起着中继开关的作用,其兴奋将引起尿道括约肌开放,有助于逼尿肌收缩排尿。

在膀胱充盈时,逼尿肌的牵张感受器向脑桥传送信号,后者又向大脑传递,人们由此感知到膀胱胀满的信号,从而产生上厕所的需求。而在正常情形下,若此时所处场合并不适合排尿时,大脑会向脑桥发出抑制性信号抑制膀胱收缩,使个体能够延迟排尿,直到发现合适的时机与地点时,大脑向脑桥传送兴奋性指令,开放括约肌并收缩逼尿肌,使膀胱排空。

3. 脊髓　是控制下尿路活动的下级中枢,在正常的膀胱灌注和排空周期中,脊髓在脑桥和骶髓之间起着中介作用,其完好与否对于正常排尿至关重要。当骶髓接受到来自膀胱的感觉信息时,向上经脊髓传送到脑桥和大脑,大脑对此信息进行整合判断并做出应答,再经由脑桥、脊髓向下传至骶髓和膀胱而产生相应的反应。如发生脊髓损伤,则患者会出现尿频、尿急和急迫性尿失禁,但不能完全排空膀胱。这是因为此时逼尿肌和括约肌均有活动过度,出现逼尿肌反射亢进性逼尿肌-括约肌协同失调(detrusor-sphincter dyssynergia with detrusor hyperreflexia,DSD-DH)。

骶髓反射中枢负责膀胱收缩,是原始排尿中枢。如骶髓受到严重损伤时(如肿瘤、椎间盘突出),膀胱可能失去功能,此时逼尿肌不能收缩排尿,出现尿潴留,称之为逼尿肌无反射。

4. 周围神经　自主神经系统位于中枢神经系统之外,又分为交感和副交感神经系统,对处于非随意控制下的内脏的活动(如肠、心脏、膀胱)进行调节。膀胱和尿道内括约肌主要受交感神经控制。当交感神经兴奋时,导致膀胱容量增大且不增加逼尿肌静息压力,同时刺激尿道内括约肌收缩保持紧密关闭。交感活动还抑制副交感刺激。所以,交感神经兴奋时,发生膀胱的适应性调节和排尿反射的抑制。

副交感神经功能与交感神经相反,其兴奋时引起膀胱逼尿肌收缩,尿道内括约肌舒张而排尿。在副交感神经兴奋时,交感神经对内括约肌的影响被抑制,从而使之放松和开放。同时,阴部神经活动也被抑制,导致外括约肌开放,由此促进随意排尿。

躯体神经系统也是位于中枢性脊髓外部的一个部分,其调控随意肌的收缩,如尿道外括约肌、盆底肌。阴部神经起自阴部神经核,兴奋时引起尿道外括约肌和盆底肌的收缩。

(三)神经源性膀胱病因

1. 中枢神经疾病 脑血管疾病、脑肿瘤、脑外伤等。

2. 脊髓损伤 外伤、脊髓肿瘤、多发性硬化、腰椎板切除术等。

3. 骶髓损伤 骶髓肿瘤、椎间盘突出、骨盆挤压伤等。

4. 周围神经病变 糖尿病、艾滋病、带状疱疹、马尾神经损伤、自主神经病变、盆腔广泛性手术后、吉兰-巴雷综合征、生殖肛门区的严重疱疹、恶性贫血和神经性梅毒等。

5. 盆腔手术 直肠癌、子宫癌根治术、盆腔淋巴结清除等。

(四)临床分类

随着神经源性膀胱管理的发展,有多种神经源性膀胱的分类方法,目前常用的分类方法有:

1. 根据损伤或疾病水平进行分类方法(表 11-2)

表 11-2 根据损伤或疾病水平进行分类

损伤或疾病水平	逼尿肌活动	括约肌活动	排尿障碍类型
脑桥上病变	亢进	协调	尿失禁
骶上脊髓损伤	亢进	不协调	逼尿肌活动亢进并逼尿肌括约肌协同失调
骶髓损伤	低下或亢进	亢进或低下	尿潴留或尿失禁
骶髓以下或外周神经损伤	低下	多样	排尿困难或尿失禁

2. Madersbacher 分类方法

逼尿肌活动亢进伴
括约肌活动亢进

逼尿肌活动亢进伴
括约肌活动低下

逼尿肌活动低下伴
括约肌活动亢进

逼尿肌活动低下伴
括约肌活动低下

二、康复评定

(一)询问病史

1. 排尿障碍特点及是否伴有排便障碍。

2. 是否有外伤、手术、糖尿病、脊髓炎等病史或用药史,如抗胆碱能药物、三环类抗抑郁药、α 受体阻滞药等。

3. 有无膀胱充盈感、排尿感等膀胱的感觉减退或丧失。

4. 饮水和排尿习惯。

（二）体格检查

1. 注意血压。

2. 腹肌张力,下腹部有无包块、压痛,膀胱充盈情况。

3. 其他神经系统特征,如感觉、反射、肌力、肌张力等;检查肛门括约肌的张力和主动运动、会阴部感觉、球海绵体反射等。

（三）实验室检查

根据医嘱进行尿常规、细菌培养、细菌计数、了解有无泌尿系感染、尿糖和尿蛋白;尿细胞学检查,了解有无肿瘤细胞等;血常规和血生化检查,包括血尿素氮、肌酐、钾钠氯等电解质等检查,有助于了解肾功能状况。

（四）超声检查

了解有无上尿路积水。

（五）尿流动力学检查

了解逼尿肌、尿道内、外括约肌各自的功能状态及其在储尿、排尿过程中的相互作用。目前为止,尿流动力检查是唯一能同时准确评价膀胱尿道功能和形态的方法,并能提示下尿路状况对上尿路功能变化的潜在影响。尿流动力学检查结果是神经源膀胱分类的重要依据。

（六）膀胱安全容量与压力测定

（分别介绍简易标尺、膀胱尿压容量评定仪测定两种检测方法）

1. 简易膀胱安全容量与压力测定方法　由于医疗机构设备条件的限制,或患者病情不允许等原因,尿流动力学检查无法进行时,可通过简易膀胱容量和压力测定,初步评估膀胱储尿期与排尿期,逼尿肌和括约肌的运动功能及膀胱感觉功能,获得逼尿肌活动性和顺应性、膀胱内压力变化、安全容量等信息,以指导膀胱训练及治疗。

正常人的膀胱容量为 $300 \sim 500ml$,膀胱充盈时内压力为 $10 \sim 15cmH_2O$,当膀胱内压力经常大于 $40cmH_2O$ 时,发生肾积水和输尿管反流的风险仪器提高。在安全压力下的膀胱容量就是安全容量。

(1)用物准备:可调式输液架 1 个,测压标尺 1 个,三通管 1 枚,测压管 1 根(可用一次性吸氧管),输液器 1 副,500ml 的生理盐水 1 瓶、量杯、无菌导尿包 1 个、14 号的无菌导尿管 1 根。

(2)方法:将测压管垂直固定于测压标尺旁,将测压标尺挂在输液架上→将 500ml 的生理盐水瓶加温至 $35 \sim 37℃$,→插上输液管排气后并悬挂在输液架上→将三通管分别与输注生理盐水的输液管和测压管的下端相接→嘱患者排空膀胱,取仰卧或坐位→插入无菌导尿管,排空膀胱内的尿液,记录导尿量(残余尿量)→固定导尿管→将导尿管的开口与三通管另一端相连,确认各管道连接通畅→调节输液架使测压管的零点与患者的耻骨联合在同一水平面上→打开输液调节器以 $20 \sim 30ml/min$ 的速度向膀胱内灌入生理盐水→观察测压管中的水柱波动→记录容量改变对应的压力改变→当测压管中的水柱升至 $40cmH_2O$ 时或尿道口有漏尿时→停止测定→撤除测定装置,引流排空膀胱,记录引流量(即膀胱安全容量)并进行分析。

2. 膀胱尿压容量评定仪测定

(1)操作准备

1）全面评估患者的情况，了解患者的一般状态、病情、心理状态和知识水平等。

2）向患者/家属解释膀胱容量和压力测定的目的及操作过程。

3）嘱患者测压前 2~3h 禁食禁水，以免测压过程产生大量尿液。

4）按要求准备用物：膀胱容量压力测定仪，连接管、500ml 的生理盐水 1 瓶、尿袋、带有刻度的量杯（或有刻度的尿壶）、治疗车、无菌导尿包 1 个、14 号的无菌尿管 1 根。

（2）操作要点

1）插入导尿管导尿：完全排空膀胱，导尿后留置尿管；排空膀胱后将尿管再插入 1~2cm，尿管前端完全在膀胱内。治疗碗放置尿道口，防止测压过程流出的尿液污染床单位。

2）启动测压系统：在患者排尿过程中，启动测压系统，连接测压管道并排气。

3）开始测压：观察患者尿量并记录，将尿管与测压管连接，打开开关，再次确认管道顺畅，在测压过程中尽量避免碰触管道。嘱患者深呼吸，校零，开始测压。

4）整理用物，记录结果。

3. 残余尿量评定仪测定

（1）操作准备

1）全面评估患者的情况，了解患者的一般状态、病情、心理状态和知识水平等。

2）向患者/家属解释膀胱残余尿测定的目的及操作过程。

3）嘱患者测量前 4h 饮水 300~400ml，4h 内患者自行排尿后立即测量残余尿。

4）按要求准备用物：膀胱残余尿测定仪，耦合剂、擦手纸、记录单。

（2）操作要点

1）核对手腕带，抬高床头 30°~45°。

2）暴露下腹部（耻骨联合上 2 横指），涂耦合剂。

3）将膀胱残余尿测定仪探头轻压膀胱区进行测量，得出数值。

4）擦净皮肤，整理床单位，记录结果。

排尿后膀胱内残存的尿量称为残余尿量。正常女性残余尿量不超过 50ml，正常男性残余尿量不超过 20ml。残余尿量>100ml 需要用导尿等方法排尿。常用膀胱残余尿量测定方法有导尿法和 B 超法。

三、康复治疗

（一）治疗原则

增加膀胱的顺应性，恢复低压储尿功能，以减少膀胱输尿管反流，保护上泌尿道。

1. 恢复膀胱的正常容量。

2. 减少尿失禁。

3. 不留置导尿管。

4. 恢复膀胱的可控制性排尿。

5. 减少和避免泌尿系感染和结石等并发症。

（二）早期留置导尿

早期的膀胱障碍主要为尿潴留，因此常采用留置导尿的方式，可经尿道或耻骨上造瘘行留置导尿。要注意保持尿管朝向正确的方向和夹放导尿管的时间。膀胱贮尿在 300~400ml

时有利于膀胱自主功能的恢复。留置导尿时每天进水量须达到 2500～3000ml,定期冲洗膀胱,每周更换导尿管。

(三) 恢复期膀胱再训练

当患者进入恢复期,应尽早拔除留置导尿管,评估逼尿肌及括约肌功能,制定治疗方案,及早进行膀胱再训练、间歇导尿等方法,促进患者膀胱功能恢复(表 11-3)。

表 11-3 根据膀胱功能障碍表现的处理策略

临床表现	原因	治疗	处理方法
储尿障碍 (尿失禁)	膀胱原因所致	膀胱再训练	定时排尿
		集尿装置	外部集尿器(尿垫、阴茎套)
		导尿	间歇导尿或留置导尿,并联合使用药物降低膀胱内压
		药物	抗胆碱能药物、肾上腺素能激动药、钙通道阻断药、肉毒毒素注射
		手术治疗	膀胱扩容术
	出口障碍所致	膀胱再训练	定时排尿、盆底肌训练、生物反馈
		集尿装置	外部集尿器(尿垫、阴茎套)
		导尿	留置导尿
		药物	α受体激动药、丙米嗪
		手术治疗	尿道周围胶原注射、尿道悬吊、人工括约肌
排尿障碍 (尿潴留)	膀胱原因所致	膀胱再训练	定时排尿、反射性排尿训练、Valsalva 屏气法和 Crede 手法
		导尿	间歇(清洁)导尿或留置导尿
		药物	胆碱能激动药(氨基甲酰甲基胆碱)
		手术治疗	神经刺激疗法、括约肌切除
	出口障碍所致	膀胱再训练	肛门牵张排尿
		导尿	间歇(清洁)导尿或留置导尿
		药物	α受体阻滞药、口服骨骼肌松弛药等
		手术治疗	括约肌切除、括约肌支架、膀胱出口手术、阴部神经切除
储尿和排尿均障碍		导尿	解除逼尿肌痉挛后若允许导尿管插入,可间歇导尿
		手术治疗	耻骨上造瘘留置导尿管,回肠行膀胱替代成形术

(四) 耻骨上膀胱造瘘

耻骨上膀胱造瘘(suprapubic catheterization)将导管由下腹部耻骨联合上缘穿刺放置入膀胱,将尿液引流到体外的一种方法,分为暂时性和永久性两种。

1. 目的

(1)引流尿液,保持上尿路通畅,保护肾脏功能。

（2）减少尿道并发症。

（3）保持会阴部清洁。

2. 适应证

（1）尿道异常，如尿道狭窄、尿路梗阻和尿道瘘。

（2）复发性尿路梗阻。

（3）导尿管插入困难。

（4）继发于尿失禁的尿漏导致会阴部皮肤损伤。

（5）改善性功能。

（6）存在前列腺炎、尿道炎或睾丸炎。

3. 禁忌证

（1）膀胱未充盈者。

（2）有下腹部手术史，腹膜返折与耻骨粘连固定者。

4. 常见并发症 穿刺后出血、膀胱痉挛和膀胱刺激症状、尿液引流不畅或漏尿、泌尿系感染、结石形成和膀胱癌等。

5. 操作步骤

（1）穿刺前需行膀胱触诊，必要时用超声波检查或其他方法确认膀胱充盈。

（2）会阴部备皮、消毒。

（3）穿刺点为耻骨联合上 1~2cm 处或脐下 3~4cm 处。

（4）局部麻醉。

（5）将膀胱造瘘管连接膀胱穿刺针后直接由穿刺点进入，进入膀胱后，导管有尿流出，将导管沿穿刺针置入膀胱内，缝针固定膀胱造瘘管于皮肤。

6. 注意事项

（1）保持导管清洁通畅。

（2）每日消毒造瘘口皮肤，清除分泌物，覆盖无菌敷料，如造瘘口周围皮肤红肿，使用造口粉保护。

（3）若膀胱内出血不止，冲洗液中加入少许 0.03% 麻黄碱止血。

（4）集尿袋须低于耻骨联合或膀胱水平，防止逆行感染。

（5）每周更换集尿袋（抗反流）1 或 2 次，每月更换引流管 1 次。

（6）每日摄入水分 2500ml 左右，避免膀胱内感染和结石形成。

（7）造瘘管 2~3h 放尿 1 次，以维持膀胱容量。

四、康复护理技术

（一）膀胱训练

膀胱训练是根据学习理论和条件反射原理，通过患者的主观意识活动或功能锻炼来改善膀胱的储尿和排尿功能，从而达到下尿路功能的部分恢复，减少下尿路功能障碍对机体的损害。

1. 习惯训练 习惯训练是根据患者排尿规律安排如厕时间的方法。

2. 延时排尿 对于因膀胱逼尿肌过度活跃而产生尿急症状和反射性尿失禁的患者，可采用此法。部分患者在逼尿肌不稳定收缩启动前可感觉尿急，并能收缩括约肌阻断尿流出现，最终中断逼尿肌的收缩，目标为形成 3~4h 的排尿间期，无尿失禁发生。

3. 排尿意识训练　每次放尿前 5min,患者平卧,指导其全身放松,并让患者听流水声,想象自己在卫生间排尿,然后缓缓放尿。想象过程中,强调患者利用全部感觉,开始可由护士指导,当患者掌握正确方法后由患者自己训练,护士每天督促,询问训练情况。适用于留置尿管的患者。

4. 反射性排尿训练　在导尿前半小时,通过寻找扳机点,如轻轻叩击耻骨上区或大腿上 1/3 内侧、牵拉阴毛、挤压阴蒂(茎)或用手指牵张肛门诱发膀胱反射性收缩,产生排尿。适用于逼尿肌括约肌功能协调的脊髓损伤患者。

5. 代偿性排尿训练

(1) Valsalva 屏气法:患者取坐位,身体前倾,屏气呼吸,增加腹压,向下用力做排便动作帮助排出尿液。

(2) Crede 按压法:用拳头于脐下 3cm 深按压,并向耻骨方向滚动,动作缓慢柔和,同时嘱患者增加腹压帮助排尿。此方法有诱发上尿路损伤的风险,用于逼尿肌和括约肌均活动不足的患者,适宜患者有限,除非尿流动力学证明其安全性。目前不提倡使用。

6. 生物反馈、盆底肌训练　患者配合反复收缩盆底肌群,增强支持尿道、膀胱、子宫和直肠的盆底肌肉力量,以增强控尿能力。适用于盆底肌尚有收缩功能的尿失禁患者。

7. 膀胱训练注意事项

(1)训练前必须做好评估,接受尿流动力学检查以确定膀胱类型和安全的训练方法,以判断是否可以进行训练。

(2)逼尿肌-括约肌不协同型膀胱不适宜采用膀胱再训练,要避免因训练方法不当而引起尿液反流造成肾积水。

(3)痉挛型膀胱训练时要观察有无自主神经反射亢进的临床表现,并给予及时处理。

(4)训练过程中要定时做好动态评估和相关记录。

(二) 间歇导尿术

间歇导尿术是指通过使用导尿管插入膀胱,排空尿液后立即拔出,按一定时间间隔进行。

1. 分类

(1)无菌性间歇导尿术,用无菌技术实施的间歇导尿称为无菌性间歇导尿。

(2)清洁间歇导尿术,在清洁条件下实施的间歇导尿称为清洁间歇导尿术。清洁的定义是所用的导尿物品清洁干净,会阴部及尿道口用清水清洗干净,无需消毒,插管前使用肥皂或者洗手液洗净双手即可,不需要执行无菌操作。

2. 目的

(1)间歇导尿可使膀胱规律性充盈与排空接近生理状态,防止膀胱过度充盈。

(2)规律排出残余尿量,减少泌尿系统和生殖系统感染。

(3)使膀胱间歇性扩张,有利于保持膀胱容量和恢复膀胱的收缩功能。

3. 适应证

(1)神经系统功能障碍,如脊髓损伤、多发性硬化、脊柱肿瘤等导致的排尿问题。

(2)非神经源性膀胱功能障碍,如前列腺增生、产后尿潴留等导致的排尿问题。

(3)膀胱内梗阻致排尿不完全。

(4)常用于下列检查:获取尿液检测的样本;精确测量尿量;用于经阴道或腹部的盆腔超

声检查前充盈膀胱;用于尿流动力学检测。

4. 禁忌证

（1）不能自行导尿且照顾者不能协助导尿的患者。

（2）缺乏认知导致不能配合或不能按计划导尿的患者。

（3）尿道解剖异常,如尿道狭窄、尿路梗阻和膀胱颈梗阻。

（4）完全或部分尿道损伤和尿道肿瘤。

（5）膀胱容量小于200ml。

（6）尿路感染。

（7）严重的尿失禁。

（8）每天摄入大量液体无法控制者。

（9）经过治疗,仍有膀胱自主神经异常反射者。

（10）下列情况需慎用间歇导尿术:前列腺、膀胱颈或尿道手术后,装有尿道支架或人工假体等。

5. 并发症 包括:感染（导管相关性尿路感染、附睾睾丸炎、尿道炎、前列腺炎等）、创伤（尿道外伤、尿道狭窄等）、自主神经异常反射（多发生于脊髓损伤平面在T6或者以上者）、膀胱结石、疼痛等。

6. 操作指导

（1）清洁间歇导尿

1）用物准备:一次性亲水涂层导尿管（或一次性导尿管+润滑剂）、量杯、镜子（女）导尿管的选择（图11-18）:导尿管有聚氯乙烯（PVC）、硅酮、乙烯醋酸乙烯酯（EVA）等材料;类型有表面亲水涂层的一次性导尿管、带凝胶的一次性导尿管、无涂层的一次性导尿管、可重复使用的导尿管。

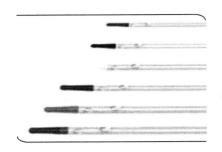
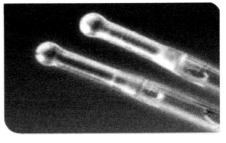

图 11-18 不同头端的导尿管

导尿管粗细要适宜,成人女性使用10F~14F型号导尿管（图11-19）,男性使用12F~14F型号导尿管（图11-20）。儿童根据年龄选择粗细适宜型号导尿管;根据导尿管尖端形状,一

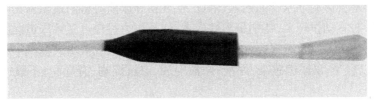

图 11-19 女用免接触一次性使用导尿管

般患者均可选择直头导尿管、软圆头导尿管,前列
腺增生的患者可选择弯头导尿管。

清洁导尿可以选择带塑料套或塑料柄的尿
管,管周的塑料用来指引导管的插入,避免直接
接触。

2)操作步骤

①患者排尿后清洗会阴部:使用清水洗净会
阴部,并使用清洁干毛巾擦干。

②洗手:操作者使用肥皂或洗手液搓洗双手,
用清水冲洗干净,再用清洁毛巾擦干。

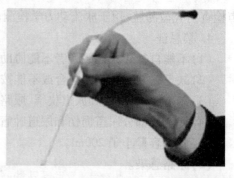

图 11-20 男用免接触一次性使用导尿管

③润滑导尿管:如使用的是需要水化的亲水涂层导尿管,打开包装灌入温开水后,将包
装袋悬挂在患者身旁或治疗车旁,等待至推荐时长;如使用的是预润滑型亲水导尿管,将包
装袋直接悬挂于患者身旁待用;如使用非涂层导尿管,需将润滑剂涂于导尿管表面。

④将导尿管插入膀胱排尿(女患者使用镜子找到尿道口),当尿流速度减慢时,用手在耻
骨上缓慢施压使尿液完全排出,尿液排空后缓慢拔出尿管。

⑤撤除用物,将导尿量记录在排尿日记上。

(2)无菌间歇导尿

1)用物准备:无菌导尿包(手套、镊子、治疗巾、消毒棉球、润滑剂、弯盘)、一次性导尿
管、量杯、镜子(女)。

2)操作步骤:患者排尿后按无菌导尿技术排空膀胱后缓慢拔出尿管,将导尿量记录在排
尿日记上。

7. 间歇导尿时机和频率

(1)间歇导尿时机:间歇导尿宜在患者病情基本稳定、无需大量输液(<500ml)、饮水规
律、无尿路感染的情况下开始,一般于受伤后早期(8~35d)开始。

(2)导尿的频率:导尿间隔时间取决于残余尿量,一般为 4~6h。根据简易膀胱容量及压
力测定评估,每次导尿量以不超过患者的最大安全容量为宜,要能避免残余尿超过 500ml,一
般每日导尿次数不超过 6 次;随着残余尿量的减少可逐步延长导尿间隔时间。残余尿大于
300ml 每日导尿 6 次,大于 200ml 每日导尿 4 次,小于 200ml 每日导尿 2~3 次,100ml 每日导
尿 1 次,当每次残余尿量<100ml 时,可停止间歇导尿。

8. 间歇导尿注意事项

(1)切忌待患者尿急时才排放尿液。

(2)如在导尿过程中遇到障碍,应先暂停 5~10s 并把导尿管拔出 3cm,然后再缓慢插入。

(3)在拔出导尿管时若遇到阻力,可能是尿道痉挛所致,应等待 5~10min 再拔管。

(4)阴道填塞会影响导尿管的插入,因此,女性在导尿前应将阴道填塞物除去。

(5)插尿管时宜动作轻柔,特别是男性患者,切忌用力过快过猛致尿道黏膜损伤。

(6)如遇下列情况应及时报告处理:出现血尿;尿管插入或拔出失败;插入导尿管时出现
疼痛加重并难以忍受;泌尿道感染、尿痛;尿液混浊、有沉淀物、有异味;下腹或背部疼痛,有
烧灼感等。

(7)每次导尿情况需记录在专用的排尿记录表上。

(8)膀胱容量足够、膀胱内压应低于 40cmH$_2$O。在进行间歇导尿前 1~2 天教会患者按计划饮水,24 小时内均衡地摄入水分。

9. 饮水计划 由于患者的饮水量或进食量会直接影响其排尿的次数及容量,甚至影响膀胱及肾功能等,所以正确的饮水计划至关重要。

(1)间歇导尿期间饮用足量的液体,确保尿液恒定,不同患者所需液量不尽相同,视患者体格[约 25~35ml/(kg·天)]、液体丢失量、循环与肾功能而定,饮水量一般在 1500~2000ml,于 6:00~20:00 平均分配饮水量,每次不超过 400ml,入睡前 3 小时尽量避免饮水,可将饮水计划表放置于床边,以便患者及家属参考。参考饮水计划:

早餐:400ml 水分

早餐后午餐前:200ml 水分

午餐:400ml 水分

午餐后晚餐前:200ml 水分

晚餐:400ml 水分

晚 8 点:200ml 水分

如进食水果或汤类、流质则将减少相应饮水量

(2)在限水的同时应特别注意患者有无脱水或意识模糊等情况,脱水会使尿液浓缩,加重对膀胱黏膜的刺激,导致尿频或尿急等症状。

(3)交代患者尽量避免饮用茶、咖啡、酒精等利尿性饮料,尽量避免摄入酸辣等刺激性食物等。

(4)患者口服抑制膀胱痉挛的药物时会有口干的不良反应,交代患者不要因此而大量饮水,只需间断少量饮水,湿润口腔即可。

(5)进食或进饮后,及时准确地记录水分量,每天的进出量须保持平衡,如未能达到目标,需根据情况做出适当的调整。

(三)留置导尿术

1. 目的

(1)抢救危重患者时准确记录尿量,测量尿比重,以密切观察病情变化。

(2)在盆腔脏器手术中,保持膀胱排空,避免术中误伤。

(3)某些泌尿系统疾病手术后留置导尿管,便于引流和冲洗,减轻手术切口的张力,有利于切口愈合。

(4)为尿失禁或会阴部有伤口的患者引流尿液,保持会阴部清洁干燥。

(5)为尿失禁患者行膀胱功能训练。

2. 适应证

(1)重症和病情不稳定不能排空膀胱的患者。

(2)无法进行其他膀胱管理方法的患者。

(3)需要摄入大量液体的患者。

(4)认知功能障碍的患者。

(5)治疗后膀胱内压仍然不能有效降低的患者。

(6)浸润性膀胱癌的患者。

(7)上尿路受损或膀胱输尿管反流的患者。

(8)应用间歇导尿过程中出现尿路感染,暂时未控制的患者。

3. 禁忌证

(1)怀疑尿道损伤,特别是骨盆创伤,尿道口及会阴部出血、阴囊血肿等情况时。

(2)膀胱容量小,经过治疗仍有强烈的不规律收缩。

4. 并发症 留置导尿管的方法虽然简单易行,但应注意其并发症的发生,最常见的并发症是尿路感染。此外,长期留置导尿可导致膀胱输尿管反流、尿道关闭不全和尿漏、肾盂积水、自主性异常反射、膀胱结石、肾结石以及膀胱癌等,发生率明显高于间歇导尿。

5. 操作步骤 留置导尿操作标准详见《新编护理学基础》(姜安丽主编,2006年)留置导尿术。

第五节 神经源性肠的康复护理训练技术

一、概述

神经源性肠功能障碍是脊髓损伤患者的常见并发症,主要表现为便秘、大便失禁或两者交替。

(一)肠道解剖和生理

1. 神经支配 支配胃肠道的神经有内外两大系统

(1)内源性神经系统即肠源神经系统,感受胃肠道内化学、机械和温度等刺激;运动神经元支配胃肠道平滑肌、腺体和血管,还有大量的中间神经元相互联系。

(2)外源性神经系统包括交感神经和副交感神经。交感神经兴奋后引起胃肠道运动减弱;副交感神经来自迷走神经和盆神经,其兴奋后常引起胃肠道运动增强。脊髓损伤后,升结肠受累最常见,升结肠的运动减弱使得卧位时升结肠和横结肠的粪便更难以克服重力向降结肠推进。骶部副交感神经损伤可引起排便障碍和便秘。

2. 与排便有关的正常生理活动 当肠道的蠕动将粪便推入直肠时,刺激直肠壁内的感受器,上传至大脑皮层,引起便意和排便反射。这时,通过盆神经的传出冲动,使降结肠、乙状结肠和直肠的平滑肌收缩,肛门内括约肌舒张,粪便排至肛管。与此同时,阴部神经的冲动减少,肛门外括约肌也舒张,使粪便排出体外。此外,腹肌和膈肌也发生收缩,腹内压增加,促进粪便的排出。

3. 胃肠道功能的调控 胃肠道的调节系统是激素、神经和肠腔影响相结合的复杂、协调的系统,可控制分泌、吸收和运动的大部分功能。

(二)神经源直肠的病因及发病机制

1. 上运动神经元病变导致的肠道功能障碍(upper motor neurogenic bowel,UMNB) 任何圆锥以上的中枢神经病变都可能引起上运动神经元病变导致的肠道功能障碍。皮层和下丘脑病变通常影响皮层与脑桥排便中枢的相互联系,产生无抑制型排便。

2. 下运动神经元病变导致的肠道功能障碍(lower motor neurogenic bowel,LMNB) 多发性神经病、圆锥或马尾病变、盆腔手术、经阴道分娩等均可能损伤支配肛门括约肌的躯体神经,也可影响交感神经和副交感神经。圆锥或马尾病变时排便反射弧被破坏,排便反射消失,出现排便困难,导致大便失禁、便秘和排空困难混合交替出现。

二、康复评定

康复评定资料包括主要的症状,评估患者全身的神经肌肉功能和胃肠道功能,筛查有无引起周围神经损害的隐匿性疾病,如肺癌、淀粉样变,损伤的平面以及相关的感觉和运动缺失程度。

(一)病史资料

1. 询问患者神经受损的病史、发病前的肠道功能和排便模式,如排便频率、每天排便的次数、大便的黏稠度、诱发排便的食物、有否肠道用药或有无胃肠道疾病。

2. 评估肠道症状对患者进行日常活动和工作的影响。肠道症状包括:大便失禁;排空困难;相关的神经源性膀胱的症状;自主反射障碍的相关症状。

(二)体格检查

1. 腹部检查　应确定腹部肠鸣音有无异常、有无压痛、有无强直。

2. 视诊　观察肛门外括约肌的形态。大笑、打喷嚏、咳嗽时能否节制大便排出、是否有便意、有否排便的紧急感等。

3. 肛门皮肤反射　针刺肛周皮肤可见肛门反射性地收缩。如果 S2、S3、S4 反射弧未受损,则该反射应存在。

4. 感觉评估　检查肛门周围的皮肤的触觉及针刺觉。

5. 直肠指诊　应评估外括约肌的张力、有无痔疮,戴手套的手指插入肛门,确定肛门括约肌是痉挛、松弛还是正常。

(三)诊断性的检查

大便常规及隐血检查;结肠镜或肛门镜等内镜检查可明确肠道有无解剖结构上的异常或病变;肌电图检查了解支配直肠肌肉的各运动神经有无失神经;盐水灌肠控制实验评估直肠对液体的控制;肛门测压了解肛门直肠的压力;腹部平片排除肠道结构性异常、巨结肠、肠梗阻和内脏穿孔,了解肠道的动力学。

三、康复治疗

(一)目标

康复治疗的目标是运用综合性的、个体化的治疗方案,防止大便失禁,完成有效的肠道排空。

(二)物理治疗

1. 肛门括约肌和盆底肌肌力训练　可以使用直肠电刺激或主动肛门收缩进行训练,从而增加括约肌的控制能力。

2. 生物反馈治疗　神经源性损害不完全并残留一定程度的运动和感觉功能的患者,采用生物反馈增强患者残余的感觉和运动功能。

3. 肛门牵张　用于缓解肛门括约肌痉挛。方法:将中指戴指套涂润滑油后缓慢插入肛门,将直肠壁向肛门一侧缓慢地牵拉扩张,或采用环形牵拉的方式,以缓解肛门内外括约肌的痉挛,同时扩大直肠腔,诱发直肠肛门抑制性反射。

4. 适当增加体力活动或腹部按摩等局部刺激　促进肠道感觉反馈传入、传出反射,加强肠道蠕动动力。

5. 电刺激骶神经根　经直肠电刺激神经根,或用手术方式放置刺激器,刺激 S2 会促进非蠕动性的、低压力的结肠直肠运动。刺激 S3 偶尔引起高压力的蠕动波。刺激 S4 可增加直肠和肛门张力。

（三）外科干预措施

1. 肌肉移位　对残留感觉功能的患者用有神经支配的股薄肌、长收肌、臀大肌或其他可用的肌肉来取代耻骨直肠肌。

2. 括约肌切除术　直肠协同运动失调的患者中切开内括约肌和部分外括约肌可改善降结肠的传输时间延长的问题。

3. 结肠造口术　对于使用所有措施进行肠道管理无效、存在内源性肠道缺陷、由于粪便污染致压疮或其他皮肤病不愈、因反复的肠道阻塞致尿路反流者可考虑选择此方法。

（四）药物治疗

1. 膨化剂　欧车前(psyllium)。

2. 大便软化剂　多库酯钠(docusate sodium)软化大便,可洗涤肠道的大便。

3. 高渗性泻药　磷酸盐、番泻叶,有片剂、栓剂,可刺激肠道蠕动。

4. 结肠兴奋剂　便塞停(Bisacodyl)刺激感觉神经末梢产生副交感反射,增加结肠的蠕动。甘油栓剂一定程度上可激发患者胃肠道残余的感觉。栓剂:塞入直肠,达直肠壁,15~60 分钟后起作用。

5. 肠蠕动促进剂　西沙必利、比沙可啶等。

四、康复护理

通过饮食管理和排便训练提高患者独立管理肠道功能的能力,预防并发症。

（一）饮食管理

下运动神经源性排便障碍的患者,需进食高纤维素、高容积和高营养食物,每日摄入适量的水。上运动神经源性排便障碍的患者高纤维饮食往往会引起腹胀和胃肠胀气,应尽量减少食用。

（二）建立规律的排便训练方案(bowel training program,BTP)

由于 95%的正常人每周排便 3~4 次,应每个隔一天进行一次清空肠道的护理。刚开始时应每天早上或晚上进行一次。后来根据患者的排便情况可隔天进行一次。

1. 上运动神经元受损导致的肠道功能障碍患者的 BTP　一旦过了急性肠梗阻期,必须要尽早开始排便训练。由于肠道自然的蠕动对该训练有所帮助,故宜饭后立即开始排便训练。但如果患者发病前已形成一定的排便习惯,尽量按照患者的习惯安排时间进行 BTP,包括使用栓剂和戴手套的手指进行刺激。如果直肠穿窿中有大便,应清除干净,然后再用涂有润滑剂的手指将栓剂塞入。手指直肠刺激:患者左侧卧位,将戴手套的手指插入肛门约2.5~4cm,抠出直肠内的粪便,手指沿肠管壁进行循环运动或轻轻牵拉肛管来诱发出排便反射,每次 15~20s,间隔 1~2min,重复 3 次。利用重力体位:尽量采用坐位排便以利用重力作用。

2. 下运动神经元受损导致的肠道功能障碍患者的 BTP　由于下运动神经元病变引起的弛缓型肠道障碍,通常采用人工排便。干燥的大便常有助于人工排便,所以应注意限制液体的摄入,避免使用太多的大便软化剂。使用直肠栓剂、手指刺激和采取直立的姿势均有帮助排便。固定 BTP 的时间能成功避免意外发生。应教育患者在转移过程避免做 Valsalva 动作。对于下运动神经元病变患者,肠道护理起始是在坐位,先开始手指刺激,然后间断地做 Valsalva 动作并收缩腹壁,同时按顺时针方向经腹部按摩结肠,直至触及不到大便为止。也可采取灌肠、电刺激的方法诱发排便。

(三)康复健康教育

在整个过程治疗和护理的中视患者文化程度不同进行个体化的康复健康教育,可以运用讲解、手册、视频的方式进行,使其对自己所患疾病的病因、治疗方法和治疗过程有所了解,协助他们克服心理障碍。增强人们养成良好的排便习惯,最大限度地减少肠道并发症的发生。排便障碍是一个长期治疗的过程,必须提高患者独立进行肠道管理的能力,掌握其原则、目标、具体操作和辅助器具的安全使用。向患者说明随访的重要性。

(四)并发症的预防与对策

1. 痔疮 便秘、大便干结导致肛门直肠交界处的静脉压力逐渐升高。软化大便是最好的预防和治疗方法。

2. 肠穿孔 因慢性肠道梗阻、肠扩张后导致。一旦发生,需急诊手术处理。

3. 肛管直肠过度扩张 括约肌过度松弛张开、直肠脱垂常是非常大且硬的粪便慢性压迫所致。软化大便,且进行人工排便时操作手法轻柔以防过度牵拉括约肌。

4. 自主反射障碍 常发生于 T6 以上水平的脊髓损伤患者。大便失禁是其常见的危险因素。人工排便时润滑剂中加入利多卡因可减少伤害性感觉冲动传入。

5. 胃胀和腹部膨隆 是神经源性直肠排便障碍患者常见的主诉,特别是肛门外括约肌因直肠扩张的保护性反应过度活跃时,饮食中减少产气的食物、排便、排气后可改善。

第六节 关节活动度康复训练技术

一、概述

关节活动范围(range of motion,ROM)指关节的远端向着或离开近端运动,远端骨所达到的新位置与开始位置之间的夹角。关节活动训练的目的是使挛缩与粘连的纤维组织延长,维持或增加关节活动范围,以利于患者完成功能性活动。

(一)关节结构

关节必须具备以下四个主要构造条件:关节面、关节囊、关节腔以及辅助结构。

1. 关节面 每一个关节至少包括两个关节面,多为一凸一凹,凸者称关节头,凹者称关节窝。关节面上被覆关节软骨,它不仅使粗糙不平的关节面变得光滑,而且富有弹性,可减少运动时关节面的摩擦,缓冲振动和冲击。

2. 关节囊 是附着于关节四周包裹关节的纤维结缔组织膜,与骨膜融合连续,可封闭关节腔。关节囊分为两层,外层是纤维层,坚固、强有力的连接组成关节骨。内层为滑膜层,可分泌滑液,减少运动时关节面的摩擦。

3. 关节腔 为关节囊的滑膜层及关节面共同围成的密闭腔隙,腔内有少量滑液,可减少运动时关节面的摩擦。

4. 关节的辅助结构 对于维持关节的稳定性或灵活性具有重要的作用。

（1）韧带：是连接相邻两骨之间的致密结缔组织束,关节韧带的主要作用是加强关节的稳定性或限制关节的运动幅度;

（2）关节内软骨：关节腔内有两种不同形态的纤维软骨。关节盘：如膝关节的内、外侧半月板,其主要作用是使关节面更为适配,减少外力对关节的振动和冲击,增加关节的运动形式和范围。关节唇：如肩关节的关节盂,其作用为加深关节窝,增大关节面,增加关节的稳定性。

5. 滑液囊　是关节的滑膜从关节囊纤维层的薄弱或缺如处的囊状膨出,位于肌腱与骨面之间,作用为减少运动时肌腱与骨面之间的摩擦。

6. 滑膜襞　其作用为充填空隙,避免关节面过大而产生撞击和磨损。

（二）关节的分型

根据关节运动轴心或自由度多少可以分为：

1. 单轴关节　此类关节只有一个自由度,只能环绕一个运动轴而在一个水平面上运动,如指间关节、肱尺关节、车轴关节(圆柱关节)。

2. 双轴关节　此类关节只有两个自由度,可围绕两个互相垂直的运动轴并在两个平面上运动,如桡腕关节、鞍状关节、拇指的腕掌关节。

3. 三轴关节　此类关节有三个自由度,即每三个互相垂直的运动轴上,可作屈伸、内收外展、旋转、环转等多方向的运动。如肩关节;杵臼关节,如髋关节;平面关节,如肩锁关节、腕骨和跗骨间诸关节。

（三）关节的运动方向

关节的运动方向包括屈和伸,内收和外展,旋转、翻转和环转。

1. 屈和伸　通常是指关节在矢状面,沿冠状轴进行的运动。运动时,关节的远端向近端接近,相关节的两骨之间的角度变小称为屈,反之,关节的远端离开近端,角度增大称为伸。

2. 内收和外展　运动时,关节的远端接近身体中线为内收,离开身体中线为外展。

3. 旋转　向内或向前转动称旋内或旋前,向外或向后转动称旋外或旋后。

4. 翻转　指踝和足的联合运动,足底向内侧转动,足的内侧缘抬起为内翻;足底向外侧转动,足的外侧缘抬起为外翻。

5. 环转　能沿两轴以上运动的关节均可做环转运动,如肩关节、髋关节和桡腕关节等,环转运到实质是屈、展、伸、收依次结合的连续动作。

（四）关节运动的类型

1. 生理运动　是指关节在其自身生理允许的范围内发生的运动,通常为主动运动,如前述的屈和伸、内收和外展、旋转等。

2. 附属运动　是指关节在生理范围之外、解剖范围之内完成的一种被动运动,通常自己不能主动完成,而是由他人或健侧肢体帮助完成。

（五）影响关节活动的因素

关节活动范围的大小,受下列因素的影响

1. 构成关节的两关节面积大小的差别　两关节面积的大小相差越大,关节活动的幅度也越大。

2. 关节囊的厚薄、松紧度　关节囊薄而松弛,则关节活动幅度大,反之则小。

3. 关节韧带的多少与强弱　关节韧带少而弱,则活动幅度大;关节韧带多而强,则活动幅度小。

4. 关节周围肌肉的伸展性和弹性状况　一般来说,肌肉的伸展性和弹性良好者,活动幅度增大;反之活动幅度就小。此外,年龄、性别、训练水平对活动范围也有影响,如儿童和少年比成人大,女子比男子大,训练水平高者比低者大等。

(六)关节活动异常的原因

1. 关节及周围软组织疼痛　由于疼痛导致了主动和被动活动均减少,如骨折,关节炎症,手术后等。

2. 肌肉痉挛　中枢神经系统病变引起的痉挛,如脑损伤引起的肌肉痉挛,关节或韧带损伤引起的肌肉痉挛。

3. 软组织挛缩　关节周围的肌肉、韧带、关节囊等软组织挛缩,例如,烧伤,肌腱移植术后,长期制动等。

4. 肌肉无力　中枢神经系统病变引起的软瘫,周围神经损伤,或肌肉、肌腱断裂。

5. 关节内异常　关节内渗出或有游离体。

6. 关节僵硬　关节骨性强直,关节融合术后。

(七)关节活动度训练适应证、禁忌证

1. 适应证　引起关节挛缩僵硬致关节活动受限的疾病,如骨折固定后、关节脱位复位后、关节炎患者;肢体的瘫痪,如脊髓损伤后的四肢瘫或截瘫、脑卒中后的偏瘫等。

2. 禁忌证　深静脉血栓;关节旁的异位骨化;心血管疾病不稳定期,如心肌缺血、心肌梗死;肌肉、肌腱、韧带、关节囊或皮肤手术后初期;部分骨折早期;肌肉、肌腱、韧带撕裂早期。

二、康复评定

关节活动度评定是测量远端骨所移动的度数,指关节的远端向着或离开近端运动,远端骨所达到的新位置与开始位置之间的夹角。

(一)测量常用仪器

1. 通用量角器　由一个圆形或半圆形的刻度盘和两条臂构成,固定臂与刻度盘相连接,不可移动,移动臂的一端与刻度盘中心连接,可以移动。通用量角器主要用来测量四肢关节。

2. 指关节测量器　可用小型半圆形量角器测量,也可以用直尺测量手指外展或屈曲的距离,或用两角分规测量拇指外展(虎口开大)程度。

3. 电子量角器　固定臂和移动臂为 2 个电子压力传感器,刻度盘为液晶显示器。

4. 脊柱活动测量　可以用专用的背部活动范围测量计或电子量角器来测量脊柱的屈伸活动范围,也可以通过测量直立位向前弯腰、向后伸腰,以及向两侧屈曲时中指指尖与地面的距离来评定脊柱的活动范围。

(二)各关节活动范围测量及正常参考值

详见表 11-4 ~ 表 11-6。

(三)测量注意事项

1. 明确关节的活动范围。

2. 熟悉关节的解剖位(中立位)和关节的运动方向。

3. 熟练掌握各关节测量时固定臂、移动臂、轴心的具体规定。

表 11-4　上肢主要关节活动范围测量

关节	运动	正常参考值
肩	屈、伸	屈 0°~180°
		伸 0°~50°
	外展	0°~180°
	内旋、外展	各 0°~90°
肘	屈、伸	0°~150°
桡尺	旋前、旋后	各 0°~90°
腕	屈、伸	屈 0°~90°
		伸 0°~70°
	尺、桡侧偏移或外展	桡偏 0°~25°
		尺偏 0°~55°
掌指	屈、伸	伸 0°~20°
		屈 0°~90°
		拇指 0°~30°
指间	屈、伸	近指间为 0°~100°
		远指间为 0°~80°
拇指	内收、外展	0°~60°
掌腕		

表 11-5　下肢主要关节活动范围测量

关节	运动	正常参考值
髋	屈	0°~125°
	伸	0°~15°
	内收、外展	各 0°~45°
	内旋、外旋	各 0°~45°
膝	屈、伸	屈:0°~150°
		伸:0°
踝	背屈、跖屈	背屈 0°~20°
		跖屈:0°~45°
	内翻、外翻	内翻:0°~35°
		外翻:0°~25°

表 11-6　脊柱关节活动范围测量

关节	运动	正常参考值
颈部	前屈	0°~60°
	后伸	0°~50°
	左旋、右旋	各 0°~70°

续表

关节	运动	正常参考值
胸腰部	左、右侧屈	各 0°~50°
	前屈	0°~45°
	后伸	0°~30°
	左旋、右旋	0°~40°
	左、右侧屈	各 0°~50°

4. 同一对象应由专人测量,每次测量应取相同位置,同一种量角器,便于比较。

三、关节活动康复训练方法

(一) 主动运动

主动运动可以促进血液循环,具有温和的牵拉作用,能松解疏松的粘连组织,牵拉挛缩不严重的组织,有助于保持和增加关节活动范围。最常用的是各种徒手体操,一般根据患者关节活动受限的方向、程度,设计一些有针对性的动作。

(二) 主动助力运动

1. 器械练习　是借助杠杆原理,利用器械为助力,带动活动受限的关节进行活动。应用时应根据病情及治疗目的,选择相应的器械,如体操棒、火棒、肋木,以及针对四肢不同关节活动障碍而专门设计的练习器械,如肩关节练习器、肘关节练习器、踝关节练习器等。

2. 悬吊练习　利用挂钩、绳索和吊带将拟活动的肢体悬吊起来,使其在去除肢体重力的前提下进行主动活动,类似于钟摆样运动。

3. 滑轮练习　利用滑轮和绳索,以健侧肢体帮助对侧肢体活动。

(三) 被动运动

1. 关节可动范围运动　是治疗者根据关节运动学原理完成的关节各个方向的活动,具有维持关节现有的活动范围,预防关节挛缩的作用。

2. 关节松动技术　主要利用关节的生理运动和附属运动被动地活动患者关节,以达到维持或改善关节活动范围,缓解疼痛的目的。常用手法包括关节的牵引、滑动、滚动、挤压、旋转等。由于澳大利亚的治疗师 Maitland 发展了这一技术,故又称为澳式手法或 Maitland手法。

3. 关节牵引　是应用力学中作用力与反作用力的原理,通过器械或电动牵引装置,使关节和软组织得到持续的牵伸,从而达到复位、固定,解除肌肉痉挛和挛缩,减轻神经根压迫,纠正关节畸形的目的。

牵引的种类根据牵引部位可以分为颈椎牵引、腰椎牵引、四肢关节牵引;根据牵引的动力可分为徒手牵引、机械牵引、电动牵引;根据牵引持续的时间可分为间歇牵引和持续牵引;根据牵引的体位可分为坐位牵引、卧位牵引和直立位牵引。

(四) 持续性被动活动

持续性被动活动(continuous passive motion,CPM)是利用机械或电动活动装置,在关节无疼痛范围内,缓慢、连续性活动关节的一种装置。CPM 在临床康复治疗中主要用于四肢关节术后及关节挛缩的治疗。使用 CPM,强调早期开始。使用前首先需要确定关节活动范围的大小,根据患者的耐受程度每日或间隔逐渐增加,直至达到关节的最大活动范围。根据病情或手术方式,连续数小时(或24h),或连续30~60min,1~2次/日。

(五)作业治疗

作业治疗(occupational therapy)是有目的地应用某项活动,对不同程度丧失生活自理和职业能力的患者,进行治疗和训练,使其恢复、改善和增强生活、学习和劳动能力。作业治疗包括:日常生活能力训练、就业技能训练、休闲文娱训练、教育技能训练等。

四、关节活动训练技术

(一)上肢关节活动技术

1. 肩部关节

(1)主动运动:基本动作为肩关节的前屈—后伸,内收—外展,旋内—旋外。

(2)被动活动:肩前屈、肩后伸、肩外展、肩水平外展内收、肩内旋和外旋、肩胛骨活动;关节松动技术;肌肉牵拉。

(3)器械运动:改善肩部关节活动的常用器械有:肩轮、肋木、吊环、肩墙梯、肩关节旋转器、体操棒等。

(4)作业训练:木工作业、擦拭桌面、打乒乓球等。

2. 肘部关节

(1)主动运动:肘关节属于复合关节,包括不同性质的屈戌关节和车轴关节。其基本运动为屈、伸,还可以有5°~10°的过伸,桡尺近端关节与远端关节协同可以做前臂旋前和旋后运动。

(2)被动活动:肘屈伸、前臂旋转、肘及前臂的联合运动;关节松动技术;肌肉牵拉。

(3)器械运动:改善肘关节和前臂关节的器械最常用为肘屈伸牵引椅,前臂旋转牵引器。

(4)作业训练:木工作业、擦拭桌面、打乒乓球等。

3. 腕关节

(1)主动运动:腕部的运动比较复杂,桡腕关节可以进行掌屈、背伸、桡偏(外展)、尺偏(内收)四种运动;桡尺远端关节与近端关节共同完成旋前和旋后运动。

(2)被动活动:关节可动范围活动:腕的掌屈、背伸、桡偏、尺偏运动以及上述动作结合起来做腕的环绕;关节松动技术;肌肉牵伸。

(3)器械运动:改善腕关节活动的基本器械为腕屈伸牵引架,此外,也可双手托住一体操球,进行腕的屈、伸、桡偏、尺偏全方位活动。

(4)作业训练:写字、编织等。

4. 手部关节

(1)主动运动:腕掌关节可进行屈、伸、内收、外展及旋转、对掌对指、掌指关节和指尖关节可做屈伸运动。

(2)被动活动:腕掌及腕骨间关节、指间关节活动。

(3)器械运动:手部关节的常用器械有分指圆锥,分指板,拇指屈伸牵引架,拇指外展牵引架,屈指、伸指牵引架等。

(4)作业训练:插钉、捡豆、打字、拼图等。

（二）下肢关节活动技术

1. 髋部关节

（1）主动运动：屈髋屈膝、伸髋伸膝、髋的外展内收、髋的转动。

（2）被动运动：屈髋屈膝、后伸髋、外展髋、旋转髋。

（3）器械运动：下肢 CPM。

（4）作业训练：上下楼、踏自行车。

2. 膝关节

（1）主动运动：屈膝、伸膝。

（2）被动运动：与髋关节一同运动、关节松动、肌肉牵拉。

（3）器械运动：下肢 CPM、屈膝牵引架。

（4）作业训练：上下楼、踏自行车。

3. 踝及足部关节

（1）主动运动：跖屈-背伸、内翻-外翻。

（2）被动运动：跖屈-背伸、内翻-外翻、旋转。

（3）器械运动：楔形木块、踝屈伸练习器、踝内、外翻练习器。

（4）作业训练：上下楼。

（三）关节松动术

1. 关节松动术　主要治疗关节疼痛、关节活动受限、关节僵硬，具体应用中选择关节的生理运动及附属运动作为治疗手段。关节的生理运动是指关节在生理范围内完成的运动，包括关节的屈伸、内收外展、旋转等运动，可主动完成，也可被动进行。关节的附属运动是指关节在自身及周围组织允许的范围内完成的关节内运动，是维持关节正常活动不可缺少的一种运动，不能主动完成，需其他人或对侧肢体帮助才能完成。

2. 关节松动术适应证　关节松动技术主要适用于任何力学因素（非神经性）引起的关节功能障碍包括：①关节疼痛，肌肉紧张及痉挛（骨关节退变、关节挫伤等）；②可逆性的关节活动受限（纤维性关节功能障碍等）；③进行性关节活动受限（骨化性肌炎等）；④功能性关节制动（骨折后关节的内外固定、矫形器固定等）。

3. 关节松动术禁忌证　关节松动技术的禁忌证为关节活动已经过度，外伤或疾病引起的关节肿胀（渗出增加），关节的炎症，恶性疾病及未愈合的骨折。

五、关节活动训练康复护理

（一）心理护理

患者由于伤病担心疼痛、功能恢复、影响工作生活和运动等，常常会有很多顾虑，出现不良情绪，不利于患者接受治疗和功能训练。比较好的方法是与家属一起，体贴、关心、安慰、鼓励患者，帮助患者树立战胜疾病的信心，克服心理障碍，主动积极地配合治疗以取得最好的疗效。

（二）疼痛的护理

1. 运动前宣教，让患者了解治疗、训练的方法，对训练过程中出现的疼痛有思想准备。

2. 根据患者的爱好通过聊天、听音乐、看电视等方法在一定程度上缓解疼痛。

3. 运动时疼痛稍有加重，运动结束后疼痛不减轻或持续加重，适当调整运动范围或运动量。

4. 注意观察疼痛的变化,疼痛持续加重或肢体发绀、苍白、皮肤温度降低,感觉减退、不能自主活动或被动活动时疼痛,及时告知医生,以避免不良后果发生。

（三）关节活动训练注意事项

1. 训练前后观察患者一般情况,患者舒适、放松体位,肢体充分放松;注意保护受压部位,防止压疮。

2. 帮助患者做好训练部位的准备工作,在拆除缝线之前不能随意打开纱布暴露伤口;伤口部位有引流管者,训练时不夹管。

3. 对于因伤病暂时不能活动的关节,要尽早在不引起病情、疼痛加重的情况下进行关节活动,活动范围应尽可能地接近正常的最大限度的活动。

4. 关节活动度的维持训练应包括全身的各个关节,每关节进行全方位的关节活动（如:肩关节的屈、伸、外展、内收、内旋、外旋）。

5. 固定肢体近端,被动活动远端,避免替代运动;运动时动作缓慢、柔和、平稳、有节律,避免冲击性运动和暴力。每次各方向活动 3~5 次。

6. 用于增大关节活动范围的被动运动可出现酸痛或轻微的疼痛,但可耐受;不应引起肌肉明显的反射性痉挛或训练后持续疼痛。

7. 观察肢体肿胀程度,与前一天进行比较,如肿胀较前增加,应适当调整运动量。

8. 有外固定的患者,防止变形、松动,保证有效的外固定。

9. 训练时应遵循循序渐进的原则,与肌力练习同步进行。无论是主动、被动还是辅助活动都必须在训练前对患者解释清楚,以得到患者的合作。

（杨少青）

第七节　皮肤的康复护理

皮肤是身体最大的器官,是机体重要的防御屏障,具有感觉、调节温度、触觉、合成维生素 D 等功能。皮肤损害将直接影响到疾病康复的进程,并引起复杂的愈合反应。本节主要介绍压疮和烧伤的预防及护理。

一、压疮的康复护理

（一）概述

压疮是指局部皮肤长时间受压或受摩擦力与剪切力作用后,受力部位出现血液循环障碍而引起局部皮肤和皮下组织缺血、坏死。多见于脊髓损伤、颅脑损害、年老体弱者等长期卧床者,好发部位有骶尾部、足跟、股骨大转子、后枕部、坐骨结节等骨性隆起表面的皮肤;也可发生于身体软组织受压的任何部位,包括来自夹板、矫形器的压迫等。若长期不愈可引起局部脓肿、菌血症、脓毒血症、骨髓炎等,严重影响患者受损功能的改善,甚至危及生命。

（二）压疮危险因素的评估与分期

1. 压疮的影响因素

（1）内在因素:营养不良、运动障碍、感觉障碍、年龄、体重、体温、血管病变、脱水等。

（2）外在因素:压力、剪切力和摩擦力、潮湿等。

（3）诱发因素：坐、卧的姿势，移动患者的技术、大小便失禁等。

（4）垂直压力：垂直压力作用于皮肤是导致压疮发生的重要因素。如果 9.3kPa 的压力持续 2h 就可能引起不可逆的细胞变化。

（5）潮湿：在潮湿的环境下，患者发生压疮的危险会增加 5 倍。

2. 压疮的危险因素评估 研究表明，应用压疮危险因素评估量表（RAS）是简便的最具预测能力的方法。美国临床研究显示，使用 Braden Scale 对高危患者采取措施后，压疮的发生率下降了 50%～60%。国内，谢小燕等人在内外科、老人院、ICU 中对 Braden Scale 进行了广泛的信度与效度检验，认为其是信度和效度较好的压疮 RAS。评分标准见图 11-7。

3. 分期 根据最新的标准将压疮分为六期。

Ⅰ期：淤血红润期。有不消退红斑出现，但皮肤完整。

Ⅱ期：炎性浸润。部分皮肤破损，累及表皮或真皮层，局部可见水疱、浅的凹陷或擦伤。

Ⅲ期：浅度溃疡。皮肤受损达到筋膜层，并有皮下组织坏死，但骨头、肌腱、肌肉看不见腐肉。

Ⅳ期：坏死溃疡。全层肌肉受损深达肌层、骨骼，并有大量受累组织坏死。

Ⅴ期：难以分期。指全层伤口，失去全层皮肤组织，溃疡的底部腐痂或痂皮覆盖无法确定其深度，只有腐痂或痂皮充分去除，暴露出创面底部，才能确定真正的深度和分期。

Ⅵ期：可疑深部组织损伤。组织损伤可疑深度：指皮下软组织受到压力和剪切力的损害，局部皮肤完整，但可出现颜色改变，如紫色或褐色或导致充血性与周围组织比较，这些受损的软组织可能有疼痛、硬块、糜烂松软、较冷、较热，它需要完成或清创后才能准确分期。

Braden 压疮评分表如下所示（表 11-7）。

表 11-7 Braden 压疮评分表

评价内容	评价计分标准				得分
	1 分	2 分	3 分	4 分	
感知能力	完全受限	非常受限	轻微受限	无损害	
潮湿度	持续潮湿	非常潮湿	偶尔潮湿	罕见潮湿	
活动能力	卧床	坐椅子	偶尔步行	经常步行	
移动能力	完全不能移动	非常受限	轻微受限	不受限	
营养摄取能力	很差	可能不足	充足	良好	
摩擦力和剪切力	存在问题	潜在问题	不存在问题		
总计					

（三）康复治疗

1. Ⅰ期：淤血红润期 处理方法：0.9% 生理盐水清洗皮肤后应用水胶体敷料。例如：赛肤润、透明贴、溃疡贴、渗液吸收贴。3～5 天更换一次或者在受压处垫水枕、海绵垫。

2. Ⅱ期：炎性浸润期

（1）小于 2cm 的水疱的处理方法：用 0.9% 生理盐水清洗后抽吸出水疱内的渗液，再贴透明贴或 3M 透明敷贴至自行脱落。

（2）大于2cm的水疱的处理方法：用0.9%生理盐水清洗后抽吸出水疱内的渗液，剪去疱皮，创面撒溃疡粉+渗液吸收贴或溃疡贴或美皮康等二级吸附性敷料至自行脱落。

（3）浅坑的处理方法：用0.9%生理盐水清洗创面后，用溃疡粉/溃疡糊+渗液吸收贴，1~2天更换一次。

（4）表皮破损且渗液不多的处理方法：用0.9%生理盐水清洗创面，贴透明贴至脱落。

3. Ⅲ、Ⅳ期

（1）黑痂的处理方法

1）用0.9%生理盐水清洗创面，机械清创清除黑痂后用清创胶+渗液吸收贴或银离子敷料。

2）用0.9%生理盐水清洗创面，机械清创清除黑痂后再用清创胶+拧干的盐水纱布 +透明膜敷料。

3）用0.9%生理盐水清洗创面，机械清创清除黑痂后再用清创胶+敷料。

根据渗液的量，每天或隔日更换，至伤口由黑色变为红色时停用清创胶。

（2）黄色腐肉或暗红色伤口

1）用0.9%生理盐水清洗创面，机械性清创清除黄色腐肉后用清创胶+渗液吸收贴或银离子敷料。

2）用0.9%生理盐水清洗创面，机械性清创清除黄色腐肉后用藻酸盐敷料+吸收性敷料，根据渗液的量，每天或隔日更换。

（3）新鲜肉芽处理方法：用0.9%生理盐水清洗创面，用溃疡糊/溃疡粉+渗液吸收贴或美皮康。3~5天更换一次敷料，当出现创面水肿时停用溃疡糊改用溃疡粉。真皮爬行期可用透明贴或溃疡贴保护皮肤。

（4）窦道（潜行）处理方法：用0.9%生理盐水清洗创面，渗液多者用藻酸盐+渗液吸收贴；渗出液少者用溃疡糊+渗液吸收贴。每天或隔日更换一次。

当采取以上方法后，出现创面加深或变大、创面上渗液变多、伤口出现感染迹象、伤口在2~4周内没有明显改善迹象时应采取手术治疗。

（四）康复护理

压疮发生后，应积极治疗原发疾病，加强营养，加强局部的治疗与护理。

1. 预防为先　对于压疮，预防重于治疗。能够充分的重视预防压疮可以完全避免或减轻其发生的危险性；相反，一旦形成压疮，对于康复科患者来说皮肤抵抗力本身就很弱，在疾病康复进程上增加了很重的负担。预防的方法主要为定期给予减压。

定时翻身或变换体位

1）卧位时，每2小时翻身一次或使用脉冲式气垫床或水垫可以延长翻身时间至3小时，保持肢体功能位，正确的翻身手法（图11-21）；

2）坐位时，每半小时用各种方法给坐骨结节

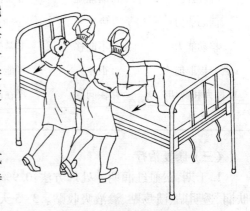

图11-21　正确的翻身手法

区减压：双上肢有力撑起身体以减压；双上肢无力者通过伸肘将身体支撑起以使臀部离开坐垫时，先倾向一侧使对侧臀离开垫子20~60秒，

隔10~20分钟再同法倾向另一侧减压;坐位时如果是轮椅可以调整轮椅靠背,使其压力由原来的垂直作用变换为剪切力,将压力大为降低;也可调整坐的姿势,如降低足托板的高度,因托板过高,屈髋变大,股重量较多的坐在坐骨结节上。在轮椅上缓解压力的技巧见图11-22。

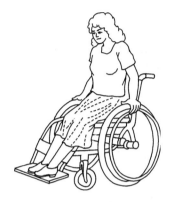
a. 患者双手抓住轮椅靠背或后轮上,上臂伸直,身体撑起来,使臀部暂时离开座垫

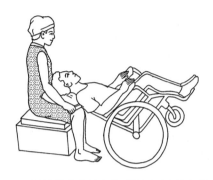
b. 照顾者将轮椅整个往后倾,对于有些患者是种减轻压力的方法

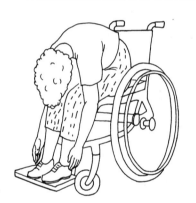
c. 患者上身往前屈,两后臂在前方自然下垂,这是减轻压力的最有效的方法

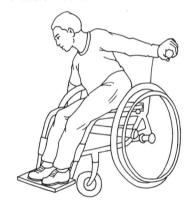
d. 患者先将身体倾向一边,减轻对侧臀部的压力;再将身体倾向另一边。两边交替

图11-22　在轮椅上缓解压力

2. 保持皮肤清洁　保持床铺或坐垫平整、稳定、没有皱褶,可减少皮肤的损伤。皮肤的pH为4.5~5.5,为弱酸性。护士应协助患者保持皮肤清洁时避免使用肥皂、含酒精的用品,还要注意保持皮肤一定的湿润度。如果皮肤过于干燥,可以使用一些润肤品,防止干裂,尤其是臀裂处;其次护理人员应注重检查皮肤,及时给予处理,避免因其他原因造成皮肤的问题而转化为压疮或者是压疮的加重恶化。

3. 减轻骨突出部位受压　可用软枕、海绵等将骨突出部位垫高,特别是后枕部、肩胛部、骶尾部、髋关节、膝关节,以及足跟和内外踝部。

4. 选择良好的坐垫和床垫　床垫的机械性能要好,应具有一定的厚度及弹性,使承重面积尽量增大,并有良好的散热、吸汗、透气性能。坐垫厚约10cm为宜,应使用天然面料,使局部干燥透气。

总之,压疮的预防是多方面的,归纳为如图 11-23。

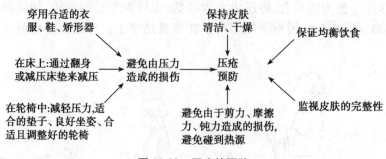

图 11-23　压疮的预防

2. 全身治疗

(1)加强营养:患者营养缺乏不利于压疮的愈合。在组织水平上,持续压力是导致皮肤破损重要的局部因素;而在细胞水平上,由于营养物质的运输和废物的排泄障碍而不能维持代谢,导致细胞分解;同时含有蛋白质、维生素和矿物质的液体通过压疮创面持续丢失。因此,对压疮的患者,除了保证基本营养需要外,还要额外补充蛋白质、维生素和矿物质。

(2)贫血的治疗:压疮患者食欲差,从压疮处丢失血清和电解质,感染以及虚弱等因素,使他们往往患有贫血。血色素低可引起低氧血症,导致组织内氧含量下降。

(3)抗生素治疗:如果出现全身感染情况,或压疮局部有蜂窝织炎才给予抗生素治疗。

3. 局部治疗

(1)创面换药:换药或更换敷料是治疗压疮最基本的措施。创面的愈合要求适当的温度、湿度、氧分压及 pH 等。局部不用或少用外用药,重要的是保持创面清洁。可用生理盐水在一定压力下冲洗以清洁创面,促进健康组织生长且不会引起创面损害。每次清洗创面时要更换敷料,并清除掉创口表面物质如异物、局部残留的药物、残留的敷料、创面渗出物和代谢物。如有坏死组织,则易发生感染且阻碍创面愈合,可用剪除、化学腐蚀或纤维酶溶解等方法来清除坏死组织,但应避免损伤正常肉芽组织影响上皮组织生长或引起感染扩散。换药次数可根据创面渗出物的多少改变,保持创面清洁。较理想的敷料应能保护创面与机体相适应,并能提供理想的水合作用,尽管在潮湿环境中创口愈合更快,但过多渗出物能浸泡周围组织,因而应该从创面上吸收渗出物。

(2)控制感染:引起感染的细菌种类较多,其中铜绿假单胞菌(绿脓杆菌)常见且难控制,多数细菌对常用抗生素耐药。控制感染的主要方法就是加强局部换药,疮口引流好;可用带抗炎性质的敷料加强换药。同时,根据全身症状和细菌培养结果考虑使用敏感抗生素控制感染。

4. 创口的物理治疗　紫外线可有效地杀灭细菌及促进上皮再生,促进压疮创口愈合,但紫外线不应用于极易受损伤的皮肤或创口周围组织严重水肿的患者。治疗性超声波可通过增强炎性反应期,从而更早进行增生期来加速创口的愈合。3MHz 超声波用于治疗表浅创口,1MHz 用于组织修复的电刺激通过刺激内源性生物电系统,促进电活动,改善经皮氧分压,增加钙吸收和三磷酸腺苷、蛋白合成及其杀菌作用刺激慢性创伤愈合。可应用低强度直流电、高压脉冲电流和单相脉冲电流进行电刺激。电刺激可用于常规治疗无效的Ⅲ期和Ⅳ期压疮以及难治压疮。需要注意的是,使用物理疗法时慎用外用药,以免与药物发生化学反应损害正常组织。

5. 手术治疗　Ⅲ期以上压疮通过非手术治疗虽能治愈,但耗时较长。所以对长期非手术治疗不愈合、创面肉芽老化、边缘有瘢痕组织形成、合并有骨关节感染或深部窦道形成者,应采取手术治疗。创口的早期闭合可减少液体和营养物质的流失,改善患者的全身健康状况,并使其早日活动及重返社会。

6. 心理康复护理　压疮发生后对患者带来不必要的痛苦,长时间的压疮治疗也会浪费许多医疗资源,因此给患者一定的心理安慰和鼓励,让他们能有效地参与或独立的采取预防压疮的措施,避免压疮发生。

二、烧伤的康复护理

(一)概述

烧伤是以火焰、热水、热蒸汽、汽油、热水泥、电流以及化学物质和放射性物质等因子,作用于人体皮肤、黏膜、肌肉、骨骼等造成的损伤。皮肤热损伤后发生的一系列局部和全身反应以及临床过程取决于患者的烧伤面积、部位和烧伤的深度。在烧伤救治过程中早期介入康复治疗,不仅可以促进创面愈合,而且可以缓解肥厚性瘢痕的形成和关节的挛缩,减少或减轻并发症,使患者早日重返社会。

(二)烧伤的评定

1. 烧伤深度及面积的评定　烧伤面积的评定是按照烧伤范围占全身表面积的百分数,我国一般采用九分法来估计,主要用于成人;对于儿童因头部较大和下肢较小应加以修改。具体见表11-8。

表 11-8　烧伤面积估计的中国新九分法

部位		占成人体表(%)		占儿童体表%
头部	发部	3%	9%(1×9)	9+(12-年龄)
	面部	3%		
	颈部	3%		
双上肢	双上臂	7%	18%(2×9)	9×2
	双前臂	6%		
	双手	5%		
躯干	躯干前面	13%	27%(3×9)	9×3
	躯干后面	13%		
	会阴	1%		
双下肢、臀部	双臀	5%	46%(5×9+1)	9×5+1(12-年龄)
	双大腿	21%		
	双小腿	13%		
	双足	7%		

2. 烧伤深度分类 采用"三度四分法"。

（1）表浅的（Ⅰ度）：仅累及表皮。皮肤充血、疼痛但无水疱，3~7天痊愈。

（2）部分表皮厚度（Ⅱ度）

1）浅表部分皮肤厚度：包括表皮和浅表真皮。创面可有水疱、发红、疼痛，压迫时变白，7~21天痊愈。

2）深层部分皮肤厚度：深达真皮。创面呈斑驳红色至白色，毛细血管再灌注差。预后可留有肥厚性瘢痕，通常需要植皮。

3）皮肤全层（Ⅲ度）：累及全部表皮和真皮。有焦痂。由于感觉神经末梢被破坏，创面不痛，需要植皮。

3. 肥厚性瘢痕的评定 肥厚性瘢痕特征为隆起、红色、坚硬、发痒，可引起关节挛缩和畸形，一般可根据临床和仪器进行评定。表皮和真皮增厚，伴有少量的上皮脊、胶原纤维朦胧可见、水含量增加和肥大细胞。

4. 肢体运动功能评定及 ADL 评定（方法见康复评定章节）。

（三）康复治疗及康复护理

康复治疗及康复护理分为三个互相重叠的时期。

第一期（早期）：自烧伤时起至Ⅱ度愈合或Ⅲ度烧伤去痂为止。

第二期（制动期）：自植皮时起至移植皮肤着床时止。

第三期（愈合成熟期）：自新生上皮或移植皮肤已稳定覆盖创面时止，此期可持续大约两年之久。

1. 急性期 此期关键是促进伤口愈合和防止感染；控制水肿；维持关节和皮肤的活动度；维持肌力和耐力；改善自理活动。

（1）外科创面处理：烧伤创面处理的目的是尽快将创面闭合处理原则是：防止、减轻感染；保存残存上皮组织；尽早清除坏死组织；早期覆盖创面。而对大面积烧伤患者的创面处理时应牢记两条原则：一是休克平稳后再清创，以免清创时的疼痛加重休克；二是切忌大刷大洗，以免诱发全身感染，甚至发生败血症。

1）Ⅰ度烧伤创面处理：一般只需保持清洁，防止再损伤，面积较大者可用冷湿敷或烫伤膏缓解疼痛。

2）Ⅱ度以上烧伤处理

A. 创面初期处理；烧伤清创术目的是清除创面污染；并发休克时应抗休克之后再进行清创。清创后不可涂药，直接包扎或外涂防止感染、促进创面收敛的药物，如磺胺嘧啶银、硝酸银等。

B. 包扎或暴露疗法：创面初期处理后，选用包扎或暴露疗法。前者是保护创面，防止外源沾染和吸收创面渗出物；后者使创面暴露于空气中，蒸发干燥而结痂，可减少创面感染和保护深部组织。

C. 去痂和植皮：深度烧伤创面自然愈合过程缓慢，造成畸形和功能障碍。为此，应积极处理使创面愈合，原则上深度烧伤宜用暴露疗法，在 48~72h 开始切痂（大面积者应分次切痂）和植皮消灭创面。

D. 感染创面处理：创面感染不仅侵蚀组织阻碍愈合，而且可导致败血症等并发症，又消耗体质，降低抵抗力。故感染创面应及早清创和引流。Ⅱ度去除感染水疱，Ⅲ度切除坏死焦痂,并根据细菌培养及药物敏感试验,选用适当的局部用抗生素,方法可选用湿敷法:将纱布浸泡于等渗盐水、5%磺胺米隆等抗生素溶液中,对感染分泌物多的创面及残余肉芽创面进行湿敷包扎;浸泡疗法:将烧伤伤员全身全部或部分浸于湿热水或药液中浸泡一定时间,以清除创面脓汁及坏死组织,减少细菌数量与毒素,促进循环,改善功能;半暴露疗法:用单层的药液浸纱布或药膜及薄油纱布贴附创面,任其暴露变干,用来保护肉芽创面或去痂后的Ⅱ度创面。但如发生纱布下积脓应及时清除,改用浸泡或湿敷方法控制感染。

(2)抗感染:预防感染的重点应放在改善机体对感染防御能力和正确处理创面上,不能单纯依赖抗生素的全身应用。烧伤患者全身应用抗生素的指征分为预防和治疗两方面。创面感染严重时应全身预防应用抗生素。休克期病情不稳;大面积烧伤水肿回收期;较大的焦痂切除、削痂、扩创和植皮手术前后;焦痂分离期和病程后期有较大面积的肉芽创面暴露以及各种严重并发症时应全身预防应用抗生素

(3)体位固定:体位固定的定义是将身体受累部分安排在恰当位置,进行适当固定。其目的是保存功能,防治挛缩,以及使受损组织的功能获得代偿。多数烧伤患者都发生不同程度的挛缩,严重者发生永久性畸形和功能受损,需要立即采取抗痉挛体位(图11-24)。损伤部位和全身体位的安置应达到帮助消肿、维持功能活动范围和有利于创面的护理。应避免患者长期屈曲和内收的舒适体位。此期每日锻炼一般不超过4小时,其他大部分时间应把患者安排在伸展位置。最先进有效的方法是使用热塑夹板制成贴身的矫形器,但须注意及时检查受压部位,以免影响创面愈合。将烧伤部位抬高的原因可以帮助消除水肿,减少疼痛,减少瘢痕形成。但体位固定不能代替主动活动,每日必须进行至少两次主动运动。

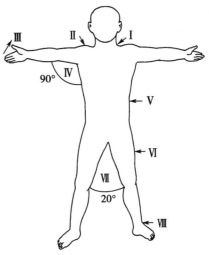

图11-24　抗挛缩体位
Ⅰ:伸/过伸;Ⅱ:外展、外旋;Ⅲ:旋后;
Ⅳ:外展90°;Ⅴ:躯干伸直;Ⅵ:中和
伸展;Ⅶ:外展共20°;Ⅷ:背屈

(4)功能锻炼:鼓励早期离床和作主动最大范围的活动是最重要的康复方法。应鼓励患者进行主动范围内的活动,从而过渡到恢复其活动能力。患者采取坐位、行走以及缓慢而充分的主动运动,可减轻水肿,加速愈合,增强信心。对于不合作或昏迷的患者,应协助作受累关节的被动运动,每日2次。

(5)矫形器的康复护理:当患者不能自觉维持正确体位或固定体位失败而必须制动时,矫形器是最有效措施,它可以保护组织和减少水肿。烧伤早期应根据个别患者的需要和功能活动范围设计适合的矫形器,并需定时取下矫形器观察创面愈合情况,必要时调整位置后再行固定。足底烧伤宜穿双层贴身足垫,以保护足部,减轻压力,使行走时疼痛减轻。使用海绵踝足矫形器,减轻卧床时足跟受压,并可使踝部处于中位。环形烧伤时宜用肢体前后夹板作为固定并进行锻炼。下肢烧伤时控制水肿最有效的是用8字形弹力性绷带包扎,由远及近压力渐减,对活动轻微的患者此法足以改善淋巴和静脉回流,不影响局部应用抗菌药物。若患者活动太多,绷带容易纠缠,会变成类似于止血带样物品,引起压迫和循环障碍。

此时则需改用压力衣。

2. 制动期　采用运动疗法预防静脉炎、肺炎、挛缩等合并症;设计矫形器保持正确的位置;给患者及家属讲解关于植皮和瘢痕的表现和正常伤口的愈合过程,增强信心。自体植皮期间,植皮区及其远侧及近侧一个关节需停止活动,矫形器固定至移植皮肤着床时为止。植皮部位应持续固定大约5日,术后第7~9日可在辅助下做主动运动。第7~9日可做被动伸展运动,此后可按需要增加运动范围。小心避免损伤移植皮肤。每日均要小心检查植皮区,注意有无发生意外损伤。卧床期间一定要注意骨突处皮肤的减压,防止发生压疮。

3. 愈合成熟期　促进恢复正常的肌力、耐力和改善灵活性和协调性;促进重新获得充分的关节活动范围;设计完全接触性的牵张矫形器;控制水肿和适应抗重力位置;减少瘢痕肥厚;改善生活自理能力;鼓励参加文娱活动和就业前的训练。

(1)定位固定:用做长期伸展挛缩组织的方法。鼓励患者于锻炼停止期内自选伸展挛缩的体位。

(2)功能锻炼指导:当创面感染控制,植皮愈合,患者能行动1h时,很快就会恢复全范围的活动,患者应进行最大限度的主动活动,这样可以防止关节丧失功能,并可使软骨和周围组织获得更好的营养。颈、腋、肘、拇、踝和髋部很容易因患者自己选定的屈曲位而发生挛缩,肌肉因疼痛而产生的协同收缩,加重关节畸形。上述部位烧伤的患者应在被动运动的同时,让患者缓慢增加主动运动。力量必须轻柔,按患者耐受程度逐日增加,通常需借助矫形器维持关节活动度。

(3)矫形器康复护理:矫形器按具体情况设计,用多种材料制成的矫形器,可以帮助患者的挛缩关节重新获得活动功能。它可以保持已获得的锻炼成果而无痛楚,为患者所乐意接受;它能限制不该有的活动,容许不受限制的部位作主动运动,并可由患者控制反复伸展的速度和次数;在全接触矫形器的组织变得温暖和湿润,皮肤变软,从而使伸展时感觉舒适。矫形器可压迫肥厚瘢痕,使它变得平坦而柔软。在使用过程中,要定期检查,必要时予以调整和更换。严重的挛缩畸形往往需要设计一系列的矫形器,在不同的姿势(卧床、离床)、不同时期予以更换,并观察矫形效果,且为使用的患者拟定循序渐进的锻炼计划,鼓励患者积极进行锻炼。

(4)日常生活活动训练指导

1)翻身训练:大面积烧伤创面愈合后患者可开始练习自己翻身。训练仰卧位向俯卧位翻身时,先训练仰卧位挺胸和抬臀动作,掌握后再训练向床边移动身体,然后练习翻转身体。训练由俯卧位向仰卧位翻身时,先练俯卧撑抬起上半身,并向床边移动身体,然后由外向里翻成仰卧位。

2)离床活动:离床活动可使下肢运动和肌力迅速恢复,促进功能独立,按患者健康状态决定离床的时间、频度和选用适宜的辅助器材。有创面或植皮者行走前局部宜使用适当的药物和敷料。小腿、股部及膝关节分别包扎弹性绷带以支持毛细血管防止水肿,并避免关节活动受限。行走的距离和时间在可能的情况下逐日增加,尽可能不用拐杖,逐渐进步至能上楼和进行体力劳动。

3)洗漱和吃饭动作训练:手的创面愈合、肘关节的屈曲功能达到90°左右,应即开始训练患者自己洗漱和吃饭。先训练用患手握刀、匙、叉,再训练握筷,逐步提高手的协调能力。

4)如厕训练:先训练坐特制座椅如厕,在训练过程中,随着关节功能的改善逐渐降低座椅的高度,直至自己能蹲下如厕为止。

4. 控制瘢痕过长　治疗肥厚性瘢痕的方法有手术、加压疗法、放射疗法、激光治疗、药物治疗等。加压疗法是控制瘢痕肥厚和挛缩的最有效的方法,副作用小,但过度压迫会引起组织脱落或神经损伤。通常是穿特别压力衣或使用全接触矫形器,必要时夜间加用牵引,每日持续加压 23h。须耐心说服患者接受治疗,并定期随诊,适当调节压力,持续追踪一年或更久,直至胶原重新调整或成熟。各部位体表加压的原则应是保持各关节的功能位;对于高低不平的部位需使用轻薄而可塑的弹性物,塑成体表形态,支具下的缝隙部位可垫以可塑的弹性物,或注入可迅速固化的硅酮凝胶,以保持均匀持久加压。

5. 康复健康教育

(1)饮食:进食高蛋白、高热量、高维生素易消化饮食,如蛋类、鸡、鱼、豆制品、蔬菜等。鼓励多饮水,增强抵抗力。

(2)禁烟酒:过量的烟酒易增加致病菌感染的概率,患者情绪不稳定,影响疾病的康复。

(3)心理康复护理:烧伤患者心理压力尤为严重。自我形象紊乱和生理功能障碍导致焦虑、恐惧等。护士与患者交流时应该做到耐心倾听诉说;让其了解病情及创面愈合情况,尤其在好转时,树立患者的自信心和康复勇气;不回避提问,尽量稳定患者情绪;协助患者自理性活动,以增强患者独立性;注意观察患者的生理、心理需要,以真挚的同情心与患者沟通,化解患者的心结。

(4)保持创面清洁干燥:禁止搔抓,预防感染。

(5)保持肢体功能位置:积极配合治疗师在恢复期加强主被动运动,减少瘢痕挛缩。

第八节　日常生活活动指导训练技术

一、概述

日常生活活动(activity of daily living, ADL)狭义的 ADL 是指人在独立生活而每天必须反复进行的最必要的基本的、具有共同性的动作群。即进行衣、食、住、行及个人卫生等基本动作和技巧。广义的 ADL,还包括与他人的交往,以及在社区内乃至更高层次上的社会活动。日常生活指导是将每一项 ADL 活动,分解成若干个动作成分,进行有针对性的指导,然后再组合成一个完整的动作,并在生活实践中加以运用。日常生活活动可以分为基础性日常生活活动(basic activity of daily living, BADL)和工具性日常生活活动(instrumental activity of daily living, IADL)。ADL 指导是康复治疗在实践中的延续,是康复护士的核心技术之一,使患者尽可能的获得 ADL 自理能力,提高生活质量以促进患者早日回归社会。

二、ADL 的评定

(一)影响 ADL 指导评估因素

1. 基本情况　如年龄、性别、文化背景、工作及社会环境等。

2. 生活状况　现在有无并发症、家庭经济状况等。

3. 护理体检　主要包括生命体征、意识、四肢活动度等,重点是对现有残存功能的检查,如感觉、运动、认知、语言等。

4. 心理状态　如有无精神抑郁、焦虑、恐惧以及康复对象的配合程度及目标等。

5. 评估方法　使用评估方法不同,所得结果亦不同。

(二) ADL 评定方法及标准

ADL 评定方法很多,常用的有巴氏(Barthel)指数、FIM(功能独立性测量)等。

1. Barthel 指数(见评定章节)　根据 Barthel 指数计分,将日常生活活动能力分成良、中、差三级;>60 分为良,有轻度功能障碍,能独立完成部分日常活动,需要部分帮助;60~41分为中,有中度功能障碍,需要极大的帮助才能完成活动;≤40 分为差,有重度功能障碍,大部分日常活动不能完成或需要他人帮助。

2. 功能独立性测量(functional independence measurement,FIM)　FIM 能够全面精确敏感的反映患者的功能状态,包括了六个方面,共 18 项。采用 7 分制,即每项最高得分为 7分,最低 1 分,总分最高 126 分,最低 18 分。得分越高,表示独立性越好,依赖性越好。评分标准见康复评定章节。也可以粗分为三个等级:126~108 分为独立;107~54 分为有条件的依赖;53~18 分为完全依赖(见评定章节)。

三、ADL 指导方法

指导遵循从易到难,可结合晨晚间护理进行。要按照患者实际生活情况选择适当的方法进行训练指导。如果患者有肌力低下或协调性差时,可先进行一些准备训练,如加强手指肌力训练,协调平衡能力训练等。为代偿患者残存或已丧失的功能,可对自助具进行一些改良,以实现患者在 ADL 方面的自理。指导依从发育顺序进行,即首先指导患者恢复进食动作,最后恢复如厕能力,要循序渐进,逐步提高患者的生活自理能力。

(一) 进食训练

训练患者尽可能地独立完成此项动作,增强患者进食的主动性、趣味性,同时激励患者康复信心,减少对他人的依赖。

1. 训练方法　独立完成一项进食动作要求手的抓握、上肢运送以及口腔的咀嚼吞咽动作连贯完成。每个环节出问题都会直接影响进食动作的独立完成。因此,首先找出影响进食的原因,然后根据问题制定护理措施。对于不能独立完成进食的患者,必须给予一定的护理支持和必要的自助具完成进食动作。

(1)手的抓握:手精细动作不能或握力减弱者可用勺、叉代替筷子,可将手柄加粗或使用功能固定带。

(2)上肢运送:上肢关节活动受限、肌力低下、协调障碍等原因造成手不能到达嘴边,不能将食物送到口里的患者先取坐位,将食物摆放在患者面前稳定的平台上,双手放于台面上,如果患者的利手是患侧手并且只有一点功能,应该考虑改变利手使用患手稳定碗,健手运送食物。如果患者的患侧上肢具有运动功能,在进食训练期间应促进和利用。

(3)口腔运动:口腔颌面关节活动受限、口周围肌群肌力低下、协调性障碍等原因造成吞咽困难呛水者要端正患者的头、颈及身体的位置以利于吞咽,具体方法可参照吞咽训练技术章节。

2. 注意事项

(1)如果患者不能坐在桌边,应帮助患者在进食期间从床上坐起或坐在床边。

(2)用防滑垫或患手稳定碗或盘子等容器,把患侧上肢放在桌上可较好地稳定肘部,从而有助于患手握住碗,或借助身体使碗更加稳定。

（3）即使患者的患侧上肢和手没有恢复功能,在进食时应放在桌上,接近碗或盘子防止异常模式。

（4）健手借助刀叉或调羹从碗里拿起食物。如果可能,患者可训练使用患手,以适应的饮食器皿。

（5）当患者进行吃饭训练时,护士应注意让患者放松,以避免在进食期间呛咳。

（6）在吞咽时,口腔塞饭或呛咳提示可能有吞咽问题,需要更全面的评估和特殊处理。

（二）穿脱衣训练

穿脱衣物是日常生活活动中不可缺少的动作,能够增加患者协调动作。大多数患者可独立完成。

1. 方法　训练患者穿衣时,遵循先穿患侧;脱衣时,先脱健侧。

（1）穿脱开襟上衣:穿衣时,患者取坐位,用健手找到衣领;将衣领朝前平铺在双膝上,患侧袖子垂直于双腿之间;用健手协助患肢套进袖内并拉衣领至肩上;健侧上肢转到身后,将另一侧衣袖拉到健侧斜上方,穿入健侧上肢,系好扣子并整理。脱衣的过程正好相反,用健手解开扣子,先用健手脱患侧至肩下,再脱健侧至肩下,然后两侧自然下滑脱出健手,再脱出患手(图 11-25)。

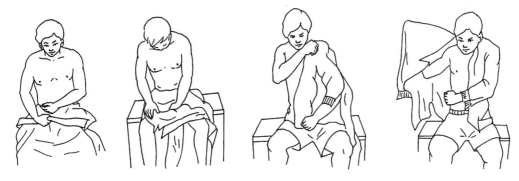

图 11-25　穿开襟上衣的方法

（2）穿脱套头上衣训练穿衣:患者取坐位,用健手将衣服平铺在健侧大腿上,领子放于远端,患侧袖子垂直于双腿之间。用健手将患肢套进袖内并拉到肘以上,再穿健侧袖子,健手将套头衫背面举过头顶,套过头部,整好衣服(图 11-26)。

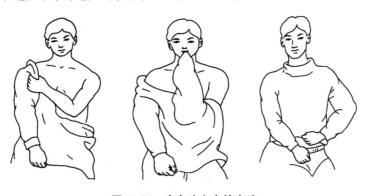

图 11-26　穿套头上衣的方法

脱衣时,先将衣身上拉至胸部以上,再用健手拉住衣服背部,从头转到前面,使衣服从头后方向前脱出,先脱出健手,后脱患手(图11-27)。

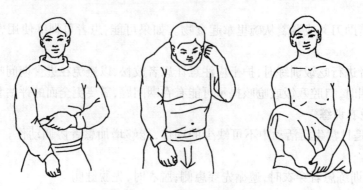

图11-27 脱套头上衣的方法

(3)穿脱裤子穿裤:患者取坐位,用健手从腘窝处将患腿抬起放在健腿上,患腿呈屈髋、屈膝状;用健手穿患侧裤腿,拉至膝以上,放下患腿,全脚掌着地;穿健侧裤腿,拉至膝上;抬臀或站起向上拉至腰部;整理系紧。脱裤时,患者站立位,松开腰带,裤子自然下落;然后坐下,先抽出健腿,后抽出患腿;健腿从地上挑起裤子,整理好待用。患者平衡较好者取坐-站式,平衡不好者取坐-卧式训练穿脱衣裤(图11-28)。

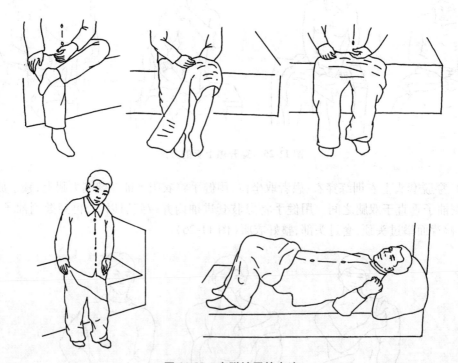

图11-28 穿脱裤子的方法

(4)穿脱袜子和鞋(图11-29):患者取坐位,双手交叉或用健手从腘窝处将患腿抬起置于健侧腿上,用健手为患足穿袜或鞋放下患腿,全脚掌着地,重心转移至患侧,再将健侧下肢放在患侧下肢上,穿好健侧袜或鞋。脱袜子和鞋,顺序相反。下肢关节受限者可用穿袜自助具辅助穿脱(图11-30)。

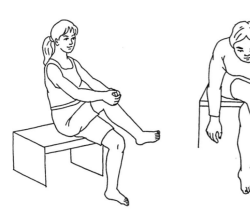
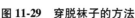
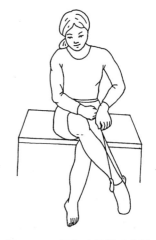

图 11-29 穿脱袜子的方法　　　　　　　　　　　　　**图 11-30 用自助具辅助穿袜**

2. 注意事项

(1)如果患者的上衣太紧,建议选择宽松的开襟衫或套头衫。

(2)鼓励患者尽可能地利用健侧主动穿衣。

(3)如果患者不能用一只手系纽扣,可改用魔术贴替代,或使用穿衣扣、钩帮助,尽量不穿带拉链衣服。

(4)鞋不要硬或太重,建议使用松紧鞋代替普通的系带鞋。

(三)床上运动及转移训练

床上运动及转移训练不仅可以促进血液循环,预防因卧床引起的一切并发症,如坠积性肺炎、压疮、肌肉萎缩、关节挛缩和深静脉血栓等,最大限度地保持关节活动范围,而且对于巩固和促进康复效果也具有极其重要的意义。

1. 床上运动方法

(1)床上翻身:以偏瘫患者为例。向患侧翻身时,将健侧下肢插到患侧下肢下面屈膝;双手十指交叉握紧,伸肘(患手拇指一定要放在健手拇指的上方);先将伸握的双手摆向健侧,再反方向地摆向患侧,借助摆动的惯性可翻向患侧。向健侧翻身时,可屈肘,用健手前臂托住患肘放在胸前;将健腿插入患腿的下方,在身体旋转的同时,用健腿搬动患腿,翻向健侧(见第十一章第一节抗痉挛体位摆放及体位转移)。

(2)床上左右移动:移向右侧时,先将健足伸到患足的下方,用健足钩住患足向右移动;用健足和肩支起臀部,同时将下半身移向右侧,臀部右移;将头慢慢移向右侧。左移的动作与此类似。

(3)坐起:对有良好的坐位平衡能力及臂力的患者进行坐位训练时,通常采用的最简单的方法是借助绳梯或一根打结的粗绳,双手交替牵拉,就可从仰卧位到坐位,它适用于双下肢瘫痪患者(图11-31)。

在无辅助设备的情况下,应先翻身至健侧卧位,然后将下肢移动到床沿,并逐渐用健侧上肢支撑身体坐起;对不能自行坐起者,扶助坐起的方法是:让患者双臂肘关节屈曲支撑于

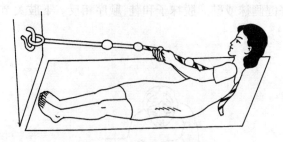

图 11-31　拉绳辅助下坐起

床面上,操作者站在患者侧前方,用双手扶托患者双肩并向上牵拉,指导患者利用双肘支撑抬起上部躯干,逐渐改用双手掌撑住床面,支撑身体而坐起。

2. 床椅转移训练　床与轮椅间转移以单人协助的床与轮椅间转移为例。

(1)从床到轮椅的转移

1)站立位的转移法:轮椅与床边呈45°角,刹住车闸,翻起脚踏板;协助患者坐于床边,双脚着地,躯干前倾;操作者直背屈髋,面向患者,将患者头放在操作者靠近轮椅侧的肩上;如患者为肱二头肌有力者,让患者双臂抱住操作者的颈部,否则,患者双上肢垂于膝前;双下肢分开位于患者双腿两侧,双膝夹紧患者双膝外侧并固定,双手抱住患者臀部或拉住腰带,操作者挺直后背并后仰将患者拉起呈站立位;在患者站稳后,操作者以足为轴慢慢旋转躯干,使患者背部转向轮椅,臀部正对轮椅正面,然后使患者慢慢弯腰,平坐至轮椅上;帮助患者坐好,翻下脚踏板并将患者脚放于之上(图 11-32)。

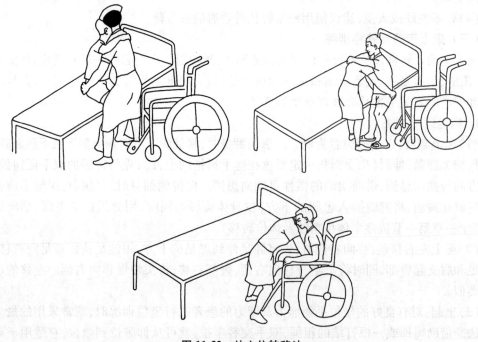

图 11-32　站立位转移法

2)床上垂直转移法:对有一定躯干控制能力,双手或单手能部分支撑身体的患者可用此法。轮椅正面向床,垂直紧贴床边,刹闸;协助患者挪动身体靠近床沿坐起,背对轮椅,躯干前屈,一手或双手向后伸抓住轮椅扶手;操作者站在轮椅一侧,一手扶患者的肩胛部,一手放于患者的大腿根部;操作者和患者同时用力,患者尽可能将躯体撑起并将臀部向后上方移,操作者将患者的躯干向后拖,使患者的臀部从床上移动到轮椅上;打开车闸,移动轮椅离床,使患者足跟移至床沿,刹住车闸,把双脚放于脚踏板上(图11-33)。

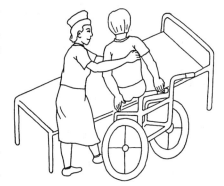

图 11-33 床上垂直转移

(2)从轮椅到床转移:与上述步骤相反。

3. 立位转移

(1)扶持行走:偏瘫患者先在扶持站立位时练习患腿摆动、踏步、屈膝、伸髋、患腿负重、健腿向前后移动,以训练患腿的平衡能力。操作者在偏瘫侧进行扶持。一手握住患侧手部除拇指外的四指,使其拇指在上,掌心向前,另一手从患侧腋下穿出放于胸前处,与患者一起缓慢向前步行。

(2)扶杖架拐行走

1)双拐站立:将两拐杖放于足趾的前外侧15~20cm,双肩下沉,双肘微屈,双手握住拐杖的横把,使上肢的支撑力落于横把上。肌力不足者,可取三点站立位,即将两拐杖放于足前外方20~25cm,这时患者的足、左拐杖、右拐杖三点支撑身体的重量。

2)架拐行走:根据患者的残疾及肌力情况,分别指导练习不同步态。以截瘫患者为例,根据腋杖和脚移动的顺序不同分为交替拖地步行、同时拖地步行(摆至步)、四点步行、三点步行、二点步行、摆过步等。

交替拖地步行:方法是伸出左腋杖,两足同时拖地向前,到达左腋杖附近,再将右拐向前迈,取得平衡。

同时拖地步行:又称为摆至步(图11-34):即同时伸出双侧腋杖,然后两足同时拖地向前,到达腋杖附近。四点步行(图11-35):方法为伸出左腋杖,迈出右脚;伸出右腋杖,迈出左脚。三点步行(图11-36):方法是同时迈出双拐,再迈出患腿或不能负重的足,然后迈出肌力

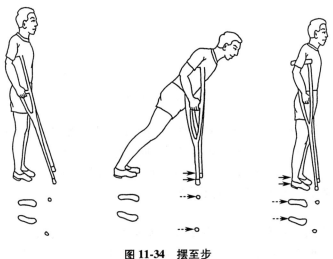

图 11-34 摆至步

较好的一侧腿或健足。二点步行(图 11-37):方法是一侧腋杖和对侧足同时伸出,另一腋杖和足再同时伸出。摆过步(图 11-38):方法与摆至步相似,但双足不拖地,而是在空中摆向前,故步幅较大、速度快,患者的躯干和上肢控制力必须较好,否则容易跌倒。

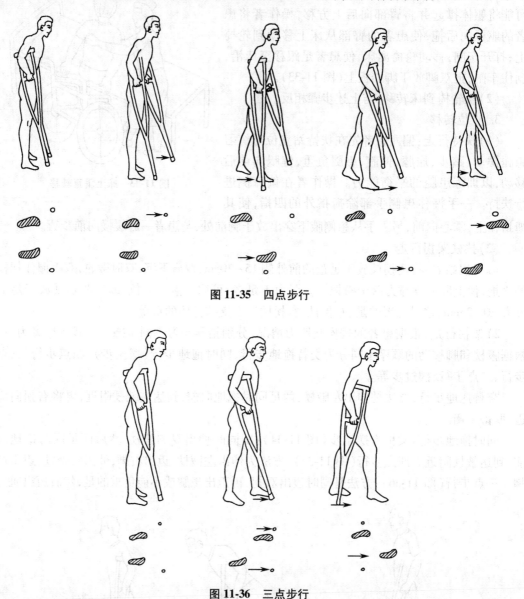

图 11-35 四点步行

图 11-36 三点步行

(3)独立行走:平行杠是患者练习站立和行走的工具。患者首先在平行杠内练习患肢与健肢交替支持体重、矫正步态、改善行走姿势等,再做独立行走练习。

行走时,患者先保持立位平衡,然后一脚迈出,身体随着向前倾斜,重心转移至该下肢,再迈出另一脚,如此交替迈步,身体向前行进。

(4)上下楼梯

1)上楼梯:偏瘫患者健手扶住栏杆,操作者站在患侧后方,一手扶持健侧腰部,另一手控制患侧膝关节,协助重心转移至患侧,嘱患者健足迈上第一个台阶;协助患者重心向前移动

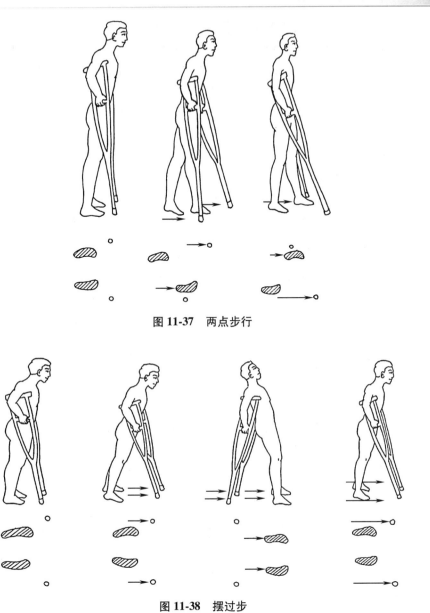

图 11-37　两点步行

图 11-38　摆过步

至健侧下肢,操作者一手固定健侧骨盆,另一手从膝关节上方滑至小腿前面,协助患足抬起放于第二个台阶上;健足再上台阶时,操作者一手不动,另一手上移至患侧大腿向下压,并向前拉膝部至足的前方,协助重心转移至患侧,嘱患者健足再迈上一个台阶。

2)下楼梯:偏瘫患者健手扶住栏杆,操作者站在患侧,患足先下第一个台阶,操作者一手放于患膝上方,使其稍向外展,另一手放于健侧骨盆处。用前臂保护患侧腰部,并将身体重心向前移动。健足下第一个台阶时,操作者的手保持原位,另一手继续将骨盆向前推移。

4. 注意事项

(1)床上翻身及转移,不管转向患侧还是健侧,整个活动都应先转头和颈,然后正确地连续转肩和上肢躯干、腰、骨盆及下肢,并且保持脊柱的伸直位,防止扭曲。

(2)翻身及转移都要有确保足够的空间活动,保证患者的安全和舒适,并保持肢体的功能位。必要时使用软枕或海绵垫支撑,能做到定时更换体位。

(3)翻身及转移时应及时鼓励患者尽可能发挥自己的残存能力,同时给予必要的协助和指导。对于使用引流管的患者应先固定好导管,以防脱落,并保持引流通畅。

(4)转移时不宜过快,注意安全,防止跌倒。

(5)使用拐杖时注意调整拐杖的长度和高度,选择适当的拐杖为准,定期检查底部有无橡皮垫或破损,防止意外。

(四) 个人卫生训练

对能在轮椅上坐位坚持 30min 以上,健侧肢体肌力良好,全身症状稳定的患者,尽快进行个人卫生训练,极大程度地提高自理生活的能力,增强患者的自信心。

1. 修饰　包括了梳头、洗脸和口腔卫生(刷牙、漱口)。脑卒中患者仅用一只手或一边身体就可完成个人卫生和修饰。①患者坐在水池前,用健手打开水龙头放水,调节水温。用健手洗脸、洗患手及前臂。洗健手时,患手贴在水池边伸开放置或将毛巾固定在水池边缘,涂过香皂后,健手及前臂在患手或毛巾上搓洗。拧毛巾时,可将毛巾套在水龙头上或患侧前臂上,用健手将两端合拢,向一个方向拧干。②打开牙膏盖时,可借助身体将物体固定(如用膝夹住),用健手将盖旋开,刷牙的动作由健手完成,必要时可用电动牙刷代替。③清洗义齿或指甲,可用带有吸盘的毛刷、指甲锉等,固定在水池边缘。④剪指甲时,可将指甲剪固定在木板上,木板再固定在桌上,进行操作。

2. 如厕　对于瘫痪患者,如厕这种活动可通过使用便盆、坐厕椅和如厕转移来完成。其中使用便盆是床上运动时可同步完成,而使用坐厕椅是完成类似的床椅转移完成后,能自己穿脱裤子来完成的。如厕转移是通过从床或椅转移至厕所,接近坐便器转移坐至坐便器上,然后脱裤子到大腿中部,便完后用厕纸完成拭净动作,提好裤子再转至坐便器冲水后走出厕所一系列动作完成。

3. 洗澡

(1)盆浴:①患者坐在紧靠浴盆的椅子上,使用木制椅,高度与浴盆边缘相等;脱去衣物,用健手托住患腿放入盆内,再用健手握住盆沿,健腿撑起身体前倾,抬起臀部移至盆内椅子上,把健腿放入盆内。②亦可用一块木板,下面拧 2 个橡皮柱固定在浴盆一端,患者将臀部移向盆内木板上,将健腿放入盆内,再帮助患腿放入盆内。③洗毕,出浴盆顺序与前面步骤相反。

(2)淋浴:患者可坐在淋浴凳或椅子上,先开冷水管,后开热水管调节水温,淋浴较容易进行。洗浴时,用健手持毛巾擦洗;用长柄的海绵浴刷擦洗背部和身体的远端;对于患侧上肢肘关节以上有一定控制能力的患者,将毛巾一端缝上布套,套于患臂上协助擦洗;拧干毛巾时,将其压在腿下或夹在患侧腋下,用健手拧干。

4. 注意事项

(1)个人卫生处置训练是对于患者较高要求的活动,训练时应根据个人具体情况而变化,并对家居环境给予一定的指导性意见和建议,保证患者回归家庭后的生活安全。

(2)使用热水时一定要注意水温恒定,防止烫伤。

(3)训练时护理人员应在旁保护,转移时尤其是由坐位站立时,防止直立性低血压的发生。洗澡时间不宜过长,以免发生意外。

（五）ADL 指导的注意事项

1. 训练前做好各项准备　如帮助患者排空大小便,避免训练中排泄物污染训练器具;固定好各种导管,防止训练中脱落等。

2. 循序渐进的训练原则　训练时应从易到难,循序渐进,切忌急躁,可将日常生活活动的动作分解为若干个细小的动作,反复练习。并注意保护,以防发生意外。

3. 训练时要给予充足的时间和必要的指导　操作者要有极大的耐心,对患者的每一个微小进步,都应给予恰当的肯定和赞扬,从而增强患者的信心。

4. 训练后要注意观察患者精神状态和身体状况　如是否过度疲劳,有无身体不适,以便及时给予必要的处理。

5. 辅助用具指导训练　由于残疾程度不同,适当的辅助用具给患者以极大帮助,护理人员要为患者选用适当的辅助用具。必要时需对环境条件作适当地调整,给予患者家居环境以建设性指导意见。

（时丽萍）

第十二章 康复临床常见症状的康复护理

第一节 疼痛的康复护理

一、概述

现代医学所谓的疼痛(pain),是一种复杂的生理心理活动,是临床上最常见的症状之一。它包括伤害性刺激作用于机体所引起的痛感觉,以及机体对伤害性刺激的痛反应(躯体运动性反应和(或)内脏植物性反应,常伴随有强烈的情绪色彩)。痛觉可作为机体受到伤害的一种警告,引起机体一系列防御性保护反应。但另一方面,疼痛作为报警也有其局限性(如癌症等出现疼痛时,已为时太晚)。而某些长期的剧烈疼痛,对机体已成为一种难以忍受的折磨。因此,镇痛是医务工作者面临的重要任务。

二、疼痛的分类

1. **急性疼痛** 通常指发生于伤害性刺激之后短期内的疼痛。如软组织及关节急性损伤疼痛,手术后疼痛,产科疼痛,急性带状疱疹疼痛,痛风。

2. **慢性疼痛** 包括慢性非癌性疼痛和慢性癌性疼痛。慢性疼痛的时间界限尚未统一,大多数学者认为在无明显组织损伤的前提下,持续3个月以上的疼痛为慢性疼痛。慢性疼痛常可导致患者出现焦虑和抑郁,严重影响其生活质量。如软组织及关节劳损性或退变疼痛,椎间盘源性疼痛,神经源性疼痛。

3. **顽固性疼痛** 三叉神经痛、疱疹后遗神经痛、椎间盘突出症、顽固性头痛。

4. **癌性疼痛** 晚期肿瘤痛、肿瘤转移痛。

5. **特殊疼痛类** 血栓性脉管炎、顽固性心绞痛、特发性胸腹痛。

6. **相关学科疾病** 早期视网膜血管栓塞、突发性耳聋、血管痉挛性疾病等。

7. **疼痛程度的分类**

(1)微痛:似痛非痛,常与其他感觉同时出现。如痒、酸麻、沉重、不适感等。

(2)轻痛:疼痛局限,痛反应出现。

(3)甚痛:疼痛较著,痛反应强烈。

(4)剧痛:疼痛难忍,痛反应强烈。

8. **疼痛性质的分类**

(1)钝痛、酸痛、胀痛、闷痛。

(2)锐痛、刺痛、切割痛、灼痛、绞痛。

9. 疼痛形式的分类　①钻顶样痛；②暴裂样痛；③跳动样痛；④撕裂样痛；⑤牵拉样痛；⑥压榨样痛。

三、康复评定

由于疼痛的病因复杂，因此应对患者进行全面的评估，除医学方面的评估外，还应包括社会心理学方面等的内容。

医护人员应根据有关疾病进行针对性询问，重点了解患者疼痛的特征，主要包括以下内容：

1. 疼痛的部位　这是病史的重要部分，可要求患者指出疼痛的具体部位和描述疼痛的情况。

2. 疼痛的时间　了解疼痛持续的时间，是否间歇性或持续性，有无周期性或规律性。

3. 疼痛的性质　要求患者对疼痛性质进行描述，如刺痛、钝痛、触痛、酸痛、压痛等。描述疼痛性质时，让患者用自己的话才能正确表达其疼痛的感受。

4. 疼痛的程度　可用疼痛评估工具判定患者疼痛的程度（图 12-1）。

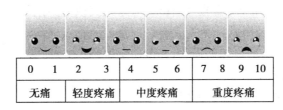

0	1	2	3	4	5	6	7	8	9	10
无痛		轻度疼痛		中度疼痛			重度疼痛			

图 12-1　疼痛的程度

（1）面部表情量表法：它有 6 个卡通脸谱组成，从微笑开始（代表不疼）到最后痛苦的表情（代表无法忍受的疼痛）。依次评分 0、2、4、6、8、10。

（2）数字评分法：用数字表示疼痛的程度。从 0~10 代表不同程度的疼痛。0 为无痛，1~3 为轻度疼痛；4~6 为中度疼痛；7~10 为重度疼痛。

5. 缓解和加重疼痛的因素　这可能为病因或疾病诊断提供线索。

6. 疼痛对患者的影响　疼痛是否伴有呕吐、头晕、发热等症状；是否影响睡眠、食欲、活动等；是否出现愤怒、抑郁等情绪改变。

四、疼痛的程度

世界卫生组织（WHO）将疼痛划分成以下 5 种程度

0 度：不痛。

Ⅰ度：轻度痛，可不用药的间歇痛。

Ⅱ度：中度痛，影响休息的持续痛，需用止痛药。

Ⅲ度：重度痛，非用药不能缓解的持续痛。

Ⅳ度：严重痛，持续的痛伴血压、脉搏等变化。

五、康复护理

疼痛是痛苦的体验，康复护理应采取积极的措施，尽快减轻患者的疼痛。

（一）解除疼痛刺激源

如外伤引起的疼痛,应根据情况采取止血、包扎、固定等措施;胸腹部手术后因为咳嗽、深呼吸引起伤口疼痛,应协助患者按压伤口后,再鼓励咳痰和深呼吸。

（二）药物止痛药物

止痛是临床解除疼痛的主要手段。给药途径可有口服、注射、外用、椎管内给药等。止痛药分为非麻醉性和麻醉性两大类。非麻醉性止痛药如阿司匹林、布洛芬、止痛片等,具有解热止痛功效,用于中等程度的疼痛,如牙痛、关节痛、头痛、痛经等,此类药大多对胃黏膜有刺激,宜饭后服用。麻醉性止痛药如吗啡、哌替啶等,用于难以控制的疼痛,止痛效果好,但有成瘾性和呼吸抑制的副作用。

（三）心理康复护理

1. 尊重并接受患者对疼痛的反应,建立良好的护患关系。护士不能以自己的体验来评判患者的感受。

2. 解释疼痛的原因、机制,介绍减轻疼痛的措施,有助于减轻患者焦虑、恐惧等负性情绪,从而缓解疼痛压力。

3. 通过参加有兴趣的活动,看报、听音乐、与家人交谈、深呼吸、放松按摩等方法分散患者对疼痛的注意力,以减轻疼痛。

4. 尽可能地满足患者对舒适的需要,如帮助变换体位,减少压迫;做好各项清洁卫生护理;保持室内环境舒适等。

5. 做好家属的工作,争取家属的支持和配合。

（四）中医疗法

如通过针灸、按摩等方法,活血化瘀,疏通经络,有较好的止痛效果。

（五）物理止痛

应用冷、热疗法可以减轻局部疼痛,如采用热水袋、热水浴、局部冷敷等方法。

第二节 吞咽障碍的康复护理

一、概述

吞咽功能障碍(dysphagia,deglutition disorders,swallowing disorders)是指由于下颌、双唇、舌、软腭、咽喉、食管括约肌或食管的结构和(或)功能受损,不能安全有效地把食物正常送到胃内的一个过程。很多疾病与吞咽有关,如文献报道大约51%~73%的卒中患者有吞咽困难;也有报道卒中患者吞咽困难的发生率为30%~50%。50%的卒中患者都会发生吞咽困难,部分患者吞咽困难两周左右可以自行恢复。但是约10%的患者不能自行缓解,而且吞咽困难可造成各种并发症,如肺炎,脱水,营养不良等,这些并发症可直接或间接地影响患者的远期预后和生活质量,因此,吞咽困难的训练十分重要。

（一）引起咽部吞咽功能障碍的疾病

1. 中枢神经系统疾病 如脑卒中、帕金森病、放射性脑病、脑外伤、第四脑室肿瘤、脑干或小脑病变(卒中,外伤,炎症或肿瘤)、脑瘫、手足口病后脑干脑炎、舞蹈病、脊髓灰质炎累及球部、严重认知障碍或痴呆等。

2. 脑神经病变　见于多发性硬化症、运动性神经元病等。

3. 神经肌肉接头疾病　重症肌无力、肉毒中毒、Eaton-Lambert 综合征。

4. 肌肉疾病　多发性肌炎、硬皮病、代谢性肌病、张力性肌营养不良、眼咽型肌营养不良、环咽肌痉挛、口颜面或颈部肌张力障碍、脊髓灰质炎后肌萎缩等。

5. 咽部器质性疾病　①舌炎、扁桃体炎、咽喉炎等感染性疾病;②甲状腺肿;③淋巴结病;④肌肉顺应性降低(肌炎、纤维化);⑤口腔及头颈部恶性肿瘤或赘生物;⑥颈部骨赘;⑦口腔、鼻咽及头颈部放疗或化疗后;⑧颈椎、口腔或咽喉部手术后;⑨先天性腭裂以及舌、下颌、咽、颈部的外伤或手术切除。

6. 精神心理因素　如抑郁症、癔病、神经性厌食症;牙列不齐或缺齿、口腔溃疡、口腔干燥;气管插管或切开;减少唾液分泌或影响精神状态的药物等。

(二)引起食管性吞咽功能障碍的疾病

1. 神经肌肉疾病　影响平滑肌及其神经支配,破坏食管蠕动或下端食管括约肌的松弛,或使两者皆受影响。如贲门失弛缓症、硬皮病、其他运动障碍、胃食管反流病、弥漫性食管痉挛、食管憩室。

2. 食管器质性病变　由于炎症、纤维化或增生使食管管腔变窄,包括继发于胃食管反流病的溃疡性狭窄、食管肌炎(缺铁性吞咽困难和 Plummer-Vinson 综合征)、食管瘤、化学损伤(如摄入腐蚀剂、药物性食管炎、对曲张静脉行硬化剂治疗)、放射性损伤、感染性食管炎、嗜酸细胞性食管炎、食管手术后(胃底折叠术或抗反流术)。

3. 外源性纵隔疾病　通过直接侵犯或淋巴结肿大阻塞血管,包括肿瘤(如肺癌和淋巴瘤)、感染(如结核和组织胞浆菌病)、心血管因素(心耳扩张和血管受压)。

二、临床表现及并发症

(一)常见的临床表现

流涎;食物从口角漏出;饮水呛咳;咳嗽;梗噎;吞咽延迟;进食费力,声音嘶哑,进食量少;食物反流,食物滞留在口腔和咽部;误吸及喉结构上抬幅度不足等临床表现。

(二)并发症

1. 吸入性肺炎　是吞咽障碍最常见且最危险的并发症,食物残渣等误吸或反流入支气管和肺,引起反复肺部感染,出现窒息危及生命。

2. 营养不良、脱水　因机体所需能量和液体得不到满足,出现水电解质紊乱、体重下降。

(三)吞咽功能障碍的分期

1. 认知期　认识摄取食物的硬度、一口量、温度、味道,进而决定进食速度和食量,激活脑干吞咽中枢。

2. 准备期　准备期是指摄入食物至完成咀嚼,为吞咽食物做准备的阶段。

3. 口腔期　口腔期是将食物送至咽部的过程。

4. 咽期　咽期吞咽的启动标志着吞咽反射的开始,吞咽反射一旦开始,就会继续,直到全部动作完成。

5. 食管期　食团通过食管上 1/3 处平滑肌和横纹肌的收缩产生的蠕动波,以及食管下 2/3 平滑肌的收缩送入胃内,该期不受吞咽中枢控制。

三、康复评定

(一)吞咽功能障碍的筛查

第一步:评估患者意识状态和头部抬高的姿势。

第二步:使用 EAT-10 吞咽筛查量表问卷筛查(表 12-1)。

目的:EAT-10 主要在测试有无吞咽困难时提供帮助,在您与医生就有无症状的治疗进行沟通时非常重要。

表 12-1　EAT-10 吞咽筛查量表

姓名:　　　　　　科室:　　　　　　　床号:　　　　　　　住院号:
性别:　　　　　　年龄:　　　　　　　诊断:

条目	0 没有	1 轻度	2 中度	3 重度	4 严重
1. 我的吞咽问题已经使我体重减轻					
2. 我的吞咽问题影响到我在外就餐					
3. 吞咽液体费力					
4. 吞咽固体食物费力					
5. 吞咽药丸费力					
6. 吞咽时有疼痛					
7. 我的吞咽问题影响到我享用食物时的快感					
8. 我吞咽时有食物卡在喉咙里					
9. 我吃东西时会咳嗽					
10. 我感到吞咽有压力					

A 说明:请将每一题的数字选项写在相应的方框。回答您所经历的下列问题处于什么程度?

0=没有　1=轻　2=中　3=重　4=非常严重。

B. 得分:_____

第三步:

1. 洼田饮水试验　方法:先让患者依次喝下 1~3 汤匙水,如无问题,再让患者像平常一样喝下 30ml 水,然后观察和记录饮水时间、有无呛咳、饮水状况等。饮水状况的观察包括啜饮、含饮、水从嘴角流出、呛咳、饮后声音改变及听诊情况等。

2. 反复唾液吞咽试验　方法:患者取坐位或半卧位,检查者将手指放在患者的喉结和舌骨处,嘱患者尽量快速反复做吞咽动作,喉结和舌骨随着吞咽运动,越过手指后复位,即判定完成一次吞咽反射。

3. 胸部、颈部听诊　颈部听诊:将听诊器放在喉的外侧缘,能听到正常呼吸、吞咽和讲话时的气流声,检查者用听诊器听呼吸的声音,在吞咽前后听呼吸音作对比,分辨呼吸道是否有分泌物或残留物。

(二)临床评估

1. 一般临床检查法　患者对吞咽异常的主诉:吞咽困难持续时间、频度、加重和缓解的因素、症状、继发症状;相关的既往史:一般情况、家族史、以前的吞咽检查、内科、外科、神经科和心理科病史、目前治疗和用药情况。

临床观察:胃管、气管切开情况、营养/脱水、流涎、精神状态、体重、言语功能、吞咽肌和结构。

2. 口颜面功能评估 唇、颊部的运动:静止状态下唇的位置及有无流涎,做唇角外展动作以观察抬高和收缩的运动、做闭唇鼓腮、交替重复发"u"和"i"音、观察会话时唇的动作;

3. 颌的运动 静止状态下颌的位置、言语和咀嚼时颌的位置,是否能抗阻力运动;

4. 软腭运动 进食时是否有反流入鼻腔、发"a"音5次观察软腭的抬升、言语时是否有鼻腔漏气;

5. 舌的运动 静止状态下舌的位置、伸舌动作、舌抬高动作、舌向双侧的运动、舌的交替运动、言语时舌的运动,是否能抗阻力运动及舌的敏感程度。

6. 咽功能评估 吞咽反射检查:咽反射、呕吐反射、咳嗽反射等检查。

7. 喉的运动 发音的时间、音高、音量、言语的协调性及喉上抬的幅度。

吞咽功能评估:常用的简单、实用、床边的吞咽功能评估法有:反复唾液吞咽试验和饮水试验。

8. 仪器检查 仪器检查能显示吞咽的解剖生理情况和过程,被应用于吞咽困难的评估,包括:吞咽造影检查、吞咽电视内镜检查、超声检查、放射性核素扫描检查、测压检查、表面肌电图检查、脉冲血氧定量法等。

四、吞咽功能障碍的康复护理

(一) 急性期康复护理

1. 急性期患者 如昏迷状态或意识尚未完全清醒,对外界的刺激反应迟钝,认知功能严重障碍,吞咽反射、咳嗽反射明显减弱或消失,处理口水的能力低下,不断流涎,口咽功能严重受损,应使用鼻饲或经皮内镜下胃造瘘术。早期进行吞咽功能训练,尽快撤除鼻饲或胃造瘘。

2. 吞咽障碍患者 首先应注意口腔卫生及全身状况的改善,膳食供给量可按体重计算出每日热量的需要给予平衡膳食,对于脱水及营养状态极差患者,应给予静脉补液、营养支持。糖尿病患者应注意进食流质食物的吸收问题,特别是应用胰岛素的患者,注意瞬时低血糖或高血糖的发生,加强血糖监测。

(二) 食物的选择

选择患者易接受的食物,磨烂的食物最容易吞咽,糊最不易吸入气管,稀液最易。故进食的顺序:先磨烂的食物或糊→剁碎的食物或浓液→正常的食物和水,酸性或脂肪的食物容易引起肺炎,清水不易引起肺炎,如用糊太久,则患者所得的水分过少可能脱水,所以有时也给清水。

(三) 进食规则

进食时应采用半坐位或坐位;选择最佳食物黏稠度;限制食团大小,每次进食后,吞咽数次使食物通过咽部;通常禁饮纯液体饮料,饮水使用水杯或羹匙,不要用吸管;每次吞咽后轻咳数声;起初应是以黏稠的食物为主,黏稠的食物通常使用起来较安全,纯净的食物或口中变成流质的食物不会提供所需的刺激,以重新获得正常的口腔功能并且容易吸入。同时应给患者不同结构的食物和可咀嚼的食物。如果患者咀嚼困难,应将患者的下颌轻轻合上,有助于患者咀嚼。

（四）康复训练及护理

可分为不用食物、针对功能障碍的间接训练（基础训练）和使用食物同时并用体位、食物形态等补偿手段的直接训练（摄食训练）。

1. 基础训练

（1）口腔周围肌肉训练：包括口唇闭锁训练（练习口唇闭拢的力量和对称性）；下颌开合训练（通过牵伸疗法或振动刺激，使咬肌紧张度恢复正常）；舌部运动训练（锻炼舌上下、左右、伸缩功能，可借助外力帮助）等。

（2）颈部放松：前后左右放松颈部，或颈左右旋转、提肩沉肩。

（3）寒冷刺激法

1）吞咽反射减弱或消失时：用冰冻的棉棒，轻轻刺激软腭、腭弓、舌根及咽后壁，可提高软腭和咽部的敏感度，使吞咽反射容易发生。

2）流涎对策：颈部及面部皮肤冰块按摩直至皮肤稍稍发红，可降低肌张力，减少流涎；1日3次，每次10min。

（4）屏气-发声运动：患者坐在椅子上，双手支撑椅面做推压运动，或两手用力推墙，吸气后屏气。然后，突然松手，声门大开、呼气发声。此运动可以训练声门闭锁功能、强化软腭肌力，有助于除去残留在咽部的食物。

（5）咳嗽训练：强化咳嗽、促进喉部闭锁的效果，可防止误咽。

（6）屏气吞咽：用鼻深吸一口气，然后完全屏住呼吸，空吞咽，吞咽后立即咳嗽。有利于使声门闭锁，食块难以进入气道，并有利于食块从气道排出。

（7）门德尔松手法（Mendelsohn手法）：吞咽时自主延长并加强喉的上举和前置运动，来增强环咽肌打开程度的方法，具体操作可于咽上升的时候用手托起喉头。

2. 摄食训练　基础训练后开始摄食训练。

（1）体位：让患者取躯干屈曲30°仰卧位，头部前屈，用枕垫起偏瘫侧肩部。这种体位食物不易从口中漏出、有利于食块运送到舌根，可以减少向鼻腔逆流及误咽的危险。确认能安全吞咽后，可抬高角度。

（2）食物形态：食物形态应本着先易后难原则来选择，容易吞咽的食物特征为密度均一、有适当的黏性、不易松散、容易变形、不易在黏膜上残留。同时要兼顾食物的色、香、味及温度等。

（3）每次摄食一口量：一口量正常人为20ml左右，一口量过多，食物会从口中漏出或引起咽部食物残留导致误咽；过少，则会因刺激强度不够，难以诱发吞咽反射。一般先以少量试之（3~4ml），然后酌情增加。指导患者以合适的速度摄食、咀嚼和吞咽。

（4）指导吞咽的意识化：引导患者有意识地进行过去习以为常的摄食、咀嚼、吞咽等一系列动作，防止噎呛和误咽。

（5）咽部残留食块去除训练：包括空吞咽、数次吞咽训练、交替吞咽训练等。

（6）其他：配合针灸、高压氧、吞咽障碍康复体操、心理康复护理等。

3. 管饲饮食　管饲饮食能保证意识模糊和不能经口进食患者的营养、水分供给，避免误吸。2周内的管饲饮食采用鼻胃管和鼻肠管方法；2周以上的管饲饮食采用经皮内镜下胃造瘘术和经皮内镜下空肠造瘘术。对于管饲饮食患者需同时进行康复吞咽训练。

经皮内镜下胃造瘘术：是在内镜的协助下，经腹部放置胃造瘘管，以达到进行胃肠道营养的目的。手术只需在腹部切开约0.5cm的小切口，然后经导丝通过胃镜送出约0.5cm左右的造瘘管，固定于腹壁，手术即告完成。

4. 经口进食　吞咽困难患者进行经口进食时，康复处理包括：间接训练，直接训练，代偿性训练，电刺激治疗，环咽肌痉挛（失弛缓症）球囊导管扩张术。

（1）间接训练

1）口唇运动：利用单音单字进行康复训练：如嘱病人张口发"a"音，并向两侧运动发"yi"音，然后再发"wu"音，也可嘱患者缩唇然后发"f"音。其他练习方式如吹蜡烛、吹口哨动作，缩唇、微笑等动作也能促进唇的运动，加强唇的力量。此外，用指尖或冰块叩击唇周，短暂的肌肉牵拉和抗阻运动、按摩等，通过张闭口动作促进口唇肌肉运动。

2）颊肌、喉部运动：颊肌运动　嘱患者轻张口后闭上，使双颊部充满气体、鼓起腮，随呼气轻轻吐出，也可将患者手洗净后，作吮手指动作，或模仿吸吮动作，体验吸吮的感觉，借以收缩颊部及轮匝肌肉，每日2遍，每遍重复5次。

喉上提训练方法是患者头前伸，使颌下肌伸展2~3s。然后在颌下施加压力，嘱患者低头，抬高舌背，即舌向上吸抵硬腭或发辅音的发音训练。目的是改善喉入口的闭合能力，扩大咽部的空间，增加食管上括约肌的开放的被动牵张力。

3）舌部运动：病人将舌头向前伸出，然后左右运动摆向口角，再用舌尖舔下唇后转舔上唇，按压硬腭部，重复运动20次。

4）屏气—发声运动：患者坐在椅子上，双手支撑椅面做推压运动和屏气。此时胸廓固定、声门紧闭；然后，突然松手，声门大开、呼气发声。此运动不仅可以训练声门的闭锁功能、强化软腭的肌力而且有助于除去残留在咽部的食物。

5）冰刺激：用头端呈球状的不锈钢棒醮冰水或用冰棉签棒接触咽腭弓为中心的刺激部位，左右相同部位交替刺激，然后嘱患者做空吞咽动作。冷刺激可以提高软腭和咽部的敏感度，改善吞咽过程中必需的神经肌肉活动，增强吞咽反射，减少唾液腺的分泌。

6）呼吸道保护手法：声门上吞咽法：也称自主气道保护法先吸气后，在屏气时（此时声带和气管关闭）做吞咽动作，然后立即做咳嗽动作；亦可在吸气后呼出少量气体，再做屏气和吞咽动作及吞咽后咳嗽。

超声门上吞咽法：吸气后屏气，再做加强屏气动作，吞咽后咳出咽部残留物。

门德尔松手法：指示患者先进食少量食物，然后咀嚼、吞咽，在吞咽的瞬间，用拇指和食指顺势将喉结上推并处于最高阶段，保持这种吞咽状2~3秒，然后完成吞咽，再放松呼气。此手法是吞咽时自主延长并加强喉上举和前置运动来增强环咽肌打开程度的方法，目的可帮助提升咽喉以助吞咽功能。

（2）直接训练：即进食时采取的措施，包括进食体位、食物入口位置、食物性质（大小、结构、温度和味道等）和进食环境等。

1）体位：进食的体位应因人因病情而异。开始训练时应选择既有代偿作用且又安全的体位。对于不能坐位的患者，一般至少取躯干30°仰卧位，头部前屈，偏瘫侧肩部以枕垫起，喂食者位于患者健侧。此时进行训练，食物不易从口中漏出、有利于食团向舌根运送，还可以减少向鼻腔逆流及误咽的危险。颈部前屈是预防误咽的一种方法。仰卧时颈部易呈后屈位，使与吞咽活动有关的颈椎前部肌肉紧张、喉头上举困难，从而容易发生误咽。

2)食物的形态:根据吞咽障碍的程度及阶段,本着先易后难的原则来选择。容易吞咽的食物特点是密度均匀、黏性适当、不易松散、通过咽和食管时易变形且很少在黏膜上残留。稠的食物比稀的安全,因为它能较满意地刺激触、压觉和唾液分泌,使吞咽变得容易。咽期应选用稠厚的液体,例如果蔬泥和湿润光滑的软食。避免食用有碎屑的糕饼类食物和缺少内聚力的食物;食管期的食物为软食、湿润的食物;避免高黏性和干燥的食物。

根据食物的性状,一般将食物分为五类,即稀流质、浓流质、糊状,半固体如软饭,固体如饼干、坚果等。临床实践中,应首选糊状食物。

3)食物在口中位置:食物放在健侧舌后部或健侧颊部,有利于食物的吞咽。

4)一口量:包括调整进食的一口量和控制速度的一口量,即最适于吞咽的每次摄食入口量,正常人约为 20ml。一般先以少量试之(3~4ml),然后酌情增加,如 3ml、5ml、10ml……为防止吞咽时食物误吸入气管,可结合声门上吞咽训练方法。调整合适的进食速度,前一口吞咽完成后再进食下一口,避免 2 次食物重叠入口的现象,还要注意餐具的选择,应采用边缘钝厚匙柄较长,容量约 5~10ml 的匙子为宜。

(3)代偿性训练:代偿性训练是进行吞咽时采用的姿势与方法,一般是通过改变食物通过的路径和采用特定的吞咽方法使吞咽变得安全。

1)侧方吞咽:让患者分别左、右侧转头,作侧方吞咽,可除去梨状隐窝部的残留食物。

2)空吞咽与交替吞咽:每次进食吞咽后,反复做几次空吞咽,使食团全部咽下,然后再进食。可除去残留食物防止误咽,亦可每次进食吞咽后饮极少量的水(1~2ml),这样既有利于刺激诱发吞咽反射,又能达到除去咽部残留食物的目的,称为"交替吞咽"。

3)用力吞咽:让患者将舌用力向后移动,帮助食物推进通过咽腔,以增大口腔吞咽压,减少食物残留。

4)点头样吞咽:颈部尽量前屈形状似点头,同时做空吞咽动作,可去除会厌谷残留食物。

5)低头吞咽:颈部尽量前屈姿势吞咽,使会厌谷的空间扩大,并让会厌向后移位,避免食物溢漏入喉前庭,更有利于保护气道;收窄气管入口;咽后壁后移,使食物尽量离开气管入口处。

5. 电刺激治疗　包括神经肌肉低频电刺激和肌电反馈技术。

6. 球囊导管扩张术　用于脑卒中、放射性脑病等脑损伤所致环咽肌痉挛(失弛缓症)患者。方法是用普通双腔导尿管中的球囊进行环咽肌痉挛(失弛缓症)分级多次扩张治疗。此方法操作简单,安全可靠,康复科医生、治疗师、护士均可进行。

(1)用物准备:14 号双腔球囊导尿管或改良硅胶双腔球囊导管、生理盐水、10ml 注射器、液体石蜡油及纱布等,插入前先将水注入导尿管内,使球囊充盈,检查球囊是否完好无损,然后抽出水后备用(图 12-2、12-3)。

(2)操作步骤:由 1 名护士按插鼻饲管操作常规将备用的 14 号导尿管经鼻孔插入食管中,确定进入食管并完全穿过环咽肌后,将抽满 10ml 水(生理盐水)的注射器与导尿管相连接,向导尿管内注水 0.5~10ml,使球囊扩张,顶住针栓防止水逆流回针筒。将导尿管缓慢向外拉出,直到有卡住感觉或拉不动时,用记号笔在鼻孔处作标记(长度 18~23cm),再次扩张时或扩张过程中判断环咽肌长度作为参考点。抽出适量水(根据环咽肌紧张程度,球囊拉出时能通过为适度)后,操作者再次轻轻的反复向外提拉导管,一旦有落空感觉,或持续保持2min 后拉出,阻力锐减时,迅速抽出球囊中的水。再次将导管从咽腔插入食管中,重复操作

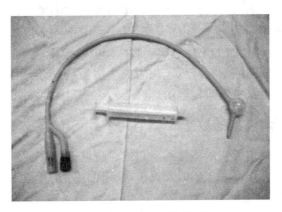

图 12-2　14 号普通导尿管球囊注水后

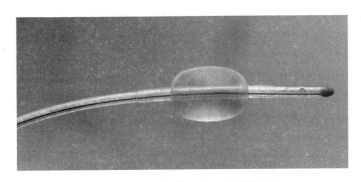

图 12-3　改良硅胶双腔球囊导管球囊注水后

3~4 遍,自下而上的缓慢移动球囊,通过狭窄的食管入口,充分牵拉环咽肌降低肌张力。

(3)操作后处理:上述方法 1~2 次/天。环咽肌的球囊容积每天增加 0.5~1ml 较为适合。扩张后,可给予地塞米松+α 糜蛋白酶+庆大霉素雾化吸入,防止黏膜水肿,减少黏液分泌。

(五)注意事项

1. 重视初步筛查及每次进食期间的观察,防止误吸特别是隐性误吸发生。

2. 运用吞咽功能训练,保证患者安全进食,避免渗漏和误吸。

3. 进食或摄食训练前后应认真清洁口腔防止误吸。

4. 团队协作精神可给病人以最好的照顾与护理。

5. 进行吞咽功能训练时,患者的体位尤为重要。

6. 对于脑卒中有吞咽障碍的患者,要尽早撤鼻饲,进行吞咽功能的训练。

7. 重视心理康复护理。

(孟　玲)

第三节　挛缩的康复护理

关节挛缩是由于关节、软组织、肌肉缺乏活动或被动运动范围受限而导致的。最常见的因素有:疼痛、肢体运动功能障碍、痉挛、长时间关节静止不动等。如由脑外伤、脑梗死等引起的偏瘫患者因长期卧床,易发生废用综合征,其中关节挛缩的发生率最高,且一旦形成则很难矫正。另外,在更换体位时如不注意正确肢体体位的摆放,也可造成患肢关节的损伤而发生关节疼痛挛缩。关节挛缩不仅降低了患者的生活质量,也给家庭和社会增加了沉重的负担。关节挛缩重在预防及早期康复运动。

一、肢体抗痉挛体位的摆放

偏瘫患者急性期正确摆放肢体体位是防止或对抗肢体痉挛、保护关节功能的重要护理措施,与体位变换同时进行,每隔 2 小时变换 1 次,夜间可适当延长,但不能超过 3 小时;恢复期可以每 3~4 小时更换体位 1 次。

偏瘫早期体位主要有 4 种:仰卧位、健侧卧位、患侧卧位、床上坐位。

(一)仰卧位的肢体体位摆放

患者头部居中或偏向患侧,患者肩下垫 1 个小枕,使肩充分向前,肩关节外展外旋,预防肩关节半脱位;手、臂用枕头垫起,手的高度超过肩的高度以利于静脉回流;肘伸展,掌心向上,五指伸展或微屈,勿握物品,预防上肢的屈肌痉挛;在上臂与躯干间隔 1 条浴巾卷等,预防肩关节内收、内旋。髋关节下用枕头垫起,预防其过度外展外旋影响步态;膝关节下垫 1 个小枕,使髋、膝关节微屈,预防下肢伸肌痉挛而不能打弯;下肢软瘫、肌张力低下时足底蹬 1 个硬足托,使足底与床面垂直,足尖向上居中,预防足下垂、内翻。下肢如已痉挛,则不宜用足托,否则加重痉挛。

(二)健侧卧位的肢体体位摆放

将患侧下肢放于健侧下肢上,翻身时健肢带动患肢一起翻转。由健手将患手拉向健侧。操作者于患侧帮助抬起患者肩胛、骨盆,翻身至健侧。患侧上肢伸展,手指伸展位,下肢取轻度屈曲位,放于长枕上。

(三)患侧卧位肢体体位的摆放

操作者将患侧上肢外展防止受压,屈起健侧下肢。头转向患侧,健侧肩上抬,上肢向患侧转,健侧下肢用力蹬床,将身体转向患侧。患侧上肢外展、伸展位;患侧下肢轻度屈曲位放在床上,健侧下肢向前跨过患侧放于长枕上,健侧上肢放松,放在躯干上。

(四)坐位肢体体位的摆放

患者生命体征稳定后可由卧位改坐位,先半坐位,无头晕等不良反应时再取坐位。避免床上长期半坐位,增加躯干的屈肌紧张,强化下肢伸肌模式。

以上肢体抗痉挛体位摆放图见第十一章第一节。

二、被动关节活动

指导患者家属做简单的患肢关节被动运动,动作要轻缓,不能超出关节的正常活动范围,用力大小以引起可以忍受的轻度酸胀或疼痛感觉为度。活动顺序从大关节到小关节循序渐进,被动关节活动每日 2~3 次,每个关节各活动 5~10 次,既可以防止关节挛缩,又可促进肢体功能恢复。

三、主动关节活动

指导患者采取主动的关节屈伸活动,或应用徒手操或借助简单的设备来增进关节的活动范围。主动运动训练每天应坚持活动关节 2~3 遍。

预防关节挛缩还可以借助机械来矫正训练,如 CPM 机等,另外,还可以采用 Bobath 法、PNF 法等来抑制痉挛的治疗(关节活动见第十一章第六节关节活动度康复训练技术)。

第四节　长期卧床患者的康复护理

长期卧床是保证度过疾病危险期的必要医疗措施,但是,长期卧床也能导致新的功能障碍,加重残疾,甚至累及多系统的功能。

一、长期卧床的不良反应

(一)循环系统

1. 动脉和深静脉血栓形成概率增加　血流缓慢、静脉壁损伤(尤其是内膜损伤)和血液凝固性增高是引起静脉血栓形成的 3 个主要因素。长期卧床导致抗利尿激素分泌增加,血容量降低、血液黏稠度增加,静脉回流阻力增加,血流速度减慢,形成动、静脉血栓。多发生于下肢,尤其是下肢深静脉发生血栓后,肢体会出现疼痛,肢端苍白冰冷,皮肤出现溃疡、水肿等缺血表现,严重者造成坏疽。

2. 心功能减退　长期卧床可使心脏每搏输出量、每分输出量减少,左心室功能减退,导致静息时心率增加。另外,卧床导致的焦虑也是心率增快和心脏负担增加的原因。

3. 运动能力下降　长期卧床后最大运动能力每天下降 0.9%,与老年生理性衰退的年下降率相似。

4. 直立性低血压。

(二)呼吸系统

1. 呼吸效率降低　卧位时横膈下移困难,吸气阻力增大,肺通气能力降低。长期卧床呼吸肌肌力下降也是相关因素。

2. 坠积性肺炎　卧床可以使纤毛运动功能下降,分泌物黏附于支气管壁,排出困难。同时,由于咳嗽无力或卧位不利于咳嗽,最后分泌物沉积于下部支气管中,诱发呼吸道感染。

(三)运动系统

1. 肌肉萎缩,肌力下降　长期卧床致肌肉废用性萎缩,运动神经对肌肉的支配能力下降,肌糖原储存量降低,糖代谢能力降低,肌肉活动能力下降。有研究表明,即使健康人,在完全卧床休息的情况下,肌力每周减少 10%~15%,静卧 3~5 周,肌力即可减少一半。

2. 关节挛缩　肢体和关节长期制动时关节囊和韧带的弹力纤维成分处于缩短状态,延伸性降低,导致韧带和关节囊挛缩。

3. 骨质疏松　制动导致重力和肌肉牵拉力丧失或减少,导致骨骼的成骨过程减少,破骨过程增加,使骨钙大量进入血液,导致骨质疏松,并可合并高钙血症、泌尿系统结石等。

(四)中枢神经系统

长期卧床后易导致焦虑、抑郁等心理障碍、感觉障碍和认知障碍。

(五)其他系统

长期卧床致糖耐量降低,造成负氮平衡;另外,卧床也影响肠的蠕动功能,导致食欲不振、便秘。

二、康复护理

因急性病或外伤后而需长期卧床者,因瘫痪而不能离床者,为预防卧床导致的废用性综合征,必须采取以下措施:

(一)协助患者进行心血管锻炼——被动倾斜

肌肉锻炼有助于预防严重的心血管不适感。无瘫痪患者,可采取坐位或立位姿势,循序渐进,逐步增加活动量。病情危重患者或暂不能取坐位者,适当抬高床头,从抬高床头15°起,维持5分钟开始,每日2次,逐渐增至每次30分钟,然后每周增加10°~15°,直至站立。每次锻炼时应注意维持心率低于120次/分。为防止直立性低血压,患者取坐位或立位时,两腿可以穿弹力袜。

(二)协助患者摆放抗痉挛体位

急性期开始或卧床期开始,指导患者摆放抗痉挛体位。抗痉挛体位是指为防止或对抗痉挛姿势的出现而设计的一种治疗体位。它包含仰卧位、健侧卧位、患侧卧位、俯卧位。

(三)床上运动训练

长期卧床患者,在生命体征稳定的情况下,可以给予床上被动运动。如:被动活动患者关节,预防关节挛缩;按摩患者肌肉、关节,使其做屈、伸、举等被动运动。条件允许的情况下,可以指导患者做床上主动运动,有能力的患者,可以鼓励他做些力所能及的日常生活活动,增强其自我护理的能力。

(四)指导患者做深呼吸

深呼吸能增加肺通气量,改善换气。有条件的患者,可以指导其做缩唇呼吸、腹式呼吸。咳嗽有助于排出呼吸道分泌物,应指导患者有效的咳嗽排痰。咳嗽无力者,可以给予翻身、叩背或排痰机排痰,预防坠积性肺炎。

(五)补充足够的营养

长期卧床致消化不良和代谢障碍,应补充足够的营养。食物需营养平衡,补充足够的蛋白质、脂肪和碳水化合物,保证足够的膳食纤维,预防便秘。不能经口进食者,需要鼻饲或静脉营养。为预防骨质疏松,可以补充含钙高的食物,如鸡蛋、海鲜及排骨等。

(六)协助患者进行排泄活动

由于生理和心理因素,长期卧床患者最难解决的问题就是排泄问题。应对患者进行膀胱功能的训练和排便功能的训练。脊髓损伤致神经源性膀胱的患者可以给予间歇性导尿。

(七)皮肤的护理

长期卧床患者易并发压疮,因此,应重视皮肤的护理,加强翻身、叩背等。具体如何预防请参见第十一章第七节皮肤的康复护理。

(八)心理护理

患者由于长期卧床导致的心理障碍,应引起足够的重视。医护人员应有足够的爱心、耐心来帮助他们渡过难关。可以与患者聊天、看电视、布置一定的训练作业、让亲人陪伴等方式,分散患者的注意力。

(张淑琴)

第五篇　临床常见疾病的康复护理

随着康复医学的发展,康复疗效的凸显,常见疾病的康复从神经系统疾病、骨科疾患开始,常见疾病的康复发展到多个专业、系统。本章编写了临床常见疾病的康复护理,分别阐述康复临床常见疾病十个不同专业、部分系统常见疾病的康复护理。这些疾病的康复医疗、康复护理均取得了较好的康复疗效。

第十三章　呼吸系统疾病康复护理

呼吸系统疾病占死亡病因的63%,居于首位。而呼吸系统疾病康复是一项日趋成熟的康复治疗项目,其对慢性阻塞性肺疾病(COPD)和其他慢性肺病的临床价值甚至超越了任何一种药物治疗。如果将肺康复和药物治疗相结合,则能得到更好的效果。

肺康复治疗的基本概念　肺康复治疗是针对有症状及日常活动能力下降的慢性肺病患者的一项全面干预治疗手段,旨在减轻症状,改善机体功能,稳定或逆转疾病发展,从而降低医疗费用,提高患者生活质量。

成功的肺康复治疗应具备三个要素:①多学科,即应用多学科专业知识整合成一个全面的符合患者需求的项目;②个体化,即对患者需求进行个体化评估、个别关注,并设计切合实际目标的个体化项目;③重视物理功能和社会功能,即关注心理、情绪和社会问题,帮助优化标准治疗,以提高肺功能并锻炼耐力。

标准的呼吸系统疾病康复治疗应包括患者评估、运动训练、教育、营养干预和社会心理支持等。肺康复治疗的工作组成员包括康复医生、护士、呼吸、物理和职业治疗师,心理学家,训练专家和其他专业人员,特定的医疗组成员构成取决于可利用的医疗资源。

第一节　慢性阻塞性肺疾病的康复护理

一、概述

慢性阻塞性肺气肿(chronic obstructive pulmonary disease,COPD)是一种可以预防、可以治疗的疾病,以不完全可逆的气流受限为特点。气流受限常呈进行性加重,且多与肺部对有害颗粒或气体、主要是吸烟的异常炎症反应有关。虽然COPD累及肺,但也可以引起显著的全身效应。

慢性支气管炎是指气管、支气管黏膜及其周围组织的慢性非特异性炎症。临床上以咳嗽、咳痰或伴有喘息及反复发作的慢性过程为特征。

阻塞性肺气肿,简称肺气肿,是由于吸烟、感染、大气污染等因素的刺激,引起终末细支气管远端(呼吸细支气管、肺泡管、肺泡囊和肺泡)的气道弹性减退,过度膨胀、充气和肺容积增大,并伴有气道壁的破坏。

（一）流行病学

COPD 是呼吸系统疾病中的常见病和多发病,患病率和病死率均高。在我国北部和中部地区的农村成年人调查中,COPD 的患病率为 3.17%;COPD 的死亡率居所有死因的第 4 位,且有逐年增加之势。

（二）病因

慢阻肺的病因有很多,主要包括抽烟、空气污染、呼吸系统感染等几方面。

1. 吸烟　包括直接的和被动的吸烟,是慢阻肺发生的最首要的因素。在吸烟的人群里 13.2% 患慢阻肺,不吸烟的人群里 5.1% 患慢阻肺,而且随着吸烟量的增加慢阻肺的患病率增加。在慢阻肺患者中吸烟者肺功能下降速度远大于非吸烟者,吸烟指数(每日吸烟支数×吸烟年限);与肺功能损害严重程度成正相关。

2. 空气质量指数与人群慢阻肺的死亡率　空气质量指数与人群慢阻肺的死亡率存在显著的正相关,此外,室内空气污染也可造成慢阻肺患病率升高,有研究表明,厨房烹调产生的油烟与慢阻肺发生有着密切的关系。

3. 呼吸道感染　慢阻肺的发生有 59% 与呼吸道感染或过敏有关。有研究表明,儿童期呼吸系统感染是慢阻肺发生的重要危险因素之一,儿童期反复的气道感染可导致气道高反应性,对成年后发展成慢性支气管炎起到重要作用。

二、临床表现

COPD 起病多缓慢,病程较长,大多数患者有多年的大量吸烟史,部分患者反复发生下呼吸道感染而迁延不愈,主要症状为慢性咳嗽、咳痰和呼吸困难。病情早期可无症状或仅有活动后呼吸困难,也可能只出现咳嗽、咳痰。随着病变发展,患者由于呼吸困难而活动能力下降,最后出现静息状态下呼吸困难,从而影响日常生活的自理能力。晚期患者常有体重下降、食欲减退、精神抑郁和焦虑等。

（一）有效呼吸降低

患者呼吸运动障碍,有效通气量降低,影响了气体交换功能;长期慢性炎症,呼吸道分泌物的引流不畅,加重了换气功能障碍常导致缺氧和二氧化碳潴留;不少慢性支气管炎患者年龄偏大,有不同程度的驼背,肋软骨有钙化,限制了胸廓的活动,导致肺功能进一步下降,使有效呼吸降低。

（二）病理性呼吸模式

肺通气功能明显障碍,影响了患者平静呼吸过程中膈肌的上下移动,减少了肺的通气量;患者为了弥补呼吸量的不足,加紧胸式呼吸,以增加频率来提高氧的摄入,即形成了病理式呼吸模式,造成正常的腹式呼吸模式无法建立,更限制了有效呼吸。

（三）呼吸肌无力

患者有效呼吸减少,呼吸困难及病理性呼吸模式的产生,活动量减少,均影响膈肌、肋间肌、胸大肌等呼吸肌的运动,失代偿后产生呼吸肌无力。

（四）能耗增加和活动能力减退

气短、气促常使患者精神和颈背部乃至全身肌群的紧张，使机体体能消耗增加。另外，患者因惧怕出现劳累性气短，限制自己的活动，有的患者长期卧床，丧失了日常活动能力和工作能力。

三、主要功能障碍

1. 咳嗽、咳痰和呼吸困难，活动甚至休息时喘息。
2. 运动量减少　社会活动、业余生活、户内和户外活动减少。
3. 活动受限　日常生活基本活动受限，独立性丧失。
4. 急性期发作期 ADL 自理障碍。
5. 心理障碍　患者因长期阻塞性肺疾病，使有效通气功能下降。机体供氧不足，造成乏力、气短、精神紧张、喘息、影响休息和睡眠，产生焦虑、压抑、恐惧心理。有些患者伴有各种神经精神症状。

四、康复评定

（一）健康状态评估

1. 患者一般情况，了解患者的家族史。
2. 在 COPD 的各种致病因素中，吸烟是最重要的因素，应询问吸烟时间及吸烟量。
3. 了解患者过去史，是否患有慢性支气管炎、肺气肿、哮喘等。

（二）肺功能测试

第一秒用力呼气容积（FEV_1）百分比预计值。

第一秒用力呼气容积占用力肺活量之比（FEV_1/FVC）。

（三）COPD 严重程度评估

对确诊为 COPD 的患者，可以根据其 FEV_1% 预计值下降的幅度作出严重程度的分级（表 13-1）。

表 13-1 COPD 严重程度的评估表

分级	分级	标准	
Ⅰ级	轻度	FEV_1/FVC <70%	FEV_1≥80%预计值
Ⅱ级	中度	FEV_1/FVC <70%	50%≤FEV_1<80%预计值
Ⅲ级	重度	FEV_1/FVC <70%	30%≤FEV_1<50%预计值
Ⅳ级	极重度	FEV_1/FVC <70%	FEV_1<30%预计值或 FEV_1<50%预计值，伴慢性呼吸衰竭

（四）运动能力评估

1. 平板或功率车运动试验　通过活动平板或功率车进行运动试验获得最大吸氧量、最大心率、最大代谢当量（METs）值、运动时间等相关量化指标来评估患者运动能力定量行走评估。
2. 对于不能进行活动平板运动试验的患者，可行 6 分钟或 12 分钟行走距离测定，以判断患者的运动能力及运动中发生低氧血症的可能性。

（五）日常生活能力评估

见表 13-2。

表 13-2　日常生活能力评估

0 级	虽存在不同程度的肺气肿,但活动如常人,对日常生活无影响,活动时无气短
1 级	一般劳动时出现气短
2 级	平地步行无气短,较快行走、上坡或上下楼梯时气短
3 级	慢走不及百步即有气短
4 级	讲话或穿衣等轻微动作时即有气短
5 级	安静时出现气短、无法平卧

（六）影像学检查

可见两肺纹理增粗、紊乱。并发肺气肿时,可见肋间隙增宽,膈低平,两肺透亮度增加。心脏常呈垂直位,心影狭长。

（七）血气分析

表现为动脉血氧分压(PaO_2)下降,二氧化碳分压($PaCO_2$)升高,pH 降低等。可出现代偿性呼吸性酸中毒。

（八）心理社会评估

详细了解患者及家庭对疾病的态度,了解疾病对患者的影响,如心情、性格、生活方式的改变,是否感到焦急、忧虑、恐惧、痛苦,是否悲观失望,是否失去自信自尊、退出社会和躲避生活。

（九）与健康相关的生活质量（Health-Related Quality of Life,HRQOL）

圣·乔治呼吸问卷(the St George's respiratory questionnaire,SGRQ)分为三部分:症状、活动能力、疾病对日常生活的影响。主要是询问患者咳嗽、咳痰、气喘和呼吸困难等发作情况及对日常生活和工作的影响。对生活影响越严重,权重越高,分值越大,波动范围是 0~100 分,对生活完全没有影响是 0 分,对生活极度影响是 100 分。

五、康复治疗

（一）体位

患者采取坐位或半卧位,有利于肺扩张。保持和改善呼吸道的通畅。

（二）呼吸训练

1. 有效咳嗽　方法:先深吸气,然后关闭喉头增加气道内压力,再收缩腹肌(通过增加腹压抬高膈肌)同时收缩肋间肌(固定胸廓不使其扩张)以提高胸腔内压,在肺泡内压力明显增高时突然将声门打开,即可将痰液喷出气流排出。

2. 胸部叩拍　将手掌微屈呈碗口状在吸气和呼气时叩击患者胸壁。叩拍力可通过胸壁传至气道将支气管壁上的分泌物松解。叩拍应沿支气管的走向从上往下拍或从下往上拍,叩拍时间 1~5min。高龄或皮肤易破损者可用薄毛巾或其他保护物包盖在叩拍部位以保护皮肤。

3. 体位引流　体位引流是依靠重力作用促使各肺叶或肺段气道分泌物的引流排出。适用于神志清楚体力较好,分泌物较多的老年人。原则:应将病变部位置于高处,使引流支气管的开口方向向下。体位引流方法:每天做 2~3 次,总治疗时间 30~45min 每种体位维持 5~10min,宜在早晨清醒后作体位引流。为了预防胃食管反流、恶心和呕吐,应在饭后 1~2h 进行头低位引流。引流过程中需注意生命体征的变化。

4. **呼吸训练**　放松练习:患者可采取卧、坐、站立位,放松全身肌肉。对不易松弛的患者可以教给放松技术,还可作肌紧张部位节律性摆动或转动以利于该部肌群的放松。放松练习有利于气急、气短症状的缓解。

5. **腹式呼吸**　是进行慢阻肺康复的重要措施,腹式呼吸的关键,在于协调膈肌和腹肌在呼吸运动中的活动。呼气时,腹肌收缩帮助膈肌松弛,随腹腔内压增加而上抬,增加呼气潮气量。吸气时,膈肌收缩下降,腹肌松弛,保证最大吸气量。呼吸运动时,尽可能减少肋间肌、辅助呼吸肌的无效劳动,使之保持松弛休息。

6. **腹部加压暗示呼吸法**　可在卧位或坐位进行,患者用一只手按压在上腹部,呼气时腹部下沉,此时该手再稍加压用力,以使进一步增高腹内压,迫使膈肌上抬。吸气时,上腹部对抗该手的压力,将腹部徐徐隆起,该压力既可吸引患者的注意力,同时又可诱导呼吸的方向和部位。按此法进行练习,可使膈肌活动范围增加 2~3cm,从而有效地增加通气量达 500ml 以上。

(三)提高活动能力训练

1. **氧疗**　慢性肺气肿患者多存在低氧血症或潜在低氧血症,尤其夜间明显。低氧血症可致多脏器功能不全。专家已肯定,长期坚持夜间持续低流量(1~3L/min)吸氧>12h,能延缓疾病进展、降低死亡率、延长生存期、改善心肺功能提高生活质量。家庭氧疗每天吸氧时间 14~16h,流量为 0.5~1L/min,若能达到持续 24h 吸氧效果更好。条件许可的患者应尽可能在活动时应用携带式氧气筒。运动吸氧能改善运动时产生的乳酸中毒。

2. **步行为主的有氧训练**　通常可作最简单的 12min 行走距离测定,了解患者的活动能力。然后采用亚极量行走和登梯练习,改善耐力。开始进行 5min 活动,休息适应后逐渐增加活动时间。当患者能耐受 20 分钟/次运动后,即可以增加运动。每次运动后心率至少增加 20%~30%,并在停止运动后 5~10min 恢复至安静值。

3. **提高上肢活动能力**　可以用体操棒作高度超过肩部的各个方向的练习或高过头的上肢套圈练习,还可手持重物(0.5~3kg)作高于肩部的活动,每活动 1~2min,休息 2~3min。每日 2 次。

(四)饮食调整

营养不良是慢性阻塞性肺气肿患者的常见并发症。营养不良还影响通气驱动力,降低呼吸中枢对氧的反应,营养不良使呼吸肌贮备下降易于疲劳。由于呼吸负荷加重或呼吸频率增加使呼吸功能增加,致使能量消耗增高,此外,饮食摄入不足也是一个因素。指导患者多食一些有营养价值的饮食,如:肉类、蛋类、奶类,注意补充维生素和矿物质。同时创造良好的进食环境以增进食欲,吃饭的时间必须充足,在放松的心情下非常愉快的进食。

(五)心理治疗

焦虑和抑郁是 COPD 患者常伴随的情绪障碍,神经敏感及抑郁可引起呼吸短促。COPD 患者由于对呼吸困难和窒息的恐惧,可引起紧张和焦虑,心理指导及治疗在 COPD 患者康复中的治疗十分重要。

1. 药物　选择性 5-羟色胺再吸收抑制剂是公认治疗 COPD 相关性焦虑一线用药。

2. 心理社会干预　包括心理社会支持和行为干预策略：如戒烟、改变饮食、保持运动锻炼等。

3. 认知-行为治疗模式　是目前心理社会干预策略中的重要模式,对治疗 COPD 相关性焦虑和抑郁有效,包括:对不现实和有害思维模式的矫正(如灾祸性气短),采取一些技术,如引导性意象、放松和呼吸操练习。

六、康复护理

(一)康复护理计划

1. 提高患者的生活质量,减少急性发作次数和住院期,延长生存时期,使患者能够带病延年。预防呼吸系统的并发症,增进呼吸功能,增强心理健康。

2. 方案制定个体化护理方案,在制定康复护理方案时要全面了解患者的病情,按病情的不同阶段分步骤教导,向患者宣传有关本病康复护理的知识。调动其主观能动性,积极配合康复治疗与护理,让患者做循序渐进的运动,提高对运动的耐力,并逐步进行耐寒锻炼,有条件者可进行氧疗,劝告患者戒烟并注意饮食的调整。

(二)康复护理措施

慢阻肺患者呼吸浅速,若有膈肌疲劳可出现胸腹矛盾呼吸,这些呼吸模式异常可降低通气效率,腹式呼吸、缩唇呼吸和我国传统医学中的气功锻炼可以改善慢阻肺患者呼吸模式,提高呼吸效率。慢性阻塞性肺气肿患者以呼吸系统康复为主,以提高呼吸肌肉的耐力和力量,增加呼吸的有效性,改善通换气功能。

1. 指导呼吸训练

(1)腹式呼吸做法:全身放松,采取上身前倾位,吸气时有意识鼓腹,呼气时收缩腹部,可以用自己的手置于腹部,略加压力,加大腹腔压力。长期锻炼可增加膈肌运动幅度。

(2)臀高位呼吸:患者取臀高位,类似胸膝位,利用内脏对横膈的压力,在呼气时增加横膈运动幅度。

(3)吹蜡烛、吹瓶练习:即对一排蜡烛吹气,从近到远,逐渐增加吹灭蜡烛的根数;串联两个瓶子,瓶内置水,用力将甲瓶内水吹向乙瓶。

(4)缩唇呼吸:用鼻吸气,用口呼气,呼气时口唇收拢,作吹口哨样,呼吸须按节律进行,吸与呼的时间之比为 1∶2~3。这使肺内残留气减少,吸气量增加,肺泡内氧分压增进,使氧气吸入增加,提高气道内压,防止气道过早闭合,增加呼吸的有效性。

(5)深呼吸技术的指导:深呼吸通常指胸式呼吸,目的是增加肺容量,使胸腔充分扩张。方法是:患者处于放松体位,经鼻深吸一口气,在吸气末,憋气几秒种,以便使部分塌陷的肺泡有机会重新扩张。然后经口腔将气体缓慢呼出,可以配合缩唇呼吸,使气体充分排出。

2. 运动训练指导　运动可以改善心肺功能,恢复活动能力。运动训练是呼吸功能康复的重要组成部分,包括下肢训练、上肢训练及呼吸肌训练(见康复技术章节)。

3. 保持和改善呼吸道的通畅　有效咳嗽、体位引流排痰(见康复技术章节)。

4. 吸氧疗法　休息时 $PaO_2 < 50mmHg$ 应予以吸氧。改善低氧血症引起的神经精神症状及呼吸困难。减轻肺动脉高压、减轻右心负荷、改善呼吸功能不全。做好持续低流量吸氧护理。

5. 劝告戒烟　慢性阻塞性肺气肿疾病的发生 70%～80% 由于长期吸烟引起的,吸烟能引起咳嗽,咳痰,气短等呼吸系统症状和呼吸功能减退,应耐心对患者讲解吸烟与疾病的关系,劝告患者戒烟,室内要保持适宜的温度和湿度,保持空气流通。

6. 心理康复护理　患者长期缺氧、气短、气促且疾病反复发作、消耗体能,疾病带来较大的心理压力和精神负担。鼓励及支持患者进行力所能及的各种社会活动和正常交往,积极配合功能锻炼,提高战胜疾病的信心。坚持运动训练,提高机体免疫力,减少发病,延缓疾病的进展。

7. 康复健康教育
(1)呼吸道相关知识,如呼吸道的解剖结构、呼吸肌的功能。
(2)慢阻肺病因、病理生理、症状的正确评估。
(3)康复治疗的意义、方法和注意事项。
(4)长期低流量吸氧可提高患者生活质量。
(5)感冒的预防,戒烟。增加营养的重要性。

七、社区家庭康复指导

(一)饮食

因慢性阻塞性肺气肿疾患是消耗较大的疾病,饮食应富于营养、易消化、高热量、高蛋白、高维生素饮食,多食新鲜水果、蔬菜,养成定时、定量进食的习惯。急性期一般给半流质,缓解期给普食,鼓励多饮水。要时刻注意"八分饱",不要吃得太饱,因为吃多了容易腹胀而影响膈肌的运动,引起呼吸困难。通过补充和调整饮食来提高摄入量,从而改善营养状况和呼吸肌功能。

(二)坚持呼吸训练及活动

根据具体情况安排适当活动,将腹式呼吸练习和一般性全身运动相结合,如气功、太极拳、医疗步行等;在疾病缓解期坚持康复运动。

(三)注重疾病预防 提高机体抗病能力

防止感冒及呼吸道感染,可采取:①耐寒锻炼,入冬前坚持冷水洗鼻,每天 2～3 次,每次 2～3min,还可以用冷水洗脸,自我按摩鼻部、迎香穴、揉风池穴等预防感冒。②提高呼吸道免疫功能:核酪注射液、卡介苗定期注射。③冬病夏治,中医治疗。

(四)家庭用药指导

COPD 患者稳定期仍然要用多种药物维持治疗,正确的用药非常重要。①抗生素药物:告诉患者不要随便服用,以免引起细菌耐药。当出现呼吸困难加重,咳嗽伴有脓痰量增加时,应及时就医;②祛痰药:患者呼吸道内产生黏液较多,痰液不及时咳出可继发感染,增加气道阻力,应及时咳出。氯化铵容易引起胃肠道反应、皮疹等,若有不适应及时调整药物;③平喘药:可松弛支气管平滑肌、扩张支气管、缓解气流受限。茶碱的主要副作用胃部不适、恶心、心慌、心悸、头痛失眠等,指导患者严格按照医嘱服用。教会患者正确使用沙丁胺醇和沙美特罗等气雾剂,做到定时、等量使用;④家庭内应备有支气管解痉药、抗生素、痰液溶解剂。必要时应备有氧气,掌握正确使用方法。

(五)定期到呼吸门诊随访

出现上呼吸道感染时应及时去医院就诊,外出随带急救药。

第二节　支气管哮喘康复护理

一、概述

支气管哮喘(bronchial asthma),简称哮喘,是由多种细胞(特别是肥大细胞、嗜酸性粒细胞和T淋巴细胞、中性粒细胞、气道上皮细胞等)和细胞组参与的气道慢性气道炎症性疾病。这种慢性炎症导致气道高反应性和广泛多变的可逆性气流受限,此种症状还伴有气道对多种刺激因子反应性增高。在易感者中此种炎症可引起反复发作的喘息、气促、胸闷和咳嗽等症状,多在夜间或凌晨发作或加重,但可部分地自然缓解或经治疗缓解。支气管哮喘如贻误治疗,随病程的延长可产生气道不可逆狭窄和气道重塑。因此,合理的防治至关重要。

(一)流行病学

哮喘是全球性疾病,全球约有1.6亿患者,我国患病率为1%~4%,其中儿童患病率高于青壮年,城市高于农村,老年人的患病率有增高的趋势。成人男女患病率相近,约40%的患者有家族史。支气管哮喘患病率在世界大部分地区正以惊人的速度上升,尤其是儿童支气管哮喘,已成为全球关注的公众健康问题和儿童最常见的慢性呼吸道疾病。许多地区在10~20年哮喘患病率增加了1倍,全世界约25万/年哮喘患者死亡。其中年轻人占很大比例。我国儿童哮喘患病率为0.12%~3.34%,平均1.54%,较10年前平均上升了64.84%。哮喘的危险因素主要包括遗传、肥胖、性别、变应原、感染、烟草烟雾、空气污染、饮食及其他因素。

(二)支气管哮喘发病病因

本病的病因还不十分清楚。目前认为哮喘是多基因遗传病,受遗传因素和环境因素双重影响。

1. 遗传因素　哮喘患者的亲属患病率高于群体患病率,且亲缘越近、病情越严重,其亲属患病率越高。有研究表明,与气道高反应、IgE调节和特应性相关的基因在哮喘的发病中起着重要作用。

2. 环境因素　主要为哮喘的激发因素,包括:①吸入性变应原:如尘螨、花粉、真菌、动物毛屑、二氧化硫、氨气等各种特异和非特异性吸入物。②感染:如细菌、病毒、原虫、寄生虫等。③食物:如鱼、虾、蟹、蛋类、牛奶等。④药物:如普萘洛尔(心得安)、阿司匹林等。⑤其他:气候改变、运动、妊娠等。

(三)支气管哮喘的分类、分型

1. 根据免疫学分型　过敏性哮喘和非过敏性哮喘,以过敏性哮喘更为常见。过敏性哮喘又可分为IgE介导哮喘和非IgE介导过敏性哮喘,这是目前被广泛认可的哮喘病分类方法。

2. 根据发病诱因分类　根据常见发病诱因的不同而将哮喘病分为过敏性哮喘、感染性哮喘、运动性哮喘、药物性哮喘、职业性哮喘、心因性哮喘以及某些特殊类型的哮喘(如月经性和妊娠性哮喘)等。

3. 根据哮喘的病程分类　根据哮喘的病程长短将哮喘病分为缓解期和急性发作期,然后根据缓解期和急性期的不同特点进行病情严重程度的进行分类。

4. 根据临床表现分类

（1）急性发作期：是指气促、咳嗽、胸闷等症状突然发生，常有呼吸困难，以呼气流量降低为其特征，常因接触刺激物或治疗不当所致。

（2）慢性持续期：在哮喘非急性发作期，患者仍有不同程度的哮喘症状。根据临床表现和肺功能可将慢性持续期的病情程度分4级。

（3）缓解期：系指经过或未经治疗症状、体征消失，肺功能恢复到急性发作前水平，并维持四周以上。

5. 根据病情严重程度分类　临床上通常将慢性哮喘的病情依据严重程度分为四型：①轻度间歇性哮喘；②轻度持续性哮喘；③中度持续性哮喘；④重度持续性哮喘；根据患者是否有气道阻塞和阻塞的严重程度将哮喘病分为隐匿型哮喘、咳嗽变异性哮喘、难治性哮喘（difficult asthma）和脆性哮喘（brittle asthma）等。

6. 根据发病的年龄分类　婴幼儿哮喘（2岁以下）、儿童哮喘（3~12岁）、青少年哮喘（13~20岁）、成年人哮喘（20~60岁）和老年性哮喘（60岁以上）。

7. 根据发病时间分类　根据发病有无季节性可分为常年性哮喘和季节性哮喘。根据哮喘发病的昼夜变化又单独从哮喘病中分出夜间哮喘。

二、临床表现

（一）症状

1. 急性发作时症状　典型表现为发作呼气性呼吸困难或发作性胸闷和咳嗽，伴有哮鸣音。严重者呈强迫坐位或端坐呼吸，甚至出现发绀；干咳或咳大量白色泡沫痰。部分患者仅以咳嗽为唯一症状（咳嗽变异性哮喘）。在夜间及凌晨发作和加重常是哮喘的特征之一。有些青少年，可在运动时出现胸闷、咳嗽和呼吸困难，称为运动性哮喘。

2. 发作间歇期症状　在此期患者常自觉胸闷不适，肺部听诊呼吸音减弱，无哮鸣音，但多数患者症状和体征全部消失。

3. 咳嗽变异型哮喘的症状　气道高反应性是支气管哮喘发病的基础，由于气道高反应性的程度不同，临床上出现的症状也就不一样，少数患者只表现为呼吸道过敏的症状，如反复咳嗽、定时的阵咳及刺激后的痉咳。这些患者可以没有喘息，甚至没有干湿性啰音，但可能有变应性疾病病史，如湿疹、过敏性鼻炎或荨麻疹。其血清IgE可能升高，抗过敏药或平喘药有效。如果进行气道反应性测定（过去称支气管激发试验），可能会出现异常。这种以咳嗽为主要表现的哮喘，也称咳嗽变异型哮喘，往往起病较早，多在3岁前就有表现，如未经特殊处理，可以发展为典型哮喘，也可以一直表现为咳嗽变异型哮喘。

（二）发病特征

1. 发作性　当遇到诱发因素时呈发作性加重。

2. 时间节律性　常在夜间及凌晨发作或加重。

3. 季节性　常在秋冬季节发作或加重。

4. 可逆性　平喘药通常能够缓解症状，可有明显的缓解期。

（三）体征

发作时胸部呈过度充气征象，双肺可闻及广泛的哮鸣音，呼气音延长。严重者可出现心率加快、奇脉、胸腹反常运动和发绀。但在轻度哮喘或非常严重哮喘发作时，哮鸣音可不出现，称之为寂静胸。

（四）并发症

1. 下呼吸道和肺部感染　哮喘患者约有半数系因上呼吸道病毒感染而诱发,由于呼吸道的免疫功能受到干扰,容易继发下呼吸道和肺部感染。

2. 水电解质和酸碱失衡　哮喘急性发作期,患者由于缺氧、摄食不足、大汗等,常常并发水、电解质和酸碱平衡失调,这些均是影响哮喘疗效和预后的重要因素。

3. 气胸和纵隔气肿　由于哮喘急性发作时气体潴留于肺泡,使肺泡含气过度,肺内压明显增加,哮喘已并发的肺气肿会导致肺大疱破裂,形成自发性气胸。重症哮喘需要机械通气治疗时,气道和肺泡的峰压过高,也易引起肺泡破裂而形成气压伤,引起气胸甚至伴有纵隔气肿。

4. 呼吸衰竭　严重哮喘发作造成肺通气不足、感染,治疗和用药不当,并发气胸、肺不张和肺水肿等,均是哮喘并发呼吸衰竭的常见诱因。

5. 致命的心律失常　哮喘急性发作时可出现致命性的心律失常,原因可能是由于严重缺氧,水、电解质和酸碱平衡失调,也可能是由于药物的使用不当。

6. 黏液栓阻塞与肺不张　哮喘急性发作缓解后可咯出支气管树状的痰,由黏液及嗜酸性粒细胞所组成。支气管因含有黏稠的痰液,在较小的支气管或细支气管内则经常可发现特殊的浓厚且黏稠的黏液栓。黏液栓阻塞了细支气管,并因支气管壁增厚及黏膜充血,水肿形成的皱襞而导致肺不张。

7. 闭锁肺综合征　哮喘急性发作时,由于痰栓广泛堵塞了支气管,或频繁使用 β 受体激动药造成气道平滑肌上 β 受体功能下调,如异丙基肾上腺素,该药代谢的中间产物 3-甲氧异丙肾上腺素,不仅不能兴奋 β 受体,而且还能起 β 受体阻滞作用,引起支气管平滑肌痉挛而使通气阻滞。

8. COPD、肺动脉高压和慢性肺源性心脏病发生,与哮喘控制不佳导致的长期或反复气道阻塞、感染、缺氧、高碳酸血症、酸中毒及血液黏稠度增高等有关。

9. 肺结核　长期使用皮质激素导致机体免疫功能减退,可诱发肺结核,出现结核症状。

10. 发育不良和胸廓畸形　儿童哮喘,常常引起发育不良和胸廓畸形,究其原因是多方面的,如营养不足、低氧血症、内分泌紊乱等,有报告长期全身使用皮质激素的患儿,有 30% 发育不良。

三、主要功能障碍

（一）呼吸功能障碍

哮喘急性发作时呼吸动力学改变,对患者呼吸类型及潮气呼吸时的压力波动产生了影响,哮喘重度发作时,最大呼吸流速,尤其是最大呼气流速明显受限,当残气量增加时,要使潮气呼吸过程处于最适当的呼气流速,其潮气呼吸还应处在最大吸气状态,由于 VC 的降低,呼气流速的受限,因而潮气量必然减少,患者要维持足够的通气,只能增加呼吸频率,因而形成浅快的呼吸形式。产生用力呼气,导致严重的气促。

（二）通气/血流失衡和气体交换障碍

哮喘时气道病理学的改变也引起了肺泡通气/血流比例失调（在某些肺泡区 $\dot{V}/\dot{Q}$ 比值降低）以及氧的弥散距离增大,导致低氧血症,通气增加,$PaCO_2$ 正常,甚至降低。重症哮喘患者常见中度低氧血症。

（三）循环功能障碍

哮喘时由于过度充气,呼吸肌做功增加,胸内压波动幅度增大,影响了循环系统。胸内负压增高可降低静脉的回流,最终将导致每搏输出量和收缩压的下降。患者通过增加心率以维持心排血量,胸内压增加,右心室后负荷增加,心搏耗功增加,心电图有时可见右心劳损。

（四）支气管哮喘伴发的精神障碍

1. 情绪障碍型 患者在发作时常伴有恐惧、焦虑、烦躁、抑郁等不良情绪。

2. 抑郁-妄想型 可出现妄想。可伴有幻听,也常伴有轻度意识模糊。

3. 癫痫样意识障碍型 多为短暂的意识丧失,类似癫痫小发作。患者在哮喘发作时还可伴有癫痫样抽搐。

四、康复评定

（一）危险因素评估

1. 宿主因素

(1)遗传因素:目前认为哮喘为多基因遗传与环境因素相互作用导致的疾病。据统计,哮喘的遗传度为70%~80%,父母其中一方患有哮喘的儿童,其哮喘发病率是其他儿童的2~5倍。

(2)肥胖:多项流行病学研究证实肥胖和超重可增加哮喘发生的危险性。肥胖患者潮式呼吸时小气道关闭,导致肺泡与支气管的黏附破坏,气道狭窄加重。而且这种小气道的关闭还能导致局部低氧性肺血管收缩,引起肺间质水肿,继而增加支气管周围的压力。肥胖和哮喘之间关联的基础可能与慢性全身性炎症以及能量调节激素等有关。

(3)性别:流行病学调查显示,男性是儿童哮喘的高危因素,我国2010年0~14岁儿童调查显示,男女患病率比分别为1.67∶1.0和1.74∶1.0。随着成长,在性别中的差异随之减少,但最近研究显示成人女性患病比例可能超过男性。

2. 环境因素

(1)变应原:包括引起哮喘发生和发展各种特异性和非特异性物质。特异性变应原,如尘螨、花粉、真菌、动物毛屑等。

(2)感染:感染对哮喘的发病具有两方面的作用。一方面,在婴儿期接触一些病毒和非典型病原体,如呼吸道合胞病毒(RSV)、流感病毒和支原体等,可诱发哮喘的发生。另一方面,婴幼儿早期接触一些特定的呼吸道感染,可以避免哮喘的发生。特异性体质和病毒感染之间的作用十分复杂,强烈的特异性体质可能影响下呼吸道对病毒感染的反应,病毒感染可以影响变应性疾病的发生和发展。

(3)空气污染:大气污染、汽车尾气(DEP)、烟草烟雾和电磁烟雾等空气污染使哮喘患者呼出气一氧化氮(FeNO)水平增加,降低一秒钟用力呼气量(FEV_1),增加哮喘的急性发作。

(4)饮食:如抗氧化剂和n-3多不饱和脂肪酸摄入减少,n-6多不饱和脂肪酸增加可使哮喘和过敏反应性疾病增加;盐、冷饮、巧克力等食物摄入量增加亦可增强呼吸道高反应,从而引发或加重哮喘。引起过敏最常见的食物是鱼类、虾蟹、蛋类、牛奶等。

（5）药物：阿司匹林,2.3%~20%哮喘患者因服用阿司匹林类药物而诱发哮喘,称为阿司匹林哮喘。患者症状多在用药后 2 小时内出现。普萘洛尔等 β 受体阻滞药,可因阻断 β 一肾上腺素能受体而引起哮喘。

（6）运动：约有 70%~80% 的哮喘患者在剧烈运动后诱发哮喘,称为运动诱发性哮喘或称运动性哮喘。典型的病例是在运动 6~10 分钟,停止运动后 1~10 分钟内支气管痉挛最明显,许多患者在 30~60 分钟内自行恢复。剧烈运动后因过度通气致使气道黏膜的水分和热量丢失,呼吸道上皮暂时出现克分子浓度过高,导致支气管平滑肌收缩。

（7）气候改变：当气温、温度、气压和（或）空气中离子等改变时可诱发哮喘,故在寒冷季节或秋冬气候转变时较多发病。

（8）精神因素：患者情绪激动、紧张不安、怨怒等都会促使哮喘发作,一般认为它是通过大脑皮层和迷走神经反射或过度换气所致。哮喘发病的第一高峰期为 0~14 岁,第二高峰期为 30~40 岁。

（二）实验室及其他检查

1. 血液常规检查　发作时可有嗜酸性粒细胞增高,但多数不明显,如并发感染可有白细胞数增高,分类中性粒细胞比例增高。

2. 痰液检查　涂片在显微镜下可见较多嗜酸性粒细胞,可见嗜酸性粒细胞退化形成的尖棱结晶（Charcot-Leyden 结晶体）、黏液栓（Curschmann 螺旋）和透明的哮喘珠（Laennec 珠）。

3. 肺功能检查　缓解期肺通气功能多数在正常范围。在哮喘发作时,由于呼气流速受限,表现为第一秒用力呼气量（FEV_1）、一秒率（$FEV_1/FVC\%$）、最大呼气中期流速（MMER）、呼出 50% 与 75% 肺活量时的最大呼气流量（MEF50% 与 MEF75%）以及呼气峰值流量（PEFR）均减少。

4. 血气分析　哮喘严重发作时可有缺氧,PaO_2 和 SaO_2 降低,由于过度通气可使 $PaCO_2$ 下降,pH 上升,表现呼吸性碱中毒。如重症哮喘,气道阻塞严重,可有缺氧及 CO_2 潴留,$PaCO_2$ 上升,表现呼吸性酸中毒。如缺氧明显,可合并代谢性酸中毒。

5. 胸部 X 线检查　早期在哮喘发作时可见两肺透亮度增加,呈过度充气状态;在缓解期多无明显异常。如并发呼吸道感染,可见肺纹理增加及炎症性浸润阴影。同时要注意肺不张、气胸或纵隔气肿等并发症的存在。

6. 特异性过敏原的检测　可用放射性过敏原吸附试验（RAST）测定特异性 IgE,过敏性哮喘患者血清 IgE 可较正常人高 2~6 倍。在缓解期可做皮肤过敏试验判断相关的过敏原,但应防止发生过敏反应。

（三）呼吸功能评定

1. 通气功能评定　发作时呈阻塞性通气功能障碍,呼气流速指标显著下降,FEV_1、$FEV_1/FEVC\%$/最大呼气中期流速（MMEF）、呼气峰值流速（PEF）均减少。

2. 支气管激发实验　用以测定气道反应性。在设定的激发剂量范围内,如 FEV_1 下降大于 20%,可诊断为激发实验阳性。

3. 支气管舒张实验　用以评定气道气流的可逆性。如 FEV_1 较用药前增加大于 15%,且绝对值增加大于 200ml,可判断阳性。

（四）肺功能评定

见表 13-3。

表 13-3　哮喘慢性持续期肺功能分级标准

分级	临床表现	肺功能改变
间歇 （第一级）	间歇出现症状，<每周 1 次，短暂发作（数小时—数天），夜间哮喘症状≤每月 2 次，发作间期无症状	FEV_1≥80%预计值或 PEF≥80%个人最佳值，PEF 或 FEV_1 变异率<20%
轻度持续 （第二级）	症状≥每周 1 次，但<每天 1 次，可能影响活动和睡眠，夜间哮喘症状>每月 2 次，但<每周 1 次	FEV_1≥80%预计值或 PEF≥80%个人最佳值，PEF 或 FEV_1 变异率 20%~30%
中度持续 （第三级）	每天有症状，影响活动和睡眠，夜间哮喘症状≥每周 1 次	FEV_1 为 60%~79%预计值或 PEF 为 60%~79%个人最佳值，PEF 或 FEV_1 变异率>30%
严重持续 （第四级）	每天有症状，频繁发作，经常出现夜间哮喘症状，体力活动受限	FEV_1<60%预计值或 PEF<60%个人最佳值，PEF 或 FEV_1 变异率>30%

（五）哮喘患者日常生活能力评定

见表 13-4。

表 13-4　哮喘急性发作时病情严重度的分级及日常生活能力评定

病情程度	临床表现	血气分析	血氧饱和度	支气管舒张剂
轻度	对日常生活影响不大，可平卧，说话连续成句，步行、上楼时有气短。呼吸频率轻度增加，呼吸末期散在哮鸣音，脉率<100 次/分。可有焦虑	PaO_2 正常 $PaCO_2$<45mmHg	>95%	能被控制
中度	日常生活受限，稍事活动便有喘息，喜坐位，讲话有中断。呼吸频率增加，哮鸣音响亮而弥漫。脉率 100~120 次/分，有焦虑和烦躁	PaO_2 60~80mmHg $PaCO_2$≤45mmHg	91%~95%	仅有部分缓解
重度	日常生活受限，喘息持续发作，只能单字讲话，端坐呼吸，大汗淋漓，呼吸频率大于30 次/分，哮鸣音响亮而弥漫。脉率大于120 次/分，常有焦虑和烦躁	PaO<60mmHg $PaCO_2$>45mmHg	≤90%	无效
危重	患者不能讲话，出现嗜睡、意识模糊，哮鸣音明显减弱或消失。脉率>120 次/分或变慢和不规则	PaO<60mmHg $PaCO_2$>45mmHg	<90%	无效

（六）营养状态评定

营养状态是哮喘患者症状，残疾及预后的重要因素，应该高度重视，评估分良好、中等、不良三个等级(表13-5)。

表 13-5　营养状态评定表

分级	临床表现
良好	黏膜红润,皮肤光泽,弹性良好,皮下脂肪丰满而弹性,肌肉结实,指甲毛发润泽,肋间隙及锁骨上窝深浅适中,肩胛部和股部肌肉丰满
中等	于两者之间
不良	皮肤黏膜干燥,弹性降低,皮下脂肪菲薄,肌肉松弛无力,指甲粗糙无光泽,毛发稀疏,肋间隙和锁骨上窝凹陷,肩胛骨和髂骨嶙峋突出

(七)心理-社会状态评定

哮喘是一种气道慢性炎症性疾病,患者对环境多种激发因子易过敏,发作性症状反复出现,严重时可影响睡眠、体力活动。应注意评估患者有无烦躁、焦虑、恐惧等心理反应。由于哮喘需要长期甚至终身防治,可加重患者及其家属的精神、经济负担。注意评估患者有无忧郁、悲观情绪,以及对疾病治疗失去信心等。评估家属对疾病知识的了解程度、对患者关心程度、经济情况和社区医疗服务状况等。

五、康复治疗

(一)康复治疗目标

1. 尽可能控制症状,包括夜间症状。
2. 改善活动能力和生活质量。
3. 使肺功能接近最佳状态。
4. 预防发作及加剧。
5. 提高自我认识和处理急性加重的能力,减少急诊或住院。
6. 避免影响其他医疗问题。
7. 避免了药物的副作用。
8. 预防哮喘引起死亡。

上述治疗的目标的意义在于强调:①应该积极地治疗,争取完全控制症状。②保护和维持尽可能正常的肺功能。③避免或减少药物的不良反应。为了达到上述目标,关键是有合理的治疗方案和坚持长期治疗。

(二)康复治疗原则

消除病因,控制急性发作,巩固治疗,改善肺功能,防止复发,提高生活质量。

1. 发作期

(1)一般的治疗:卧床休息,解除思想顾虑,保持安静,去除过敏原及其他诱因,适当补液,有继发感染者积极抗感染治疗。

(2)控制急性发作:单用或联用支气管舒张剂。

2. 哮喘持续状态　要积极解除支气管痉挛,改善通气及防治并发症。

3. 缓解期　查找过敏原进行脱敏治疗。

(三)康复治疗

尽管哮喘的病因及发病机制均未完全阐明,但目前的治疗方法,只要能够规范地长期治疗,绝大多数患者能够使哮喘症状能得到理想的控制,减少复发乃至不发作,与正常人一样生活、工作和学习。

1. 药物治疗　哮喘药物因其均具有平喘作用,常称为平喘药,临床上根据他们作用的主要方面又将其分为

(1)缓解哮喘发作:主要作用是舒张支气管,即支气管舒张剂。

1)β_2 受体激动药:为首选药物。常用的药物有:短效的作用时间为 $4\sim6$ 小时,有沙丁胺醇、特布他林和菲诺特罗。长效的作用时间为 $10\sim12$ 小时,常用的有福莫特罗、沙美特罗及丙卡特罗等。

2)茶碱类:增强呼吸肌的收缩,气道纤毛清除和抗炎的作用。

3)抗胆碱类:常用的有异丙托溴铵、噻托溴铵吸入或雾化吸入。

(2)控制哮喘发作:此类药物主要控制哮喘的气道炎症,即抗炎药。主要有糖皮质激素,白三烯拮抗剂及其他如色甘酸钠等。

沙美特罗替卡松粉吸入剂吸入方法(图 13-1、图 13-2):

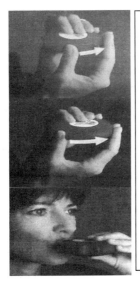

打开:
　　用一手握住外壳,另一手的大拇指放在拇指柄上,向外推动拇指直至完全打开。

推开:
　　握住准纳器的吸嘴对着自己。向外推滑动杆——直至发出"咔嗒"声。表明准纳器已做好吸药的准备。

吸入:
　　将吸嘴放入口中,从准纳器深深的、平稳的吸入药物(切勿从鼻吸入)。然后将准纳器从口中拿出,继续屏气约10秒钟,关闭准纳器。

图 13-1　沙美特罗替卡松粉吸入剂吸入方法

沙美特罗替卡松粉吸入剂以联合用药形式(支气管扩张剂和吸入皮质激素),用于可逆性阻塞性气道疾病的常规治疗,包括成人和儿童哮喘。

2. 急性发作期的治疗　急性发作的治疗目的是尽快缓解气道阻塞,纠正低氧血症,恢复肺功能,预防进一步恶化或再次发作,防止并发症。一般根据病情的分度进行综合性治疗。

(1)脱离诱发因素:处理哮喘急性发作时要注意寻找诱发因素。多数与接触变应原、感冒、呼吸系统感染、气候变化、进食不适当的药物(如解热镇痛药,β 受体拮抗剂等)、剧烈运动或治疗不足等因素有关。找出和控制诱发因素,有利于控制病情,预防复发。

(2)正确认识和处理重症哮喘是避免哮喘死亡的重要环节。对于重症哮喘发作,应该在严密观察下治疗。治疗的措施包括:①吸氧,纠正低氧血症;②迅速缓解气道痉挛:首选雾化

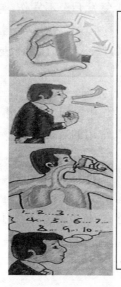

第一步:如图所示拿着气雾剂,移开喷口的盖,并用力摇匀。

第二步:轻轻地呼气直到不再有空气可以从肺内呼出,然后立即……

第三步:将喷口放在口内,并合上嘴唇含着喷口。在开始通过口部深深地、缓慢地吸气后,马上按下药罐将药物释出,并继续深吸气。

第四步:屏息10秒,或在没有不适的感觉下尽量屏息久些,然后才缓慢呼气。若需要多吸一剂,应等待至少一分钟后再重做第二、三、四步骤。

图 13-2 异丙托溴铵气雾剂的使用

吸入 β_2 受体激动药,其疗效明显优于气雾剂。③经上述处理未缓解,一旦出现 $PaCO_2$ 明显增高(≥50mmHg)、吸氧下 PaO_2≤60mmHg、极度疲劳状态、嗜睡、神志模糊,甚至呼吸减慢的情况,应及时进行人工通气。④注意并发症的防治:包括预防和控制感染;补充足够液体量,避免痰液黏稠;纠正严重酸中毒和调整水电解质平衡,当 pH<7.20 时,尤其是合并代谢性酸中毒时,应适当补碱;防治自发性气胸等。

3. 运动治疗 支气管哮喘患者在哮喘缓解期或药物控制下可进行适当的体育锻炼,增强心肺功能,以达到减少、减轻支气管哮喘发作的目的。适合支气管哮喘患者锻炼项目有:游泳、划船、太极拳、体操、羽毛球、散步、骑车、慢跑等耐力性运动练习。

耐力运动的原则是做适当强度的运动,并持续一定的时间,具体方法视体力情况而定。体力较差时做散步、太极拳等低强度的运动练习;体力较好时练习较快的步行、慢跑、缓慢登楼、游泳等。运动强度应控制在运动时的最高心率(170-年龄)的水平,主观感觉以稍感气急,尚能言谈为宜。

4. 呼吸训练

(1)放松训练:①前倾依靠位:患者坐于床前或桌前,桌上或床上放两床叠好的被子或四个枕头,患者两臂置于棉被或枕下以固定肩带并放松肩带肌群,头靠被上或枕上放松颈肌。②椅后依靠位:患者坐于非常柔软舒适的有扶手的椅或沙发上,头稍后靠于椅背或沙发背上,完全放松 5~15 分钟。③前倾站立位:自由站立、两手指互握置于身后并稍向下拉以固定肩带,同时身体稍前倾以放松腹肌,也可前倾站立、两手支撑于前方的低桌上以固定肩带,此体位不仅起到放松肩部和腹部肌肉群的作用,是腹式呼吸的有利体位。

(2)呼吸模式训练

1)缩唇呼吸:也称吹口哨式呼吸法,经鼻吸气,呼气时缩唇,吹口哨样缓慢呼气,口唇缩小到以能够忍受为止,将气体均匀地自双唇之间逸出,一般吸气和呼气的时间比例为 1∶2 或 1∶3。利用这一方法减少下呼吸道内压力的递减梯度,防止小气道过早闭塞。

2）腹式呼吸方法：患者取立位，也可取坐位或仰卧位，上身肌群放松做深呼吸，一手放于腹部，一手放于胸前，吸气时尽力挺腹，也可用手加压腹部，呼气时腹部内陷，尽量将气呼出，一般吸气 2 秒，呼气 4~6 秒。吸气与呼气时间比为 1：2 或 1：3。用鼻吸气，用口呼气要求缓呼深吸，不可用力，每分钟呼吸速度保持在 7~8 次左右，开始每日 2 次，每次 10~15 分钟，熟练后可增加次数和时间，使之成为自然的呼吸习惯。

3）主动呼气训练：主动呼气代替吸气训练，每次呼气后不忙于吸气，要稍停片刻，适当延长呼气过程，使呼气更加完善，减少肺泡内残留的气量。然后放松肌肉，轻轻吸气。这样，增加了呼气量，就增加了吸气量，使呼吸更加完全。

在进行上述呼吸训练时应注意：思想集中、肩背放松、吸鼓呼瘪，吸时经鼻，呼时经口，细呼深吸，不可用力。

5. 肌力——耐力训练

（1）下肢训练

1）方式：采用有氧训练的方法，如：步行、划船、骑车、登山等。

2）强度：根据活动平板或功率车运动实验，得到最大心率及最大 MET 值，然后根据下表确定运动强度。运动后不应出现明显气短、气促或剧烈咳嗽（表 13-6）。

表 13-6　运动训练强度的选择

运动实验终止原因	靶心率	靶 MET 值
呼吸急促，最大心率未达到	75%~85%	70%~85%
达到最大心率	65%~75%	50%~70%
新血管原因	60%~65%	40%~60%

运动时间 30~45 分钟，准备及结束活动时间保证各 5~10 分钟。频率：3~5 次/周，尽可能终生坚持。运动合适的指征：无明显气短、气促。

（2）上肢训练：包括手摇车训练及提重物训练。

1）手摇车训练：从无阻力开始，每阶段递增 5W，运动时间 20~30 分钟，速度为 50r/min，以运动时出现轻度气短、气促为宜。

2）提重物训练：患者手持重物。开始 0.5kg，以后增至 2~3kg，做高于肩部的各个方向运动，每次活动 1~2 分钟，休息 2~3 分钟，每日 2 次，监测以出现轻微的呼吸急促和上臂疲劳为度。

6. 排痰训练　排痰训练包括体位引流、胸骨叩击、震颤和直接咳嗽。目的是促进呼吸道分泌物直接排出，降低气流阻力，减少支气管及肺的感染。

（1）体位引流：见第十一章第三节。

（2）咳嗽训练：深吸气→短暂闭气→关闭声门→增加胸内压，使呼气时产生高速气流→声门开放，即可形成由肺内冲出的高速气流，促进分泌物移动，随咳嗽排出体外。

（3）理疗：超短波治疗和超声或氧气雾化治疗等。有利于消炎、抗痉挛、有利于排痰保护黏膜和纤毛功能。超短波治疗采用无热量或微热量，每天一次，15~20 次为一疗程。超声雾化治疗每次 20~30 分钟，每天一次，7~10 天为一疗程。氧气雾化治疗每次 5~10 分钟，每天 2 次，7~10 天为一疗程。

7. 中医外治法　中医外治法即是运用非口服药物的方法,通过刺激经络、穴位、皮肤、黏膜、肌肉、筋骨等以达到防病治病为目的的一种传统医学疗法。其治疗疾病的范围也越来越广泛。特别是哮喘病这样的既是常见难治病,又属心身疾病的病症,增加外治法可以显著地提高临床疗效,延长缓解期,减轻医药费用,促进康复。咳喘灵膏药即是中医外治法的典型代表。

六、康复护理

(一)康复护理计划

1. 呼吸困难症状减轻;呼吸型态、深度、节律、频率正常;动脉血气分析值正常。
2. 能进行有效呼吸,掌握呼吸功能锻炼的方法,能自行坚持有效锻炼。
3. 能进行有效咳嗽,掌握有效咳嗽的方法,排出痰液。
4. 能够自觉正确使用雾化吸入剂。

(二)康复护理措施

1. 环境与体位　有明确过敏原者,应尽快脱离。提供安静、舒适、温湿度适宜的环境,保持室内清洁、空气流通。根据病情给予舒适体位,如为端坐呼吸者提供床旁桌以支撑,减少体力消耗。病室、家庭不宜摆放花草,避免使用皮毛、羽绒或蚕丝织物。保持病室内空气新鲜,每日通风 1 或 2 次,每次 15~30min,室内保持适宜的温度和湿度。温度为 20~22℃,湿度为 50%~70%。

2. 缓解紧张情绪　哮喘新近发生和重症发作的患者,通常会情绪紧张,甚至惊恐不安,应多巡视患者尽量陪伴患者,使患者平静,以减轻精神紧张。耐心解释病情和治疗措施,给予心理疏导和安慰,消除过度紧张情绪,这对减轻哮喘发作的症状 和病情的控制有重要意义。

3. 氧疗护理　重症哮喘患者常伴有不同程度的低氧血症,应给予鼻导管或面罩吸氧,氧流量为 1~3L/min。吸入的氧浓度不超过 40%。吸入的氧气应尽量温暖湿润,以避免气道干燥和寒冷气流的刺激而导致气道痉挛。给氧的过程中,监测动脉血气分析。如哮喘严重发作,经一般药物治疗无效,或患者出现神志改变,PaO_2 小于 60mmHg,$PaCO_2$ 大于 50mmHg时,准备进行机械通气。

4. 饮食护理　大约 20% 的成年患者和 50% 的患儿可以因为不适当饮食诱发或加重哮喘。应提供清淡、易消化、足够热量的饮食,避免进食硬、冷、油煎的食物。尽量避免食用鱼、虾、蟹、蛋类及牛奶等可能导致哮喘发作的食物。某些食物添加剂如酒石黄、亚硝酸盐亦可诱发哮喘发作,应当引注意。同时戒烟戒酒。

5. 口腔与皮肤护理　哮喘发作时,患者常会大量出汗,应每天用温水擦浴,勤换衣服和床单,保持皮肤清洁、干燥和舒适。鼓励并协助患者咳嗽后用温开水漱口,保持口腔清洁。

6. 用药护理　观察疗效及不良反应。

(1)β_2 受体激动药:指导患者按医嘱用药,不宜长期、规律、单一、大量使用。因为长期应用可引起 β_2 受体功能下降和气道反应性增高,出现耐药性;指导患者正确使用雾化吸入剂,保证药物疗效;静滴沙丁胺醇时注意控制滴速(2~4μg/min)。用药过程观察有无心悸、骨骼肌震颤、低血钾等不良反应。

(2)糖皮质激素:吸入药物治疗,全身不良反应少,少数患者可出现口腔念珠菌感染、声音嘶哑或呼吸道不适,指导患者喷药后 2~3 分钟用清水漱口以减轻局部反应和胃肠道吸收。口服宜在饭后服用,以减少对胃肠道黏膜的刺激。气雾吸入糖皮质激素可减少其口服量,当用气雾剂替代口服剂时,通常同时使用两周后再逐步减少口服量,指导患者不得自行减量或停药。

(3)茶碱类:静注是浓度不宜过高,速度不宜过快,注射时间宜在 10 分钟以上,以防中毒症状发生。其不良反应有恶心、呕吐等胃肠道症状;有心律失常、血压下降和兴奋呼吸中枢作用,严重者可致抽搐甚至死亡。用药时监测血药浓度,安全浓度为 6~16μg/ml。发热、妊娠、小儿或老年有心、肝、肾功能障碍及甲状腺功能亢进者不良反应增加。合用西咪替丁、喹诺酮类、大环内酯类药物等可影响茶碱代谢而使排泄减慢,应该加强观察。茶碱缓释片有控释材料,不能嚼服,必须整片吞服。

(4)其他:色甘酸钠及尼多酸钠,少数患者吸入后可有咽干不适、胸闷、偶见皮疹,孕妇慎用。抗胆碱药吸入后,少数患者有口苦或口干感。酮替芬有镇静、头晕、口干嗜睡等不良反应,对高空作业人员、驾驶员、操纵精密仪器者予以强调。白三烯调节剂的主要不良反应是较轻微的胃肠道症状,少数有皮疹、血管性水肿、转氨酶升高,停药后可恢复。

(三)康复健康教育与管理

哮喘患者的教育和管理是提高疗效,减少复发,提高患者生活质量的重要措施。根据不同的对象和具体情况,采用适当的、灵活多样的、为患者及其家属乐意接受的方式对他们进行系统教育,提高积极治疗的主动性,提高用药的依从性,才能保证疗效。哮喘患者通过规范治疗可以达到长期控制,保证良好的生活质量。在急性发作期,患者由于各种不适症状明显,甚至影响正常生活,所以治疗依从性较好。但是,在慢性持续期和缓解期,由于症状减轻甚至没有症状,很多患者就放松了警惕,甚至开始怀疑医生的诊断,擅自停药或减量,从而使症状加重或急性发作。与患者共同制订长期管理、防止复发的计划,对患者进行长期系统管理是非常必要的。对哮喘患者进行长期系统管理,包括以下 6 个相关的部分:

1. 根据哮喘的严重程度,在医生的指导下制订长期治疗方案。护士指导患者每天记录哮喘日记,记录哮喘症状和出现的频次以及 PEF 值,判定哮喘控制的效果。通常达到哮喘控制并至少维持 3 个月,可试用降级治疗,最终达到使用最少药物维持症状控制的目的。

(1)通过规律的肺功能监测(PEF)客观地评价哮喘发作的程度。

(2)避免和控制哮喘促(诱)发因素,减少复发。

(3)制定哮喘长期管理的用药计划。

2. 康复健康教育

(1)提供有关哮喘防治的科普书籍和科普文章供患者和家属翻阅;向患者和家属发放防治哮喘的宣传手册;组织哮喘患者座谈,交流防治经验和体会;责任护士对住院患者进行针对性的宣教。

(2)教育患者了解支气管哮喘目前并没有特效的治疗方法,治疗的目标是:控制症状,维持最轻的症状甚至无症状;防止病情恶化;尽可能保持肺功能正常或接近正常水平;维持正常活动(包括运动)能力;减轻(避免)哮喘药物的不良反应;防止发生不可逆气道阻塞;避免哮喘死亡,降低哮喘死亡率。

(3)教育患者了解哮喘控制的标准:①最少慢性症状,包括夜间症状;②哮喘发作次数减至最少；③无需因哮喘而急诊；④最少按需使用 β₂ 激动剂；⑤没有活动限制；⑥PEF 昼夜变异率<20%；PEF 正常或接近正常。

（4）教育患者了解导致哮喘发病有关原因和诱发因素，使患者能够避免触发因素。①变应原，如花粉类、尘螨、屋尘和粉尘、真菌、蟑螂、纤维（丝、麻、木棉、棕等）、食物（米面类、鱼肉类、乳类、蛋类、蔬菜类、水果类、调味食品类、硬壳干果等）、动物皮毛、化妆品等；②烟草烟雾；油烟、煤烟、蚊香烟雾；③刺激性或有害气体，如油漆、杀虫剂、发胶、香水、煤气或天然气燃烧所产生的二氧化硫等；④职业性因素；⑤呼吸道感染，气候因素，气压的变化；⑥运动和过度通气；⑦过度的情感变化和精神因素。

（四）并发症的防治

1. 下呼吸道和肺部感染　　①在哮喘患者缓解期应提高免疫功能，保持气道通畅，清除气道内分泌物，保持室内清洁，预防感冒，以减少感染机会；②一旦有感染先兆，应尽早经验性应用抗生素治疗，进一步根据药敏试验选用敏感抗生素治疗。

2. 水电解质和酸碱失衡　　及时检测血电解质和动脉血气分析，及时发现异常并及时处理。除此，对于心功能较好的患者，应注意积极补液，在维持水、电解质平衡的基础上，也利于患者痰液的引流。

3. 气胸和纵隔气肿　　当哮喘患者出现下列情况时应警惕并发气胸的可能。

（1）病情加重发生于剧烈咳嗽等促使肺内压升高的动作之后。

（2）出现原发病无法解释的严重呼吸困难伴刺激性干咳。

（3）哮喘加重并出现发绀、突发昏迷、休克。

哮喘合并气胸治疗的关键在于尽早行胸膜腔穿刺或引流排气，加速肺复张，同时配合抗感染、支气管扩张剂和糖皮质激素等治疗。对于张力性气胸则应尽早采取胸腔闭式引流，特别是合并肺气肿的哮喘患者。对于张力性气胸和反复发作的气胸，可考虑行外科手术治疗。

哮喘并发纵隔气肿是哮喘急性加重、危及生命的重要原因之一。哮喘急性发作可造成肺泡破裂，气体进入间质，沿气管、血管末梢移行至肺门进入纵隔引起纵隔气肿。

4. 呼吸衰竭　　一旦出现呼吸衰竭，由于严重缺氧、二氧化碳潴留和酸中毒，哮喘治疗更加困难。要尽量消除和减少诱因，预防呼吸衰竭的发生。应注意观察患者治疗后的反应及监测动脉血气分析的变化。如症状持续不缓解，血气分析 pH 和 $PaCO_2$ 值进行性升高，应考虑及早机械通气治疗。

5. 致命的心律失常　　如并发心力衰竭时应用洋地黄制剂，为使支气管舒张频繁应用 β 受体激动药、茶碱制剂等。如果静注氨茶碱，血浓度>30mg/L 时，可以诱发快速性心律失常。在治疗早期，应积极纠正离子紊乱，保持酸碱平衡。目前，临床上常用多索茶碱替代普通的氨茶碱治疗，有效地避免了由氨茶碱引起的不良反应。雾化吸入 β₂ 受体激动药也能有效的减低心动过速的发生。

6. 黏液栓阻塞与肺不张　　积极有效地控制支气管哮喘，注意出入水量的平衡，防止脱水的发生，尽快地采取呼吸道引流和积极的体位引流及叩击背部等护理措施。经上述处理，约75%的患者可在 4 周内恢复，如果效果不佳，尽快应用纤维支气管镜支气管冲洗吸出黏液栓。

7. 闭锁肺综合征　　一旦发生闭锁肺综合征，提示预后不好，抢救不及时，常有生命危险。因此,在重症哮喘患者治疗中,应早期应用糖皮质激素和平喘药物,保持出入水量平衡,尽量避免其发生。

8. COPD、肺动脉高压和慢性肺源性心脏病　加强哮喘患者的教育,指导早期规律用药,避免气道发生不可逆的阻塞。

七、社区家庭康复指导

(一)鼓励哮喘患者与医护人员建立伙伴关系

为患者建立个体化的控制哮喘加重的治疗计划和定期随访。建立哮喘患者档案,安排专职护士跟踪管理,定期或根据患者病情对患者进行电话随访,及时解答患者的疑问,指导患者正确地监测病情和使用药物,使患者症状得到控制,维持最轻的症状甚至无症状,减少哮喘发作,维持长期稳定,提高生活质量。

(二)建立哮喘患者联盟,定期举行哮喘患者联谊会

在会上通过科学讲座、哮喘患者经验交流、哮喘知识竞赛、哮喘患者座谈等形式,最大限度调动起哮喘患者及家属防治哮喘的积极性,提高哮喘患者防病治病水平。强调吸入疗法的重要性及使用要点,介绍监测风流速的意义和风流速仪的使用方法。

(三)减少螨虫孳生

引起过敏的主要是尘螨,生长于居室的皮毛制品或其他柔软的物品中,如地毯、皮毛玩具和床垫,一个床垫中的螨虫数量可有200万只之多。在卧具的安排与保洁上:被褥不要用羽绒被和丝绵被,不用动物皮毛制成的被褥。定期烫洗、日晒被罩、枕套、窗罩等物品。卧具应经常曝晒和拍打。室内避免用呢绒制成的沙发、软椅、窗帘和坐垫。地面最好采用水泥或木地板,以便擦洗,勿使用地毯。小儿患者不要玩呢绒或动物皮毛制成的松软玩具,要定期(如每周一次)把此类玩具放入冰箱的冷冻室内12小时以冻死螨虫。

(四)减少室内其他产生异体蛋白的来源

室内要避免潮湿、阴暗,减少霉菌的孳生;避免种植一些有花植物;特别是当春季等花粉飘扬高峰季节宜关闭门窗。室内不要喂养各种宠物,因猫、狗、鸟类等宠物的皮毛、皮屑、分泌物及排泄物均有可能作为过敏原而导致哮喘发作,狗、猫等宠物的皮屑、皮毛具有更强的致敏作用。陈旧的羽毛和羊毛也常引起过敏。一些昆虫(主要是蟑螂)的排泄物也可引起哮喘发作,对以上过敏原都要尽量避免。

(五)减少室内灰尘

室内灰尘可以作为载体诱发哮喘。如尘螨及其排泄物、霉菌及其孢子、花粉等。这些物质大多数属于过敏性物质,当患者吸入这些灰尘后,有可能会导致哮喘发作,室内灰尘愈陈旧其致敏性就愈强。因此应定期清除尘土,最好由患者家属处理(避免患者吸入灰尘)。一般每1~2日简单清扫一次,大清扫每月一次。室内家具应简单洁净,表面易于清扫。

(六)减少室内气体污染

居住环境最好避免空气污染,这样可以减少不必要的刺激因素。切勿使用各种喷雾杀虫剂,避免樟脑、香水、化妆品等刺激性气味。室内不要吸烟,要采用适当方法减少煤气和油烟的污染。室内注意通风。每天至少通风2次,每次根据季节通风10~30分钟(室外空气

污染较重时或花粉飘扬高峰季节除外），必要时可采用室内空气净化装置来维持室内空气清洁。

（七）正确地使用吸入剂

治疗支气管哮喘常用的是支气管扩张剂，学会发现先兆表现：如眼和结膜的卡他症状：鼻痒、打喷嚏、流涕、眼痒、流泪和干咳等；还可有胸部发紧、喉部发痒、胸闷、呼吸不畅、精神紧张等应立即服用平喘药，如舒喘灵、氨茶碱等，避免症状加重。能正确使用喷雾剂以及使用后的注意事项，当哮喘袭来时，正确地使用吸入剂，可迅速地减轻病情。教育患者对付哮喘病的最佳方式，愈早行动，病情愈轻微。

（八）控制呼吸道感染

呼吸道感染与支气管哮喘发作直接相关，因此支气管哮喘患者在流感、副流感等呼吸系统传染病流行时应尽量避免去公共场所，家人有呼吸道感染时也应注意。平时注意保暖，起居有节，避免过度劳累、淋雨等。

（九）学会发现哮喘的早期征兆

及时发现体内的警示讯息，发现在明显症状之开始，就要求患者及家属必须能够识别早期征兆：如咳嗽加重，活动能力下降，乏力、胸闷等，立即采取行动，以避免哮喘发作。学会应急，支气管哮喘发作时，应采取舒适的半卧位或坐位。以帮助排痰吸氧，并找医生。病情缓解时，可做预防性治疗。支气管哮喘一年四季都可以发病，其中春秋季或遇寒时支气管哮喘症状会加重。因此患者要避免受凉引起疾病的发生。

（十）支气管哮喘的饮食指导

支气管哮喘患者的饮食应遵循以下原则：饮食宜清淡，忌肥腻；宜温热，忌过冷过热；宜少量多餐细嚼慢咽，不宜过饱；宜忌过咸过甜；不喝冷饮及人工配制的含气饮料；避免吃刺激性食物和产气食物。哮喘患者忌吃（或少吃）食物有鸡蛋黄、公鸡、肥猪肉、羊肉、狗肉、海鱼、蛤类、蟹、虾；木瓜、韭菜、金针菜、笋（或笋干）、花生、咸菜、辣椒、胡椒；糖精、香精、色素、巧克力；雪糕等冷饮、汽水等碳酸饮料、酒、咖啡、浓茶等。

（十一）心理指导

指导患者要保持精神愉快、乐观开朗、心境平和是防止哮喘复发的重要措施。首先应了解哮喘病的有关知识，树立战胜哮喘的信心，消除紧张情绪，减轻压力，患者家属在这方面应对患者进行鼓励和开导，协助患者克服恐惧、抑郁、自卑、依赖等心理。要多培养一些兴趣爱好比如听音乐等方式来陶冶情操，进行放松训练等心理调控方法，来使自己保持一个良好的心境。

（十二）定期去医院随访

运动及外出时随身携带急救卡及气雾剂等急救药。

第三节　慢性呼吸衰竭康复护理

一、概述

呼吸衰竭简称呼衰，是指各种原因引起的肺通气和（或）换气功能严重障碍，以致在静息状态下亦不能维持足够的气体交换，导致低氧血症伴（或不伴）高碳酸血症，进而引起一系列病理生理改变和相应临床表现的综合征。动静脉血气分析常被用于诊断呼吸衰竭的标准。即在海平面大气压下（760mmHg），静息状态呼吸空气并除外心内解剖分流等因素，动脉血氧分压（PaO_2）<8.0kPa（60mmHg），或同时伴有二氧化碳分压（$PaCO_2$）>6.67kPa（50mmHg）时，作为呼吸衰竭（简称呼衰）的标准。

慢性呼吸衰竭是指原有慢性呼吸病的基础上发生了呼吸衰竭。多见于慢性阻塞性肺疾病（COPD），重度肺结核间质性肺疾病，神经肌肉病变等。由于呼吸功能损害逐渐加重，虽伴有缺 O_2 或同时伴有 CO_2 潴留，但通过机体代偿适应，生理功能障碍和代谢紊乱不严重，仍可保持一定的生活活动能力，动脉血气分析 pH 尚在正常范围（7.35~7.45）称为代偿性慢性呼衰。但慢性呼吸衰竭患者一旦并发呼吸道感染，或因其他原因（如并发气胸）增加了呼吸生理负担，出现了严重的缺 O_2 和（或）CO_2 潴留，动脉血气分析 pH 常<7.35，机体出现失代偿，称为慢性呼衰急性加重。

慢性呼吸衰竭常为支气管肺疾患所引起，如慢性阻塞性肺疾（COPD）、重症哮喘、严重肺结核、支气管扩张症、弥漫性肺组织纤维化、尘肺等，其中 COPD 最常见。胸廓病变如胸部手术、外伤、广泛胸膜增厚胸廓畸形亦可引起呼吸衰竭。

二、临床表现

（一）按照血气分析改变可分为 I 型呼衰和 II 型呼衰

1. I 型呼衰　仅有缺 O_2 而无 CO_2 潴留，即 PaO_2<60mmHg，$PaCO_2$ 降低或正常，多见于换气功能障碍（弥散功能障碍，通气/血流比例失调，肺动-静脉样分流增加）的病例，如 ARDS，间质性肺炎，急性肺栓塞等。

2. II 型呼衰　缺 O_2 伴 CO_2 潴留，即 PaO_2<60mmHg，$PaCO_2$>50mmHg，主要由于肺泡通气不足所致。慢性呼衰急性加重时多属于此类型，如慢性阻塞性肺疾病。

（二）按病理生理可分泵衰竭和肺衰竭

1. 泵衰竭　由于呼吸驱动力不足（呼吸中枢运动）或呼吸运动受限（周围神经麻痹，呼吸肌疲劳，胸廓畸形）引起的呼吸衰竭。

2. 肺衰竭　由于气道阻塞，肺组织与胸膜病变和肺血管病变所致的呼吸衰竭。

（三）症状体征

除呼衰原发疾病的症状、体征外，主要为缺 O_2 伴 CO_2 潴留所致的呼吸困难和多脏器功能障碍。

1. 呼吸困难　主要表现为呼吸频率、节律和幅度的改变。慢性呼吸衰竭表现为呼吸费力伴呼气延长，严重时呼吸浅快，并发 CO_2 麻醉时，出现慢呼吸或潮式呼吸。

2. 发绀　是缺 O_2 的典型表现。当动脉血氧饱和度低于 85% 时，出现口唇、指甲和舌发绀。另外，发绀的程度与还原型血红蛋白含量相关，因此红细胞增多者发绀明显，而贫血患者则不明显。

3. 精神神经症状　慢性呼吸衰竭随着 $PaCO_2$ 升高，出现先兴奋后抑制症状。兴奋症状包括烦躁不安、昼夜颠倒甚至谵妄。CO_2 潴留加重时导致肺性脑病，出现抑制症状，表现为表情淡漠、肌肉震颤、间歇抽搐、嗜睡甚至昏迷。

4. 循环系统表现　CO_2 潴留可使外周浅表静脉充盈，皮肤温暖多汗，眼部球结膜水肿，心率增快，由于心排血量增加，脉搏洪大有力，血压升高。由于脑血管扩张，可产生搏动性头疼,严重的缺 O_2 和酸中毒可引起周围循环衰竭、血压下降、心肌损害、心律失常甚至心搏骤停。慢性呼衰并发肺心病时可出现体循环淤血等右心衰竭表现。

5. 消化和泌尿系统表现　严重呼衰时可损害肝、肾功能。并发肺心病时出现尿量减少。部分患者可引起应激性溃疡而发生上消化道出血。

三、主要功能障碍情况

1. 呼吸困难　活动甚至休息时喘息。
2. 运动量减少　社会活动、业余生活、户内和户外活动减少。
3. 活动受限　日常生活基本活动受限,独立性丧失。
4. ADL 自理障碍。

四、康复评定

(一)肺通气功能评定方法

1. 常规肺活量测定(VC)　在平静呼吸 3~4 个潮气量之后进行深吸气至极限后,不限制时间的深呼气至残气水平,取其最高值。

2. 用力肺活量(FVC)　在平静呼吸数次后尽力深吸气至 TLC(肺总量)位,然后做最大力最快速的呼气至 RV(残气量)位,一口气完成不能中断。其中第一秒呼出的气量就称为第一秒用力呼气容积。

3. 最大通气量(MVV)　是单位时间内的最大呼吸量,反应呼吸动态功能。

4. 峰流速(peak flow)　指受试者用力呼气时最大流速。

(二)肺换气功能的评定

通过检测一氧化碳的弥散量来判断肺的弥散功能,通过核医学的检测并结合一些生理指标测定来判断肺的通气血流比例。

(三)通气血流比例测定

正常情况下 $\dot{V}/\dot{Q}$ 约为 0.8,大于或小于 0.8,均提示存在影响肺部通气血流比例失调,检测方法包括放射性核素测定、动-静脉分流量测定、肺泡-动脉氧分压差测定、多种惰性气体检测法等。

(四)血气分析评估

临床最常用的血气分析标本为动脉血样,主要取血部位有肱动脉、桡动脉、股动脉。

1. 进行酸碱失衡判断　主要通过血气结果中 HCO_3^- 与 $PaCO_2$ 这两个关键参数并结合 pH 的变化来进行判断。

2. 呼吸功能判断

(1)判断是否有呼吸衰竭及其类型:当 $PaO_2<60mmHg$,$PaCO_2$ 降低或正常时为 Ⅰ 型呼衰,当 $PaO_2<60mmHg$,$PaCO_2>50mmHg$ 时,为 Ⅱ 型呼衰。

(2)判别急性与慢性:一般情况下急性患者血气结果中常有 pH 改变,慢性病变时 pH 常常接近或已经正常(代偿),并持续 1 个月以上。

(3)对换气状况判断:肺泡气动脉血氧分压差[$P_{(A-a)}O_2$]>15 提示有换气功能障碍。

(4)对机体氧合状态的评估见表 13-7。

表 13-7 临床上按 PaO_2 评估缺氧程度

PaO_2	程度
<80 mmHg	轻度缺氧
<60 mmHg	中度缺氧
<40 mmHg	重度缺氧

（五）运动负荷试验

1. 在运动试验中具体检测记录每分通气量、心率等,分别测定安静、定量活动后及恢复期中的耗氧量或测最大运动能力时的最大摄氧量(VO_2max)。主要的运动试验方法有两种:

（1）6分钟步行试验:是一种运动试验,在平坦的地面划出一段长达 30.5 米的直线距离,两端各置一椅作为标志。患者在其间往返走动,步履缓急由患者根据自己的体能决定。在旁监测的人员每 2 分钟报时 1 次,并记录患者可能发生的气促、胸痛等不适。如患者体力难支可暂时休息或中止试验。6 分钟后试验结束,监护人员统计患者步行距离进行结果评估。划为 4 个等级:1 级少于 300 米,2 级为 300～374.5 米,3 级为 375～449.5 米,4 级超过450 米。级别越低心肺功能越差。达到 3 级与 4 级者,可说心肺功能接近或已达到正常。

（2）踏功率车:运动强度以功率表示。由于受试者是坐在踏车上进行原地踏车运动的,躯干及上肢相对固定,对血压测量和心电图记录干扰小,对于不能适应跑台的患者更为合适。操作时通过增加阻力来增加运动负荷。

2. 运动负荷实验的评定

运动能力的评定:直接反映心肺功能综合能力的最主要指标是最大摄氧量(VO_2max),在逐渐递增的运动试验中,一段时间内 VO_2 会随运动功率增加而增加,但当运动到一定程度时,VO_2 即会维持在一定水平,不再随运动功率的增加而增加了,此时的 VO_2 即为 VO_2max。正常值:大于预计值的 84%。各种心肺疾病、贫血等均能引起氧的运输或利用障碍,导致VO_2max 下降(表 13-8～表 13-10)。

表 13-8 用最大摄氧量(VO_2max)评估运动能力

编号	VO_2max/kg(ml/kg)	运动能力	备注
1	25～39	一定强度娱乐比赛如高尔夫球、赛马等娱乐	能胜任日常工作
2	20～24	运动如走路(7km/h)、骑车(14km/h)等休闲	
3	10～19	家务,如走路(7km/h)、家务劳动等少量活	
4	6～9	动,如坐着或站着干点轻微小活等	

表 13-9 美国心脏与胸科协会对心肺功能障碍的评估标准

编号	VO_2max/kg(ml/kg)	运动能力	备注
1	16～20	轻度心肺功能障碍	康复治疗
2	10～15	中度心肺功能障碍	胜任外科手术
3	6～9	重度心肺功能障碍	胜任外科手术
4	<6	严重心肺功能障碍	手术禁忌证

表 13-10 美国医学会肺功能障碍指南

程度	呼吸困难	FVC,FEV₁,FEV₁/FVC	VO₂max
1 级(无障碍)	无	所有指标>95%预计值	>25ml/(kg·min)
2 级(轻度障碍)	活动、爬山、上楼时出现走平路时不明显	占预计值的 60%~65%	20~25ml/(kg·min)
3 级(中度障碍)	走平路时可出现	FVC 50%~60% FEV₁40%~60% FEV₁/FVC40%~60%	15~20ml/(kg·min)
4 级(重度障碍)	超过 100m 步行即可出现,甚至休息状态亦出现	FVC<50% FEV₁<40% FEV₁/FVC<40%	<15ml/(kg·min)

(六)呼吸系统主观症状的评定方法

呼吸系统的主观症状通常以有无出现气短、气促为标准。采用六级制,即按日常生活中出现气短、气促症状,分成六个等级(见呼吸评定)。

五、康复治疗

呼吸衰竭康复治疗原则是在保持呼吸道通畅的条件下,迅速纠正缺氧、CO_2 潴留、酸碱失衡和代谢紊乱,防治多器官功能受损,积极治疗原发病,消除诱因,预防和治疗并发症。

(一)保持呼吸道通畅

气道不通畅可加重呼吸肌疲劳,气道分泌物积聚时可加重感染并可导致肺不张,减少呼吸面积,加重呼吸衰竭,因此,保持气道通畅是纠正缺氧和 CO_2 潴留的最重要措施。

1. 清除呼吸道分泌物及异物。

2. 缓解支气管痉挛 用支气管舒张药,必要时给予糖皮质激素以缓解支气管痉挛。

3. 建立人工气道 如上述方法不能有效地保持气道通畅,可采用简易人工气道、气管插管或气管切开建立人工气道,以方便吸痰或作机械通气治疗。

(二)氧疗

任何类型呼吸衰竭都存在低氧血症,氧疗是呼衰患者重要治疗措施。不同类型呼衰其氧疗指征和给氧方法不同。原则是Ⅱ型呼衰应给予低浓度(<35%)持续给氧,Ⅰ型呼衰应给予较高浓度(>35%)持续给氧。

(三)增加通气量、减少 CO_2 潴留

1. 呼吸兴奋剂 呼吸兴奋剂通过刺激呼吸中枢或外周化学感受器,增加呼吸频率和潮气量,改善通气,当同时增加呼吸做功,增加氧耗量和 CO_2 的产生量,所以必须在保持呼吸道通畅的前提下使用,否则会促发和(或)加重呼吸肌疲劳,加重 CO_2 潴留。主要用于以中枢抑制为主所致的呼衰,不宜用于以换气功能障碍为主所致的呼衰。常用药物有尼可刹米、洛贝林、多沙普仑等。

2. 机械通气 对于呼吸衰竭严重、经上述处理不能有效改善缺氧和 CO_2 潴留是需考虑机械通气。

3. 抗感染 感染是慢性呼吸衰竭急性加重最常见诱因,一些非感染性因素诱发的呼衰加重也常继发感染,因此需进行积极抗感染治疗。

4. 纠正酸碱平衡失调 慢性呼吸衰竭常有 CO_2 潴留,导致呼吸性酸中毒,宜采用改善通气的方法纠正。如果呼吸性酸中毒发生发展过程缓慢,机体常以增加碱储备来代偿,当呼吸性酸中毒纠正后原已增加的碱储备会使 pH 升高,对机体造成危害,因此,在纠正呼吸性酸中毒的同时需给予盐酸精氨酸和氯化钾,以防止代谢性碱中毒发生。

5. 病因治疗 由于引起呼吸衰竭的原因很多,因此在解决呼吸衰竭本身造成危害的同时,须采取适当的措施消除病因,此乃治疗呼吸衰竭的根本所在。

6. 一般支持治疗 重症患者需转入 ICU 进行积极抢救和监测,预防和治疗肺动脉高压、肺源性心脏病、肺性脑病、肾功能不全和消化功能障碍,防治多器官功能障碍综合征(MODS)。

(四)物理治疗

超短波治疗、超声雾化治疗等有助于消炎、抗痉挛、利用排痰保护黏液毯和纤毛功能。

(五)自然疗法

提高机体抵抗力是预防慢性呼衰急性加重发作的基本措施,包括合适的户外运动锻炼、保健按摩等空气浴、日光浴、森林浴等均有一定效果。

六、康复护理

(一)康复目标

1. 症状改善,呼吸困难发作减少,自信心增加,抑郁、焦虑和恐慌改善,睡眠质量改善。

2. 在家中、社区和休闲活动时活动能力改善。

3. 下肢肌、上肢肌和呼吸肌耐力和肌力改善。

4. 在自我照料、购物、休闲活动和工作、性功能等方面有改善。

5. 增强自我照顾能力,如分泌物清除、药物及氧气使用、营养摄入和家庭事务处理。

(二)康复护理

1. 营养指导 指导患者制定高热量、高蛋白、高维生素的饮食计划,少量多餐,避免在餐前或餐后过多饮水,餐后避免平卧,有利于消化,腹胀的患者应进软食,细嚼慢咽,指导患者避免进食过高碳水化合物以免产生过多的二氧化碳,避免进食产气的食物,如汽水、啤酒、豆类、马铃薯和胡萝卜等,避免易引起便秘的食物,如油煎食物、干果、坚果等。改善营养状态可增强呼吸肌力量,最大限度改善患者的整体健康状态。

2. 运动训练 运动和活动受限是患者典型特征,疾病早期过度用力会引起呼吸困难,中后期进行一般体力活动(工作、娱乐活动、休闲、日常保洁)就会出现呼吸困难、腿无力,有不适感。为了避免上述症状的出现,患者会限制自己的活动,这将形成恶性循环,加重体力和精神状态的恶化。因此运动训练是肺功能康复的基础所在。运动训练的绝对禁忌证包括伴发眩晕或用力性晕厥的严重肺动脉高压、药物不能控制的严重充血性心力衰竭、不稳定的冠状动脉综合征以及易引起骨折或顽固性疲劳的恶性肿瘤。

(1)呼吸功能锻炼:是以有效的呼吸增强呼吸肌,特别是膈肌的肌力和耐力为主要原则,以减轻呼吸困难,提高机体活动能力、预防呼吸肌疲劳、防治发生呼吸衰竭及提高患者生存质量为目的,常见的呼吸功能锻炼方法有:腹式呼吸、缩唇呼吸肌及全身呼气体操。要想取得效果,达到运动目的,最为重要的是持之以恒,每天坚持(见呼吸训练)。

全身呼吸体操:将腹式呼吸、缩唇呼吸和扩胸、弯腰、下蹲等动作结合,其步骤如下:①平静呼吸;②立位吸气,而后前倾呼气;③单举上臂呼气,双手压腹呼气 ;④平举上肢吸气,双臂下垂呼气;⑤平伸上肢吸气,双手压腹呼气;⑥抱头吸气,转体呼气;⑦立位上举上臂呼气,蹲位呼气;⑧缩唇呼吸;⑨平静呼吸及放松。

(2)上、下肢力量和耐力训练、排痰训练、咳嗽训练(见哮喘康复章节)。

3. 氧疗护理　慢性呼吸衰竭患者的呼吸中枢对 CO_2 刺激的敏感性明显降低,有赖于低氧状态来兴奋中枢。持续性低流量吸氧(1~2升/分)可提高患者生活质量,使患者生存率提高 2 倍。给氧温度保持 37℃,湿度 100% 为宜。

4. 无创通气护理　①保持呼吸道通畅:及时清除口鼻、咽喉部分泌物和胃反流物,鼓励患者饮水 1000~1500ml/d,采用雾化吸入和应用祛痰药使气道充分湿化。对咳嗽、咳痰无力者定时翻身、叩背,予湿化后吸痰。有舌根后坠者可用口咽通气道保持气道通畅。②合理调节参数:肺大疱患者注意吸气压力不可过大,以免导致气胸发生。指导患者吸气闭口,跟随呼吸机同步呼吸预防胃胀气发生。③面罩护理:选择大小合适的鼻面罩,头带松紧适宜,以能伸入一指为宜,每 1~2 小时松解面罩 5~10 分钟,以预防面部压疮发生,饭后停用呼吸机30 分钟,防止呕吐误吸发生。④病情观察:密切观察精神神经症状及球结膜水肿体征,出现神志不清、嗜睡、球结膜水肿明显,分泌物不能自行有效清除,血气分析结果二氧化碳潴留加重等,应做好气管插管准备行有创通气治疗。⑤做好呼吸机管道管理,预防呼吸机相关性肺炎发生。

5. 心理护理　老年慢性呼吸衰竭患者心理负担较重,易产生恐惧、紧张和焦虑抑郁等情绪。对前途、家庭经济问题顾虑重重,产生不同程度悲观、淡漠、沮丧、失眠、孤独感,康复训练消极等。护士要多抽时间与患者交谈,讲明病情和预后情况,打消其顾虑,激发其坚强的意志力去战胜疾病,增强康复信心,从而提高患者的生活质量和自我照顾能力。生活上给予体贴,夜间睡眠光线要弱,尽量满足患者生活所需。使用无创通气经济费用较高,因而患者常出现焦虑情绪,对疾病治疗失去信心;有些患者不能适应呼吸机,造成人机对抗反而加重病情,造成恐惧心理。上机前一定先和患者做模拟训练,使患者呼吸能跟随机器同步,同时使患者充分认识到无创通气优于有创通气的诸多优点。

七、社区家庭康复指导

慢性呼吸衰竭患者度过危重期后,重要的是预防和及时控制呼吸道感染等因素,以减少急性发作,尽可能延缓肺功能恶化的进程,使患者能在回归家庭的较长时间内保持生活自理能力,包括进食、沐浴、如厕、功能性转换(厕所、浴盆、沐浴扶手、床、椅)、食物的准备、餐具清洁、衣物的清洗,家庭安排、工作、休闲等,提高生活质量。

(一)疾病治疗知识指导

在疾病治疗中使患者了解药物剂量、用法、不良反应、禁忌证、药物包括氧疗的治疗作用十分重要,指导患者及家属如何利用医疗资源,包括正确使用相关设备,对治疗要有依从性。利用脉搏氧饱和度仪监测血氧饱和度的增高情况,以加深患者对正确呼吸技巧的认识,教育患者运用咳嗽技巧、拍打及震动和体位引流来清除过多的痰液。

（二）运动指导

制定个人运动计划，鼓励患者养成良好的运动习惯。针对个体进行呼吸设备的教育和训练，包括设定剂量的吸入器、氧输送系统和储存系统、呼吸肌训练设备、非侵袭性和侵袭性通气辅助装置、气管造口术后护理等。

（三）氧疗知识指导

正确及安全使用氧气：在氧气使用过程中主要应防止火灾及爆炸，在吸氧过程中禁止吸烟。患者自感喘憋加重时常自行调节流量吸入高浓度氧而导致 CO_2 潴留，加重缺氧，要对患者及家属进行氧疗知识的宣教。

（四）疾病预防知识指导

预防感冒，防止受凉，注意天气变化，适时增减衣物，保持室内温度可采用防感冒按摩、冷水洗脸、食醋熏蒸、增强体质等方法来预防。教育患者戒烟、治疗尼古丁依赖，避免环境或职业刺激、呼吸系统感染的早期自我监测，以尽早开始治疗计划，避免病情的全面恶化。

（五）饮食指导

推荐合适食物的摄入，以达到适宜体重，摄入足够水量，纠正电解质失衡。

（六）心理指导

主要包括减小压力、控制焦虑和抑郁、少发脾气、使家庭关系更融洽、改变行为方式。

（常清明　李　霞　陈海燕　谭　娟）

第十四章 心血管系统疾病康复护理

随着经济的发展,人们生活水平的提高,饮食结构的改变,生活节奏加快,社会竞争的多种因素的综合作用,心血管系统疾病发病率不断增加。多因素使人们的心血管逐渐老化,心包外的脂肪增多,心内膜增厚,心瓣膜硬化钙化,冠状动脉硬化——冠心病;主动脉中层硬化,阻力加大,收缩压升高——高血压病等心血管系统疾病发生。

1. 心脑血管病二级预防 就是对已发生了心脑血管病的患者采取防治措施,降低病死病残率,同时防止脑卒中、冠心病等事件的复发。心脑血管病二级预防的措施包括:坚持可靠的药物治疗、坚持康复锻炼、坚持饮食调节、坚持控制危险因素。每个心脑血管病患者都应该积极进行二级预防,坚持做好以下方面缺一不可。美国自 1970 年通过二级预防的跟进、防治高血压、高血脂和冠心病的死亡率下降了 50%,脑卒中复发率、死亡率的减少更为显著。经过三十年的积极努力,美国人均寿命延长 6 年,其中的 4.6 年归功于心脑血管疾病的二级预防。

2. 心血管系统疾病康复的目的 减轻症状,改善心血管系统的功能,改变疾病的自然进程,减少发病率和病死率,提高生活质量。制定合理的运动处方和安全的日常生活活动能力范围,评价康复运动效果,用以指导患者的临床治疗处理。此外,还可结合运动超声心动图和机体代谢等指标,评估有氧能力和左心室收缩和舒张功能,以指导心血管疾病的临床实践和科研工作。

心血管系统疾病康复的目的不仅是训练心血管疾病而致残的患者,改善其心脏功能和使其适应环境,而且帮助患者主动改变自己的生活方式并介入到患者所处的环境和社会中去,最终提高心血管疾病患者的生活质量。随着康复医学的发展,心血管系统疾病的康复取得了重大进展,开展康复健康教育,提倡三级预防,不仅改善了器官功能和生活质量,还大大降低了发病率、致残率、死亡率。近 20 年来,我国在冠心病患者的运动试验、急性心肌梗死和冠状动脉旁路手术后等患者的康复运动、训练方面都开展了工作,并已取得可喜成果。

第一节 心脏康复护理

一、概述

我国心血管病危险因素流行趋势明显,导致了心血管病的发病人数增加。总体上看,我国心血管病患病率及死亡率仍处于上升阶段。心血管病占据民疾病死亡构成的 40% 以上,为我国居民的首位死因。心血管病负担日渐加重,已成为重大的公共卫生问题,防治心血管病刻不容缓。

随着社会经济的发展,国民生活方式发生了深刻的变化。尤其是人口老龄化及城镇化进程的加速,中国心血管病危险因素流行趋势明显,导致了心血管病的发病人数持续增加。今后10年心血管病患病人数仍将快速增长。目前,心血管病死亡占城乡居民总死亡原因的首位,农村为44.6%,城市为42.51%。心血管病的疾病负担日渐加重,已成为重大的公共卫生问题。

心血管病危险因素:高血压、吸烟、血脂异常、糖尿病、肥胖、体力活动不足、不合理膳食、代谢综合征、大气污染。

由于衰老和人口增长,预计2010年到2030年我国的年心血管疾病发病率将增长50%以上。在此期间将有超过2130万例心血管事件和770万例相关死亡发生。心血管疾病的防控事关我国社会的长久稳定发展然而调查显示,目前我国只有一少部分心血管疾病患者得到合理治疗。我国心血管病防治中心曾花10年时间在70万人中做了一项调查,在这10年间:①脑梗死、脑出血等疾病,在35岁男女中,发病率分别增加了136%和220%;②每周至少会有2~3名45岁以下的人,因心肌梗死或脑卒中急性发作住进该院的重症监护室;③最年轻的冠心病猝死者有20~33岁。

我国每年有300多万人死于心血管疾病,患病幸存者中75%不同程度上丧失了劳动能力。我国30岁以上的成年人80%都或多或少、或轻或重地患有高血脂、高血压、冠心病等心血管疾病;60%的人缺乏定期检查和保养;90%的医疗机构把工作重点放在疾病发生后的治疗上,对心血管疾病的预防以及预后康复关注较少。

二、心脏康复

国际心脏康复体系发展已有百年历史,并且经历了由否定、质疑到普遍接受的过程。今日,已然成为一个非常具体细化的系统科学,一项蓬勃发展的学科,发达国家冠心病死亡率的大幅度下降得益于冠心病康复/二级预防。以运动为基础的心脏康复可使冠心病患者全因死亡率下降15%~28%,心源性死亡率下降26%~31%,猝死降低37%。并通过生活方式改善,控制心血管疾病的各种危险因素,延缓了动脉粥样硬化进程,降低急性缺血性冠状动脉事件的发生率和住院率。亚洲、美国、欧洲各国都已认识到心脏康复对心血管病患者预后的重要价值,均将心脏康复纳入医疗保险范畴,实现了三级医院-社区-家庭的心脏康复体系。

冠心病康复涵盖心肌梗死、心绞痛、隐性冠心病、冠状动脉分流术后和冠状动脉腔内成形术后等。冠心病康复措施会影响其周围人群对冠心病风险因素的认识,从而有利于尚未患冠心病的人改变不良的生活方式,达到防止疾病发生的目的。

(一) 心脏康复的定义

WTO认为是保证使心脏病患者恢复到适当的体力、精神和社会适应能力,从而使患者通过自己的努力能在社会上重新恢复尽可能正常的位置,并能自主生活。

心脏康复是指综合采用主动积极的身体、心理、行为和社会活动的训练与再训练,帮助患者缓解症状,改善心血管功能,在生理、心理、社会、职业和娱乐等方面达到理想状态,提高生活质量。同时强调积极干预冠心病危险因素,阻止或延缓疾病的发展过程,减轻残疾和减少再次发作的危险。

（二）心脏康复的适应证

1. 急性冠脉综合征（包括 ST 段抬高心肌梗死、非 ST 段抬高心肌梗死以及不稳定型心绞痛）患者和接受再灌注治疗（例如冠状动脉旁路术、行急诊经皮冠状动脉介入治疗以及经皮冠状动脉介入治疗）的所有患者。

2. 新诊断的慢性心力衰竭患者。

3. 接受过心脏移植和安装有心室辅助装置的患者。

4. 接受过心脏瓣膜置换且置换原因并非由于急性冠脉综合征和心力衰竭的患者。

5. 冠心病心绞痛确诊患者。

（三）心脏康复的禁忌证

不稳定型心绞痛、严重心律失常、未控制的心力衰竭、急性心包炎、严重肺动脉疾病等。

（四）心脏康复获益的机制

心脏康复的运动锻炼，能使心肌收缩协调性增加，心肌收缩力增加，心输出量随之也增加；还可使周围静脉张力增加，弹性增强，回心血量增加，前负荷增加，心输出量增加。

康复运动可激活纤溶系统，提高血液纤溶蛋白活性，降低纤溶抑制剂，降低血小板黏滞力和血液黏度。

运动及营养治疗有助改善患者的脂质代谢，可直接对冠状动脉粥样硬化有改善作用，有利于保持冠脉的通畅及冠脉血管调节能力的改善。

在心脏康复的实施过程中，随着心血管风险因素的减少，患者的自我管理能力及依从性也得到进一步的加强。

（五）现代心脏康复的具体内容包括

1. 生活方式的改变　主要为指导患者戒烟、合理饮食、科学运动以及睡眠管理。

2. 双心健康　即注重患者心脏功能康复和心理健康的恢复。

3. 循证用药　即冠心病的康复必须建立在药物治疗的基础上。

4. 生活质量的评估　生活质量的评估也是心脏康复的组成部分。冠心病康复的目的是提高患者生活质量，使患者尽可能恢复到正常或者接近正常的生活质量。

5. 职业康复　冠心病康复的最终目标是使患者回归家庭、回归社会。

（六）心脏康复评估

1. 心肺功能的评估　评估方法包括静态心功能（EF）和肺功能检测；运动心功能和肺功能检测和心脏储备功能和肺储备功能评估。

2. 心肺运动试验（CPET）　通过分析运动病人的呼吸气体（包括氧气和二氧化碳）通气参数，监测运动中的代谢指标、十二导联心电图及心搏出量等指标来评估病人心肺功能的一种无创方法。

3. 6 分钟步行试验。

4. 运动试验　采用心肺运动仪进行气体代谢运动试验，直接测定运动过程中氧和二氧化碳浓度的变化、代谢当量等指标。

试验的目的主要是了解患者的体力活动能力，以便制定和调整康复运动处方，指导康复过程中的体力活动，判定康复疗效，预告未来的危险性和预后，决定是否恢复工作。

5. 危险性分层　对急性心肌梗死患者进行危险性分层是运动康复训练的基础。根据患者的临床特点，将冠心病急性心肌梗死患者分为低危层、中危层和高危层。

（1）低危层（每一项都存在时为低危）：住院时无临床并发症；无心肌缺血的证据。

（2）中危层（不符合典型的低危或高危者设为中危）。

（3）高危层（任意危险因素存在时为高危）。

6. 代谢当量（METs）　是以安静、坐位时的能量消耗为基础，表达各种活动时相对能量代谢水平的指标。1METs 相当于每公斤体重每分钟耗氧 3.5ml [1MET = VO$_2$ 3.5ml/（kg·min）]。

在康复医学中主要用于：

（1）判断体力活动能力和预后

（2）判断心功能及活动水平

（3）用以表示运动强度制定运动处方

（4）区分残疾程度

（5）知道日常生活活动与职业活动

7. 主观劳累程度分级（RPE）　将患者主观劳累感觉分成 15 个等级，它就像一把尺，左端是 6 代表运动强度非常轻，右端是 20 代表非常累。

（七）五大处方

心血管康复的主要内容包括：药物、饮食、运动、心理、戒烟五大处方。

1. 运动处方康复护理　运动处方是指由医生、康复治疗师、体育指导者等给患者、运动员、健身者按年龄、性别、身体健康状况、锻炼经历以及心肺功能状态及运动器官的功能水平等，用处方的形式制定的系统化、个体化的运动方案。运动处方总体上应遵循安全、有效、科学和个体化的原则。基本内容应包括：运动方式、运动强度、运动时间、运动频率和注意事项。

（1）运动处方的意义：运动治疗可以改善心血管疾病患者心肺功能，延缓动脉粥样硬化发展进程，改善心肌缺血症状，降低全因死亡率和心因性死亡率，降低急性缺血性冠状动脉事件的发生率和住院率。运动治疗有效，同时，也有一定的风险。运动处方是患者康复安全有效的保障。心血管疾病的运动处方应根据患者病情发展的时期，结合病史资料、体格检查、辅助检查、健康评估等全面评估的结果，制定个体化的治疗目标与循序渐进的治疗方案。

运动处方包括四大部分：运动强度、运动频率、运动时间和运动类型。

（2）注意事项

1）选择适当的运动，避免竞技性运动。

2）只在感觉良好时运动。感冒或发热后，要在症状和体征消失 2 天以上才能恢复运动。

3）注意周围环境因素对运动反应的影响，包括：寒冷和炎热气候要相对降低运动量和运动强度；穿戴宽松、舒适、透气的衣服和鞋；上坡时要减慢速度；饭后不作剧烈运动。

4）强调运动处方个体化　患者需要理解个人能力的限制，应定期检查和修正运动处方，避免过度训练。药物治疗发生变化时，要注意相应地调整运动方案。

5）警惕症状：运动时如发现下列症状，应停止运动，及时就医上身不适（包括胸、臂、颈或下颌，可表现为酸痛、烧灼感、缩窄感或胀痛）、无力、气短、骨关节不适（关节痛或背痛）等。

6）恢复期在自我监测训练时，教会患者计算每分钟心率（计 10s 心率乘 6），未达到预期指标而又有潜力者，可加快运动速度，觉疲劳、气急或有其他不适，则宜减慢速。

运动治疗前需综合评估,运动方案须循序渐进:从被动运动开始,逐步过渡到床上坐位、坐位双脚悬吊在床边、床旁站立、床旁行走,病室内步行,上1层楼梯或固定踏车训练。

这个时期患者运动康复和恢复日常活动的指导必须在心电和血压监护下进行,运动量宜控制在较静息心率增加20次/分左右,同时患者感觉不明显费力(Borg评分<12)。

(3)运动程序:包括三个步骤。

第一步:准备活动,即热身运动。多采用低水平有氧运动,持续5~10min。

第二步:训练阶段,包含有氧运动、阻抗运动、柔韧性运动、平衡功能等各种运动方式训练。其中有氧运动是基础,抗阻运动和柔韧性运动是补充。

第三步:放松运动,据病情轻重持续5~10min,病情越重时间宜越长。

(4)运动处方制定原则:运动疗法结合患者的兴趣、需要及健康状态制定运动处方,并遵循个体化处方进行运动治疗。

(5)有氧运动处方常用方式:有行走、慢跑、骑自行车、游泳、爬楼梯,以及在器械上完成的行走、踏车、划船等。每次运动20~40min,建议初始从20min开始,逐步增加运动时间,运动频率3~5次/周。强度因人而异,体能差者可设定为最大运动能力的50%,并逐步增加,体能好者可高至80%。心率、代谢当量以及Borg计分是常用且可靠的评估运动强度的变量。常用的确定运动强度的方法有:无氧阈法、心率储备法、目标心率法、主观用力分级法。

(6)训练原则

1)个体化原则:必须根据年龄、性别、心脏损害的部位和程度、相应的临床表现、整体的健康水平、危险因素的情况、目前的心脏功能容量、过去康复训练的种类和程度、过去的生活习惯和爱好、患者的心理状态及需求等,因人而异地制定康复方案。

2)循序渐进原则:先从低水平的运动训练开始,并根据患者的情况逐渐增加运动量。

3)持之以恒原则:训练效应的产生是量变到质变的过程,训练效果的维持同样需要长期的锻炼。停止运动2周后训练效果开始减退,停止运动5周后约有一半的训练效果消失。因此康复运动训练方案的目的是使患者终身坚持运动,即使在休假期间患者也应继续维持原来的运动方案或其他类似的活动。

4)兴趣性原则:兴趣可以提高患者参与并坚持康复治疗的主动性和顺应性。

5)全面性原则:将人作为整体全面看待。

2. **药物治疗康复护理**　治疗目标要确切,如针对明显焦虑症状或抑郁症状;全面考虑患者的症状谱特点(如是否伴有失眠)、年龄、躯体疾病状况、有无合并症、药物的耐受性等,尽量做到个体化用药;剂量逐步递增,采用最低有效量,使出现不良反应的可能降到最低。与患者有效的沟通治疗的方法、药物的性质、作用、可能的不良反应。

(1)注意心血管用药与运动反应之间的关系。

(2)使用血管活性药物时要注意对靶心率的影响。

(3)应用洋地黄类药物要测脉搏。

(4)指导患者使用硝酸甘油注意事项及药物保管。

(5)观察心血管药物的作用及副反应。

3. **心理康复护理**

（1）一般患病反应的处理——认知行为治疗。

健康教育：心血管科患者常因对疾病不了解、误解和担忧导致情绪障碍，需要从心理上帮助患者重新认识疾病，同时了解精神心理障碍对心脏疾病发生的影响，恢复自信。健康教育可通过定期讲课形式或一对一咨询方式进行。

（2）心理支持：医生、护士要对患者病情表示理解和同情，耐心倾听，详细询问，给予合情合理的安慰及适当的健康保证，打消其顾虑，以取得患者对疾病诊断的充分理解和对治疗的积极配合。

（3）指导患者能认识高危因素：知道控制高血压、高血脂、肥胖、糖尿病及戒烟的重要性，能建立健康生活习惯，积极预防及控制动脉粥样硬化。

4. 生活方式指导康复护理（戒烟）

（1）饮食生活方式指导

1）饮食尽量清淡少盐，肥肉、油炸油煎食品尽量少吃；严格控制猪、牛、羊肉和火腿等畜肉摄入，可选禽肉，增加鱼类摄入。

2）严格限制高钠食品的摄入：每天食盐摄入量不超过 5g；除了注意食盐和酱油限量外，应特别注意鸡精、味精、饮料、罐头等含钠高的食品尽量少吃或不吃加工食品。

3）增加日常蔬菜、水果和奶制品摄入，尤其是绿叶菜、各种水果以及根茎蔬菜、低脂乳制品、豆类和坚果类，以增加钾、钙、镁摄入。

4）戒酒：如果不能戒掉，严格控制饮酒量，白酒一天不超过 50ml，或葡萄酒 250ml，或啤酒 750ml。

5）增加日常身体活动，坚持运动锻炼，每天步行或快走 30～40min，超重或者肥胖的高血压患者应该力求每天坚持运动，消耗能量，以促进减轻或者控制体重。

6）调整工作压力，生活放松。这有利于睡眠的改善，并协助控制血压。

7）戒烟：评估戒断症状和戒断意愿。

（2）戒烟处方

1）处方流程

第一步（询问）：每次就诊询问患者烟草使用情况及被动吸烟情况。

第二步（建议）：使用清晰强烈的个性化语言，积极劝说每一位吸烟患者戒烟，如戒烟是保护身体健康最重要的事情。

第三步（评估）：评估尝试戒烟的意愿，评估烟草依赖程度。

第四步：对于有戒烟意愿的患者，重点放在帮助制定戒烟计划、处理出现的戒断症状、指导使用辅助戒烟药物、监测戒烟药物治疗效果和不良反应、咨询指导服务、提供戒烟药物资料和戒烟自助资料等，并安排随访。

第五步：对于没有戒烟意愿的患者采用"5R"法进行干预：包括强调健康相关性将戒烟理由个性化、危害，包括短期及长期危害、益处，切身益处、障碍，了解戒烟过程中的可能障碍并教授处理技巧和重复，每次接触中反复重申建议、不断鼓励。

2）烟草依赖的识别：烟草依赖程度可根据国际通用的尼古丁依赖量表（FTND）得分确定（表 14-1），其中"晨起后 5 分钟内吸第一支烟"是烟草依赖最有效的判断方法。当 FTND≥4分时，提示戒烟过程中易出现戒断症状，且容易复吸，强烈提示需戒烟药物辅助治疗及持续心理支持治疗。

表 14-1　尼古丁依赖程度评估表

评估内容	0分	1分	2分	3分
晨起后多长时间吸第一支烟	>60 分钟	31~60 分钟	6~30 分钟	≤5 分钟
在禁烟场所是否很难控制吸烟需求	否	是		
哪一支烟最不愿放弃	其他时间	晨起第一支		
每天吸多少支	≤10 支	11~20 支	21~30 支	>30 支
晨起第一个小时是否比其他时间吸烟多	否	是		
卧病在床时仍吸烟吗	否	是		

注:分值范围 0~10 分。0~3 分为轻度依赖;4~6 分为中度依赖;≥7 分提示高度依赖

5. 饮食处方　营养指导康复护理。膳食治疗是预防和治疗心血管疾病的基石,是 CHD 二级预防和治疗综合措施重要组成部分之一。对 CHD 患者进行营养干预能够改善危险因素,降低死亡风险。

(1)心血管疾病营养治疗原则

1)食物多样化,粗细搭配,平衡膳食。

2)总能量摄入与身体活动要平衡:保持健康体重,BMI 在 18.5~24.0kg/m²。

3)低脂肪、低饱和脂肪膳食:膳食中脂肪提供的能量不超过总能量的 30%,减少摄入肥肉、肉类食品和奶油,尽量不用椰子油和棕榈油。

4)减少反式脂肪酸的摄入,控制其不超过总能量的 1%:少吃含有人造黄油的糕点、含有起酥油的饼干和油炸油煎食品。

5)摄入充足的多不饱和脂肪酸(总能量的 6%~10%)。

6)低胆固醇:膳食胆固醇摄入量不应超过 300mg/d。限制富含胆固醇的动物性食物,如肥肉、动物内脏、鱼子、鱿鱼、墨鱼、蛋黄等。

7)限盐:每天食盐不超过 6g,适当增加钾摄入。

8)足量摄入膳食纤维:每天摄入 25~30g,从蔬菜水果和全谷类食物中获取。

9)足量摄入新鲜蔬菜(400~500g/d)和水果(200~400g/d):包括绿叶菜、十字花科蔬菜、豆类、水果,可以减少患冠心病、卒中和高血压的风险。

(2)"4A"原则

评价(Assessment):对患者日常膳食方式和食物摄入情况进行评价。

询问(Ask):了解患者想法和理念,了解改变不良生活方式的障碍。

劝告(Advice):指导并鼓励患者从现在做起,循序渐进,改变不良生活方式。

随访(Arrangement):定期随访,设定下一目标。

注意事项:将行为改变模式与贯彻既定膳食方案结合起来。膳食指导和生活方式调整应根据个体的实际情况考虑可行性,针对不同危险因素进行排序,循序渐进,逐步改善。

心脏康复疗法是一种系统治疗手段,以心血管医生为主导,组成多学科治疗团队,突出强调医学整合和整体治疗理念,涵盖预防和治疗,是心血管疾病慢性期最佳的治疗策略,正逐渐受到我国心血管医生的关注。心脏康复从诊断开始系统规划,从评估患者疾病风险、指导患者预防疾病,到疾病诊断中治疗方法的决策,到病后采取措施预防再发病,充分体现了对患者全程、全面、个体化康复治疗理念。

第二节　冠心病的康复护理

一、概述

冠状动脉粥样硬化性心脏病(coronary atherosclerotic heart disease)是指冠状动脉粥样硬化使血管狭窄或阻塞,或(和)因冠状动脉功能性改变(痉挛)导致心肌缺血缺氧或坏死而引起的心脏病,简称冠心病。冠心病康复是指综合采用主动积极的身体、心理、行为和社会活动的训练与再训练,帮助患者缓解症状,改善心血管功能,在生理、心理、社会、职业和娱乐等方面达到理想状态,提高生活质量。同时强调积极干预冠心病危险因素,阻止或延缓疾病的发展过程,减轻和减少疾病再次发作的危险。冠心病康复治疗会影响患者周围人群对冠心病风险因素的认识,从而有利于尚未患冠心病的人改变不良生活方式,达到预防疾病的目的。所以从实质上,冠心病康复可扩展到尚未发病的人群。

目前,在发达国家心血管疾病已经成为第一位的死亡原因,由心血管疾病所导致的残疾也已经超过其他疾病而占首位,因此心血管疾病的康复已成为康复医学的一个重要组成部分,其中以冠心病的康复效果最为显著。近40年来,对冠心病的处理,在观念上发生了变化。过去对急性心肌梗死(acute myocardial infarction,AMI)患者的治疗,主张卧床数周,尽量避免活动。现在从心脏病康复的观点强调三个环节:即早期下床和运动训练、对患者和其家属进行健康教育、早期及重复运动试验。国外以早期活动和心理治疗为中心的急性心肌梗死和冠状动脉搭桥术后康复,已经积累了丰富经验。由于积极推行康复医疗,在20世纪70年代末,美国65岁以下无并发症的急性心肌梗死患者,住院已缩短到2周;85%以上办公室工作人员和机械工人可在病后7周,重体力劳动者可在病后13周恢复原来的工作。

冠心病的病理基础是冠状动脉粥样硬化,是属于发病率高的不可逆性疾病,所以冠心病具有发病率高的特点,冠心病患者的二级预防即为恢复期的防治重点,这无论对冠心病患者或冠心病高发危险人群都十分必要。冠心病的可靠防治应该是从饮食、锻炼、用药、危险因素控制等综合性的进行防治,尤其对已发生的冠心病患者而言,预防的目的就是改善症状,防止进展、复发。冠心病的防治应该包括两个ABCDE,应贯穿在冠心病急性后期、恢复期、后遗症期的各个阶段,才能有效地进行针对性的原发病症的治疗,有效的降低复发。

(一)流行病学

冠心病是动脉粥样硬化导致器官病变的最常见类型,也是严重危害人们健康的疾病。本病多发生于40岁以后,男性多于女性。目前我国年发病率120/10万,年平均病死率男性为90.1/10万,女性为53.9/10万。随着人民生活水平提高,期望寿命延长和饮食结构的改变,我国冠心病发病率和病死率正在继续升高。冠心病康复医疗是临床治疗的基本组成部分。病理生理核心是心肌耗氧和供氧失平衡。

(二)病因

本病病因尚未完全明确,目前认为是多种因素作用于不同环节所致,这些因素亦称为危险因素或易患因素。主要的危险因素有:

1. 年龄、性别　本病多见于40岁以上人群,男性与女性相比,女性发病率较低,但在更年期后发病率增加。

2. 血脂异常　脂质代谢异常是动脉粥样硬化最重要的危险因素。总胆固醇(TC)、甘油三酯(TG)、低密度脂蛋白(LDL)或极低密度脂蛋白(VLDL)增高；高密度脂蛋白尤其是它的亚组分Ⅱ($HDL_Ⅱ$)减低，载脂蛋白A(Apo A)降低和载脂蛋白B(Apo B)增高都被认为是危险因素。新近又认为脂蛋白(a)[Lp(a)]增高是独立的危险因素。

3. 高血压　血压增高与本病密切相关。60%～70%的冠状动脉粥样硬化患者有高血压，高血压患者患本病较血压正常者高3～4倍，收缩压和舒张压增高都与本病关系密切。

4. 吸烟　吸烟可造成动脉壁氧含量不足，促进动脉粥样硬化的形成。吸烟者与不吸烟者比较，本病的发病率和死亡率增高2～6倍，且与每天吸烟的支数成正比，被动吸烟也是冠心病的危险因素。

5. 糖尿病和糖耐量异常　糖尿病患者中本病发病率较非糖尿病者高2倍。糖耐量减低者中也常见本病患者。

次要的危险因素包括：①肥胖；②缺少体力活动；③进食过多的动物脂肪、胆固醇、糖和钠盐；④遗传因素；⑤A型性格等。

近年来发现的危险因素还有：①血中同型半胱氨酸增高；②胰岛素抵抗增强；③血中纤维蛋白原及一些凝血因子增高；④病毒、衣原体感染等。

二、临床表现

(一)分型和临床表现

1. 无症状性心肌缺血　患者无症状，但静息、动态时或负荷试验心电图有ST段压低、T波降低、变平或倒置等心肌缺血的客观证据；或心肌灌注不足的核素心肌显像表现。

2. 心绞痛　由于心肌暂时性缺血而引起的一种发作性的胸骨后或胸骨略偏左处，或在剑突下的压榨性、闷胀性或窒息性疼痛和不适感。并可放射至左肩或上臂内侧，可达无名指和小指，疼痛可持续1～5min，休息或含服硝酸甘油可缓解。

3. 心肌梗死　为冠状动脉闭塞、血流中断，使部分心肌因严重而持久的缺血发生局部坏死，临床上常出现较心绞痛更为严重和持久的胸痛，硝酸甘油不能缓解，多伴有发热、恶心、呕吐等症状，常并发心律失常、心衰和休克等。75%～95%的患者可发生心律失常，24h内最多见，以室早最为常见，严重的可出现室性心动过速、室颤、心脏停搏。心力衰竭主要以急性左心衰为主，患者出现呼吸困难、咳嗽、不能平卧，两肺有湿性啰音，有时可听到哮鸣音，心率增快，出现第三心音奔马律，X线可见肺血管阴影扩大而模糊，心影增大，严重的可出现肺水肿。心源性休克时，患者表现为皮肤湿冷及紫绀，神志迟钝或烦躁，脉搏细弱，血压明显降低，尿少或无尿。此外，还可并发心脏破裂，常为致命的并发症，可以视为一种严重泵衰竭，大多数发生于心肌梗死后3日，还有心室游离壁破裂、心室间隔穿孔及乳头肌断裂。

4. 缺血性心肌病　表现为心脏增大、心力衰竭和心律失常，为长期心肌缺血或坏死导致心肌纤维化而引起。临床表现与扩张型心肌病类似。

5. 猝死　猝死是指突然和出乎意外的死亡。世界卫生组织定义为发病后6h死亡者为猝死，多数学者主张为1h，但也有人将发病后24h内死亡也列为猝死。心源性猝死中冠心病猝死最常见，急性心肌缺血造成局部电生理紊乱引起暂时的严重心律失常，可使心脏突然停搏而引起猝死。心脏停搏的直接原因大多数为心室颤动，这类患者如能得到及时恰当的急救,有相当一部分可得以幸存。

(二)急性冠脉综合征

近年来提出的急性冠脉综合征(acute coronary syndrome,ACS)包括了不稳定型心绞痛(UA)、非 ST 段抬高心肌梗死(NSTEMI)及 ST 段抬高心肌梗死(STEMI)。

三、主要功能障碍

冠心病患者除了由于心肌供血不足直接导致的心脏功能障碍之外,还有一系列继发性躯体和心理障碍,这些功能障碍往往被临床忽视,然而对患者的生活质量有直接影响,因此是康复治疗的重要目标。

(一)循环功能障碍

冠心病患者往往减少体力活动,从而降低了心血管系统的适应性,导致循环功能降低。这种心血管功能衰退只有通过适当的运动训练才能逐渐恢复。

(二)呼吸功能障碍

长期心血管功能障碍可导致肺循环功能障碍,使肺血管和肺泡气体交换的效率降低,吸氧能力降低,诱发或加重缺氧症状。呼吸功能的训练是需要引起重视的环节。

(三)运动功能障碍

冠心病患者因缺乏运动而导致机体吸氧能力减退、肌肉萎缩和氧化代谢能力降低,从而限制了全身运动耐力。运动训练的适应性改变是提高运动功能的重要环节。

(四)代谢障碍

主要是脂质代谢障碍和糖代谢障碍,血胆固醇和甘油三酯增高,高密度脂蛋白胆固醇降低。脂肪和能量物质摄入过多而缺乏运动是基本原因。缺乏运动还可导致胰岛素抵抗,除了引起糖代谢障碍外,还可以促使形成高胰岛素血症和血脂升高。

(五)行为障碍

冠心病患者往往伴有不良生活习惯、心理障碍等,也是影响患者日常生活和治疗的重要因素。

四、康复评定

(一)危险因素

在冠心病发病的危险因素中,最重要的是高血压、高脂血症、吸烟;其次是肥胖、糖尿病及精神神经因素;还有一些不能改变的因素,如家族遗传史、年龄、性别等。

(二)六分钟步行试验

六分钟步行试验是独立的预测心衰致残率和致死率的方法,可用于评定患者心脏储备功能,在心脏康复中用于评价疾病或手术对运动耐受性的影响,常用于患者在康复治疗前和治疗后进行自身对照。要求患者在走廊里尽可能行走,测定 6 分钟内步行的距离。在行走中途,允许患者在需要时停下来休息,但不能延长总试验时间。在试验过程中,评定师也可以给予口头鼓励。试验前和试验结束时应立即测量心率、血压、呼吸频率、呼吸困难的程度和血氧饱和度。6 分钟内,若步行距离<150 米,表明心衰程度严重,150~425 米之间为中度心衰,426~550 米之间为轻度心衰。

(三) 超声心动图运动试验

超声心动图可以直接反映心肌活动的情况,从而揭示心肌收缩和舒张功能,还可以反映心脏内血流变化情况,所以有利于提供运动心电图所不能显示的重要信息,运动超声心动图比安静时检查更加有利于揭示潜在的异常,从而提高试验的敏感性。检查一般采用卧位踏车的方式,以保持在运动时超声探头可以稳定地固定在胸壁,减少检测干扰。较少采用坐位踏车或活动平板方式。运动方案可以参照心电运动试验。

(四) 行为类型评定

Friedman 和 Rosenman(1974)提出行为类型,其特征是:

1. A 类型 工作主动,有进取心和雄心,有强烈的时间紧迫感(同一时间总是想做两件以上的事),但是往往缺乏耐心、易激惹、情绪易波动。此行为类型的应激反应较强烈,因此需要将应激处理作为康复的基本内容。

2. B 类型 平易近人、耐心、充分利用业余时间放松自己、不受时间驱使、无过度的竞争性。

五、康复治疗

(一) 康复治疗分期

根据冠心病康复治疗的特征,国际上将康复治疗分为三期:

Ⅰ期:指急性心肌梗死或急性冠脉综合征住院期康复,发达国家为 3~7 天。

Ⅱ期:指患者出院开始,至病情稳定性完全建立为止,时间 5~6 周。由于急性阶段缩短,Ⅱ期的时间也趋向于逐步缩短。

Ⅲ期:指病情处于较长期稳定状态,或Ⅱ期过程结束的冠心病患者,包括陈旧性心肌梗死、稳定型心绞痛及隐性冠心病。康复程序一般为 2~3 个月,自我锻炼应该持续终生。有人将终生维持的锻炼列为第Ⅳ期。

(二) 适应证

Ⅰ期:患者生命体征稳定,无明显心绞痛,安静心率<110 次/分,无心衰、严重心律失常和心源性休克,血压基本正常,体温正常。

Ⅱ期:与Ⅰ期相似,患者病情稳定,运动能力达到 3 代谢当量(METs)以上,家庭活动时无显著症状和体征。

Ⅲ期:临床病情稳定者,包括陈旧性心肌梗死、稳定型劳力性心绞痛、隐性冠心病、冠状动脉分流术和腔内成形术后、心脏移植后、安装起搏器后。过去被列为禁忌证的一些情况如病情稳定的心功能减退、室壁瘤等现在正在被逐步列入适应证的范畴。

(三) 禁忌证

凡是康复训练过程中可诱发临床病情恶化的情况都列为禁忌证,包括原发病临床病情不稳定或合并新发临床病症。稳定与不稳定是相对概念,与康复医疗人员的技术水平、训练监护条件、治疗理念都有关系。此外,不理解或不合作者不宜进行康复治疗。

(四) 康复治疗

1. Ⅰ期康复

(1)治疗目标:低水平运动试验阴性,可以按正常节奏连续行走 100~200 米或上下 1~2 层楼而无症状和体征。运动能力达到 2~3METs,能够适应家庭生活。患者理解冠心病的危险因素及注意事项,在心理上适应疾病的发作和处理生活中的相关问题。

(2)治疗方案:以循序渐进地增加活动量为原则,生命体征一旦稳定,无并发症时即可开始。要根据患者的自我感觉,尽量进行可以耐受的日常活动(表14-2)。此期康复一般在心脏科进行。

表 14-2　冠心病 I 期康复日常活动参考

日常活动	步骤						
	1	2	3	4	5	6	7
冠心病知识宣教	+	+	+	+	+	+	+
腹式呼吸	10分钟	20分钟	30分钟	30分钟×2	–	–	–
腕踝动(不抗阻)	10次	20次	30次	30次×2	–	–	–
腕踝动(抗阻)	–	10次	20次	30次	30次×2	–	–
膝肘动(不抗阻)	–	–	10次	20次	30次	30次×2	–
膝肘动(抗阻)	–	–	–	10次	20次	30次	30×2
自己进食	–	–	帮助	独立	独立	独立	独立
如厕	–	–	帮助	帮助	独立	独立	独立
床上靠坐	5分钟	10分钟	20分钟	30分钟	30分钟×2	–	–
床上不靠坐	–	5分钟	10分钟	20分钟	30分钟	30分钟×2	–
床边坐(有依托)	–	–	5分钟	10分钟	20分钟	30分钟	30分钟×2
床边坐(无依托)	–	–	–	5分钟	10分钟	20分钟	30分钟
站(有依托)	–	–	5分钟	10分钟	20分钟	30分钟	–
站(无依托)	–	–	–	5分钟	10分钟	20分钟	30分钟
床边行走	–	–	–	5分钟	10分钟	20分钟	30分钟
走廊行走	–	–	–	–	5分钟	10分钟	20分钟
下一层楼	–	–	–	–	–	1次	2次
上一层楼	–	–	–	–	–	–	1~2次

注:帮助,指在他人帮助下完成;独立,指患者独立完成

1)床上活动:从床上的肢体活动开始,包括呼吸训练,肢体活动一般从远端肢体活动开始,从不抗地心引力的活动开始,强调活动时呼吸自然、平稳,没有任何憋气和用力的现象,然后逐步开始抗阻运动,例如捏气球、皮球或拉橡皮筋等,一般不需要专用器械,吃饭、洗脸、刷牙、穿衣等日常生活活动可以早期进行。

2)呼吸训练:主要指腹式呼吸,要点是吸气时腹部浮起,膈肌尽量下降,呼气时腹部收缩,把肺的气体尽量排出。呼气和吸气之间要均匀、连贯、缓慢,但不要憋气。

3)坐位训练:坐位是重要的康复起始点。开始坐时可以有靠背或将床头抬高。有依托坐位的能量消耗与卧位相同,但是上身直立位使回心血量减少,同时射血阻力降低,心脏负荷实际低于卧位。在有依托坐位适应以后,患者可以逐步过渡到无依托独立位。

4)步行训练:从床边站立开始,然后床边步行。开始时最好进行若干次心电监护活动。此阶段患者的活动范围明显增大,因此监护需要加强。要特别注意避免上肢高于心脏水平的活动,此类活动的心脏负荷增加很大,常是诱发意外的原因。

5)大便:务必保持通畅。卧位大便时由于臀部位置提高,回心血量增加,使心脏负荷增加,同时由于排便时必须克服体位所造成的重力,所以需要额外的用力(4METs)因此卧位大便对患者不利。在床边放置简易坐便器,让患者坐位大便,其心脏负荷和能量消耗均小于卧床大便(3.6METs),也比较容易排便。

6)上楼:上下楼的活动是保证患者出院后在家庭活动安全的重要环节。下楼的运动负荷不大,而上楼的运动负荷主要取决于上楼的速度。必须保持非常缓慢的上楼速度。一般每上一级台阶可以稍事休息,以保证没有任何症状。

7)出院前评估及治疗策略:当患者顺利达到训练目标后,可以进行症状限制性或亚极量心电运动试验,或在心电监护下进行步行。如果确认患者可连续步行 200 米无症状和无心电图异常,可以安排出院。患者出现并发症或运动试验异常者则需要进一步检查,并适当延长住院时间。

8)发展趋势:由于患者住院时间日益缩短,国际上主张 3~5 天出院。所以Ⅰ期康复趋向于具有并发症及较复杂的患者,而早期出院患者的康复治疗完全不一定遵循固定的模式。

2.Ⅱ期康复

(1)康复目标:逐步恢复一般日常生活活动能力,包括轻度家务劳动、娱乐活动等。运动能力达到 4~6METs,提高生活质量。对体力活动没有更高要求的患者可停留在此期。此期在患者家庭完成(表 14-3)。

表 14-3 冠心病Ⅱ期康复护理程序

活动内容	第 1 周	第 2 周	第 3 周	第 4 周
门诊宣教	1 次	1 次	1 次	1 次
散步	15min	20min	30min	30min×2 次
厨房工作	5min	10min	10min×2 次	10min×3 次
看书或电视	15min×2	20min×2 次	30min×2 次	30min×2 次
保健按摩	保健按摩学习	保健按摩学习 1 次	保健按摩学习×2 次	保健按摩学习×2 次
缓慢上下楼	1 层×2 次	2 层×2 次	3 层×1 次	3 层×2 次

这一期约需要 5~6 周。对于进展顺利,无明显异常表现的患者,约 6~8 个月即可达到 6METs 的运动负荷,并顺利地进入心脏康复的第三期。在恢复后期应进行功能性运动试验,以评估身体负荷能力和心血管功能。试验中一旦见 ST 段显著下移即可评估出最大身体负荷能力。功能性试验的结果可用于决定患者是否能恢复工作、锻炼及性活动,并且可用于评价治疗效果。进行运动试验的早晚主要取决于心脏损伤的范围、患者年龄、重返工作的迫切性等。

(2)治疗方案:散步、医疗体操、气功、家庭卫生、厨房活动、园艺活动或在邻近区域购物,活动强度为 40%~50%HRmax,RPE 不超过 13~15。一般活动均须医护监测;较大强度活动时可用远程心电图监护系统监测,无并发症的患者可在家属帮助下逐步过渡到无监护活动。

所有上肢超过心脏平面的活动均为高强度运动,应该避免或减少。日常生活和工作时间应采用能量节约策略,如制定合理的工作或日常活动程序,减少不必要的动作和体力消耗等,以尽可能提高工作和体能效率。每周需要门诊随访一次,任何不适均应暂停运动,及时就诊。

3. Ⅲ期康复

(1)康复目标:巩固Ⅱ期康复成果,控制危险因素,改善或提高体力活动能力和心血管功能,恢复发病前的生活和工作。此期可以在康复中心完成,也可以在社区进行。

(2)治疗方案:全面康复方案包括有氧训练、循环抗阻训练、柔韧性训练、医疗体操、作业训练、放松性训练、行为治疗、心理治疗等。在整体方案中,有氧训练是最重要的核心。本节主要介绍有氧训练的基本方法。

1)运动方式:步行、登山、游泳、骑车、中国传统形式的拳操等。慢跑曾经是推荐的运动,但是其运动强度较大,运动损伤较常见,近年来已经不主张使用。

2)训练形式:可以分为间断性和连续性运动。间断性运动:指基本训练期有若干次高峰靶强度,高峰强度之间强度降低。优点是可以获得较强的运动刺激,同时时间较短,不至于引起不可逆的病理性改变。缺点是需要不断调节运动强度,操作比较麻烦。连续性运动:指训练的靶强度持续不变,这是传统的操作方式,主要优点是简便,患者相对比较容易适应。

3)运动量:运动量是康复治疗的核心,要达到一定阈值才能产生训练效应。合理的每周总运动量为 2931~8374kJ(相当于步行 10~32km)。运动量<2931kJ/周只能维持身体活动水平,而不能提高运动能力。运动量>8374kJ/周则不增加训练效应。运动总量无明显性别差异。运动量的基本要素为:强度、时间和频率。①运动强度:运动训练所必须达到的基本训练强度称之为靶强度,可用靶心率(HRmax)、心率储备、最大吸氧量、METs、RPE 等方式表达,靶强度与最大强度的差值是训练的安全系数。靶强度一般为 40% ~ 85% VO_2max 或 60%~80%HR 储备,或 70%~85%HRmax。靶强度越高,产生心脏中心训练效应的可能性就越大。②运动时间:指每次运动锻炼的时间。靶强度运动一般持续 10~60 分钟。在额定运动总量的前提下,训练时间与强度成反比。准备活动和结束活动的时间另外计算。③训练频率:训练频率指每周训练的次数。国际上多数采用每周 3~5 天的频率。

合适运动量的主要标志:运动时稍出汗,轻度呼吸加快,但不影响对话,早晨起床时感觉舒适,无持续的疲劳感和其他不适感。

4)训练实施:每次训练都必须包括准备、训练和结束活动。①准备活动:目的是预热(warm-up),即让肌肉、关节、韧带和心血管系统逐步适应训练期的运动应激。运动强度较小,运动方式包括牵伸运动及大肌群活动,要确保全身主要关节和肌肉都有所活动,一般采用医疗体操、太极拳等,也可附加小强度步行。②训练活动:指达到靶训练强度的活动,中低强度训练的主要机制是外周适应作用,高强度训练的机制是中心训练效应。③结束活动:主要目的是冷却,即让高度兴奋的心血管应激逐步降低,适应运动停止后血流动力学改变。运动方式可以与训练方式相同,但强度逐步减小。

充分的准备与结束活动是防止训练意外的重要环节(训练心血管意外 75% 均发生在这两个时期),对预防运动损伤也有积极的作用。

(3)性功能障碍及康复:Ⅲ期康复应该将恢复性生活作为目标(除非患者没有需求),判断患者是否可以进行性生活的简易试验有:①上二层楼试验(同时作心电监测):通常性生活中心脏射血量约比安静时高 50%,这和快速上二层楼的心血管反应相似。②观察患者能否完成 5~6METs 的活动,因为采用放松体位的性生活最高能耗约 4~5METs。日常生活中看精彩球赛时的心率可能会超过性生活。在恢复性生活前应该经过充分的康复训练,并得到经治医生的认可。

应该教育患者采用放松姿势和方式,避免大量进食后进行。必要时在开始恢复性生活时采用心电监测。国外通过质性研究,显示心肌梗死患者对性功能的认识体现在自我概念、交流和环境 3 个方面,护理人员的职责在于引导患者识别自身角色,提供必要信息,教授患者使用语言和非语言的沟通技巧等。

六、康复护理

(一)康复护理目标

冠心病康复护理的目标是改善心脏功能,减少再梗死和猝死的发生,提高患者生活质量。

1. 从冠心病有临床表现时就开始采取措施进行康复。

2. 康复服务的范围包括生理、心理、社会和职业康复,并维持良好适应性。

3. 对潜在的疾病过程,采取针对性的措施推迟其发展。具体内容包括控制危险因素,增加患者相关知识,减少心理的焦虑和抑郁,进行医院、家庭和社区三阶段康复治疗,提高其再就业的能力。

(二)康复护理

1. 无症状性心肌缺血　观察患者有无自觉症状,察看心电图有无心肌缺血的改变。控制诱发因素、合理饮食及合理安排工作与生活,进行药物治疗,按运动处方进行合适的康复运动。

2. 心绞痛　康复护理实施达到两个目标,即缓解急性发作和预防再发作。

(1)指导患者了解药物治疗的知识,有心绞痛发作时立即停止活动或工作,含服硝酸甘油或复方硝酸甘油片,每次 1 片舌下含服。用药时要控制剂量,量过大时,易引起血压下降,冠状动脉灌注压过低,增加心肌耗氧,从而加重心绞痛。

(2)有心绞痛多次发作病史的患者,指导正确服用硝酸甘油的方法,随身携带有效期内药片,应放置于棕色瓶内,超出有效期应及时更换。从事运动、爬坡时,先在舌下含 1/2 片硝酸甘油;情绪处于紧张状态,有发作征兆时,立即舌下含 1 片,在吞咽前稍保留唾液,使药物完全溶解,用药后尽可能卧位休息。同时向患者说明,初次含服药片时舌上有烧灼感、头部有发胀和搏动感、颜面潮红,这些副作用在产生耐受性后会减轻或消失,药物不会成瘾,经常服用也不会降低药效。若服数片后疼痛未缓解,又未出现上述感觉,提示药物已失效,应予更换。

(3)指导患者控制和减少诱发因素:合理安排日常活动,做到劳逸结合,保证充足的睡眠,并督促患者睡前服用镇静剂,同时床头适当垫高,以减少静脉血回流量,减轻心脏负担。饮食要少食多餐,限制动物脂肪及含胆固醇食物的摄入,肥胖者要限制食量,控制并减轻体重。

3. 急性期心肌梗死的护理

(1)急性期 12 小时绝对卧床休息,一切生活护理要有专人负责,尽可能让患者进监护病房。向患者及其家属介绍监护病房的情况及心电监护仪的作用。

1)氧气吸入。

2)密切观察病情,注意有无合并症的发生和生命体征的改变,对重症者应作全面的监测,包括监测循环状态,测量血压、脉搏、尿量,了解肾灌注和微循环状态,监测心率和心律,观察患者的神志、意识、对外界的反应以及肢体活动情况,了解有无脑缺氧、脑栓塞等。1~2h 记录血压、脉搏和呼吸 1 次;4h 测量体温 1 次。记录液体的出入量,保持静脉通道通畅,注意观察液体的滴速(50~60 滴/分),防止输液过快,以免加重心脏负荷和诱发肺水肿。

3)急性心肌梗死恢复后的所有患者均应采用饮食调节,可减少再发,即低饱和脂肪和低胆固醇饮食。

4)心理康复护理:急性心肌梗死是一种威胁生命而需作紧急医疗救护的疾病,患者多有紧张和焦虑、忧郁和压抑的心理,做好心理护理对患者的心身康复至关重要。①护理人员向患者解释病情及各项必需的诊疗措施和康复过程,使患者树立战胜疾病的信心,配合治疗。多数患者初次发生心肌梗死,部分人既往有过心绞痛,但再发时胸痛更剧烈,持续时间更长,从而产生濒死感,表现出极度的恐惧,加之疾病发作时需在短期内采取一系列的检查和治疗措施,特别是一些床边的器械操作,会进一步增加患者的紧张和焦虑,迫切希望获得良好的医疗和护理。故护理人员应多与患者交流,使其尽快习惯监护病房中的环境和气氛。②在不影响监护和治疗情况下,允许鼓励少数亲属来探视及问候,消除患者的抑郁和焦虑情绪,在心理上给予支持。③树立高度的责任感和同情心,护理工作必须一丝不苟,恪守职责。协助医师完成各项诊疗工作。注意康复室内的环境,室内灯光柔和、护理人员操作时动作轻盈,避免惊扰患者。

(2)恢复期康复运动指导

1)根据患者个体情况指定的运动处方,督促、监护完成训练项目。运动方法宜选用有氧运动如散步、骑自行车、太极拳等运动方式,要循序渐进。运动时心率增加小于 10 次/分可加大运动量,心率增加 10~20 次/分为正常反应,运动强度逐渐增加到中等强度(运动时脉率=170-年龄),每次持续时间 40~60min,频率 3~5 次/周。运动以不引起胸痛、心慌、呼吸困难、出冷汗和疲劳为度。康复运动前指导进行 5~10min 的热身运动,然后进行 30min 的运动锻炼,最后做 5~10min 的恢复运动。为了保证活动的安全性,在心电监护下开始所有的新活动。

2)运动监测注意事项:①要教会病人自己数脉搏,在运动后即刻数脉搏 10s,然后将所得数乘以 6,即是运动时的最大心率。②只在感觉良好时运动。感冒或发热症状和体征消失 2 天以上再恢复运动。③注意周围环境对运动反应的影响,包括:寒冷和炎热气候要相对降低运动量的运动强度,避免在阳光下和炎热气温时剧烈运动(理想环境:温度 4~28℃,风速<7m/s);穿戴宽松、舒适、穿透气的衣服和鞋;上坡时要减慢速度。饭后不做剧烈运动。④患者需要了解个人能力的限制,应定期检查和修正运动处方,避免过度训练。药物治疗发生变化时,要注意相应调整运动方案。⑤警惕状态,运动时如发现心绞痛或其他症状,应停止运动,立即汇报医生。⑥训练必须持之以恒,如间隔 4~7 天以上,再开始运动时宜稍降低强度。⑦避免在运动后即刻用热水洗澡,至少应在休息 15 分钟后,并控制水温在 40℃以下。

(3)指导建立良好的生活习惯:生活方式指导:戒烟、限酒,控制体重在正常范围。心理因素、个人因素和环境压力使患者采取不利于健康的生活方式。指导冠心病患者在日常生活中情绪稳定,宽以待人,保持良好的心态,切忌生气暴怒、焦虑忧郁和悲观恐惧。要养成良好的生活习惯,起居要有规律,科学安排时间,保证充足睡眠,注意劳逸结合,量力而行,不要过于劳累,以免加重病情。

(三) 康复健康教育

1. 改变生活方式　生活方式的改变是冠心病治疗的基础,应指导患者:①合理膳食:宜摄入低热量、低脂、低胆固醇、低盐饮食,多食蔬菜、水果和粗纤维食物如芹菜、糙米等,避免暴饮暴食,注意少量多餐。②控制体重:在饮食治疗的基础上,结合运动和行为治疗等综合治疗。③适当运动:运动方式应以有氧运动为主,注意运动的时间和强度因病情和个体差异而不同,必要时需要在监测下进行。④戒烟。⑤减轻精神压力:逐渐改变急躁易怒的性格,保持平和的心态,可采取放松技术或与他人交流的方式缓解压力。

2. 避免诱发因素　告知患者及家属过劳、情绪激动、饱餐、寒冷刺激等都是心绞痛发作的诱因,应注意尽量避免。

3. 病情自我监测指导　教会患者及家属心绞痛发作时的缓解方法,胸痛发作时应立即停止活动或舌下含服硝酸甘油。如服用硝酸甘油不缓解,或心绞痛发作比以往频繁、程度加重、疼痛时间延长,应立即到医院就诊,警惕心肌梗死的发生。不典型心绞痛发作时可能表现为牙痛、上腹痛等,为防止误诊,可先按心绞痛发作处理并及时就医。

4. 用药指导　指导患者出院后遵医嘱服药,不要擅自增减药量,自我监测药物的不良反应。外出时随身携带硝酸甘油以备急需。硝酸甘油见光易分解,应放在棕色瓶内存放于干燥处,以免潮解失效。药瓶开封后每 6 个月更换 1 次,以确保疗效。

5. 定期复查　告知患者定期复查心电图、血糖、血脂等。

七、社区家庭康复指导

(一) 调节饮食结构

向患者说明饮食与本病的发病率有着密切的关系(但患者出院后立即改变饮食习惯并非容易,护理人员要掌握患者心理,采取针对性教育方法),使患者晓以利害,积极主动配合,巩固疗效。

1. 肥胖者须减少食物总热量摄入,少食多油、多糖食物,减轻体重。

2. 高血脂者选用豆油、花生油、菜籽油、芝麻油等,瘦肉、鱼、豆制品可适量使用,避免食用猪油、羊油、奶油、肥肉、动物内脏及蛋黄、墨鱼等。

3. 预防便秘,食用高纤维素的食物及含果胶多的水果。高纤维素蔬菜有芹菜、竹笋、豆芽、金针菜等。含果胶多的水果有生梨、苹果等。

(二) 合理安排生活和工作

参加力所能及的工作,可使精神愉快、心情舒畅。对增强体力、改善心脏功能、促进血液循环、调整代谢、防止肥胖等均有裨益。要注意劳逸结合,避免连续做过度繁忙的工作,坚持锻炼,如保健操、太极拳、散步、打乒乓球等。保证足够的睡眠时间,避免精神紧张或突然用力的动作,饭后休息 0.5~1h,冬天注意保暖,避免迎风或在雪地上快步行走。在任何情况下一旦有心绞痛发作及急性心肌梗死先兆,即应停止活动,安静休息。

(三) 戒烟

戒烟是心肌梗死后的二级预防的重要措施,研究表明急性心肌梗死后继续吸烟再梗死和死亡危险增高22%~47%,每次随诊都必须了解并登记吸烟情况,积极劝导患者戒烟,并实施戒烟计划。

(四)心理指导

心肌梗死后患者焦虑情绪多来自于对今后工作能力和生活质量的担心,应予以充分理解并指导患者保持乐观、平和的心情,正确对待自己的病情。告诉家属生活中避免对其施加压力,当患者出现紧张、焦虑等不良情绪时,应设法进行疏导。

(五)康复指导

掌握脉搏测量方法;出院后按照运动处方积极进行康复训练。

(六)用药指导

按医嘱服药,定期门诊随诊。

(七)照顾者指导

心肌梗死是心脏性猝死的高危因素,应教会家属紧急呼救方法及心肺复苏的基本技术以备急用。

第三节　慢性充血性心力衰竭患者的康复护理

一、概述

慢性充血性心力衰竭(chronic congestive heart failure,CHF)是以循环功能衰竭为特征的临床综合征。可以由多种心脏疾病引起,如缺血性心脏病、心肌梗死、高血压性心脏病、瓣膜性心脏病、心肌病及先天性心脏病,是各种进行性心脏病变的晚期表现。其生理病理改变主要为心输出量减少,导致肌肉灌注不足,不能满足做功肌的需要,并造成乳酸堆积和肌肉疲劳,从而限制体力活动能力。同时由于肾素-血管紧张素-醛固酮系统被激活,造成水钠潴留,促使血容量增加和发生水肿,又进一步增加了心脏负担,于是形成恶性循环。近年来的研究表明,肺部因素是限制CHF患者运动能力的另一重要因素,主要表现为体力活动能力不同程度的减退,如活动时气短、气促、胸闷、紫绀等。严重时,在安静状态下也可发生上述症状。

(一)CHF治疗进展

近20年来心力衰竭的治疗有了很大的进展,CHF缓解期及急性发作期的治疗已形成了全球规范化治疗指南。目前对CHF患者采取以"大医院为中心,以院内治疗为主体,晚期CHF患者对症治疗"的模式,很难进一步提高患者生活质量及生存率,降低相关医疗费用。自1944年,Levine开始主张对急性心肌梗死患者解除严格卧床,并提倡"椅子疗法",心脏康复的雏形开始形成;运动疗法、健康教育和心理支持等干预措施的联合应用(即整体性心脏康复疗法)成为了目前心脏康复疗法最有效的方式,CHF患者也需"长期、全程、规范管理"的治疗策略,在药物治疗基础上,通过个体化康复程序,提高和维持心血管健康,并达到理想的身体、心理、社会、职业和情绪状态,有助于提高其生存质量,降低病死率,回归社会,减轻患者及其家庭、社会的负担。康复护理应配合康复医师、治疗师做好康复治疗前、中、后期的护理。

(二)流行病学

CHF是许多心脏疾病的最终转归,已经成为一个不断增长的社会健康问题。截至2003

年,美国已有500万人患CHF,并且每年以55万人的速度增长,而且随着年龄的增加患者人数相应增加,在>65岁的人群中,平均每1000人中就有10例CHF的患者。2000年中国心血管病健康中心合作研究结果显示,我国成年人心力衰竭的患病率为0.9%,其中男性为0.7%,女性为1.0%,根据这个患病率计算我国目前35~74岁成年人中仍约有400万心力衰竭患者。

(三)病因

1. 基本病因

(1)原发性心肌损害:包括冠心病心肌缺血和(或)心肌梗死;心肌炎和心肌病;心肌代谢障碍性疾病,以糖尿病心肌病最常见,其他如维生素B_1缺乏及心肌淀粉样变性等均属罕见。

(2)心脏负荷过重

1)压力负荷(后负荷)过重:左室压力负荷过重常见于高血压、主动脉瓣狭窄;右室压力负荷过重常见于肺动脉高压、肺动脉瓣狭窄、肺栓塞等。

2)容量负荷(前负荷)过重:见于心脏瓣膜关闭不全,血液反流,如二尖瓣关闭不全、主动脉瓣关闭不全等;左、右心或动静脉分流性先天性心脏病如间隔缺损、动脉导管未闭等。此外,伴有全身血容量增多或循环血量增多的疾病如慢性贫血、甲状腺功能亢进等,心脏的容量负荷也必然增加。

2. 诱因

(1)感染:呼吸系统感染,心内膜炎等。

(2)心律失常:快速型心房颤动,阵发性心动过速,频发室性早搏,房室传导阻滞等。

(3)血容量增加:如摄入钠盐过多,静脉输入液体过多、过快等。

(4)过度体力劳累或情绪激动:如妊娠后期及分娩过程,暴怒等。

(5)治疗不当:如不恰当停用洋地黄类药物或降血压药等。

(6)原有心脏病变加重或并发其他疾病:如冠心病发生心肌梗死,合并甲状腺功能亢进或贫血等。

二、临床表现

(一)左心衰竭

1. 症状 以肺淤血和心排血量降低表现为主。

(1)呼吸困难:程度不同的呼吸困难是左心衰竭最主要的症状。可表现为劳力性呼吸困难、夜间阵发性呼吸困难或端坐呼吸。

(2)咳嗽、咳痰和咯血:咳嗽、咳痰是肺泡和支气管黏膜淤血所致。开始常发生在夜间,坐位或立位可减轻或消失。痰常成白色泡沫状,偶可见痰中带血丝。慢性肺淤血,肺静脉压力升高,导致肺循环和支气管血液循环之间形成侧支,在支气管黏膜下形成扩张的血管,一旦破裂可引起大咯血。

(3)疲倦、乏力、头晕、心悸:主要是由于心排血量降低,器官、组织血液灌注不足及代偿性心率加快所致。

(4)少尿及肾损害症状:严重的左心衰竭血液进行再分配时,首先是肾血流量明显减少,患者可出现少尿。长期慢性肾血流量减少可出现血尿素氮、肌酐升高并可有肾功能不全的相应症状。

2. 体征

（1）肺部湿性啰音：由于肺毛细血管压增高，液体可渗出到肺泡而出现湿啰音。随着病情由轻到重，肺部啰音可从局限于肺底部直至全肺。

（2）心脏体征：除基础心脏病的固有体征外，患者一般均有心脏扩大、舒张期奔马律及肺动脉瓣区第二心音亢进。

（二）右心衰竭

1. 症状　以体静脉淤血表现为主。

（1）消化道症状：胃肠道及肝淤血引起腹胀、纳差、恶心、呕吐等，是右心衰竭最常见的症状。

（2）劳力性呼吸困难：右心衰竭可由左心衰竭发展而来。单纯性右心衰竭多由分流型先天性心脏病或肺部疾病所致。两者均可由明显的呼吸困难。

2. 体征

（1）水肿：体静脉压力增高使皮肤等软组织出现水肿，其特征为首先出现在身体最低垂的部位，为对称性压陷性水肿。胸腔积液也是因体静脉压力增高所致，以双侧多见，如为单侧则以右侧更为多见，可能与右膈下肝淤血有关。

（2）颈静脉征：颈静脉充盈、怒张，是右心衰竭的主要体征，肝颈静脉反流征阳性则更具有特征性。

（3）肝脏体征：肝脏常因淤血而肿大，伴压痛。持续慢性右心衰竭可致心源性肝硬化，晚期可出现肝功能受损、黄疸及大量腹水。

（4）心脏体征：除基础心脏病的体征外，右心衰竭时可因右心室显著扩大而出现三尖瓣关闭不全的反流性杂音。

（三）全心衰竭

右心衰竭继发于左心衰竭而形成的全心衰竭。

三、主要功能障碍

心力衰竭患者功能障碍的主要方面见表 14-4。

表 14-4　心力衰竭患者主要功能障碍内容及康复干预

体征与症状	心脏康复干预
呼吸困难	供氧、缩唇呼吸、呼吸训练及呼吸肌训练
乏力	供氧、休息、合理饮食和营养、药物、个体化循序渐进的运动训练方案及患者教育
运动耐量下降	供氧、休息、合理饮食和营养、药物、个体化循序渐进的运动训练方案、缩唇呼吸及患者教育
功能受限	**心脏康复干预**
行走	步法训练，力量及有氧训练，平衡训练
爬楼梯	功能运动训练

功能受限	心脏康复干预
家务和院内工作	功能活动训练
消遣娱乐及业余爱好	娱乐、爱好训练

生活质量	心脏康复干预
无法与家人和朋友一起做事	患者和家人、朋友教育,功能运动和活动训练
成为家人或朋友的负担	患者和家人、朋友教育,功能运动和活动训练
离家旅行	患者和家人、朋友教育,功能运动和活动训练
工作谋生	职业疗法,职业康复、社会服务,患者和家人、朋友教育,功能运动和活动训练

四、康复评定

(一) 病史

1. 心衰的病因和诱因　患者有无冠心病、高血压、风湿性心瓣膜病、心肌炎、心肌病等病史;有无呼吸道感染、心律失常、劳累过度、妊娠或分娩等诱发因素。

2. 病程发展过程　有无劳力性呼吸困难,患者产出呼吸困难的体力活动类型,如上楼、步行或洗漱等。有无夜间阵发性呼吸困难或端坐呼吸;有无咳嗽,咳痰或痰中带血;有无疲乏、头昏、失眠等。以上症状常是左心衰患者的主诉。还应了解患者是否有恶心、呕吐、食欲不振、腹胀、体重增加及身体低垂部位水肿等右心衰竭表现。了解相关检查结果、用药情况及效果,病情是否有加重趋势。

3. 心理-社会状况　心力衰竭往往是心血管病发展至晚期的表现。长期疾病折磨,体力活动受限,生活需要他人照顾,是患者陷于焦虑不安、内疚、绝望,甚至对死亡的恐惧中。家属和亲人可因长期照顾患者而忽略其内心感受。

(二) 身体评估

1. 一般状态　①生命体征:呼吸状况、脉搏快慢、节律、有无交替脉和血压降低。②意识与精神状况。③体位:是否采取半卧位或端坐位。

2. 心肺　心脏是否扩大,心尖搏动的位置和范围,心率是否加快,有无心尖部舒张期奔马律、病理性杂音等。两肺有无湿啰音或哮鸣音。

3. 其他　有无皮肤黏膜发绀;有无颈静脉怒张、肝颈静脉反流征阳性;肝脏大小、质地;水肿的部位及程度,有无胸水征、腹水征。

(三) 实验室检查

1. 心脏病的常规检查　心脏病的常规检查都要进行,如心电图检查、X 线检查、超声心动图检查以及有一些患者需要心导管检查和循环时间、动脉及静脉压测量。

2. 心衰的常规检查　充血性心衰及肺水肿的患者的中心静脉压通常是升高的,患者用漂浮导管及动脉导管测压,尿量减少(少尿症)尿比重增高,尿中发现蛋白(蛋白尿)、血(血尿)及管型,血生化表明血中氮潴留,系因尿素氮、尿酸、肌酸增加所致。

(四) 康复评定

1. 心功能分级 目前通用的是美国纽约心脏病协会(NYHA)1928 年提出的一项分级方案,主要是根据患者的自觉活动能力来分级(表 14-5)。最大的缺点是依赖主观分级,评估者变异较大,但由于已经应用多年,评估方法已被广泛接受,所以目前仍然有较大的价值。

表 14-5 心功能分级(NYHA)

心功能分级	特点
Ⅰ级	患者患有心脏病,但平时一般活动不引起疲乏、心悸、呼吸困难、心绞痛等症状
Ⅱ级	体力活动轻度受限。休息时无自觉症状,但平时一般活动可出现上述症状,休息后很快缓解
Ⅲ级	体力活动明显受限。休息时无症状,低于平时一般活动量时即可引起上述症状,休息较长时间后症状方可缓解
Ⅳ级	不能从事任何体力活动。休息时亦有心衰的症状,体力活动后加重

2. 运动试验

(1)用途:CHF 患者表现为从低到中等强度运动(3~6METS)时出现疲劳、呼吸困难和不能耐受。采用 NYHA 评估的误差率达到 50%(特别是Ⅱ级和Ⅲ级)。因此,可以用运动试验方法加以补充。运动试验的主要用途:

1)提供较精确的功能评定,以确定诊断和评估药物的治疗作用。

2)确定功能状态不明的患者是否需要作心脏移植以及移植的时机。

3)预测 CHF 的存活率及预后。其主要指征为射血分数和左心室充盈压力,尽管运动能力和左心功能的相关不良,但运动能力与存活率及预后密切相关。运动时,高水平血浆去甲肾上腺素、心动过速及脉压差减小均为预后不良的指标。

4)为制定康复治疗和日常活动方案提供可靠的依据。通过运动试验所得到的峰值吸氧量,可以求出相应的 METS,从而指导康复治疗和日常活动,可以提高治疗效果,增加训练的安全性。

(2)运动试验方案:能够直接测定呼吸气交换的心肺运动试验对 CHF 患者功能评定最为可靠。CHF 患者很难达到真正的最大吸氧量,采用峰值吸氧量可能更为恰当。标准运动试验往往由于心脏反应(心率与血压)障碍以及难以确定主观运动终点而产生错误的结果。常规的活动平板试验应该从小负荷开始(1.5~2METS),每 2~3 分钟增加一级,每级增加不超过 1METS。踏车试验应用十分广泛,常用增量负荷(每 2min 15~20W)和斜坡(ramp)方案(每分钟增加 10W)。采用额定时间 6min 自由节奏步行,计算步行距离的方案简便易行,可以有效地评定疗效。

(3)动力性运动的血流动力学反应:在代偿期运动时心率和血压增高的斜率增大,每搏量开始时可以通过 Frank-starling 机制提高,但超过一定限度便有可能造成每搏量减少。心输出量在代偿期可维持不变,至失代偿期则减少。体循环阻力随心功能的下降而逐渐增高,同时肺毛细血管楔压也相应增高。但是,即使肺毛细血管楔压超过 4.0~5.3kPa(30~40mmHg),而这些患者并不一定发生明显的肺水肿。由于外周阻力增大,所以体循环的脉压差减小。至失代偿期,心率往往不升甚至下降,收缩压可明显下降,甚至低于安静水平。

（4）等长收缩运动的心肺反应：等长收缩运动常常被引证为 CHF 患者发生疲劳和呼吸困难的原因。正常人在 30%～50% 最大握力运动时，由于心输出量增加，导致收缩压和舒张压升高，而体循环阻力和左室充盈压变化很小或不变。中至重度 CHF 患者运动时心输出量不变，通过增加体循环阻力来提高血压；左室充盈压有不同程度的增加，但射血分数有不同程度的下降；在进行亚极量等长收缩运动时，血流动力学变化较大，且与功能能力或安静时血流动力学无关；由于骨骼肌受体反应性的改变，在握力运动时肌肉交感神经传递的反应性降低；轻度运动时肺毛细血管楔压和肺动脉压均显著高于正常人。

五、康复治疗

康复治疗应该是全面的治疗，包括运动、心理、饮食或营养、教育，以及针对原发疾病的治疗。由于其他治疗已经在有关章节中阐述，本节重点介绍心衰的运动治疗及其相关问题。

（一）运动训练

1. 作用　CHF 患者运动耐力提高需经过 4～6 个月监护性运动训练（每周 3～5 次，强度 75%VO$_2$max），最大吸氧量明显提高，安静时和亚极量运动时心率降低，最大心输出量有增高的趋势，左心功能指数在训练后无改变，下肢最大血流量和动静脉氧分压差增大，从而增加下肢氧运输；此外，下肢的血管阻力下降，提示骨骼肌血管收缩力提高是可逆的。尽管心功能有所提高，而最大血乳酸水平实际上是增高的，但亚极量运动时骨骼肌乳酸生成和相应的动脉乳酸水平明显降低。运动耐力的提高与安静时及训练后的左心功能无关。

2. 作用机制　主要通过外周血管适应性代偿机制以改善血流动力学，从而相对改善心功能。①大肌群的动力性运动使运动肌群的代谢改善，毛细血管的数量（密度）增加，肌氧化酶活性增强，肌收缩的机械效率提高，从而使运动时的血液循环效率提高，相对减少对心脏射血的要求；②长期训练使血液中儿茶酚胺的浓度下降，交感神经兴奋性下降，心率减慢，心肌耗氧量减少，从而有利于心功能的改善；③腹式呼吸训练有利于对肝、脾的按摩，减少内脏淤血和改善内脏功能；④改善血液流变学，减少静脉血栓的形成和预防肺炎。

3. 运动康复的危险分层和禁忌证　CHF 的心脏运动康复存在着一定的风险，在运动康复之前，首先根据美国运动医学会规定的住院患者和院外患者的心脏康复禁忌证排除标准进行筛选，对于符合标准的患者必须按表进行危险分层，如表 14-6 为 2001 年美国心脏协会公布的 CHF 运动疗法的适应证。

美国运动医学会规定的心脏运动康复禁忌证：①不稳定型心绞痛；②静息时收缩压＞200mmHg 或静息时舒张压＞110mmHg、体位性血压降低＞20mmHg，应逐个病例评估；③静息时心电图表现 sT 段移位＞2mm；④严重主动脉狭窄（收缩压峰值梯度＞50mmHg，且对于中等体型的个体主动脉瓣口面积＜0.75cm^2）；⑤急性全身系统疾病或发热；⑥未控制的房性或室性心律失常、室性心动过速（＞120min）；⑦近期栓塞史，如血栓性静脉炎；⑧失代偿的心力衰竭；⑨未控制的糖尿病（空腹血糖＞15.0mmol/L 或有严重的低血糖倾向者）；⑩活动期的心包炎或心肌炎等。

表 14-6 美国心脏协会(AHA)危险分层标准

危险级别	NYHA	运动能力	临床特征	监管及 ECG 监测
A			外表健康	无需
B	Ⅰ、Ⅱ	≤6METS	无充血性心力衰竭表现,静息状态下无心肌缺血或心绞痛,运动实验≤6METS时SBP适度升高,静息或运动时出现阵发性或非阵发性心动过速,有自我调节运动能力	只需在制定的运动阶段(6~12次)中监督指导及监测
C	≥Ⅲ	≤6METS	运动负荷≤6METS时发生心绞痛或缺血性ST段压低,运动时SBP低于静息SBP,运动时非持续性室性心动过速,有心搏骤停病史,有可能危及生命的情况	运动整个过程需要医疗监督指导和心电监护,直到安全性建立
D	≥Ⅲ	≤6METS	失代偿心力衰竭,未控制的心律失常,可因运动而加剧病情活动,应重点恢复到C级或更高级	不推荐进行以增强适应性为目的的活动

4. 运动方式　运动按骨骼肌收缩分为静态的等长收缩和动态的等张收缩,按能量代谢分为有氧运动和无氧运动。有氧运动指动态的等张收缩,无氧运动指静态的等长收缩。目前,认为有氧运动(如散步、游泳等)较无氧运动在心血管康复治疗方面的作用更大。另有研究显示,阻力训练(如体操、哑铃等)的作用也相当于有氧运动,尤其可以改善肌肉的长度、容积和耐力。阻力训练是静态与动态相结合的运动,不分有氧与无氧运动,可以增加肌力和运动耐力,适当的阻力训练有助于心力衰竭患者的康复。

5. 运动处方　有心肺监护的极量运动试验对 CHF 患者制定运动方案极有价值。运动强度一般采用症状限制性运动试验中峰值吸氧量的 70%~75%。在训练开始,可采用 60%~65% 峰值吸氧量以防止过度疲劳和并发症,也有人研究采用 60%~80%HRmax。但 CHF 患者的特征是心率运动反应障碍。故采用心率作为运动训练强度的指征不太可靠。如果不能直接测定气体代谢,应采用恰当的运动方案以尽可能减少估计峰值运动能力的误差,特别要注意防止高估运动能力而造成训练过度。

主观用力计分(RPE)是根据运动者自我感觉用力程度衡量相对运动水平的半定量指标,是衡量运动强度十分有效的指标,RPE 为 15~16 时,往往是达到通气阀和发生呼吸困难的强度。患者一般可以耐受 RPE 11~13 的强度,运动训练中不应到通气阈和发生呼吸困难的强度,不应该有任何循环不良的症状和体征(表 14-7)。

表 14-7 主观用力程度计分

分值	7	9	11	13	15	17	19
表现	轻微用力	稍用力	轻度用力	中度用力	明显用力	非常用力	极度用力

运动训练在开始时应该为 5~10min,每运动 2~4min 间隔休息 1min。运动时间可按 1~2min 的长度逐渐增加,直到 30~40min。运动采用小强度,负荷的增加应小量、缓慢,过快地增加负荷可明显降低患者对运动的耐受性。开始训练时,运动时间过长往往产生过度疲劳。Sullivan 等和 Coats 等均发现,每周 5 次训练可以达到理想的训练效果;

也可以采用1~2周监护性方案,加2~3周低强度家庭步行或踏车训练。准备活动与结束活动必须充分,最好不少于10min,以防止发生心血管意外。有些患者的活动量很小,持续活动的总时间只有数分钟,运动中心率增加也不超过20次/分,可以不要专门的准备和放松活动。

6. 康复训练注意事项

(1)运动处方的制定特别强调个性化原则,要充分意识到心力衰竭患者心力储备能力已经十分有限,避免造成心力失代偿。

(2)在考虑采用运动训练之前应该进行详尽的心肺功能和药物治疗的评定。

(3)活动时,应强调动静结合、量力而行,不可引起不适或症状加重,禁忌剧烈运动,并要有恰当的准备和结束活动。

(4)活动必须循序渐进,并要考虑环境因素对活动量的影响,包括气温、湿度、场地、衣着等,避免在过热(高于27℃)或过冷(低于10℃)时训练。

(5)避免情绪高的活动,如具有一定竞赛性质的娱乐活动。

(6)治疗时应有恰当的医学监护,出现疲劳、心悸、呼吸困难以及其他症状时应暂停活动,查明原因,及时给予处理。

(7)严格掌握运动治疗的适应证,需特别注意排除不稳定型心脏病。

(8)运动治疗只能作为综合治疗的一部分,而不能排斥其他治疗。

7. 康复训练的并发症 在运动训练初期有可能发生轻度的不良反应。运动时或运动后恢复期发生低血压较为常见,这可能与采用血管扩张剂和利尿药有关。如训练前减少药物剂量或改变用药品种,有可能缓解这一反应。在数次训练后疲劳加重可能是运动强度过高或时间过长的表现,需要修订运动处方。训练初期没有表现出有益作用的患者有可能继发心血管状态的恶化。

CHF恶化的指征有:体重2天内增加1kg以上,心率增快,呼吸困难加重,听诊发现肺水肿和异常心音(第三心音奔马律、反流杂音),此时应该立即终止运动,进行功能评定和治疗。心律失常所造成的猝死是CHF死亡的常见原因。与心律失常有关的因素有低血钾、低血镁和地高辛中毒。这些异常有时表现为心电图QT-U间期延长和室性早搏增加,应该定期检查血清电解质和地高辛水平,以防发生并发症。

8. 药物治疗与运动反应 CHF患者在进行运动锻炼时一般都同时应用抗心力衰竭药物,包括洋地黄制剂、利尿药、ACE抑制剂和血管扩张剂等,运动能力已用于药物治疗效果评定的定量标准。有研究发现,药物治疗后尽管安静和日常活动时症状有所改善,但最大运动能力没有改变。强心剂可以明确提高心脏功能指数,但并不改善运动能力或峰值吸氧量。这些结果表明,血管扩张能力障碍造成骨骼肌血流恢复延迟。因此,有些药物(如ACE抑制剂)的作用要6~8周以上才能充分表现出运动能力提高。最近的研究提示,运动能力改善与下肢血流量增加密切相关,但与左心室功能指数无关。因此,在运动时要特别注意加强对心率、血压的监护。钙拮抗剂可以造成踝部水肿和胸部不适感,应注意和心力衰竭病情加重相鉴别。若出现异常情况,随时报告医生。

(二)CHF的肺部因素及康复训练

1. CHF的肺功能改变 CHF肺功能改变包括肺活量降低、气道阻力增加、呼吸肌力降低、相对呼吸功耗增高、呼气延长,一秒钟用力呼气量(FEV$_1$)、最大肺活量(FVC)、FEV$_1$/

FVC 和用力呼气流量(FEF$_{25\sim75}$)减低、残气量增大。

2. CHF 的呼吸肌训练

(1)如果呼吸肌是呼吸困难的关键因素之一,选择性的呼吸肌训练无疑有助于改善因呼吸限制运动能力的心脏病患者的运动功能。有氧训练已经证实可部分逆转 CHF 患者骨骼肌的代谢异常,增加最大运动能力,降低运动时的过度通气,但对呼吸肌的作用是非选择性的。人类膈肌中 50% 为Ⅰ型纤维,50% 为Ⅱ型纤维,进行抗阻呼吸训练可以提高膈肌耐力,增加氧化酶和脂肪分解酶的活性。

(2)相应的亚极量和极量主要采用三种方法:主动过度呼吸、吸气阻力负荷和吸气阀负荷。吸气阻力负荷是最常用的方法,即采用小口径呼吸管或可调式活瓣的方式增加呼吸阻力,呼吸 10~20 次/分左右。

(3)选择性呼吸肌训练促使运动能力的改善,从另一角度证明肺功能对 CHF 患者运动能力的影响,同时也提示应该在心脏康复治疗中附加这一训练内容。过去的 CHF 患者康复只强调有氧训练,有人报道可能会导致病情恶化;而呼吸训练只涉及较小肌群,对心血管的影响较小,不良反应也较小,在 CHF 患者康复中可以增加有氧训练的作用,而不至于增加心脏的不良反应。

六、康复护理

康复护理应该是全面康复的一部分,包括运动、心理、饮食或营养、教育,以及针对原发疾病的治疗。除一般临床护理,还包括心力衰竭的运动治疗及相关问题的护理。

(一)康复护理目标

1. 监测患者血压、心率、疲劳度等指标和各种危险因素。
2. 配合实施康复治疗,提高运动耐力,改善生活质量。
3. 观察药物治疗的作用与副作用,尤其是洋地黄类药物的使用。
4. 患者的教育管理。
5. 控制其他危险因素和临床情况,改变生活行为方式。

(二)康复护理

1. 休息与体位　为患者提供安静,舒适的环境,保持空气新鲜,定时通风换气,减少探视;协助取有利于患者呼吸的卧位,如高枕卧位、半卧位、坐位,减少回心血量,减少肺淤血,还可增加膈肌活动幅度,增加肺活量。

2. 饮食护理　给予低盐易消化饮食,少食多餐,避免过饱,禁食刺激性食物。按病情限盐限水,重度水肿 1g/d,中度水肿 3g/d,轻度水肿 5g/d,每周称体重 2 次。

3. 呼吸系统护理　指导患者呼吸训练;根据患者缺氧程度予合适的氧气吸入,一般患者 1~2L/min,中度缺氧 3~4L/min,严重缺氧及肺水肿 4~6L/min,肺水肿用 20%~30% 酒精湿化氧气吸入;协助患者翻身、拍背,有利于痰液排出,保持呼吸道通畅,教会患者正确的咳嗽与排痰方法。病情许可时,鼓励尽早下床活动,增加肺活量,改善心肺功能。向患者及家属解释预防肺部感染的方法:如禁烟酒,避免受凉等。

4. 肢体运动康复　定时更换体位,协助肢体被动运动,预防静脉血栓和肺部感染。鼓励患者参与康复训练计划,根据心功能决定活动量;逐渐增加活动量,避免劳累,活动时注意监测患者心率、心律、呼吸、面色,避免使心脏负荷突然增加的因素,活动以不出现心慌、气促为度,发现异常立即停止活动,报告医生。

5. 药物护理　按医嘱严格控制输液量,速度不超过 30 滴/分,并限水钠摄入;准确记录 24 小时出入量,维持水、电解质平衡;观察药物疗效与毒副作用,如利尿药、强心剂、扩血管药物等,观察有无黄视、恶心呕吐、腹胀、便秘、心律失常等,用强心苷和利尿药期间,监测水、电解质水平,及时补钾,对呼吸困难者或精神紧张者,请示医师,予适当镇静、安眠药。

6. 心理康复护理　心理行为因素是心血管病的重要原因,其评定和矫正是心衰康复的重要组成部分。慢性充血性心力衰竭患者抑郁、焦虑症状的发生率很高,而且抑郁是慢性充血性心力衰竭患者独立的预后指标。伴有抑郁的心衰患者,再住院率、心脏事件发生率及死亡率明显增加。抑郁和焦虑通过增加交感神经系统的兴奋性,增加血液内肾上腺素、去甲肾上腺素的浓度,增加血管紧张素Ⅱ、白细胞介素6、肿瘤坏死因子的水平,损害心脏功能,降低慢性心衰患者的生存质量,从而影响预后,增加死亡率。研究也表明心理干预在有效缓解抑郁情绪,降低交感神经系统的兴奋性的同时,有助于慢性心力衰竭患者心脏功能的改善,以改善预后。心理康复护理采用以下心理干预。

(1)通过具体分析和解释,提高患者对疾病的认识,消除顾虑和不必要的悲观失望,提高自信心,克服自卑感。

(2)耐心倾听患者诉说各种症状,对症状改善者及时给予鼓励,对症状较重者给予抗抑郁、焦虑药物疗。

(3)耐心回答患者提出的问题,给予健康指导,提供相关治疗信息,介绍成功病例,引导正面效果,树立信心。

(4)尽量减少外界压力刺激,创造轻松和谐的气氛,必要时寻找合适的支持系统,如单位领导和家属对患者进行安慰和关心。

7. 康复健康教育

(1)讲解慢性心力衰竭的原因及诱因、治疗、病程。

(2)讲解慢性心力衰竭的常见症状;如何预防感冒,减少发作次数。

(3)给予运动注意事项教育,嘱患者在运动中应注意以下几点:①循序渐进:从低强度运动开始,切忌在初次活动时即达到负荷量。②患者应根据自己的年龄、病情、体力情况、个人爱好及锻炼基础来选择运动种类及强度。每次活动中可交替进行各种运动。如散步与慢跑交替。③严格按运动处方运动,患病或外伤后应暂停运动,运动中适当延长准备及整理时间。

(4)指导常用药物的名称、剂量、用法、作用、副作用。

七、社区家庭康复指导

1. 改变行为方式　饮食为低热量、高维生素、清淡、易消化食物,少食多餐,两餐间可用水果。限制钠盐摄入,勿食咸肉、咸鱼、酱菜等含钠高的食物,钠盐一般每日 5 克以下,如长期用利尿药或出汗多时,适当放宽限盐,监测体重。保持大便通畅,防止便秘。戒烟。避免劳累和情绪激动,保证充足的睡眠。

2. 提高对治疗的依从性　准确及时按医嘱服药;用利尿药,记录尿量及低血钾表现。

3. 康复指导　根据病情,循序渐进增加活动量;运动时,有家属陪伴,出现不适,及时终止。

4. 保持良好心态　劳逸结合,建立规律、健康的生活方式。注意保暖,去除诱因,防止呼吸道感染。

5. 定期随访　根据心功能指导运动方式及量。教会自我监测病情及自测脉搏;外出随身携带急救药。定期随访,出现不适,及时就医。

第四节　原发性高血压病的康复护理

一、概述

原发性高血压(primary hypertension)是以血压升高为主要临床表现的综合征,通常简称为高血压病。高血压病是多种心、脑血管疾病的重要病因和危险因素,影响重要脏器例如心、脑、肾的结构与功能,最终导致这些器官的功能衰竭,迄今仍是心血管疾病死亡的主要原因之一。高血压病是一种常见病、多发病,是多种心脑血管疾病的重要因素和危险因素,近年来随着康复医学的发展,康复治疗可以有效地辅助降低血压,减少药物使用量及对靶器官的损害、干预高血压危险因素,能最大限度地降低心血管发病率和病死率,提高患者体力活动能力和生活质量,是高血压病治疗的必要组成部分。随着高血压病人群的增多,高血压病的康复越来越受到重视。

(一)流行病学

2017 年 6 月《中国心血管病报告——2016》发布显示:目前心血管病患者人数 2.9 亿,高血压患者 2.7 亿。我国人群高血压知晓率为 30.2%,治疗率为 24.7%,控制率为 6.1%。我国人群血压水平从 110/75mmHg 开始,随着血压水平升高而心血管发病危险持续增加。与血压<110/75mmHg 比较,血压 120~129/80~84mmHg 时心血管发病危险增加 1 倍;血压 140~149/90~94mmHg 时心血管发病危险增加 2 倍;血压>180/110mmHg 时心血管发病危险增加 10 倍。

(二)病因

高血压病因不明,与发病有关的因素有:

1. 年龄　发病率有随年龄增长而增高的趋势,40 岁以上者发病率高。

2. 饮食　①食盐:摄入食盐多者,高血压发病率高,有认为食盐<2g/d,几乎不发生高血压;3~4g/d,高血压发病率 3%,4~15g/d,发病率 15%,>20g/d 发病率 30%。②进食过量高蛋白,血液中有过量的胆固醇和脂肪会引起动脉粥样硬化,进而会导致高血压。③过量饮酒:饮酒量越大,血压就越高,长期过量饮酒还能引起顽固性高血压,且酒精还能使患者对降压药物的敏感性下降。④吸烟:烟中的有害物可损伤动脉内膜,引起动脉粥样硬化并刺激交感神经引起小动脉收缩,从而使血压升高。吸烟者患高血压比例远高于不吸烟者。

3. 超重或肥胖　超重或肥胖者与患高血压的机会是正比例的。即身体越肥胖,吃的盐越多,患高血压的机会就越大。

4. 遗传　高血压病有明显的遗传性。父母有高血压,其子女患高血压的机会要比父母血压正常的子女大得多。

5. 环境与职业　有噪音的工作环境,过度紧张的脑力劳动均易发生高血压。缺乏体育锻炼,长期缺少体力活动,城市中的高血压发病率高于农村。

6. 心理因素 长期工作劳累、精神紧张、睡眠不足、焦虑、恐惧和抑郁等均能引起高血压。

（三）按患者的血压水平分类

人群中血压水平呈连续性正态分布，正常血压和血压升高的划分并无明确界线，因此高血压的标准是根据临床及流行病学资料人为界定的。目前，我国采用国际上统一的分类和标准（表 14-8），高血压定义为收缩压 ≥140mmHg 或（和）舒张压 ≥90mmHg，根据血压升高水平，又进一步将高血压分为 1、2、3 级。血压的定义和分类见表 14-8。

表 14-8 血压的定义和分类

类别	收缩压（mmHg）	舒张压（mmHg）
正常血压	<120	<80
正常高值	130~139	85~89
高血压		
1 级（轻度）	140~159	90~99
2 级（中度）	160~179	100~109
3 级（重度）	≥180	≥110
单纯收缩期高血压	≥140	<90

当收缩压和舒张压分属于不同级时，以较高的级别作为标准。

以上标准适用于男、女性任何年龄的成人。儿童则采用不同年龄组血压值的 95% 位数，通常低于成年人。其中在 WHO/ISH 指南中强调，患者血压增高，决定是否给予降压治疗时，不仅要根据其血压水平，还有根据其危险因素的数量与程度；"轻度高血压"只有与重度高血压相对而言，并不意味着预后一定良好。

（四）按患者的心血管危险绝对水平分层

高血压病患者的治疗决策不仅根据其血压水平，还要根据下列诸方面：

1. 其他危险因素的存在情况 ①血压水平（1~3 级）；②吸烟；③血胆固醇>5.72mmol/L；④糖尿病；⑤男性>55 岁；⑥女性>65 岁；⑦早发心血管疾病家族史（发病年龄女性<65 岁，男性<55 岁）。

2. 并存的临床情况

（1）心脏疾病：①心肌梗死；②心绞痛；③冠状动脉血运重建术后；④心力衰竭。

（2）脑血管疾病：①脑出血；②缺血性脑卒中；③短暂性脑缺血发作。

（3）肾脏疾病：①糖尿病肾病；②血肌酐升高超过 177μmol/L 或 2.0mg/dl。

（4）血管疾病：①主动脉夹层；②外周血管病。

（5）重度高血压性视网膜病变：①出血或渗出；②视神经盘水肿。

3. 靶器官损害 ①左心室肥大（心电图或超声心动图）；②蛋白尿和（或）血肌酐轻度升高（106~177μmol/L）；③超声或 X 线证实有动脉粥样硬化斑块（颈、髂、股或主动脉）；④视网膜动脉局灶或广泛狭窄。

WHO/ISH 指南委员会将高血压患者分为低危、中危、高危和极高危，分别表示 10 年内将发生心脑血管病事件的概率为<15%、15%~20%、20%~30%和>30%。治疗目标和预后判断也应以此为基础(表14-9)。

表14-9　高血压患者心血管危险分层标准

其他危险 因素和病史	血压水平(mmHg)		
	1级 收缩压 140~159 或 舒张压 90~99	2级 160~179 或 100~109	3级 ≥180 或 ≥110
Ⅰ. 无其他危险因素	低危	中危	高危
Ⅱ. 1~2 个危险因素	中危	中危	极高危
Ⅲ. 3 个及以上危险因素,或糖尿病或靶器官损害者	高危	高危	极高危
Ⅳ. 并存临床情况	极高危	极高危	极高危

二、临床表现

(一)症状

大多数起病缓慢、渐进,一般缺乏特殊的临床表现。常见症状有头晕、头痛、颈项板紧、疲劳、心悸等,在紧张或劳累后加重,不一定与血压水平有关,多数症状可自行缓解。也可出现视物模糊、鼻出血等较重症状。约1/5患者无症状,仅在测量血压时或发生心、脑、肾等并发症时才被发现。

(二)体征

血压随季节、昼夜、情绪等因素有较大波动。冬季血压较高,夏季较低;血压有明显昼夜波动,一般夜间血压较高,清晨起床活动后血压迅速升高,形成清晨血压高峰。患者在家中的自测血压值往往低于诊所血压值。体格检查听诊时可有主动脉瓣区第二心音亢进、收缩期杂音或收缩早期喀喇音,少数患者在颈部或腹部可听到血管杂音。

(三)恶性或急进性高血压

少数患者病情急骤发展,舒张压持续≥130mmHg,并有头痛、视物模糊、眼底出血、渗出和乳头水肿,肾脏损害突出,持续蛋白尿、血尿、管型尿。病情进展迅速,如不及时有效降压治疗,预后很差,常死于肾功能衰竭、脑卒中或心力衰竭。病理上以肾小动脉纤维样坏死为特征。发病机制尚不清楚,部分患者继发于严重肾动脉狭窄。

(四)并发症

1. 高血压危象　患者表现为头痛、烦躁、眩晕、恶心、心悸、胸闷、气急、视物模糊等严重症状,以及伴有痉挛动脉(椎基底动脉、颈内动脉、视网膜动脉、冠状动脉)累及的靶器官缺血症状。多由于紧张、寒冷、劳累、突然停用降压药物等为诱因,使小动脉发生强烈痉挛,引起血液急剧升高。

2. 高血压脑病　血压极度升高突破了脑血流自动调节范围,可发生高血压脑病,临床以脑病的症状与体征为特点,表现为严重头痛、恶心、呕吐及不同程度的意识模糊、昏迷或惊厥。

3. 脑血管病　包括脑出血、脑血栓形成、腔隙性脑梗死、短暂性脑缺血发作。

4. 心力衰竭 左心室后负荷长期增高可致心肌肥厚、扩大,最终导致心力衰竭。

5. 慢性肾衰竭 长期持久血压升高可致进行性肾小球硬化,并加速肾动脉粥样硬化的发生,可出现蛋白尿、肾损害,晚期出现肾衰竭。

6. 主动脉夹层 严重高血压可促使主动脉夹层形成,血液渗入主动脉壁中层形成夹层血肿,并沿着主动脉壁延伸剥离,为严重的心血管急症,是猝死的病因之一。

三、主要功能障碍

1. 循环功能障碍 高血压患者心血管系统适应性下降,循环功能障碍。

2. 呼吸功能障碍 长期心血管功能障碍可导致肺循环功能障碍,肺泡内血管和气体交换效率降低,吸氧能力下降,诱发和加重缺氧。

3. 代谢功能障碍和运动耐力减退 脂肪和糖代谢障碍,表现为血胆固醇增高,高密度脂蛋白降低。脂肪和能量物质摄入过多而缺乏运动是基本原因。缺乏运动还可导致胰岛抵抗,除了引起糖代谢障碍外,还可促成高胰岛素血症和血脂升高。机体吸氧能力减退和肌肉萎缩,限制全身运动耐力。男性性功能减退。

4. 行为障碍 高血压患者往往伴有不良的生活习惯、心理障碍、情绪易激动等,也是影响患者日常生活和治疗的重要因素。

四、康复评定

(一)危险因素评估

原发性高血压的病因目前一般认为与下列因素有一定的关系。

1. 遗传因素 原发性高血压有群集与某些家族的倾向,提示其有遗传学基础或伴有遗传生化异常。双亲均有高血压的正常血压子女,以后发生高血压病的比例增高。高血压病的遗传可能存在主要基因显性遗传和多种基因关联遗传两种方式。在遗传表型上,不仅血压升高发生率体现遗传性,而且在血压高度、并发症发生以及其他有关因素(如肥胖)方面,也有遗传。

2. 环境因素

(1)饮食:不同地区人群血压水平和高血压患病率与钠盐平均摄入量显著有关,摄盐越多,血压水平和患病率越高,但是同一地区人群中个体间血压水平与摄盐量并不相关,摄盐过多导致血压升高主要见于对盐敏感的人群中。饮食中饱和脂肪酸或饱和脂肪酸/不饱和脂肪酸比值较高也属于升压因素。饮酒量与血压水平线性相关,尤其与收缩压,每天饮酒量超过 50g 乙醇者高血压发病率明显增高。

(2)精神因素:城市脑力劳动者高血压患病率超过体力劳动者,从事精神紧张度高的职业者发生高血压病的可能性较大,长期生活在噪音环境中听力敏感性减退患高血压病也较多。高血压患者经休息后往往症状和血压可获得一定改善。

(3)其他因素:肥胖是血压升高的重要危险因素。一般采用体重指数(BMI)来衡量肥胖程度,即体重(kg)/身高^2(m^2)(以 20~24 为正常范围)。血压与 BMI 呈显著正相关。此外,服用避孕药、阻塞性睡眠呼吸暂停综合征也可能与高血压的发生有关。

原发性高血压病的危险因素有可干预和不可干预两类,不可干预危险因素主要是遗传因素,有原发性高血压家族史者发生高血压的机会大大高于无家族史者。可干预的危险因素主要有:饮食因素、代谢因素、精神因素、缺乏体力活动四方面。

（二）血压测量

测量血压是高血压诊断和评价其严重程度的主要手段。临床上通常采用间接方法在上臂肱动脉部位测得血压值。诊断高血压必须以非药物状态下 2 次或 2 次以上非同日血压测定所得的平均值为依据,同时排除其他疾病导致的继发性高血压病。建立血压观察表。

（三）实验室检查

1. 实验室检查　检查血常规、尿常规、肾功能、血糖、血脂分析、血尿酸等,可发现高血压对靶器官损害情况。

2. 心电图　可见左心室肥大、劳损。

3. X 线检查　可见主动脉弓迂曲延长,左室增大,出现心力衰竭时肺野可有相应的变化。

4. 超声心动图　了解心室壁厚度、心腔大小、心脏收缩和舒张功能、瓣膜情况等。

5. 眼底检查　有助于对高血压严重程度的了解,目前采用 Keith-Wagener 分级法,其分级标准如下:Ⅰ级:视网膜动脉变细,反光增强;Ⅱ级:视网膜动脉狭窄,动静脉交叉压迫;Ⅲ级:眼底出血或棉絮状渗出;Ⅳ级:视神经盘水肿。

6. 24h 动态血压监测　有助于判断高血压的严重程度,了解其血压变异性和血压昼夜节律;指导降压治疗和评价降压药疗效。

五、康复治疗

（一）治疗目标

有效地协助降低血压,减少药物使用量及对靶器官的损害;干预高血压危险因素,最大限度地降低心血管发病和死亡的危险性;提高体力活动能力和生活质量。

（二）治疗策略

高血压病总的治疗策略是长期与持续。因为高血压病在一定范围内可以无症状,但其所造成的脏器损害仍然可以潜在的发展,所以切忌出现症状时才治疗、症状一旦缓解之后便停止治疗。高血压病一旦确诊之后便应该长期坚持治疗,包括非药物和(或)药物治疗。

（三）康复治疗

1. 康复治疗的作用机制　一次动力性运动数分钟之后,血压可以明显低于安静水平,并可持续 1~3 小时,甚至有的可持续到 13 小时。长期训练之后(1~2 周以上),高血压患者安静时的血压也可有所下降,其机制主要为:

(1)调整自主神经系统功:耐力锻炼或有氧训练可降低交感神经兴奋性,气功及放松性训练可提高迷走神经系统张力,缓解小动脉痉挛。许多研究已充分证明,长期耐力运动或有氧训练可以降低血液中儿茶酚胺含量;而放松性训练同样可以使安静及定量运动时的收缩压与舒张压下降,心率减慢。

(2)降低外周阻力:运动训练时活动肌群内的血管扩张,毛细血管的密度或数量增加,血液循环和代谢改善,总外周阻力降低,从而有利于降低血压,特别是舒张压。多数情况下,一次运动后收缩压与舒张压均会低于安静时,尤以舒张压明显。长期训练后,安静时血压也降低。近年来,人们对于舒张期高血压越来越重视。临床上药物治疗对于单纯性舒张期高血压病的作用不佳,而运动对舒张期高血压病则有良好的作用。

(3)降低血容:运动锻炼可以提高尿钠的排泄,相对降低血容量,从而降低过高的血压。

(4)内分泌调整:运动训练时血浆前列腺素 E 和心房肽水平提高,促进钠从肾脏排泄,抑制去甲肾上腺素在神经末梢的释放,从而参与血压的调节。训练造成血压下降之后,心房肽的含量则随之下降。

(5)血管运动中枢适应性改:运动中一过性的血压增高有可能作用于大脑皮质和皮质下血管运动中枢,重新调整人体的血压控制水平,使运动后血压能够稳定在较低的水平。

(6)纠正高血压的危险因:运动训练和饮食控制结合,可以有效地降低血液低密度脂蛋白胆固醇的含量,增加高密度脂蛋白胆固醇的含量,从而有利于血管硬化过程的控制和延缓。

综合性的康复措施也将从行为、饮食等诸多方面减少高血压病的诱发因素,从而减少高血压的发作或减轻高血压的程度。此外,运动与放松性训练有助于改善患者的情绪,从而有利于减轻心血管应激水平,以降低血压。

2. 康复治疗适应证与禁忌证

(1)适应证:康复治疗主要适用于临界性高血压、1~2 级高血压病以及部分病情稳定的 3 级高血压病患者。对于目前血压属于正常偏高的患者,也有助于预防高血压的发生,可达到一级预防的目的。运动锻炼对于以舒张期血压增高为主的患者作用更明显。

(2)禁忌证:任何临床症状不稳定者均应属于禁忌证,包括急进性高血压、重症高血压或高血压危象,病情不稳定的 3 级高血压病,并发其他严重并发症,如严重心律失常、心动过速、脑血管痉挛、心力衰竭、不稳定型心绞痛、出现明显降压药的不良反应而未能控制、运动中血压过度增高(>220/110mmHg)。

高血压病并发心衰时血压可以下降,这要与治疗所造成的血压下降所鉴别,以免发生心血管意外。年龄一般不列为禁忌证的范畴。继发性高血压应针对其原发病因进行治疗,一般不作为康复治疗的对象。

3. 康复治疗方案

(1)运动疗法:高血压病患者的治疗侧重于降低外周血管阻力,在方法上强调中小强度、较长时间、大肌群的动力性运动(中至低强度有氧训练),以及各类放松性活动,包括气功、太极拳、放松疗法等。对轻症患者可以运动治疗为主,对于 2 级以上的原发性高血压患者则应在应用降压药物的基础上进行运动疗法。适当的运动疗法可以减少药物的应用,降低药物不良反应,稳定血压。高血压患者不提倡高强度运动。总的训练时间一般为 30~60min,每天 1 次,每周 3~7 天训练。训练效应的产生至少需要 1 周的时间,达到较显著的降压效应则要 4~6 周。

运动锻炼对高血压危险因素的影响:运动锻炼有助于降低外周血管阻力,改善或延缓心血管并发症。

1)有氧训练:有规律地进行中等强度的有氧运动,可使轻度原发性高血压患者的收缩压下降 6~10mmHg,舒张压下降 4~8mmHg。常用方式为步行、踏车、游泳、慢节奏的交谊舞等,强度一般为 50%~70%HRmax 或 40%~60%VO$_2$max,RPE 一般为 11~13。停止活动后心率在 3~5min 内恢复正常。步行速度一般不超过 110 步/分,每次锻炼 30~40min 左右,期间可穿插休息或医疗体操、太极拳等中国传统疗法拳操。>50 岁活动时的心率一般不超过 120

次/分。

2)循环抗阻运动:中、小强度的抗阻运动可产生良好的降压作用,而并不引起血压的过分升高。一般采用循环抗阻训练,即采用相当于40%最大一次收缩力作为运动强度,作肌群(如肱二头肌、腰背肌、胸大肌、股四头肌等)的抗阻收缩,每节运动重复10~30s,10~15节为一个循环,每次训练1~2个循环,每周3次,8~12周为一个疗程。注意在用力时呼气可减轻对心血管的反应性。

(2)作业疗法

1)音乐治疗:聆听松弛镇静性乐曲。实验表明,认真欣赏一首旋律优雅、曲调柔和的小提琴协奏曲,可使血压下降10~20mmHg。

2)园艺治疗:欣赏花卉、盆景,以移情易性,保持心情舒畅,精神愉快,消除影响血压波动的有关因素。

(3)心理疗法:高血压病患者多有精神紧张、焦虑不安、担忧感伤等心理问题,应在耐心向患者解释本病特点、发展、预后及防治方法的同时,向患者说明只要及时防治,采用适当的康复方法,治愈或好转都是有希望的。针对机体情况减轻患者精神压力,保持平衡心态。改善行为方式主要是纠正过分激动的性格,逐步学会适当的应激处理技术和心态,避免过分的情绪激动。

(4)饮食康复:建议饮食中氯化钠摄入少于6g,维持饮食中足够的钾、钙和镁,高钾饮食有助于防止高血压的发生。减少饮食中胆固醇和饱和脂肪酸的摄入,每日胆固醇摄入应小于300mg,脂肪占总热量的30%以下,饱和脂肪酸占总热量的10%以下。

(5)生物反馈:常用的生物反馈有心率反馈、皮肤电位反馈以及血压反馈。即将患者的心率、血压以及自主神经功能状态通过声、光、颜色或数字的方式反馈给患者,促使患者能理解和控制自己的血压反应。

(6)中医疗法:针刺治疗:体针可选三组穴位如:印堂、人迎、内关;风池、曲池、太冲;曲泽、丰隆、合谷。每日针一组穴位,留针半小时,交替进行,10~12次为1个疗程耳针可取降压沟、交感、神门、耳尖穴,左右耳交替进行,每次留针半小时,10~12次为1个疗程。

六、康复护理

(一)康复护理目标

1. 监测患者血压和各种危险因素。

2. 改变生活方式 指导患者均应改变生活方式,具体内容包括减重、合理饮食、减少钠盐、减少膳食脂肪、注意补充钾和钙、多吃蔬菜和水果、限制饮酒、增加体力活动、戒烟等。

3. 检查、督促患者按医嘱药物治疗。

4. 实施康复治疗,观察疗效。

5. 改变生活习惯、控制其他危险因素。

(二)康复护理

1. 饮食指导 治疗饮食宜"三多三少",即多维生素、多无机盐、多纤维素;少盐(每日3~5g),少脂肪、少热量。要多吃新鲜蔬菜、水果等,少吃动物内脏,如肝、心、肾等。保持平衡膳食。戒烟及酒,向患者讲述吸烟、饮酒对高血压病的危害,劝导患者戒除烟酒嗜好,建立有益于健康的行为和生活方式。

2. 运动康复护理　指导患者选择合适的运动项目及运动强度,进行渐进性的有氧运动,如步行、慢跑、游泳、骑车、健身操等。步行速度一般不超过 120 步/min,每次运动时间 30~60min 左右。运动量标准以运动后稍出汗、轻度呼吸加快、心率一般不超过 110 次/分为宜,避免持续疲劳感以及剧烈运动项目。

运动训练注意事项:①运动量控制在基础心率+20,或自我感觉稍出汗、气促、疲倦为宜。②运动一定要适度,要重视患者运动中和运动后的感觉,运动中须注意安全,防止碰伤、跌倒等事故。③运动要持之以恒,如果停止运动,训练效果可以在 2 周内完全消失。④在运动中检测心率、血压并记录。

3. 指导合理用药　心脑血管疾病的发病率和病死率与患者血压水平密切相关,有效控制血压是防止心脑血管疾病发病的重要手段。告知患者血压的正常值和高血压的自觉症状,坚持遵医嘱服药是获得理想疗效的有效措施;说明高血压病多数是终身性的,高血压病治疗是一个长期过程,强调长期药物治疗的重要性;遵医嘱服药,不能随意增减、更改或自行停服药物。讲解药物的剂量、用法及用药后可能出现的不良反应,服药过程中要密切观察血压的变化,让患者心中有数,做到坚持服药,切不可血压降下来就停药、血压上升又服药,使血压反复波动,对健康极为不利。

4. 保持心理平衡　早期高血压患者因无明显症状和体征,故常被忽视。当重要脏器受累或严重时,患者及其家属易产生恐惧和焦虑情绪,加之头痛、头昏给患者生活和工作带来不便,心理上会有沉重的压力,不利于有效的治疗和控制血压。高血压病患者多易激动、行为常有冲动性、求全责备等特点。愤怒、恐惧、焦虑、压抑、过度紧张与激动等不良心态都会造成血压的剧烈波动,以致发生意外。

(1)教育患者保持乐观的情绪和稳定的心境,避免情绪激动及过度紧张,遇事冷静,多与他人交流,减少精神压力;

(2)指导患者进行自我放松训练,学会自我转移、自我解脱、自我安慰。了解患者存在的各种思想顾虑,有针对性地进行心理疏导;

(3)教会患者掌握一定的心理应急方式,学会自我心理疏导、心理调节,提高心理承受能力,保持良好的心理状态,避免高血压诱发因素,以维持血压的稳定;

(4)常与患者沟通、询问用药情况及血压控制情况,进行心理指导,帮助患者提高自控能力,保持平和愉快的心境;

(5)说明综合康复治疗(运动、营养、药物、心理、中药)的重要性,使患者保持心理平衡,稳定血压。

5. 康复健康教育　教会患者自我管理

(1)通过康复教育,使患者能正确认识、对待疾病,了解疾病的危险因素,提高用药依从性,从而使血压得到有效控制。了解降压药物的名称、剂量、作用、副作用,按时准确服药;坚持规律服药,从而达到提高高血压病控制率的目的。了解药物可能发生直立性低血压反应,学会预防和处理的方法。

(2)改变不良的生活习惯:高血压病的发生、发展与人们的生活方式和行为习惯密切相关,指导教育高血压患者建立与形成有益健康长寿的行为习惯和生活方式;强调高血压的危险因素、低盐低脂饮食的有效性、戒烟限酒的必要性、控制体重的重要性。指导患者制定个体化作息时间表,保持运动与休息平衡,养成良好的睡眠习惯,矫正患者多年形成的不良生活习惯,建立和保持科学、规律的生活方式,积极配合治疗,以利于血压的稳定。

(3)血压监测:利用保健课讲座及专家面对面咨询,讲解、指导患者学会血压的自我监测和病情观察,学会自救并知道寻求急救。对有条件自备血压计者,教会患者和家属正确测量血压,并做好记录,以了解血压的动态变化,供医生指导用药。

(4)控制体重:超重和肥胖是血压升高的重要危险因素。对超重患者强调加强运动及节制食量的意义,建议体重指数控制在 24 以下,努力使体重达到或接近标准体重。指导控制饮食,积极运动。

(5)掌握适合的运动方式及强度:增强其自我管理、自我保健意识。积极参与疾病的预防、康复治疗,达到稳定控制血压的效果,制止和逆转高血压病对靶器官损害、防止严重并发症的发生、延缓病情的进展、提高患者健康水平及生活质量。

(6)服用降压药指导:遵照医师的指导规律服用降压药,切忌擅自乱用降压药,不要自己随意停药或减药。高血压病需长期或终身服药。如果血压正常就随意停药,那么血压或早或晚将恢复到其治疗前的水平。正确的方法是在血压得到有效控制并稳定至少一年后,在医生的指导下,逐步谨慎地减少药物的剂量或种类。

(三)并发症的预防及护理

1. 高血压危象的预防及护理

(1)避免诱因:告诉患者不良情绪可诱发高血压危象,避免情绪激动,保持心态平和,规律服用降压药,不要自己随意减药,更不能突然停药,以免血压急剧升高。避免劳累、注意保暖。

(2)卧床、抬高床头,避免刺激:注意观察血压、神志、心率、心律、呼吸的变化,食盐限制在每日 2.5g 以下,在服用利尿药时,应提醒患者注意补充含钾丰富的食物(如橘子、香蕉等),禁烟酒及刺激性饮料。

(3)严密观察:有无头痛、恶心、呕吐、视物模糊、抽搐、惊厥等高血压危象的症状,一旦出现上述症状,迅速救治。主要原则是快速降压、制止抽搐、应用利尿药及脱水剂降低颅内压防止并发症。抬高床头、给予吸氧、避免躁动、保持患者安静。

(4)加强护理:口腔、皮肤护理,防止发生肺炎等并发症。

2. 高血压脑病的护理 高血压脑病是高血压急诊之一。系由于动脉压增高、脑的小动脉痉挛和脑血管的自身调节机制崩溃所致。特有的脑小动脉病变、脑组织缺血、水肿及继发性斑点状出血和小灶性梗死为其病理基础。

临床表现为起病急骤,病情发展迅速,起病前往往先有动脉压收缩压和舒张压显著增高,癫痫样发作,阵发性呼吸困难,暂时性失语,偏瘫,听力障碍。由于颅内压增高出现剧烈头痛,喷射性呕吐,视物模糊,偏盲或黑矇。眼底除视神经乳头水肿、动脉变细反光增强外,尚可有出血和渗出,脑脊液压力增高。高血压脑病一旦发生若抢救护理不当,将造成不可逆的脑损伤危及生命。

(1)体位:立即使患者平卧,抬高床头 15°~30°,以促进颅内静脉回流,降低颅内压,松解衣领、纽扣、腰带,头偏向一侧,及时清除呼吸道分泌物及口腔内呕吐物,保持气道通畅,给予吸氧,氧流量 2L/min。

(2)情观察与监测:注意观察患者神态、意识、瞳孔及头痛程度和持续时间,是否伴有头晕、耳鸣、呕吐等其他症状;监测血压、心率、呼吸、体温、血氧饱和度等生命体征,准确记录各参数数值,及时反馈医生,并做好抢救仪器及药物的准备,严格交接班。

(3)降压:迅速降压或人工冬眠疗法等。待血压下降后,用口服降压药维持疗效。

(4)制止抽搐:将患者安置在单人房间,保持室内安静;当患者出现躁动不安、抽搐等症状,派专人守护,加床栏以防坠床;进行各项操作要轻柔快捷,尽量集中进行,避免过多干扰患者,保证休息及充足的睡眠。

(5)应用利尿药、脱水剂降低颅内压:按医嘱用速尿、甘露醇、山梨醇等药物。

(6)并发偏瘫,按偏瘫康复护理。

(7)高血压脑病重在预防

1)嘱患者坚持服用降压药,服药期间每日早、晚测血压各一次,不能突然停药或自行停药,以免发生停药综合征,导致血压反跳、心悸、烦躁、多汗、心动过速等。

2)指导患者在短期内如血压迅速升高,药物不能控制,出现头痛、烦躁、心悸、恶心、呕吐、面色潮红、视物模糊或抽搐及时就诊。

3)避免采用强制性措施等损伤患者自尊心的言行。

4)鼓励患者表达焦虑或无能为力的心理感受,指导患者避免劳累、情绪激动、精神紧张、睡眠不足等诱发因素。

七、社区家庭康复指导

(一)疾病知识指导

让患者了解自己的病情,包括高血压危险因素及同时存在的临床情况,了解控制血压的重要性和终身治疗的必要性。教会患者和家属正确的测量血压的方法,每次就诊携带记录,作为医生调整剂量或选择用药的依据。指导患者调整心态,学会自我心理调节,避免情绪激动,以免诱发血压增高。家属应对患者充分理解、宽容和安慰。

(二)改变不良生活习惯

低盐饮食,限制钠盐摄入,每天应低于 6g,避免食用鱼肉罐头及腌制、熏烤的肉和鱼产品;低热量、低脂饮食,补充适量蛋白质,如蛋类、鱼类等;多吃含钾、钙丰富的食物,如绿色蔬菜、水果、豆类食物,油菜、芹菜、蘑菇、木耳、虾皮、紫菜等食物含钙量较高;增加粗纤维的摄入,预防便秘,因用力排便可使收缩压升高,甚至造成血管破裂;肥胖者将体重控制在标准体重的10%上下范围。

(三)戒烟

有利于血管内皮细胞的正常功能。

(四)按时服药

根据血压及病情变化,调整用药。

1. 强调长期服用药物的重要性,用降压药使血压降至理想水平后,应继续服用维持量,以保持血压相对稳定,对无症状者更应加强。

2. 告知有关降压药物的药名、剂量、用法、作用及不良反应,并提供书面材料。嘱患者必须遵医嘱按时按量服药,如果根据自觉症状来增减药物、忘记服药或在下次吃药时补服上次忘记的药量,均可导致血压波动。

3. 不能擅自突然停药,经治疗血压得到满意控制后,可以逐渐减少剂量。但如果突然停药,可导致血压突然升高,冠心病患者突然停用 β 受体阻滞药可诱发心绞痛、心肌梗死等。

（五）坚持康复运动

指导患者根据年龄和血压水平选择适宜的运动方式，对中老年人应包括有氧、伸展及增强肌力 3 类运动，具体项目可选择步行、慢跑、太极拳、气功等。运动强度因人而异，常用的运动强度指标为运动时最大心率达到 170 减去年龄，运动频率一般每周 3~5 次，每次持续 30~60min。运动强度、时间和频率以不出现不适反应为度，避免竞技性和力量型运动。

（六）保持心情舒畅

高血压病患者一般心理紧张，即使是通过治疗病情得以控制，也常常心有余悸。因此，在为高血压病患者治疗时，自始至终不能放松心理治疗，让患者学会正确宣泄不良情绪，减轻精神压力，保持良好的心情，使患者明确高血压病的危害性及治疗控制效果，增强战胜疾病的信心。

（七）定期复查

注意心、脑、肾功能状况，定期到医院复查。危险分层属低危或中危者，可安排患者每 1~3 个月随诊 1 次；若为高危者，则应至少每 1 个月随诊 1 次。

（时美芳　郑彩娥）

第十五章 骨关节及骨系统疾病的康复护理

骨关节疾病是包括颈椎病、肩周炎、腰椎病、骨质增生、滑膜炎、退行性关节炎、风湿性关节炎等各类骨关节的方面疾病，骨系统疾病还有骨折、骨质疏松、关节置换等。临床症状通常表现为患病关节肿胀、疼痛、僵硬、活动受限。老年人由于关节使用时间长，关节软骨会出现不同程度的磨损或老化，所以最易患骨关节疾病；另外，随着工作压力的增加，越来越多的中青年人也患上了骨关节疾病。世界卫生组织已将骨关节疾病列为除威胁人类生命"三大杀手"（心血管疾病、癌症、糖尿病）之外对人类健康危害最严重的问题。

目前，骨关节疾病并没有理想的治疗方法，除骨科手术外，通常需运用多种康复治疗措施及护理干预和来减轻或消除关节疼痛，改善关节功能、治疗骨系统疾病。

现代医学研究证实，骨关节疾病的发生并非因为骨骼本身的病变，而是在于软骨等"关节保护系统"失去了对关节的保护能力，所以说"关节病痛，根在软骨"。而针对软骨退化的有效治疗手段还在探索中，除了适当的药物，手术外，康复治疗，正确的生活方式、控制体重、避免损伤、减轻关节负重、适当功能锻炼都有助于病情的恢复和控制。在治疗过程中，加强康复治疗及康复护理干预的效果非常明显，一方面，可以让患者对于疾病和治疗树立正确的认识，增强坚持治疗的恒心，积极配合康复治疗；另一方面，让患者知道怎样做有利于疾病的康复，建立正确的生活方式和运动训练方案。

第一节 颈椎病的康复护理

一、概述

颈椎病是颈椎椎间盘组织退行性改变及其继发病理改变累及周围组织结构（神经根、脊髓、椎动脉、交感神经等），并出现相应的临床表现。颈椎病可诱发多种疾病，所侵害的部位可涉及脊髓、神经、血管等多种重要组织，进而诱发多种特异性表现。如颈交感神经受刺激损伤会出现胃肠功能异常，表现为食欲不振、恶心、呕吐、便稀或便秘等，此时，极易与浅表性胃炎、胃溃疡等相混淆。又如第四颈椎压迫神经根，会出现心动过速、冠脉供血不足、心绞痛等症状，若仅给予心脏病药治疗而不治疗颈椎，虽能暂时缓解症状，但易反复发作。另外，颈椎病还能引起呼吸或吞咽困难、血压异常等许多似乎与颈椎病无关的症状。

（一）发病概况

颈、肩、腰腿痛以往是中老年人的常见病多发病。临床统计表明，年龄大于50岁者40%以上颈、腰椎有活动受限情况；其中60%会产生颈、腰椎病变，严重者压迫神经系统出现各种症状，甚至造成截瘫。近年来，颈、肩、腰腿痛的发病有年轻化趋势，有统计表明，青少年颈椎病患者所占比例由 1996 年的 8.7% 上升到 2004 年底的 12%。

（二）病因

颈椎位于活动的头颅与相对固定的胸廓之间,由于处于特殊的位置,既要求有高度的灵活性,又要求有一定的稳定性。故病因多样,病理过程复杂。

1. 机体的衰老、颈椎慢性劳损。

2. 外力伤害、不适当的运动。

3. 先天性椎管狭窄、先天性颈椎畸形。

4. 日常生活中,不良的生活习惯、工作姿势不当、睡眠体位欠佳等都是引发颈椎病的最直接原因,应引起足够的重视。

二、临床表现

（一）临床症状

颈椎病的典型症状表现为颈、肩、背、上肢疼痛,甚至四肢麻木,可伴有头痛头晕,耳鸣耳聋,视物不清等。依据病变的节段不同,表现各异(图 15-1)。

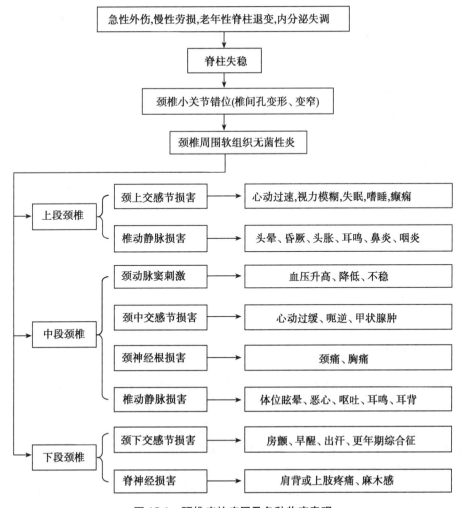

图 15-1 颈椎病的病因及各种临床表现

（二）分型及表现

按照临床表现的不同,通常可将颈椎病分为以下类型:

1. 神经根型　常有外伤、长时间从事伏案工作和睡眠姿势不当的病史。主要表现为颈部活动受限,颈、肩部疼痛。上颈椎病变,以颈椎疼痛,向枕部放射,枕部感觉障碍或皮肤麻木。下颈椎病变,颈肩部疼痛可向前臂放射,手指呈神经根性分布的麻木和疼痛。并可伴有头痛、头晕、视物模糊、耳鸣等表现。检查可见颈部活动受限,棘突、棘突旁或沿肩胛骨内缘有压痛点。

2. 脊髓型　是由颈椎间盘的突出物刺激或压迫交感神经纤维,反射性地引起脊髓血管痉挛,缺血而产生脊髓损害的症状。表现为颈肩痛伴有四肢麻木、肌力减弱或步态异常。严重者发展至四肢瘫痪、小便潴留、卧床不起。体检可见颈部活动受限不明显,肢体远端常有不规则的感觉障碍、腱反射亢进、肌张力增高和病理反射。

3. 椎动脉型　主要是头痛、头晕、眩晕,甚至猝倒。有时可有恶心、耳鸣、耳聋和视物不清。

4. 交感型　多数有轻微的颈肩痛等交感神经的刺激症状。表现为头晕、头痛、头沉重感、偏头痛、视物模糊、耳鸣、耳聋、心律失常;肢体或面部区域性麻木、出汗异常等表现。

5. 混合型　兼有上述两种以上类型的症状和体征。

6. 颈型　仅有颈部酸困不适、疼痛、板滞甚至僵硬等症状。

三、主要功能障碍

（一）功能障碍

依据颈椎病的分型

1. 神经根型　主要功能障碍为上肢、手的麻木、无力等上肢功能障碍,ADL活动能力障碍,活动受限。

2. 脊髓型　主要功能障碍为四肢麻木、无力、步态异常、影响上下肢功能,严重者可能截瘫。

3. 椎动脉型　头晕严重者亦可影响ADL能力。

交感型及颈型不影响四肢功能。

（二）对正常生活的影响

疼痛、头晕影响正常的生活、工作。

四、康复评定

颈椎病的评估可以从疼痛程度、颈椎活动范围进行单项评定,亦可从症状体征以及影响ADL的程度进行综合性的评定。其中,针对疼痛程度,可以采用VAS画线法,针对颈椎活动范围,可以采用方盘量角器进行颈椎屈曲、伸展、侧弯以及旋转度的具体测量。综合性评定有多种量表可以选用,但应注意各种量表针对不同类型的适用范围。

（一）神经根型颈椎病评价

对神经根型颈椎病,日本学者田中靖久等人的评价方法较为全面而实用,值得借鉴,其正常值为20分(表15-1)。

表 15-1　神经根型颈椎病评价表

项目		评分	项目		评分
症状与主诉	A. 颈肩部的疼痛与不适		体征	A. 椎间孔挤压试验	
	a. 没有	3		a. 阴性	3
	b. 时有	2		b. 颈肩痛(+)颈椎运动受限(-)	2
	c. 常有或有时严重	1		c. 颈肩手痛(+)颈椎运动受限(-)	1
	d. 常很严重	0		或颈肩痛(+)颈椎运动受限(+)	
				d. 颈肩手痛(+)颈椎运动受限(+)	0
	B. 上肢疼痛与麻木			B. 感觉	
	a. 没有	3		a. 正常	2
	b. 时有	2		b. 轻度障碍	1
	c. 常有或有时严重	1		c. 明显障碍	0
	d. 常很严重	0		C. 肌力	
	C. 手指疼痛与麻木			a. 正常	2
	a. 没有	3		b. 明显减退	1
	b. 时有	2		c. 常有或有时严重	0
	c. 常有或有时严重	1		D. 腱反射	
	d. 常很严重	0		a. 正常	1
				b. 减弱或消失	0
工作和生活能力	A. 正常	3	手的功能	A. 正常	0
	B. 不能持续	2		B. 仅有无力、不适而无功能障碍	-1
	C. 轻度障碍	1		C. 有功能障碍	-2
	D. 不能完成	0			

（二）脊髓型颈椎病评估

正常分 17 分（表 15-2）。

表 15-2　脊髓型颈椎病评估

Ⅰ. 上肢运动功能		不能行走(卧床不起)	0
不能自己进食	0	用拐可在平地行走少许	1
不能用筷子但会用勺子进食	1	可上下楼,但要扶扶梯	2
手不灵活但能用筷子进食	2	行走不稳,也不能快走	3
用筷子进食及做家务有少许困难	3	无障碍但有病理反射	4
无障碍但有病理反射	4	Ⅲ. 感觉	
Ⅱ. 下肢运动功能		A. 上肢:严重障碍	0

轻度障碍	1	尿闭	0
正常	2	尿潴留,使大劲排尿	1
B. 下肢:(0~2同上肢)		排尿异常(尿频,排不尽)	2
C. 躯干:(0~2同上肢)		正常	3
Ⅳ. 膀胱功能			

五、康复治疗

(一) 电、光、声、磁等物理疗法

1. 作用机制 物理治疗的主要作用是扩张血管、改善局部血液循环,解除肌肉功能,促进神经和肌肉功能恢复。

2. 治疗方法

(1)超短波疗法:中号电极板两块,分别置于颈后与患肢前臂伸侧,无热量,每日 1 次,每次 12 或 15min,10~15 次为一疗程。适用于神经根型和脊髓型急性期。

(2)低频调制的中频电疗法

1)6cm×12cm 电极两块,分别置于颈后两侧,用感觉阈下,以调节交感神经。用于治疗椎动脉型与交感神经型颈椎病。

2)10cm×15cm 的电极两块,分别置于颈后与患肢前臂伸侧,用感觉阈。用于治疗以疼痛为主的神经根型颈椎病。

(3)超声波疗法

1)频率 800kHz 或 1000kHz 的超声波治疗机,声头与颈部皮肤密切接触,沿椎间隙与椎旁移动,强度用 0.8~1.0W/cm^2,可用氢化可的松霜做接触剂,每日 1 次,每次 8min,20 次一疗程。用于治疗脊髓型颈椎病。

2)超声频率同上,声头沿颈两侧与两岗上窝移动,强度 0.8~1.5W/cm^2,每次 8~12min,余同上,用于治疗神经根型颈椎病。

(4)低频脉冲磁疗法:脉冲频率 1Hz,内径 9.5cm 的圆形磁环,中心感应磁强度 5~7mT,输出强度 100%。将 3 组磁环(每组 2 个)分别放置于颈后及颈两侧,颈后磁环的 N 极面近皮肤,颈两侧磁环的 S 极面近皮肤,每日 1 次,每次 20~30min,15~20 次为一疗程。用于治疗椎动脉型与交感神经型颈椎病。

(5)光疗

1)紫外线疗法:颈后上平发际,下至胸椎 2,红斑量(3~4 生物量),隔日一次,3 次一疗程,配合超短波治疗神经根型急性期。

2)红外线疗法:各种红外线仪器均可,颈后照射,20~30min/次。用于颈型颈椎病,或配合颈椎牵引治疗(颈牵前先做红外线治疗)。

(6)其他疗法:蜡疗、激光穴位照射、毫米波、微波等治疗也有一定效果。

(二) 颈椎牵引疗法

主要作用是解除颈肩肌痉挛,增大椎间隙与椎间孔,减轻骨赘或突出椎间盘对神经根的

压迫,减少椎间盘内压力,牵开被嵌顿的关节滑膜。通常用枕颌布带法,患者多取坐位(也可卧位),牵引角度按病变部位而定,上颈椎用 0°~10°,颈椎 5~6 用 15°;颈 6 至胸 1 用 25°~30°。治疗时间 15~30min。牵引重量由 6kg 开始,每 1~2 次增加 1kg 至 12kg 或 15kg。年老体弱、颈椎不稳、脊髓型的患者要慎用。治疗过程要经常了解患者感觉,如出现头晕、心慌、胸闷或原有症状加重者应立即停止治疗。

(三)手法治疗

手法治疗适用于颈型和神经根型颈椎病。手法治疗方法很多,有 NAGS、Cyiriax、McKenjie 手法等。目前国内常用的是 Maitland 手法(即澳氏手法)。这种手法是通过操作者的手推压棘突、椎体的横突,加上牵拉旋转等手法达到改善椎间关节的活动功能、改善椎间盘的营养,拉开椎间隙,扩大椎间孔,减轻骨刺和突出椎间盘对神经根的刺激和压迫,改善血液循环。主要方法有:

1. 自后向前推压棘突,使椎体自后向前水平滑动。
2. 自前向后推压椎体一侧,使椎体该侧自前向后旋转。
3. 推压椎体一侧的后关节突,使椎体自左向右旋转。
4. 推压椎体棘突侧面,使椎体自推压侧向对侧移动。
5. 用双手牵拉患者头部,使椎体向纵轴方向活动。

(四)运动疗法

各型颈椎病症状缓解期或术后均可应用。主要作用是增强颈部与肩胛带肌力,增加颈部各韧带弹性,改善颈椎各关节功能,达到巩固疗效,防止复发的目的。运动可借助各种器械但最简便易行的是徒手操。脊髓型或术后卧床不起的患者应每日做四肢被动运动;下肢痉挛重者可借助拐杖练习行走;手无力者可捏圆形橡皮圈或用两个圆球在手心旋转练习手的功能。常用的训练如表 15-3 所示。

表 15-3　颈椎病的治疗性锻炼

项目	次数
1. 两臂向前向上举起,吸气,还原时呼气	4 次
2. 双手握拳置于腰两侧,左手向右前方击拳,右手向左前方击拳(拳心向下)收回(拳心向上)左右交替	各 16 次
3. 双手叉腰,头部向前屈、后仰、左右侧屈	各 4 次
4. 左上肢向后斜上举,头向左转看手(右手叉腰)还原左右交替	6~8 次
5. 双手交叉,翻掌向上吸气,抬头双眼看手背,向两侧放下,呼气	4~8 次
6. 双手置肩,做肩关节旋转活动	4~8 次
7. 双手交叉握住置头后,头部向后靠,双手向前推	8 次
8. 放松呼吸,两臂向前向上举起,吸气、弯腰、两臂自然下垂在体前放松摆动、呼气	4 次

注意事项:①各动作要准确、缓慢;②运动次数逐渐增加,勿过量。

(五)中医疗法

1. 针灸　有调节神经功能,解除肌肉和血管痉挛,改善血液循环舒筋活血的作用。按不同类型、临床症状循经辩证取穴或局部对症取穴。

（1）颈型：取风府、大椎、百会、后溪、外关、列缺、昆仑等穴。

（2）神经根型：取风池、风府、大椎、医风、曲池、外关、阳溪、合谷、后溪、天宗、天井。

（3）脊髓型：取承浆、悬钟、手三里、肩髎、支沟、太冲、风府、环跳、委阳、绝骨等穴。

（4）椎动脉型：取高阳、中渚、太阳、风池、头维、玉枕、合谷、关冲等穴。

（5）交感神经型：取风府、风池、曲池、足三里、三阴交、百会、内关、劳宫等穴。

一般留针 12~20min，每日 1 次，12~15 次为一疗程。

2. 按摩、推拿治疗　有舒筋活血，解痉镇痛，松解粘连，调节神经，去除关节嵌顿的作用。对于脊髓型肢体不全瘫痪的患者，按摩可防止关节僵直减轻肌肉张力，防止肌肉萎缩的作用。常用的手法有推、拿、按、摩、擦、揉、搓、捏、提、搓、摇、颤、弹拨等。

按摩手法很多，应按病情选择，禁用暴力扳、旋、拉颈部，以免肌肉拉伤，小血管破裂，甚至椎间盘突出，使症状加重。

（六）药物疗法

1. 镇痛药　疼痛重者可口服芬必得、扶他林、阿司匹林等。镇痛药对胃肠系统有一定刺激作用，老年人慎用。消炎痛栓 50mg 每晚塞入肛门，同时口服舒乐安定 1mg，镇痛效果好，尤其适用于因痛影响睡眠的患者。

2. 营养神经系统的药物　常用 $VitB_1$ 和 $VitB_{12}$ 肌内注射，也可口服，一般 20 天一疗程。

3. 扩张血管药　常用地巴唑、烟草酸、尼莫地平等。

（七）手术治疗

1. 适应证

（1）各型颈椎病，经 2~3 疗程的非手术治疗确实无效或症状加重者。

（2）脊髓型脊髓受压的症状明显或渐进性加重者。

（3）椎动脉型出现多次猝倒或频繁晕厥者。

（4）神经根型症状进行性加重、严重影响工作生活者。

2. 术后康复　提倡早期功能训练，早期离床活动。一般术后次日即可戴石膏托下地活动，先以四肢远端活动为主。去石膏托后可做颈部活动。为防止肌肉、神经粘连，可做颈部直流电碘离子导入、音频、超音波和各种热疗。对重症或手术失败肢体功能障碍的患者，应做好心理治疗，加强患者生活信心，同时加紧肢体训练和日常生活活动的训练，防止关节僵直、挛缩，发挥残存功能，最终达到生活自理。

六、康复护理

颈椎病虽然是中老年人群十分常见的多发病之一，但病情不一，原因不同，症状体征亦较为多样化。针对不同的诊断，不同的病程，常选用不同的康复措施。

颈椎病的发病主要是由长期劳损、局部生物力学失衡所致。因而其治疗应着眼于恢复其正常的生物力学关系。非手术或手术疗法均能达此目的。由于颈椎病的病理改变既有骨组织（如颈椎退行性变：椎体及小关节骨质增生等）也有软组织（如软组织、肌腱损伤、痉挛等）。因而治疗既要有"治硬"（骨关节：纠正骨关节错缝失稳，如牵引、手法等）还应同时"治软"（软组织：解除痉挛、松解粘连、改善局部血液循环、消除无菌性炎症等。如药物、理疗、推拿、针刀、针灸等），非手术疗法强调综合疗法，其中牵引是主要手段。牵引的具体方法可参考其他专业书籍。

（一）指导患者使用颈椎病患者的睡枕

颈部姿势对颈椎病症状有明显影响，其中睡眠姿势的影响最大，枕头是颈椎的保护工具，一个成年人，每天有1/4~1/3的时间是在睡眠（枕头上）中度过的，所以枕头一定要适合颈部的生理要求。人在熟睡后，颈肩部肌肉完全放松，只靠椎间韧带和关节囊的弹性来维护椎间结构的正常关系，如果长期用高度不合适的枕头，使颈椎某处屈曲过度，就会将此处的韧带、关节囊牵长并损伤，进而造成颈椎失稳，发生小关节错位，以后可发展成颈椎病。这类患者常常表现为睡眠中或睡醒后晨起时颈项不适、落枕、头昏、头痛或顽固性失眠等症状。

1. 选择合理的枕头　合理的枕头对治疗和预防颈椎病十分重要，是药物治疗所不能替代的，但应长期坚持应用。合理的枕头必须具备两项：科学的高度和舒适的硬度。对枕头的高度有多种数据，不宜过高，亦不宜过低。少数人需适当高枕，如棘突发育畸形等，此时枕头过低则可使症状加重。

由于人体的颈椎有正常的生理弯曲，从侧面看颈椎有轻度前凸，从正面看，颈椎排列是一直线，既不向左也不向右弯曲，只有保持这种状态时，颈部的肌肉、韧带、椎间盘及颈部其他器官，如气管、颈动、静脉和神经组织才能处于正常生理状态，而高枕时无论是左还是右侧卧，都会使颈椎根处于非生理弯曲状态（图15-2a），这就使颈部肌肉，颈椎骨和韧带等都处于紧张状态，得不到真正放松和休息，甚至使一些神经和血管受压，使颈椎病症状在睡后加重。同样如果采用低枕或不用枕睡觉。也会使颈椎处于非生理弯曲状态（图15-2b），继之发生高枕一样的弊病，故枕高应结合个体体型，一般以仰卧时头枕于枕上，枕中央在受压状态下高度8~15cm为宜，而在枕的两端，应比中央高出10cm左右，因为侧卧时，肩部在下垫起，会使颈椎弯曲，增加枕两端高度则可消除这一不良影响，保证颈椎的生理弯曲（图15-2c），总之，枕头的高度以醒后，颈部无任何不适为宜。

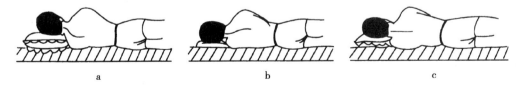

图 15-2　人体颈椎正常、非正常生理弯曲
a. 高枕致颈椎侧弯；b. 低枕致颈椎侧弯；c. 枕高合适

2. 保持良好的睡姿　良好的睡姿对脊柱的保健十分重要。睡眠应以仰卧为主，头应放于枕头中央，侧卧为辅，要左右交替，侧卧时左右膝关节微屈对置。俯卧、半俯卧、半仰卧或上、下段身体扭转而睡，都属不良睡姿，应及时纠正。过高、过硬、过短、过窄、充填物不合适的枕头都是不合适的。合乎人体生理状况的枕头应该具有以下特点：曲线造型符合颈椎生理弯曲；枕芯可以承托颈椎全段，使颈肌得到充分的松弛和休息；枕芯透气性良好，避免因潮湿而加重颈部不适。

（二）康复健康教育

1. 日常生活指导　纠正颈姿，颈椎病的起病与头部长期所处位置有密切关系，统计表明本病发病与职业有高度相关性，通常伏案或低头位工作者多见。由于颈肩部软组织慢性劳损，是发生颈椎病的病理基础，故纠正生活、工作中的不良姿势，防止慢性损伤，对颈椎病的防治显得尤为重要，长期伏案工作者，应定时改变头部体位，合理调整头与工作面的关系，不宜长期低头伏案看书或工作,也不宜长期仰头工作,因为两者都可破坏颈椎的生理平衡,造成颈椎周围的软组织劳损或肌肉韧带和关节囊的松弛而影响颈椎的稳定。工作中注意端正头、颈、肩、背的姿势,不要偏头耸肩。谈话、看书时要正面注视,不要过度扭动颈部。总之,要保持脊柱的正常生理曲度,防止因姿势不良而诱发颈椎病。

2. 指导办公室工作人员颈部运动　首先保持自然的坐姿,头部略微前倾,保持头、颈、胸的正常生理曲线,应按照自身体型调整桌面与椅子的高度比例,以避免头颈部过度后仰或过度前屈。对于长期伏案工作者,应在 1~2 小时左右,有目的地让头颈部向左右转动数次,转动时应轻柔、缓慢,以达到该方向的最大运动范围为准;或行夹肩运动,两肩慢慢紧缩 3~5 秒钟,然后双肩向上坚持 3~5 秒钟,重复 6~8 次。或者利用两张办公桌,两手撑于桌面,两足腾空,头往后仰,坚持 5 秒钟,重复 3~5 次。慢慢地做 4 次重复运动,再回到中立位置的时候停止。然后快速做 8 次重复运动,呼气的时候摺起颈部,吸气的时候弓起颈部。

调整颈椎姿势的同时,还应加强颈肩部肌肉的锻炼,在工间或工余时,做头及双上肢的前屈、后伸及旋转运动,即可缓解疲劳,又能使肌肉发达,韧带增强,从而有利于颈段脊柱的稳定性,增强颈肩顺应颈部变化的能力。

(三) 指导医疗体操

医疗体操的目的与作用:①通过颈部各个方向的放松性运动,活跃颈椎区域血液循环,消除淤血水肿,同时牵伸颈部韧带,放松痉挛肌肉,从而减轻症状。②增强颈部肌肉对疲劳的耐受性,改善颈椎的稳定性,从而巩固治疗效果,防止反复发作。

医疗体操的常用方法:

1. 左右旋转　可取站立式或坐位,双手叉腰,头轮流向左、右各旋转 10 次。动作要缓慢,转间可休息 3~5 秒;

2. 伸颈拔背　体位同左右旋转,双肩放松下垂,同时颈部上升,拟用头顶球,持续 3~5 秒,重复 10 次;

3. 颈项争力　取站式或坐位,两手交叉置于枕部,颈部尽量向后伸,双手用力组织后伸,呈对抗相持状态,持续 5~10 秒,重复 10 次;

4. 环绕颈项　体位同上,颈放松,呼吸自然,缓慢转动头部,顺时针或逆时针方向交替进行,重复 10 次;

5. 擦颈按摩。取站式或坐位,两手轮流擦颈部各 20~30 次,并用两手拇指或中指点按有关穴位,如太阳穴,合谷穴等。

6. 教会颈椎操,一般每天坚持做一到二次为宜。要加强对颈部肌肉的强化练习,增强其功能运动,以保持颈椎具有较好的稳定性。

介绍一组颈椎操,本组操与麦式(Mckenzie)操以及 Pilates(普拉提)技术之颈椎操有着异曲同工之妙,都有相同的原理与相近的操练方法。具体做法是:

(1)仙鹤点头(类似于麦氏的颈项牵拉):先做预备姿势(立正姿势,两脚稍分开,两手撑腰)。练习时:低头看地,以下颌能触及胸骨柄为佳;还原至预备姿势;动作宜缓慢进行,以呼吸一次做一个动作为宜。

(2)犀牛望月(类似于麦氏抬头拉颈):预备姿势同上,练习时:缓慢抬头,双目仰望天空;还原至预备姿势;呼吸一次做一个动作。

(3)金龟摆头(类似于麦氏侧弯颈椎):预备姿势同上,练习时:头颈向左侧弯,左耳尽力靠向左肩,还原至预备姿势;头颈向右侧弯,右耳尽力靠向右肩,还原。动作要配合呼吸,缓慢进行。

(4)金龙回首:预备姿势同上,练习时:头左右旋转,先用头部旋转,再以颏部尽力接触肩峰,还原。

以上四个动作按节律反复进行,主要是练习颈部的伸屈与侧弯功能。每动作可做两个八拍(按做操口令)。每日可进行1~2次。

(四)手法按摩与足底按摩

1. 手法按摩简便易行,有很好疗效,但按摩前必须明确诊断,手法切忌粗暴。按摩的主要作用是缓解肌肉和血管痉挛,改善局部血液循环,可起活血化瘀,消肿止痛,分解粘连,整复移位的椎体,从而使症状消失或减轻。通常在颈椎牵引后进行按摩较合适,按摩一般在患者坐位下进行,按摩范围应包括整个颈部及病侧肩背部,神经根型还应包括患侧上肢。

2. 足底集合了身体全部器官的反射区,通过治疗足底反射区相对应的颈椎反射区即可产生较好的疗效:双足跚趾趾腹根部横纹处,双足外侧第五趾骨中部(足外侧最突出点中部),颈部肌肉反射区是:双足底跖趾后方的2cm宽区域。按摩方法是:用拇指指尖或指腹;也可用第二指或第三指的关节,以数毫米幅度移动。力度最初较轻,渐渐增强,以稍有痛感为宜,按摩时间可自选抽空进行。最好是每天早晚各一次,每次10~30分钟,坚持两周以后对一般颈椎病患者即可出现效果。

(五)饮食调理

颈椎病不像冠心病高血压、糖尿病等与饮食有密切的关系。因此,颈椎病患者在饮食上没有特殊的禁忌,但也应注意摄取营养价值高的食品,如豆制品、瘦肉、谷物、海带、紫菜、木耳、水果、蔬菜等以达到增强体质,延缓衰老的目的,颈椎病患者尤其应多食富含维生素C的食品,如新鲜的水果、蔬菜等,测试研究表明,维生素C具有增强人体免疫力和抗衰老的作用,对防止颈椎病进一步发展有益。另外,中医认为胡桃、山萸肉、生地、黑芝麻等具有补肾髓之功,合理地少量服用可起到强壮筋骨,推迟关节退变的作用。

(六)指导佩戴颈围

可按需选用颈围领或颈托,均可起制动和保护作用。有助于组织的修复和症状的缓解,配合其他治疗方法同时进行,可巩固疗效,防止复发,但长期应用颈托可引起颈背部肌肉萎缩,关节僵硬,不利于颈椎病的康复,故仅在颈椎病急性发作时使用。颈围和颈托对症状的减轻有一定帮助,但颈领的高度必须合适,以保持颈椎处于中立位为宜。若由于颈部损伤所致则可应用前面宽,后面窄的颈托使颈部处于轻度后伸位,以利于颈部损伤组织的修复。

附:软海绵围领(soft foam cervical collar)的主要生物力学作用(图15-3a):这种围领相当柔软,因此本身并没有限制颈椎运动的作用,但是由于软围领与颈部皮肤的接触形成一种运动感觉的提示。当颈椎出现运动时,颈部皮肤会有感觉,而促使患者自觉地限制颈椎的运动。这种围领限制运动的功能有限,但是戴用舒适,有温暖感。费城围领(Philadelphia collar)(图15-3b):这是一种用聚乙烯泡沫塑料板与附加的硬塑料板增强条制成、分前后两片的预制品。其主要生物力学作用是可以与颈部全面接触,能提供轻度的限制颈椎运动的作用。

(七)矫形器使用护理

颈托和颈围对颈椎有固定和制动作用,可保持正常力线,避免外伤,减轻头部负荷,有助

于缓解症状和组织修复。但注意不可长期使
用，以免肌肉萎缩，关节粘连僵直，影响颈部活
动功能。

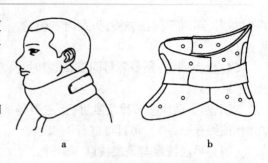

图 15-3　颈围
a. 软海绵围领；b. 费城围领

（八）康复运动中的注意事项

1. 医疗体操应由医生确定动作的姿势和
运动量，要坚持长期做操，以保证疗效。

2. 运动应缓慢进行，幅度由小逐步加大，
避免一开始即进行快速、过猛的运动。

3. 有头晕症状或颈椎骨刺增生明显则应
慎重进行。

4. 康复训练中的禁忌证：颈椎病术后 3 个月内者；血压不稳，舒张压>90mmHg 或收缩
压<90mmHg，并有自觉症状者；心功能不全伴心源性哮喘，呼吸困难者；发热，体温高于
38℃；静息状态下，脉搏>120 次/分或有心绞痛发作者；体质特别虚弱者；近期曾发心肌梗
死者。

七、社区家庭康复指导

（一）避免诱发因素

颈椎病是一种慢性病，在短期内难以根除，故平时应加强颈椎病的预防。颈椎病的致病
因素是复杂的，但总的可以分为内因（体内因素）和外因（急慢性外伤），二者可以互为因果。
内因是致病的基础，而外因是可以预防的。应从两方面采取措施，以有效地降低发病率和防
止已治愈患者的复发。诱发因素除外伤外，常见的还有落枕、受凉、过度疲劳、强迫体位工
作、姿势不良及其他疾病（如：咽喉部炎症、高血压、内分泌紊乱等）。

（二）防止外伤

设法避免各种生活意外及运动损伤，如乘车中睡眠，急刹车时，极易造成颈椎损伤，故应
尽量防止，坐车时尽量不要打瞌睡。劳动或走路时要防止挫伤。在头颈部发生外伤后，应及
时去医院早期诊断、早期治疗。

（三）矫正不良姿势

要注意防止外伤和纠正工作与生活中的不良姿势。由于工作需要，有些工种需要特殊
姿势或在强迫体位中工作较长时间，如果不予重视，久之容易发生颈、肩部的软组织疲劳性
损伤，进而导致颈椎失稳，发生颈椎病。预防慢性损伤，除工间或业余时间作平衡运动外，还
可根据不同的年龄和体质条件，选择一定的运动项目，进行增强肌力和增强体质的锻炼。另
外一些规律性的长期运动项目，如散步、慢跑等亦有助于预防颈椎病的再发。

（四）日常生活活动的指导

1. 睡眠　枕头高度以 12~15cm 为宜；最好宽及肩下，枕芯要求细碎、柔软、富有弹性，荞
麦皮、绿豆皮为佳。平卧时枕头置于颈后而不是头后，使颈部保持轻度后仰过伸的姿势，以
符合颈椎前凸的生理曲度。侧卧时枕头与肩宽等高，保持颈椎中立位。睡眠时不要将双臂
上举手放在头部，以免影响手臂的血液循环。

2. 看书　看书、写字不要驼背、过分低头，桌宜高、凳宜低，坐位、站立、行走要保持躯干
挺直，要挺胸收腹，不要低头、弯腰。

3. 洗漱　洗脸、修面、漱口、喝水等动作不要过分低头或仰头。

4. 指导工作体位及工间活动　任何工作都不应当长时间固定于某一姿势,至少每2小时能够全身活动5分钟。对长期伏案工作者,应1~2小时左右有目的地让头部向左右转动数次,转动时应轻柔缓慢,以达到该方向的最大运动范围为准。或行夹肩运动,两肩慢慢紧缩3~5分钟,而后双肩向上坚持3~5分钟,重复6~8次;也可利用两张办公桌面,两足腾空,头往后仰,坚持5秒,重复3~5次。操作计算机、写作、看电视不要持续固定一种体位,1小时左右做一次头颈部活动或体位改变。

5. 暂停某些活动　各型急性发作期应暂停骑自行车、编织、缝纫等动作。

第二节　肩关节周围炎的康复护理

一、概述

肩关节周围炎简称肩周炎,临床表现以疼痛与功能障碍为主要特征,多见于中年人和老年人,50岁左右易患,因而有"五十肩"之称。如肩关节疼痛持续3个月以上仍无肩关节功能障碍,可排除肩周炎。本病有自愈趋势,但病程较长,一般可达2年。

(一)病因

肩周炎的确切病因至今尚不十分清楚,部分患者可有局部外伤史或某些诱因如慢性劳损、局部受湿受寒等,或继发于肩部软组织及全身性疾病。肩周炎的发病可能与某些代谢障碍或局部循环障碍有关,临床表现可分为三个阶段。了解发病过程,对于防治肩周炎有重要意义。

(二)临床分期

1. 第Ⅰ期　是肩周炎的急性发病阶段,是由于炎症、疼痛而引起反射性肌肉痉挛等为主要病理变化,而无软组织粘连等不可逆转的病理改变。临床表现以疼痛和肩关节的功能障碍为主要特征,是肩周炎的初期阶段。

2. 第Ⅱ期　是肩周炎的急性发病过程迁延至慢性的发病阶段,此时肩疼痛的症状减轻。但由于关节周围软组织在炎症反应以后发生挛缩、增生、肥厚和粘连等,严重限制了肩关节活动,所以此期为软组织发生器质性病理改变的阶段。

3. 第Ⅲ期　炎症过程自行消退(如果自然发展的话),病理停止发展。所有的症状得到缓解,如果能坚持锻炼,功能可逐渐得到一定恢复,否则功能往往不会自行恢复。

二、临床表现

1. 多见于中老年人,女性多于男性,左侧多于右侧,亦可两侧先后发病。

2. 肩关节疼痛。逐渐出现肩部某一处痛,与动作、姿势有明显关系。随病程延长,疼痛范围扩大,并牵涉到上臂中段;同时伴肩关节活动受限。如欲增大活动范围,则有剧烈锐痛发生。患者初期尚能指出疼痛点,后期范围扩大,感觉疼痛来自于肱骨。

3. 关节活动受限。体检可见三角肌有轻度萎缩,斜方肌痉挛。冈上肌腱、肱二头肌长、短头肌腱及三角肌前、后缘均可有明显压痛。肩关节以外展、外旋、后伸受限最明显,少数人内收、内旋亦受限,但前屈受限较小。

4. 年龄较大或病程较长者,X线平片可见到肩部骨质疏松,或冈上肌腱、肩峰下滑囊钙化征。

三、主要功能障碍

1. 肩关节疼痛。
2. 肩关节活动障碍:前屈障碍、后伸障碍、外展障碍。
3. 关节周围软组织粘连,活动限制。
4. 冻结肩影响日常生活活动障碍。

四、康复评定

本病的评估主要侧重于疼痛的程度评估(可采用视觉类比法)以及肩关节的 ROM 测量。此外,由于肩关节活动受限,因而常严重影响日常生活活动。故还可进行综合性评估,如ADL 评定等,这里推荐采用 Rewe 肩功能评定,其具体评定标准参见表 15-4。

表 15-4 Rewe 肩功能评定标准

	计分
Ⅰ 疼痛(15)	
ⅰ 无疼痛	15
ⅱ 活动时轻微疼痛	12
ⅲ 在 i 的基础上活动时疼痛增加	6
ⅳ 活动时中度或严重的疼痛	3
ⅴ 严重疼痛,需依靠药物	0
Ⅱ 稳定性(25)	
ⅰ 正常:肩部在任何位置都坚强而稳定	25
ⅱ 肩部功能基本正常,无半脱位或脱位	20
ⅲ 肩部外展、外旋受限,轻度半脱位	10
ⅳ 复发性半脱位	5
ⅴ 复发性脱位	0
Ⅲ 功能	
ⅰ 正常功能:可以进行所有的日常生活和体育娱乐活动;可提重 12kg 以上;可游泳、打网球和投掷等	25
ⅱ 中等程度受限:可进行一般的日常生活活动;可游泳和提重 6~8kg:可打网球,但打垒球受限	20
ⅲ 头上方的工作中度受限:提重物中度受限(<4kg);田径运动中度受限;不能投掷和打网球;生活自理能力差(如洗脸、梳头等活动,有时需要帮助)	10
ⅳ 明显功能受限:不能进行通常的工作和提物;不能参加体育活动;没有帮助,不能照顾自己的日常生活活动	5

续表

	计分
ⅴ 上肢完全残疾	0

Ⅳ 运动

			计分
ⅰ	外展	151°~170°	15
ⅱ	前屈	120°~150°	12
		91°~119°	10
		61°~90°	7
		31°~60°	5
		<30°	0
ⅲ	拇指触至肩胛角		5
	拇指可触及骶尾部		3
	拇指可触及股骨粗隆		2
	拇指可触及股骨粗隆以下		0
ⅳ	外旋(上臂放在一侧)		
	80°		5
	60°		3
	30°		2
	<30°		0
ⅴ	肌力(与对侧肩部对比,可用徒手、拉力器或 Cybex)		
	正常		10
	良好		6
	一般		4
	差		0

本法总评标准:优秀:100~85,好:84~70,一般:69~50,差:≤49

五、康复治疗

康复治疗目的是缓解疼痛和促进肩关节活动功能的恢复。宜采取综合治疗,早期以消炎止痛为目的,晚期则以恢复关节活动功能为主。

(一)运动疗法

用以改善肩部的血液循环及营养代谢,松解粘连,增强肌力,促进肩关节活动功能的恢复,防止肌萎缩。

1. 徒手操 立位进行。

(1)腰前屈,上肢自然下垂,做前后、左右摆动及画圈动作。

(2)面对墙,足尖距墙一定距离,将患侧上肢前屈上举触墙上移至最高处。

（3）患侧对墙，足与墙一定距离，将患侧上肢外展上举以指尖触墙上移至最高处。

（4）背靠墙，屈肘，将上臂及肘部靠拢体侧并贴紧墙面，以双拇指触墙，再反向触胸。

（5）双手体前相握，前屈上举过头顶，触枕部。

（6）双手背后相握，以健侧带动患侧内收，再以拇指沿腰椎棘突上移至最高处。

2. 器械操　立位进行。

（1）棍棒操

1）双手体前握棒，臂前屈上举左右摆动。

2）双手背后握棒，臂后伸左右摆动，屈肘上提。

3）双手背后握棒，以健手握棒上端，患手反握棒下端，斜背棒并向健侧外上方拉推。

（2）吊环操，双手握住吊环，通过滑轮，以健肢拉动患肢外展和以健肢拉动患肢前屈上举。

（3）肩关节回转训练，面对回转训练器，调整手柄在滑动杠上的位置，使患肢伸直做绕环回转动作。

（4）肩梯操，面对或侧对肩梯，前屈或外展患肢用手指勾住阶梯牵拉患肩。

（5）拉力操，面对、侧对或背对拉力器，患手握住拉力绳柄，拉动训练患肩相关肌肉。

3. 手法治疗　对肩周炎的手法治疗可以改善肩部的血液循环及营养代谢，缓解疼痛等临床症状，促进肩关节活动功能的恢复。依功能障碍的具体状况，选择针对性的手法技术，常用的手法有：

（1）前屈障碍

1）前后向推动肱骨头，表示符号为 A、P、↑。

2）被动前屈活动。

（2）后伸障碍

1）后前向推动肱骨头，表示符号为 P、A、↓。

2）被动后伸活动。

（3）外展障碍

1）头足向推动肱骨头，即 Caud↔。

2）被动外展活动：每次应用 2~3 种手法，每种手法 60~90 秒，重复 3 遍。

4. 按摩　按摩是中国传统医学治疗肩周炎的有效方法之一，现介绍常用手法如下：

（1）松肩：患者坐位，肩部放松。术者站于患侧身后，用拇指推、掌根揉、五指捏等手法沿各肌群走向按摩 5~10 分钟，手法由轻到重，由浅到深。

（2）通络：取肩井、肩髃、肩贞、中府、天宗等穴，每穴按压 1 分钟，以患者有酸、麻、胀感为宜。

（3）弹筋拨络：同上体位，术者以拇指尖端垂直紧贴肱二头肌长头肌腱，在肱骨结节间沟内，沿肌腱走向横行拨络。然后再沿喙肱韧带拨络，用拇指和食中指相对捏拿肱二头肌短头、肱二头肌长头、胸大肌止点等处，最后用捏揉手法放松局部。

（4）动摇关节：体位同上。术者与患手相握，用力抖动，边抖边做肩关节展收、屈伸、旋转、环绕等各方向的活动。另一手置患肩作揉捏，幅度由小到大，注意每次推拿应对其中一两个方位的摆动幅度要超过当时的活动范围，在下一次推时再选另两个方位。

（5）用抖法、搓法结束治疗。

按摩治疗每日 1 次,10 次为 1 疗程。

(二) 物理疗法

理疗能够改善肩部的血液循环及营养代谢,促进充血的消散、水肿的吸收,缓解肌肉痉挛,减轻疼痛,松解粘连。与运动疗法综合应用为宜。常用的物理疗法为:

1. 超短波疗法　宜用于早期,以消炎止痛。取患肩对置,微热量,15~20min。

2. 微波疗法　宜用于早期,置圆形或鞍形辐射器于肩部,50~100W,15min。

3. 超声波疗法　用于松解粘连,肩部接触法,1.0~1.5W/cm^2,10~15min。

4. 调制中频电疗法　患肩对置,电量适度、20min。

5. 电磁疗　置磁头于肩前、后部,交变或断续 20 min。

6. 红外线疗　肩部照射,20~30min。

7. 蜡疗　肩部盘法,20~30min。

8. 漩水浴　38~40℃,20~30min。

各种理疗法的疗程,宜每日 1 次,20~30 次为一疗程。

(三) 药物疗法

1. 消炎止痛膏　对于疼痛剧烈者,可适当选择应用。

2. 封闭　以 1% 普鲁卡因 2~5ml 加醋酸强的松龙 0.5~1ml,或其他针剂局部封闭,每周 1 次,共 2~3 次。

3. 中药

(1) 活血化瘀、通经活络、散寒祛湿药对症治疗。

(2) 中药包局部湿热敷。

(四) 针灸

选择针灸肩井、肩髃、肩髎、肩贞等穴位。另外,中医小针刀治疗肩周炎亦有明显疗效。

六、康复护理

(一) 生活护理

工作要劳逸结合,注意局部保暖,特别应注意在空调房中时,不要坐在冷风口前,保护肩关节不受风寒,夏季夜晚不要在窗口、屋顶睡觉,防止肩关节长时间受冷风吹袭。

(二) 运动治疗

目前国内外治疗方法有运动疗法(含推拿、松动治疗)、理疗、口服药物、局部或关节腔药物注射、针灸、牵引等,均有一定的效果。但不管采用何种治疗,疗体育是基础,只有依靠行之有效的锻炼,才有可能较快较理想地恢复肩关节功能。

1. 加强肩关节活动度练习,辅以肌力练习。通常采用主动运动,也可使用体操棒、肋木、吊环等做助力运动训练(图 15-4)。要有足够的锻炼次数和锻炼时间,才能取得明显效果,一般每日要锻炼 2~3 次,每次 15~30 分钟。

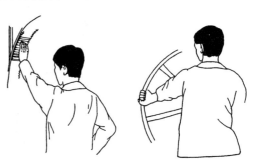

图 15-4　肩关节旋转器训练

375

2. Condman 钟摆运动　肩周炎早期的自我治疗:体前屈 90°,健侧肢支撑于桌子上,患肢下垂向前后摆动,内外摆动,划圈摆动,幅度由小到大,手握重物,逐步加负重(1kg→3kg→5kg),每次 20~30 分钟,每天 1~2 次。本项运动适用于第Ⅰ、Ⅲ期的患者,既可通过运动改善关节腔内滑液流动,改善关节活动范围,改善疼痛,又可预防肩周炎后期的粘连(图15-5)。

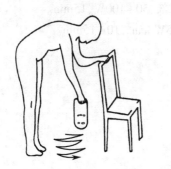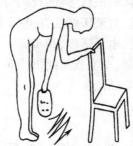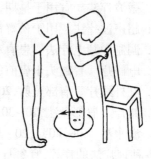

图 15-5　Condman 钟摆运动

3. 体操棒训练　预备姿势:患者持体操棒于体前,两手抓握棒的距离尽可能大些,分腿直立。为防止以肩带活动代替肩关节活动可用压肩带。动作:

(1)前上举,以健臂带动患臂,缓慢作前上举,重复 15~30 次。

(2)患侧上举,以健臂带动患臂缓慢作患侧的侧上举,重复 15~30 次。

(3)作前上举后将棒置于颈后部,并还原放下,重复 15~30 次。

(4)两臂持棒前平举,作绕圈运动,正反绕圈各重复 15~30 次。

(5)将棒置于体后,两手分别抓握棒两端,以健臂带动患臂作侧上举,重复 15~30 次。

(6)将棒斜置于体后,先患侧手抓上端,健侧手抓下端,以健臂带动患臂向下作患肩外旋动作,重复 15~30 次,然后换臂,健侧手抓上端,患侧手抓下端,健侧臂上提作患肩内旋动作,重复 15~30 次。其他还可选用定滑轮装置,健臂辅助患肩做屈、伸、旋转活动等(图 15-6)。

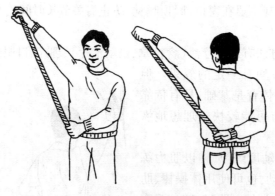

图 15-6　体操棒训练

注意事项:①上述动作范围宜逐渐增大;②如一动作完成后感肩部酸胀不适,可稍休息后再作下一动作;③每一动作均应缓慢,且不应引起疼痛。

上述锻炼方法宜一日多次进行,如在家时,可因地制宜,根据以上原则和要领进行锻炼。

4. 保护肩关节 在同一体位下避免长时间患侧肩关节负荷,例如患肢提举重物等;维持良好姿势,减轻对患肩的挤压;维持足够关节活动度范围和肌力训练;疼痛明显时要注意患侧肩关节的休息,防止有过多的运动,同时避免再次发生疲劳性损伤;疼痛减轻时,可尽量使用患侧进行 ADL 技能的训练。

5. 正确的体位 较好的体位是仰卧时在患侧肩下放置一薄枕,使肩关节呈水平位。该肢位可使肌肉、韧带及关节获得最大限度的放松与休息。健侧卧位时,在患者胸前放置普通木棉枕,将患肢放置上面。一般不主张患侧卧位,以减少对患肩的挤压。避免俯卧位,因为俯卧位既不利于保持颈、肩部的平衡及生理曲度,又影响呼吸道的通畅,应努力加以纠正。

6. 关节松动术 关节松动术主要是用来活动、牵伸关节。故本疗法对肩周炎有较好疗效。根据肩部病变程度,采用不同的分级方法进行治疗。对于关节疼痛明显的患者采用 Ⅰ 级手法,既有关节疼痛又有活动受限者采用 Ⅱ、Ⅲ级手法,而关节僵硬或挛缩但疼痛不著者,则采用Ⅳ级手法,松动疗法每次治疗 20 分钟,每日或隔日 1 次,10 天为 1 个疗程,每次治疗时要求患者尽量放松肩部,治疗后应进行主动肩部活动,例如配合行钟摆运动等。关节松动术适用于第Ⅱ、Ⅲ期的患者。

七、社区家庭康复指导

(一) 治疗原发病
如:颈椎病、类风湿性关节炎、骨质疏松症等。

(二) 加强生活护理
防受寒、防过劳、防外伤。尽量减少使用患侧的手提举重物或过多活动肩关节,以免造成进一步疲劳性损伤。

(三) 坚持运动训练
教会患者有效医疗体操的做法、肌肉完全放松运动、腹式深呼吸和局部自我按摩等。

(四) 改变患者对疼痛的认知
改变患者对疼痛的认知和处理过程来帮助患者学习自我控制和自我处理疼痛的能力。

(于红梅)

第三节 类风湿性关节炎的康复护理

一、概述

类风湿性关节炎(rheumatoid arthritis,RA)是一种以慢性、对称性、多关节炎为主的全身性自身免疫性疾病,其特点是关节痛和肿胀反复发作逐渐导致关节破坏、强直和畸形,是全身结缔组织疾病的局部表现,是致残率较高的疾病。特征性的病理变化为非特异性的滑膜炎症。

(一) 发病概况
世界各地患病率非洲黑人较低(肯定 RA 为 0.1%,可能 RA 为 0.5%)。以色列居民患病率略高(男 0.5%~1.3%;女 1.2%~3.1%)。德国农村患病率男性 5.7%、女性 3.0%,其他各地患病率为 0.4%~1.0%。美国按 1952 年诊断标准,患病率为 0.3%~1.5%。我国人群患病率约为 0.3%~0.5%,男女之比约为 1∶4,约 80% 的患者发病年龄为 20~45 岁。

(二)病因

发病原因尚不完全明确,与发病有关的因素有:

1. 感染　病灶与本病发病有关。

2. 遗传　本病患者 HLA-DRwu 抗原检出率明显升高,提示发病与遗传有关。

3. 免疫功能紊乱　目前大量实验资料支持类风湿性关节炎是免疫系统调节功能紊乱所致的炎症反应性疾病。

4. 还与内分泌失调、受寒、受潮、劳累等不良因素有关。

5. 美国 L. Lavelle 发现无论是现在还是过去吸烟均加重 RA 病情(包括类风湿结节、RF、关节受累数),已戒烟比未戒烟者危险性下降。

(三)类风湿性关节炎的分期

美国风湿病学会制定解剖学分期标准(表 15-5)。

表 15-5　美国风湿病学会制定解剖学分期

● 早期	● 严重期
1. X 线片无破坏性改变	1. X 线片除骨疏松外尚有软骨和骨的破坏
2. X 线片有骨疏松	2. 关节畸形如半脱位、尺位偏或过伸、无纤维性和骨性强直
● 中期	3. 广泛肌萎缩
1. X 线片有骨疏松或轻度破坏	4. 有关节外软组织病变如结节、腱鞘炎
2. 无关节畸形,有关节活动受限	● 晚期
3. 邻近肌肉萎缩	1. 纤维性或骨性强直
4. 有关节外软组织病变如结节、腱鞘炎	2. 具有严重期各项变化

二、临床表现

(一)全身症状

通常起病缓慢,有乏力、纳差、全身肌肉痛、体重减轻、低热和手足麻木、刺痛等。

(二)局部症状

常表现为对称性的多关节炎,手的小关节如近端指间关节及掌指关节、腕、膝、足关节最常受累,其次为肘、踝、肩、髋关节等。表现为关节肿胀、疼痛、僵硬及活动受限,关节肿时温度增加,但表皮很少发红。指关节呈梭形肿胀。关节僵硬以晨间起床后最为明显,活动后减轻,称为晨僵。晚期可强直和畸形。常见的有手指的鹅颈状畸形,掌指关节向尺侧半脱位和手指的尺侧偏斜,腕、肘、膝、髋等关节强直于屈曲位,严重影响患者的正常活动,甚至生活不能自理。除四肢关节外,颞下颌关节及颈椎也易累及。

三、主要功能障碍

(一)关节活动受限

急性期主要与关节炎性渗出、肿胀、疼痛有关,慢性期主要与关节周围软组织粘连、挛缩、关节僵硬甚至强直、关节破坏、承重能力下降有关。关节肿胀是由于不同程度的滑膜增生变厚和滑膜积液，以浮沉触诊法可区分二者的不同程度。

（二）肌肉萎缩、肌力下降

常见于严重关节炎后期，与活动减少引起的肌肉失用性萎缩及体质下降、营养不良有关。

（三）晨僵

主要与关节炎性渗出、关节周围组织水肿和肌炎引起的肌紧张有关。

（四）心理、情绪的变化

常表现为忧郁、焦虑、悲观失望、情绪低落等，主要原因是类风湿性关节炎病程长，反复发作，后期活动不便，日常生活、工作受影响，生活质量下降。

（五）生活自理能力下降

早期与关节疼痛、肿胀、肌痉挛、关节活动受限有关，中、晚期与关节僵硬、关节软骨破坏、关节变形、关节周围软组织粘连、挛缩、肌肉萎缩无力等因素有关。

四、康复评定

（一）实验室检查

血红蛋白减少，为正细胞正色素性贫血，白细胞计数一般正常或降低，但淋巴细胞计数增加。大约70%~80%的患者类风湿因子阳性，但其他结缔组织疾病也可为阳性，注意鉴别。

（二）X线表现

早期可见关节周围软组织肿大阴影，关节间隙因积液而增宽，骨质疏松，正常骨小梁排列消失，以后关节软骨下有囊腔形成，附近骨组织呈磨砂玻璃样改变，关节间隙因软骨面破坏而逐渐狭窄。晚期关节间隙渐消失，最终出现骨性强直。

（三）类风湿性关节炎活动期和稳定期的评估

一旦作出诊断，对活动期和稳定期应作出评定，以利康复治疗的进行。美国风湿病协会临床协作委员会所制定的疾病活动性标准被广泛采用。下表分别为其活动性和稳定性评估的标准（表 15-6、表 15-7）。

表 15-6　RA 疾病活动性评估标准

	轻度活动	中度活动	明显活动
1. 晨僵时间（小时）	0	1.5	>5
2. 关节疼痛数	<2	12	>34
3. 关节肿胀数	0	7	>23
4. 握力（mmHg[*]）			
男	>250	140	<55
女	>180	100	<45
5. 50 尺步行秒数	<9	13	>27
6. 血沉率（Westegren 法）	<11	41	>92

[*] mmHg×4÷30＝kPa

表 15-7 RA 疾病稳定推荐标准

1. 晨僵时间不超过 15 分钟
2. 无疲劳感
3. 关节无疼痛（根据病史）
4. 关节无压痛或无运动痛
5. 关节无软组织或腱鞘鞘膜肿胀
6. 血沉率（Westegren 法）女性不超过 30mm/h，男性不超过 20mm/h，连续 2 个月或以上，具有上述 5 项或更多者定为稳定期。

（四）关节功能评定

采用 1991 年美国风湿病学会（ACR）修订标准，见表 15-8。

表 15-8 类风湿性关节炎功能指数修正标准（ACR）

Ⅰ级	完全能完成日常一般活动（自身照顾[①]、职业工作[②]、业余活动[③]）
Ⅱ级	能完成一般自身照顾和职业工作，但业余活动受到限制
Ⅲ级	能完成一般自身照顾活动，但职业和业余活动受限制
Ⅳ级	一般自身照顾、职业和业余活动能力均受限制

注：①一般自身照顾包括穿着、进餐、洗澡、梳妆、修饰和上厕所。
②职业活动包括工作、学习、家务活动。
③业余活动包括娱乐性（消遣性）和（或）闲暇活动，业余、职业活动与患者的愿望、年龄、性别有一定关系

（五）关节活动度的评估

类风湿性关节炎患者关节活动常受限。早期 RA 因软组织的挛缩而关节活动范围减小。晚期关节活动范围的受限常因骨性或纤维性强直所致。一旦关节活动受限，应作 ROM 评估。主动式 ROM 是被评估者自己力量能达到的活动范围，由肌肉主动收缩完成。依靠外界力量达到的称之为被动式 ROM，两者应同时评估，正常时两者得数应相等。被动式得数在关节活动受限时，预示关节所能恢复之数。

评定目的在于了解关节活动范围，了解病变关节是否具备功能性运动最低要求，是否已影响日常生活活动的完成，从而决定康复治疗内容。表 15-9 为各关节功能性运动最低要求。

表 15-9 各关节功能性运动最低要求

● 肩	● 髋
0°~75°屈曲/外展	0°~30°屈
0°~45°内旋	0°~25°伸直旋转
● 腕	● 膝
0°~20°伸	0°~60°屈
0°~20°屈	● 踝
● 前臂	5°~15°背屈—跖屈
0°~60°旋前	● 颈
0°~60°旋后	0°~30°屈/伸/侧弯
● 掌指	0°~45°旋转
0°~70°屈	
● 近端指间关节	
0°~90°屈	

一般认为手指伸展活动明显丧失,不会严重影响手功能。远端指间关节屈曲活动丧失少有影响功能。掌指关节(特别是小指和环指)即使轻度丧失屈曲功能,即有明显功能限制。拇指关节应注意其稳定性,掌腕关节没有前臂 30°的内旋,正常的对掌不可能。

(六)肌力的评估

肌力是指肌肉能产生最大的力强度,评估的目的在于了解肌力对残疾的影响。

类风湿性关节炎患者常发生关节周围肌肉萎缩,使肌力减弱。一般采用徒手肌力检查法,检查时尤其要评估患者手的握力和手指的捏力。因类风湿性关节炎关节肿胀、畸形、挛缩和疼痛等,用一般握力计误差较大,常采用汞柱式血压计测量(将袖带卷折充气形成内压为 30mmHg 的气囊,令患者双手分别在无依托情况下,紧握此气囊,水银柱上升读数减去30mmHg,即为实测握力数),连测 3 次,取其均值。一般认为男性低于 192mmHg,女性低于146mmHg 为握力低下。

同时应进一步了解关节的稳定性,因为它与关节囊的厚薄、松紧、关节韧带的强弱、关节周围肌群的肌力有关。认为骨骼和韧带对关节的静态稳定起主要作用,肌力和拉力对动态稳定起重要作用。

影响测定肌力的因素有:疼痛、关节挛缩、肌肉痉挛、关节畸形、疲劳及肌肉不能产生最大收缩。

(七)疼痛的评估

RA 患者关节疼痛为其主要表现,常见疼痛原因为局部炎症、组织的破坏、继发感染、局部缺血坏死、骨质疏松合并椎体病理性骨折、畸形导致结构变化、腕管综合征和其他嵌压性神经疾患、修复后关节松动、合并纤维肌痛综合征等。疼痛常是患者最主要的主诉,应评定患者疼痛的部位、时间、性质、程度、诱发因素等,目前国际上常采用视觉模拟评分法(VAS)、数字评分法(NRS)、文字描述评分法(VDS)等。

(八)步态分析与评估

患者由于疼痛、肌力减弱、关节挛缩、畸形等原因而造成各种异常步态。

1. 两腿长度不等跛行　因肌腱挛缩、关节畸形等原因,两腿长短不一,如长短之差不足3.75cm 时,健侧肩抬高,短腿侧下垂,骨盆下降。摆动期,长腿侧髋、膝、踝过度屈曲。如长度之差超过 3.75cm,短腿侧取代偿性足尖行走。

2. 髋关节活动受限步态　此时腰段出现代偿运动。骨盆和躯干倾斜,腰椎和健侧髋关节出现过度活动。

3. 膝关节活动受限步态　膝屈曲挛缩小于 30°,快走时能显示。屈曲挛缩大于 30°,慢走时呈短腿跛行。膝关节伸直位强直时,为了摆动患肢,健腿做环形运动,髋关节升高,踮足行走。站位因膝不能屈曲至 15°,结果骨盆和重心升高。

4. 马蹄足畸形步态　为跨阈步态。患者腿相对变长,摆动期髋、膝弯曲增加。由于跟骨的畸形影响有效后蹬动作。

5. 减痛步态　目的在于减少或避免患肢的负重而减轻疼痛。表现为站立相(患侧)时间缩短,迅速转为健侧站立相,步幅变短。脊椎疼痛时,步态变慢而对称,避免足跟着地时所产生震动。髋关节疼痛时,患肢负重时,同侧肩下降,躯干稍倾斜,患肢外旋屈曲,避免足跟击地。膝关节疼痛时,患膝微屈以足趾着地行走。

（九）日常生活活动能力评估

RA 患者日常生活活动如穿脱衣服、洗漱、移动体位、如厕等能力常有不同程度障碍。因仅涉及躯体功能不涉及言语、记忆、解决问题等功能,特称为躯体性 ADL。评定方法一般参用修订的巴氏指数(MBI)。对患者的日常生活活动能力进行评估,有助于治疗师制定出具体的康复计划。应关注患者存在的能力而不是丧失了的能力,这样有助于建立患者的自尊和自信。当患者在做某些活动有困难时,为了更全面、更准确地了解患者的障碍情况,应进行活动分析,弄清在什么情况下活动时的哪个具体动作有困难,以明确患者在生活中所需要的帮助,有针对性的提供生活辅助工具。

（十）畸形的分析

RA 致残率较高,常与各种畸形有关。应当进行分析,以便避免或矫正畸形。

1. 手的畸形

（1）手内在肌萎缩,引起手指活动障碍。

（2）掌指、掌腕关节尺位偏。

（3）天鹅颈畸形,近端指间关节过伸、远端指间关节屈曲(图 15-7)。

（4）纽扣花畸形,近端指间关节屈曲、远端指间关节过伸(图 15-8)。

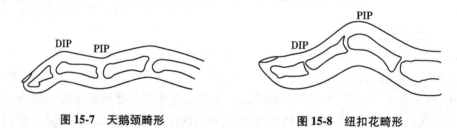

图 15-7　天鹅颈畸形　　　　　　　　图 15-8　纽扣花畸形

注:DIP:远端指间关节;PIP:近端指间关节

（5）垂指,肌腱断裂所致。

（6）Z 形指,拇指关节不稳定,即掌指关节过伸,指间关节屈曲畸形(天鹅颈畸形)。

（7）掌指关节、近端指间关节半脱位、脱位、角度畸形。

2. 腕关节畸形

（1）桡尺关节半脱位。

（2）4、5 指伸肌腱的损害,常见为断裂,引起垂指。

（3）腕管综合征:腕关节肿胀,正中神经受压,拇指和第 2、3、4 指桡侧掌面感觉障碍,拇指外展肌萎缩。

（4）垂腕或伸直位强直,是 RA 最易出现强制的关节。

3. 肘的畸形

（1）屈曲,前臂旋前畸形。

（2）伸直位强直。

4. 肩的畸形　内收、内旋、前屈畸形。

5. 足的畸形

（1）跖趾关节半脱位约占 67%。

（2）踇趾外翻占 70%。

（3）爪形趾、上翘趾。

（4）足内、外翻、足弓塌陷。

6. 踝的畸形　外翻、马蹄足畸形。

7. 膝的畸形

（1）伸直强直。

（2）屈曲挛缩畸形。

（3）膝内外翻。

（4）膝半脱位。

8. 髋的畸形

（1）屈曲挛缩。

（2）内收、外展障碍。

（3）伸直强直。

9. 颈椎的畸形

（1）寰枢关节横韧带松弛的各种半脱位。

（2）颈椎前屈短缩畸形。

（3）痉挛性斜颈。

（十一）心理功能评估

RA 患者，躯体因素和心理因素相互作用，容易形成恶性循环，是原发躯体因素进一步恶化和复杂化，使治疗更趋困难。故应对患者进行心理分析和评估，了解其焦虑、抑郁、情感冲突等心理及情绪障碍的情况，从而采取针对性的心理护理及治疗。

五、康复治疗

康复治疗的目的：控制疼痛，控制炎症，维持和改善肌力、耐力和活动，防止和（或）矫正畸形，保持日常生活活动能力的独立性，帮助患者达到最大可能的正常生活。必须根据炎症的不同时期来选择康复治疗和护理的方法。急性期的治疗重点是使关节休息，避免关节负重，合理使用物理治疗；亚急性期主要是维持关节活动度的训练，包括主动、被动活动；慢性期的治疗在于预防和矫正畸形，可通过体力锻炼、增加关节活动度和增强肌力、耐力等手段来实现。

（一）药物治疗

RA 治疗的黄金时间为发病的初二年，而完成传统的"金字塔"型治疗所需时间为 5~8 年，故"金字塔"型治疗方案已被联合用药所取代。2002 年美国风湿病学会提出 RA 治疗指南，指南立足于早期治疗，即建立明确诊断后，3 个月即开始应用改变病情的药物，其中首选甲氨蝶呤。一般改变病情药物可单独用，用药时间为 3 个月，如无效即转入联合用药（2 种或 2 种以上用药）。一旦联合用药或多种用药无效时，出现关节结构性改变可以考虑外科手术治疗。

常用药物：

1. 非甾体类抗炎药（NSAIDs）　阿司匹林、吲哚美辛、萘普生等。

2. 改变病情抗风湿药物　甲氨蝶呤、金制剂等。

3. 免疫抑制剂　环磷酰胺、来氟米特等。

4. 肾上腺皮质激素　慎用于关节内注射。

5. 中成药　雷公藤、白芍总苷(帕夫林)等。

抗风湿药物对功能的可能不良反应见表 15-10。

表 15-10　抗风湿药物对功能的可能不良反应

药物	出现副作用	对功能可能产生影响
● 甾体类药物	体重增加	有碍美容;行走、移动困难
	白内障	视力减退,行走缺乏安全感
	骨无菌坏死	疼痛、行走困难
	骨疏松	疼痛、病理骨折
	Ⅱ型肌纤维萎缩	肌无力
● 非甾体类抗炎药	眩晕、认知功能障碍、抑郁、人格变化,老年人有健忘、情绪紊乱、精神错乱	影响行动、人际交往、处事能力
● 金制剂	吉兰-巴雷综合征	无力、活动困难、呼吸困难
● 青霉胺	肌纤维颤搐	无力
	脑病	识别力缺陷
	阻塞性细支气管炎	耐力下降
	多发性肌炎、皮肌炎	无力、疲劳、关节功能受限
	重症肌无力	无力、活动困难
● 抗疟药	视物模糊	难以完成日常生活活动
	调节困难	平衡障碍
● 柳氮磺吡啶	头晕目眩	日常生活难以完成
	纤维性肺小泡炎	耐力下降
	不可逆的神经肌肉和中枢	无力、不协调
	神经系统作用	
● 苯丁酸氮芥(CHL)	秃发	影响美容
● 环磷酰胺(CTX)	秃发	
● 硫唑嘌呤(AZA)	口腔炎	吞咽、咀嚼受影响
● 甲氨蝶呤(MTX)	软组织小结	疼痛影响行走、活动
	间质性肺炎	耐力下降
● CHL CTX MTX	无精子、无卵	影响性功能
● AZA CHL CTX	新生物	取决肿瘤类型、所在部位
● 环孢素	神经毒	平衡障碍、无力

(二) 运动疗法

RA 患者关节灵活性减少,肌肉萎缩,肌力减退,耐力减少和心肺功能低下,通过适宜的运动疗法能改善功能而不会加重关节固有炎症。

运动疗法目的在于增加和保持肌力、耐力,增加受累关节的稳定性,减少生物力学的应力;维持关节活动范围;改善步态的效率和安全性;增加骨密度,防止骨质疏松;减轻疼痛和僵硬,防止出现畸形;改善 ADL 和健康,增强交往能力。

1. 手法按摩、牵伸　急性期过后,对关节及其周围软组织进行按摩,有助于改善血液循环,减轻炎症、肿胀、疼痛,放松肌肉,解除组织粘连,提高关节活动能力。对浮肿的关节或肢体可从远端向近端推按、轻揉、摩擦;对病变时间长的关节,应在关节周围寻找痛点或硬结,有重点的进行按揉,但应避免直接在关节表面上大力按压或使两关节面间用力摩擦;有关节僵硬、周围软组织粘连、挛缩时,在按摩后给予关节牵引,对关节周围软组织进行牵伸,可采用徒手牵伸,也可利用自身重量、滑轮或棍棒等牵伸。应注意:对有明显积液、关节不稳定、生物力学紊乱的关节应避免用力牵张,晚期患者如过度牵张会引起关节囊的破坏。

2. 肌力训练　在急性期或关节固定期,虽然关节不宜做运动,但为保持肌力,可进行等长收缩练习,以保护炎症性关节病变患者的肌力,因可使肌肉产生最大张力而对关节的应力最小,每日只要有数次的最大等长收缩就能保持或增加肌力和耐力,因此对类风湿性关节患者是简便、安全、可行的方法。如仰卧时一侧下肢伸直上抬约 $10°$ 或在踝关节处加上 $1 \sim 2kg$ 重物再上抬,以训练臀大肌和臀中肌,每次持续用力 5 秒左右,然后稍休息,反复进行 $10 \sim 20$ 次。

恢复期或慢性期,可在关节耐受的情况下,加强关节主动运动,适当进行等张练习或抗阻练习。游泳池内或水中均是等张运动的良好环境,由于浮力使作用于关节的应力减少,一定的水温更有助于关节周围肌肉等软组织松弛,故水中等张运动很适宜于类风湿性关节炎患者,也可指导患者用滑轮、弹簧、沙袋等进行肌力训练。

3. 关节体操练习　关节体操是在关节本身的活动方向及活动范围内所进行的活动,如关节的屈伸、旋转等,可以是在外力作用下的被动运动或自身用力主动运动,也可以配合肌力训练,在负重的情况下进行。关节体操可有效地预防关节僵硬,改善关节活动能力,恢复关节活动范围。在做操前先对受累关节进行轻柔的按摩或热疗,可防止损伤,提高疗效。做操时用力应缓慢,切忌粗暴,应尽量达到关节最大的活动范围,但以不引起关节明显疼痛为度。如有条件在温水中练习关节体操,则既舒适效果也会更好。

(1)手指关节体操

1)用力握拳→张开手指。

2)各指分开→并拢。

3)各指尖轮流与拇指对指。

(2)腕关节体操

1)手指伸直,腕关节上下摆动做屈伸练习。

2)手指平放,掌心向下手向桡、尺侧往返摆动。

3)手做环绕活动。

4)双手胸前合掌,两腕轮流背屈。

(3)肘关节体操

1)屈肘手触肩→复原。

2)两臂自然靠在身旁,轮流屈伸肘。

(4)前臂旋转体操

1）肘屈成 90°,做前臂旋前、旋后练习。

2）双手拧毛巾练习。

（5）肩关节体操

1）两臂伸直,向正前方平举→上举→放下。

2）两臂伸直,臂侧平举→上举→放下。

3）坐位或立位,两臂在背后伸直后引,躯干挺直。

4）直臂绕环或在屈肘的姿势下绕环。

（6）趾关节体操:足趾向上屈起→复原→向下卷曲→复原。

（7）踝关节体操

1）坐位或仰卧位,足背屈起→向下。

2）坐位或仰卧位,足向内摆(内收)→向外摆(外展)。

3）足踝绕环运动。

（8）膝关节体操

1）卧位,屈膝关节使足跟尽量靠近臀部,然后伸直。

2）坐位(膝屈位),伸展膝关节至最大范围,然后放下。

（9）髋关节体操

1）仰卧位,两腿轮流屈髋屈膝→伸直。

2）仰卧位(腿伸直),髋关节内收→外展。

3）仰卧位(膝伸直),髋关节内旋→外旋。

4）立位(膝保持伸直),直腿前踢(屈髋)→直腿后伸(伸髋)。

4. 全身运动　类风湿性关节炎会造成身体的慢性消耗,加之患者活动减少,因此可引起体质下降,身体虚弱,应适当进行全身活动,以保持整个身体处于良好状态。最好能进行适量的耐力运动,它对锻炼心肺功能,改善糖及脂肪代谢具有突出作用。常用的项目有行走、跑步、自行车、游泳等,应用时应根据关节炎情况和心肺功能确定强度。常用于类风湿性关节炎恢复中后期,增强心血管功能,提高体质。

5. 训练顺序及训练量

（1）当软组织紧张所致关节活动受限,首先应当先进行被动的关节牵张,再用主动关节活动范围训练;如无关节活动受限,用保持关节活动范围的主动训练;当关节生物力学状态良好时,先用等长收缩,继之用等张收缩以加强肌力训练。

（2）避免训练过量,训练后疼痛超过 2 小时,出现过度疲劳,虚弱无力现象加重,原有关节活动度减少,关节肿胀增加均视为运动量过度,应当进行适当调整,运动后疼痛如经夜间休息能恢复,表明运动量是合适的。每次运动后,必须有适量的休息。

（三）其他物理因子治疗

1. 冷疗　常用于关节急性炎症期肿痛明显时,具有镇痛、降低肌张力、解除痉挛、减少炎症渗出、抑制滑膜的胶原酶的作用,可使急性关节炎的破坏受到遏制。有条件的可采用冷疗设备,一般可用冰块、冰袋、冰水等,每天 1~2 次,每次 15~20 分钟。患有发作性寒冷性血红蛋白尿、冷球蛋白血症和雷诺病(现象)患者禁用。

2. 热疗　热作用于神经末梢和肌梭 γ 纤维,具有镇静、止痛作用,还能增加胶原黏弹性,减少肌痉挛,增加肌肉及关节周围组织柔韧性,改善局部血液循环,减轻水肿,有助于增大关节的活动范围。一般除关节急性炎症期及发热患者外均可使用,单独热疗法产生短时间疼痛缓解,与主动训练相结合则疼痛缓解明显且持久,肌力和功能得到改善,僵硬减轻。

(1)透热疗法:透热疗法有短波、微波、超声波等,短波透热对浅表肌肉加热最好,用于解除肌痉挛;微波用于加热浅表和较深层肌肉,此两种透热形式在有金属植入物时,不宜使用。超声波其热的穿透比短波或微波深,可深入皮下 5cm 左右,选择性为骨所吸收,是加热关节和关节周围组织较好的方式。值得注意的是关节的透热疗法能使关节腔内的温度升高,而 RA 关节腔温度由 30.5℃升至 36℃,来源于滑膜的胶原酶溶解软骨的活性增加 4 倍。在类风湿性关节炎的治疗时,如使用不当能加速病变关节的破坏,故透热疗法在 RA 的应用宜慎重,一般选用无热量。

(2)浅表热疗法:所产生热深入组织不超过 3~4cm,不会引起关节腔温度升高,在大关节反射性使关节腔温度降低。有人认为长时间的应用于关节,亦能使关节腔温度升高,特别是小关节。故治疗时间以不超过 20 分钟为宜。浅表热主要用于训练和牵引前的松弛组织、减轻疼痛、增加 ROM,但有循环障碍或感觉障碍者禁用,可选用红外线、蜡疗、热敷、水疗等,如结合中草药热洗或热敷,效果会更好。

3. 药物导入治疗 可采用直流电导入疗法或超声导入疗法,后者效果更好。

4. 低中频脉冲电疗法 具有镇痛、促进局部血液循环和消炎的作用。间动电流疗法常用于镇痛和促进局部血液循环,适用于类风湿性关节炎继发纤维肌痛症者。经皮电刺激疗法对受累软组织镇痛效果较好。干扰电流疗法在受累关节交叉处对置,对关节深部消炎、消肿、镇痛效果好。音频电疗法有较好的松解粘连的作用,对关节囊肥厚或关节粘连者可用。

5. 水疗法 利用水的静压、温度、浮力及所含成分,以不同方式作用于人体来防治疾病和促进康复的方法。水疗十分适宜 RA 患者,水温 38~40℃,最佳治疗时间为 20 分钟。

(1)水作为一种安全而有效的介质为许多风湿性疾病患者所采用。水中运动能缓解疼痛和肌肉痉挛,通过主动或被动运动可增加肌力,保持或增加关节活动范围,改善活动功能。

(2)矿泉水很适宜于 RA 患者的康复治疗,其中以硫化氢泉和氡泉效果最佳。矿泉具有抗变态反应、消炎作用,能激活结缔组织细胞,活跃垂体、肾上腺皮质和性腺功能,还能调节自主神经功能,改善末梢循环、纠正异常代谢、防止关节强直、恢复肌肉功能,此外,还具有水疗的其他作用。但患者如有明显全身症状如疲劳、发热、血沉、C-反应蛋白升高,局部炎症明显及有关节外表现,如心包炎、心肌炎、血管炎等,应暂停矿泉治疗。

6. 其他 如弱激光、磁疗等也较常用于类风湿关节炎的治疗。

(四)作业疗法

1. 日常生活活动训练和自助具的应用 日常生活活动训练的目的在于训练患者在病残范围内从事日常家庭生活、工作和娱乐活动,得以发挥出最好的功能。应根据患者的病情、功能情况等选择针对性的作业活动,以提高患者的实际功能及日常生活能力。RA 患者 ADL 能力训练以行走、修饰、穿脱衣、进食等动作作为前提,通过训练让患者自身来完成,必要时需要借助支具或自助器以使患者独立完成日常生活所需的动作。日常生活活动训练应循序渐进,消除依赖心理,提高熟练度和技巧度。

2. 助行器具 RA 患者有时需要一定辅助步行的用具以支持体重和保持平衡,确实难以完成站立、无法步行只得使用轮椅。

拐杖、手杖的选择:实质上,这些是一种上肢伸长的替代形式。用以弥补患肢所失去的支撑、平衡和负重功能。使用手杖要求上肢及肩的肌力正常,平衡状态良好。使用拐杖要求患者的上肢肌力及体力处于良好状态。如肘关节稳定性差,用前臂支持金属片的拐杖(图15-9)。肘关节不能伸时用月台型拐杖,前臂可依托在平台上,手握住平台上突出的扶把。腕关节伸肌肌力减弱,腕部稳定性不佳用有腕关节固定带的拐杖。

一般说手杖能承受体重20%~25%。单侧前臂拐杖最大承受体重为45%。双腋拐能承受体重80%(图15-9)。

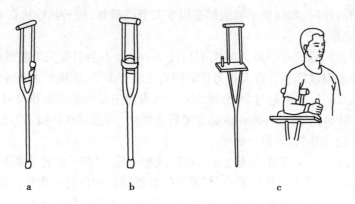

图 15-9　助行器具

a. 前臂支持金属片的拐杖　b. 月台型拐杖　c. 腕关节固定带的拐杖

3. 矫形器的应用　RA患者除了合理应用运动疗法外,还应采用矫形器,通过力的作用防治畸形。矫形器具有稳定、支持、助动、矫正、保护等功能。夹板功能与矫形器相似,目的在于减少炎症,使肢体处于最佳功能位,保护术后关节的组合,对紧张肌腱和韧带提供牵引并增加其功能。RA患者以手、足畸形为多见,常用矫形器有(图15-10):

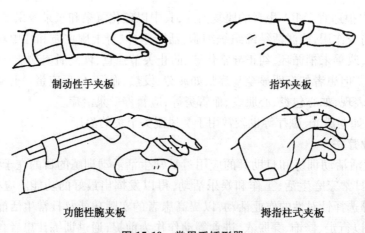

制动性手夹板　　　　　　　　　　　　指环夹板

功能性腕夹板　　　　　　　　　　　　拇指柱式夹板

图 15-10　常用手矫形器

(1)上肢常用矫形器

1)制动夹板(resting splints):制动手和腕,宜于活动期RA患者夜间使用,也用于腕管综合征或伸肌肌腱炎。

2)功能性腕夹板(functional wrist splint)：夹板伸至掌中纹,允许手指活动,防止腕关节屈曲,用于腕关节炎症期。

上述两种夹板的应用,在早期 RA 有可能延缓尺位偏的发生,减轻疼痛,减轻滑膜的炎症和水肿。

3)功能性拇指柱式夹板(functional thumb post splint)：用来缓解腕掌疼痛和骨关节炎的指间关节疼痛。

4)功能性腕上翘夹板：缓解腕管综合征的疼痛。

5)小环状夹板(bunnell and boutornniere 矫形器)：减轻天鹅颈和纽扣花畸形。常用手、腕矫形器。

（2）下肢常用矫形器

1)用于前足病：所穿鞋应宽而深,便于容纳蹬趾外翻、上翘趾、爪形趾。鞋底松软,避免跖骨头及形成的胼胝受压。鞋跟要低,不可超过 1.5cm,为了减少跖骨头受压还可采用：

A. 鞋底摇杆：由硬质材料制成,置于鞋底相当跖骨头连线近心端,与此线平行,中间厚约 0.5~1.0cm,前后较薄。行走时因摇杆出现滚动,将跖骨头处压力转移至跖骨体,保护病变部位不再受压。

B. 跖骨杆：直式或弧式,由硬质皮革制成。作用类似鞋底摇杆,但行走时不产生滚动。

2)用于后足病：首先应作生物力学评估,确信病变和脚本身有关,不是近心端如膝、髋病变代偿所致。

A. 鞋底楔块：有皮革制成,置鞋底内或外侧,厚约 0.2~0.5cm,矫正功能性内外翻及固定性内外翻,改善足的承重能力。

B. 软跟矫正鞋：用柔软的橡皮海绵块置入鞋内外底间,减少行走时对足跟、踝关节产生震动。用于跟骨骨刺、踝关节炎。

C. 鞋跟突出：向跟部内外侧突出,增加跟及距下关节稳定,限制后足内外翻,也可以加固后帮防止足内外翻。

D. 托马斯及反托马斯鞋跟：托马斯跟在鞋跟内缘高出 0.3~0.5cm,向前延至舟骨下方,增加对足弓的支持,用于平足。反托马斯跟是在鞋跟外侧加厚延长,用于轻度足内翻。

E. 短肢矫正鞋：一侧下肢短缩≥2.5cm 时,应同时垫高鞋底和鞋跟。如垫高较多时,为便于迈步,垫高侧仍应较健侧稍低 1cm。

（五）手术治疗

早期可做受累关节滑膜切除术,以减少关节液渗出,防止血管翳形成,保护软骨和软骨下骨组织,改善关节功能;后期,可做关节成形术或全关节置换术。

（六）传统中医康复

中医对 RA 的治疗,以祛风、通络,散寒、止痛、除湿为原则,同时辅以推拿疗法、针灸疗法、传统运动疗法、火罐疗法、中药疗法等。

六、康复护理

（一）护理目标

1. 对于关节活动受限、生活不能完全自理者做好生活护理,增强舒适感。

2. 预防并发症。对长期卧床者,要保持床单位及皮肤的清洁干燥,防止压疮发生;按时翻身叩背咳痰,防止呼吸系统并发症等。对严重关节功能障碍者,还需注意防跌倒、骨折等意外发生。

3. 通过康复治疗、护理延缓疾病进展,减去残疾,提高生活质量。

(二)康复护理

1. **正确休息**　急性炎症期,需卧床休息,关节用夹板制动,采用医用热塑型塑料板材,按不同部位和要求加热制成。固定期间,应将关节置于最佳功能位置,但过分的静止休息容易造成关节僵硬、肌肉萎缩等,故应每日除去夹板做主动或主动辅助 ROM 训练。夹板固定的作用是保护和固定炎症组织,最终目的是保存一个即可活动又具有功能的有用关节。长期卧床能引起骨质疏松、高钙血症、高钙尿症、肌萎缩(1 周内能丧失肌容积 30%,1 个月内减少肌力 5%)、无力、心动减慢,故急性炎症期间也应进行相应的运动疗法,一般每日只进行一次主动 ROM 训练。

2. **体位康复护理**

(1)注意保持正确体位,以免发生畸形。尽可能采取水平位休息,枕头不宜过高,除头部用枕外,其他部位均不宜用。床垫应质地较致密松软,过软易使臀部下沉,形成双膝、双髋屈曲畸形。久卧床者,为避免双足下垂,应在足部放置支架,将被服架空,以防被服下压双足加速垂足出现,同时鼓励患者定期将双足前部蹬于床端横档处,用于纠正和(或)预防足下垂,仰卧和侧卧交替采用。侧卧时注意避免颈椎过度前屈畸形,鼓励患者俯卧(此时应避免踝关节因体位所致过伸)由数分钟增至 1 小时,每日 2 次。

(2)关节功能位的保持:很明显,不适当的体位和不良姿势常常引起肢体的挛缩。不适当姿势由不正常的关节位置所造成。故站立时,头部应保持中立,下颌微收,肩取自然位,不下垂,不耸肩,腹肌内收,髋、膝、踝均取自然位。

在关节具有一定活动度时,应力争将关节活动保持于最低功能活动度。如关节制动,应将关节固定于功能位。表 15-11 为各关节功能位的要求。

表 15-11　各关节最低功能位

关节	最低功能位	关节	最低功能位
● 髋	屈曲 5°~10°	● 肘	屈曲 70°~80°
	旋转中位		旋后 10°~15°
平衡步态要求	屈 25°,外展 50°	单侧进餐修饰	屈 70°
	外旋 5°	双侧进餐修饰	一侧屈 70°另侧屈 150°
● 膝	外旋 5°　屈 5°~10°	● 腕	背屈 5°~10°
● 踝		单侧:盥洗、梳饰	伸直位
平稳步态要求	屈 15° 中位	双侧:	一侧伸直位,另侧屈 5°
	跖屈 10°宜于穿高跟鞋	● 手	
● 肩	屈曲 30°~45°	● 掌指关节	屈 30°
	内旋 10°	抓握	掌指近端指间关节屈曲 35°
进餐修饰要求	屈曲 20°	● 拇指	外展　虎口距 2cm
穿着要求	外展 45°	● 近端指间关节	捏　伸直位
	内旋 20°	● 掌指关节	捏　伸直位
● 下颌	开口上下齿距 2cm	● 头部	直立　前视

(3)应避免的体位:一些关节在特定体位下,关节内部压力较低,可以减痛,但非功

能位,一旦这种体位保持超过 8 周,因关节囊粘连、挛缩等原因就难以恢复正常。如髋屈曲外旋位、膝屈曲 40°、肘屈曲 90°位,虽能减痛,均应避免。同时避免长时间保持同一体位不变。

3. 常见症状的康复护理

(1)疼痛的护理:急性期疼痛较严重,持续时间较长,常伴有关节僵硬、晨僵现象,主要与关节炎性渗出、肿胀有关。慢性期疼痛主要发生于活动时,与关节活动功能障碍、关节承重能力下降有关。

关节疼痛和肿胀严重时应让关节制动或固定,这样可以减轻疼痛和避免加剧炎症,将关节用夹板固定来消肿止痛效果优于任何其他方法。

尚可采用镇痛药物、理疗、针灸、运动疗法及心理治疗等方法来缓解疼痛。

(2)晨僵的护理:晚上睡眠时可使用弹力手套保暖;早上起床后进行温水浴或盐水浸泡僵硬关节,起床后应活动关节;积极参加日常活动,避免长时间不活动;晚间进行轻微的 ROM 训练能明显的减少晨僵。

(三)心理康复护理

对 RA 患者,病程长,反复发作,后期活动受限,日常生活、工作受影响,常表现为忧郁、焦虑、失望、悲观等,因此,心理护理是本病治疗方案中的重要组成部分。应认真倾听患者对病情及要求的叙述,耐心解释患者提出的问题,与患者建立良好的信任关系,减轻患者精神负担,使其能正确对待本病,尤其是对急性活动期患者,病情一时不能控制,情绪急躁,求愈心切,更需加以宽慰,说明本病反复发作的特征,提高治疗的信心及积极性,提高患者的依从性,才能使病情控制稳定,得到缓解。

(四)康复健康教育

1. 注意合理饮食,戒烟限酒,进食富含蛋白质、维生素、钙、铁、清淡、易消化,非辛辣、刺激性食物。既要营养丰富,纠正贫血,又要避免出现超重、肥胖,因为体重每减轻 1kg 能减轻髋关节负重 3~4kg。

2. 平时选用宽松、通气衣服,室内温度恒定,注意关节的保暖、防潮,避免在寒冷潮湿的环境中生活,寒冷宜引起肌肉痉挛,不应在寒冷环境中锻炼。

3. 药物治疗疗程长,有副作用,要按医生指导方法和注意事项按时服药,不能随便停药、换药、增减药物用量,避免药物严重副作用,才能达到缓解疾病的效果。

4. 类风湿性关节炎患者在日常生活中应重视保护关节,合理使用关节,这样可以减轻关节炎症及疼痛,减轻关节负担,避免劳损,预防关节损害及变形,减少体能消耗。

5. 关节保护原则

(1)姿势正确:休息时要让关节保持良好的姿势,工作时应采用省力姿势及采用省力动作,并常更换姿势和动作,以免关节劳损和损伤。

(2)劳逸结合:工作和休息合理安排。需长时间持续工作时,应在中间间插休息。工作过程最好能让关节轮流休息。

(3)用力适度:不要勉强干难胜任的重活,用力应以不引起关节明显疼痛为度。

(4)以强助弱:多让大关节、强关节为小关节、弱关节代劳,以健全的关节辅助有炎症的关节,减轻它们的负担。

(5)以物代劳:使用各种辅助具协助完成日常生活活动,以弥补关节功能缺陷,减轻关节负担。

（6）简化工作：在工作之前先做好计划，并做好一切准备工作，把复杂的工作分成多项简单工作来完成。充分利用省力设备或器材完成工作。

七、社区家庭康复指导

（一）疾病知识的指导

1. 让患者了解自己的病情及康复治疗的目的、重要性等，调整心态，学会自我心理调节，避免不良情绪，树立与疾病长期斗争的理念。

2. 对患者家属进行相关知识的教育，使他们辅助和督导患者服药、功能训练等，多体贴关心患者，增强患者的治疗信心。

3. 指导患者积极预防各种诱发因素，如预防和控制感染；避免受风、受潮、受寒，关节处要注意保暖，不穿湿衣、湿鞋、湿袜等。夏季不要贪凉、空调不能直吹、不要暴饮冷饮等，秋冬季节要防止受风寒侵袭等，注意保暖是最重要的。

（二）建立科学的行为方式

1. 进行某一工作时，尽可能让各病变关节轮流交替参加，避免关节过度使用。

2. 取物时，以掌心、前臂同时将物件托起，使重量分布于掌心和手臂，减少病变关节的负重。用手握持瓶、壶把持手时，前臂和手应成一线，避免掌指关节、腕关节尺侧偏。开启瓶盖时，用腕力，右手开瓶盖，左手关瓶盖，以免增加尺位偏畸形。

3. 携带重物时，应将重物化整为零，分别拿取或采用带车轮的小车推行，不拉行。当膝、髋关节受累时，搬运物件重量每次不超过体重 10%。

4. 拿取物件时，采用"抱"的方式，即将所拿物贴近身体，挺直腰背。物品越接近人体重力线，重臂越短，越省力安全。对关节产生扭转力少，对关节损伤的机会也越少。

5. 髋关节病变，尽量减少上下楼梯活动，因对髋关节应力较大；膝关节病变避免快走。当负重关节疼痛加重时，多数为长期站立、快走或行走在不平整场地所致，应尽量避免。

6. 避免长期采用同一体位，一般不超过半小时，良好的姿势可以尽量减少对特殊关节的应力。

7. 需要时采用合适的辅助装置、夹板，改变工作性质、程序，以减轻对关节应力。

8. 手指关节受累时，尽可能采用粗柄、大把手用具。如用粗杆笔方便抓握，同时可减轻手指负担。

9. 多个关节受累时，尽可能使用最大的病变关节。如提取重物时使用肘关节而不用手，减轻手指关节负担；关抽屉时，用手臂力量或侧身力量取代用手推，避免加重受累腕关节的炎症。

（三）避免出现不良姿势

1. 坐位时采用硬垫直角靠椅，椅高以双足平置地面为准，同时膝、髋应力争取功能位，不可以坐沙发。

2. 坐位时，避免双膝交叉，防止双下肢出现畸形。

3. 避免做牵拉、弯腰工作，能够坐着工作就不要站着，因站位比坐位时完成活动要多付出 25% 的能量。

（四）坚持必要的运动

保持关节活动度和肌力的锻炼。锻炼时，切勿超过自己的耐受力，适可而止，活动量应逐步增加，循序渐进。锻炼必须持之以恒，方能发生效力。但已有强直的关节禁止剧烈运动。

（五）注意体能保持

1. 最大限度增加关节的生物力学效率，提高手功能，使用各种自助具，衣着应合适，以免影响能量的消耗。

2. 要避免不必要的重复劳动、无效劳动。保持 ROM 和肌力，注意正确姿势，姿势明显改变会使肌肉对抗重力、牵拉付出更多能量。

（六）日常生活活动环境的改造

1. 厨房的设施与布局　炊具、洗涤池、冰箱等集中于工作区。各种电器插座的高度、常用物件应放置方便使用，易于拿取。

2. 日常生活的安排　窗帘拉线下端系以大环便于手拉。电器开关采用按压式，桌凳的高度能调节，椅扶手应便于抓握且与肘部同高等。

3. 其他安排与设计　将高台阶改为低斜率坡道，地毯铺设不可过厚，以免增加行走时阻力。房门应便于轮椅进出，浴室装扶手，备有防滑垫。

4. 自身照顾　备有长柄取物器、长鞋拔、松紧鞋、长柄牙刷、纽扣钩、拉链等，衣着质地轻柔、保暖、防皱、易洗等，采用松紧式裤带。

第四节　髋关节置换术后的康复护理

一、概述

人工全髋关节置换（total hip replacement，THR）是解除髋关节疾病患者的病痛、纠正畸形、恢复功能的一种行之有效的方法。人工髋关节置换术是用生物相容性与机械性能良好的材料制成的一种类似于人体骨关节的假体，来置换严重受损的髋关节的一种手术，是目前治疗髋关节疾患的有效手术方法之一，但人工髋关节置换术是一个较大的、技术要求较高的手术，置入的人工关节有其本身的使用寿命和术后容易发生的一些合并症。因此，此手术要严格掌握适应证，并不是适应所有髋关节疾患，更不能把此术看做是一种万能的手术方法。

人工髋关节置换的类型有股骨头置换术、人工全髋关节置换术、全髋关节翻修术和髋关节表面置换术等。置换的材料包括金属材料（钛、钛合金等）、高分子材料（超高分子聚乙烯"臼杯"和甲基丙烯酸甲酯"骨水泥"）和陶瓷材料。固定方式有骨水泥型和非骨水泥型（生物型）。其目的是切除病灶、消除疼痛、恢复关节的活动功能。

适应证：适用于因髋关节病变引起关节疼痛、强直、畸形、严重功能受损，影响日常生活和工作，经其他治疗无效、复发或不适于其他方法治疗的患者。

禁忌证：有严重心、肝、肺、肾病和糖尿病不能承受手术者；髋关节化脓性感染，有活动性感染存在及合并窦道者;儿童一般禁作此术,年轻或 80 岁以上者要慎重考虑;因其他疾病估计置换术后患者也不可以下地行走者。

人工髋关节置换术患者的康复不仅与疾病本身有关,还与患者的全身状况、手术中的技术操作及患者的精神状态有密切的关系,术后的关节功能锻炼对功能恢复极为重要,术后功能锻炼指导及健康教育是保证手术治疗成功的重要因素。

二、临床表现

(一)全身性反应

由于关节置换手术损伤较大,可引起不同程度的全身性反应,影响人体各个系统,包括中枢神经系统、呼吸、血液、消化、内分泌及肌肉骨骼系统等,这些反应一般可通过"内环境调整"而逐步恢复。

(二)局部症状

1. 疼痛。

2. 长期制动会导致肌肉萎缩、骨质脱钙、关节僵硬、肌力减退,同时由于局部血流缓慢,静脉壁损伤和血液高凝状态,易引起深静脉栓塞发生。

3. 当患者开始下肢负重和行走时,会出现下肢浮肿,其原因除少数系手术后并发静脉血栓形成外,多数系因整个下肢肌肉的废用性及反应性萎缩,使血管张力降低,下肢静脉回流缓慢,导致静脉压高,淋巴液淤滞。

4. 常见并发症:血栓形成及栓塞、术后感染、假体下沉、假体松动、柄断裂、异位骨化、假体脱位、术后髋关节疼痛等。

三、主要功能障碍

1. 肢体运动功能障碍　早期术后局部疼痛、肿胀,术后要求对肢体活动的限制,肢体对植入假体尚未适应等,都使肢体的活动受到影响;中后期锻炼不当,合并症的发生等,也会影响肢体的运动功能。

2. ADL 能力障碍。

3. 心理功能障碍　主要表现为心理承受力差,对假体的疑虑、不安、缺乏信心等。

四、康复评定

1. 一般情况

(1)原发疾病的情况,如原发疾病的病程、诊疗经过、效果等。

(2)患者的精神心理状况、对疾病及生活的态度、经济能力及社会背景。

(3)全身状况:包括心肺肝肾的功能、营养状况、水和电解质平衡状况,是否有其他系统疾病如高血压、糖尿病等。

2. 影像学检查　常规 X 线平片检查与术后复查非常重要,可了解骨关节病变的性质、范围和程度,确定治疗方案;判断疗效,如关节假体的位置、关节角度、假体有否松动等。MRI 用于早期诊断股骨头缺血坏死、膝关节病变等骨关节病。

3. 关节功能评定　关节置换术后关节功能评定的方法很多,髋关节置换术较普遍被接受的评定标准是 Charnley 标准(表 15-12)。

表 15-12 Charnley 髋关节疗效评分

得分	疼痛	运动	行走
1	自发性严重疼痛	0°~30°	不能行走,需双拐或手杖
2	起步即感疼痛,一切活动受限	60°	用或不用手杖,时间、距离有限
3	能耐受,可有限活动	100°	单杖辅助,距离受限(<1 小时)无杖很难行走,能长站
4	某些活动时出现,休息能缓解	160°	单杖能长距离行走,无杖受限
5	轻微或间歇性,起步时明显,活动后缓解	210°	无需支具,但跛行
6	无疼痛	260°	正常

4. 其他方面 包括疼痛的评定、关节活动度评定、肌力及耐力评定、步态及步行能力的评定、日常生活活动能力的评定等。

五、康复治疗

康复治疗的目的:尽可能减少术后并发症的发生;训练和加强关节周围的肌群,重建关节的稳定性,改善置换后关节活动范围,保证重建关节的良好功能;加强对置换关节的保护,延长关节的使用寿命;改善和纠正患者因长期疾病所造成的不正常步态和姿势,恢复日常生活自理能力,提高患者术后生活质量。

康复训练应遵循个性化、渐进性和全面性三大原则。

(一)术前准备

行人工关节手术的患者绝大多数为高龄患者且平时活动较少,常伴有高血压、糖尿病、冠心病及脑血管性疾病等老年病、全身性疾病,术前需要在内科医师的配合下,将患者机体功能调节到最佳状态,有利于手术的顺利完成和术后关节功能的恢复。

1. 功能训练指导 一方面能为患者接受手术做好体能上的指导,另一方面为术后康复训练做准备,包括:

(1)训练引体向上的动作,平卧或半卧,患肢外展中立,健侧下肢屈膝支撑于床面,双手拉住吊环,使身体整个抬高,臀部离床,停顿 5~10 秒后放下。

(2)肌力训练:由于多年的疼痛,患者活动减少,肌肉力量可能已经减弱,术前应进行简单的肌力训练,特别应加强髋外展肌、股四头肌等肌肉的力量,同时也应加强健侧下肢力量及双上肢力量,以便在术后使用拐杖及助行器行走。

下肢肌锻炼方法:

1)等长收缩训练(踝泵):踝关节背屈,绷紧腿部肌肉 10 秒后放松,再绷紧、放松。

2)等张收缩训练:做直腿抬高、小范围的屈髋屈膝活动,小腿下垂床边的踢腿练习,直腿抬高时要求足跟离床 20cm,空中停顿 5~10 秒后放松。

(3)关节活动训练:指导其健肢、患足的足趾及踝关节充分活动,患肢屈膝屈髋时,髋关节屈曲度小于 45°,并避免患髋内收、内旋。

2. 指导正确使用拐杖 准备合适的双杖,使拐杖的高度及中部把手与患者的身高、臂长相适宜,拐杖的底端配橡胶装置(防滑),拐杖的顶端用软垫包裹(减少对腋窝的直接压力)。对术前能行走者训练其掌握使用方法,练习利用双拐和健腿的支撑站立,以及在患肢不负重状态下行走。

(二)术后康复训练

康复训练是全髋关节置换术后的十分重要的环节和主要的治疗内容,它可以使治疗取得满意的疗效。单纯的治疗和一般性的活动是远远不够的,患者应该接受专业的康复训练和步态训练,以改善和纠正长期疾病所造成的不正常步态和姿势。应当强调,术后康复训练一定要个性化,根据患者的年龄、身体状况以及术式、假体材料及固定方式等具体情况安排训练内容及受力程度。

1. 术后第 1 天

(1)在给予患者有效的止疼处理后,可帮助其患肢被动运动,如腿部肌肉的按摩,踝关节和膝关节的被动伸屈训练。

(2)在医护人员帮助下做患髋在安全范围内(一般在 45°范围内)的被动屈伸活动 3~4 次,以刺激手术区的新陈代谢。活动时治疗师应托住患肢以减轻髋部的压力负荷。

(3)进行健侧下肢各关节的主动活动和肌力练习,上身和臀部做引体向上运动。

(4)患侧腿部包括腓肠肌、股四头肌、股二头肌、臀大肌等肌肉可进行少量的等长收缩练习。

1)腓肠肌训练:先让患者把足踝用力跖屈(脚趾向前伸直,脚跟向后拉),然后足踝呈背屈位(脚趾向后拉,把脚跟向前推),注意保持膝关节伸直。

2)股四头肌训练:让患者大腿股四头肌收紧,膝部下压,膝关节保持伸直 5 秒钟,再放松 5 秒钟。

3)股二头肌训练:患者下肢呈中立位,足后跟往下压,膝关节不能弯曲,保持 5 秒钟,放松 5 秒钟。

4)臀大肌练习:臀部收紧 5 秒钟,放松 5 秒钟。

以上每组动作,在康复治疗师指导下,由患者在平卧位情况下独立完成这些练习,每组动作完成 10 次。训练时,治疗师可将手放在患肢运动收缩的肌肉上,以观察患者的运动效果,并向患者交代日常练习程序。

2. 术后第 2 天

(1)加强患侧腿部的等长收缩练习,增加患侧踝关节主动屈伸活动或抗阻活动,增加健侧的主动活动量。注意活动量由小到大,活动时间由短到长,所有的床上活动均在患肢外展中立位状态下进行。

(2)关节持续被动活动(CPM)练习:拔除负压引流管,将患肢置于膝关节练习器上开始髋、膝关节的被动活动。根据患者的实际情况确定关节开始活动的范围,一般调节从膝关节的最大活动范围 40°开始,此时髋关节的活动度约为 25°~45°,以后每天增加 5°~10°,每日可训练 3~4 小时,至术后 1 周左右,膝关节练习器最大活动角度达 90°以上,此时髋关节的被动活动范围已达到 85°。一周后由于膝关节练习器已难以达到髋关节活动所要求的范围,即可去掉膝关节练习器。

3. 术后第 3 天

(1)患侧髋关节在伸直位下,有医护人员协助进行小范围的内收和外展练习,并可逐步进行抗阻内收和外展方向等长肌力练习,即在股骨内侧和外侧给予阻力,让患者主动内收和外展患肢。

（2）由治疗师扶住患肢，协助患者进行患侧髋关节的内、外旋活动练习。

（3）有条件的开始站立斜床练习，每天1~2次，每次20~30分钟，逐渐增加斜床角度及站立时间。

4. 术后4~6天　术后第4天，患者可以在治疗师的协助下第一次在床边坐起。术后第5天，骨水泥固定患肢的患者可开始离床练习，非骨水泥固定患肢的患者应延长离床时间。

（1）在医护人员协助下进行下床、上床练习。下床方法：患者先移至健侧床边，健侧腿先离床并使脚着地，患肢外展，屈髋不超过45°，由医护人员协助抬起上身使患腿离床并使脚着地，再拄双拐或扶助行器站起。上床方法：按下床相反方向进行，即患肢先上床。

（2）在平行杠内或使用助行器或拐杖的情况下练习站立和行走，站立时间及行走距离逐渐延长，须有医护人员在旁监护，假体的固定方式不同，患肢的负重时间也不一样。

1）假体完全采用骨水泥固定的患者可以完全负重，立即使用助行器和拐杖行走，至出院时可不借助任何器具，能够自行独立行走。

2）混合性固定（髋臼为非骨水泥固定而股骨假体为骨水泥固定）的患者，患肢从部分负重开始，最多为20kg，这可以通过测量进行检查，在3周内逐渐增加负重量，最后过渡到使用拐杖行走，术后6周内患者需扶拐，以后可以不使用助行器，完全负重行走。

3）完全非骨水泥固定的患者一般需在6周以后才开始部分负重，因为过早负重将造成假体与骨间的相对活动，影响骨组织长入到假体表面，6个月以后达到完全负重。

（3）术后应测量下肢长度，对于两侧下肢绝对长度相等，术前有代偿性脊柱侧凸和骨盆倾斜的患者，应教会患者逐步学会正确的步态和姿势。任何程度的下肢长度差异最好通过鞋底的高度来调整，避免影响患者的步态和姿势。

5. 术后第7天　在拐杖或扶持下进行上下楼梯练习和跑台慢速走练习（适用于骨水泥固定的患者），上楼时，患者健腿先上患腿后上拐杖随后或同时。下楼时拐杖先下患腿随后健腿最后。这样可以减少患髋负重屈曲。跑台步行可进一步改善步态、步速和步行距离，提高实用步行距离。

6. 术后第2~4周　在强化第一周训练的基础上，着重患侧髋关节活动度、患肢肌力、患肢负重、步行及日常生活活动能力的训练。

（1）在卧、坐、站等多方面进行患侧髋关节的活动度训练，在保证安全角度情况下，尽量加大关节的活动范围。

（2）患肢各大肌群在合理体位下抗阻练习，逐渐增加阻力。

（3）踏车练习，开始时坐垫调高些，能骑满圈后，再逐渐降低坐垫以增加髋关节屈曲度。身体前倾，可增加髋关节屈曲，双腿并拢或分开可使髋关节内、外旋。阻力、速度、时间也应根据患者情况进行调整，每次以15分钟为宜。

（4）其他训练，如平衡、协调训练。

（三）全髋翻修术后的康复训练

翻修术后的康复训练，除了治疗阶段要更长外与上述训练方法基本是一致的。需要加以注意的是卧床时间为7~10天,术后3周开始侧卧位,最初负重为20kg,负重量的增加要根据翻修假体的固定方式和手术中的具体情况(如是否劈开股骨等)来定。

六、康复护理

(一) 术前指导

充分的术前准备,可加速患者术后的恢复过程。术前准备包括心理上、全身状况和局部条件等多方面的准备。

1. 最好病人的心理辅导　让患者了解自己的病情、手术的目的、方法、术中配合要点,术中和术后可能遇到的各种问题及康复训练程序等,帮助其减轻术前焦虑紧张情绪,增强战胜疾病的信心。

2. 指导呼吸体操并掌握排痰技巧　指导患者卧位下深呼吸训练,并掌握床上咳嗽排痰技巧,以便术后能保持良好的呼吸功能,防止肺部感染。

3. 床上体位指导　向患者说明术后为防假体脱位应采取的正确床上体位:平卧或半卧位,但患髋屈曲应小于45°,不可侧卧,患肢外展20°~30°并保持中立,两腿间放置外展架或厚枕,准备合适的丁字鞋或其他防旋支具。

4. 床上排便训练　目的是防止术后因体位不习惯而致尿潴留及便秘。在放置便盆、臀部抬高时注意避免患肢的外旋及内收动作。女性患者可使用特制的女式尿壶以避免过多使用便盆,增加髋部运动。

5. 均衡营养饮食、保持合理体重　肥胖是影响术后恢复的危险因素之一,减肥有利于术后关节功能的恢复,同时又可减少对人工关节的压力,减少松动等远期并发症的发生;相反身体过于消瘦,也不利于术后伤口的愈合和体力的恢复。

(二) 术后康复护理及训练

1. 术后第1~3天

(1)床上合适体位,术后第一天必须保持外展中立位,每2小时帮助患者抬臀一次,以防压疮,手术当天避免过多活动,避免患髋内收,防假体脱位及伤口出血。

(2)定时进行深呼吸、有效咳嗽和排痰,必要时给予叩背。

2. 术后第4~5天　协助患者在床边坐起,应避免髋关节屈曲超过90°,这会增加脱位的危险。除非有心血管疾病的禁忌或髋关节活动受限,患者可以在病房护士协助下坐在床边。因为患者在术后一直用泡沫塑料夹板固定以防止外旋,因此患者会要求将患肢放在不同的位置上。值得注意的是:患者第一次在床边坐起时,保持患肢外展是非常重要的。

3. 术后第6~7天

(1)卧-坐-立转移训练,需坐高椅,保证髋关节高于膝关节;用加高的坐便器如厕,或在辅助下身体后倾患腿前伸如厕;要保持座椅牢固最好有扶手,可适当加垫以增加高度;不要交叉两腿及踝,不要向前弯身超过90°,要学会坐起时身向后靠和腿向前伸;术后2周内不要弯身捡地上的东西;不要突然转身或伸手去取身后的东西。

(2)在医护人员帮助下进行床上翻身练习,协助者一手托臀部一手托膝部,将患肢和身体同时转为侧卧,并在两腿间垫上夹枕,严禁患肢内收内旋。

4. 术后第2~4周　ADL训练,鼓励患者在床上进行力所能及的自理活动,如洗脸、梳头、更衣、进食等,能拄拐行走后进行进一步的日常生活活动能力训练。指导患者正确日常生活活动如更衣(穿裤时先患侧后健侧)、穿袜(伸髋屈膝进行)、穿鞋(穿无需系鞋带的鞋)。指导患者借助一些辅助设备独立完成日常的穿脱衣裤鞋袜、洗澡、移动、取物等活动,尽量减少患者髋关节的屈曲度。常用辅助设备有助行器、拐杖、套袜器、穿鞋辅助器、持物器、洗澡用长柄海绵器等。必要时进行适当的环境改造,如加高床、椅、坐厕的高度,使用有扶手的座椅等。注意不可将患肢架在健侧下肢上或盘腿。

5. 合并症的预防与护理

(1)深静脉栓塞

1)术后密切观察肢体温度、颜色、肿胀程度、静脉充盈情况及感觉,可与健侧肢体对比。如肢体远端有凹陷性水肿,皮肤发紫伴浅静脉充盈及活动受限,提示有深静脉血栓形成,应及时处理。

2)预防性用药:术后第 2 天开始选用低分子肝素、肠溶阿司匹林、华法林、潘生丁等,以促进血肿的吸收,减少异位骨化。低分子肝素要求最好用到术后 3 周。

3)术后抬高患肢,加压包扎,穿弹力长袜,压力套,下肢和足底静脉气泵的使用。

4)术后早期活动,股四头肌静态收缩、直腿抬高及踝关节主动背屈和跖屈运动、踝泵性运动。

5)早期关节持续被动运动。

(2)术后感染

1)严格无菌操作。

2)抗生素的合理使用:强调术前和术后各用抗生素一次,术后根据情况一般用 3~5 天。

3)保持敷料清洁、干燥,若有污染及时更换,严密观察体温及伤口疼痛情况。

4)保持伤口引流有效,引流管妥善固定,保持引流通畅和负压状态。

(3)假体松动、脱位

1)合理摆放体位,术后患足放在抬高的泡沫橡胶夹板内,保持 20°~30°的外展、中立位,并且于术后 3 周内绝对避免患髋屈曲、内收和内旋的复合动作,尤其患肢位置,应避免髋关节屈曲超过 90°。

2)科学训练,受力合适,避免运动量过大或过早负重,辅助器的合理使用。

3)控制体重,预防骨质疏松,适当使用预防骨质疏松药物。

4)严格限制禁忌动作。

(三)康复健康教育

1. 饮食 患者麻醉清醒后 6h 即给予流质,术后第一天给予普食,宜选用高蛋白、高钙、高维生素饮食,并补充足够水分。

2. 应了解什么动作是可以做的,什么是不能做的,并尽量做到。

3. 避免搬重物、跳跃及其他剧烈运动或重体力劳动。

4. 控制体重,防治骨质疏松、防止跌倒。

5. 避免长时间站立或行走,需长距离行走时最好使用手杖,中途适当休息,避免走崎岖或过于光滑的道路。

七、社区家庭康复指导

（一）继续进行康复锻炼

功能锻炼是长期性的，出院后要坚持在专业人员指导下继续进行康复锻炼。

（二）减少人工关节磨损和防止跌倒

患者最好终身使用单拐杖，尤其是外出旅行或长距离行走时；家居地面干爽；过道无杂物堆放以防跌倒；鞋底宜用软胶，不穿高跟鞋或鞋底过滑的拖鞋等；座椅高度要适当，不宜坐矮椅或跪下和蹲下；还要注意适当控制体重，减轻关节负重。

（三）出院后的康复训练

1. 木阶梯训练　出院后让患者定做一个多级木阶梯，其高度为 120cm，一般以 4~5 个台阶为宜，最低台阶高度为 80cm，台阶间距为 10cm。嘱患者回家后将患足至于台阶上，于屈膝、屈髋位进行压腿练习，并根据自己的实际情况，逐渐升高台阶级数，直到髋关节屈曲活动范围接近或达到正常为止。

2. 穿鞋袜练习　术后 3 周让患者坐在椅子上，伸直正常侧下肢，屈膝屈髋将患肢小腿置于正常肢体膝上前侧，一手握住患肢足底，一手放于患肢内侧轻轻向下按压，并逐渐屈曲正常侧肢体膝关节，这个动作同时包含了髋关节的屈曲、内收和外旋，使患者能够自如的穿鞋袜。

（四）指导、教会患者出院后注意事项

1. 教育患者 3 个月内采用仰卧位睡觉，可在两大腿之间安放枕头以保持双腿分开，禁止患侧卧位。防止髋关节屈曲超过 90°，禁止下蹲取物和坐在能使髋部弯曲超过 90° 的低椅或低床上，需借助一些辅助设备完成日常活动，如穿裤子、袜子、鞋子等，避免过分弯腰活动。

2. 术后 6 个月内禁止患侧髋关节内收内旋，不要把患肢架在另一条腿上（跷"二郎腿"）。侧卧时两腿之间放置枕头，不屈身向前，可以站立位患髋外展、后伸锻炼，加强臀部肌力，增加髋关节稳定性。

（五）康复运动指导

人工髋关节置换术后愈合阶段（如术后 3 个月），轻微的体育活动是允许的。体育活动可以改善情绪，也可以提高生活质量，有利于和其他患者进行交流，增强自信心。最适宜的运动：散步、游泳（仰泳）、保健体操、骑固定的自行车；应避免进行的运动：打球、登山、跑、跳；谨慎进行的运动：户外骑车、跳舞、乒乓球。

（六）复查时间及指征

出院后 1 个月、3 个月、半年、1 年须复查，以后每年复查。如有以下情况，须及时回院复查：

1. 伤口有红、肿、热、痛，并有发热。

2. 再次外伤，因外伤可以引起假体脱位、松动或骨折。

3. 假体松动下陷，一般多在手术后 2 年内发生，常出现大腿部疼痛，旋转髋部时疼痛可加重。

（张爱萍）

第五节　全膝关节置换术后的康复护理

一、概述

全膝关节置换术（total knee replacement，TKR）是指人工关节替代和置换病损的关节。

近年来,由于各种原因所造成骨关节炎的患者不断增多,人工全膝关节置换术已逐步成为临床上治疗膝部的骨关节炎,重建膝关节功能的重要方法,膝关节表面置换术被认为是治疗终末期或严重膝关节骨关节炎最有效、最成功的手术之一。全膝关节置换术可使绝大多数严重膝关节病患的患者免除昼夜难以忍受的疼痛,恢复日常生活活动和工作能力。是人体较大的重建手术,患者大多是老年人,所以术后容易发生多种局部和全身并发症。其中较多的有伤口愈合不良、血栓或栓塞感染、关节不稳、关节僵硬。后期并发症多为假体松动下沉,磨损等。需要做返修手术。因此,术后康复护理是影响 TKR 成功与否的重要原因之一。

（一）流行病学

过去 20 年,接收全膝关节置换术的人数逐年增长。目前每年在全球进行的人工全膝关节置换术已经超过 60 万例。全膝关节置换术的对象绝大多数在 65~75 岁之间。随着人们生活水平的不断提高,观念的转变以及社会人群的老龄化,为了追求更高的生活质量,越来越多的病人愿意接受全膝关节置换手术。在许多国家每年全膝关节置换的数量,甚至已经超过全髋关节置换。不同地区、年龄、性别和种族之间存在着差异。白种人、高收入阶层居多。

（二）手术适应证

全膝关节成形适应证包括严重的关节疼痛、不稳、畸形所致膝关节功能缺损或无功能膝(残疾),并有明显的膝关节炎 X-ray 表现,经保守治疗,包括移动协助(如使用拐杖)、非甾体类药物治疗(NSAIDS)、全身药物治疗(NSAIDS)和生活方式的改变等均无效或效果不显著者。

（三）手术禁忌证

手术绝对禁忌证:①关节近期感染或活动性感染(除外已控制的感染);②败血症、脓毒血症或全身系统感染等;③膝关节恶性病患;④膝关节痛性融合(多由治疗交感神经营养不良所致,而交感神经营养不良加以外科治疗并无帮助)。

二、临床表现

（一）全身症状

由于 KTR 手术损伤较大,高龄患者居多,由于心情波动,麻醉诱导和手术操作等因素,会引起血压骤升,发生脑血管意外,心衰等。

（二）局部表现

1. 疼痛 关节置换术后,由于手术等创伤,患者会感到较为剧烈的术后急性疼痛。

2. 关节功能障碍 术后短期的关节制动和疼痛使关节活动受限制,并进一步影响患者的日常生活活动能力。

三、主要功能障碍

（一）关节活动范围受限

由于关节受损,膝关节屈伸受到不同程度的影响,有疼痛、不稳、畸形、日常生活活动严重障碍,生活质量下降。

（二）日常生活能力障碍

由于疼痛、肌力下降、关节活动度受限患者的步行能力、转移、如厕等等均受到影响。

（三）社交及心理障碍

严重膝关节病的患者昼夜难以忍受的疼痛,造成社交及心理障碍。

四、康复评定

(一)一般情况评估

主要评估患者的年龄,职业,发病过程及时间,患者全身状况,包括生命体征,精神状态,其他患病情况如高血压,心脏病,糖尿病或肝肾功能等。

(二)专科及局部情况评估

早期切口及引流情况,ADL。现行国内外最常用的评分方法为(HSS)膝关节评分系统考评内容有7项,其中6项为得分项目,包括疼痛、功能、关节活动度、肌力、屈膝畸形和关节稳定性。另一项为扣分项目,内容涉及是否需要支具、内外翻畸形和伸直滞缺程度。结果分优、良、中、差四级(表15-13)。

表 15-13 HSS 膝关节评估系统(阴影部分为左侧)

一、疼痛(30分)

任何时候都无疼痛	30		
行走时无疼痛	15		
行走时轻度疼痛	10		
行走时中度疼痛	5		
行走时严重疼痛	0		
休息时无疼痛	15		
休息时轻度疼痛	10		
休息时中度疼痛	5		
休息时重度疼痛	0		

二、功能(22分)

A:行走站立无限制	22		
行走 2500~5000 米和站立半小时以上	10		
行走 500~2500 米和站立可达半小时	8		
行走少于 500 米	4		
不能行走	0		
B:自行上下楼梯	5		
上下楼梯须借助支持	2		
屋内行走无须辅助	5		
屋内行走须辅助	2		

三、活动度(18分)

每活动8°得1分	最高18分		

四、肌力(10分)

优:完全能对抗阻力	10		
良:部分对抗阻力	8		
中:能带动关节活动	4		
差:不能带动关节活动	0		

五、屈曲畸形(10分)

无畸形	10		
小于 5°	8		
5°~10°	5		
>10°或以上	0		

六、稳定性(10分)

无	10		
轻微 0°~5°	8		
中度 6°~15°	5		
>15°或以上	0		

七、备注

使用手杖	−1		
使用一根拐杖	−2		
使用两根拐杖	−3		
伸直受限 5°	−2		
伸直受限 10°	−3		
伸直受限 15°	−5		
每 5°外翻	−1		
每 5°内翻	−1		

（三）心理及社会评估

评估患者的情绪、精神及心理状况。可使用观察及交流的方法，了解患者对疾病的认识及了解程度，家属对康复的期望值。家庭的生活经历，受教育程度，家庭经济状况等。

五、康复治疗

（一）康复治疗原则

1. 个体化原则　由于每位患者的体质、病情、心理素质、主观功能要求、手术情况等各异，术后康复治疗没有统一的常规，应因人而异。

2. 全面训练原则　接受手术大多是老年体弱者，髋、膝关节只是行走负重关节中的一个，单纯处理关节并不足以改善患者的功能，因此必须兼顾患者全身及其他部位的康复。

3. 循序渐进的原则　一般患者的关节本身及其周围组织都有不同程度的病变，所以患者的功能水平只能逐步恢复，切忌操之过急，避免发生损伤。

（二）消肿止痛

1. 冰疗　术后第 1 天即可使用冰袋，置于关节周围，每日 1~2 次，每次 30~60 分钟，至关节消肿，疼痛减轻。

2. 经皮电刺激　可采用频率 100Hz 的经皮电刺激，作为药物的辅助止痛治疗。

（三）术后功能训练

术后 24 小时即开始进行 CPM 练习，每天 2 次，每次 30 分钟，最初以 60°左右开始，每天增加 10°，1 周内达到 90°~100°，关节助力—主动运动：术后 2~3 天，患者可借助外力帮助活动膝关节，逐渐过渡到自行屈伸关节的练习。第 2 天开始进行离床站立和步态练习，开始时手术膝以支具保护，手扶步行器离床站立 5 分钟，每日增加站立时间，直至无辅助情况下独立行走为止。一般情况下，患者均可在术后 5 天达到此标准。使用非骨水泥固定型假体的患者要使用步行器到第 6 周。术后 2~3 天，患者全身情况平稳，引流管已拔出，伤口无渗出，干燥愈合后，最好进行水疗。如有膝关节屈伸挛缩，可做牵伸练习。

（四）负重练习和步态训练

当患者有一定的肌力和平衡能力时，可进行负重练习，一般在术后 3~7 天，可借助平衡杠，助行器从部分负重逐步过渡到术后 6~8 周完全负重。

（五）功能独立能力的训练

结合 ADL 自理，社交等进行功能独立能力的训练。

六、康复护理

（一）术后当日

严密观察生命体征，注意补充血容量和电解质平衡及输液滴数，观察尿量颜色发现异常及时报告医生，当麻醉解除后，立即检查患者双下肢的自主活动，尤其是小腿和足踝的自主运动。定时嘱患者采取半卧位，进行呼吸训练，咳嗽训练，叩背，以充分扩张肺脏，保持呼吸道通畅严防坠积性肺炎。观察患肢弹力绷带绑扎的松紧度及末梢血运情况。注意观察引流液的量，颜色，性质，引流管是否通畅和敷料外渗情况，减轻疼痛和肢体肿胀，可冰敷患膝，术后 6~8 小时可根据情况予以进食易消化的半流质饮食。

（二）预防术后并发症

术后常见并发症主要有伤口感染，肺部感染，深静脉血栓等，每日观察切口、引流液、疼痛、肿胀等情况。限制患者卧床时间，经常变换体位。常采取半卧位，尽早进行深呼吸，咳嗽排痰。踝泵练习能有效防止深静脉血栓的发生。

（三）正确指导功能训练

1. 踝泵练习　患者采取仰卧位，膝关节伸直，踝关节全力背伸并坚持片刻，然后踝关节全力跖屈并坚持片刻，一组 20 次。

2. 股四头肌等长收缩训练　术后第二天即开始股四头肌等长收缩练习，尽力背屈踝关节，尽量伸膝，使髌骨向近端牵拉。坚持 15~20s 后放松，目的是增强股四头肌力保证髌骨活动，防止髌腱挛缩。

3. 压腿　患者取仰卧位，患膝伸直，足踝处垫 20cm 厚的圆枕。收缩股四头肌，膝关节用力向下压向床面，坚持 20s，然后放松。

4. 直腿抬高　患者取仰卧位，足立于中立位，膝伸直，收缩股四头肌完成扣锁机制，抬起下肢至足踝离开床面 20cm，坚持 15~20s 后放回原位。

5. 最后 5° 伸直　仰卧位，将直径 20cm 的圆枕置于患肢股骨后踝下，下压膝关节，收缩股四头肌。将小腿绷至膝关节完全伸直，坚持 20s，然后将小腿放回原处。

6. 腘绳肌练习　患者取站立位，尽力向后抬小腿，并坚持 20~30s，然后放回原位。

以上练习均为一组 20 次，每日 2~3 组，此阶段患者康复训练后，下肢和膝关节可能会出现肿胀加重，增加关节腔积液。可于患者休息时抬高患肢 30cm 左右，至少超过心脏水平，注意全身放平，保持此姿势 2h。可有效消除肿胀，积液，缓解疼痛。

（四）负重与步态练习

1. 负重练习　当患者具有一定肌力和平衡能力时，可指导进行部分负重练习。一般可在术后 3~7 天开始。可借助平衡杠。助行器部分负重，逐步过渡到术后 6~8 周完全负重。①让患者患腿、健腿各站在两个体重秤上，将重心逐渐移到患腿，直至承担全部体重约 5 秒钟。注意保持身体重心的平衡，并逐渐增加患肢负重程度。②患者取站立位，腿前放一矮凳，嘱其做上下楼梯的动作。注意保持躯干直立，身体重心放在患腿上。

2. 步态训练　注意患者在站立相和摆动相时，关节的屈、伸控制，髋、膝、踝的协调运动。骨盆的移动和旋转，在患者获得一定的步行能力后，开始进行上，下楼梯的训练。注意上楼时非手术肢体先上，下楼时手术肢体先下。避免任何会增加下肢关节负荷的运动，如跑，跳，举重等。

（五）ADL 训练

术后一周，指导患者从床到座椅、从座椅到床的转移。鼓励患者自行穿、脱衣、裤，如厕，行走。3~5 周开始指导患者上下楼梯练习。随着患者体力的逐渐恢复，双下肢肌力和 ROM 的增加，可指导患者淋浴的方法，注意浴室地面铺防滑垫，墙壁装有牢固扶手。

（六）心理康复护理

有些患者对疾病的认识不足，对手术寄予希望过大，认为置换关节后即能正常行走。康复护士应及时与患者进行沟通，交流，耐心倾听患者的心声，悉心体会患者的感受，向患者客观地介绍疾病的常识及康复意义，使其正确的认识自己的疾病，增强信心，积极主动配合康复治疗。同时，建立良好的护患关系，给患者提供温馨，舒适的康复环境，心理护理贯穿疾病恢复的全过程,解决不同阶段患者出现的心理问题。不断地激励患者,使其顺利地完成康复治疗。

七、社区家庭康复指导

一般术后 2~3 周,患者基本掌握了运动与步行技巧,伤口愈合,病情已平稳,即可出院。回家后还将会有更长时间的康复锻炼过程。因此,应为患者制定一个家庭和社区的康复训练计划,注意事项。同时让家属熟悉训练细节,协助患者进行康复训练。

(一) 指导患者日常生活活动中如何保护关节

保护关节的要点是保持正确的姿势,减轻对关节的压力,避免同一姿势长时间负荷,维持正常的关节和骨的力线。在疼痛时避免继续负重。能量节约技术就是生活中适时休息,劳逸结合,保持正确姿势,急性疼痛时减少活动。

(二) 建议患者进行一些无撞击和暴力性的运动

如骑功率车,长距离行走,游泳等。而一些反复挤压和撞击负荷过重的娱乐活动和运动是禁止的。这些活动可造成假肢松动,骨质吸收,甚至骨折等不良后果。

(三) 指导患者运动

适合的运动:室内固定的自行车,滑雪机,登梯机。户外运动有高尔夫球,徒步,骑车,游泳,钓鱼,射击等。继续进行膝关节屈伸活动练习 3 个月,如果活动后出现关节肿胀,必须减少活动次数。可予热敷帮助消肿,如关节有严重的红、肿、热、痛,应及时到医院就诊。

(四) 行走安全指导

指导患者如何在不平坦的路面,斜坡和户外弯道路面安全行走。保护好膝关节,维持一定的体重,适宜的运动有散步、游泳、骑自行车;不适宜的运动有跑步、登山、打太极拳、各种球类、攀岩、滑雪、跳伞、壁球等。

(五) 定期复诊

保持心情舒畅,保证足够的睡眠,注意合理的饮食。定期复诊、随访。

第六节　腰椎间盘突出症的康复护理

一、概述

腰椎间盘突出症(herniation of lumbar disc,HLD)主要指腰椎间盘纤维环及软骨板的不全或完全断(破)裂,致使髓核向裂隙方向突出,对周围的关节、脊髓、神经根产生压迫而引起的一系列症状,体征。临床上 $L_4 \sim L_5$ 与 $L_5 \sim S_1$ 突出占 90% 上,年龄增大与发病率成正比关系。

(一) 流行病学

腰椎间盘突出症为临床上最常见的疾患之一,约占门诊下腰痛患者的 10%~15%,占骨科腰痛住院患者的 25%~40%。该病多见于青壮年,其中 80% 以上多见于 20~40 岁,约占 70%,但亦可见于 16 岁以下年幼者,70 岁以上高龄者也可出现,但高龄者多伴有椎管狭窄或神经根管狭窄;在男女性别间的发病率差异较大,男性多于女性,男:女约为 4:1,推测其与男性患者劳动强度过大有关。

(二) 病因

1. 椎间盘退行性变是本病发生的最基本的因素,无退变的椎间盘可承受 6865kPa 压力,而已退变的椎间盘仅需 294kPa 压力即可破裂。随着年龄的增长,纤维环和髓核含水量、压力透明质酸及角化硫酸盐逐渐减少,低分子量糖蛋白增加,原纤维变性和胶原纤维沉积增多,使髓核张力下降,失去弹性,椎间盘松弛、变薄,软骨板囊性变。

2. 损伤 慢性劳损是加速椎间盘变性的主要原因,也是椎间盘突出的诱因。一次性暴力多引起椎骨骨折,反复弯腰、扭腰则易导致椎间盘损伤。

3. 局部环境的改变 妊娠妇女因盆腔、下腰部充血、结构相对松弛、腰骶部承受了较大的重力,故易出现椎间盘损伤;有脊柱滑脱症、脊柱骨折或脊柱融合术等病史者也易出现椎间盘突出症。

(三)分型

1. 根据 CT 上病变程度的表现分为

(1)椎间盘膨出:移位的髓核仍在纤维环内;但因纤维环张力减弱,而髓核向外膨大。

(2)椎间盘突出:纤维环已破裂移位的髓核已从裂隙突出,对相邻组织造成压迫。

(3)椎间盘脱出:髓核离开突出的纤维环裂口,在椎管内下沉或贴附于神经或其他组织。

2. 按突出部位分

(1)中央型:突出发生在椎体后中线,压迫硬膜囊,如体积大时还可压迫两侧神经或马尾,而出现相应区域的感觉减退或麻木。

(2)偏侧型:最多见的突出物移向后外侧,体积大时甚至发生侧隐窝或椎间管的狭窄,压迫神经。引起一系列症状。

(3)外侧型:突出发生在小关节外侧,就诊时常被忽略。

二、临床表现

(一)症状

1. 下腰痛 是最早出现的症状。但也有的患者起始即为腰痛并腿痛或先出现腿痛后出现腰痛,这主要是由于疝出物压迫的神经不同所致疼痛,也可影响到臀部。常因咳嗽、喷嚏、体位改变、弯腰、久坐、久站和久行而加剧。

2. 下肢放射痛或牵涉性痛 坐骨神经受到刺激,疼痛可放射到患侧及拇指过电样痛。牵涉性痛则为受损神经支配区的肌肉、关节同时出现疼痛。

3. 感觉异常 突出的椎间盘压迫本体感觉和触觉纤维。患者可自觉下肢发凉,无汗或水肿。如压迫马尾神经可出现会阴麻木,刺痛,排便及排尿障碍,男性阳痿。严重者拇趾背屈肌力减弱,常出现患下肢肌萎缩。

4. 运动障碍 由于腰和下肢僵硬、抽搐、无力不能做某个动作,如坐时不能盘腿,行走时患肢不能像健侧一样足尖向前。

(二)体征

1. 姿势异常 典型者表现为身体向前、向一侧倾斜,同时臀部向一侧突出。

2. 腰部形态改变 患者站立时可见脊柱有侧弯,俯卧时可见到或触及腰肌紧张、腰部两侧形态不对称、腰部生理弧度减小或消失,甚至出现反弓。

3. 压痛、叩击痛、放射痛 病变部位、棘突间隙及椎旁约 1cm 处常有压痛,并可向同侧下肢放射,压痛不明显时,可用拳叩击患侧腰部,有时也可出现腰痛和放射痛。

4. 直腿抬高试验阳性 患者仰卧,两膝伸直,徐徐抬高患肢,若在 60° 以内就有腰腿痛则称为直腿抬高试验阳性,本症患者阳性率约90%。当抬腿到引起疼痛的位置时再使踝关节被动背伸,疼痛加重者称为直腿抬高加强试验阳性。

5. 感觉异常 80%患者有感觉异常,腰5神经根受累时小腿前外侧和足内侧的痛、触觉减退;骶1神经根受压时外踝附近和足外侧痛、触觉减退。

6. 肌力下降 约70%~75%患者有肌力下降,腰5神经根受压时踝和趾背伸肌力下降,骶1神经根受压时踝与趾跖屈肌力下降。

7. 反射异常 约71%患者有反射异常,膝反射减弱多提示腰3/4椎间盘突出。

三、主要功能障碍

(一)躯体活动受限
由于腰痛剧烈,腰部发僵,患者常不能弯腰、转身等。

(二)步行能力障碍
下肢放射痛,轻者虽仍可步行,但步态不稳,呈跛行。重者需卧床休息,且喜欢采取屈髋屈膝、侧卧位。

(三)日常生活能力下降
患者由于疼痛,不能久站、久坐,导致日常生活能力如沐浴、如厕、转移等功能受到限制。功能活动受损程度与病情严重程度成正比。

(四)心理及社会交往能力障碍
由于疼痛和日常生活能力的下降,而导致患者的心理及情绪的障碍,患者易产生恐惧、焦虑等,同时对于外出、娱乐、运动等社交能力下降,甚至不能。

四、康复评定

(一)影像学检查
1. 腰椎平片 腰椎平片检查操作简便、价格低廉,患者乐于接受。其最大优点不单是能为腰椎间盘突出症的诊断提供依据,更重要的是能除外腰椎的各种感染、骨肿瘤、强直性脊柱炎、椎弓崩裂及脊椎滑脱等许多亦能引起腰腿痛的其他疾病。

2. CT CT扫描即计算机体层扫描(computed tomography,CT),由于CT分辨率高,能清楚地显示椎管内的各种软组织结构,因此在诊断腰椎间盘突出症及椎管其他病变中普遍受到重视。腰椎间盘突出的CT征象:①突出物征象;②压迫征象,硬膜囊和神经根受压变形、移位、消失;③伴发征象,黄韧带肥厚、椎体后缘骨赘、小关节突增生、中央椎管及侧隐窝狭窄。

3. MRI 间盘突出MRI有以下表现:①椎间盘脱出物与原髓核在几个相邻矢状层面上都能显示分离影像;②脱出物超过椎体后缘5mm或5mm以上并呈游离状;③脱出物的顶端缺乏纤维环形成的线条状信号区,与硬膜及其外方脂肪的界限不清;④突出物脱离原椎间盘,移位到椎体后缘上或下方。

(二)神经电生理检查
1. 肌电图 当突出的腰椎间盘或粘连性束带压迫脊神经根时,早期为部分性损害,表现为多种电位。

2. 诱发电位 下肢皮质体感诱发电位:一般来说,腰骶神经根受压时,窝电位正常,马尾电位正常或潜伏期延长,腰脊电位潜伏期均延长,波幅降低。

（三）VAS 疼痛评分

略。

（四）专科方面的评估

感觉功能：触觉、痛觉、本体感觉。

（五）运动功能

RON、MMT。

五、康复治疗

约80%患者可经非手术治疗得到缓解或治愈。

（一）卧床休息

可减轻体重对腰椎间盘压力，因人体对椎间盘的压力在坐位时最高，立位居中，平卧位时最低。特别是轻中度 LDH 患者卧床休息时可使疼痛减轻或消失。但长时间制动可导致许多严重后果，包括有氧代谢能力的下降、肌肉力量的丧失，在完全卧床休息后每天丧失1%～3%，每周丧失 10%～15% 的肌力。

（二）腰椎牵引

腰椎牵引可使椎间隙增宽；椎管容积增加；有利于突出物回纳，减轻对神经根的压力；松解神经根周围的软组织；缓解肌肉痉挛。可分慢速牵引和快速牵引。慢速牵引方法较多，有自体牵引，骨盆牵引，双下肢牵引等。其特点是作用时间长，重量小，大多数患者在牵引时比较舒适。一般重量不低于体重的 25%，目前多用牵引重量为体重的 70%，时间为 20～40 分钟。快速牵引是一种多方位牵引或三维牵引，其特点是定牵引距离，不定牵引重量，由计算机控制，作用时间短，牵引系统给定的最大牵引重量是 3000N，时间 1～3 秒，多数牵引一次即可，若需再次牵引一般间隔 5~7 天。

（三）腰背肌训练

腰背肌训练在防治腰椎间盘突出症方面有着不可忽视的作用。主要是提高腰背肌肉张力，改变和纠正异常力线，训练中注意应选择合适的方法，动作准确，循序渐进，注意保暖，持之以恒。

1. 五点支撑法　患者仰卧，用头部、双肘及两足撑起全身，使背部尽力挺起后伸（图 15-11）。

2. 三点支撑法　当腰背肌肌力逐步有所改善，可进行三点支撑法练习：即患者取仰卧位双臂置于胸前，用头及足部撑起全身，使背部尽力挺起后伸（图 15-12）。

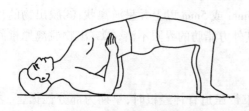

图 15-11　五点支撑法

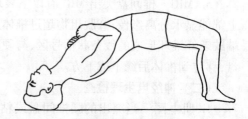

图 15-12　三点支撑法

3. 飞燕式（图 15-13）。

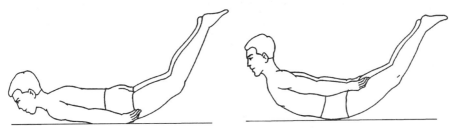

图 15-13　飞燕式

（四）物理因子治疗

有镇痛、消炎、促进组织再生等作用。能促进突出部位水肿消退、粘连松解、炎症减轻。常用的有直流电、药物离子导入、电脑中频理疗、超短波理疗、蜡疗、水疗等。近年来有学者提出减重悬吊步态训练,可改善脊柱侧凸。

（五）手法治疗

重获软组织的柔韧性和脊柱节段的运动可通过许多手法治疗技术而完成,包括肌筋膜放松、关节松动或推拿、肌肉能量技术和牵伸技术。筋膜的功能是:分割和支撑肌肉以发挥其功能单元的独立作用,吸收震荡,传送机械力量,与循环系统和淋巴系统交换纤维元素的代谢产物。不活动可导致筋膜系统功能失调。当固定不动时,筋膜干燥、失去弹性、不能维持重要纤维的距离,于是筋膜层被交错排列的纤维粘在一起阻碍了运动。肌筋膜系统活动性的降低可导致脊髓节段的运动性以及肢体柔韧性的降低。肌筋膜放松术就是将应力和剪切力施加到筋膜层,使其松解和分离,恢复移动性、营养和弹性,活动自如。松动的关键是仅在一个特定的平面施加能量。松动术并不能长期减轻缓解主要因椎间盘异常导致的疼痛,也不能减轻椎间盘突出。但是通过刺激机械性感受器、牵伸粘连或恢复缩短肌肉的长度可暂时缓解疼痛。运用这些技术使患者自己进行肌肉等长收缩,以使高张力肌肉放松。

（六）水中运动

设计合适的水中运动计划能帮助腰椎损伤患者康复。水中稳定技术和游泳计划可单独进行,也可与全面的陆地脊柱稳定计划一起实施。水中运动的作用与水的内在特性,如浮力、阻力、黏滞性、静水压、湿度、湍流及折射等直接相关。可对腰椎进行减重训练。实质上,水可通过减少对脊柱的压迫和切向力来增加姿势异常的安全系数。运动速度由水的阻力、黏滞度、浮力以及训练装置控制。浮力可增加训练部位的活动度。

六、康复护理

（一）急性期卧床休息

制动可减轻肌肉收缩力与椎间纽带张力对椎间盘所造成的挤压,使椎间盘处于休息状态,有利于椎间盘的营养供给,使损伤的纤维环得以修复突出的髓核回纳,有利于静脉回流,消除水肿。加速炎症消退。近年的研究认为卧床4天后椎间盘可获得稳定状态。而卧床时间过久可造成废用性肌萎缩,故绝对卧床不超过一周。床铺宜选用硬板床上铺垫;软硬要合适;下床时需戴腰围加以保护;早期起床后立卧交替。

（二）心理护理

急性腰椎间盘突出的患者因疼痛、感觉功能减退,导致生活自理能力下降,影响正常的工作和生活。因此大多数患者出现焦虑、恐惧、烦躁等不良心理反应。故首先必须先了解患者的心理特征及所面临的心理问题,创造一个安静稳定的治疗环境。护理人员要以平静、理解、审慎和合作的态度进行交流,同情诚恳的态度会使患者感到和蔼可亲,增强安全感,从而身心放松,减轻焦虑。

（三）保持正确的姿势

卧位:枕头不宜过高,可用一软枕垫于腰后,使其保持生理弧度。用一小枕放于膝下,下肢微屈更利于腰背肌的放松(图 15-14)。

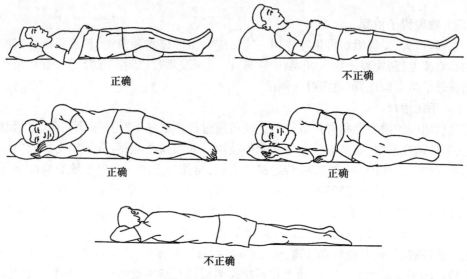

正确　　　　　　　　不正确

正确　　　　　　　　正确

不正确

图 15-14　正确、不正确卧位

（四）正确使用腰围

腰围的佩戴使用,应根据病情灵活掌握。患者经大力牵引或长期卧床治疗后,应严格遵医嘱佩戴腰围下地:以巩固疗效,根据体型选择合适腰围,一般上至肋弓,下至髂嵴下,松紧适宜,应保持腰部良好的生理曲线。当病情缓解,症状消失,则不应对腰围产生依赖。应及时取下腰围,以自身肌肉力量加强对腰椎的支撑和保护。

（五）缓解期康复护理

1. 减轻腰部负荷　避免过度劳累,尽量不要弯腰提重物,如捡拾地上的物品宜双腿下蹲腰部挺直,动作要缓。

2. 加强腰背肌功能锻炼　指导腰背肌功能锻炼,坚持持之以恒。

3. 建立良好的生活方式　生活要有规律,多卧床休息,注意保暖,保持心情愉快。

4. 饮食指导　禁烟酒,忌食肥甘厚味,苦寒生冷食品,多食滋补肝肾的食物如动物肝、肾,羊肉、大枣等。

5. 指导患者树立战胜疾病的信心　腰椎间盘突出症病程长,恢复慢,患者应保持愉快的心情,用积极乐观的人生态度对待疾病。

（六）日常生活中正确姿势的指导

腰椎间盘突出的程度不同,预后也不同,轻中度的椎间盘突出,95%的患者经过保守治疗都能得到满意的恢复,重度突出多需手术治疗。无论保守治疗或手术治疗,都有复发的可能。一般来说,年复发率在 10% 左右。手术治疗后,由于腰椎生物力学结构的破坏,5 年后腰腿痛的复发率要远高于保守治疗的患者。预防腰椎间盘突出的措施主要防止该病的诱发因素,纠正患者不良姿势,教会患者日常生活和工作中,常用动作的正确方式。

1. 坐在床上阅读时,必须在床头与腰部之间加个小枕头,使腰椎保持正确的姿势。

2. 坐姿应端正,尽可能坐有椅背的椅子,可在腰后加一软垫,保持腰的生理前凸。同时使背部紧靠椅背,双脚平放在地上,使髋关节屈曲成直角,切勿采取半坐卧的姿势看书或办公(图 15-15)。

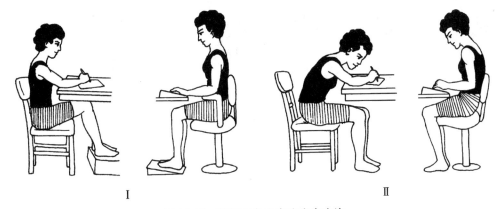

图 15-15　腰椎间盘突出症患者坐姿
Ⅰ. 正确;Ⅱ. 错误

3. 写字、阅读,腰微弯曲,可避免腰椎受伤。

4. 习惯于仰睡的患者,可在膝盖后方加个枕头或垫子,使膝关节微屈,以放松背部肌肉及神经。

5. 立位,头平视前方,腰背挺直挺胸收腹,腰后部稍向前凸。如因工作需要必须长时间站立者,应准备一个小凳子,或利用地形将两脚轮流放在小凳子上或轮流抬高。如此可屈曲髋部、放松腰大肌,减少腰椎的负荷(图 15-16)。

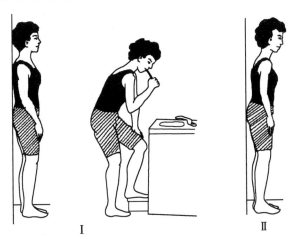

图 15-16　腰椎间盘突出症患者站姿
Ⅰ. 正确;Ⅱ. 错误

6. 提取重物:尽量站近重物,蹲下,保持腰部垂直(切记不要弯腰),握紧重物,收腹,双腿用力,提起重物,伸髋、膝直到身体直立。整个过程要保持腰部垂直,如要改变方向,不要扭动身体,应利用双脚的转动(图 15-17)。

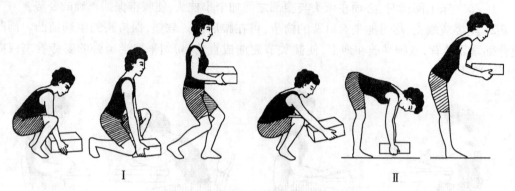

图 15-17　腰椎间盘突出症患者搬物姿势
Ⅰ.正确;Ⅱ.错误

7. 开车时,驾驶座椅应调校至身体坐正,颈部活动自如,背部和腰部有足够和均衡的承托。膝关节弯曲稍高于臀部的位置,使用刹车时,足部要活动自如(图 15-18)。有些情况无论怎样调整也无法使腰部有足够的承托,这时腰部应放一个小枕头支撑。

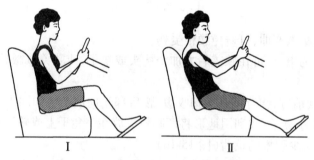

图 15-18　腰椎间盘突出症患者驾驶姿势
Ⅰ.正确;Ⅱ.错误

8. 运动时应避免过度冲撞、扭转、跳跃等动作,原则上应避免所有在运动中会产生双脚腾空动作或腰部过度扭转动作的运动。自由泳、仰泳、自行车等运动有利于腰部肌肉的锻炼。

9. 打喷嚏、咳嗽时,很容易拉伤背肌及增加腰椎椎间盘的压力,此时将膝盖、髋关节稍屈曲。

10. 避免体重过重,减肥 5~10kg 可有效减轻腰痛。

七、社区家庭康复指导

(一)家庭康复教育

1. 预防便秘　多食水果蔬菜等高纤维食物,少食辛辣,保证每日足量饮水。

2. 日常生活指导　为了避免日常生活中因不良姿势而诱发腰痛,应注意以下几点:①电视机放置的高度要适宜,即应与人体坐位视线平。②日常生活中,注意选择合适的坐具,可采取辅助性措施,如腰部加靠垫等。③尽量不要长久保持一个坐姿,应适当调整姿势或站起来活动腰部。④弯腰拾物,应先屈髋屈膝下蹲,身体重心下移。

（二）社区及工作指导

1. 运动前应首先做好热身准备　运动量应由小到大,循序渐进,避免腰部过度疲劳。运动中注意正确姿势。腰部扭伤时应及时正确的治疗,在腰部损伤未愈的情况下,切不可继续训练,以免反复损伤,迁延难愈。

2. 工作中,加强自身保护和锻炼　办公桌与座椅的高度距离应适当。合理使用空调。避免室温过低,使腰椎间盘周围血运不畅,易诱发腰痛。室温应控制在26℃。避免空调风直吹腰背部。驾驶时座椅高度、与方向盘距离要适宜。

第七节　骨折的康复护理

一、概述

骨折是指骨的连续性和完整被破坏称为骨折(fracture)骨前后发生分离也属骨折。骨折的原因很多,可由直接暴力,间接暴力引起,也可由肌肉的牵力或骨骼本身的病变所致。骨折治疗的三大原则为复位,固定及功能锻炼。但因损伤时常伴有肌肉、肌腱、韧带、血管、神经、关节囊、滑膜囊、滑膜、皮肤等软组织的损伤。又因关节周围及关节囊内的粘连,肌腱弯缩,骨化性肌炎,创伤性关节炎而遗留有肿胀等,故骨折是引起疼痛及功能障碍、肢体残疾的一个重要原因。早期康复在促进骨折愈合,减轻和消除并发症起着重要的作用。

（一）病因

从骨科创伤的原因来看,首要原因是交通事故,占45.0%;其次为摔倒或滑倒,占29.5%;其后为建筑物上跌倒,占7.1%。骨质疏松等疾病常引起骨折。

（二）流行病学

骨折在日常生活、工作中较常发生。随着交通事故,工伤事故的增加,骨折的发生率有增高的趋势,预防骨折的发生极为重要。在交通伤所致骨折方面,以中青年男性为主,机动车是造成人员伤亡的主要原因。每年的1~2月和7~10月是交通伤发生的高峰阶段。70岁以上老年人(以女性居多)骨科创伤主要是跌倒,主要危险因素是居住条件欠佳(室内灯光昏暗、楼梯狭窄)、老年人独居等。

（三）分类

1. 根据骨折稳定性　可分为稳定性骨折和不稳定性骨折。

2. 根据骨折断端是否与体外相通　可分为开放性骨折和闭合性骨折。

3. 根据导致骨折原因　可分为外伤性骨折和病理骨折,例如骨肿瘤导致的骨折为病理性骨折。

二、临床表现

（一）局部疼痛、肿胀

骨折时骨组织或周围软组织血管破裂出血出现局部肿胀,有些还会出现瘀斑。

（二）畸形及功能障碍

如两断端重叠移位可出现短缩,骨折远端由于失去正常的骨连续性在重力和肌肉牵拉作用下,可出现旋转畸形和成角畸形,骨折后由于疼痛,肌肉痉挛,骨的连续性破坏失去应有的杠杆作用,特别是合并神经损伤时,会丧失运动功能。

（三）全身症状

严重骨折及骨折合并组织,器官损伤时会出现一些全身表现,如休克、急性呼吸衰竭等。

（四）骨折的愈合时间和标准

见表 15-14。

表 15-14　成人常见骨折临床愈合时间

上肢	时间	下肢	时间
锁骨骨折	1~2 个月	股骨颈骨折	3~6 个月
肱骨外髁颈骨折	1~1.5 个月	股骨粗隆间骨折	2~3 个月
肱骨干骨折	1~2 个月	股骨干骨折	3~3.5 个月
肱骨髁上骨折	1~1.5 个月	胫腓骨骨折	2.5~3 个月
尺桡骨骨折	1~3 个月	踝部骨折	1.5~2.5 个月
桡骨下端骨折	1~1.5 个月	距骨骨折	1~1.5 个月
掌指骨骨折	3~4 周		

三、主要功能障碍

（一）关节活动受限

骨折后关节发生粘连乃至僵硬的原因是多方面的,但其最主要的原因则是由于肢体制动,肌肉萎缩。大多数骨折,若处理、康复不当都会造成不同程度的功能障碍。

（二）日常生活活动能力受限

由于骨折部位的不同,造成关节的粘连、僵硬均能不同程度的影响日常生活能力,如头颅、颜面、上肢、手可影响进食、洗漱、沐浴、交流等。如下肢可影响步行、转移、如厕等功能。

（三）心理及社交受限

由于骨折的部位、严重的程度、骨折预后情况、经济状况等等,可导致患者心理发生变化,产生焦虑、抑郁等。沉默寡言,性格孤僻。

四、康复评定

（一）X 线摄片

确诊骨折部位,形态、骨折程度、分类。

（二）心理评定

评估患者和家属的心理情况,有无焦虑、恐惧家庭经济及社会关系,对疾病知识的掌握程度以及对康复的期望值等。

（三）专科评定

观察患者局部情况,石膏固定末端皮肤颜色有无苍白发绀,皮温有无降低,肢体有无疼痛、肿胀,表浅动脉(如足背动脉、桡动脉、指间动脉)能否扪及,肌肉有无萎缩,测量关节活动度,MMT,ADL 的评定。

五、康复治疗

骨折的康复治疗贯穿于骨折治疗的全过程,康复治疗的原则必须是:①运动治疗一定是在骨折复位及固定牢靠后进行。②具体措施应根据骨折愈合的过程来判别,并及时调整。骨折的康复治疗要因人而异,并与手术医生密切合作,熟悉手术过程及内固定物的性质及应用。

骨折的愈合可分为 6 期:即撞击期、诱导期、炎症期、软骨痂期、硬骨痂期及重建期。根据骨折的过程,康复治疗可分为早期和后期两个阶段:

(一)早期——骨折固定期

骨折的治疗有:手法复位;手术复位、手术置内固定复位等。术后均需石膏、夹板固定。

1. 被动运动　当肢体不能随意活动时,可进行按摩和关节的被动活动。按摩损伤部位较远的肢体,以助消肿和缓解肌肉痉挛,为主动活动做准备。活动肢体要充分放松,置于舒适的自然体位,并固定近端关节以免产生替代动作。

2. 主动运动　一般在固定后 3 天开始,活动由患者自主完成,是功能训练的主要方式,既有增强和恢复肌力的作用,也可防止关节僵硬。

3. 患肢抬高　能有效消除水肿,减轻疼痛。

4. 物理因子治疗　直流电、超声波、低中频均能改善血液循环消炎、消肿、减轻疼痛。

(二)后期——骨折愈合期

1. 恢复 ROM　主动运动,助力和被动运动、关节松动术。

2. 恢复肌力　可采用水疗、助力运动(沙袋、哑铃)、弹性训练带。

3. 物理治疗　蜡疗、中频电疗、超声波等。

4. 恢复 ADL 能力及工作能力　可采用作业疗法和职业训练。

(三)常见部位骨折的康复训练

1. 肱骨外科颈骨折　对无移位的骨折,一般采用三角巾将上肢悬吊胸前,当天即应做腕与手指的主动运动。第3~4天起,于站立位将上体前屈及稍向患侧侧屈,肩部放松,利用重力的作用使肩关节自然的前屈及外展,同时做肩部摆动练习;在悬吊带内做肘关节的主动屈伸及前臂旋转练习,做腕关节与手指的抗阻练习;第5~6天,增加站立位的肩关节内收/外展摆动练习和肘关节的屈伸抗阻练习。有移位的骨折复位外固定或手术内固定,同样可以按上述康复方案进行肢体功能训练;3~4周后,肩关节可进行各个方向活动度和肌力的练习。但须注意,外展型骨折禁止过早地做肩部的外展练习,内收型骨折禁止过早地做肩部的内收练习。

2. 肘部骨折　经临床处理后,当天即开始手指的主动练习,如握拳、伸拳、对指对掌活动,第2~3天开始肩与腕的主动运动或助力运动,即腕屈伸及肩部前后左右摆动练习,外固定解除后,主动作肘关节屈伸练习,伸直型骨折主要练习屈肘位的肌肉等张收缩,屈曲型骨折主要练习伸肘位的肌肉等张收缩,禁止暴力被动屈伸活动,以免发生骨化性肌炎。

3. Colles 骨折　经复位固定后,尽量抬高患肢,尽早进行手部肌肉有节奏的收缩放松运动,促进静脉和淋巴回流,减轻肿胀。Colles 骨折多发生在中老年人,应鼓励患者进行患侧肩、肘关节活动范围训练,以避免继发肩关节周围炎。

4. 股骨颈骨折　在骨折后1个月以内,以下肢肌肉收缩训练为主。

(1)第1周即开始做趾与踝的主动练习,股四头肌和臀大肌的等长收缩,助力的髋关节内收、外展训练,仰卧位,屈髋,屈膝位的伸腿训练。

(2)第2周开始鼓励患者尽量独立练习,并给予适当的协助,在卧位和站立位,进行直腿抬高练习,如患者可持续负重,可进行重心转移训练。

(3)第3周可增加俯卧位的上肢支撑起上肢和双臀,主要增加躯干和髋部的力量,还可以做主动伸屈练习,不宜床上盘坐或坐位低于90°,以免髋关节外展外旋,造成骨折端移位。

(4)恢复期2个月增加髋关节各组肌群主动与抗阻练习,增加扶杆站立,做双下肢踏步运动或平行杠内步行,双腋拐做三点式步行练习,患肢稍负重,之后改健侧持单手拐,进一步提高下肢负重能力,直至弃拐。

5. 髌骨骨折　骨折处理后,2~3天可鼓励患者进行股四头肌收缩练习,以减少股四头肌萎缩及深层组织粘连。同时开始髋、踝关节的主动练习;15天左右增加屈膝肌等长收缩练习;用石膏托的患者可在1个月左右取下石膏托,做髌骨周围肌肉的被动运动或上下左右推动髌骨,2~3次,患者主动屈伸膝关节,以后逐渐开始使用双腋拐,进行四点步行练习;5周时改用健侧单拐;6周改用手杖,直至徒步行走、上下楼梯、下蹲、单腿负重等练习。

6. 踝部骨折　取平卧或健侧卧位,垫软枕抬高患足,高过心脏。双踝骨折患者从固定第2周起,可加大主动活动范围,但应禁止做旋转及内外翻运动,3周后可让患者拄双拐负重活动;4~5周后解除固定,改为单拐,逐渐增加负重量。骨折临床愈合后,患者应进行患肢负重下各种功能活动,包括小腿关节的内外翻运动和旋转运动以尽快恢复小腿功能。对健侧肢体与躯干应尽可能的维持其正常活动,可能时,尽早下床。必须卧床者,尤其是老年体弱者,应每日做床上保健操,以改善全身情况,防止并发症的发生。

六、康复护理

(一)严密观察病情

测量生命体征,观察石膏固定肢体末端循环、皮肤颜色、温度、感觉等,局部疼痛与肿胀程度,表浅动脉能否扪及。

(二)疼痛与肿胀的护理

首先抬高患肢,有助于肿胀消退,患肢抬高必须远端高于近端,近端高于心脏,鼓励患者积极进行主动运动,即肌肉等长收缩(不产生关节活动,肌肉长度不变,而张力发生改变)目的在于促进局部血液循环,有助于静脉和淋巴回流。

(三)骨折功能训练指导

1. 指导要点

(1)骨折肢体运动一定要在骨折复位及固定牢靠后进行。

(2)遵循个性化原则,因人而异,选择合适的活动方式。在医生的指导下,全面掌握患者情况,避免盲目活动。

(3)功能锻炼要依据骨折愈合的过程来制定,并适时调整。

(4)关节内骨折,常遗留严重的关节功能障碍,为减轻障碍程度,在固定2~3周后,如病情允许应每日短时取下固定装置,在保护下进行关节不负重的主动运动。运动后继续位置固定。这样可以促进关节软骨的修复。

2. 康复辅助器具的使用和保养　骨折中期,部分患者仍须借助轮椅、拐杖、支具、压力用品等代偿功能完成 ADL 和消除各种并发症,康复护士应认真指导辅助器具的使用注意事项和保养方法(详见第九章第五节常用辅助器具应用中的康复护理)。

（四）心理康复护理

由于骨折一般常常是突然发生,患者易出现紧张,焦虑,烦躁等心理反应,不良情绪对康复护理的实施和治疗效果有直接关系。特别是损伤较严重的患者情绪会低落,失去生活的信心,护理人员应多与患者交流,了解患者的心理状况和情绪变化及时进行心理疏导,鼓励患者积极治疗,使其树立信心,早日康复。

（五）日常生活活动（ADL）

由于卧床休息和制动、关节活动受限及肌力下降,均使患者日常生活和工作受到影响。因此,患者在住院或康复治疗期间的不同阶段均要进行日常生活能力的指导和训练,如正确的患肢和体位的摆放、翻身、转移、步态、手的功能训练及穿衣、梳洗、如厕等。

（六）饮食指导

指导患者进食含钙量高的食物,补充维生素 D。

七、社区家庭康复指导

（一）坚持患肢的自我功能训练

指导患者回归家庭要继续坚持患肢的自我功能训练,保持良好心态,循序渐进,避免患肢过度负重,防止继发性损伤。

（二）骨折的预防

在工作中,严格遵守规章制度,严禁违章操作,提高交通安全意识,防止交通事故。老年人要加强锻炼,特别是平衡功能的训练,防止跌倒而致骨折,特别是老年女性,应积极预防和治疗骨质疏松,以防骨质疏松引起骨折。

（三）发生骨折后的紧急处理

如果受伤部位出现畸形、不正常的活动或者骨擦音,极有可能发生骨折,要想办法固定骨折部位,可用木棍、夹板等质硬的物体进行临时固定,以防脊髓、血管、神经和软组织的继发损伤。脊柱骨折的患者可使用床板搬运,搬运过程中严禁脊柱弯曲及旋转活动,以防诱发脊髓损伤,应尽快送医院治疗。

（四）定期随访

定期回院拍片、复查。

第八节　骨科术后的康复护理

一、概述

骨科手术一般涉及全身各部位的创伤,常见的骨科手术有四肢骨折、脊柱骨折、手外伤、关节置换等,其基本治疗原则有三个:即复位、固定和功能锻炼。固定就是借助一些器材的加固和支撑作用,使骨折断端不再移位的方法,可分为两大类,即外固定和内固定。而内固定就是通过手术将固定物如钢针、钢丝、螺丝钉、接骨板等直接应用于骨折断端起到固定作用,其目的都是使患者最大范围地恢复功能。俗话说"伤筋动骨一百天",骨科手术后功能的恢复需一段较长的时间。骨科手术后康复治疗、康复护理早期介入,对患者的术后恢复、功能重建有积极的意义。

二、康复评定

(一)一般情况评估
了解术前情况,手术部位、名称;患者的文化程度、生命体征、精神状况、饮食、睡眠、过敏史等。

(二)心理评定
了解患者对疾病的认识程度及对康复的需求,患者的情绪、精神状况及对家属的心理需求。

(三)专科情况评估
首先了解受伤经过、手术部位和类型,伤口及引流情况,疼痛及功能障碍程度,末梢循环、温度及感觉,关节活动范围,肌力评定,这些评定贯穿于康复治疗的全过程。

三、康复治疗

(一)早期
1. 此期治疗重点是止痛、止血　一般予以冰疗,抬高肢体,可减轻疼痛,减少炎性渗出,主动运动也是最有效、最可行的减轻肿胀的方法之一。

2. 预防感染　早期进行肌肉的等长收缩,未受累关节及健肢的完善运动,以促进血液循环、防止肌肉萎缩及关节粘连。

3. 运动疗法　要在手术医生的密切配合下,熟悉固定物的性质和应用。待患者骨折复位和固定,生命体征稳定,一般状态良好,即开始运动治疗。随着骨折固定的技术及稳定性的提高给早期康复提供了良好条件。在患肢无痛情况下进行骨折邻近关节肌肉等长收缩训练,如股骨骨折、胫骨骨折后股四头肌的等长收缩,持续收缩 6 秒,休息20 秒,重复 20 次,每天一次;也可为持续收缩 10 秒,休息 10 秒,重复 10 次为一组,共十组;健肢维持主动运动,保持正常的肌肉与关节功能。关节置换术后参见关节置换术后康复治疗。

4. 物理因子治疗　包括蜡疗、超短波、水疗等。及时、合理地应用物理因子治疗可以改善血液循环、消炎、消肿、减轻疼痛、防止肌肉失用性萎缩及促进骨折愈合。电疗及热疗应于受伤后 48 小时,出血停止后开始。如蜡疗,可以止痛、减少粘连。骨折部位没有石膏外固定及手术切口可以应用蜡疗,每日 1～2 次,20～30 分钟。短波或超短波疗法:无温量～微温量,每次 10～15 分钟,每日 1 次。如身体有金属内固定物,禁用此方法。

(二)后期
1. 运动疗法　继续上述治疗,增加频度及强度,进行开链及闭链训练,闭链训练是指固定关节远端,活动关节近端。肌肉力量在 3 级以上,可进行等张抗组增强肌肉力量的训练。下肢骨折可以用功率自行车进行关节活动度及协调性训练。上肢骨折下地活动应无障碍,下肢骨折扶拐或使用行走架进行渐进性下地负重训练,从体重的 10%～20%开始,每周增加 5～10kg。

2. 日常生活能力训练　根据骨科手术部位,结合日常生活能力所需制定训练方案,达到生活完全自理,重返工作岗位。

四、康复护理

(一) 术后早期

注意严密观察患者的生命体征,尤其是全麻患者,密切观察有无恶心、呕吐,头偏向一侧,有躁动者须加床栏,注意保暖。观察手术切口的渗出及引流情况,引流液的量、颜色及性质,发现异常及时报告医生。

(二) 深静脉血栓形成的预防及康复护理

术后常见的并发症　坠积性肺炎、深静脉血栓、压疮、失用性肌萎缩、功能障碍等。

深静脉血栓形成(deep venous thrombosis,DVT)是骨科手术后常见并发症之一,骨科患者中由于患者长期卧床、疼痛、肢体肿胀、手术、长期输液等因素,以及止血剂与脱水剂的广泛应用,肢体发生深静脉血栓的概率很高。发病后不但增加了患者的痛苦,而且增加了治疗难度,一旦栓子脱落容易形成肺栓塞(PTE)导致死亡,其发生率为 10%～63%。临床表现最主要为一侧肢体的突然肿胀,局部疼痛感。对骨科手术后患者主诉下肢疼痛、肿胀者,应高度怀疑 DVT;最后行超声波检查或静脉造影确诊。治疗方法以非手术为主。

患者肢体出现肿胀的急性期,要严格卧床休息、平卧位、抬高患肢、禁止局部按摩、忌冷热湿敷,每天测量双下肢周径,以观察患肢肿胀消退情况及临床治疗效果。7～10 天为一疗程。应用抗凝、溶栓药物时同时观察有无皮肤、黏膜出血现象。防止发生急性肺栓塞。麻醉苏醒后,鼓励并协助患者经常变换体位,协助患者排痰,叩背,指导患者有效咳嗽,尽早进行主动运动,进行手术邻近关节肌肉的等长收缩,可有效减轻肿胀,防止静脉血栓形成和肌萎缩。

1. 加强心理护理及康复指导　当患者术后又出现患肢肿胀、疼痛时,会进一步加重心理压力。护士应耐心地观察患者的心理情况,做好解释工作,让患者了解手术情况及术后注意事项,了解深静脉血栓形成的原因及后果,正确指导患者术后早期床上活动的重要性,同时取得其家属配合,使患者积极配合治疗和护理。

2. 病情观察　加强对患者观察,如发现患者有胸闷、胸痛、气紧、呼吸困难、咳嗽、咯血等症状,及时通知医生进行对症处置。在使用低分子肝素及华法林等抗凝治疗的同时,应密切观察全身皮肤黏膜有无出血点、紫癜、血尿、血便及咯血等,同时检测血凝系列。

3. 患肢的观察　定期测量患肢周径的变化,同健侧肢体比较并做好记录。严密观察患肢末梢循环,如肢体远端血管搏动及皮肤颜色、温度、感觉等。如有异常,及时报告医生处理。对有石膏、夹板固定的患者搬动时,应避免移位而影响固定效果。

4. 静脉输液管理　尽量避免不必要的股静脉穿刺,减少股静脉处置管,发现异常,应及时拔除，防止血管内皮损伤。正确使用止血剂和脱水剂，用药时应加强巡视。保证液体量和药物的正常进入，避免形成血管的高凝状态。

5. 术后康复指导　对于术后绝对卧床患者，鼓励患者早期进行肢体主动活动，早期以肌肉收缩和关节活动为主，每天至少 3~4 次，每次 10~20min，四肢被动向心性方向按摩，这样可以促进皮肤和皮下组织血液循环，保持静脉血液回流，减轻肢体肿胀。对于脊柱、骨盆、关节术后患者可使用间歇性充气加压泵治疗，每天至少 2 次，每次 40~60min。促使下肢静脉回流加速，减少深静脉血栓的发生率。患侧肢体避免做剧烈活动或按摩，行踝关节的轻微背屈活动。禁止做使腹内压增高的活动。保持大便通畅。

6. 加强病房巡视　对高危患者如发现患者肢体肿胀、疼痛或颜色改变时，要及时查找原因，早诊断、早处理。

（三）指导合理饮食

术后患者应多食营养丰富易消化的粗纤维饮食，适量摄入水果、蔬菜有助于通便，多饮水，防止便秘。指导患者进食含钙量高的食物，补充维生素 D。

（四）体位护理

根据手术部位，采取舒适体位。锁骨骨折术后应采取仰卧位，去枕，肩胛骨间区垫枕以使两肩后伸，可使骨片保持良好的复位位置。股骨颈骨折术后，取平卧位，下肢稍外展，两腿间放一软枕，患肢不宜抬高。脊椎术后，须睡硬板床，平卧保持脊椎平直，指导患者正确的翻身法，保持手术部位的固定，不弯曲、不扭转，如胸腰椎手术患者翻身时，手扶患者肩部和髋部同时翻动，切不可上下分别翻转。侧卧时，背后要用枕头全背部顶住，避免上下身的卧位不一致，造成脊柱扭转。上肢骨折尽量抬高肢体，并高于心脏水平。

（五）肌力的保持和恢复

创伤经常导致不同程度的肌肉废用，而防止肌萎缩的主要措施是保持肌肉的收缩活动。在手术后 24 小时内即开始做健肢和局部肌肉的等长收缩练习，上肢骨折术后 2~3 天肿胀开始消退疼痛减轻。可做手指握拳，腕屈伸 5~10 次，以后逐步增加至 15~25 次。在术后 2 周，此期除继续做伤肢的肌肉收缩锻炼外，可在医务人员或健肢的帮助下，逐渐恢复骨科手术部位近端，远端未固定的关节活动，并逐渐由被动转为主动。

（六）关节活动度的保持和恢复

肢体尽可能地缩短制动时间，缩小制动范围。肢体近端或远端未被制动的关节须作各方向的运动，上肢应注意肩外展、外旋与掌指关节屈曲，下肢应注意踝关节的背屈。对年老体弱，必须卧床的患者，护理人员应帮助患者进行关节的被动活动。如肩内收内旋，掌指关节的屈伸，足下垂、髋、膝关节的屈伸。还可每日做床上保健操，以改善全身状况，防止发生并发症。

（七）床上体操

指导患者在卧床期间做一定范围的体操运动，可预防术后并发症的发生。

1. 仰卧位下肢运动　屈伸踝关节：仰卧位，双手平放于身体两侧，集中注意力于双侧足踝部。用适度的力量向上屈踝关节，左右轮流做，应尽量屈至最大的角度，再放松回到自然位，重复 5~10 次。接着做向下屈踝关节的动作，即向着床铺的方向，或者是说床板的方向运动踝关节，尽量屈至最大的运动范围度，重复 5~10 次。

屈伸膝关节:仰卧位同上,交替将下肢屈曲至膝关节,至不能再屈为止,此时膝关节约为30°左右。如果感觉有困难,屈到60°左右也行。此时髋关节也自然随同做屈曲运动。因此,"屈膝屈髋"是一个联合运动。重复5~10次。

抬举下肢:左右腿交替进行。先将左下肢于伸直位抬起到45°左右,持续几秒钟,放下,再将右下肢抬起至45°,然后放下。此动作运动量较大,因有下肢的重力作用在内。重复5~10次。肌力强者可将下肢伸直抬高到60°左右,则锻炼强度较大。这一运动可锻炼腹肌及股前方的大腿肌。

2. 仰卧位上肢运动　握拳屈肘:患者仰卧位,两腿自然伸直,两足间距20cm,两臂置于身体两侧。两手握拳,同时屈曲两肘15~20次。

(1)前屈肩关节:双手抱拳,缓慢上举,尽量达头部,再回原位。15~20次。

(2)转体击拳:患者仰卧位,两手紧握拳,屈肘。躯干抬起,同时右转,左拳向右前方击去。还原成预备姿势,对侧动作相同,但方向相反出右拳。左右各做8~10次。

(3)仰头挺胸:患者仰卧位,两手握拳,屈肘置于身体两侧。双下肢固定不动,挺胸,头后仰。还原成预备姿势。做15~20次。运动中应避免用力过猛,力量应均匀。

(八)心理康复护理

1. 骨折术后由于疼痛及功能障碍,加之对疾病的认识程度不足,担心对将来生活工作的影响,而出现焦虑、烦躁、抑郁等心理问题,护理人员应及时与患者沟通,耐心聆听,用理解和关怀的态度疏导患者,增强患者战胜疾病的信心。

2. 骨折多发生在老年人,老年患者反应较迟钝,生活能力低下,不能主动配合治疗,因此,需要细心观察患者的心理反应,及时指导宣教,关心和鼓励患者,帮助和解决患者的困难,尽力调动家庭及社会的支持和帮助。

五、社区家庭康复指导

(一)坚持术后的自我功能训练

坚持术后的自我功能训练,循序渐进,避免活动过度,防止继发性损伤。功能训练时应遵循以下原则:

1. 循序渐进,活动范围由小到大,时间由短到长,强度由弱到强。

2. 活动应以患者不感到疲劳,手术部位不感到疼痛为度。

3. 活动的恢复要以生理功能为中心,上肢应围绕手的功能进行活动,下肢围绕负重行走功能进行训练。

4. 功能训练不能做不利于术后愈合的活动。

(二)饮食指导

骨科术后给予高蛋白、高热量、高维生素、含钙质丰富食物。应多食蔬菜、水果等含粗纤维食物,以促进肠蠕动,防止便秘。

(三)保持良好心态

骨科术后恢复时间较长,指导患者保持良好心态,不急、不躁,利于术后的恢复。

(四)固定期间的观察

术后出院如有石膏、夹板固定,要观察血运,抬高患肢,保持石膏整洁,翻身时谨慎勿折断;及时调整布带松紧度,固定期间进行功能锻炼。被动活动应在无痛或微痛的范围内进行,若有明显的或持续的疼痛均表明有损伤,并可放射性引起肌肉痉挛,不利于功能训练。

(五) 复查时间及指征

出院后 1 个月、3 个月、半年需复查,如行内固定术,半年至一年复查后取出内固定。如出现患肢肿痛,肢体畸形或功能障碍、出血、末梢血运差、麻木等,要及时就诊。

(王　玲)

第十六章 神经系统疾病的康复护理

神经系统是人体最精细,结构和功能最复杂的系统。按照解剖结构分为中枢神经系统和周围神经系统,前者主要分管分析综合体内外环境传来的信息,并使集体做出适当的反应;后者主管传递神经冲动。按神经系统的功能又分为调节人体适应外界环境变化的躯体神经系统和稳定内环境的自主神经系统。

常见疾病:周围神经病、脑血管疾病、帕金森病、癫痫、重症肌无力等。

神经系统疾病复杂多样,也是一种高致残率的疾病,患者康复护理原则是为了达到全面康复的目标,紧密和康复团队人员合作,为康复对象进行一般的基础护理和各种功能训练,预防继发性残疾,二次损伤,减轻疾病影响。

在神经系统疾病中,很多疾病是突发的,并且是随时可能进展的。如脑血管病患者,尽管生命体征已经稳定,已经能够主动参与训练,甚至已经康复治疗了很长时间,仍然有再次梗死和出血的危险。再比如房颤引起的脑栓塞患者,在治疗训练中,附壁血栓非常容易再次脱落,导致新的栓塞。同时与骨伤康复,截瘫康复等其他疾病的康复不同的是神经系统疾病的患者会存在意识障碍,认知障碍,甚至精神障碍,这就要求我们在实际的康复护理工作中,要密切观察患者细微的变化,把握症状和体征的变化,第一时间汇报康复医师,以保证康复治疗工作的顺利进行。

第一节 脑卒中的康复护理

一、概述

脑卒中(stroke)又称脑血管意外(cerebral vascular accident,CVA),由于急性脑血管破裂或闭塞,导致局部或全脑神经功能障碍所导致的神经功能缺损综合征,持续时间>24小时或死亡。脑卒中病后一周的患者73%~86%有偏瘫;71%~77%有行动困难;47%不能独坐;75%左右不同程度地丧失劳动能力;40%重度致残。在我国目前需要和正在进行康复的患者中,脑卒中患者占有相当大的比例。随着科学技术和医疗服务水平的不断提高,脑卒中的致死率呈现逐渐下降的趋势,同时,由于发病率的逐年增高,导致脑卒中的致残率亦呈现逐年增高的趋势,这样造成了大量的需要进行康复的残疾人。脑卒中的康复开展最早,也是目前研究最多的领域,早期康复介入已成为共识。

早期康复的意义:早期康复运动功能恢复1个月可提高92.11%;2个月可提高56.67%;3个月可提高18.18%;3个月后96%手功能恢复可能性较小。

（一）流行病学

脑血管疾病的发病率、死亡率和致残率都很高，它与恶性肿瘤、心脏疾病是导致全球人口死亡的三大疾病。根据新近的流行病学资料，我国脑血管疾病在人口死因中居第二位，仅次于恶性肿瘤，在不少城市中已占首位。我国脑卒中年发病率为 120/10 万~180/10 万，局部地区有逐渐上升的趋势，死亡率为 60/10 万~120/10 万，据此估计我国脑卒中新发病例 150 万/年，死亡约 100 万/年，病后存活的 600 万患者中，残障率高达 75%。发病率、患病率和死亡率随年龄增长，45 岁后增长明显，65 岁以上人群增长更显著，75 岁以上发病率是 45~54 岁组的 5~8 倍。此外，脑卒中发病率与环境、饮食习惯和气候（纬度）等因素有关，我国脑卒中总体分布呈北高南低、西高东低，纬度每增高 5°，脑卒中发病率增加 64.0/10 万，死亡率增加 6.6/10 万。

（二）病因

1. 血管病变　动脉粥样硬化和高血压性动脉硬化最常见，其次为结核性、梅毒性、结缔组织病和钩端螺旋体等所致的动脉炎，先天性脑血管病如动脉瘤、血管畸形和先天性血管狭窄、外伤、颅脑手术、插入导管和穿刺所致的血管损伤，以及药物、毒物和恶性肿瘤等导致的血管病损。

2. 心脏病和血流动力学改变　如高血压、低血压或血压急骤波动，心功能障碍、传导阻滞、风湿性或非风湿性瓣膜病、心肌病等，以及心律失常特别是心房纤颤。

3. 血液成分和血液流变学改变　如高黏血症（见于脱水、红细胞增多症、高纤维蛋白血症和白血病等），凝血机制异常（应用抗凝剂、口服避孕药和弥散性血管内凝血等），血液病及血液流变学异常可导致血黏度增加和血栓前状态（prethrombotic state）。

4. 其他病因　包括（空气、脂肪、癌细胞和寄生虫等）栓子，脑血管痉挛、受压和外伤等。部分脑卒中原因不明。

（三）促发因素

1. 血流动力学因素

（1）血压过高或过低：瞬时高血压是出血性脑卒中重要诱发因素，一过性低血压可诱发缺血性脑卒中。

（2）血容量改变：血容量不足，血液浓缩可诱发缺血性脑血管病。

（3）心脏病：心功能不全，心律失常可诱发脑梗死。

2. 血液成分异常

（1）血黏度改变：红细胞增多症、异常球蛋白血症等引起异常高血黏度，可诱发脑梗死。

（2）血小板数量或功能异常：血小板减少常引起出血性脑卒中；增多时可引起脑梗死，但是由于此时血小板功能低下，也可致出血性脑卒中。

（3）凝血或纤溶系统功能障碍：如血友病、白血病可引起出血性或缺血性脑卒中。

（四）危险因素

危险因素是当前脑血管病研究的一个重大课题。脑卒中的危险因素可分为可干预和不可干预两类，其中可干预的有高血压、糖尿病、高脂血症、（冠心病）心脏病、高同型半胱氨酸血症、短暂性脑缺血性发作（TIA）或脑卒中史、肥胖、无症状性颈动脉狭窄、酗酒、吸烟、抗凝治疗、脑动脉炎等；不可干预的有年龄、性别、遗传、种族等因素。其中高血压是各类型脑卒中最重要的独立危险因素。

（五）分类

脑卒中分为三大类：蛛网膜下腔出血、脑出血和脑梗死。其中脑梗死又分为 7 类：动脉粥样硬化性血栓性脑梗死、脑栓塞、腔隙性梗死、出血性梗死、无症状性梗死、其他梗死和原因未明的脑梗死。

二、临床表现

（一）主要症状和体征

1. 起病突然　立即出现相应的症状和体征，是脑卒中的主要特点。

2. 全脑症状　头痛、恶心、呕吐和不同程度的意识障碍。这些症状可轻重不等或不出现，主要与脑卒中类型和严重程度有关。

3. 局灶症状和体征　根据损害的部位不同而异。

（1）颈内动脉系统损害表现：主要由大脑半球深部或额、颞、顶叶病变所致，可表现为：①病灶对侧中枢性面、舌下神经瘫痪和肢体瘫痪；②对侧偏身感觉障碍；③优势半球损害时可有失语；④对侧同向偏盲。

（2）椎-基底动脉系统损害表现：主要由脑干、小脑或枕叶病变所致，可表现为：①眩晕伴恶心、呕吐；②复视；③构音、吞咽困难；④交叉性瘫痪或感觉障碍；⑤小脑共济失调；⑥皮质盲。

（3）脑膜刺激征：颅内高压或病变波及脑膜时发生。表现为颈项强直、Kernig 征阳性和 Brudzinski 征阳性。

（二）常见并发症

压疮；关节挛缩；肩关节半脱位；肩-手综合征；废用综合征；误用综合征；骨折、肺炎等。

三、主要功能障碍

由于病变性质、部位、病变严重程度等的不同，患者可能单独发生某一种障碍或同时发生几种障碍。其中以运动功能和感觉功能障碍最为常见。

（一）运动功能障碍

运动功能障碍是最常见的功能障碍之一，多表现为一侧肢体瘫痪，即偏瘫。脑卒中患者运动功能的恢复，一般经过弛缓期、痉挛期和恢复期 3 个阶段。

（二）感觉功能障碍

偏瘫侧感觉受损但很少缺失。据报道，65% 的脑卒中患者有不同程度和不同类型的感觉障碍。主要表现为痛觉、温度觉、触觉、本体觉和视觉的减退或丧失。44% 的脑卒中患者有明显的本体感觉障碍，并可影响整体残疾水平。

（三）共济障碍

是指四肢协调动作和行走时的身体平衡发生障碍，又称共济失调。脑卒中患者常见的共济失调障碍有大脑性共济障碍、小脑性共济障碍。肢体或躯干的共济失调在小脑损害的患者较常见。常因小脑、基底节、反射异常、本体感觉丧失或运动无力、反射异常、肌张力过高、视野缺损等所致。

（四）言语障碍

脑卒中患者常发生言语障碍，发生率高达 40%~50%。包括失语症和构音障碍。失语症是由于大脑半球优势侧（通常为左半球）语言区损伤所致，表现为听、说、读、写的能力障碍。构音障碍是由于脑损害引起发音器官的肌力减退、协调性不良或肌张力改变而导致语音形成的障碍。

（五）认知障碍

主要包括意识障碍、智力障碍、失认症和失用症等高级神经功能障碍。

1. 意识障碍 是指大脑皮质的意识功能处于抑制状态,认识活动的完整性降低。脑卒中患者的意识障碍的发生率约40%。

2. 智力障碍 智力是个人行动有目的、思维合理、应付环境有效聚集的较全面的才能。思维能力(包括推理、分析、综合、比较、抽象、概括等),特别是创造性思维是智力的核心。脑卒中可引起记忆力、计算力、定向力、注意力、思维能力等障碍。

3. 失认症(agnosia) 常因非优势侧半球(通常为右半球)损害,尤其是顶叶损害而导致的认知障碍。其病变部位多位于顶叶、枕叶、颞叶交界区。如视觉失认、听觉失认、触觉失认、躯体忽略、体像障碍等(具体详见评定章节)。

4. 失用症(apraxia) 是指在没有感觉和运动损害的情况下不能进行以前所学过的、有目的的运动。脑卒中常见的失用症有:意念性失用、结构性失用、意念运动性失用、步行失用等。

（六）ADL 能力障碍

日常生活活动是指一个人为独立生活每天必须反复进行的、最基本的、一系列的身体动作或活动,即衣、食、住、行、个人卫生等基本动作和技巧。脑卒中患者,由于运动功能、感觉功能、认知功能等多种功能障碍并存,导致 ADL 能力障碍。

（七）继发性功能障碍

1. 心理障碍 是指人的内心、思想、精神和感情等心理活动发生障碍。患者的行为也可因认知障碍而受影响,表现为易怒、顽固、挑剔、不耐心、冲动、任性、淡漠或过于依赖他人。这种行为使患者的社会适应性较差,甚至环境也可增加其孤独感和压力。

2. 膀胱与直肠功能障碍 表现为尿失禁、大小便潴留等。

3. 肩部功能障碍 多因肩痛、半脱位和肩手综合征所致。肩关节疼痛多在脑卒中很长时间后发生,发生率约为72%;肩关节半脱位在偏瘫患者很常见,发生率为81%。肩手综合征在脑卒中发病后 1~3 个月很常见,表现为肩痛、手肿、皮肤温度上升、关节畸形。

4. 关节活动障碍 因运动丧失与制动导致关节活动度降低、痉挛与变形,相关组织弹性消失,肌肉废用性萎缩进而导致关节活动障碍。

5. 面神经功能障碍 主要表现为额纹消失、口角歪斜及鼻唇沟变浅等表情肌运动障碍。核上性面瘫表现为睑裂以下表情肌运动障碍,可影响发音和饮食。

6. 疼痛 丘脑腹后外侧核受损的患者最初可表现为对侧偏身感觉丧失,数周或数月后感觉丧失将可能被一种严重的烧灼样疼痛所代替,称为丘脑综合征。疼痛可因刺激或触摸肢体而加重。疼痛的后果常使患者功能降低,注意力难以集中,发生抑郁并影响康复疗效。

7. 骨质疏松 脑卒中后继发性骨质疏松是影响患者运动功能恢复和日常生活能力的一个重要因素。

8. 废用综合征 长期卧床,活动量明显不足,可引起压疮、肺感染、尿路感染、直立性低血压、心肺功能下降、异位骨化等废用综合征。

9. 误用综合征 病后治疗或护理方法不当可引起关节肌肉损伤、骨折、肩髋疼痛、痉挛加重、异常痉挛模式和异常步态、尖足内翻等。

10. **吞咽功能障碍**　吞咽困难是脑卒中后的常见并发症,脑卒中患者为 29%～60%、4% 伴有吞咽功能障碍。临床表现为进食呛咳、食物摄取困难、哽咽、喘鸣、食物通过受阻而鼻腔反流;体征为口臭、流涎、声嘶、吸入性肺炎、营养不良、脱水和面部表情肌的不对称等。部分患者可能需要长期通过鼻饲管进食。

11. **深静脉血栓形成**　主要症状包括小腿疼痛或触痛、肿胀和变色。约 50% 的患者可不出现典型的临床症状,但可通过静脉造影或其他一些非侵入性技术进行诊断。

四、康复评定

(一)脑损伤严重程度的评定

1. **格拉斯哥昏迷量表(Glasgow coma scale,GCS)**　GCS 是根据睁眼情况(1～4 分)、肢体运动(1～6 分)和语言表达(1～5 分)来判定患者脑损伤的严重程度。GCS≤8 分为重度脑损伤,呈昏迷状态;9～12 分为中度脑损伤;13～15 分为轻度脑损伤。

2. **脑卒中患者临床神经功能缺损程度评分标准**　评分为 0～45 分,0～15 分为轻度神经功能缺损;16～30 分为中度神经功能缺损;31～45 分为重度神经功能缺损。

3. **美国卫生研究院脑卒中评分表(NIH stroke scale,NIHSS)(表 16-1)**　NIHSS 是国际上使用频率最高的脑卒中评分量表,有 11 项检测内容,得分低说明神经功能损害程度轻,得分高说明程度重。

表 16-1　美国卫生研究院脑卒中评分表

1. 意识与定向力		完全偏盲	2
(1)意识水平		双侧偏盲	3
清醒	0	4. 面瘫	
嗜睡	1	正常	0
昏睡	2	轻度瘫痪	1
昏迷	3	部分瘫痪	2
(2)定向力问题(现在的月份和患者的年龄。回答必须正确,接近的答案不给分)		完全性瘫痪	3
两个问题都回答正确	0	5. 上肢的运动(如果坐位,上肢前屈至 90°,手掌向下;如果卧位,前屈 45°,观察上肢是否在 10 秒内跌落)	
一个问题回答正确	1	保持 10 秒	0
两个问题都回答不正确	2	不到 10 秒	1
(3)定向力命令(睁眼闭眼,健侧手握拳与张开)		不能抗重力	2
两个任务执行均正确	0	直接跌落	3
一个任务执行正确	1	截肢或关节融合	9
两个任务执行均不正确	2	6. 下肢的运动(下肢抬高 30°,常常在卧位检测下肢是否在 5 秒内跌落)	
2. 凝视(只测水平凝视功能)		保持 5 秒	0
正常	0	不到 5 秒	1
部分凝视麻痹	1	不能抗重力	2
完全性凝视麻痹	2	直接跌落	3
3. 视野		截肢或关节融合	9
没有视野缺失	0		
部分偏盲	1		

7. 肢体共济失调(指鼻试验和足跟膝胫实验)		轻中度失语	1	
无共济失调	0	重度失语	2	
上肢或下肢共济失调	1	完全性失语	3	
上下肢体均共济失调	2	10. 构音障碍		
截肢或关节融合	9	正常	0	
8. 感觉		轻度至中度障碍	1	
正常	0	重度障碍	2	
部分缺失	1	11. 忽视		
明显缺失	2	没有忽视	0	
9. 语言		存在一种类型的忽视	1	
没有失语	0	存在一种以上类型的忽视	2	

(二)运动功能的评定

脑卒中后运动功能障碍多表现为偏侧肢体瘫痪,是致残的重要原因。评定常采 Bobath、上田敏、Fugl-Meyer 评定等方法。运动功能评估主要是对运动模式、肌张力、肌肉协调能力进行评估(评定方法见第五节康复护理常用评定方法)。

肢体的运动功能障碍按照脑卒中后各期(软瘫期、痉挛期、相对恢复和后遗症期)的状况,采用 Brunnstrom 6 阶段评估法(表 16-2),可以简单分为Ⅰ期:迟缓阶段;Ⅱ期:出现痉挛和联合反应阶段;Ⅲ期:连带运动达到高峰阶段,Ⅳ期:异常运动模式阶段,Ⅴ期:出现分离运动阶段,Ⅵ期:正常运动状态。

表 16-2　Brunnstrom 6 阶段评估法

阶段	特点	上肢	手	下肢
Ⅰ	无随意运动	无任何运动	无任何运动	无任何运动
Ⅱ	引出联合反应、协同运动	仅出现协同运动模式	仅有极细微的屈曲	仅有极少的随意运动
Ⅲ	随意出现的协同运动	可随意发起协同运动	可有钩状抓握,但不能伸指	在坐和站位上,有髋、膝、踝的协同性屈曲
Ⅳ	协同运动模式打破,开始出现分离运动	出现脱离协同运动的活动:肩0°、肘屈 90°的条件下,前臂可旋前、旋后;肘伸直的情况下,肩可前屈 90°;手臂可触及腰骶部	能侧捏及松开拇指,手指有半随意的小范围伸展	在坐位上,可屈膝 90°以上,足可向后滑动。在足根不离地的情况下踝能背屈
Ⅴ	肌张力逐渐恢复,有分离精细运动	出现相对独立于协同运动的活动:肘伸直时肩可外展 90°;肘伸直,肩前屈 30°～90°时,前臂可旋前旋后,肘伸直,前臂中立位,上肢可上举过头	可作球状和圆柱状抓握,手指同时伸展,但不能单独伸展	健腿站,病腿可先屈膝,后伸髋;伸直膝的情况下,踝可背屈

阶段	特点	上肢	手	下肢
Ⅵ	运动接近正常水平	运动协调近于正常,手指指鼻无明显辨距不良,但速度比健侧慢(≤5秒)	所有抓握均能完成,但速度和准确性比健侧差	在站立位可使髋外展到抬起该侧骨盆所能达到的范围;坐位下伸直膝可内外旋下肢,合并足内外翻

（三）感觉功能评估

包括浅感觉、深感觉和复合感觉。评估患者的痛温觉、触觉、运动觉、位置觉、实体觉和图形觉是否减退或丧失。脑卒中感觉功能评定的目的在于了解感觉障碍的程度和部位,指导患者正确选用辅助用具及避免在日常生活活动中发生伤害事故。

（四）平衡功能评定

1. 三级平衡检测法　三级平衡检测法在临床经常使用。

Ⅰ级平衡是指在静态下不借助外力,患者可以保持坐位或站立位平衡;Ⅱ级平衡是指在支撑面不动(坐位或站立位)身体某个或几个部位运动时可以保持平衡;Ⅲ级平衡是指患者在外力作用或外来干扰下仍可以保持坐位或站立平衡。

2. Berg平衡评定量表（Berg balance scale test）　Berg平衡评定量表是脑卒中康复临床与研究中最常用的量表,一共14项检测内容,包括:坐→站;无支撑站立;足着地,无支撑坐位;站→坐;床→椅转移;无支撑闭眼站立;双足并拢,无支撑站立;上肢向前伸,从地面拾物;转身向后看;转体360°;用足交替踏台阶;双足前后位,无支撑站立;单腿站立。每项评分0~4分,满分56分,得分高表明平衡功能好,得分低表明平衡功能差。

（五）认知功能评估

评估患者对事物的注意、识别、记忆,理解和思维有否出现障碍。例如:

1. 意识障碍是对外界环境刺激缺乏反应的一种精神状态。根据临床表现可分为嗜睡、昏睡、浅昏迷、深昏迷4个程度。临床上通过患者的语音反应,对针刺的痛觉反射、瞳孔对光反射、吞咽反射、角膜反射等来判断意识障碍的程度。

2. 智力障碍主要表现为定向力、计算力、观察力等思维能力的减退。

3. 记忆障碍可表现为短期记忆障碍或长期记忆障碍。

4. 失用症常见的有结构性失用、意念运动性失用、运动性失用和步行失用。

5. 失认证可表现为视觉失认、听觉失认、触觉失认、躯体忽略和体像障碍。

（六）言语功能评估

评估患者的发音情况及各种语言形式的表达能力,包括说、听、读、写和手势表达。脑卒中患者常有以下言语障碍表现:

1. 构音障碍　是由于中枢神经系统损害引起言语运动控制障碍(无力、缓慢或不协调),主要表现为发音含糊不清,语调及速率、节奏异常,鼻音过重等言语听觉特性的改变。

2. 失语症　是由于大脑皮质与语言功能有关的区域受损害所致,是优势大脑半球损害的重要症状之一。常见的失语类型有运动型失语、感觉性失语、传导性失语、命名性失语、经皮质运动性失语、经皮质感觉性失语、完全性失语等。

（七）摄食和吞咽功能评估

1. 临床评估　对患者吞咽障碍的描述：吞咽障碍发生的时间、频率；在吞咽过程发生的阶段；症状加重的因素（食物的性状、一口量等）；吞咽时的伴随症状（梗阻感、咽喉痛、鼻腔、反流、误咽等而不同）。

2. 实验室评定　视频荧光造影检查（video-fluorography，VFG）：即吞钡实验。它可以精确的显示吞咽速度和误吸的存在，以了解吞咽过程中是否存在食物残留或误吸，并找出与误吸有关的潜在危险因素，帮助设计治疗饮食，确定安全进食体位。

3. 咽部敏感实验　用柔软纤维导管中的空气流刺激喉上神经支配区的黏膜，根据感受到的气流压力来确定感觉障碍的阈值和程度。脑卒中患者咽部感觉障碍程度与误咽有关。

（八）日常生活活动（ADL）能力评估

脑卒中患者由于运动功能、认知功能、感觉功能、言语功能等多种功能障碍并存，常导致衣、食、住、行、个人卫生等基本动作和技巧能力的下降或丧失。常采用改良 Barthel 指数或功能独立性评估法（FIM）。改良 Barthel 指数（MBI）（见评定章节）。

（九）心理评估

评估患者的心理状态，人际关系与环境适应能力，了解有无抑郁、焦虑、恐惧等心理障碍，评估患者的社会支持系统是否健全有效。

（十）社会活动参与能力评估

采用社会活动与参与量表评定。该量表分为理解与交流、身体移动、生活自理、与人相处、生活活动、社会参与等 6 个方面，共 30 个问题，每个问题的功能障碍程度分为"无、轻、中、重、极重度"，相应分值为 1、2、3、4、5 分。

五、康复治疗

（一）康复目标

采用一切有效的措施，预防脑卒中后可能发生的残疾和并发症（如压疮、坠积性肺炎或吸入性肺炎、泌尿系感染、深静脉血栓形成等）改善受损的功能（如感觉、运动、语言、认知和心理等），提高患者的日常生活活动能力和适应社会生活的能力，即提高脑卒中患者的生活质量，重返家庭和工作岗位，最终成为独立的社会的人。

（二）康复治疗

脑卒中的康复应从急性期开始，只要不妨碍治疗，康复训练开始的越早，功能恢复到可能性越大，预后越好。一般认为康复治疗开始的时间应为患者生命体征稳定，神经病学症状不再发展后 48 小时可开始，一边尽可能地减轻失用（包括健侧）。脑卒中康复治疗包括：偏瘫肢体综合训练、平衡功能训练、手功能训练、言语功能训练、吞咽功能训练、作业治疗、理疗等。

（三）康复训练的原则

1. 选择合适的早期康复时机。

2. 康复治疗计划是建立在康复评定的基础上，由康复治疗小组共同制订，并在治疗方案实施过程中逐步加以修正和完善。

3. 康复治疗始终贯穿于脑卒中治疗的全过程，做到循序渐进。

4. 康复治疗要有患者的主动参与和家属的积极配合,并与日常生活和健康教育相结合。

5. 采用综合康复治疗,包括物理治疗、作业治疗、言语治疗、心理治疗、传统康复治疗和康复工程等方法。

(四) 软瘫期的康复训练

软瘫期是指发病1~3周内(脑出血2~3周,脑梗死1周左右),患者意识清楚或有轻度意识障碍,生命体征平稳,但患肢肌力、肌张力均很低,腱反射也低。康复护理措施应早期介入,以不影响临床抢救,不造成病情恶化为前提。目的是预防并发症以及继发性损害,同时为下一步功能训练做准备。一般每天2小时变换一次体位,保持抗痉挛体位,以预防压疮、肺部感染及痉挛模式的发生。

1. 卧床期各种体位训练(详见第十一章第一节抗痉挛体位摆放及体位转移)。

2. 桥式运动　在床上进行翻身训练的同时,必须加强患侧伸髋屈膝肌的练习,这对避免患者今后行走时出现偏瘫步态十分重要。

(1)双侧桥式运动:帮助患者将两腿屈曲,双足在臀下平踏床面,让患者伸髋将臀抬离床面。如患髋外旋外展不能支持时,则帮助将患膝稳定。

(2)单侧桥式运动:当患者能完成双侧桥式运动后,可让患者伸展健腿,患腿完成屈膝、伸髋、抬臀的动作(图16-1)。

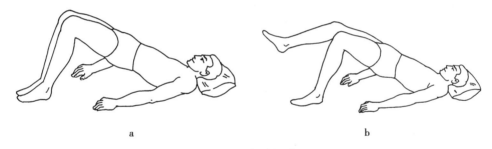

图 16-1　桥式运动
a. 双桥式运动;b. 单桥式运动

(3)动态桥式运动:为了获得下肢内收、外展的控制能力,患者仰卧屈膝,双足踏住床面,双膝平行并拢,健腿保持不动,患腿做交替的幅度较小的内收和外展动作,并学会控制动作的幅度和速度。然后患腿保持中立位,健腿做内收、外展练习。

3. 软瘫期的被动活动　如病情较稳定,在病后第3~4日起患肢所有的关节都应做全范围的关节被动活动,以防关节挛缩。每日2~3次,活动顺序从大关节到小关节循序渐进,缓慢进行,切忌粗暴。直到主动运动恢复。

(1)软瘫期的按摩:对患肢进行按摩可促进血液、淋巴回流,防止和减轻浮肿,同时又是一种运动感觉刺激,有利于运动功能恢复。按摩要轻柔、缓慢、有节律的进行,不可用强刺激性手法。对肌张力高的肌群用安抚性质的推摩,对肌张力低的肌群则予以摩擦和揉捏。

(2)软瘫期的主动活动:软瘫期的所有主动训练都是在床上进行的。主要原则是利用躯干肌的活动以及各种手段,促使肩胛带和骨盆带的功能恢复。

(3)翻身训练:尽早使患者学会向两侧翻身,以免长期固定于一种姿势,出现继发压疮及肺部感染等并发症。

1）向健侧翻身：患者仰卧位，双手交叉，患侧拇指置于健侧拇指之上（Bobath 式握手）屈膝，健腿插入患腿下方。交叉的双手伸直举向上方，做左右侧方摆动，借助摆动的惯性，让双上肢和躯干一起翻向健侧。康复护理人员可协助或帮助其转动骨盆或肩胛。

2）向患侧翻身：患者仰卧位，双手呈 Bobath 式握手，向上伸展上肢，健侧下肢屈曲。双上肢左右侧方摆动，当摆向患侧时，顺势将身体翻向患侧。

（五）痉挛期的康复训练

一般在软瘫期 2~3 周开始，肢体开始出现痉挛并逐渐加重。这是疾病发展的规律，一般持续 3 个月左右。此期的康复目标是通过抗痉挛的姿势体位来预防痉挛模式和控制异常的运动模式，促进分离运动的出现。

1. 抗痉挛训练　大部分患者患侧上肢以屈肌痉挛占优势，下肢以伸肌痉挛占优势。表现为肩胛骨后缩，肩带下垂，肩内收、内旋，肘屈曲，前臂旋前，腕屈曲伴一定的尺侧偏，手指屈曲内收；骨盆旋后并上提，髋伸、内收、内旋，膝伸，足趾屈内翻。

（1）卧位抗痉挛训练：采用 Bobath 式握手上举上肢，使患侧肩胛骨向前，患肘伸直。仰卧位时双腿屈曲，Bobath 式握手抱住双膝，将头抬起，前后摆动使下肢更加屈曲。此外，还可以进行桥式运动，也有利于抑制下肢伸肌痉挛。

（2）被动活动肩关节和肩胛带：患者仰卧，以 Bobath 式握手用健手带动患手上举，伸直和加压患臂。可帮助上肢运动功能的恢复，也可预防肩痛和肩关节挛缩（图 16-2）。

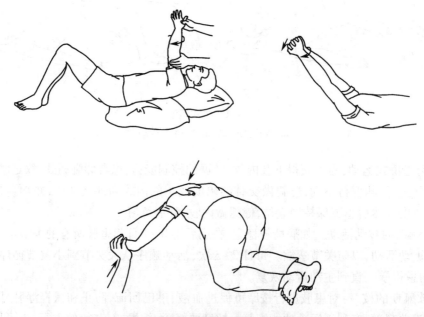

图 16-2　被动活动肩关节和肩胛带

（3）下肢控制能力训练：卧床期间进行下肢训练可以改善下肢控制能力，为以后行走训练做准备。

1）髋、膝屈曲训练：患者仰卧位，护士用手握住其患足，使之背屈旋外，腿屈曲，并保持髋关节不外展、外旋。待对此动作阻力消失后再指导患者缓慢地伸展下肢，伸腿时应防止内收、内旋。在下肢完全伸展的过程中,患足始终不离开床面,保持屈膝而髋关节适度微屈。以后可将患肢摆放成屈髋、屈膝、足支撑在床上,并让患者保持这一体位。随着控制能力的改善,指导患者将患肢从健侧膝旁移开,并保持稳定。

2)踝背屈训练:当患者可以控制一定角度的屈膝动作后,以脚踏住支撑面,进行踝背屈训练。护士握住患者的踝部,自足跟向后、向下加压,另一只手抬起脚趾使之背屈且保持足外翻位,当被动踝背屈抵抗逐渐消失后,要求患者主动保持该姿势。随后指导患者进行主动踝背屈练习。

3)下肢内收、外展控制训练:方法见动态桥式运动。

2. 坐位及坐位平衡训练　尽早让患者坐起,能防止肺部感染、静脉血栓形成、压疮等并发症,开阔视野,减少不良情绪。

(1)坐位耐力训练:对部分长期卧床患者为避免其突然坐起引起直立性低血压,首先应进行坐位耐力训练。先从半坐位(约30°)开始,如患者能坚持30min并且无明显直立性低血压,则可逐渐增大角度(45°、60°、90°)、延长时间和增加次数。如患者能在90°坐位坐30min,则可进行从床边坐起训练。

(2)卧位到从床边坐起训练:患者先侧移至床边,将健腿插入患腿下,用健腿将患腿移于床边外,患膝自然屈曲。然后头向上抬,躯干向患侧旋转,健手横过身体,在患侧用手推床,把自己推至坐位,同时摆动健腿下床。必要时护士可以一手放在患者健侧肩部,另一手放于其臀部帮助坐起,注意千万不能拉患肩(图16-3)。

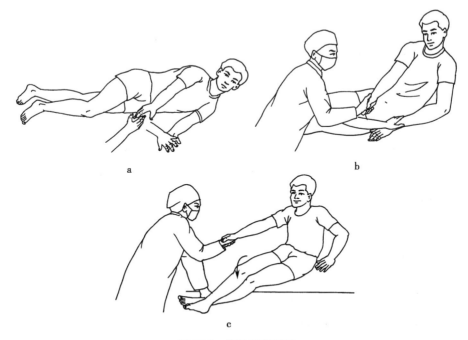

图16-3　床边坐起训练

恢复期早期患侧肢体和躯干肌还没有足够的平衡能力,因此,坐起后常不能保持良好的稳定状态。帮助患者坐稳的关键是先进行坐位耐力训练。

1. 平衡训练　静态平衡为一级平衡;自动动态平衡为二级平衡;他动动态平衡为三级

平衡。平衡训练包括左右和前后平衡训练。一般静态平衡完成后,进行自动动态平衡训练,即要求患者的躯干能做前后、左右、上下各方向不同摆幅的摆动运动。最后进行他动动态平衡训练,即在他人一定的外力推动下仍能保持平衡。

(1)坐位左右平衡训练:让患者取坐位,治疗师坐于其患侧,嘱其头部保持正直,将重心移向患侧,再逐渐将掌心移向健侧,反复进行。

(2)坐位前后平衡训练:患者在护士的协助下身体向前或后倾斜,然后慢慢恢复中立位,反复训练。静态平衡(一级平衡)完成后,进行自动动态平衡(二级平衡)训练,即要求患者的躯干能做前后、左右、上下各方向不同摆幅的摆动运动。最后进行他动动态平衡(三级平衡)训练,即在他人一定的外力推动下仍能保持平衡(图16-4)。

(3)坐到站起平衡训练:指导患者双手交叉,让患者屈髋、身体前倾,重心移至双腿,然后做抬臀站起动作。患者负重能力加强后,可让患者独立做双手交叉、屈髋、身体前倾,然后自行站立。

(4)站立平衡训练:完成坐到站起动作后,可对患者依次进行扶站、平衡杠内站立、独自站立以及单足交替站立的三级平衡训练。尤其做好迈步向前向后和向左向右的重心转移的平衡训练(见第十一章第一节抗痉挛体位摆放及体位转移)。

2. 步行训练　学习平行杠内患腿向前迈步时,要求患者躯干伸直,用健手扶栏杆;重心移至健腿,膝关节轻度屈曲。护士扶住其骨盆,帮助患侧骨盆向前下方运动,防止患腿在迈步时外旋。当健腿向前迈步时,患者躯干伸直,健手扶栏杆,重心前移,护士站在患者侧后方,一手放置于患腿膝部,防止患者健腿迈步时膝关节突然屈曲以及发生膝反张;另一手放置于患侧骨盆部,以防其后缩。健腿开始只迈至与患腿平齐位,随着患腿负重能力的提高,健腿可适当超过患腿。指导患者利用助行器和手杖等帮助练习。

3. 上下楼梯训练　原则为上楼时健足先上,患足后上;下楼时患足先下,健足后下。上楼时,健足先放在上级台阶,伸直健腿,把患腿抬到同一台阶;下楼时,患足先下到下一级台阶,然后健足迈下到同一级台阶。在进行训练前应给予充分的说明和示范,以消除患者的恐惧感。步态逐渐稳定后,指导患者用双手扶楼梯栏杆独自上下楼梯。

4. 上肢控制能力训练　包括臂、肘、腕、手的训练。

(1)前臂的旋前、旋后训练:指导患者坐于桌前,用患手翻动桌上的扑克牌。亦可在任何体位让患者转动手中的一件小物(图16-5)。

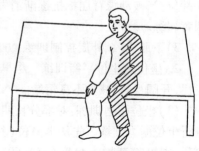
坐位Ⅰ级平衡训练

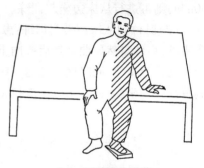
Bobath反射抑制肢位

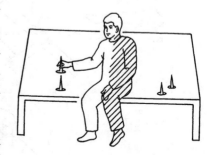
图16-4　坐位平衡训练

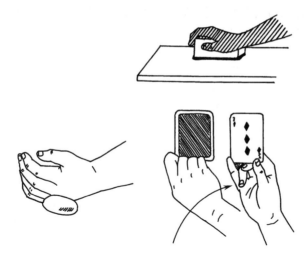

图 16-5 前臂的旋前、旋后训练

（2）肘的控制训练：重点在于再伸展动作上。患者仰卧，患臂上举，尽量伸直肘关节，然后缓慢屈肘，用手触摸自己的口、对侧耳和肩。

（3）腕指伸展训练：双手交叉，手掌朝前，手背朝胸，然后伸肘，举手过头，掌面向上，返回胸前，再向左、右各方向伸肘。

5. 改善手功能训练 患手反复进行放开、抓物和取物品训练。纠正错误运动模式。

（1）作业性手功能训练：通过编织、绘画、陶瓷工艺、橡皮泥塑等训练两手协同操作能力。

（2）手的精细动作训练：通过打字、搭积木、拧螺丝、拾小钢珠等以及进行与日常生活作有关的训练，加强和提高患者手的综合能力（图 16-6）。

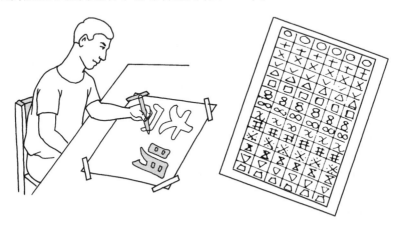

图 16-6 手功能训练

（六）认知功能障碍的康复训练

认知功能障碍常常给患者的生活和治疗带来许多困难，所以认知训练对患者的全面康复起着极其重要的作用。训练要与患者的功能活动和解决实际问题的能力紧密配合。

认知行为干预 根据认知过程影响情绪和行为的理论，通过认知和行为来改变患者不良认知和功能失调性态度。首先评估患者认知能力及其与自我放松技巧的关系以及接受新事物的能力,鼓励患者练习自我活动技巧,增加成就感;模仿正面形象,自我校正错误行为,提高患者对现实的认知能力(图 16-7)。

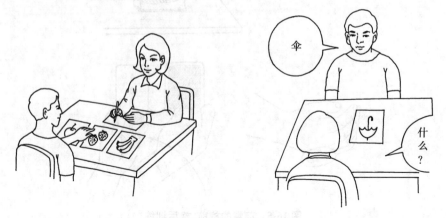

图 16-7　认知行为干预

(1)放松技巧:康复护理人员根据"代偿"和"升华"心理防御机制,符合患者心理的赞赏、鼓励和美好的语言劝导,巧妙转移患者不良心境。教会其自我行为疗法,如转移注意力、想象、重构、自我鼓励、放松训练等减压技巧,有助于减轻患者抑郁程度。

(2)音乐疗法:音乐疗法对脑卒中后抑郁患者有较好的疗效,其中感受式音乐疗法因其简便易行而常被作为首选方法。通过欣赏旋律优美、节奏舒适的轻音乐可引起患者的注意和兴趣,达到心理上的自我调整(详见第十九章第一节颅脑外伤的康复护理)。

六、康复护理

早期康复护理能够显著改善脑卒中患者的神经功能和日常生活活动能力,有利于提高患者生活质量。早期康复护理是脑卒中早期康复治疗的重要组成部分。早期康复是指脑卒中患者生命体征平稳、神经系统症状不再发展后即可开始康复治疗。只要不影响治疗,早期康复护理介入越早越好,早期康复护理可促进大脑的可塑性,调动脑组织内残余细胞发挥其代偿作用,促进损伤区域组织的重构和细胞的再生,有效地预防脑神经萎缩,从而使患者各种功能尽早恢复和改善,降低致残率。

(一)康复护理目标

1. 改善患侧肢体的运动、感觉功能,改善患者的平衡功能。最大限度上发挥患者的残余功能。

2. 增加患者舒适度。

3. 改善患者言语功能障碍,调整心态、建立有效沟通方式。

4. 保证患者的营养供给。

5. 预防潜在并发症及护理不良事件的发生。

6. 提高患者的 ADL 能力,学习使用辅助器具,指导家庭生活,争取生活自理。

7. 提高患者生活质量以及社会参与的能力。

8. 实施教育学习的原则:强调残疾者和家属掌握康复知识、技能。

（二）康复护理

1. 软瘫期抗痉挛体位的摆放　软瘫期抗痉挛体位的摆放是早期抗痉挛治疗的重要措施之一。抗痉挛体位能预防和减轻上肢屈肌、下肢伸肌的典型痉挛模式，是预防预后出现病理性运动模式思维方法之一（见第十一章第一节抗痉挛体位摆放及体位转移）。

（1）健侧卧位：患侧下肢髋、膝关节自然屈曲向前，放在身体前面另一枕上。健侧肢体自然放置。

（2）患侧卧位：患侧卧位可增加对患侧的知觉刺激输入，并使整个患侧被拉长，从而减少痉挛。

（3）仰卧位：该体位易引起压疮及增强异常反射活动，应尽量少用。

2. 恢复期康复护理　日常生活活动（ADL）能力训练：早期即可开始，通过持之以恒的ADL 训练，争取患者能自理生活，从而提高生活质量。训练内容包括进食方法、个人卫生、穿脱衣裤鞋袜、床椅转移、洗澡等。为完成 ADL 训练，可选用一些适用的装置，如便于进食思维特殊器皿、改装的牙刷、各种形式的器具及便于穿脱的衣服（图 16-8）。

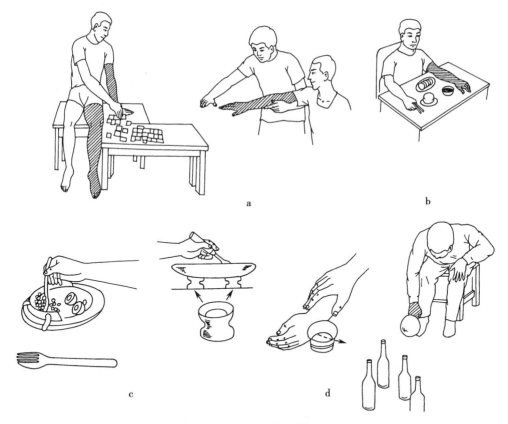

图 16-8　ADL 能力训练

3. 后遗症期的康复护理　一般病程经过大约 1 年左右，患者经过治疗或未经积极康复，患者可以留有不同程度的后遗症，主要表现为肢体痉挛、关节挛缩变形、运动姿势异常等。此期康复护理目的是指导患者继续训练和利用残余功能，此外，训练患者使用健侧肢体代偿部分患侧的功能，同时指导家属尽可能改善患者的周围环境，以便于争取最大限度的生活自理。

（1）进行维持功能的各项训练。

（2）加强健侧的训练，以增强其代偿能力。

（3）指导正确使用辅助器，如手杖、步行器、轮椅、支具，以补偿患者的功能。

（4）改善步态训练，主要是加强站立平衡、屈膝和踝背屈训练，同时进一步完善下肢的负重能力，提高步行效率。

（5）对家庭环境做必要的改造，如门槛和台阶改成斜坡，蹲式便器改成坐式便器，厕所、浴室、走廊加扶手等。

4. 言语功能障碍的康复护理　语音为了交流沟通，发病后应尽早开始语音训练。虽然失语，但仍需与患者进行言语或非语言交流，通过交谈和观察，全面评价语言障碍的程度，并列举语言功能恢复良好者进行实例宣教，同时还应注意心理疏导，增强其语言训练的信心。

失语症患者首先可进行听理解训练和阅读理解训练，以后逐渐同步进行语言表达训练和书写训练。构音障碍患者应先进行松弛训练和呼吸训练，在此基础上再进行发音训练、发音器官运动训练和语音训练等。每次训练应注意合适的训练环境及训练时间，要考虑患者的注意力、耐力及兴趣，可根据患者的日常生活及工作选择训练内容。语言训练的同时进行整体康复。

5. 摄食和吞咽功能障碍的康复护理　吞咽障碍是急性脑卒中常见的症状，患者可因舌和喉头等运动控制障碍导致吞咽障碍；患者引起误吸、误咽和窒息，甚至引起坠积性肺炎和呼吸困难等；也可因进食困难而引起营养物质摄入不足，水、电解质及酸碱平衡失调等，从而影响患者整体康复（详见第十二章第二节吞咽障碍的康复护理）。

6. 心理和情感障碍的康复护理　心理和情感障碍产生的原因：

（1）对疾病的认识异常：患者往往在脑卒中早期表现出对疾病的否认和不理解，尤其是在患者有半身忽略障碍时，患者自觉四肢仍能活动，完全否认有偏瘫。在护理肢体障碍和半身忽略患者时，要不断给予言语信息，口头述说患侧是患者的一部分，同时以各种方式提醒患者，不能操之过急，以免使患者产生抑郁、失望等严重心理障碍。

（2）抑郁状态：脑卒中急性期过后，由于躯体残疾的挫折，对其后果的担心，不甘成为残疾者和依赖他人，工作和地位的丧失等等都可造成患者的抑郁反应。表现为对异性兴趣减退，容易哭泣，经常责怪自己，感到孤独，前途无望等。对抑郁患者应利用各种方式促使患者倾诉及宣泄，具体的帮助患者解决实际问题，如争取家人探望、协调关系，多安排一些他们愿意做的事情，充分发挥他们的生活能力，如安排看电视、报纸、听音乐等，摆脱疾病带来的困扰，帮助他们从心理上树立战胜疾病的信心。

（3）情感失控：由于感觉输入的异常和大部分皮质功能紊乱，伴有假性延髓性麻痹（假性球麻痹）的脑卒中患者，情绪释放不受高级神经系统控制，造成患者情感失控，容易产生强制性哭笑。应在此基础上进行上述各种功能障碍的康复护理。

（4）心理康复护理：要鼓励患者积极治疗，对功能障碍要早期康复，防止误用综合征；还要教育患者认识到后遗症的康复是一个长期的过程，需进行维持性训练以防功能退步。对长期卧床的患者，要教会家属正确的护理方法，以防压疮、感染等合并症及废用综合征。

1)疾病早期表现出对疾病的不理解和否认的患者,在护理中我们处处给予尊重和照顾,先将治疗的目的、意义、疗效和注意事项等告诉患者,并征求其意见,尊重和保护他们的自尊心,取得合作。使患者感受到在医院有安全感,有信心,避免使患者产生忧郁、失望等严重问题。

2)对性情急躁,情绪易波动的患者要积极的引导。这类患者情绪易受客观因素的影响,易产生波动,急躁不利于控制病情。讲解脑血管病的发病机制,哪些人易于发病,危险因子是什么,应如何预防等知识告诉患者,用科学的方法保护好自己的身体,引导其扩大自己的爱好面,陶冶情操,增添乐趣;消除心理压抑和急躁情绪,避免诱发本病的因素。

3)对于缺乏信心,疑虑重重的患者,应给予真诚的安慰和鼓励、这类患者对自己的病情缺乏了解,信心不足,又怕病后残疾无人照料,过度焦虑,破坏了心理平衡,使病情多次出现反复;通过康复健康教育,帮助患者认识和了解疾病发生、发展的因素,消除其紧张、焦虑情绪,运用医学知识,启发和指导其主动配合康复治疗。

4)对于抑郁型患者,应主动、热情地与他们接近,每天增加与患者的沟通时间。耐心地倾听他们讲述自己的生活挫折和精神创伤,并给予必要的安慰、开导和照顾,使患者感受到大家庭的温暖。

5)注意患者在不同时期的心理变化,有针对性地做好心理护理。偏瘫患者在发病初期由于偏瘫突然发生,坚持否认病情,情绪激动,急躁阶段康复的欲望极为强烈、对此期间的患者要给予安慰疏导,消除其急躁情绪,使其正视病情,积极配合训练。面对较长时间的康复治疗,肢体功能障碍仍未得到完全恢复,患者常感到悲观、失望、情绪低落,对预后缺乏信心,甚至不愿进行康复训练,对此期患者要因势利导,并让康复成功者现身说教,促使患者变悲观失望为主观努力,树立战胜疾病的信心和勇气。

（三）常见并发症的康复护理

1. **肩关节半脱位**　治疗上应注意矫正肩胛骨的姿势,早期良好的体位摆放,同时鼓励患者经常用健手帮助患臂做充分的上举活动。在活动中禁忌牵拉患肩,肩关节及周围结构不应有任何疼痛,如有疼痛表明某些结构受到累及,必须立即改变治疗方法或手法强度。

（1）预防:坐位时,患侧上肢可放在轮椅的扶手或支撑台上,或采取其他良好的肢位;站立时可用肩托（Bobath 肩托）,防止重力作用对肩部的不利影响。

（2）手法纠正肩胛骨位置:护理人员站在患者前方,向前抬起患侧上肢,然后用手掌沿患肢到手掌方向快速反复地加压,并要求患者保持掌心向前,不使肩关节后缩。

（3）物理因子治疗:用冰快速按摩有关肌肉,可刺激肌肉的活动,对三角肌及冈上肌进行功能性电刺激或肌电生物反馈疗。

（4）针灸、电针:可能对肌张力提高有一定作用。

（5）被动活动:在不损伤肩关节及周围组织的情况下,维持全关节无痛性被动活动,应避免牵拉患肢,而引起肩痛和半脱位。

2. **肩-手综合征**　多见于脑卒中发病后 1~2 个月内,偏瘫性肩痛是成年脑卒中患者最常见的并发症之一。表现为突然发生的手部肿痛,下垂时更明显,皮温增高,掌指关节、腕关节活动受限等症状。肩手综合征分期标准见表 16-3。

表 16-3 肩手综合征分期标准

Ⅰ期	肩痛,活动受限,同侧手腕、手指肿胀,出现发红、皮温上升等血管运动性反应。X 线下可见手与肩部骨骼有脱钙表现。手指多呈伸直位,屈曲受限,被动屈曲可引起剧痛。此期可持续 3~6 个月,以后或治愈或进入第Ⅱ期
Ⅱ期	肩、手肿胀和自发痛消失,皮肤和手的小肌肉有日益显著的萎缩。有时可引起 Dupuytren 挛缩样掌腱膜肥厚,手指关节活动度日益受限。此期可持续 3~6 个月,如治疗不当将进入第Ⅲ期
Ⅲ期	手部皮肤肌肉萎缩显著,手指完全挛缩,X 线上有广泛的骨腐蚀,已无恢复希望

肩-手综合征应预防为主,早发现,早治疗,特别是发病的前 3 个月内是治疗的最佳时期。

(1)预防措施:避免上肢手外伤(即使是小损伤)、疼痛、过度牵张、长时间垂悬,已有水肿者应尽量避免患手静脉输液。对严重的肩痛,应停止肩部和患侧上肢的运动治疗,适当选用一些理疗,如高频电疗、光疗等。

(2)正确的肢体摆放:早期应保持正确的坐卧姿势,避免长时间手下垂。卧位时患肢抬高,坐位时把患侧上肢放在前面的小桌上或扶手椅的扶手上。在没有上述支撑物时,则应在患者双腿上放一枕头,将患侧上肢置于枕头上。

(3)患侧手水肿:护理人员可采用手指或末梢向心加压缠绕:用 1~2mm 的长线,从远端到近端,先拇指,后其他四指,最后手掌手背,直至腕关节上。此方法简单,安全,有效。

(4)冷疗:用湿润的毛巾包绕整个肩、肩胛和手指的掌面,每次 10~15 分钟,每天 2 次;也可以用 9.4~11.1℃的冷水浸泡患手 30 分钟,每天 1 次,有解痉、消肿的效果。

(5)主被动运动:加强患臂被动和主动运动,以免发生手的挛缩和功能丧失。早期在上肢上举的情况下进行适度的关节活动;在软瘫期,护理人员可对患者做无痛范围内的肩关节被动运动。

(6)药物治疗:星状神经节阻滞对早期肩手综合征有效,但对后期患者效果欠佳。可口服或肩关节腔及手部腱鞘注射类固醇制剂,对肩痛、手痛有较好的效果。对水肿明显者可短时间口服利尿药。消炎镇痛药物多无效。

(7)手术:对其他治疗无效的剧烈手痛患者可行掌指关节掌侧的腱鞘切开或切除术,有利于缓解手指痛和肩关节痛。

3. 压疮的预防及康复护理 防止压疮或减少其加重,对压疮易发生部位积极采取以下措施:

(1)让患者躺在气垫床上,同时保持床单干燥、无皱褶,避免擦伤皮肤。

(2)保护骨头凸起部、脚跟、臀部等易发生压疮的部位,避免受压。

(3)麻痹的一侧不要压在下面,经常更换体位。

(4)对身体不能活动的老人,每 2 小时要变换体位,搬动时要把其身体完全抬起来。

(5)早期进行下肢、足踝部被动运动,预防下肢深静脉血栓形成。

过去对长期卧床的脑卒中患者,凡受压部位变红,都采用按摩方法来防止压疮的发生。近年来认为此法不可取,因软组织受压变化是正常的保护反应称反应性充血,由于氧供应不足引起。解除压力后即可在 30~40min 内褪色,不会使软组织损失形成压疮,所以不需按摩。如果持续发红,则提示组织损失,此时按摩将更致严重的创伤(详见第十一章第七节皮肤的康复护理）。

4. 废用综合征和误用综合征

（1）废用综合征：在急性期时担心早期活动有危险而长期卧床,限制主动性活动的结果。限制活动使肌肉萎缩、骨质疏松、神经肌肉的反应性降低、心肺功能减退等,加之各种并发症的存在和反复,时间一久,形成严重的"废用状态"。正确的康复护理和训练,尽早应用各种方法促进患侧肢体功能的恢复,利用健侧肢体带动患侧肢体进行自我康复训练,可防止或减缓健侧废用性肌萎缩的发生,还能促进患侧肢体康复。随着病情的改善,逐渐增大活动量,同时加强营养,可使肌萎缩逐渐减轻。

（2）误用综合征：相当多的患者虽然认识到应该较早的进行主动性训练,但由于缺乏正确的康复知识,一味地进行上肢的拉力、握力和下肢的直腿抬高训练,早早地架着患者下地"行走",或进行踏车训练下肢肌力,结果是加重了抗重力肌的痉挛,严重地影响了主动性运动向随意运动的发展,而使联合反应、共同运动、痉挛的运动模式强化和固定下来,于是形成了"误用状态",它是一种不正确的训练和护理所造成的医源性症候群。从脑卒中运动功能的恢复来看,康复训练应该循序渐进,以纠正错误的预防模式为主导。早期应以抗痉挛体位及抗痉挛模式进行康复护理和训练,促进分离运动（即支配能力）的恢复,而不是盲目的进行肌力增强训练,才能早期预防误用综合征。

（四）护理不良事件的预防

1. 跌倒的预防　进行跌倒的危险因素评估,高危患者提前与患者及家属沟通。

（1）对意识模糊、躁动不安的患者应使用约束带进行保护性约束,并向家属强调保护性约束的重要性。不可私自解开约束带,约束肢体应处于功能位,定时轮流松放。做好交接班,加强巡视,观察约束肢体的血液循环并记录。

（2）向患者及家属强调24小时留陪伴的重要性,强调患者不能单独活动和如厕。指导患者服用降压药、安眠药或感头晕时,应暂时卧床休息,避免下床活动致跌倒。

（3）改变体位动作应缓慢;告知患者穿防滑鞋,切勿打赤脚、穿硬底鞋、慎穿拖鞋。

2. 环境安全

（1）病房大小要考虑到轮椅活动的空间,不设门槛,地面防滑;浴室应有洗澡凳,墙上安置扶手,淋浴旁安装单手拧毛巾器;便器以坐式为宜,坐便器周围或坐便器上有扶手以方便和保护患者。

（2）病床应低于普通病床,并使用活动床栏,防止患者坠床。

（3）房间的布置应尽可能使患者能接受更多的刺激。床栏位置要便于使所有活动（如护理、医生查房、探视等）都发生在患侧;重视患侧功能恢复,床头柜、电视机等应安置在患侧。

3. 走失的预防　对于意识障碍、认知功能障碍的患者要提前与家属做好沟通,强调24小时留陪伴的重要性,患者不能离开陪伴的视线。外出检查时应专人陪同,尽量避免到人员杂乱的地方,快去快回。

（五）脑卒中患者饮食指导

饮食治疗是一个长久的过程,许多患者及家属对饮食治疗的重要性缺乏正确的认识,要做到合理的控制饮食,改变长久形成的饮食习惯对患者来说并不容易,只有通过专业人员对患者及家属进行健康教育,帮助患者制订个性化的饮食治疗方案,让他们认识到饮食治疗的重要性,才能有效地提高饮食控制的依从性。通过有效的健康教育可以使患者学会自我管理,纠正生活中的误区,树立战胜疾病的信心。

指导患者戒烟戒酒。因为酒精不含任何营养素,只提供热量,直接干扰机体的能量代谢,长期饮酒对肝脏不利,易引起血清甘油三酯的升高。吸烟有百害而无一利,可诱发血糖升高,导致周围血管收缩,促使动脉粥样硬化形成和心脑血管疾病发生。

（六）康复护理教育

1. 教育患者主动参与康复训练,并持之以恒。

2. 积极配合治疗原发疾病,如高血压、糖尿病、高脂血症、心血管疾病等。

3. 指导有规律的生活,合理饮食,睡眠充足,适当运动,劳逸结合,保持大便通畅,鼓励患者日常生活活动自理。

4. 指导患者修身养性,保持情绪稳定,避免不良情绪的刺激。学会辨别和调节自身不良习惯,培养兴趣爱好,如下棋、写字、绘画、晨晚锻炼、打太极拳等,唤起他们对生活的乐趣。增强个体耐受、应付和摆脱紧张处境的能力,有助于整体水平的提高。

5. 争取获得有效的社会支持系统,包括家庭、朋友、同事、单位等社会支持。通过健康教育,使患者对疾病康复有进一步认识,增强康复治疗信心,调动患者及家属的积极性,使患者在良好的精神状态下积极、主动接受治疗,并指导患者将 ADL 贯穿生活中,使替代护理转为自我护理,提高患者的运动功能及 ADL 日常生活能力。使患者最大限度地恢复生活自理能力,降低致残率和复发率,提高生活质量,最大限度地回归家庭,重返社会。

七、社区家庭康复指导

社区康复护理常用的方法有:观察与沟通;纠正残疾者的姿势;帮助患者和家属学习和掌握相关康复技术和训练要点;长期协助患者进行日常生活能力训练以及职业技能的训练。

（一）指导自我护理技术

护士应贯穿"代替护理"为"自我护理"的理念,训练患者和家属的自我护理技术和能力;按时吃药,坚持训练,定期到医院检查,让其获得最大的康复机会和效果。

（二）ADL 训练指导

指导教会患者家属能协助患者进行日常生活活动（ADL）训练,并将 ADL 训练贯穿到日常生活中,鼓励患者独立完成穿脱衣服、洗脸、刷牙、进食、体位变换及手功能训练等,教会患者如何利用残存功能学会翻身、起床、从床移到轮椅、从轮椅到厕所的移动动作。将替代护理变为自我护理。

（三）家庭环境改造

理想的环境有利于实现康复目标。必要时协助患者家属进行家庭环境的评估,帮助进行家庭环境的康复功能型改造,尽量做到无障碍,减少家庭意外损伤的发生概率。

（四）定期随访

深入家庭指导与家属建立良好的联络体系,随时关注患者的心理及情绪情况,要做到有问题随时解决,将患者的不良心理情绪消灭的萌芽中。协助家属为患者营造一个宽松、自由、温暖的家庭气氛,使患者全身心地投入到康复训练及自我重建当中去。

第二节　周围神经损伤的康复护理

一、概述

周围神经病(peripheral neuropathy)是指周围运动、感觉和自主神经的结构和功能障碍。周围神经疾病的表现多种多样,其分类依赖于解剖结构、病理和临床特征。常见的周围神经病有很多,如 Bell 麻痹、三叉神经痛、Guillain-Barré 综合征等。对周围神经病损进行康复护理时,首先要明确诊断,了解病因,然后再根据症状的不同有针对性地进行护理干预。康复是周围神经病恢复期中的重要措施,有助于预防肌肉挛缩和关节畸形。

(一)病因

1. 特发性　如急性和慢性炎症性脱髓鞘性多发神经病,可能为自身免疫性。

2. 营养性及代谢性　慢性酒精中毒、慢性胃肠道疾病、妊娠或手术后等引起营养缺乏;代谢障碍性疾病,如糖尿病、尿毒症、血卟啉病、肝病、黏液性水肿、肢端肥大症、淀粉样变性继发营养障碍和 B 族维生素缺乏,以及恶病质等。

3. 药物及中毒　①药物如氯霉素、顺铂、乙胺丁醇、甲硝唑等可诱发感觉性神经病,胺碘酮、氯喹、戒酒硫、吲哚美辛、呋喃类、异烟肼、苯妥英、青霉胺、长春新碱可诱发运动性神经病;②酒精中毒;③有机农药和有机氯杀虫剂;④化学品:如二硫化碳、三氯乙烯、丙烯酰胺等;⑤重金属(砷、铅、铊、汞、金和白金);⑥白喉毒素等。

4. 传染性及肉芽肿性　如艾滋病、麻风病、莱姆病、白喉和败血症等。

5. 血管炎性　如结节性多动脉炎、系统性红斑狼疮、类风湿性关节炎、硬皮病等。

6. 肿瘤性及副蛋白血症性　如淋巴瘤、肺癌和多发性骨髓瘤等引起癌性远端轴索病、癌性感觉神经元病等,以及副肿瘤综合征、副蛋白血症(如 Poems 综合征)和淀粉样变性等。

7. 遗传性　包括:①特发性:如遗传性运动感觉神经病、遗传性感觉神经病、Friedreich 共济失调、家族性淀粉样变性等;②代谢性:如卟啉病、异染性脑白质营养不良、Krabbe 病、无 β-脂蛋白血症和遗传性共济失调性多发性神经病(Refsum 病)等。

(二)分类

Sedden 将周围神经分为 3 类:

1. 神经失用(neurapraxia)　神经失用为暂时的神经功能传导阻滞,通常多见于机械压迫、牵拉伤等,一般在 6 周内神经功能可以恢复。

2. 轴索断裂(axonotmesis)　轴突在鞘内发生断裂,神经鞘膜保存完好,多见于严重的闭合性神经挤压伤,如肱骨干骨折所导致桡神经损伤。轴索断伤时,损伤部位远端神经的感觉、运动和自主神经功能全部丧失,并发生沃勒变性(Wallerian degeneration)。由于神经膜保存完好,轴突再生时一般不会发生迷路,其神经功能恢复接近正常,但在神经被牵拉的部位,尤其臂丛,可能由于扭转力的关系,被扭转的神经出现结构瓦解,再生时出现轴索迷途,因而交叉支配会不可避免地发生。

3. 神经断裂(neurotmesis)　神经断裂是指神经束或神经干的断裂,即除了轴索、髓鞘外,包括神经膜完全横断,必须经过神经缝合和(或)神经移植,否则功能不能恢复。

二、临床表现

（一）活动能力障碍

周围神经疾病表现弛缓性瘫痪、肌张力降低、肌肉萎缩、抽搐。日常生活、工作中某些功能性活动能力障碍，如臂丛神经损伤者，由于上肢运动障碍可不同程度地影响进食、个人卫生、家务活动以及写字等手精细动作，坐骨神经损伤者可出现异常步态或行走困难。

（二）感觉异常

1. 主观感觉异常　是在没有任何外界刺激的情况下出现的感觉异常：①局部麻木、冷热感、潮湿感、震动感，以麻木感多见。②自发疼痛：有刺痛、跳痛、刀割痛、牵拉痛、灼痛、胀痛、触痛、撕裂痛、酸痛、钝痛等，同时伴有一些情感症状。③幻肢痛：周围神经损伤伴有肢体缺损或截肢者有时出现幻肢痛。

2. 客观感觉丧失　①感觉丧失，深浅感觉、复合觉、实体觉丧失。②感觉减退。③感觉过敏，即感觉阈值降低，小刺激出现强反应，以痛觉过敏最多见，其次是温度觉过敏。④感觉过度，少见。⑤感觉倒错，如将热的误认为是冷的。也较少见。

（三）反射均减弱或消失

周围神经病损后，其所支配区域的深浅反射均减弱或消失。

（四）自主神经功能表现

1. 皮肤发红、皮温升高、潮湿、角化过度及脱皮等。

2. 有破坏性病损时皮肤发绀、冰凉、干燥无汗或少汗、菲薄，皮下组织轻度肿胀，指甲（趾甲）粗糙变脆，毛发脱落，甚至发生营养性溃疡。

三、主要功能障碍

1. 运动障碍　弛缓性瘫痪、肌张力低、肌肉萎缩。

2. 感觉障碍　局部麻木、灼痛、刺痛、感觉过敏、实体感缺失等，包括：

（1）感觉缺失。

（2）感觉异常。

（3）疼痛。

3. 反射障碍　腱反射减弱或消失。

4. 自主神经功能障碍　局部皮肤光润、发红或发绀、无汗、少汗或多汗，指（趾）甲粗糙、脆裂等。

四、康复评定

（一）运动功能的评定

1. 肌力评定　对耐力、速度、肌张力予以评价。

2. 关节活动范围测定　注意对昏迷患者可进行瘫痪实验、坠落实验。

3. 患肢周径的测量　观察畸形、肌肉萎缩、肿胀的程度及范围，必要时用尺测量或容积仪测量对比。

4. 运动功能恢复等级评定　由英国医学研究会（EMRC）提出，将神经损伤后的运动功能恢复情况分为六级，简单易行，是评定运动功能恢复最常用的方法（见徒手肌力测定）。

（二）感觉功能评定

由于传入纤维受损,表现为痛觉、温度觉及本体感觉减退、过敏或异常。感觉功能的测定,除了常见的用棉花或大头针测定触觉、痛觉外,还可做温度觉实验、Von Frey 单丝压觉实验、Weber 两点辨别觉实验、手指皮肤皱褶实验、皮肤定位觉、皮肤图形辨别觉、实体觉、运动觉和位置觉实验 Tinel 征检查等。

对感觉功能的恢复情况,可参考英国医学研究会的分级评定表 16-4。

表 16-4　周围神经病损后感觉功能恢复评定表

恢复等级	评定标准
0 级（S0）	感觉无恢复
1 级（S1）	支配区皮肤深感觉恢复
2 级（S2）	支配区浅感觉和触觉部分恢复
3 级（S3）	皮肤痛觉和触觉恢复,且感觉过敏消失
4 级（S3+）	感觉达到 S3 水平外,两点辨别觉部分恢复
5 级（S4）	完全恢复

（三）反射检查

患者常表现为反射改变　深反射、浅反射减弱或消失,早起偶有深反射亢进。反射检查时需患者充分合作,并进行双侧对比检查。常用反射有肱二头肌反射、肱三头肌反射、桡骨骨膜反射、膝反射、踝反射等。

（四）自主神经检查

自主神经功能障碍　血管扩张、汗腺分泌减少、增强或停止分泌,表现为皮肤潮红、皮温升高或降低、色泽苍白、指甲粗糙脆裂等。常用发汗实验,包括 Minor 淀粉-碘实验、茚三酮实验。

（五）日常生活能力评定

日常生活活动（ADL）是人类在生活中反复进行的最必要的基本活动。周围神经病损后,会不同程度地出现 ADL 能力困难。ADL 评定对了解患者的能力,制定康复计划,评价治疗效果,安排重返家庭或就业都十分重要。常用 Barthel 指数量表对 ADL 进行评价（详见评定章节）。

（六）电生理学评定

评定神经肌电图、直流—感应电检查,对周围神经病损做出客观、准确判断,指导康复并估计预后。常用方法有:

1. 直流感应电测定　应用间断直流电和感应电刺激神经、肌肉,根据阈值的变化和肌肉收缩状况来判断神经肌肉的功能状态。

2. 强度-时间曲线　是一种神经肌肉兴奋性的电诊断方法。通过时值测定和曲线描记判断肌肉为完全失神经支配及正常神经支配,并可反映神经有否再生。它可对神经损伤程度、恢复程度、损伤的部位、病因进行判断,对康复治疗有指导意义。

3. 肌电图检查　对周围神经病损有重要的评定价值,可判断失神经的范围与程度以及神经再生的情况。由于神经损伤后的变性、坏死需要经过一定时间,失神经表现伤后 3 周左右才出现,故最好在伤后 3 周进行肌电图检查。

4. 神经传导速度的测定 对周围神经病损是最为有用的。可以确定传导速度、动作电位幅度和末梢潜伏时。既可用于感觉神经也可用于运动神经的功能评定,以及确定受损部位。正常情况下,四肢周围神经的传导速度一般为 40~70m/s。神经损伤时,传导速度减慢。

5. 体感诱发电位检查 体感诱发电位(SEP)是刺激从周围神经上行至脊髓、脑干和大脑皮层感觉区时在头皮记录电位,具有灵敏度高、对病变进行定量估计、对传导通路进行定位测定、重复性好等优点。对常规肌电图难以查出的病变,SEP 可容易做出诊断,如周围神经靠近中枢部位的损伤、在重度神经病变和吻合神经的初期测定神经的传导速度等。

五、康复治疗

(一)康复治疗目标

早期防治各种并发症(炎症、水肿等);晚期促进受损神经再生,以促进运动功能和感觉功能的恢复,防止肢体发生挛缩畸形,最终改善患者的日常生活和工作能力,提高生活质量。康复治疗应早期介入,介入越早,效果越好。治疗时根据病情的不同时期进行有针对性的处理,包括理疗、肌力训练、运动疗法、ADL 能力训练、作业治疗、感觉训练、手术治疗等。

(二)临床康复治疗原则

1. 闭合性神经损伤常为挫伤所致的神经震荡或轴突中断,多能自愈。应作短期观察,若 3 个月后经肌电图检查仍无再生迹象方可手术探查。

2. 开放性神经断裂,一般需手术治疗。手术时机及种类需外科医生决定。

3. 神经功能恢复慢,应及早康复治疗,以促进周围神经修复,减缓肌肉萎缩和关节僵硬。

(三)康复治疗

1. 早期康复 早期一般为发病后 5~10 天。首先要针对致病因素去除病因,减少对神经的损害,预防关节挛缩的发生,为神经再生做好准备。

(1)受损肢体的主动、被动运动:由于肿胀、疼痛等因素,周围神经损伤后常出现关节挛缩和畸形,受损肢体各关节早期应做各方向的被动运动,每天至少 1~2 次,保证受损各关节的活动范围。若受损范围较小,要进行主动运动。

(2)受损肢体肿痛的护理:水肿与病损后血液循环障碍,组织液渗出增多有关。可抬高患肢、弹力绷带包扎、做轻柔的向心方向按摩及被动运动或冷敷等。

(3)受损部位的保护:由于受损肢体的感觉缺失,易继发外伤,应注意对受损部位的保护,如戴手套、穿袜子等。若出现外伤,可选择适当的物理方法,如紫外线、超短波、微波等温热疗法。

(4)矫形器的应用:周围神经损伤早期使用夹板,可以防止挛缩畸形发生。例如上肢腕、手指可使用夹板固定。足部肌力不平衡所致足内翻、外翻、足下垂,可用下肢短矫形器,大腿肌群无力致膝关节支撑不稳、小腿外翻、屈曲-挛缩,可用下肢长矫形器矫正。

2. 恢复期康复 急性期约 5~10 天,炎症水肿消退后,进入恢复期。早期的治疗护理措施仍可选择使用,此期的重点是促进神经再生、保证肌肉的质量、增强肌力、促进感觉功能。

（1）神经肌肉点刺激疗法：周围神经受损后，肌肉瘫痪，可采用神经肌肉点刺激疗法保护肌肉质量。应注意治疗局部皮肤的观察和护理，防治感染或烫伤。

（2）肌力训练：受损肌肉肌力为 0 级~1 级时辅助患者进行被动运动，应注意循序渐进。受损肌肉肌力为 2 级~3 级时，进行助力运动、主动运动及器械性运动，但应注意运动量不宜过大，以免肌肉疲劳。随肌力逐渐增强，助力逐渐减小。受损肌肉肌力为 3 级~4 级时，可协助患者进行抗阻力练习，以争取肌力的最大恢复。同时进行速度、耐力、灵敏度、协调性与平衡性的专门练习。

（3）作业疗法：根据功能障碍的部位及程度、肌力及耐力情况，进行相关的作业治疗。如进行木工、编织、打字、雕刻、缝纫、修理仪器等。注意逐渐增加作业难度和时间，在肌力未充分恢复之前，用不加阻力的方法，要防止由于感觉障碍引起机械摩擦性损伤。

（4）感觉功能训练：如果患者存在浅感觉障碍，可选择不同质地的旧毛巾、丝绸、石子，不同温度的物品分布刺激健侧及患侧皮肤，增加感觉输入。开始训练时让患者睁眼观察、体会，逐渐过渡到让患者闭眼体会、辨别。如存在深感觉障碍，在关节被动运动或肌力训练过程中，应强调局部的位置觉及运动觉训练，让患者在反复比较中逐渐体会。

（5）促进神经再生：可选用神经生长因子、维生素 B_1、维生素 B_6 等药物，以及超短波、微波、红外线等物理因子，有利于损伤神经的再生。

（6）手术治疗：对保守治疗无效而又有手术指征的周围神经损伤患者应及时进行手术治疗。如神经探查术、神经松解术、神经移植术、神经缝合术。

六、康复护理

（一）康复护理目标

1. 早期目标　止痛、消肿、减少并发症、预防伤肢肌肉和关节的挛缩。

2. 恢复期目标　促进神经再生，恢复肌力，增加关节活动度，促进感觉功能的恢复，对于不能完全恢复的肢体，使用支具，促进代偿，最大限度恢复其生活能力。

（二）康复护理

1. 早期康复护理

保持功能位：应用矫形器，石膏托等，将受损肢体的关节保持在功能位。如垂腕时，将腕关节固定与背伸 20°~30°，垂足时，将踝关节固定于 90°。

2. 指导 ADL 训练　在进行肌力训练时，结合日常生活活动训练，如上肢练习洗脸、梳头、穿衣等训练；下肢练习踏自行车、踢球动作等。训练应逐渐增加强度和时间，以增强身体的灵活性和耐力。

3. 心理康复护理　周围神经病损患者，往往伴有急躁、焦虑、抑郁、躁狂等心理问题，担心病损后不能恢复、就诊的经济负担、病损产生的家庭和工作等方面的问题。可采用医学教育、心理咨询、集体治疗、其他患者示范等方式来消除或减轻患者的心理障碍，使其发挥主观能动性，积极地进行康复治疗。

4. 康复健康教育　对周围神经损伤的患者应做如下的康复健康教育。

（1）使患者和家属了解疾病的概况、病因、主要临床表现以及各种功能障碍的状态和今后的预后情况等等。

（2）向患者及家属介绍康复治疗措施：包括正确的肢体功能位置、如何保持关节活动度、主要的物理治疗以及感觉功能是如何促进和恢复的。

（3）感觉障碍的患者教育：对于感觉障碍的患者要关注夹板内皮肤的完整情况观察以及关节活动度的范围等。

（4）注意保护，防止伤害：教会患者在日常生活活动中，注意保护肢体，防治在损伤。如患手接触热水壶、热锅时，应戴厚手套，避免烫伤；外出或日常生活活动时，应避免他人碰撞患肢，必要时戴支具是患肢保持功能位。

（5）尽快适应生活：指导患者学会日常生活活动自理，患者肢体功能障碍较重者，应指导患者如何进行生活方式的改变，指导患者如何单手穿衣、进食等。

（6）向患者及家属讲解健康饮食的重要性：要多吃含高蛋白、高热量、高维生素食物。同时注意原发性疾病如高血压、糖尿病的控制情况。

（7）改善心理状态：指导患者减轻或解除因损伤带来的焦虑、忧虑、躁狂等。

七、社区家庭康复指导

1. 继续康复训练　指导并鼓励患者在工作、生活活动中尽可能多用患肢，将康复训练贯穿于日常生活活动中，寻求更多的家庭及社会支持以促进患者的功能早日康复。

2. 日常生活指导　指导患者在日常生活中、工作中注意保护无感觉区。注意手脚的保护和坐的姿势。对皮肤有自主神经功能障碍者，可在温水内浸泡 20 min，然后涂上油膏，每天 1 次，可防止皮肤干燥和皲裂。如果已有伤口，要尽快去医院诊治。

3. 定期随访　鼓励患者积极地参与家务活动，其他的一些作业活动，如缝纫、木工、工艺、娱乐等均可在家里进行。

第三节　帕金森病的康复护理

一、概述

帕金森病（Parkinson disease，PD），又称震颤麻痹（paralysis agitans），是一种老年人常见的运动障碍疾病，以黑质多巴胺（dopamine，DA）能神经元变性缺失和路易小体（Lewy body）形成为病理特征，临床表现为静止性震颤、运动迟缓、肌强直和姿势步态异常等。65 岁以上的老年人群患病率为 1000/10 万，随年龄增高，男性多于女性。目前我国的帕金森病患者人数已超过 200 万。区别于在鉴别诊断时需明确区分帕金森病、帕金森综合征、帕金森叠加综合征等疾病，在康复护理中他们具有相同护理问题和干预措施。

（一）病因

病因和发病机制至今未明，研究主要集中在以下三方面：

1. 环境因素　流行病学研究发现 PD 的发病与乡村生活、农作方式、除草剂、农药及杀虫剂等的接触有关，长期饮用露天井水或食用坚果者发病数增多，吸烟者发病率降低或发病时间延迟，吸毒者易出现帕金森样临床症状。

2. 遗传因素　有 10%~15% 的 PD 患者有阳性家族史，多呈常染色体显性遗传。PD 的发病与多种基因突变有关，并不断有新的基因突变被发现。另一方面，PD 的发病与遗传易感性有关,这可能与黑质中线粒体复合物Ⅰ基因缺失有关。

3. 其他因素 其他因素的研究包括体内氧自由基和羟基自由基的产生增多导致脂质过氧化,兴奋性氨基酸的产生增多和细胞内的钙超载,这些改变在黑质-纹状体中DA神经元的变性死亡中具有重要作用。

(二)分类

运动障碍疾病(movement disorder)又称锥体外系疾病(extrapyramidal disease),主要表现随意运动调节功能障碍,肌力、感觉及小脑功能不受影响。运动障碍疾病源于基底节(basal ganglia)功能紊乱,通常分为两大类:①肌张力增高-运动减少;②肌张力降低-运动过多。前者以运动贫乏为特征,后者主要表现为异常不自主运动。本章以帕金森病为例,探讨该类疾病康复护理问题。

二、临床表现

(一)PD的主要临床特点

PD的主要临床特点包括:震颤、强直、运动迟缓和姿势障碍等。

1. 震颤 震颤是由于协调肌和拮抗肌有节律地交替性收缩所致,多数病例以震颤为首发症状,仅15%的病例整个病程中不出现震颤。震颤常开始于一侧上肢或下肢,可累及头、下颌、舌和躯体的双侧。休息时明显,运动时减轻或消失,故称静止性震颤。震颤的频率多为4~6Hz,情绪激动或精神紧张时加重,睡眠时消失。手的震颤常表现为搓丸样运动。当静止性震颤加剧或与原发性震颤并存时,可出现姿势性震颤。

2. 强直 强直常开始于一侧肢体,通常上肢先于下肢,可累及四肢、躯干、颈部和面部,协调肌和拮抗肌的张力均增高,出现头向前倾、躯干和下肢屈曲的特殊姿势,与震颤合并者常出现齿轮样强直或铅管样强直。强直严重者可出现肢体疼痛。

3. 运动困难 由于肌肉强直,患者常感肢体僵硬无力,动作缓慢,穿衣、翻身、进食、洗漱等日常活动难以完成,严重病例可出现运动困难。面肌运动减少,形成面具脸;上肢和手部肌肉强直,出现书写困难或写字过小;由于协调运动障碍,行走时上肢的前后摆动减少或消失,步伐变小、变快并向前冲,形成特殊的慌张步态;口、舌、腭、咽部的肌肉运动障碍,常出现流涎或吞咽困难等。

4. 其他表现 其他表现包括眼睑或眼球运动缓慢,可出现动眼危象、睡眠障碍(失眠和早醒)、情绪障碍(抑郁或焦虑)静坐不能;疼痛、发凉或发热、麻木等异常感觉,部分病例有皮脂腺分泌增加、口干、下肢浮肿、尿频、尿急和认知功能障碍等。

(二)运动迟缓和姿势障碍

尽管有许多例外的情况,但是通常,老年的PD患者以步态障碍和运动不能(akinesia)为主;年轻的病例则以震颤为主要表现,儿童和青春期发病者多表现为肌张力异常和帕金森综合征。

三、主要功能障碍

1. 缓慢进行性病程障碍
(1)静止性震颤。
(2)肌强直。

(3)运动障碍、运动迟缓。

(4)协调运动障碍。

(5)姿势步态障碍。

2. 严重时丧失生活自理能力

3. 心理障碍

四、康复评定

(一) PD 主要功能障碍程度评定表

包括 10 方面内容:

1. 运动过缓。

2. 震颤。

3. 僵直。

4. 姿势。

5. 步态。

6. 从椅子上起立。

7. 用手写字。

8. 言语。

9. 面部表情。

10. ADL 能力。

PD 主要功能障碍程度评定表采用 5 级 4 分制评分,分值代表严重程度:

0~2 分	正常
3~10 分	轻度功能障碍
11~20 分	中度功能障碍
21~30 分	重度功能障碍
31~40 分	极重度功能障碍

(二) 辅助检查

1. 检测到脑脊液和尿中 HVA 含量。

2. 基因检测 DNA 印迹技术(Southern blot)、PCR、DNA 序列分析。

3. 功能显像检测采用 PET 或 SPECT 与特定的放射性核素检测。

五、康复治疗

1. 药物治疗 是主要的治疗手段,需要长期维持。药物治疗遵循的原则是:从小剂量开始,缓慢递增,尽量以较小剂量取得较满意疗效。治疗方案个体化,根据患者年龄、病情等选药:①抗胆碱药;②金刚烷胺;③左旋多巴。

2. 外科治疗 目前常用的手术方法有苍白球、丘脑毁损术和深部脑刺激术(DBS)。

3. 细胞移植及基因治疗

4. 康复运动治疗

(1)有效的运动功能训练

1)松弛和呼吸训练:"变得僵硬"是帕金森病患者心理紧张的主要原因,松弛和腹式呼吸训练有助于减轻症状。可先宽衣,寻找安静地方,放暗灯光,身体姿势尽可能的舒服,闭上眼睛,随后开始深而缓慢的呼吸,并将注意力集中在呼吸上。上腹部在吸气时鼓起,呼气时放松,应经鼻吸气,用口呼气,训练 5~15 分钟。

2)平衡功能训练:坐位和站立位较慢地重心转移训练,提高患者机体的稳定性。患者身体站直,两足分开 25~30cm,向左、右、后移动重心取物;或坐位向前、左右拣物,以训练平衡功能。

3)步态训练:训练时患者身体站直,两眼向前看,起步时足尖要尽量抬高;先脚跟着地,再脚尖着地,跨步要慢而大,在行走时两上肢作前后摆动。同时进行上下楼梯训练。患者起步和过门槛时容易出现肢体的"僵冻状态",要先将足跟着地,待全身直立,获得平衡后再开始步行;原地踏步几次可帮助冻结足融解。

4)关节及肢体功能训练:加强患者的肌肉伸展活动范围,牵引缩短或僵直的肌肉,增加关节功能稳定性。一日 3~5 次,每次 15~30 分钟,尽量保持关节的运动幅度。

5)手部精细动作训练:主要指导患者进行手的技巧性和四肢的精细性协调训练。将两手心放在桌面上,作手指分开和合并动作 10~20 次;同时左右手作手指背屈、伸动作及握掌和屈伸动作。

(2)日常生活能力训练:能促进随意、协调、分离的正常运动模式的建立,为整体功能恢复训练创造有利条件。主要训练手的功能和日常生活能力,如通过指导如何自行进食,穿脱衣服,处理个人卫生,自解大小便,完成入浴等,以加强上肢活动及上下肢配合训练,不断提高生活自理能力,提高生活质量。

(3)语言训练:50%的帕金森病患者有语言障碍,说话声音单调、低沉、有时口吃。训练包括音量、音调、发音和语速等内容。训练时心情应放松,闭目站立,发音应尽量拉长,并反复训练。平时积极参与人与人之间的语言交流。

六、康复护理

(一)康复护理

结合帕金森病的特点,对患者进行语言、进食、走路动作以及各种日常生活功能的训练和指导十分重要。

1. 饮食护理　根据患者的年龄和活动量予以足够的热量并评估患者的营养状况,口味需要,提供营养丰富的食物,原则上以高维生素、低脂、适量优质蛋白、易消化饮食为宜。多吃谷类和蔬菜瓜果,以促进肠蠕动,防止便秘。

(1)钙是骨骼构成的重要元素,因此对于容易发生骨质疏松和骨折的老年帕金森病患者来讲,每天晚上睡前喝一杯牛奶或酸奶是补充身体钙质的极好方法。

(2)蚕豆(尤其是蚕豆荚)中含天然的左旋多巴,在帕金森病患者的饮食中加入蚕豆,能使患者体内左旋多巴和甲基多巴肼复合(如息宁)的释放时间延长。

(3)限制蛋白质的摄入,每天摄入大约 50g 的肉类,选择精瘦的畜肉、禽肉或鱼肉。一只鸡蛋所含的蛋白质相当于 25g 精瘦肉类。为了使半天的药效更佳,也可尝试一天中只在晚餐安排蛋白质丰富食物。

(4)不吃肥肉、荤油和动物内脏,有助于防止由于饱和脂肪和胆固醇摄入过多给身体带来的不良影响。饮食中过高的脂肪也会延迟左旋多巴药物的吸收,影响药效。

（5）对偶有呛咳者可在护士指导下正常进食。频繁发生呛咳者指导患者进食时取坐位或半坐卧位,头稍向前倾;对于卧床患者,进食时应抬高床头≥45°,以利于下咽,减少误吸。指导患者家属正确协助患者进食:当患者发生呛咳时应暂停进食,待呼吸完全平稳再喂食物;对频繁呛咳严重者应暂停进食,必要时予以鼻饲。

2. 用药护理　对老年人给予明确用药指导是预防药物不良反应最有效的方法之一。遵医嘱及时调整药物剂量和用药时间,空腹用药效果比较好。如美多巴应在餐前 30 min 或餐后 45min 服用。告知患者的服药配伍禁忌:如单用左旋多巴时禁止与维生素 B_6 同时服用。安坦使老年患者易产生幻听、幻视等精神症状,以及便秘、尿潴留等,应及时发现药物副作用。抗抑郁剂,尤其是 5-羟色胺(5-HT)再摄取抑制剂,由于起效作用慢应督促患者坚持按时、按量服用。

3. ADL 训练康复护理　室内光线要充足,地面要平坦。病房内尽可能减少障碍物,病床加用防护栏,以防坠床。嘱患者要穿防滑拖鞋,卫生间要有扶手,以防跌倒。指导患者衣物尽可能选用按扣、拉链、自粘胶式以代替纽扣,以便于穿脱。裤子与鞋要合身,不能过于肥大,以免自己踩踏导致摔伤。起床或躺下时应扶床沿,动作缓慢进行,避免直立性低血压的发生。患者在外出活动或做检查时应有专人陪护(见第十一章第八节日常生活活动指导训练技术)。

4. 语言功能训练　因肌肉协调能力异常,导致语言交流能力障碍。护士要多从营造良好语言氛围人手,让患者多说话、多交流、多阅读,沟通时给患者足够时间表达,训练中注意患者的发音力度、音量、语速频率,鼓励患者坚持连续不间断的训练,减缓病情发展。

5. 大小便护理　因老年人特点及治疗用药可能产生的不良反应,多数患者伴有不同程度的便秘。对便秘患者,应多摄取粗纤维食物、蔬菜、水果等,可多饮蜂蜜、麻油,以软化食物残渣。可配以效果好,不良反应小的内服及外用药物,如冲饮适量番泻叶,口服芪蓉润肠口服液及排便前外用开塞露等,促进排便。小便困难者可按摩膀胱、听流水声刺激排尿,必要时可导尿,总之以效果最好,不良反应最小的能持久使用的方法,减少患者痛苦,维护正常排大小便功能。

（二）运动功能训练康复护理

帕金森病患者在用药物治疗的同时配合正规、系统且有针对性的康复训练是一种既安全可靠又有明显疗效的方法。运动功能训练根据患者的震颤、肌强直、肢体运动减少、体位不稳的程度,尽量鼓励患者自行进食穿衣,锻炼和提高平衡协调能力的技巧,做力所能及的事情,减少依赖性,增强主动运动。随着病情发展,针对每位患者情况注意以下几个方面训练:

1. 步态练习　肌肉持续的紧张度致患者肢体乏力,行走不自如,重心丧失、步态障碍。加强患者行走步伐的协调训练。

（1）原地反复起立。

（2）原地站立高抬腿踏步,下蹲练习。

（3）双眼平视合拍节的行走。患者如有碎步时,可穿摩擦力大的胶底鞋防滑倒。有前冲步时,避免穿坡跟鞋,尽量持手杖协助控制前冲,维持平衡等。

2. 面部训练　鼓腮、噘嘴、龇牙、伸舌、吹气等训练,以改善面部表情和吞咽困难现象,协调发音,保持呼吸平稳顺畅。

3. 基本动作及运动功能训练

（1）上下肢的前屈、后伸内旋、外展，起立下蹲。

（2）肩部内收外展及扩胸运动，腰部的前屈、后仰、左右侧弯及轻度旋转等。

（3）在有保护的前提下适当运动，进行一些简单的器械运动项目，有助于维持全身运动的协调。

4. 功能锻炼注意事项　功能锻炼越早越好，要按照康复治疗方案执行；运动时间及运动量应因人而异，渐渐地增加运动强度；不宜采取剧烈活动，做到劳逸结合，从一项训练过渡到另一项训练应缓慢进行，避免"跳跃式"运动；运动时动作要轻柔、缓慢，注意安全，避免碰伤、摔伤等事故发生。后期患者没有自主运动能力时，可依靠家属帮助进行被动运动，以尽早恢复一定的自主运动。康复锻炼应循序渐进，及时表扬、鼓励；康复效果不要急于求成，以免产生失望、抑郁心理。

（三）预防并发症

帕金森病是一种慢性进展性变性疾病，疾病晚期由于严重肌强直、全身僵硬终致卧床不起。本病本身并不危及生命，肺炎、骨折等各种并发症是常见死因。因此，做好基础护理工作，积极预防并发症不容忽视。①本病老年患者居多，免疫功能低下，对环境适应能力差。护理工作者应注意保持病室的整洁、通风，注意病室空调温度调节适度。天气变化时，嘱患者增减衣服，以免受凉、感冒，加重病情。②对于晚期的卧床患者，要按时翻身，做好皮肤护理，防止尿便浸渍和压疮的发生。③被动活动肢体，加强肌肉、关节按摩，对防止和延缓骨关节的并发症有意义。④皮肤护理，翻身时，应注意有无皮肤压伤，并防止皮肤擦伤。⑤坠积性肺炎、泌尿系感染是最常见的并发症，因此要给患者定时翻身、叩背，鼓励咳痰，预防肺部感染；鼓励患者多饮水，以稀释尿液，预防尿路感染。

（四）心理康复护理

患者虽然有运动功能障碍，但意识清楚。更需要他人的尊重、友爱，害怕受到歧视。抑郁在帕金森病患者中常见，约有近1/2的患者受此困扰，部分患者以抑郁为首发症。患者对疾病会产生较大的心理压力，为自己躯体的康复、功能的恢复、病后给家庭造成的负担和社会生活能力等问题而担忧。在康复锻炼的同时，更应强化心理护理，解决患者的心理问题，只有身心结合的护理才能体现整体护理。早期心理护理配合康复训练，能提高患者的日常生活能力，减少患者对家庭和社会的依赖，减轻患者的心理负担，因而能使患者有足够的信心和勇气面对疾病带来的急性应激。

1. 对收入院的患者从入院时起即给予心理护理，向患者介绍医院环境，科室主要负责人、主管医生和护士，通过与患者交谈，收集患者的资料，了解患者的需要，对患者的心理状况做出评估，并使患者从陌生的环境中解脱出来，以良好的心境接受治疗。

2. 根据患者的心理状况，向患者及家属介绍发病的原因、治疗过程、治疗前景、服药注意事项。

3. 建立良好的护患关系，良好的护患关系是实施心理护理的基础，并能充分调动患者自身的积极性，提高自我认知能力，参与到自我护理中来，消除对疾病的过度注意和恐惧感。耐心倾听患者的叙述，诚恳、礼貌对待患者。此时要充分理解患者的心理感受，允许患者情感的发泄和表现，给予适度的劝说和安慰。

4. 为患者营造一个温馨的治疗和心理环境，主动与患者交谈，谈话中注意非语言沟通的技巧,如抚摸、握手、点头,使患者感到亲切安全,心情放松。

5. 组织患者参加集体活动,安排病情稳定、康复成功的患者,介绍成功经验,增强进一步治疗的信心;选择适合患者的读物,以改善在治疗之余的心理状态。

6. 生活自理能力训练,肌强直好转、肌张力正常时逐步训练穿衣、如厕、进食等自理能力,鼓励患者完成力所能及的事情。满足患者自尊的心理需要,提高自信心。

（五）康复健康教育

1. 让患者对自己的病情有正确的认识,减缓病情进展,让患者充分认识到康复的作用。向患者和家属介绍主要的治疗措施及方法并取得配合。指导患者注意锻炼的强度从小到大,循序渐进,持之以恒,并根据患者的体力进行调整。

2. 做好患者的用药指导以及饮食指导,指导患者按时按量正确服药,不可随意增量、减量、停药,戒烟、忌酒,满足患者碳水化合物、蛋白质的需要,少食动物脂肪,适量海鲜类食物,多食蔬菜、水果,多饮水保持大便通畅。

3. 避免精神紧张和过度劳累,树立正确的生活态度,以积极乐观的情绪对待生活。当患者出现对事物不感兴趣、自我评价过低、绝望感时,给予积极的关注和关爱,一起与患者分析出现的不适,指导患者重视自己的优点和成就,对所取得的点滴成绩给予肯定和鼓励,向亲人、医护人员倾诉内心想法。应协同家属一起做好患者的工作,讲解病情的发展、预后及使患者保持稳定的情绪,对疾病康复具有重要意义。

4. 做好睡眠指导。由于帕金森病患者常有自主神经功能性紊乱,并伴有不同程度的睡眠障碍。所以护士要协助患者及家属创造良好的睡眠环境及条件。首先建立比较规律的活动和休息时间表,避免睡前兴奋性运动,吸烟,进食油腻食物以及含有酒精、咖啡因的饮品和药物。建议采用促进睡眠的措施,如睡前排净大小便,睡前洗热水澡或泡脚,睡前喝适量热牛奶等。

七、社区家庭康复指导

（一）出院指导

增强患者的自我价值观,鼓励患者参加适宜的文娱活动,多接触社会。根据每位患者的家庭情况进行设计,让患者参加力所能及的家务活动。为防止意外,这些活动需在监护下进行。同时嘱患者坚持并合理用药,生活有规律。如有不适及病情变化及时就医。

（二）社会家庭的支持

随着功能丧失加重,将逐渐影响患者的自理能力,常需要配偶或家庭成员的帮助与支持。充分发挥亲友和家属的支持作用,指导家属为患者创造良好的康复环境;注意尊重患者的人格,通过学习了解正确的康复方法,鼓励和督促患者参与各项活动,调动患者的积极性,坚持长期的康复训练,提高康复效果。

（三）坚持进行有效的运动功能训练

指导患者养成良好的生活习惯并坚持进行有效的运动功能训练 每天规律地进行适度的体力活动,患者可采取自己喜爱的运动方式如散步、慢跑、打太极拳、导引养生功、舞剑等。康复训练是一项长期的工作,通过康复训练,还可改善患者的情绪状态,减少焦虑抑郁的发生,增加肢体锻炼的顺应性、锻炼包括:①四肢锻炼;②躯干锻炼;③重心锻炼;④行走锻炼;⑤呼吸和放松训练。要求家属尽量陪同康复运动。

（四）定期复诊

帕金森病属慢性终生性疾病，为了控制疾病的发展，延缓功能的丧失，除了回家后需继续康复锻炼外，并要按医嘱定期复诊，及时进行康复效果的评定，适时调整康复方案，发现症状加重时，应及时去医院做好进一步的检查和治疗。

（霍尔红　张静怡　刘景隆）

第四节　脊髓损伤的康复护理

一、概述

脊髓损伤（spinal cord injury，SCI）是由于各种致病因素引起脊髓结构和功能损害，造成损伤水平以下脊髓功能障碍，包括感觉和运动功能障碍，反射异常及大、小便失禁等相应的病理改变，也就是常见的四肢瘫（颈段脊髓损伤）、截瘫（胸、腰段脊髓损伤），是一种严重致残性损伤。脊髓损伤是一种引起患者生活方式变化的严重疾病，很多患者因此生活不能自理，需要有人照料，如护理不当，还会发生压疮、泌尿系统感染、呼吸系统感染等严重并发症。现代医学在脊髓损伤的药物、手术治疗、康复治疗方面有重大进展。在脊柱脊髓损伤患者的诊治过程中，脊髓损伤康复就显得尤为重要，脊髓损伤康复能够使患者在尽可能短的时间内，用较少的治疗费用，得到最大限度的功能恢复，提高患者的生活质量、减轻家庭、社会负担，为患者回归社会奠定基础。

（一）病因

脊髓损伤的原因依时代及地区、国情或文化习惯的不同而异，过去以战伤、煤矿事故为多，近年来交通事故、工农业劳动灾害事故急剧增加，而运动外伤与日常生活中的损伤亦引起了人们的注意。概括起来有：①外伤（交通事故、坠落、跌倒等）有时伴有脊柱骨折脱位，有时不伴有脊柱损伤而单纯脊髓损伤；②脊柱、脊髓发生的肿瘤及血管畸形；③分布到脊髓的血管阻塞；④脊髓的炎症；⑤脊髓被压迫（韧带骨化、椎间盘突出、变形性退行性脊柱疾患等）；⑥其他疾病：先、后天畸形、脱髓性变性疾病、代谢性疾病、脊柱结核等。

（二）构建新型康复服务模式

脊髓损伤者治疗困难、伤后障碍多、并发症多，是残疾人中最为困难的一个群体。目前，我国有脊髓损伤者超过 120 多万人，并以每年约 1 万人的速度递增。为了改善脊髓损伤者的生活质量，我国积极构建立足社区的新型康复服务模式"中途之家"。

从 2009 年起，中国肢残人协会在上海、浙江、河南、广西等省区市的 12 个单位开展了脊髓损伤者"中途之家"试点工作。借鉴我国台湾地区和国外的康复模式，立足社区，利用现有社会政策和康复资源，实现了机构训练和社区训练相结合、专业指导与伤友互助相结合、集中训练与自主训练相结合的新型康复模式。在上海召开的"中途之家"试点工作总结大会上，中国残疾人联合会主席张海迪表示，目前脊髓损伤在世界范围内都是一个医学难题，还没有最好的医疗方法。但试验和实践表明，正确的康复训练可以帮助患者重建功能，提高生活自理能力。"中途之家"成为脊髓损伤者从病床回归到社会途中的"家"，许多脊髓损伤者通过积极的治疗和训练，重新回归社会，潜能得到了发挥，精神也获得了解放。

（三）分类

1. 按损伤的部位分

（1）四肢瘫：指由于脊髓腔内脊髓神经组织的损伤造成颈段运动、感觉功能的损害和丧失。四肢瘫引起上肢、躯干、大腿及盆腔脏器的功能损害，不包括臂丛病变或椎管外周围神经的损伤。

（2）截瘫：指椎管内神经组织的损伤造成脊髓胸、腰或骶段的运动、感觉功能损害或丧失，其上肢功能完好，不包括腰骶丛病变或椎管外周围神经的损伤。

2. 按损伤的程度分

（1）不完全损伤：如果发现神经损伤平面以下包括最低位骶段保留部分感觉或运动功能，这种损伤为不完全损伤。骶部感觉包括肛门黏膜皮肤连接处和深部肛门的感觉，运动功能检查是用手指肛检确定肛门外括约肌的自主收缩。

（2）完全性损伤：是指骶段感觉、运动功能完全消失。

3. 按脊髓功能损害分级见表 16-5。

表 16-5　ASIA 脊髓功能损害分级

功能损害分级	临床表现（体征）
A　完全性损害	在骶段无任何运动或感觉功能保留
B　不完全性损害	损伤平面以下包括骶节段（$S_1 \sim S_5$）还存在感觉功能，但无运动功能
C　不完全性损害	损伤平面以下存在运动功能，并且大部分关键肌的肌力小于 3 级
D　不完全性损害	损伤平面以下存在运动功能，并且大部分关键肌的肌力大于或等于 3 级
E　正常	运动和感觉功能正常

二、临床表现

（一）运动障碍表现

表现肌力、肌张力、反射的改变。

1. 肌力改变　主要表现脊髓损伤平面以下肌力减退或消失，造成自主运动功能障碍。颈段脊髓中央管周围神经组织的损伤导致的运动、感觉功能损伤和丧失称四肢瘫（tetraplegia），表现为上肢、躯干、大腿及盆腔脏器的功能障碍。椎管内神经组织的损伤造成脊髓胸、腰或骶段的运动、感觉功能损害或丧失称截瘫（paraplegia），截瘫不涉及上肢功能。

2. 肌张力改变　主要表现脊髓损伤平面以下肌张力的增强或降低，影响运动功能。

3. 反射功能的改变　主要表现脊髓损伤平面以下反射消失、减弱或亢进，出现病理反射。

（二）感觉障碍表现

主要表现脊髓损伤平面以下感觉（痛、温觉、触压觉及本体觉）的减退、消失或感觉异常。

1. 不完全性损伤　感觉障碍呈不完全性丧失，病变范围和部位差异明显；损伤部位在前，表现为痛、温觉障碍；损伤部位在后，表现为触觉及本体觉障碍；损伤部位在一侧，表现为对侧浅感觉障碍、同侧触觉及深部感觉障碍。

2. 完全性损伤　损伤平面以上可有痛觉过敏，损伤平面以下感觉完全丧失，包括肛门周围的黏膜感觉也丧失。

（三）括约肌功能障碍表现

主要表现膀胱括约肌和肛门括约肌功能障碍,表现为尿潴留、尿失禁和排便障碍。脊髓损伤早期膀胱无充盈感,呈无张力性神经源性膀胱,膀胱充盈过度时出现尿失禁。排便功能障碍是因结肠反射缺乏,肠蠕动减慢,导致排便困难,称神经源性大肠功能障碍。当排便反射破坏,发生大便失禁称弛缓性大肠。

（四）自主神经功能障碍表现

表现为排汗功能和血管运动功能障碍,出现高热及 Guttmann 征,张口呼吸,鼻黏膜血管扩张,水肿而发生鼻堵;心动过缓、直立性低血压、皮肤脱屑及水肿、指甲松脆和角化过度等。

（五）临床综合征

1. 中央综合征　病变几乎只发生于颈段,尚存骶部感觉,上肢肌力减弱重于下肢。

2. 布朗-塞卡综合征(Brown-Sequard syndrome)　又称脊髓半切综合征,病变造成较为明显的同侧本体感觉和运动的丧失,对侧的痛、温觉丧失。

3. 前柱综合征　病变造成不同程度的运动和痛、温觉丧失,而本体感觉存在。

4. 圆锥综合征　脊髓骶段的圆锥损伤和椎管内的腰神经根损伤,常可引起膀胱、肠道和下肢反射消失。

5. 马尾综合征　椎管内的腰骶神经根损伤引起膀胱、肠道及下肢反射消失。

（六）临床并发症表现

呼吸系统并发症、深静脉血栓形成、疼痛、异位骨化、压疮、关节挛缩等。

三、主要功能障碍

1. 运动障碍　表现肌力、肌张力、反射的改变。

2. 感觉障碍　主要表现脊髓损伤平面以下感觉(痛、温觉、触压觉及本体觉)的减退、消失或感觉异常。

3. 括约肌功能障碍　主要表现膀胱括约肌和肛门括约肌功能障碍,表现为尿潴留、尿失禁和排便障碍。

4. 自主神经功能障碍　表现为排汗功能和血管运动功能障碍。

5. 颈段损伤　四肢瘫;胸、腰段脊髓损伤——截瘫。

6. 日常生活活动能力障碍　严重影响生活质量。

四、康复评定

评定的内容:首先掌握患者的全身状态及心理状态,然后以各种方法判明患者的残疾程度,即残存的恢复能力,并判明妨碍恢复的因素,计算两者之差,即可正确判明其恢复潜力。把一个动作从各个角度分析,使脊髓损伤患者能够完成这些动作并进行训练。

（一）肌力测定

肌力测定通常使用:0-不能动,1-能动,2-良,3-优,4-正常,5-6 级分级徒手肌力查法。徒手肌力分级评价标准见康复评定章节。

（二）关节活动度测定

不让关节活动,可使肌肉及肌腱短缩,关节周围软组织的柔软性减少或消失,导致关节挛缩,活动范围减少。关节活动范围受限将成为生活动作的极大障碍。使用关节活动度测定仪测定并记录。

（三）感觉测定

感觉评定用于确定感觉平面。大致分为浅部感觉测定、深部感觉测定和固有感觉测定等使用器械或徒手检查并记录。

（四）呼吸测定

脊髓损伤患者(特别是颈髓损伤患者)中，由于贮备肺活量低下而引起咳痰能力及耐久性低下，这对功能训练的内容或质量将产生较大的影响。对呼吸型和咳嗽的力量进行评定，对最大呼气及吸气时，胸廓扩张以及肺活量进行测定。

（五）功能独立性测定

为了反应脊髓损伤对个体患者的影响，评估患者功能恢复的变化和通过治疗所取得的进步，必须要有一个标准的日常生活能力的测定，即功能独立性测定(functional independence measure，FIM)。包括评价入院时、住院中、出院时 6 个方面的内容、18 个项目。每一项按完成情况评为 7 个等级，最高为 7 级，最低 1 级，最后计算 FIM 总分。FIM 基本反映了患者的生活能力及需要借助依赖的程度，体现出脊髓损伤后主要的功能障碍在患者生活能力方面表现。

（六）平衡测定

脊髓损伤的完全麻痹区，因感觉消失，不能辨认位置。平衡测定，大致分为伸腿坐位评定和轮椅上评定。伸腿坐位的测定分为六个阶段来观察姿势保持能力，故主要评定保持时间的长短和徒手抵抗。

（七）其他评定和测定

反射的检查、痉挛的检查、制作支具及轮椅时的评定、住宅构造评定等。

（八）心理、社会状况评估

脊髓损伤患者因有不同程度的功能障碍，患者会产生严重的心理负担及社会压力，对疾病康复有直接影响。要评估患者及家属对疾病及康复的认知程度、心理状态、家庭及社会的支持程度。

完成以上这些评定，据此找出问题所在，进行目标制订，建立正确的程序，使所需的康复治疗、功能训练有可能安全地、适当地进行。

五、康复治疗

（一）脊髓损伤康复目标

每位患者的康复目标都有所不同。最有效的康复路线取决于：损伤的类型(疾病或创伤——颈段、胸段或腰段)；患者的现有功能水平；患者的需求和个体化目标；患者的社会经济学和环境状态。

1. 完全性脊髓损伤患者的康复目标为维持残存功能，并学会如何在以后的生活中防止并发症(意即如何适应新的生活方式)。这类患者需要足够的心理支持，还要对其房屋进行适应性修改，并提供相应的支具或其他永久性辅助器具以助行走、吃饭、写字等。

2. 不完全性损伤患者康复目标的设定则需针对其想要重获的功能，因为对他们而言，部分功能的恢复更有可能。

3. 短期目标应根据患者的现有情况每周制定一次。长期目标的制定则需参照评定结束后患者的主观愿望,每两周评价一次,如果没有达到目标,就要继续治疗或调整原定目标。

4. 如果能在正确评价的基础上进行有效的训练,最大限度地发挥残存功能,使患者早日回归家庭并重返社会。脊髓损伤后,通过患者及康复工作者的共同努力,依其损伤平面及轻重,其恢复程度只能达到如下的目标。完全性损伤及不完全性损伤的功能预后大不相同,在制订康复目标时要注意损伤水平(平面)以功能最大限度水平(平面)为准(表16-6)。

表 16-6 脊髓损伤康复的基本目标

脊髓损伤水平	基本康复目标	需用支具及轮椅种类
C_5	桌上动作自理,其他依靠帮助	电动轮椅,平地可用手动轮椅
C_6	ADL 可能自理,床上翻身、起坐手动	电动轮椅,可用多种自助工具
C_7	ADL 自理,起坐、移乘、轮椅活动	手动轮椅,残疾人专用汽车
$C_8 \sim T_4$	ADL 自理,起坐、移乘、轮椅活动、应用骨盆长支具站立	手动轮椅,残疾人专用汽车,骨盆长支具,双拐
$T_5 \sim T_8$	ADL 自理,起坐、移乘、轮椅活动、支具治疗性步行	手动轮椅,残疾人专用汽车
$T_9 \sim T_{12}$	ADL 自理,起坐、移乘、轮椅活动、长下肢支具治疗性步行	骨盆长下肢支具,双拐
L_1	ADL 自理,起坐、移乘、轮椅活动、长下肢支具功能性步行	轮椅、长支具,双拐
L_2	ADL 自理,起坐、移乘、轮椅活动、长下肢支具功能性步行	轮椅、长下肢支具,双拐
L_3	ADL 自理,起坐、移乘、轮椅活动、肘拐、短下肢支具功能性步行	轮椅、短下肢支具,双拐
L_4	ADL 自理,起坐、移乘、可驾驶汽车、可不需轮椅	短下肢支具,洛夫斯特德拐
$L_5 \sim S_1$	无拐,足托功能性步行及驾驶汽车	短下肢支具,洛夫斯特德拐

(二)脊髓损伤外科治疗

外科治疗的主要目标是:①对骨折脱位进行复位,纠正畸形;②椎管减压,有利于脊髓功能恢复;③坚强内固定重建脊柱稳定性;④有利于开展早期康复。颈脊髓完全性损伤存在脊髓受压者减压后还可促进颈脊神经根性恢复,从而改善上肢功能,为进一步提高患者康复水平创造了条件。手术仅是脊柱脊髓损伤治疗的重要环节,而非全部,其主要目的是重建脊柱的稳定性、椎管减压以促进脊髓功能的恢复,为早期康复训练创造条件。在正确及时的急救处理、外科治疗和药物治疗的同时,开展早期康复可以最大限度地减少脊髓损伤并发症,并促进神经功能恢复。如果术后不及早开展康复治疗,外科治疗就失去了其重要意义,这对完全性脊髓损伤患者尤其重要。

(三)脊髓损伤功能训练

1. 训练计划 动作训练应尽早开始。伤后尚不能来训练室时,应在床边开始进行动作训练。动作训练要达到的目标,在伤后与回归社会之前的内容有所不同。一般将伤后脊柱骨折脱位治疗的卧床期称为急性期,身边的活动能自立时的训练为离床期,设计好出院后的生活而进行训练为社会回归准备期。

2. 关节活动范围(ROM)的训练

(1)急性期关节活动范围的训练:急性期以维持伤前正常的关节活动范围为目标,此时瘫痪为弛缓性,故暴力操作易引起软组织的损伤,有可能形成异位骨化。缓慢活动关节。

(2)离床期关节活动范围的训练:离床期为经内固定及治疗脊柱骨折部位已经稳定,允许坐起的时期。急性期由治疗者被动进行,而离床期则由患者自己动作以扩大关节的活动范围。关节活动范围(ROM)训练的目的在于动作训练能够顺利地进行,如有关节挛缩阻碍动作训练时则应由康复治疗师积极采取对策。

(3)回归社会准备期关节活动范围的训练:此期的患者即将出院,出院后的健康管理则由患者自己去完成,与排泄及皮肤管理的方法相同,有必要指导患者自己去进行关节活动范围的训练。

3. 肌力增强训练　肌力增强训练如同关节活动范围训练,按照各个时期进行。

(1)急性期肌力增强训练:此时的训练在于预防卧床期间产生的肌力下降。训练时以不引起疼痛为准,行等长运动及左右对称性运动。

(2)离床期肌力增强训练:离床期要积极进行肌力强化训练,目的是为了有助于获得各种动作,尤其是脊髓损伤者,要想达到用上肢支撑体重,需要有足够的肌力来达到肩及肘关节的稳定。方法有:胸腰髓损伤者用铁哑铃等行逐渐增强训练,颈髓损伤者用重锤、滑轮、橡皮带或康复治疗师的徒手阻力法,坐位训练及支撑动作,或驾驶增加负荷的轮椅,反复地进行动作训练,以达到肌力的增强。

(3)回归社会准备期的肌力增强训练:此期患者身边动作已能自理,乘坐轮椅的时间已增长,故与入院初期相比已大不相同。训练内容有一对一动作训练及由各种运动而提高肌力及耐力,应积极参与集体训练并与其他患者进行竞争。

4. 翻身、支撑、起坐、坐位移动训练

(1)翻身动作训练

1)为易于完成翻身动作,许多患者利用上肢的反作用来加大上半身的旋转运动量,抓住床栏和床单而使上半身强力旋转。

2)翻身的训练:不抓物品的翻身方法:交叉两下肢→施行肘伸展双上肢向翻身相反方向水平旋转→肘伸展双下肢努力向翻身方向摆动,旋转→继上身而旋转骨盆,完成翻身。变俯卧位时,先旋转上身,用双肘撑住,然后再旋转骨盆及下肢,完成到腹卧位的翻身动作。

(2)支撑动作训练

1)支撑动作的必要条件:上肢要有充分的肌力,尤其肩胛带周围的肌力是必需的。四肢瘫者中,斜方肌在使躯干上提时起重要作用,支撑使躯干前倾则三角肌等肩关节屈肌群起重要作用。四肢瘫臀部不能向后上方抬起。腘绳肌的紧张对增加坐位姿势的稳定性是必要的,支撑动作是预防压疮和自己变换姿势和位置的基本动作。

2)截瘫者支撑动作训练:手撑在大粗隆的侧方,肘伸展,肩胛带下掣,抬起臀部。开始训练时用支撑台,由此便有效上肢长度加长,易于完成上提动作。然而在抬起状态下,臀部向左右前后活动,在抬臀训练动作练习中,在足跟与垫子之间铺上易滑动板而减轻摩擦,由康复治疗师帮助完成。臀部能高抬后练习向高处转移,此时为保护臀部皮肤,要把垫子铺在台上。膝手位(即匍匐爬位)进行骨盆控制的练习,有助于上肢肌力及平衡能力的改善。

3)四肢瘫者的训练:四肢瘫者中,将失去的姿势予以恢复的能力很重要。换言之,抬起动作对姿势会失去到何种程度较为重要。为此,运动开始时仅能做些残存能力小的动作,为提高姿势复原的能力,在垫上、轮椅上向前后、左右破坏平衡,然后做恢复姿势的训练。四肢瘫者不能充分抬起臀部时,可在屈膝状态下练习抬起动作。

（3）起坐动作训练

1）截瘫患者起坐动作的训练:为完成起坐动作需要力量将接近水平的躯干训练到接近于坐位的姿势,起坐后再训练返回水平位的姿势,逐渐减少倾斜的角度。用肘的起坐方法:①仰卧位将头抬起;②头颈部屈曲的同时肩部伸展与内收使肘呈支撑位;③用单侧肘移动体重并伸展对侧肘;④手撑在后方承重,另一侧肘亦伸展,用两手支撑。

翻身起坐的方法:截瘫者的翻身起坐训练:①利用反作用进行动作,准备向翻身相反方向摆动上肢。②上肢用大力气向翻身侧摆动并翻身。③用翻身侧的肘支撑体重,然后在躯体转动时以对侧的手支撑。

2）四肢瘫痪者的坐位训练:颈髓损伤者坐位训练开始的早期多出现直立性低血压症状,此时用站立斜台慢慢增加直立性低血压的耐受。从将头抬起30°开始,如有不适就立即回到仰卧位。轮椅坐位训练为得到稳定性,为对应直立性低血压,多使用高靠背轮椅。坐位稳定、低血压症状减少后再由高靠背轮椅换至普通型轮椅。

3）四肢瘫者起坐训练:四肢瘫者起坐动作的方法有数种,根据瘫痪水平和残存肌力,关节活动范围等来选择合适的方法进行训练。为了能够在任何情况下都能坐起,要学会多种方法。①抓住几根绳的起坐方法:利用右前臂将绳子卷起,拉起躯干的同时,左肘靠近躯干并拉起身体,手移向躯干近处,上半身拉成直角;放下绳子,手撑于床面,双手支撑躯干。②抓住床栏的起坐方法:翻向右侧的前臂事先拉住床栏,翻身到半侧卧位,左手背屈钩住床栏,用双上肢用力拉起上身,屈伸头颈部,利用反作用将右肘的位置慢慢地移蹭向下肢侧。

（4）移动与转移动作训练:

1）截瘫者的训练:坐位移动（支撑动作中的移动）:在支撑状态下上抬臀部,向前后左右移动,亦可用此方法上下阶梯。

2）轮椅与床间的转移:a. 轮椅与床斜对着放,不使用扶手,向轮椅垫的前方移动,在轮椅座位上横向移动。b. 臀部旋转向床上移动,康复治疗师站在患者的前方辅助及指导。

3）轮椅与垫子及地面的间转移:①从轮椅转移到地面:轮椅与垫子成直角,尽可能接近,转移动作中,重量加于前方而后轮浮起,双手放在扶手上,或单手及肘放在垫上,向前方移动下降,足板为帆布时,用它来下降,完成从轮椅转移到地面。②从垫子上到轮椅的方法:利用上肢及背肌肌力,臀部向后上方抬起,与轮椅成向后并稍斜向接近。尽可能把扶手压在垫子下,臀部上抬并转移,也有先乘坐到帆布上再做的方法（以上训练详见第十一章康复护理技术）。

4）四肢瘫者的训练:肱三头肌残存者臀部上提的动作不充分时,如同截瘫者将轮椅斜向接近,亦可指导在下肢屈曲位完成转移动作。

（5）坐位平衡训练:截瘫者在无靠背的情况下能保持轮椅的坐位,由背阔肌及残存的骶棘肌的作用,躯干从前倾位回到站立位,则动作易于完成,故有效使用上肢肌力,可大旋转扶手轮（扶轮）。四肢瘫者,躯干的动态平衡难以维持,因而对四肢瘫者要调整轮椅坐垫及靠背的角度与高度,以得到稳定姿势的坐位。由于对轮椅的改善而在某种程度上补充了四肢瘫者平衡能力的不足（以上训练见第十一章第一节抗痉挛体位摆放及体位转移）。

5. **步行训练**　步行训练、站立：站立对于心理、生理、职业、休闲等均有益。站立可使心脏得到强化，改善周身循环，站立使内脏得到适当的位置关系，改善呼吸及消化功能，有利于尿从膀胱排出，有利于尿路感染的预防，站立使下肢及背部肌肉伸展而减少坐位时承重部位的压力。站立训练首先是由斜台站立开始，逐渐使之达到站立位，这样即可避免起立性低血压引起的眩晕或晕厥。站立在心理上亦居重要地位，利用站立轮椅则可与其他人在同一高度相接触或接近环境。站立可增加社交、休闲和劳动的机会，回到原工作岗位，并提高了在家庭环境内的活动性。

（四）辅助器具康复训练

1. **颈髓损伤**　根据患者功能情况选配高靠背轮椅或普通轮椅，上颈髓损伤可选配电动轮椅。早期活动时可戴颈托，对需要的患者可配置手功能位矫形器、踝足矫形器（AFO）等，多数患者需要进食、穿衣、打电话、书写等自助具，坐便器、洗澡椅可根据情况选用。

2. **胸1~4脊髓损伤**　常规配置普通轮椅、坐便器、洗澡椅、拾物器。符合条件者可配备截瘫步行矫形器（RGO等）或髋膝踝足矫形器（HKAFO），配合助行架、拐杖、腰围等进行治疗性站立和步行。多数患者夜间需要踝足矫形器（AFO）维持足部功能位。

3. **胸5~腰2脊髓损伤**　大部分患者可通过截瘫步行矫形器（RGO）或膝踝足矫形器（KAFO）配合步行架、拐杖、腰围等进行功能性步行，夜间使用踝足矫形器（AFO）维持足部功能位。常规配置普通轮椅，坐便器、洗澡椅可根据情况选用。

4. **腰3及以下脊髓损伤**　多数应用踝足矫形器（AFO）、四脚拐或手杖等可独立步行，但部分患者仍需要轮椅、坐便器、洗澡椅（见第九章第四节康复治疗中辅助器具的应用）。

六、康复护理

（一）急性期康复护理

此期第一目标是使受伤部位安静固定，同时还要防止压疮、尿路感染、呼吸系统疾病及关节挛缩等并发症；在此基础上在床边进行过渡到下一步离床期的功能训练。

1. **抗痉挛体位的摆放**　各种原因所致的肢体瘫痪性疾病的急性期，因生命体征不平稳、瘫痪肢体不能活动或肢体制动等原因，患者被迫卧床。此时，为了防止压疮，预防肢体挛缩，维持良好血液循环，应注意正确的肢体摆放位置，并每隔1~2小时翻身一次。

四肢瘫的患者，肩关节应处于外展位，肘关节伸直，前臂外旋，腕背伸、拇指外展背伸、手指微屈。如病情允许应定期俯卧位，伸展髋关节。踝关节保持垂直。

2. **关节被动活动**　指导对瘫痪肢体的关节每天应进行1~2次的被动运动，每次每个关节应至少活动20次，防止关节挛缩、畸形。

3. **体位变换**　脊髓损伤患者应根据病情变换体位，一般每2h变换一次，变换前向患者或家属说明目的和要求，取得患者的理解和配合。体位变换时，仔细检查全身皮肤状态：有无局部压红、破溃、皮温情况、肢体血液循环情况，并按摩受压部位。对颈髓损伤患者应注意轴向翻身以维持脊柱的稳定性。

4. **呼吸及排痰**　颈脊髓损伤波及呼吸肌的患者，应协助并指导训练腹式呼吸运动及咳嗽、咳痰能力，预防肺感染，促进呼吸功能。

5. **大、小便的处理**　脊髓损伤后1~2周内多采用留置导尿的方法，指导并教会定期开放尿管，一般每3~4h开放一次，嘱患者做排尿动作，主动增加腹压或用手按压下腹部使尿液排出。应保证每天水摄入量在 2500~3000ml,预防泌尿系感染,以后可根据病情采用间歇导尿法。便秘可用润滑剂、缓泻剂、灌肠等方法(详见第十一章第四节神经源性膀胱的康复护理训练技术;第五节神经源性肠的康复护理训练技术)。

(二)恢复期康复护理

在恢复期康复护士应配合物理治疗师、作业治疗师监督、保护、辅导患者去实践已学习到的日常生活动作,不脱离整体训练计划,指导患者独立完成功能训练。

1. 增强肌力促进运动功能恢复指导　脊髓损伤患者为了应用轮椅、拐杖或自助器,在卧床或坐位时均要重视并协助患者进行肩带肌的训练、上肢支撑力训练及握力训练。肌力 Ⅰ 级时,给予辅助运动;肌力 Ⅱ 级~Ⅲ 级时,可进行较大范围的辅助运动、主动运动及器械性运动,肌力逐渐恢复,可逐步减小辅助力量,肌力达 Ⅲ~Ⅳ 级时,可进行抗阻力运动。

2. 坐位训练的康复护理　病情重的患者可分为长坐位和端坐位训练,可在床上进行。应在康复治疗师的指导下协助患者完成坐位训练,包括坐位静态平衡训练、躯干向前、后、左、右及旋转活动时的动态平衡训练。在坐位平衡训练中,应逐步从睁眼状态过渡到闭眼状态下的平衡训练。

3. 转移训练的康复护理　转移训练是日常生活及康复锻炼过程中,有目标、质量、意义的位转换及身体移动。转移训练可增强患者回归社会的信心。主动转移可以提高独立生活的能力,减少患者对他人的依赖,但前提是要有足够的上肢肌力。脊髓损伤患者,尤以 T_{12}~L_1 节段水平损伤的患者需强化训练,争取达到非常熟练的程度,获得完全独立转移的能力;包括帮助转移和独立转移训练,是脊髓损伤患者必须掌握的技能。在协助患者进行转移训练前,康复护士应先演示、讲解、并协助患者完成训练。

(1)床-轮椅转移:由床上移动到轮椅或由轮椅移动到床。分为独立转移和辅助转移,可以采用两种方式进行独立转移(图 16-8、图 16-9)。

1)轮椅靠在床边,刹住双轮,与床的长轴呈 45°,患者先在床上坐起,用手将瘫痪的下肢移动到床边,将臀部也移动到床边,将两腿放下,用一手支撑轮椅不靠近床边的扶手,另一手支撑在床上,将臀部摆动到轮椅上。

2)上床时将轮椅正面推向床边,刹车,用手将瘫痪的下肢逐一移到床面上,然后用于撑轮椅扶手,逐步推动臀部和腿移动到床上,完成转移。下床时采用相反的方式。

(2)坐-站转移:从坐位转移到站立位。患者应该首先具备 1 或 2 级站立平衡能力才可以进行坐-站转移训练。要训练使用矫形器坐起站立,先用双手支撑椅子站起,膝关节向后伸,锁定膝关节,保持站立稳定。用膝踝足支具者,锁定膝关节后,可以开始步行(以上训练见第十一章第一节抗痉挛体位摆放及体位转移)。

(3)辅助转移:需要器械帮助,部分或全部需要他人帮助,才能够完成转移动作。

1)滑板:四肢瘫患者在上肢肌力不足以支撑躯体并挪动转移时,可以采用滑板(牢固的塑料板或木板)垫在臀下,从滑板上将躯体滑动到轮椅,或滑动到床上。

2)助力:患者如果上肢肘关节屈肌力 3 级或 4 级,但手腕无力时不能通过滑板完成转移,则可以用于搂住辅助者的头颈或背部,身体前倾;辅助者头置于患者一侧腋下,两手托患者臀部,同时用双膝关节固定患者的两膝,使用腰部后倾的力量将患者臀部拉向自己的躯干,使患者的膝关节伸直并稳定,然后侧身将患者转移到床上,或从床转移到轮椅上。

3)转移训练的康复护理要点:①做好解释工作,取得配合。②训练时仅给予最小的辅助,并依次减少辅助量,最终使患者独立翻身。③据患者的实际肌力和关节控制能力,选择适宜的转移方式。④有脊柱内固定或骨折愈合不充分时,注意不要产生显著的脊柱扭转剪力。⑤转移动作后注意身体下面的床垫和裤子等必须平整,避免造成局部压力过大而导致压疮。⑥辅助转移操作者尽量采用缩短运动阻力臂、分解动作、鼓励患者参与等方式,减少对自己腰部的应力,减少发生肌肉、韧带和关节损伤。

4. 站立训练的康复护理　病情较轻的患者经过早期坐位训练后,无直立性低血压等不良反应即可在康复治疗师指导下进行站立训练。训练时应注意协助患者保持脊柱的稳定性,协助戴腰围训练站立活动。患者站起立床,从倾斜 20°开始,逐渐增加角度,约 8 周后达 90°。

5. 步行训练的康复护理　伤后 3~5 个月,已完成上述训练,或戴矫形器后进行。先在平行杠内站立,要协助患者训练,并注意保护患者安全;后在平行杠内行走训练。可采用迈至步、迈越步、四点步、二点步方法训练,平稳后移至杠外训练,用双拐来代替平行杠,方法相同,训练结束,可获得独立的站位和行走功能。

6. ADL 能力训练的康复护理　指导和协助患者床上活动、就餐、洗漱、更衣、排泄、移动、使用家庭用具等,训练前应协助患者排空大小便,如患者携带尿管、便器等,应在训练前协助患者妥善固定好。训练后,对患者整体情况进行观察,如有不适感及时与康复医师联系,调整训练内容。

(1)对于手不能抓握的患者,需要配合必要的助具,或进行食具改良来协助进食,如在餐饮具下面安装吸盘,以防止滑动,戴橡皮食具持物器等。

(2)对于手功能受限的患者在刷牙、梳头时可用环套套在手上,将牙刷或梳子套在套内使用。

(3)拧毛巾时,可指导患者将毛巾中部套在水龙头上,然后将毛巾双端合拢,再将毛巾向一个方向转动,将水挤出。

(4)沐浴时应辅助患者借助长柄的海绵刷擦洗背部和远端肢体(详见第十一章第八节日常生活活动指导训练技术)。

7. 假肢、矫形器、辅助器具使用的康复护理　康复护士在物理治疗师、作业治疗师指导下,熟悉并掌握其性能、使用方法和注意事项,监督保护患者完成特定动作,发现问题及时纠正(详见康复工程训练)。

8. 离床期康复护理训练指导　瘫痪者日常动作的基础是坐位,白天的所有活动都以这种姿势进行。轮椅是其新的腿和脚,同时也是保持这种坐位的姿势装置。已度过急性期的患者应尽早重新获得坐位功能,争取身边动作的自立,并做好下一步回归社会的准备。

功能训练的要点:为了达到上述目标。在训练室进行集中训练回病房要进一步训练、练习。训练的主要目的是通过积极的残存肌肉的增强和关节活动范围的训练,以促进残存部位的活动。同时,使瘫痪部位的躯干和下肢获得适当的柔软性也很重要。在基本条件齐备之后,即可在轮椅或垫上开始各种动作的训练。

开始指导动作时,即使从安全管理方面着想,康复护士不应离开患者。

(1)起身动作训练指导:健康人能用腹肌和髋关节屈肌的力量立起上身。这些肌肉瘫痪的脊髓损伤者则利用上肢剩余肌肉的作用做些动作。最重要的肌肉是肩关节伸展、内旋及肘关节伸展与颈部屈曲的肌肉。躯干柔软性受损害时,此动作困难。

（2）坐位平衡训练指导：不仅在躯干肌瘫痪的高位胸髓损伤，就连低位胸髓、腰髓损伤，其保持坐位也不能说容易。这是因有髋关节周围肌肉麻痹的缘故。若上身的重心离开髋关节轴，则向前后方向倒下，故上肢的支持很必要。因此，坐位时为使上肢自由，必须练好将重心的位置正好保持在支持面上。

（3）用支撑动作移动身体训练指导：在保持坐位成功之后，下一个目标是移动身体。胸腰髓损伤者移动动作的基本点是两手按在床上而抬起臀部的支撑动作。为了充分地做此动作，须加强肩胛骨下牵肌及肩关节屈肌等的力量。

9. 回归社区家庭准备期康复指导　此时期能从床上自由地移坐到轮椅，身边动作可以自主，患者在医院内的动作随之增多。从这一期开始应积极地鼓励其外出和外宿。由于接触了社会环境，能使患者本人真正地感觉到今后需要做什么。在这个基础上，针对其回归社会的准备，应规定一些具体的目标。如患者年轻，或无重大阻碍因素时，应能达到下列一些指标。

（1）应用性的轮椅操作训练指导：①每段约 10～15cm 的升降；②8～10m 左右的登坡能力；抬高前轮达到平衡。

（2）应用性的转移动作训练指导：①轮椅与平常坐处之间；②轮椅与汽车之间；③轮椅与床之间；④轮椅与轮椅之间。

（3）在轮椅上能持续做各种活动的耐久性训练指导：功能训练的要点：应用性的转移动作及轮椅操作训练须在离床期后紧接着做面对面的指导。除此以外，在此时期以集体形式作活动性高的运动训练及室外步行训练。多种运动能使平衡能力和轮椅操作能力得到增强。此外，通过以回归社会为目标的室外步行训练，取得上肢肌力及持久力的提高。

（4）步行能力训练指导：颈髓损伤上肢残留部分功能者，只要无并发症，以轮椅为主的日常生活是能自理的。令脊髓损伤者站立、步行有以下好处，即经常使用轮椅者易出现下肢挛缩、骨质疏松、下肢血液循环低下、挛缩致痉挛加重等。如能站立、步行、上下阶梯等则其受益甚大，能有稳定的站立，在社交场面上，对树立自己形象很有作用，其精神效果将是巨大的。对此应加强站立及步行的康复训练。

通过上述集体活动，使其从过去的被动训练转变为由患者自身积极参加的训练。正是这种积极性才是回归社会的第一步。可以认为其心理上的巨大效果，更能超过功能上的训练效果。此外，在出院后继续进行运动活动的也有很多，这不但在保持体力上，而且在脊髓损伤者的生存质量（QOL）方面的意义也是很大的。

10. 患者及家属的康复健康教育　教育患者和家属/陪护并取得他们的合作应作为一套完整的康复计划的一部分。康复过程的每一步都应同他们进行讨论并对每一项选择的原因作出解释，这能够让患者更深刻地理解损伤及其结局，从而在治疗中更好地配合，还有助于他们以积极的态度解决伤后必须面对的一系列问题。

（1）对家属康复教育：家属是患者的陪护者、监护者和重返社会的支持者，在患者的康复过程中起重要作用。对家属或陪护进行康复技能的健康教育，主要包括疾病的相关知识、康复训练项目、心理护理、日常活动的护理技巧等内容。

家属也会在这场巨变中受创（活动和参与），因此在康复程序中家属扮演着至关重要的角色。康复护理应该教会家属/陪护：

1）如何进行关节活动度练习。

2）如何进行安全转移或辅助转移。

3）如何预防压疮及肺部疾患。

4）如何管理膀胱功能及预防尿路感染。

5）如何在日常生活动作训练中寻求辅助患者及训练患者之间的平衡。

家属最初对患者的过度护理及保护是可以理解的。应该让家属/陪护知道患者现有的及能够重获的功能,应该让他们认识到:患者自己做的及尝试的动作越多,他的独立性就越强。积极的、现实的功能预测对患者日后的生活很重要。

(2)自我观察的教育:患者截瘫部位感觉障碍,出现问题不易发现,因此,应教会患者自我观察,以便及早发现,如压迫部位皮肤的颜色、尿道口是否清洁干燥、大小便外观是否正常、肌肉挛缩的程度是否加重等。

(3)皮肤护理教育:脊髓损伤由于卧床时间长,皮肤抵抗力有所减退,要教育患者及家属定时翻身,更换体位,按摩骨突处,保持床单清洁平整,预防压疮形成。做到勤翻身、勤观察、勤按摩、勤换洗。

(4)预防肺部并发症教育:为防止呼吸道分泌物淤积,引发肺部感染,教育患者要经常变换体位,翻身拍背,指导患者正确的胸腹式呼吸入有效的咳嗽排痰,痰液排出困难时,采用体位排痰法或进行雾化吸入。

(5)预防泌尿系感染教育:留置尿管期间,指导家属每日清洗尿道口 2 次,每周换尿袋 2次,导尿管定时开放,尿管拔除后,训练排尿功能,教会患者自己做膀胱按摩,轻轻按压下腹部,协助排尿,同时鼓励病人多饮水,每天 2000~2500ml。为提高患者的自我管理能力,减少尿路感染,提高患者的生活质量,对神经源性膀胱患者进行系统健康教育。

(6)肠道的护理教育:指导家属给病人以高纤维素饮食,多食蔬菜、水果,在床上适当增加活动量,促进肠蠕动,指导患者进行顺结肠方向腹部按摩,定时排便,必要时使用缓泻剂,以防便秘或灌肠等确保肠道畅通。

(7)预防废用综合征教育:指导患者保持良好的体位,保持关节的功能位置,预防足下垂,教会患者及家属经常对肢体进行主动和被动活动,以保持关节活动度,防止关节变形、强直、肌肉萎缩;对没有瘫痪的上肢,可利用举哑铃、拉弹簧等方法,增强肌力训练。

(8)功能重建的教育:主要围绕功能锻炼和恢复自理能力两方面,下肢截瘫的患者指导在床上练习自己搬动下肢翻身,练习起坐及坐稳;坐位练习穿脱衣服、鞋子,双上肢撑起躯干;站立练习扶床站立,带支具站立站稳、行走,不带支具站立站稳,在轮椅上完成生活需要的动作,如洗漱、进食;截瘫者的练习主要锻炼捏与握的功能,练习捏住汤匙进食,增加力量握住更重的物品。

通过康复健康教育,教会一些生存、生活技能,尽量使其达到最大限度的自理,恢复患者的自尊、自信、自我价值感,为其以后的生存、生活奠定基础,尽快回归家庭、社会。

11. 脊髓损伤患者心理康复护理　几乎所有的脊髓损伤的患者因伤残所造成的生活、工作和活动能力的障碍和丧失,产生悲观、焦虑、急躁或绝望情绪,疾病康复受到严重影响。对于脊髓损伤患者产生的各种心理问题,通常运用支持、认知和行为等心理学方法帮助患者尽早度过心理的危险期,树立康复的信心,使他们顺利回归家庭和社会。同时,在心理康复护理和治疗过程中,还要针对脊髓损伤患者的病情和心理特点,注重心理康复策略。

(1)明确康复训练的价值和意义:帮助脊髓损伤患者正确认识康复训练的重要性,引导他们将注意力集中于康复训练,是患者康复的关键,同时也有利于患者心理能量的正确释放,缓解心理压力。一般情况下,对康复训练意义的评价要切合实际,既不能夸大康复训练的功效,给患者造成"只要积极训练就可以完全康复"的概念;也不能贬低康复训练的作用,认为康复训练无足轻重,有则练之,无则不练,这样会影响患者的康复进程和康复效果。

(2)重建患者的价值取向:残疾并不等于失去自由及一切,也不等于没有作为和价值。但是,患者由于受不合理认知观念的困扰,认为残疾等于失去了一切和做人的尊严,无法享受生活、不能参加工作、不能进行社会交往,家人、社会和朋友不会再接纳自己等。产生这些想法的原因是这部分患者的价值观存在偏差,对残疾本身带有偏见所致。所以,对这部分患者进行心理干康复护理的一个主要任务就是重新建立患者的价值取向,正确认识残疾和残疾后的人生价值,树立正确的价值观,重新找回人生的幸福感,坦然面对残疾和未来。

(3)心理康复护理

1)震惊阶段的心理康复护理:由于患者情感麻木,思维反应迟钝,所以周围人的关心和安慰,可以给患者积极的支持。合理运用心理防御机制,运用体贴性的语言,向患者正面解释脊髓损伤的知识。收集对患者恢复有利的信息,让他们相信脊髓损伤的恢复仍有希望,缓解患者对残疾的恐惧感,减轻其心理压力。同时,指导家属或朋友给患者更多的关心和照顾。

2)否认阶段的心理康复护理:对处于否认期的患者,一切要顺其自然,不要操之过急,允许患者有一个适应、领悟的过程,逐渐接受残疾的现实。要认真倾听他们的想法,注意建立良好的医患关系。对有较强自制力又愿意接受帮助的患者,可在患者情绪较平静后,有计划、有策略的逐步向患者透露病情,使其在不知不觉中逐步接受自己的病情。有些不太愿意接受帮助的患者,则鼓励他们多接触病友,逐渐从周围病友、医护人员处了解病情。对于只相信药物治疗、手术治疗,甚至偏方、秘方,对康复治疗不了解,不接受的患者,可举一些错失康复治疗时机的典型病例,实事求是地宣传脊髓损伤的康复知识,使他们明白康复治疗的重要性,早日接受康复治疗。

3)抑郁或焦虑反应阶段的心理康复护理:有研究认为截瘫患者有自杀意念。由于截瘫患者有自杀意念者大部分发生在抑郁期,所以预防自杀是抑郁期健康教育的重点,一些患者表面装得若无其事,其实可能对自杀已有准备,所以要求医护人员、家属、陪护密切注意患者的情绪变化,防止意外事件的发生。抑郁期患者一般都有自卑心理,无法正确评价自己的价值,对残疾生活过分悲观,所以要引导患者积极面对残疾的现实,让患者逐步明白,残疾并不等于残废,脊髓损伤只要坚持康复,可以重新回归家庭和社会,还可以用角色转换的方式,让患者自己思考,让他放弃轻生的念头。

4)对抗独立阶段心理康复护理:该期患者的情况比较复杂,心理障碍的关键是与所处社会环境之间协调不当,在行为上表现不适应,对治疗易产生抵触情绪。要对患者的行为表示同情和理解,不要一味指责。可以和患者将心比心进行交谈,劝患者认真思考一下,假如为了有依靠,自己什么也不动,也不参加康复训练,吃亏的最终是自己。利用社会支持系统共同做好心理康复。

5)适应阶段心理康复护理:适应期最突出的心理障碍是患者面对新生活感到选择职业困难。多数患者已无法从事原来的工作,需要重新选择。因此求职咨询和职前培训已成为主要问题,治疗者应在这方面给患者提供信息,同时帮助他看到自己的潜能,扬长避短,努力适应环境。其次,患者残疾后多数在医院或家中长期治疗休息,很少接触社会,对重返社会心理压力较大,害怕旁人讽刺和嘲笑,所以在出院之前要帮助他们学习一些人际交往技巧,学会处理残疾生活可能遇到的一些特殊情况,指导他们处理好和家人的关系。

在实际康复过程中以上 5 个阶段的划分也不是绝对的,不是所有的患者都经过全部 5 个阶段,有的患者跨过某一阶段,直接进入另一个阶段,有些患者具有相连两个阶段的心理行为特点。心理康复护理,一定要注意辨别患者的情绪变化,准确判断他们心理特点,有的放矢,灵活掌握心理康复护理策略,只有这样才能给患者行之有效的帮助。

七、并发症的预防及康复护理

因脊髓损伤而致瘫时,有几种常见而特殊的病理状态,称其为脊髓损伤并发症。对脊髓损伤并发症的早期预防及康复护理,在其日后的社会生活中具有重要意义。脊髓损伤患者可出现多种并发症,其并发症具有易发性、难治性,并易严重化,甚至变为致命性。

脊髓损伤的并发症很多,主要包括:运动系统、呼吸系统、心血管系统、压疮和泌尿系统五个方面的问题。

(一)运动系统并发症的预防及康复护理

运动系统并发症最常见的是关节挛缩。关节挛缩是关节周围的皮肤、肌肉、肌腱、神经、血管等病变所致的运动障碍,表现为关节活动范围受限。脊髓损伤病例的挛缩,不仅出现于麻痹区域,也可出现于正常部位的关节。挛缩好发关节包括肩、肘、足趾各关节。挛缩影响康复计划、进度及最终目的的日常生活自理度。由于脊髓损伤后要卧床相当长的时间,如果不注意关节活动的训练,则可能出现严重关节挛缩,影响之后的自理能力。

1. 早期预防

(1)时机:伤后当日即开始四肢关节的全部活动范围的慎重的被动活动的训练。

(2)正确肢体位置摆放:保持好与卧床姿势相应的安静时抗痉挛体位。关节活动度的被动运动,受伤当日开始,慎重地每日数次,第 2 周开始每日 2 次以上。急性期关节活动度被动运动时,要注意保持损伤脊柱的稳定。髋关节在仰卧位时要保持伸展位,侧卧位时髋关节要保持 20° 的屈曲位,上肢、肘关节保持伸展位,肩关节仰卧时保持外展、外旋位,侧卧位时保持屈曲 90° 位,安静肢体位应为内收、外展均在 0° 位。

(3)床上变换体位:上肢可利用身体本身重量完成肩关节内收、内旋、肘关节屈曲、前臂旋前等,当变换体位之后,又可获得相反的位置。诸如:仰卧位时的肩关节外展,肘关节屈曲,双手置于头下,或者让肩关节外展、肘关节伸直、前臂旋后、而上肢与躯干相垂直等姿势。为防止髋、膝关节伸展挛缩,侧卧位时将上面的下肢置于屈曲位,此时,为防止髋关节内收,可在床端置一足板或硬垫,将足底放平,保持中立位。

(4)早期关节被动活动:对所有的关节都要进行关节活动度范围内的活动,每天全部关节活动一遍,每一关节活动 5 次。运动时尽量不要过快,避免诱发伸张反射,耐心而轻柔地进行。对于残存肌力的部位要让患者自己运动,按功能运动训练的方法进行锻炼。要循序渐进地增大关节的活动度。保存重要关节的活动范围:肩关节屈、伸、外旋与水平外展;肘关节屈、伸,腕关节掌屈、背伸;手指的屈曲及拇指的外展;髋关节的屈、伸;膝关节的屈、伸及踝与足趾关节的屈伸等。

2. 夹板的使用和肢体功能的保持　脊髓损伤后,早期就应注意将关节置于功能位。当关节处于活动范围的中间位置,可以使肌肉萎缩和关节囊的挛缩粘连克服到最低限度。康复常用的夹板是以保持肢体功能位为目标,采用聚乙烯树脂泡沫制品或足板,以防止足下垂。

3. 康复护理注意事项

(1)脊髓损伤患者定时变换体位,使四肢保持良好的肢体体位,避免训练动作粗暴。

(2)关节挛缩时肢体体位不当可发生压疮,要仔细观察。每日检查身体皮肤情况,做好早期预防压疮。

(3)在病房内的日常生活活动中,瘫痪的肢体因骨萎缩(骨质疏松脱钙)而易出现骨折,康复护理人员在进行辅助动作时要特别小心。

(4)不能过分牵拉受伤肢体,患肢不输液。

(二)呼吸系统并发症的预防及康复护理

1. 脊髓损伤水平对呼吸功能的影响　根据脊髓解剖,颈段脊髓损伤,肋间肌、腹肌完全瘫痪,颈 4 以上水平脊髓损伤者所有呼吸肌功能均丧失,需人工通气。由于交感神经对呼吸系统支配的被破坏使迷走神经的功能占据优势,气道明显收缩变窄,大量分泌物潴留,造成阻塞性通气障碍。在此基础上常可发生肺不张和(或)上呼吸道感染。

临床表现:主要有呼吸急促、脉率增快、明显焦虑、体温升高、呼吸频率改变、分泌物的量和黏稠度增加、肺活量下降等。

2. 预防及康复护理

(1)定期翻身、拍背、辅助排痰:肺部并发症预防重于治疗。在患者卧床期间,鼓励患者进行主动呼吸功能训练;定期翻身、拍背、辅助排痰,方法为双手置于肋弓下缘,在咳嗽时向后向上推举胸廓(合并肋骨骨折应注意),当合并呼吸道梗阻时可联合应用体位引流。肺不张的早期采用辅助排痰的方法,定期翻身拍背(康复护理技术见咳嗽及体位引流)。

(2)按医嘱早期合理应用抗生素,控制肺部感染。

(3)对颈段脊髓损伤、痰液黏稠、合并严重肺部并发症气管切开的患者,做好气管切开护理。

(三)心血管系统并发症的预防及康复护理

脊髓损伤有关的心血管系统并发症主要包括:低心率、直立性低血压、自主神经的过反射。其发生与脊髓损伤后交感神经和副交感神经功能失调有关。

1. 低心率的产生机制、预防及康复护理

(1)低心率的产生机制:低心率:支配心脏的交感神经起自 $T_1 \sim T_4$ 脊髓节段。T_6 以上脊髓损伤影响支配心脏的交感神经,但迷走神经功能正常,因此在脊髓损伤后易出现低心率。心率低于 50 次/分可应用阿托品;若仍低于 40 次/分,考虑临时起搏器。任何对迷走神经的刺激都会引起心血管系统的变化,严重的可出现心搏骤停。一般来说,这种情况会在脊髓损伤后 2～3 周自行缓解。

(2)预防及康复护理

1)密切观察心率、脉搏变化,护理操作时尽量减少刺激患者。

2)气管内刺激(吸痰)有可能引起心搏骤停,必要时按医嘱预防性应用阿托品。吸痰操作动作轻柔,预防刺激迷走神经引起心血管系统的变化。

2. 直立性低血压的产生机制、预防及康复护理

（1）直立性低血压的产生机制：脊髓损伤后交感神经功能失衡，外周及静脉血管扩张，回心血量减少引起。平卧位变直立位后收缩压下降大于 20mmHg 和（或）舒张压下降大于 10mmHg，即可判断直立性低血压。患者可出现头晕、恶心、出汗等症状。一般来说，伤后 2~6 周可自行缓解。

（2）预防及康复护理

1）预防直立性低血压：卧位—坐位变换体位时要逐步过渡，先抬高床头 30°适应半小时，没有不适再逐步抬高床头过渡到 50°、70°、90°进行体位锻炼。

2）训练直立性低血压患者的坐和站：直立训练，尽早利用斜床进行渐进性站立练习，不但可以提高躯体的整体功能，更对呼吸及心理状态有益，还有助于维持骨密度。T_6 以上损伤的患者在坐或站斜床前需应用腹带，可以维持胸腔内的压力，通过减少腹部活动以减轻血液聚集。

3）应用弹力绷带、围腰增加回心血量。

4）必要时按医嘱应用升压药物。

3. 自主神经反射紊乱的预防及康复护理

（1）自主神经过反射的产生机制：损伤平面下内脏充盈刺激交感神经引起神经递质释放导致血压增高；副交感神经（迷走神经）反射性兴奋，但其引起的冲动难以通过损伤的脊髓传导到损伤平面以下，无法对抗血压升高，反而引起心动过缓、损伤平面以上血管扩张（头痛、皮肤发红）和大量出汗。

（2）自主神经过反射常见引起的原因：有膀胱扩张、泌尿系感染、膀胱镜检和尿动力学检查、逼尿肌括约肌协同失调、附睾炎或阴囊受压、直肠扩张、结石、外科急腹症、痔疮、DVT 和 PE、压疮、皮肤破损或骨折、昆虫叮咬、衣物卡压、异位骨化、疼痛等。

（3）自主神经过反射常见表现：突然出现的血压升高、面部潮红、头痛、心动过缓和过度出汗，有膀胱或直肠胀满、膀胱感染和大便填塞，同时常伴有焦虑。

（4）预防及康复护理

1）对第 6 胸髓以上的高位脊髓损伤者，不要长期留置尿管形成挛缩膀胱。从急性期开始就要充分管理排尿、排便。在导尿等短时间操作或掏便时，使用利多卡因胶冻。

2）嘱患者迅速坐起，取直坐位，使静脉血集中于下肢，降低心输出量。松解一切可能引起卡压的衣物或仪器设备、矫形器有无压迫或不适，并立即予以解决。每 2~3 分钟检测血压、脉搏 1 次。

3）尽快找出和消除诱因，首先检查膀胱是否充盈，导尿管是否通畅，直肠内有无过量粪便充填，有无嵌甲、压疮、痉挛，局部有无感染并及时消除诱因。

4）遵医嘱快速降血压，静注或肌注等。

4. 深静脉血栓（DVT）的预防及康复护理 下肢深静脉血栓形成由于自主神经功能紊乱，加之长期卧床，易发生下肢深静脉血栓形成。DVT 的发病率在脊髓损伤的患者中很高。若不采取预防措施，40%脊髓损伤患者会出现 DVT 形成；即使采取措施，临床上仍有 15%的急性脊髓损伤患者出现 DVT，5%的急性脊髓损伤患者出现肺栓塞。DVT 高峰期为脊髓损伤后 7~10 天。

（1）DVT 的临床表现及诊断：出现 DVT 的患者表现为单侧下肢肿胀、红斑，下肢疼痛、压痛、沉重感，突发呼吸困难、胸痛、低氧血症、心动过速，不明原因发热。

DVT的诊断最主要的方法为彩超和(或)肺灌注扫描检查。对临床症状明显但上述检查结果阴性者行静脉造影、肺螺旋CT和(或)肺血管造影检查。其中,静脉造影被称为诊断DVT的金标准。

(2)DVT的处理强调预防重于治疗

1)机械预防:伤后尽早开始;常用方法为弹力袜和体外气压装置;受伤72小时内发生DVT可能性小,可选择单独应用机械方法,受伤72小时后建议联合应用机械和药物方法抗凝。

2)药物方法:使用前应排除活动性出血;伤后72小时开始;常用低分子肝素皮下注射;持续8~12周;对于需手术治疗者手术当日停用低分子肝素即可,而机械抗凝法可持续应用。

(3)DVT和PE的治疗:诊断明确即联合应用肝素类药物和维生素K拮抗剂(华法林)抗凝治疗;根据INR调整华法林的用量,待INR>2.0且持续24小时后停用肝素类药物;维生素K拮抗剂服用时间至少3个月,服药期间维持INR在2~3之间;对于抗凝有禁忌者可考虑行下腔静脉滤网置入。

5. 康复护理措施

(1)讲解发生下肢深静脉血栓形成的病因、危险因素、后果及常见的症状,告知患者如有不适,及时报告医生、护士。

(2)劝其戒烟,避免高胆固醇饮食,给予富含纤维素饮食,多饮水,保持大便畅通,避免因排便困难造成腹内压增加,影响下肢静脉血液回流。

(3)注意观察双下肢皮肤颜色、温度、触觉,肢端动脉搏动情况,双下肢的腿围有无肿胀,尽早进行下肢被动运动并按摩,促进肢体静脉血液回流和血管、神经功能恢复。

(4)加强静脉通路的管理,尽量避免不必要的穿刺,同时保证患者的液体入量是防止血液浓缩的关键。

(5)遵医嘱准确执行溶栓、抗凝、祛聚治疗方案。

(6)指导患者每天进行下肢被动运动,如以踝关节为中心,做足的上下运动,上下不能超过30°发挥腓肠肌泵的作用;开始起床活动时需用弹力绑绷带或穿弹力袜,适度压迫浅静脉,增加静脉回流,减轻水肿;患肢避免静脉输液;密切观察病情并详细记录。

（四）压疮的预防及康复护理

压疮是指局部皮肤因血运障碍而发生或正在发生坏死。护理不当时,80%脊髓损伤患者出现不同程度的压疮;30%脊髓损伤患者出现一个部位以上的压疮。

1. 压疮高度危险患者报告流程见图16-9。

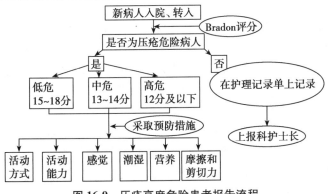

图16-9 压疮高度危险患者报告流程

2. 压疮的预防及康复护理见第九章。

（五）泌尿系统并发症的预防及康复护理

尿路感染（UTI）是脊髓损伤（SCI）患者最常见的并发症，脊髓损伤患者不同程度地均有排尿障碍，其中尤以泌尿系感染并发症最为严重，处理不当，可直接威胁患者生命。与普通人群相比脊髓损伤患者死于泌尿系统疾病的概率要高 10.9 倍。脊髓损伤后肾脏、输尿管功能保持正常；逼尿肌和括约肌因失去神经支配而出现功能失调；脊髓损伤患者无法感觉到尿意，无法自主排尿。脊髓损伤后的泌尿系统改变表现为：逼尿肌反射亢进（发生于骶髓以上损伤，表现为不自主排尿、残余尿量多、逼尿肌外括约肌协同失调），逼尿肌无反射（发生于脊髓圆锥或骶神经根损伤，表现为膀胱无收缩能力、充盈性尿失禁）。

1. 脊髓损伤后膀胱功能康复护理　　脊髓损伤后膀胱功能处理方法有四：留置尿管、间歇导尿、外用集尿器、耻骨上膀胱造瘘。目的是为了低压储尿、低压排尿、避免泌尿系感染、保护上尿路功能。

（1）留置尿管应用指征：急性期患者输液量多；意识障碍；逼尿肌压力过高；输尿管反流的临时处理；患者双手功能障碍，无法进行间歇导尿；其他不具备间歇导尿条件的情况。

（2）耻骨上造瘘应用指征：尿道结构异常；尿管反复梗阻；尿管插入困难；会阴部皮肤破损；男性患者前列腺炎、尿道炎、睾丸/附睾炎；其他心理问题。

（3）间歇导尿指征：只要患者手功能正常或护理人员具备导尿条件者均应尽早行间歇导尿。

下列情况应避免间歇导尿：尿道结构异常；膀胱颈梗阻；膀胱容量<200ml；意识模糊，或因心理因素无法遵守导尿时间；液体输入量较多；膀胱充盈后可引起较严重的自主神经过反射。

2. 泌尿系统的感染的康复护理　　脊髓损伤后处理不当也会引起泌尿系统的感染，早期症状包括：尿中出现较多沉渣且尿色变浑；尿液出现明显异味；血尿。

（1）多喝水；增加导尿次数；禁止喝咖啡等刺激性强的饮料。

（2）出现发热、寒战、恶心、头痛、痉挛加重、不正常的疼痛或烧灼感、自主神经过反射等症状，尿常规白细胞增高，泌尿系统感染，应使用抗生素治疗。应根据药敏实验结果选用敏感抗生素并调整用量。

（3）保持排尿通畅，必要时留置尿管，在排尿通畅的基础上嘱患者尽量多饮水（见第十一章）。

（六）排便功能障碍的预防及康复护理

肠道功能障碍是常见并发症，主要表现为顽固性便秘、大便失禁、腹胀，给患者生活带来很大影响。正常排便是一种舒适的生理活动，脊髓损伤后，其重要性如同与朋友约会，没有时间性和事前的约定会令人毫无准备，而在等待的时间未出现会令人焦急，来后接待不当令人感到丧失尊严，因此排便训练就成了一项重要的课程。

1. 引起肠道功能障碍的原因

（1）脊髓损伤后，由于交感神经系统的下行抑制性功能丧失，使结肠失去动力，表现为结肠传输时间延长，顺应性下降，可出现不同程度的便秘、腹胀和不适。

（2）高位的脊髓损伤，由于结肠平滑肌和骨盆横纹肌的正常功能丧失，而使排便困难，若直肠容积较小，肛门括约肌松弛，可导致大便失禁。

（3）长期卧床,缺少活动,全身代谢降低,肠蠕动减慢。不习惯床上大小便。

要利用排便反射而排便。对无便意者,要在急性期养成时间上的习惯间隔,在床上左侧卧位或坐在便座上排便。无肛门反射及球海绵体反射的,或防止尿失禁而服用抗胆碱药时则不产生排便反射,此时双臂抱紧腹部并勒紧施加腹压,如无效则可使用橡胶手套或指套涂橄榄油,轻轻地在不损伤直肠黏膜的情况下掏便。

2. 排便功能障碍的预防及康复护理

（1）保证充足的水分摄入:每日晨起、饭前先喝一杯淡盐水,每日饮水量不少于 1000ml,水可作为润滑剂使食物纤维在肠道内充分吸收水分而膨胀,软化粪便,增加粪便体积和重量,刺激肠蠕动,从而达到顺利排便的目的。

（2）饮食护理:饮食宜定时、定量,予以高热量、高蛋白质、高纤维素、易消化的食物。

（3）药物治疗:常用缓泻剂、粪便软化剂,如番泻叶、麻仁丸等。

（4）训练反射性排便:每日定时用手指按压肛门周围及下腹部或戴手套帮助患者扩张肛门,以刺激肛门括约肌反射性引起肠蠕动,坚持做一阶段直至反射建立,当用手指按压肛门后即可排便。利用反射原理训练排便,让脊髓损伤者能达到节律性的排便。护士要不断地帮助指导患者摸索和掌握此规律;大便失禁时,可用清洁灌肠法,使大便排干净。

（5）按摩:平时指导患者每日做腹部按摩以促进肠蠕动,长期训练患者建立反射性排便,以达到自行排便。方法:腹部按摩患者取仰卧位,操作者将手掌放在患者脐上方,用除拇指以外的四指从右向左,沿升结肠、横结肠、降结肠按摩。当按摩到左下腹时,加强手指的压力,向骶部强压,用力以患者不感疼痛为度,亦可用双手重叠,以摇桨的方式进行按压,按压时嘱患者呼气,通过这样的按摩,可刺激肠蠕动,促进排便(见第十一章)。

八、社区家庭康复指导

脊髓损伤是可造成终生残废的严重损伤。现代临床医学和康复医学的发展,使脊髓损伤患者的生存时间明显延长。虽然四肢瘫患者的平均寿命低于正常人群 10~20 年,截瘫患者平均寿命可接近正常人群。随着平均寿命的延长,截瘫患者再入院康复治疗的比例明显升高。研究结果显示,再入院率在伤后 4 年之内最高。再次入院不仅增加患者经济开支,也是影响患者独立生活能力的主要障碍。脊髓损伤患者学习和掌握如何在残疾的状态下生活,学习有关脊髓损伤的基本问题及自己解决问题的方法,了解如何在自己现实的家庭和社区的条件下进行康复训练,更有利于患者长期保持独立生活能力和回归社会。

回归社区家庭康复指导使患者不仅提高了在住院期间内的康复效果,而且在结束医院中的康复治疗后,患者能在家庭或社区中继续进行康复训练,并可以指导其他人员如何对他进行康复护理。在脊髓损伤康复过程中,患者与家属能和医师护士探讨有关问题。家属和患者在护士的指导协助下自己进行 ADL 训练和 PT、OT 训练。从而增加了患者康复训练的时间,达到早期强化康复的目的,并为患者培训了今后生活中长期陪伴的"康复治疗师或康复护士",为出院后的社区康复(CBR)或家庭康复(FBR)奠定了基础。对患者与家属介绍有关脊髓损伤康复护理和康复训练方面的知识与技巧,是患者学会自我管理,回归家庭和社会的根本保障。

（一）指导患者改造家中的条件

以适应轮椅在家中自由通行,帮助患者制定生活自理训练和家中康复训练计划,以保持康复治疗的效果。

（二）指导饮食调节

制订合理膳食计划,保证维生素、纤维素、钙及各种营养物质的合理摄入。

（三）指导学会自我护理

1. 教会患者和家属在住院期间完成"替代护理"到自我护理的过渡。重点是教育患者学会如何自我护理,避免发生并发症。

2. 住院期间培养患者养成良好的卫生习惯,预防肺部、泌尿系统感染,教会家属搞好大、小环境卫生。患者出院后要定期复查,防止主要脏器发生并发症。

3. 掌握大小便管理方法,学会自己处理大小便,高位颈髓损伤患者的家属要学会协助他们处理大小便问题。

4. 制订一个长远的康复训练计划,教育家属掌握基本康复知识和训练技能,防止二次残疾。

（四）指导心理调适

教育患者培养良好的心理素质,正确对待自身疾病,相信经过系统康复治疗,以良好的心态去面对困难和挑战,充分利用残存功能去代偿致残部分功能,尽最大努力去独立完成各种生活活动,成为一个身残志不残、对社会有用的人。

（五）回归社会

1. 配合社会康复和职业康复部门,协助患者做回归社会的准备,帮助家庭和工作单位改造环境设施,使其适合患者生活和工作。

2. 在康复医师的协助下,对患者进行性的康复教育。残疾人的性教育,是维持家庭的重要手段,家庭完整、家属支持,是残疾者最大的精神支柱,应鼓励他们勇敢地面对未来。

（六）定期随访

定期复诊,早期发现泌尿系统的感染等并发症,及时就诊。

（郑彩娥）

第十七章　内分泌与代谢性疾病的康复护理

随着生活水平的提高,生活方式的改变以及人口老龄化,内分泌与代谢性疾病的患者逐年增多,尤其是糖尿病(DM)和骨质疏松症,严重威胁着广大患者的健康。

在成年人中,内分泌与代谢性疾病的患病率不低于5%。这些疾病包括:糖尿病、糖耐量降低、糖调节异常、肥胖症、代谢综合征、骨量减少及骨质疏松症等。

近年来内分泌代谢专业有很多的大事发生,不仅美国糖尿病学会(ADA)年会、欧洲糖尿病研究学会(EASD)年会、世界糖尿病大会(WDC)等盛会的召开给我们带来了很多新的亮点,为我们在诊断、治疗上的理念更新提供了大量的循证证据,而且对内分泌与代谢性病尤其是糖尿病的管理还达成了很多共识,发表了相关的指南。

近年来随着康复医学的发展,内分泌与代谢性疾病开展了康复治疗、康复护理,对相关内分泌与代谢性疾病的延缓发展、减少并发症、提高生活质量有积极的意义。

第一节　糖尿病的康复护理

一、概述

糖尿病是一组以血浆葡萄糖(简称血糖)水平升高为特征的代谢性疾病群。引起血糖升高的病理生理机制是胰岛素分泌缺陷及(或)胰岛素作用缺陷。血糖明显升高时可出现多尿、多饮、体重减轻,有时尚可伴多食及视物模糊。糖尿病可危及生命的急性并发症为酮症酸中毒及非酮症性高渗综合征。

糖尿病患者长期血糖升高可致器官组织损害,引起脏器功能障碍以致功能衰竭。在这些慢性并发症中,视网膜病变可导致视力丧失;肾病变可导致肾功能衰竭;周围神经病变可导致下肢溃疡、坏疽、截肢和关节病变的危险;自主神经病变可引起胃肠道、泌尿生殖系及心血管等症状与性功能障碍;周围血管及心脑血管合并症明显增加,并常合并有高血压、脂代谢异常。如不进行积极防治,将降低糖尿病患者的生活质量,寿命缩短,病死率增高。

(一)流行病学

1. 在2017年的国际糖尿病联盟(IDF)年会上,发布了最新的糖尿病流行病学资料。目前全球成年糖尿病患者人数已达4.25亿,其中,中低收入国家受到的冲击更强烈,IDF预测,如果不采取积极措施,2030年全世界糖尿病患病人数将达到5.92亿。糖尿病前期患者人数据估计目前约有3.44亿,2030年将发展到4.72亿。我国属于发展中国家,糖尿病病人数居世界第二,糖尿病患病率为10.9%,糖尿病患者有1.343亿。

2. 糖尿病流行病学调查发现,糖尿病患病率随年龄增长而增加,自45岁后明显上升,至

60 岁达高峰,并且多数为 2 型糖尿病。在糖尿病患者群中,以干部、知识分子、退休工人、家庭妇女较高,农民较低。城市居民高于农村人口,脑力劳动者高于体力劳动者。体重超重者(体重指数≥24)患病率 3 倍于体重正常者。遗传因素和阳性家族史、肥胖、胰岛素抵抗、糖耐量异常、脂代谢紊乱、高血压、低体力活动、高收入者均为 2 型糖尿病的高危因素。中国随着经济的发展,人口老龄化及饮食、生活习惯的改变,糖尿病的患病率还将会明显增加。因此,在开展糖尿病防治研究的同时,进一步开展康复治疗,提高糖尿病整体防治的水平是十分重要的。

3. 糖尿病由于病程长,可导致眼、肾、神经、心脏和周围血管等组织器官的并发症,成为糖尿病致死和致残的主要原因。流行病学研究表明,糖尿病较非糖尿病患者病死率高 2~3 倍,冠心病和脑动脉硬化高 2~4 倍。糖尿病患者中约有 70%~80% 死于心血管并发症。糖尿病患者高血压发病率较一般人群高 4~5 倍,周围神经病变较一般人群高 5 倍。糖尿病导致失明的概率是一般人群的 25 倍,足坏疽的发病率是一般人群的 17 倍,在非创伤性截肢手术患者中 5/6 是糖尿病足。因此,在糖尿病治疗中,应加强对并发症的监测,及早诊断、及早处理。

(二) 病因

1. 危险因素　中华医学会糖尿病分会对中国东西南北中共 14 个省市进行调查后显示:年龄、血压、糖尿病家族史、肥胖、高血脂、男性、低收入、锻炼少是糖尿病的主要相关危险因素。调查还发现,人群中超重和肥胖的比例大幅度上升,中年人群男性的糖尿病和代谢综合征的患病率显著高于同龄女性。同时,教育水平与糖尿病和代谢综合征的患病率成负相关关系。因此,强调必须加强健康教育,提倡健康的生活方式,遏制糖尿病的发展。

2. 不同类型糖尿病的病因　引起各类糖尿病的病因可归纳为遗传因素及环境因素两大类。不同类型糖尿病中此两类因素在性质及程度上明显不同,例如,单基因突变糖尿病中,以遗传因素为主;而在化学毒物所致糖尿病中,环境因素是主要发病机制。最常见的 1 型糖尿病及 2 型糖尿病则是遗传因素与环境因素共同呈正性或负性参与以及相互作用的结果。

(三) 糖尿病分型

按照世界卫生组织(WHO)及国际糖尿病联盟(IDF)专家组的建议,糖尿病可分为Ⅰ型、Ⅱ型、其他特殊类型及妊娠糖尿病 4 种。近年来,随着世界各国社会经济的发展和居民生活水平的提高,糖尿病的发病率及患病率逐年升高,成为威胁人民健康的重大社会问题,引起各国政府、卫生部门以及广大医务工作者的关注和重视。主要特征如下:

1. 1 型糖尿病　胰岛素绝对缺乏,多突然发病,有发生酮症酸中毒的趋势,多数患者空腹血糖高,需依赖胰岛素治疗,发病年龄常在 30 岁以下。

2. 2 型糖尿病　自身胰岛素水平可正常、增高和降低,在正常情况下不发生酮症,只有 20%~25% 的患者需要胰岛素治疗,发病多在 40 岁以后,约 60% 的患者是超重或肥胖。一些患者可表现为胰岛素抵抗综合征。

3. 糖耐量减低(impaired glucose tolerance,IGT)　过去称其为临界型糖尿病,仅表现为葡萄糖耐量曲线上某些点血糖值轻度升高,但不够糖尿病的诊断标准,其糖耐量曲线介于正常与糖尿病之间。糖耐量减低的诊断不能根据空腹血糖,需行葡萄糖耐量试验确定。糖耐量减低患者 5~10 年后,其中约 1/3 发展为糖尿病,1/3 转为正常,其余的 1/3 维持糖耐量减低。目前认为糖耐量减低是糖尿病自然发病过程中的一个阶段。糖耐量减低患者高血压、动脉粥样硬化的发生率明显高于糖耐量正常者,并且患者常伴有胰岛素抵抗和高胰岛素血症。对这类患者应重视教育,注意饮食控制和加强运动锻炼等,适当的干预治疗可预防其发展为临床糖尿病。

二、临床表现

血糖控制标准及糖尿病诊断方法的探讨和更新:在 2010 年 1 月,ADA 在其每年更新的糖尿病诊疗标准中,批准 HbA1c 作为糖尿病 4 种诊断方法中的一种,其诊断界值定为 ≥6.5%。对于之前 3 种诊断标准的建议未变,即空腹血糖(FPG)≥7.0mmol/L(126mg/dl),口服 75g 糖耐量试验(OGTT)2 小时血糖≥11.1mmol/L(200mg/dl),或有典型高血糖症状的个体随机血糖≥11.1mmol/L(200mg/dl)。同时,ADA 将 HbA1c 水平为 5.7%~6.4% 的患者归类为糖尿病高危人群,用以取代糖尿病前期诊断。

糖尿病的临床表现可归纳为糖、脂肪及蛋白质代谢紊乱症候群和不同器官并发症及伴发病的功能障碍两方面表现。本病起病缓慢,早期可无症状,在某些应急情况下发病,或以急慢性并发症就诊,如酮症酸中毒性昏迷、肢体发麻,皮肤瘙痒等,典型的呈“三多一少”症状。

(一)多尿

包括排尿次数及尿量的增多。每日排尿 3000~4000ml,多的达 10 000ml。由于血糖浓度升高,大量葡萄糖从肾脏排出,引起尿渗透压增高,阻碍水分在肾小管的重吸收,大量水分伴糖排出,血糖越高,排糖越多,尿量也越多。

(二)多饮

由于多尿而失去水分,因而口渴多饮。

(三)多食

尿中丢失大量的葡萄糖,加上体内葡萄糖利用障碍,引起饥饿,易多食。

(四)消瘦

由于机体不能充分利用葡萄糖,使脂肪和蛋白质加速分解加速,消耗过多,体重下降。若有多尿症状,体内水分的丢失会更加重消瘦症状。

(五)并发症

糖尿病呈慢性经过,久病可引起多个代谢系统的损害,特别是眼、肾、神经、心脏以及血管等组织的功能缺陷及衰竭。严重者可并发糖尿病酮症酸中毒,糖尿病高渗性非酮症昏迷,低血糖性休克等。其中糖尿病酮症酸中毒表现为糖尿病症状加重,呼吸深大而快,有烂苹果味、脱水,严重者神志改变甚至昏迷。

三、主要功能障碍

1. 慢性物质代谢紊乱 患者可因血糖升高后尿糖排出增多致渗透性利尿而引起多尿、烦渴及多饮。组织糖利用障碍致脂肪及蛋白质分解增加而出现乏力、体重减轻,儿童尚可见生长发育受阻。组织能量供应不足可出现易饥及多食。

2. 急性物质代谢紊乱 可因严重物质代谢紊乱而呈现酮症酸中毒或非酮症性高渗综合征。

3. 机体器官能力下降功能障碍

(1)眼:糖尿病眼病→视力障碍、致盲。

（2）肾：蛋白尿、肾病变可导致肾功能衰竭。

（3）神经：四肢(至少在双下肢)有持续性疼痛和感觉障碍。

（4）心血管疾病：冠心病、高血压等并发症，心血管功能障碍。

（5）糖尿病足坏疽：行走障碍。

（6）多发感染：患者可并发皮肤、外阴、泌尿道感染。

4. 糖尿病伴随心理障碍。

四、康复评定

（一）糖尿病的诊断标准

中国糖尿病防治指南诊断标准：

1. 糖尿病症状+任意时间血浆葡萄糖水平≥11.1mmol/L(200mg/dl)。

2. 空腹血浆葡萄糖(FPG)水平≥7.0mmol/L(126mg/dl)。

3. OGTT 试验中,2 小时 PG 水平≥11.1mmol/L(200ng/dl)。

（二）糖尿病慢性并发症的评估

糖尿病患者因对葡萄糖利用障碍,脂肪分解增多,蛋白质代谢负氮平衡,患者日渐消瘦,疲乏无力,体重减轻,儿童发育受阻。反复发作的皮肤软组织感染、泌尿系感染会使患者病死率提高。糖尿病肾病、视网膜病变、神经病变、糖尿病足给患者带来视觉下降、感觉减退、运动不便等各种功能障碍。

1. 糖尿病的眼部并发症　糖尿病的眼部并发症甚多,以糖尿病视网膜病变最为常见,危害也最大,是主要致盲的眼病。糖尿病患者的致盲率为普通人群的 25 倍,足以说明糖尿病视网膜病变的严重性与危害性。患糖尿病后要定期检查眼底,非增殖期病变出现临床有意义黄斑水肿,或病变已进入增殖期时应及时采取激光治疗,能使绝大多数糖尿病患者免于失明。通过眼底检查和荧光血管造影来评估糖尿病眼部病变。

2. 糖尿病肾病　糖尿病肾病(diabetic nephropathy,DN)是糖尿病主要的慢性并发症,也是 1 型糖尿病患者的主要死亡原因。尿微量白蛋白排泄率（UAER）是诊断早期糖尿病肾病的重要指标,也是判断 DN 预后的重要指标。UAER 持续>200pg/min 或常规尿蛋白定量0.59g/24h,即诊断为临床糖尿病肾病。

3. 糖尿病多发性神经病变　糖尿病对周围神经和中枢神经均可造成损害,最常见的是糖尿病多发性神经病变,其诊断标准必须符合下列条件：

（1）糖尿病诊断明确。

（2）四肢(至少在双下肢)有持续性疼痛和感觉障碍。

（3）双踇趾或至少有一踇趾震动觉异常,用分度音叉在踇趾末关节处测 3 次震动觉的均值小于正常同年龄组。

（4）双膝反射消失。

（5）主侧(按利手测算)腓总神经感觉传导速度低于同年龄组正常值 1 个标准差。

五、康复治疗

（一）糖尿病康复治疗目标

康复治疗的目标与临床治疗相同,包括以下几方面：

1. 通过糖尿病康复治疗护理消除高血糖等代谢紊乱所引起的各种症状。

2. 纠正糖代谢紊乱,控制高血糖,使血糖降到正常或接近正常水平。

3. 纠正脂代谢紊乱及其他代谢正常。

4. 防治各种急、慢性并发症的发生和发展,减少患者的致残率和病死率。

5. 保证儿童、青少年患者的正常生长发育。

6. 保证育龄期妇女的正常妊娠、分娩和生育。

7. 通过糖尿病教育,使患者掌握糖尿病的防治知识、必要的自我监测技能和自我保健能力。

8. 改善糖尿病患者的生活质量,使之成为一个条件健康人(即能和正常人一样参与正常的社会劳动和社交活动,享有并保持正常人的心理和体魄状态)。

(二)糖尿病康复治疗

至今为止,糖尿病尚无根治方法,为了达到上述治疗目标,单靠一种治疗方法是不够的,随着对糖尿病防治的深入研究,糖尿病综合康复治疗主要有 5 个方面,即饮食疗法、运动疗法、药物治疗、糖尿病教育和血糖监测。这种综合治疗方法适用于所有类型的糖尿病患者,是当今世界上治疗糖尿病的唯一有效方法。综合治疗的方法包括上述 5 个方面。其中起直接作用的是饮食疗法、运动疗法和药物治疗三方面,而糖尿病教育和血糖监测则是保证这 3 种治疗方面正确发挥作用的必要手段。

1. 糖尿病饮食疗法

(1)饮食治疗的目的:一是适当的饮食控制,二是合理的营养。适当饮食控制是指限制每日摄取的总热量,以保持或达到理想的体重,减轻胰岛 B 细胞的负荷,改善 B 细胞的分泌功能和外周组织对胰岛素的敏感性,从而减少降糖药物或胰岛素的用量,使糖代谢紊乱得以改善或纠正,并延缓和预防并发症的发生和发展。合理的饮食是指糖尿病患者的饮食中应含有足够的热量、营养成分及适当比例的碳水化合物、蛋白质和脂肪。对于青少年,还需考虑到生长和发育的需要。

(2)饮食治疗的原则

1)饮食总热量:在安排总热量时既要充分考虑减轻 B 细胞负担,又要保证机体正常生长的需要,以使体重恢复到标准体重。肥胖者总热量要减少,而消瘦者总热量要增加。饮食结构比例要合理,同时要个体化,根据患者的病情、不同病情阶段、饮食习惯、生活方式等加以调整。合理的饮食结构为:碳水化合物约占总热量的 60%;脂肪少于总热量的 30%;蛋白质、食物纤维素占总热量的 20%。

2)进食方法:要求患者宜少食多餐,每日不少于 3 餐,这样既保证了营养物质的吸收,又能减轻胰岛的负担;早餐量要少,上午肝糖原分解较多,早餐量过多易发生餐后高血糖;少食零食;同时进餐时间要有规律。

3)饮食的"金字塔"结构:康复护理中采用健康饮食的"金字塔"结构来指导饮食。在金字塔顶端的是油脂类食物,脂肪和甜食,这一类食物需要严格控制;接下来一层是以蛋白质为主要成分的瘦肉类和乳类食品,如蛋、肉、鱼、更类、牛奶等,这类食品可适当摄入,以补充机体所需,但并非主食;牛奶类每日可摄取 2~3 份,蛋、肉、鱼、豆类每日 2~3 份。再接下来一层是新鲜的水果(每日 2~4 份)和蔬菜(每日 3~5 份);最底层的是谷类和面粉类食品,是我们每日膳食的基础,每日可摄取 6~11 份。糖尿病患者应多食下面两层的食品,这些食品能够提供丰富的营养成分,满足人体的能量需要,还能为机体提供大量的纤维素、维生素和矿物质。食物"金字塔"表示并非所有食物的摄取量都是一样的。

2. 糖尿病运动疗法

(1)运动疗法的目的

1)通过有效的运动锻炼,增强外周组织对胰岛素的敏感性,减轻胰岛素抵抗,促进肌细胞对葡萄糖的摄取和利用,改善糖代谢异常,使血糖降低。

2)有效的运动加速脂肪组织分解,促进游离脂肪酸和胆固醇的利用,降低胆固醇和低密度脂蛋白浓度,提高高密度脂蛋白浓度,纠正脂代谢紊乱,另一方面,大量脂肪消耗,起到减肥目的。

3)有效的运动锻炼可纠正糖代谢、脂代谢紊乱,减轻体重,从而可有效地预防和控制糖尿病慢性并发症,减少或减轻致残率和病死率。

4)有效的运动可维持和促进成年患者正常的体力和工作能力,保持儿童和青少年患者的正常生长发育。

(2)运动疗法的基本作用

1)运动对糖代谢的作用:运动时胰高血糖素和儿茶酚胺分泌增加,可维持血中较高的血糖水平。运动时,胰岛素的分泌量减少,胰岛素水平降低可增加肝糖输出和游离脂肪酸的分解。有规律的运动可减轻患者的糖耐量异常;降低糖尿病患者的空腹血糖,减少患者的糖化血红蛋白浓度,运动具有长期改善糖代谢的作用。

2)运动具有改善糖尿病患者血脂代谢的作用:运动锻炼尤其是耐力性运动即有氧运动,如跑步、爬山等,具有降低患者血浆胆固醇的作用。这对预防动脉粥样硬化和冠心病等有重要意义。

3)运动对胰岛素抵抗的作用:胰岛素抵抗是2型糖尿病最主要的病理特征,运动锻炼可以改善糖尿病患者外周组织对胰岛素的敏感性,增加肌细胞膜上胰岛素受体的数量,提高胰岛素与受体的结合力;增加肌细胞内 GLUT4 蛋白含量,在促进肌细胞对葡萄糖的转运和利用组织对胰岛素敏感性方面起重要作用。

4)运动对肥胖的影响:肥胖是2型糖尿病最重要的诱发因素之一,通过一定强度的运动后,可增加脂肪细胞中 GLUT4 蛋白含量,促进葡萄糖的转运,达到减少体内脂肪,减轻体重的目的。

5)其他作用:运动可促进健康,增强体质,增加机体抵抗力,减少感染。适当的运动还可减轻精神紧张及焦虑,消除抑郁状态,增强自信心,从而提高生活质量。

(3)运动疗法注意事项:在制定运动方案前,进行运动试验检查,以早期发现糖尿病患者潜在的心血管疾病,同时运动试验也可判断患者心血管系统对运动的反应能力及本身的体力活动能力,根据上述检查结果,确定适应证,排除禁忌证,再结合个人日常生活,工作情况,运动习惯和爱好等制定适宜的运动锻炼方案。运动量的制定应考虑到有效性和安全性,因运动有一定运动强度和运动量,即达到治疗作用,而又符合一定安全限制,避免意外情况的发生。

糖耐量减低患者的运动疗法　由于糖耐量减低是糖耐量正常向糖尿病发展的重要阶段,因此防治糖耐量减低转化为糖尿病,是糖尿病早期预防的关键步骤。近年更新的观点认为:对糖耐量正常,但具有高血压、高脂血症、高胰岛素血症、肥胖者的高危人群,即应开始干预。其中运动疗法结合饮食控制,可减轻体重,减轻外周组织对胰岛素的抵抗,积极消除上述高危人群的危险因素。

1)适应证和禁忌证

A. 适应证:轻度和中度的 2 型糖尿病患者;肥胖的 2 型糖尿病患者为最佳人群;1 型糖尿病患者只要在病情平稳,血糖控制良好,才能进行适当的活动。

B. 禁忌证:空腹血糖>15.0mmol/L 或有严重的低血糖倾向者;有急性并发症者,如酮症酸中毒及高渗状态、感染、心力衰竭或心律失常、严重糖尿病肾病、严重糖尿病视网膜病变、最近发生的血栓、严重糖尿病足。

2)运动的种类和运动强度:可根据糖尿病患者的年龄、病情、兴趣爱好和运动能力而制定,如选择步行、慢跑、踢球、跳绳、游泳、舞蹈等均可。开始时运动强度以 50%~60%最高心率为宜,运动时间从 20min 开始,每周运动 3~4 次。随着运动能力的提高,可逐渐增加运动的时间和运动次数。每次运动应适度,不要过度劳累,以免加重病情。在制定 1 型糖尿病患者运动方案时,因多为儿童或青少年,因此应多注意运动的兴趣性和直观性,不断变换运动锻炼的方法、内容,以提高他们对运动锻炼的积极性,并使运动锻炼能长期坚持,达到促进生长发育的目的。

3)运动强度:运动量是运动处方的核心,运动量的大小是由运动强度、持续时间和运动频度 3 个因素决定。在制定和实施运动计划的过程中,要遵循个体化的原则,糖尿病类型、肥胖程度、并发症的情况都是制定运动处方要考虑的内容。运动量是否适合,应视患者运动后的反应作为标准。运动后精力充沛,不宜疲劳,心率在运动后 10min 内恢复至安静时的心率说明运动量合适。运动强度决定了运动的效果,取运动试验中最高心率的 70%~80%作为靶心率。也可根据年龄计算:目标心率=170-年龄。开始时宜用低强度进行运动,中重度肥胖者可进行中等甚至更强度的运动。

4)运动频率:运动时间可自 10min 开始,逐渐延长,达到靶心率的运动累积时间以每日 20~30min 为佳。每日 1 次或每周运动 3~4 次为宜。运动频率过少,强度过小会使已获得改善的胰岛素敏感性消失,难以达到运动的效果,故运动疗法的实施必须每周 3 次以上,每日都能进行。

3. 糖尿病药物治疗　包括口服降糖药、胰岛素和胰岛素类似物。

(1)口服降糖药物的选择和联合用药

1)决定降糖药物选择的因素:肥胖,特别是向心性肥胖是胰岛素抵抗的主要决定因素,因此也是选择降糖药物的重要参考指标。其他决定药物选择的因素包括药物的副作用、过敏反应、年龄及其他健康状况如肾病和肝病。

2 型糖尿病应以改善胰岛素抵抗(IR)和保护胰岛 β 细胞功能为主,除胰岛素外,临床常用口服药物有双胍类、磺酰脲类、列奈类、噻唑烷二酮类、α-糖苷酶抑制剂等。药物治疗一般先从口服降糖药物开始。目前治疗 2 型糖尿病的口服药主要有两大类:一类是药物不直接刺激胰岛素分泌,但能改善胰岛素敏感性,或抑制糖的吸收,这类药物包括双胍类、α-葡萄糖苷酶抑制药、噻唑烷二酮类。另一类是药物能直接刺激胰岛素分泌,即胰岛素促分泌药,包括磺脲类促分泌药和非磺脲类促分泌药。

身材比较肥胖的糖尿病患者可以选用双胍类药物,体重正常和消瘦者可选用促分泌类药单独使用。如果餐后血糖高,可以与 a-葡萄糖苷酶抑制药联合应用。如果上述治疗不能很好地控制血糖,可以考虑将磺脲类药物与双胍类药物联合应用。

2)2 型糖尿病是进展性的疾病,多数患者在采用单一的口服降糖药物治疗一段时间后都可出现治疗效果的下降。因此常采用两种不同作用机制的口服降糖药物进行联合治疗。如口服降糖药物的联合治疗仍不能有效地控制血糖,可采用胰岛素与一种口服降糖药物联合治疗。严重高血糖的患者应首先采用胰岛素降低血糖,减少发生糖尿病急性并发症的危险性。待血糖得到控制后,可根据病情重新制定治疗方案。

3)肥胖者应主要控制饮食、减轻体重,首选使用双胍类或联合胰岛素增敏药;消瘦者使用胰岛素或口服胰岛素促泌剂;如果初诊患者以餐后血糖升高为主,除二甲双胍作为基础选择外,可优先选择以降低餐后血糖为主的药物如糖苷酶抑制剂或列奈类。要结合患者病程,综合考虑用药的安全、有效、经济和依从性,达到糖尿病的个体化治疗。

(2)胰岛素治疗:所有的 1 型糖尿病患者,经饮食治疗、运动治疗和口服降糖药疗效不明显的 2 型糖尿病患者、和需要更好控制血糖的妊娠糖尿病患者,都需用胰岛素治疗。

六、康复护理

(一)康复护理目标

糖尿病患者的康复护理目标是使患者能像正常人一样积极地生活,能自己处理日常生活事物;能掌握低血糖或感染发生的表现及处理方法;能够正确掌握监测血糖、尿糖的方法;增进患者的自理程度,保存现有的功能或延缓功能衰退,提高生活质量;保持血糖正常或趋于正常水平。

(二)饮食治疗康复护理

糖尿病主要通过降低血糖来延缓糖尿病病情的发展。而血糖来源主要是食物摄入,所以控制血糖应控制饮食。饮食疗法是糖尿病治疗中一项最基本的治疗措施。不论是 1 型糖尿病还是 2 型糖尿病都应重视饮食治疗。糖尿病饮食疗法康复护理中应与营养师、患者一起制定个体的膳食标准,并严格执行。

1. 饮食中总热量的计算　计算标准体重,按患者身高、性别、年龄查表得出,也可运用公式粗略计算:标准体重(kg)= 身高-105;标准体重 = 10%以内为正常,以上为超重;超过20%者为肥胖;低于 20%者为消瘦。然后根据劳动强度、标准体重及体型估计每天所需的总热量。

2. 饮食中增加纤维素的摄入　因为人类消化道不能消化食物纤维,故食物纤维能停留在肠道内而保留一定水分,在肠道内形成凝胶状结构,使得葡萄糖吸收减慢,降低餐后血糖,改善葡萄糖耐量,同时对降低血脂也有一定作用。主张食物中增加粗食、蔬菜、海藻和豆的量。多数糖尿病患者伴有高血压和肥胖,这是冠心病和脑血管意外的危险因素。因此,食物中应限制钠的摄入,以利于血压的控制,一般建议每天食盐摄入量为 5~6g 为宜。

3. 饮食的热量分布　通常早、中、晚三餐的热量分布为:1/5、2/5、2/5;或分为四餐,即1/7、2/7、2/7、2/7。可按生活饮食习惯、用药情况及病情控制情况作必要的调整。

4. 通过介绍疾病知识　讲解饮食是糖尿病治疗的关键,按时、按量进食。同时,应重视家属的督促与鼓励作用,教会患者及家属根据患者的口味,用饮食交换法配制糖尿病食谱,坚持长期饮食控制,提高患者治疗疾病的信心。

（三）运动疗法康复护理

1. 运动疗法是糖尿病的一种基础治疗方法,尤其对 2 型糖尿病患者有长期控制糖代谢和脂代谢,减少并发症发生和发展的作用。因此应积极鼓励 2 型糖尿病患者参加运动锻炼。对 1 型糖尿病患者而言,运动锻炼也有一定作用,应在病情稳定后鼓励患者参加适当的运动锻炼,运动可以保持人体的活动能力,促进儿童生长发育,增进身体健康。为了使糖尿病运动疗法更有效地进行和实施,应在运动前、运动中和运动后督促及指导患者,并做好充分准备,使运动安全有效。

2. 有规律的运动可以提高人的整体健康水平,提高呼吸系统和心血管系统的功能及能量代谢的水平,有助于减轻过多的体重,消耗血糖。因此,运动疗法是糖尿病治疗的基石,尤其对 2 型糖尿病其治疗作用更加显著。如果患者选择步行、慢跑等下肢运动,应指导患者保护足部,除应注意对双足的检查外,还应指导患者选择合适的运动鞋。良好的运动鞋应具备透气性好,具有足够的伸展空间,避免脚部与鞋帮产生摩擦,而产生皮肤损伤。此外,鞋底要有一定厚度,有较好的弹性,以减少运动时下肢关节的撞击应力。

康复护理要了解运动疗法的目的、作用、运动方式,运动中注意事项,做好糖尿病运动疗法的康复护理。

(1)运动前准备:运动前患者应准备一张医疗卡,标明姓名、住址、电话号码、联系人、生命体征、患病情况等,运动中随身携带,发生意外时可及时发现和处理。

1)运动时间的选择:合适的运动时间为进餐 60~90min 后,此时运动能有效预防低血糖的发生。有研究显示餐后 90min 运动能更有效地降低血糖;注意不要在注射胰岛素后立即运动,以防止发生低血糖。

2)运动前应进行 5~10min 的准备活动,运动后至少做 5min 的整理活动,使心率恢复到比静息时高 10~15 次/分。

3)运动强调循序渐进,从小运动量开始并逐步增加,同时密切监测血糖、尿糖和症状的改变,不断调整运动方案。运动疗法必须持之以恒,长期坚持才能达到理想的效果。

(2)运动中

1)遵循循序渐进的原则:运动量由小到大,运动时间由短到长,动作由易到难,使身体逐步适应,并在运动过程中逐步提高运动能力。

2)遵循长期坚持,持之以恒的原则:运动锻炼越久,其效果越明显,这是运动效应积累的结果。运动时应充分了解天气情况和自身情况,如有疲劳、疾病等身体状况不佳时可暂停运动;如天气炎热或运动时间过长,须注意补充水分;寒冷天气应注意保暖。

3)密切观察对运动的反应:开始运动时在医护人员监视和指导下进行,尤其是对高龄患者,有心血管并发症者,要密切监测心率、血压、心电图及自我感觉等,有条件进行遥测心电监护,发现不良情况及时采取措施,并随时修改运动方案,调整运动量。患者运动时应随身带些饼干或糖果,有低血糖先兆时可及时食用。

(3)运动后

1)每次运动后应做好放松活动,以加速代谢产物的清除,加快体力恢复。

2)运动后如果出汗较多,不宜马上洗冷水浴和热水浴。告知患者运动后,皮肤血管处于显著扩张状态,血压较低,若用冷水冲浴,可引起皮肤血管收缩。导致血压升高,增加心血管负荷。如用热水冲浴,会对机体产生刺激作用,导致皮肤血管进一步扩张,血压更趋降低,严重时可引起脑缺血。康复护理要指导患者在运动后心率恢复正常,汗已擦干,再进行温水淋浴。

3)指导患者进行运动后自我监测,每次运动后,应注意患者的自我感觉,根据情况汇报医生对运动方案进行相应调整。康复护士掌握运动量适宜的标志:运动结束后,心率应在休息后 5~10min 内恢复到运动前水平;并且运动后轻松愉快,食欲和睡眠良好,虽有疲乏、肌肉酸痛,但短时休息后即可消失;运动量过大的标志:如果运动结束后 10~20min 心率仍未恢复,并且出现疲劳、心慌、睡眠不佳、食欲减退等情况,说明运动量过大,这时应减少运动量或暂停运动,作进一步检查,待身体情况好转后,再恢复运动。运动量不够的标志:运动后身体无发热感、无汗,脉搏无明显变化或在 2min 内迅速恢复,表明运动量过小,因而难以产生运动效果,应在以后的运动中逐渐增加运动量。

3. 运动疗法注意事项 糖尿病病人有其特殊情况,因此在运动锻炼中除遵循正常人的循序渐进,持之以恒及因人而异选择运动量、运动项目外,还应当提请注意以下事项:

(1)选择合适的运动鞋、棉袜和运动装。寻找合适的运动伙伴,让他们了解您的病情,了解出现意外要如何处理。

(2)尽可能在饭后 1~2 小时参加运动,这时血糖较高,不会发生低血糖。

(3)不宜在空腹情况下运动,有晨练习惯的患者运动前要进点食,如喝一杯牛奶加几块饼干。随身携带糖尿病救助卡,并带一些糖果、饼干等小食品,以预防低血糖的发生。

(4)避免在恶劣气候条件下户外运动。户外运动后,要检查脚和手,及时发现外伤、预防感染。

(5)若运动中出现不适,例如饥饿感、出冷汗心悸、心跳加快,应考虑低血糖反应,及时补糖;如果出现胸闷、胸痛或腿痛,应立即停止运动,并尽可能到附近医院就诊。

(四)药物疗法康复护理

1. 口服药物治疗护理

(1)告诉患者药物的分类、作用、副作用;不同药物不同服药时间。

(2)观察继发性耐药的现象:即开始服用某种药物效果很好,服用一个阶段后出现没有明显效果。如果已经选用三种降糖药联用而血糖仍不能良好控制时,按医嘱选用胰岛素治疗或胰岛素联合口服药物治疗。

(3)每两周或每月监测血糖,检查空腹、餐后血糖;有时需要检查餐前、睡前及夜间血糖,若出现血糖控制不理想时,遵医嘱及时调整用药。

2. 胰岛素治疗护理 主要适用于 1 型糖尿病,以及 2 型糖尿病经饮食及口服降糖药物未获得良好控制者。胰岛素制剂可分为短效、中效和长效三类。我国常用制剂有每毫升含40U 和 100U 两种规格,使用时应注意注射器与胰岛素浓度含量匹配。此外,胰岛素"笔"型注射器可使用短效、中效或预混胰岛素,不必抽吸和混合胰岛素。

(1)注射用胰岛素制剂的类型较多,其作用时间各不相同。

1)短效类胰岛素的特点是皮下注射后吸收快,作用迅速,持续时间短,便于调整剂量等特点,适用于初治阶段以便摸索适当剂量迅速控制病情者,主要用于降低餐后血糖,对容易发生餐前低血糖的老年人或糖尿病肾病患者较适用。还可应用于急症抢救,如糖尿病酮症酸中毒、急症手术等。

2)中效类胰岛素的特点是作用较强而持久,但作用较慢,适用于病情稳定的糖尿病患者。中效类胰岛素可配合短效类胰岛素进行强化治疗,控制糖尿病患者餐前或夜间高血糖;也可配合长效类胰岛素而延长药效作用时间,适用于血糖波动较大而不易控制的糖尿病患者。

3)长效类胰岛素的特点是吸收速度较慢,作用时间更长,主要应用于提供基础胰岛素的需要量,降低夜间或空腹血糖,适用于空腹血糖控制欠佳的糖尿病患者。与短效类胰岛素制剂混用,可调节胰岛素的作用时间,灵活应用于血糖的控制。

（2）不同胰岛素注射时间:速效胰岛素餐前注射即可,没有确切的时间限制,特点是注射后吸收、起效快,作用时间 2～3 小时。

1)短效胰岛素:要求餐前 30 分钟左右注射,作用时间 6～8 小时,主要用于控制餐后血糖。

2)中效胰岛素:晚饭前和睡觉前均可注射,作用时间持续 14～16 小时。中效胰岛素有一个吸收峰值,一旦使用不当就会有低血糖,所以最好在医生指导下注射。

3)长效胰岛素:注射时间不固定,持续时间约 18～24 小时。

4)超长效胰岛素:每天早晚注射一次,可提供 24 小时基础胰岛素量。

5)预混胰岛素:饭前 30 分钟左右注射为好,持续时间 12～24 小时。

（3）使用胰岛素的注意事项:胰岛素应保存在冰箱等冷藏室内(温度在 2～8℃);使用混合胰岛素时,先抽短效胰岛素再抽中效胰岛素;胰岛素应注射在脂肪深层或脂肪和肌肉之间,选择注射部位为上臂内外侧、腹部、大腿外侧、臀部,每次注射部位应轮换而不应在一个注射区几次注射;注射部位不能按摩,以免加速胰岛素吸收而引起低血糖;注射要定时,注射后要按规定时间进餐,避免剧烈运动。

（4）胰岛素最常见的不良反应有:①低血糖反应:最常见,与剂量大、运动量大及进食少有关,多见于 1 型糖尿病病人,尤其是接受胰岛素强化治疗者;②轻度水肿:胰岛素治疗初期出现水肿多由钠潴留所致,可自行缓解;③视物模糊:晶状体屈光度改变,常于数周内自然恢复。④过敏反应:出现注射部位瘙痒、荨麻疹样皮疹,全身性荨麻疹少见,罕见严重过敏反应(如血清病、过敏性休克)。处理措施包括更换胰岛素制剂种属,使用抗组胺药物和糖皮质激素,以及脱敏疗法等。严重过敏反应者需停止或暂时中断胰岛素治疗。

（5）胰岛素治疗不良反应处理:胰岛素治疗重点是掌握低血糖的发生症状及其处理方法;胰岛素药物治疗要掌握胰岛素药物注射的方法和注意事项,要教会患者或家属胰岛素药物注射的方法。总之,糖尿病患者不论选用何种抗糖尿病药,用药后不可突然中断,否则会使接近稳定的病情恶化。危重患者通过胰岛素强化治疗,及时纠正糖代谢紊乱,减少感染等并发症,提高临床疗效。

（五）康复健康教育

在糖尿病康复治疗中,糖尿病健康教育是防治糖尿病的核心。糖尿病健康教育的目的一方面是教育正常人群提高对糖尿病防治的认识,减少糖尿病的发病率;另一方面对已患糖尿病的患者进行教育,通过传授糖尿病的知识,充分调动患者及其家属的主观能动性,使他们学会应用这些知识很好地控制影响糖尿病致病因素,使患者了解长期高血糖的危害性,特别是对控制达标的患者,要让其了解慢性高血糖与糖尿病慢性并发症的发生、发展有密切联系,同时也要让他们认识到糖尿病的可防性和可治性,最大限度地控制高血糖,减少慢性并发症的发生和发展。

1. 健康教育的对象

(1)一般人群的教育:主要对他们宣传当前糖尿病的发病情况、糖尿病的危害性、严重性,以及其可防治性。重点宣传糖尿病发病的易感因素,如肥胖、体力活动过少、饮食结构不合理等,强调指出糖尿病要早发现早治疗,以及应采取的预防措施。对于已检出的糖耐量减低者更应该采取有效的措施和严密的随访观察,预防其转变为糖尿病。康复教育的方式,可通过电视、广播、报纸、杂志等大众媒介进行广泛宣传。

(2)糖尿病患者其家属的教育:当前由于糖尿病的发病率逐年增加,糖尿病的患者越来越多,并且其治疗是长期的乃至终身的。做好糖尿病患者康复健康教育是关键。指导患者如何进行饮食治疗、运动治疗和药物治疗,如何正确对待各种并发症,指导患者掌握糖尿病知识,掌握糖尿病防治方法、指导患者如何自我监护、正确做血糖、尿糖监测和记录,指导患者正确应用口服降糖药以及胰岛素的注射和剂量调整等。教育方式包括:

1)举办学习班:定期举办各种类型的糖尿病教育学习班,应用幻灯片和录像片系统讲解糖尿病的基本知识。

2)开设糖尿病咨询门诊:教会糖尿病患者自我监测血糖、尿糖的方法和如何做好记录。就诊时医师与患者共同分析病情,讨论和制定治疗方案。

3)组织糖尿病患者之间经验交流会:请糖尿病患者相互介绍自己治疗的体会和具体方法,起到相互启发和促进的作用。

2. 康复教育的内容

(1)什么是糖尿病、怎样确诊:1型糖尿病和2型糖尿病的主要区别。

(2)指导饮食治疗:长期坚持饮食治疗的意义、目的、重要性和具体实施方法;食品营养价值、热量计算方法、三餐热量分配比例和如何编制食谱等。

(3)讲解运动疗法:运动治疗在糖尿病治疗中的意义、方法和运动中的注意事项。

(4)口服降糖药指导:口服降糖药的种类、适应证、作用、不良反应和服用方法。

(5)胰岛素治疗教育:需胰岛素治疗者,应详细介绍胰岛素的种类(短、中和长效),选用胰岛素笔或一次性注射器、胰岛素的抽吸及无菌注射、胰岛素的保存、胰岛素剂量的计算、调整以及胰岛素治疗中可能出现的并发症、不良反应及相应的处理措施等。

(6)教会自我观察:教会患者自我观察和记录病情 包括每天饮食、精神状态、体力活动、胰岛素注射以及血糖、尿糖、尿酮的检查结果等,以利分析尿糖或血糖的变化及出现低血糖反应的原因,并作为判断病情、修改治疗方案的依据。

(7)皮肤护理指导:介绍如何进行皮肤护理和足部护理,如何处理各种应急情况,遇到感冒、发热等情况不要停止注射胰岛素,必要时应适当增加剂量,以防酮症酸中毒。

(8)心理教育:正确认识糖尿病以及心理因素对疾病的影响,树立信心。

(六)血糖监测

血糖监测是糖尿病管理中的重要组成部分。血糖监测可被用来反应饮食控制、运动治疗和药物治疗的效果并指导对治疗方案的调整。血糖水平的监测可通过血和尿来进行,但血浆血糖的检查是最准确的,指尖血糖的检测比较方便。监测频率取决于治疗方法、治疗目标、病情和个人的经济条件;监测的基本形式是患者的自我血糖监测。教会患者快速血糖监测方法。

1. 血糖的自我监测 由患者在家中采用便携式的血糖仪所进行的血糖自我监测对改

善治疗的安全性和质量是必需的。测血糖也是防治低血糖的重要措施。指导用胰岛素治疗的患者和妊娠期的糖尿病患者必须自测血糖,口服降糖药的患者学会自测血糖。

2. 血糖自我监测的注意事项

(1)注射胰岛素或使用促胰岛素分泌剂的患者应每日监测血糖 1~4 次。

(2)1 型糖尿病患者应每日至少监测血糖 3~4 次。

(3)患病时或剧烈运动之前应增加监测次数。

(4)患病或血糖>20mmol/L(>360mg/dl)时,应同时测定血酮或尿酮体。

3. 检测时间　每餐前;餐后 2 小时;睡前;如有空腹高血糖,应监测夜间的血糖。血糖控制良好或稳定的患者应每周监测一天或两天。血糖控制良好并稳定者监测的次数可更少。血糖控制差或血糖不稳定的患者或患有其他急性病者应每日监测,直到血糖得到控制。记录检测结果及检测时间。

(七)并发症康复护理

糖尿病并发症发生率高,造成组织器官毁损,具有致残致死性,危害严重。

1. 糖尿病足的康复护理　WHO 糖尿病足定义:与下肢远端神经异常和不同程度的周围血管病变相关的足部(踝关节或膝关节以下的部分)感染、溃疡和(或)深层组织破坏。由于神经营养不良和外伤的共同作用,可引起 Charcot 关节(与神经病变相关的骨关节的非感染性破坏),好发于足部和下肢各关节,受累关节有广泛的骨质破坏和畸形。

(1)糖尿病足的高危因素:糖尿病足的危险因素包括溃疡或截肢史;保护性感觉受损的周围神经病;非神经病变的足部生物力学改变,足部压力增加和骨骼变形;周围血管病变(足背动脉搏动减弱或消失),严重的趾甲病变和足畸形;震动感觉受损;跟腱反射缺如;不适当的鞋袜;足部潮湿、受凉等。

(2)糖尿病足的治疗

1)基础病治疗　控制血糖、血压在正常范围。

2)神经性足溃疡的治疗:处理的关键是通过特殊的改变压力的矫形鞋子或足的矫形器来改变患者足的局部压力。根据溃疡的深度、面积大小、渗出多少以及是否合并感染来决定溃疡的换药次数和局部用药。采用一些生物制剂或生长因子类药物治疗难以治愈的足溃疡,适当的治疗可以使 90%的神经性溃疡愈合。足溃疡愈合后,患者仍处于再发生溃疡的危险中。应加强教育,教会患者如何保护足,学会选择适合自己的鞋袜,定期看足医等。

3)缺血性病变的处理:对于血管阻塞不是非常严重或没有手术指征者,可采取内科保守治疗,静脉滴注扩血管和改善血液循环的药物。如果患者有严重的周围血管病变,应尽可能行血管重建手术,如血管置换、血管成行或血管旁路术。坏疽患者在休息时有疼痛及广泛的病变不能手术改善者,才考虑截肢。

4)感染的治疗:尽可能在控制血糖达到或接近正常的基础上,加强抗感染治疗。

(3)对糖尿病足要采取积极控制血糖、改善下肢循环、防治糖尿病的慢性并发症等综合治疗。康复护理措施包括以下几个方面。

1)减轻足部的压力

A. 使用治疗性鞋袜:患者应穿着柔软舒适的鞋袜,鞋内避免有粗糙的接线和缝口,鞋尖有足够的空间让足趾活动,依足畸形和患者活动水平设计成开放型运动鞋或特制的矫正鞋,足前部受损伤时可以采用只允许足后部步行的装置来减轻负荷和"足跟开放鞋"。

B. 全接触式支具或特殊的支具靴:把足装入固定型全接触模型,该模型不能移动,可以减轻部分压力。

2)拐杖和轮椅的应用。

3)运动治疗:对足部保护性感觉丧失的患者推荐的运动是游泳、骑自行车、划船、坐式运动和上肢的锻炼。禁忌长时间行走、跑步和爬楼梯。指导患者做患肢伸直抬高运动、踝关节的伸屈运动、足趾的背伸和背屈活动等,每日 1~2 次,每次 15~20min,持之以恒改善下肢循环。

4)皮肤护理:注意下肢的保暖,避免潮湿和寒冷,每日用不高于 37℃ 温水泡脚 20min 并按摩,对有水疱者每日用 1:5000 的高锰酸钾溶液泡脚 2 次。禁止吸烟。

5)局部治疗:对局部有溃疡或坏疽的,行清创,创面消毒、外敷去腐生肌药,配合紫外线照射治疗,较大的创面应行皮肤移植。干性坏疽的要观察界面变化,待界面不再进一步发展时行截趾治疗。足部深部感染时,给予广谱抗生素、切开排脓甚至实施截肢手术。

6)高压氧治疗:高压氧主要通过调节微循环,增加组织血氧而促进体内的有氧代谢,显著改善血流动力学,控制血糖加速组织的修复。

糖尿病足的随访频度应根据病情的类型和程度而定。例如,足底有溃疡的患者复诊应勤一些,可以 1~3 周复查一次;足部感觉缺失的患者可以每 3 个月复诊一次。

(4)糖尿病足溃疡的预防

1)有效的预防措施包括:训练专科医务人员、定期筛查、对高危患者的教育、提供适合的鞋子和除去胼胝。加强足部护理和保健。足的特殊护理与保健是整个糖尿病护理与保健的一部分。建立糖尿病足护理和保健小组应有下列人员组成:一名内科医生,一名专科护士,一名骨、关节病医生或足病医生。与矫形人员联系,为患者提供特殊的支具或鞋子;与血管介入人员联系,以便进行血管重建手术;与骨科人员联系,以便给患者进行骨异常的纠正手术。专业合作有助于提高患者的生活质量和减少糖尿病的医疗费用。康复护士做好糖尿病足保健小组人员协调工作。

2)糖尿病足的教育:教育是预防糖尿病足的最重要的措施。康复护士第一个目标应该使糖尿病患者增加对糖尿病足发病和防治的了解。另一个目标是针对糖尿病足溃疡发病的危险人群,建立康复教育规划。糖尿病患者足的评估应该作为整个糖尿病治疗的一部分。对于有发生足溃疡危险因素的患者,及时提出防治措施,给予具体指导。

3)告诉患者糖尿病足保护的基本原则,如每天检查足,穿鞋以前要看看鞋内是否有异物;买鞋前选好适合自己的鞋,鞋子要宽松,让足有一定的空间;防止烫伤,洗脚前先用手试水温;不要赤足;定期看医生、定期检查;戒除不良的生活习惯如吸烟等。患者应每日检查和清洗足,洗后擦干,特别是脚趾间,洗足水温应不高于 37℃。应穿用柔软舒适的鞋子和袜子。不应用化学物质或药膏来除去角化组织。每日应检查鞋的里面是否平整并要换袜子。如果视力不好,不要自己剪趾甲,要平直地修趾甲。对干燥的皮肤应用护肤软膏,但避免涂在趾间。定期让医务人员检查双足。

一旦足部出现水疱、割破或疼痛、甲癣、鸡眼等状况,应立即入院求治。

2. 低血糖症康复护理

(1)临床表现:临床常见的糖尿病低血糖有以下两类:

1)反应性低血糖:少数 2 型糖尿病患者在患病初期由于餐后胰岛素分泌高峰延迟,可出现反应性低血糖,大多发生在餐后 4~5 小时,尤以单纯进食碳水化合物时为著。

2)药物性低血糖:糖尿病患者最常见的低血糖症与药物治疗不当有关。胰岛素治疗中低血糖症常见。口服降糖药物中的磺脲类药物主要刺激胰岛素分泌,故各种磺胺类药物用法不当时均可导致低血糖症。

临床表现:交感神经兴奋的表现包括心慌、出汗、饥饿、无力、手抖、视物模糊、面色苍白等。中枢神经系统症状包括头痛、头晕、定向力下降、吐词不清、精神失常、意识障碍、直至昏迷。部分患者在多次低血糖症发作后会出现无警觉性低血糖症,患者无心慌、出汗、视物模糊、饥饿、无力等先兆,直接进入昏迷状态。持续时间长(6 小时)且症状严重的低血糖可导致中枢神经系统损害,甚至不可逆转。实验室检查:血糖≤2.8mmol/L(≤50mg/dl)。

(2)康复护理

1)补充葡萄糖:立即给予葡萄糖,轻者口服,重者静脉注射。如无葡萄糖,可予口服甜果汁、糖水,要观察到患者意识恢复。

2)胰岛素注射:由于其作用时间较短,且会再次出现低血糖,因此在注射后仍要补充葡萄糖或进食。

3)长效磺胺类药物:导致的低血糖症往往持久,给予葡萄糖在患者意识恢复后有可能再次陷入昏迷,需连续观察 3 天,以保证患者完全脱离危险期。

4)预防:预防低血糖的关键是要告诉正在使用促胰岛素分泌剂或使用胰岛素治疗的糖尿病患者会有发生低血糖症的可能性。

指导患者熟悉低血糖的症状以及自我处理低血糖症的方法。

要求患者外出时随身佩戴病情卡,万一发生低血糖昏迷时能及时得到他人帮助。

糖尿病患者家属及照顾的人员要充分了解患者使用的降糖药,监督患者不误用或过量使用降糖药物。

老年患者血糖不宜控制太严,空腹血糖不超过 7.8mmol/L(140mg/dl),餐后血糖不超过 11.1mmol/L(200mg/dl)即可。

病情较重,无法预料患者餐前胰岛素用量时,可以先吃饭,然后再注射胰岛素,以免患者用胰岛素后尚未进食而发生低血糖。

初用各种降糖药时要从小剂量开始,然后根据血糖水平逐步调整药物剂量。

1 型糖尿病进行强化治疗时容易发生低血糖,为了防止低血糖,患者要在每餐前、后测定血糖,空腹血糖控制在 4.4~6.7mmol/L 为宜,餐后血糖<10mmol/L,晚睡前血糖 5.6~7.8mmol/L,凌晨 3 时血糖不低于 4mmol/L。

(八) 心理康复护理

随着社会经济发展、人口老龄化及生活方式改变,糖尿病患病率急剧上升。患者由于糖尿病并发症造成功能丧失,或患者对失去生命的威胁产生心理反应,从而产生抑郁,而抑郁又表现在血糖控制差和对治疗依从性差。由于糖尿病不能治愈,需终身服药,患者心理压力大,心理失衡,使糖尿病与抑郁发病率不断增高。许多研究表明糖尿病是一种常见的心身疾病,与情绪障碍密切相关,抑郁症患者易患糖尿病,而糖尿病患者又更易患抑郁症;抑郁对糖尿病患者的代谢控制及病情转归造成消极影响,并严重影响生活质量。

糖尿病是一种慢性疾病,病程较长,患者常会出现各种心理障碍,从而影响患者的情绪,不利于病情的稳定。有研究表明,糖尿病患者在疲劳、焦虑、失望和激动时,可见血糖升高,对胰岛素需要量增多。另外,在应激状况下,肾上腺素、去甲肾上腺素分泌增多,胰岛素的分泌受抑制,致使血胰岛素水平下降,血糖升高。因此,在治疗糖尿病的同时,必须重视心理康复治疗,减少各种不良的心理刺激,并学会正确对待自身的疾病,取得对自身疾病的正确认识,树立信心,达到心理平衡,从而有利于糖尿病的控制。

(九) 糖尿病患儿心理康复治疗的方法

儿童患糖尿病后,在治疗方面的复杂性随年龄增长而增加,心理上发生问题和解决方式也不同。儿童患糖尿病后,因精神上的压力而产生忧郁和退缩,有被社会遗弃的孤独感,常会产生心理障碍,而影响治疗的效果。但患儿对事物好奇,喜欢活动,智力在发展,逐渐熟悉自己的生活环境,能够参与自己的治疗和饮食的安排。应充分肯定和鼓励血糖控制好的患儿,对控制不好的患儿,应积极引导,争取患儿和家长的积极配合,以利于疾病的控制。糖尿病患儿的心理康复治疗方法:

1. 健康教育 应根据患儿不同年龄特点,进行有关糖尿病康复知识的教育。教育的目的是增强患儿和家长治疗疾病的信心,使患儿在治疗中维持健康的心理状态,在身体和心理方面都获得最大的适用于糖尿病患儿的生活。研究表明,糖尿病患儿和家长掌握糖尿病的知识越多,对病情的控制越有利。

2. 行为治疗 对于患儿发生的异常行为和心理反应,家长只能用提醒和鼓励的方法去处理,教育患儿坚持做到治疗中的要求。对青少年患者应帮助他们抵抗因疾病而遇到的不良压力,纠正不良的行为。鼓励他们自强自信。对患儿出现严重的异常行为,家长应请心理学家治疗。

3. 夏令营形式 是对糖尿病患儿进行强化教育和强化治疗的一种好办法。许多同样患糖尿病的儿童相聚,可使他们的孤独感消失。有些病程长的年长儿童由于血糖控制得好,能够正常地学习和工作,他们用现身方法向新患者进行教育,增加新患者的自信和自强。糖尿病患儿在夏令营期间,病情多能较好控制,出营后多能继续维持良好控制数月或更长时间。

七、社区家庭康复指导

1. 指导患者了解糖尿病的控制要求 一般控制指标为空腹血糖 4.4~6.1mmol/L 较理想,小于或等于 7.0mmol/L 为尚可,7.0mmol/L 以上为差。

2. 定期到医院检查咨询 特别要注意血糖、尿糖、眼底及下肢末梢局部的变化,一般每个月检查 1~2 次。

3. 指导及时就诊 要求患者家属发现"三多一少"症状突然加重,极度口渴或恶心、呕吐、腹痛或倦怠、嗜睡、头痛、意识模糊、昏迷时应及时送医院救治。

4. 指导预防各种感染 保持皮肤清洁,避免损伤,经常用温水擦洗身体,特别应注意保证口腔、会阴、足部的清洁,如有溃烂,应及时处理。

5. 随身携带一张疾病卡 包括患者姓名、住址、联系电话、疾病诊断、目前用药名称及剂量等,以便抢救时参考。

6. 继续坚持控制饮食及运动 控制饮食、坚持运动锻炼,运动时注意安全,避免剧烈运动。

7. 外出旅游活动 每日用餐时间及用餐次数应固定,不宜多饮汤或甜的饮料。应按时服药,旅游应量力而行,防止过度疲劳导致疾病加重。

第二节　肥胖症的康复护理

一、概述

肥胖症是由于机体生化和生理过程改变而导致脂肪组织积聚。一般认为体重在正常标准之内为正常体重,超过 10%~20% 为超重,超过 20% 以上为肥胖。肥胖者体态臃肿,对自身健康也产生一系列的危害及不良影响,常导致二氧化碳潴留和缺氧、糖尿病、高血压、心肌梗死、胆结石等疾病。WHO 指出肥胖症是当今全球侵蚀人类健康的流行病之一,是一个主要的公共卫生问题。肥胖症已成为现代社会的文明病,与艾滋病、吸毒、酗酒并列为世界性四大医学社会问题。医学界已把肥胖症所伴有的高血压、冠心病、糖尿病、脑卒中、血脂异常症称之为死亡五重奏。目前,已成为 21 世纪威胁人类健康与生命安全的头号杀手。

肥胖症不仅是一种单一疾病,肥胖更会带来一些相关疾病的发生率增加,影响其生活质量,缩短患者的寿命,并且会给社会带来很重的负担,因此全社会应该加强对肥胖症的认识,提倡科学的生活方式,积极干预肥胖症发生,这已成为 21 世纪的一项长期任务。

一项涉及 75 万人大规模前瞻性研究发现,肥胖症患者由于各种原因引起的总死亡率升高。在体重超出平均水平 40% 的人群中,死亡危险性增加了 1.9 倍。在美国肥胖病为仅次于吸烟的第二位致死原因,每年约有 30 万人死于肥胖相关疾病。美国统计证实,如果按标准死亡率为 100%,如超重 25% 者的死亡率为 128%,超重 35%~40% 者的死亡率为 150%。大量证据说明,体重增加程度和死亡率之间存在密切相关的关系。

(一)病因

肥胖症的发病因素可分为遗传及环境两类因素,大多数肥胖症是遗传因素及环境因素共同参与且相互作用引起的复杂疾病。肥胖症的病因可能与遗传、饮食、生活习惯、运动量、中枢神经系统、内分泌系统等因素有关。

肥胖症的根本原因在于机体热能摄入大于消耗,多余的热能转化为脂肪储存于体内。下丘脑是机体食欲调节中枢,通过复杂的"食欲调节网络"(appetite regulation network,ARN),接受和传递各种食欲调节因子(包括食欲促进因子和食欲抑制因子)的信号,对食欲进行综合的调节。继发性肥胖症与致病因素有关,单纯性肥胖可能与以下因素有关:

1. 遗传因素　肥胖与遗传因素有一定关系。有研究提示:父母体重正常者,子女肥胖的发生率为 10%;父母中一人肥胖者,子女肥胖发生率为 50%;父母均肥胖,其子女肥胖发生率为 70%。

2. 热量摄入过多或消耗过少　人体体重的维持与热量的摄入和消耗之间的平衡有关,当摄入量超过消耗量时可引起肥胖。一般情况下,摄入过多与食欲亢进有关,消耗过少与运动减少有关。

3. 饮食习惯　以肉类、多油脂饮食为主的人容易肥胖,以清淡饮食为主的人不易发生肥胖。

4. 情绪因素　心理因素对食欲有很大的影响,各种消极情绪变化如焦虑、抑郁都可能会使患者产生无饥饱感,控制不好饮食,导致肥胖。

（二）流行趋势

肥胖症是一个基因高感者在环境因素作用下、引起体脂调控网络的神经内分泌调节紊乱所致的疾病。目前全世界体重指数（BMI）>30的成人肥胖约有2.5个亿,加上超重人群,共有近10亿人口。随着经济的发展,生活水平的提高,饮食结构上的改变以及体力劳动的减少,肥胖症患病率与日俱增,发达国家尤其是北美洲以及某些富裕生活西方化的太平洋岛国,肥胖症的患病率居世界之首。许多发展中国家也随着生活水平的提高而逐年上升。我国改革开放以来,肥胖症的发病率呈明显上升趋势,至90年代末,我国成人超重率已超过50%,肥胖率接近10%,在少数省市高达14%,个别发达城市已超过20%,而且肥胖症有低龄化趋势,儿童及青少年的超重和肥胖均呈不断上升的势头。我国1992年统计在校儿童肥胖症高达10%,近几年将会有与肥胖症相关的心血管疾病及糖尿病的发病率及死亡率呈再暴发流行趋势。

（三）分类

肥胖症通常分为单纯性肥胖、继发性肥胖和药物引起的肥胖。

1. 单纯性肥胖　单纯性肥胖是各类肥胖中最常见的一种。约占肥胖症的95%,这类患者全身脂肪分布较为均匀,没有内分泌紊乱现象,也无代谢障碍性疾病,但其家族往往有肥胖病史,这种肥胖主要由遗传因素及营养过度引起。

2. 继发性肥胖　是由内分泌紊乱或代谢障碍引起的一种疾病,约占肥胖症的2%~5%。肥胖只是患者的重要症状之一,同时还会有其他临床表现,多表现为:

（1）皮质醇增多症。

（2）甲状腺功能减退症。

（3）胰岛细胞瘤。

（4）性腺功能减退。

（5）多囊卵巢综合征。

（6）颅骨内板增生等。

3. 药物引起的肥胖　有些药物在有效治疗某种疾病的同时,还有使患者身体肥胖的副作用,如应用肾上腺皮质激素类药物治疗过敏性疾病、风湿病、类风湿病、哮喘病等,可使患者身体发胖,治疗精神病类药物也可使患者产生性功能障碍及肥胖。这类肥胖患者约占肥胖症的2%,一般情况下,只要停用这些药物后,肥胖可自行改善,但有些患者从此成为顽固性肥胖。

二、临床表现

肥胖患者主要表现为体内脂肪含量过多,体态臃肿,行动迟缓。由于体重过增,患者稍活动或体力劳动后易感疲劳乏力,换气困难、气促、有时呈疲倦,嗜睡状。重度肥胖患者加重心脏负担,引起左心肥大,高血压;多食、食欲亢进,易造成消化系,内分泌系统紊乱,易患胆结石,脂肪肝,糖尿病,痛风等疾病。

1. 脂肪堆积　男性和女性脂肪堆积的部位有所不同,男性多在头面部、腹部,女性在臀部、大腿及下腹部。

2. 心血管系统表现　肥胖加重可出现动脉硬化、高血压、心脏病、心力衰竭等,心悸、气短、胸闷、头晕、乏力等症状。

3. 呼吸系统表现 胸腹部脂肪堆积,腹壁增厚,膈肌抬高,可使呼吸运动受限,吸气困难,二氧化碳潴留,可有呼吸睡眠暂停综合征的表现。

4. 消化系统表现 表现为食欲亢进、便秘、腹胀、易饥饿等,可伴有不同程度脂肪肝、胆结石等。

5. 运动系统 由于体重增加,运动速度和运动耐力下降,可造成关节损伤,产生关节疼痛、腰痛等。

6. 心理变化 肥胖症可产生焦虑、抑郁、悲观等心理变化,这些心理变化可产生临床症状,如失眠、头痛等。

7. 其他表现 肥胖症抗感染能力差,易发生各种感染。嘌呤代谢障碍可引起尿酸增高,发生痛风。另外肥胖症会引起病死率提高。

三、主要功能障碍

1. 行动障碍 肥胖导致上呼吸道狭窄,阻塞气流,换气困难、体态臃肿,行动迟缓障碍。

2. 日常生活自理障碍 体重过重,稍活动或体力劳动后易感疲劳乏力、气促、有时呈疲倦,嗜睡状。

3. 心血管功能障碍 重度肥胖患者加重心脏负担,引起左心肥大,高血压。循环功能降低、心血管功能减退。

4. 代谢功能障碍 多食、食欲亢进,易造成消化系,内分泌系统紊乱,血脂升高,骨关节炎、高尿酸血症、痛风等疾病,并伴有一些内分泌的异常。

5. 生殖系统、性功能障碍 男性性功能障碍,可能与男性患者雄激素水平较低有关,同时肥胖可能是通过引起血管损害而导致性功能障碍的。女性肥胖患者性功能障碍与胰岛素抵抗及其高胰岛素血症有关。

6. 伴随心理障碍 体重增加,体型改变等可产生焦虑、抑郁、悲观等心理变化。

四、康复评定

(一) 脂含量的测定及肥胖的判定

全身及局部体脂含量测定及评估方法很多。较精确的方法有双光子吸收、磁共振或计算机断层影像诊断。适于流行病学调查,估测方法较多用的是由测量体重、身高、腰围、臀围所得的体重指数(body mass index,BMI)、腰围及腰臀围比值。

1. 体重测定 根据标准体重值及脂肪层所占的百分比,可将肥胖分为轻度、中度和重度。

正常成人标准体重:标准体重(kg)=身高(cm)−100(身高155cm以下者)

标准体重(kg)=[身高(cm)−100]×0.9(身高在155cm以上者)

2. WHO 成年人体重指数(BMI)分级标准:

正常范围:18.5~24.9　　　　　　　　超重:≥25

增高——肥胖前期:25~29.9　　　　　中等——Ⅰ度肥胖　30~34.9

严重——Ⅱ度肥胖:35~39.9　　　　　严重——Ⅲ度肥胖≥40

3. 腰围与臀围比 腰围可以反映脂肪总量和脂肪分布的指标。腰围的测量方法是被测者直立,两脚分开25~30cm,从肋下缘与髂前上棘连线中点的水平位置进行测量,皮尺要贴附在皮肤表面,在正常呼气末测量,读数精确到 0.1cm。男性腰围达 85cm,女性腰围达 80cm 可定为腹型肥胖。腰臀比男性超过 0.9,女性超过 0.85 可考虑为腹型肥胖。

4. 目前评定内脏型肥胖的金标准是 CT 和 MRI 检测。对脐水平横断面图,以扫描仪对其皮下(S)和内脏(V)的脂肪进行扫描,再求出二者之比(V/S),一般认为 V/S >0.4 提示为内脏型肥胖;V/S<0.4,则为皮下型肥胖。或计算内脏脂肪面积>120cm² 为内脏型肥胖。除了单纯性肥胖症以外,有些内分泌疾病也可伴肥胖,如甲状腺功能减退症、下丘脑性肥胖、多囊卵巢综合征、胰岛素瘤、生长激素缺乏、妊娠及绝经等。

(二)心理及心肺功能评定

1. 对肥胖症患者进行生理、精神心理、ADL、皮肤、营养、社区环境等方面的康复护理评定。临床上采用标准体重、体重指数、体脂测定、脂肪细胞的大小及数量的测定,还可进行肌力检查、心血管运动试验、肺功能检查等康复评定。

2. 日常生活活动能力评定　日常生活活动能力评定可选用 Barthel 指数;RNADL 量表。

3. 心功能评定　运动试验可作为评定肥胖者心肺功能和体力活动能力的指标。是肥胖患者运动处方和疗效评定的依据。可用功率自行车、运动平板等方法进行。

4. 肺功能评定　测试肺活量、潮气量、最大自主通气量等指标,判断肺功能及运动能力。

5. 平衡能力　平衡功能评定中常用的方法有目测评分法、重心平衡测定法、步态分析法。

五、康复治疗

(一)康复疗法在治疗肥胖症中的作用

对于肥胖症的康复治疗,主要方法就是减少体内脂肪的储备,以防过多的脂肪在体内堆积,对人体造成不便,还可能引发某些疾病。目前,主要的减肥方法有:药物减肥、中医针灸减肥、饮食减肥和运动减肥等。药物减肥对人体的伤害是不可估计的,针灸减肥虽有一定效果,但容易反弹,而且作用机制也不清楚。饮食减肥容易使人的基础代谢率下降,减肥不当的话,容易造成营养不良或引发一些疾病。运动减肥是从能量消耗的角度去减肥的,没有副作用,而且,运动减肥还可以提高人的基础代谢率,增强人的体质,减少的主要是脂肪含量,同时还可以增加瘦体重,但要持之以恒。目前,专家最推崇的减肥方法是:饮食控制加有氧运动。既然是有氧运动,就要有个性化的运动处方,指导自己的减肥过程,把伤害降低到最小。

(二)康复治疗原则

1. 控制饮食与运动疗法相结合的原则　控制饮食和运动疗法是肥胖症治疗根本方法,两者应该结合应用,否则难以取得良好效果。

2. 进行健康教育,争取患者积极进行康复治疗　通过健康教育让患者了解肥胖症的发生机制、危害性及康复治疗的基本方法,调动患者的积极性,自觉参与康复治疗,争取良好疗效。

3. 早期康复治疗　肥胖症的康复应从早期开始,才能提高治疗效果,避免合并症的发生。

4. 全面康复的原则　对肥胖症者要进行躯体、心理、社会等全方位的康复治疗,解决其躯体、心理、社会等方面的问题。

(三)康复治疗

1. **饮食疗法** 饮食疗法是肥胖症的基础疗法,是指通过减少能量的摄入,使患者体内储存的能量释放,减少体内脂肪的蓄积量,最终达到减轻体重的目的。饮食疗法的基本原则是控制总热量、达到营养平衡。控制总热量应对原有不良饮食习惯和日常生活习惯进行改进,根据患者的年龄、体重、活动量等因素决定摄入的总热量,消耗掉多余的能量,直到体重达到正常水平。

能量的控制要循序渐进,减轻体重要逐步进行,否则易发生不良反应。一般情况下,轻度肥胖者,每月减轻体重 0.5~1.0kg 为宜,中度肥胖者每周减轻体重 0.5~1.0kg。营养平衡是指合理分配碳水化合物、脂肪、蛋白质的摄入量,保证微量元素和无机盐的供给。

2. **康复运动疗法** 运动疗法是通过运动消耗体内多余的热量,减少脂肪的储存量,减轻体重,是预防和治疗肥胖症的重要手段。运动疗法可以提高心肺功能,减少心脑血管危险因素,纠正由于饮食控制所引起的不良反应。通过康复运动:①可以调整大脑皮层的活动状态,恢复机体对新陈代谢的调节,增强患者战胜疾病信心;②运动可以加快心率,强壮心肌,改善心功能,增加心肌细胞摄取血糖能力;③增加呼吸系统功能,改善肥胖患者通气,换气功能;④增加血液循环及肠蠕动,消耗体内脂肪。

(1)运动频率:肥胖者的运动应该持之以恒。运动频率最好是每周 5~7 次,不少于每周 3 次。如果患者情况许可,增加到每天 2 次。每次运动锻炼的内容分准备、基本和结束三个部分:运动时间为 30~60 分钟,准备活动时间 5~10 分钟,运动时间 20~40 分钟,放松时间 5~10 分钟。

(2)运动强度:运动强度由低到高,逐渐增加运动量。一般以 60%~80% 的最大心率、最大耗氧量的 50%~70% 或 3~6 梅脱(METs)为宜。

(3)运动方式:选择大肌群参与的节律性、动力性有氧运动,如散步、慢跑、广播体操、功率自行车、游泳等,有助于维持能量平衡、长期保持肥胖者体重不反弹,提高心肺功能达到减肥的目的。其中,自行车和游泳尤适合肥胖者减肥之用。

(4)运动时间:每次目标强度运动时间应持续 40~60min。根据不同年龄和体质配合运动强度调节运动量,中老年、体质较差的肥胖者可进行运动强度较低、持续时间相对较长的运动项目;年轻体质较好的肥胖者可进行强度较大、时间相对较短的运动。由于机体存在生物节律周期,参加同样的运动,下午与晚上比上午多消耗 20% 的能量,因此,运动减肥活动易安排在下午或晚上,以增加热量的消耗,提高减肥效果。

(5)运动疗法的禁忌证:控制不良的高血压病、糖尿病、肝损害、肾损害等;有明显症状的心脑血管疾病;急性感染等。

3. **药物治疗** 药物治疗可以作为饮食和运动疗法效果不良的辅助治疗手段,不宜单独使用。原因是药物的疗效不稳定,不良反应大,停药后有反弹现象。常用的药物有食欲抑制剂、营养吸收抑制剂、脂肪合成阻滞药、代谢刺激剂、胰岛素分泌制剂、脂肪细胞增殖抑制剂等。

六、康复护理

肥胖症的治疗总目标是减轻体重,长期保持降低的体重,预防体重的进一步增加,减少各种肥胖相关的并发症。肥胖症的治疗原则是强调以个人行为治疗为主导,坚持饮食和运动疗法这两种最主要基本治疗措施,必要时辅以药物治疗以及万不得已的手术疗法。防治的重点是全社会的重视和预防超体重。

（一）康复护理目标

1. 患者自觉控制饮食,调整饮食结构,减轻体重。

2. 防治合并症,调整全身状态。

3. 调整心理状态,减轻躯体症状。

4. 提高日常生活活动能力,回归家庭和社会。

（二）饮食疗法护理

1. 饮食限制疗法　适用于超重和轻度肥胖者,可采取高蛋白、低脂肪、低糖饮食,其所占比例分别是 40%~50%、20%、20%~25%,总热量在每天 1200~1800kcal。这一方法可使机体脱水,造成体重下降的假象。指导患者食用水果、蔬菜、谷类、低蛋白、低脂肪的饮食方法。

2. 低热量饮食疗法　适用于重度肥胖的患者,总热量控制在 600~1200kcal,蛋白质、脂肪的比例分别是 26%、50%、24%。指导患者将所进食物按三餐合理分配,掌握早餐吃饱,午餐不过饱、晚餐宜少的原则。

3. 超低热量饮食疗法　是一种快速减肥的饮食控制方法,适用于重度肥胖和低热量饮食法及运动疗法无效的肥胖患者。选择蛋白质 25%~100%,糖 30%~80%,脂肪 39%,以每天总热量控制在 600kcal 以下。此方法初期疗效好,以后效果逐渐缓慢。严重心脑血管病变、造血功能障碍、肝肾功能障碍等不能使用本方法。

4. 绝食疗法　仅适用于重度肥胖,采取超低热量饮食疗法无效的肥胖患者,可分间歇绝食法和完全绝食疗法。前者是在低热量饮食疗法基础上每周完全禁食 24~48 小时,或是连续绝食 1~2 周,禁食期间饮水不限。这种方法可造成失水和蛋白质丢失,实际上很少应用。

（三）运动减肥的康复护理

运动减肥是一个长期的过程,需要有目的、有计划地进行。在具体设计运动处方时应参考肥胖者每天日常生活活动的能量消耗,将其总量的 10% 作为日运动量,再转换成具体运动种类及时间,实施后再根据疗效及反应进行调整。在实施运动减肥计划的过程中,应注意饮食调整,在满足机体营养需要的基础上,应尽量减少热量的过多摄入。减肥的运动方式以有氧运动为主,结合抗阻力量练习,即在增加能量消耗的基础上,增加瘦体重。康复护理指导、督促患者应长期坚持运动才能维持减肥效果。

（四）康复健康教育

1. 教育患者认识饮食治疗的重要性　饮食治疗是肥胖症康复的重要措施;合理安排饮食,要求总热量满足人体的需要量;各营养素之间要有合理的比例;必须含有无机盐类、人体必需的微量元素和维生素等辅助营养的物质。根据营养学的要求,按照每个人的生活习惯和生活水平,合理安排每日所需能量的食谱。

2. 掌握肥胖者的饮食调整　膳食要全面合理,一日三餐要有主食,肉禽、鱼、奶制品蔬菜水果相搭配;减少热量供应,进食少糖、少油腻食物,多活动;严格控制进餐时间,三餐外不吃零食;有良好的饮食方案,要与营养师协同制定符合个体生活习惯的进食菜谱。

3. 心理康复治疗　通过心理治疗使患者正确认识疾病,消除不良心理状况,积极投入到康复治疗过程中去。肥胖者与体重正常者一起生活、工作时在对待事物的心理反应是一致的,但有些肥胖者在大庭广众的情况下,会出现害羞、畏惧、心情急躁等。这种改变大多是自主神经功能失调的表现。当强烈精神刺激超出其忍耐程度,没有及时发泄,患者会出现暂时性的心理变态。因此,对于每一位肥胖者来说都应该给予理解,鼓励他们战胜疾病的信心,克服恐惧心理。

4. 肥胖的预防教育　肥胖的病因与遗传、饮食、生活习惯、运动量、中枢神经系统、内分泌等因素有关。一方面开展健康教育,使人们对肥胖症有正确的认识,改变不良的生活方式、饮食习惯及不合理膳食结构,鼓励人们多进行运动,坚持体育锻炼。在妇女怀孕期应避免过度营养,小儿出生 1 岁至青春期避免过度喂养或过量进食;另一方面提高对危险因素、危险人群的识别,给予医疗监督,采取各种有效的防治措施,减少肥胖症的发生。

(五)行为减肥疗法指导

行为疗法又称"行为矫正疗法",是运用条件反射的原理,通过错误行为的矫正达到减肥的方法。

1. 对肥胖者进行减肥动机的教育　了解患者要求治疗减肥的动机,并针对其动机进行康复教育,告知肥胖者,治疗是长期艰苦的,不能半途而废。了解自己进食行为的活动过程,控制自己的进食行为,详细记录每日所吃的食物,正确分配三餐。

2. 观察患者的减食行为　患者的行为能否符合减食要求,是否认真执行减肥计划规定的各种疗法,可通过记录体重日记、饮食日记来密切观察。

3. 矫正不良的饮食行为　改变不合理的进食制度,改变餐间吃零食的不良习惯,注意隔离食物;矫正狼吞虎咽的习惯,注重专心进食。

强化减肥行为,重视宣传教育,加强人们对肥胖症特别是儿童肥胖危害性的认识,提高对肥胖的识别能力,使防止及消除肥胖成为社会普遍重视的问题。

(六)减肥中的注意事项

1. 不能盲目减肥　防治肥胖要做到科学减肥,做好减肥宣传,要使人们消除"肥胖是福"的旧观念,加强运动,保持适中的体重,才是长寿的基本条件。

2. 长期减肥易导致营养不良　长期不加调整的节食,对某些食品一味的忌口,使营养物摄入不足,导致营养不良,出现明显的消瘦、乏力、肌肉萎缩等症状。

3. 快速减肥有害身体健康　要想保持减肥效果,必须顺应机体自身的特点,要做到既要减肥又不伤身体。减轻体重不可操之过急,有些肥胖者为了减肥不吃主食,饿着肚子坚持运动,这样不但不利于减轻体重,还可损害健康。

4. 调整生活方式　使肥胖症康复治疗能长期坚持下去,如安排适当的作息时间,以利于运动治疗的进行。因人、因地制宜选择运动方式和方法,利于长期坚持。

七、社区家庭康复指

(一)指导标准体重的计算

正常成人标准体重为:

标准体重(kg)= 身高(cm)-100(身高 155cm 以下者)

标准体重(kg)= [身高(cm)-100]×0.9(身高 155cm 以上者)

体重在正常标准±10%之内为正常体重,超过 10%~20%为超重,超过 20%以上为肥胖,减少 10%~20%偏瘦,减少 20%以上为消瘦。

（二）强调不能盲目减肥

要做到科学减肥,保持适当体重才是长寿的基本条件。长期减肥易致营养不良。必须顺应机体自身特点,要做到既减肥又不伤身。要因人因地制宜,选择运动方式和方法。

（三）饮食控制注意事项

实施饮食控制疗法时应注意进食量的减少,要逐步进行,进食的速度要尽量慢,不能采用饥一餐、饱一餐的方法减肥,尽量少食甜食,控制热量和脂肪的摄入。

（四）运动中注意事项

1. 在实施减肥运动处方前,应进行一般的常规检查,了解心功能及有无心血管系综合征;

2. 运动强度可在几天内逐渐达到,不要在一开始运动就达到既定的运动强度;

3. 进行减肥运动时,要穿宽松衣服,合适鞋袜,运动前后多喝水,如出现头晕、气急、胸部压痛感等应减少或暂停运动,并去医院就诊,制定新的运动计划。

（五）指导患者认识到运动减肥的重要性

减肥应持之以恒,肥胖患者对治疗效果的期望和现状常有冲突,减重效果不能达到"理想身材",告知患者康复治疗后,体重减轻 5%～15% 是减重合理目标。对肥胖的治疗、研究的方法和种类很多,目前认为,只要科学运动与合理的饮食控制相结合,坚持不懈,一定能达到强身健体,去脂减重的效果。

（郑彩娥）

第九节　骨质疏松症的康复护理

一、概述

骨质疏松症(osteoporosis,OP)是在骨的一个单位容积内骨组织总量的减少。骨的微结构破损导致全身性骨组织总量减少骨的脆性增加,是易于发生骨折的一种全身性骨骼疾病。其形态学的特点是骨小梁变细,皮质变薄和髓腔增宽,骨的化学成分正常。以骨痛、易发生骨折为主要临床表现代谢疾病。骨质疏松涉及内分泌、老年医学、骨科学、妇产科学、放射学、药学、营养学和康复医学科,是一个跨学科性疾病,也是目前国际上研究最活跃的话题之一。

2003 年美国国立卫生院专家会议强调骨质疏松是骨强度减弱、骨折危险增加为特点的骨骼疾病。主要表现为老年人不明原因的疼痛、脊柱弯曲、驼背、四肢长骨及肌肉无规律的酸痛、钙沉积、骨质退行性病变、肌肉萎缩、骨折以及骨折后并发症。目前全世界约有 2 亿人患骨质疏松症,其发病率已跃居常见病的第 6 位。我国 60 岁以上患病率女性约为 40%～60%,男性约为 20%,已成为公共健康的严重问题之一。骨质疏松症作为一种隐匿进展的流行病,正慢慢威胁着人们的生存质量和寿命,并被称为"无声杀手",在其较轻时无任何明显症状,它无声无息地发生、发展,常常在拍 X 线片时偶然被发现,或直到出现明显的驼背、骨折才被发现,严重危害中老年人群的健康。

（一）流行病学

骨质疏松症在世界多发病中列第 6 位,据流行病学调查估计,欧美和日本约有 7500 万人患骨质疏松症。绝经后白人女性分别有 54% 和 30% 患者骨量减少和骨质疏松,大于 50 岁的男性有 3%~6% 患骨质疏松,28%~47% 为骨量减少。2004 年我国女性潜在骨质疏松症危险人群占女性人口总数的 11.31%,占总人口数的 5.41%。男性骨量减少人群(64~72 岁)3201 万人,占男性人口总数的 4.89%,占总人口数的 2.48%。男女合计骨量减少人群 6381 万人,占总人口数的 4.94%。据调查数据显示,我国已成为世界上拥有骨质疏松症患者最多的国家,男女性骨质疏松患者 9054 万人,占总人口数的 7.01%。并且呈上升趋势。

(二)危险因素

1. 原发性骨质疏松症的危险因素

(1)骨密度峰值:指人的一生中所获得的最高骨密度值。人体骨密度随年龄而不断变化。通常 20~30 岁时骨密度值达到最高。低骨密度峰值者由于骨量低,会较早达到骨质疏松的低骨量水平而发生骨质疏松,而高骨密度峰值者较晚甚至不出现骨质疏松的低骨量水平。骨量峰值的个体差异 80% 是由多基因共同决定的,20% 由环境因素、锻炼、饮食和青春期决定的。到目前为止还没有发现直接调节骨密度或骨量峰值的基因。

(2)性别:男性患病较女性低,女性骨密度峰值较男性低 10%~20%,是 I 型骨质疏松症发生的主要危险因素。骨质疏松常发生在老年女性,而无症状的脊柱压缩性骨折较常见。女性年过 45 岁每增加 5 岁,股骨颈骨折发生率增加近一倍。

(3)年龄:年龄是影响骨量的重要因素,一般 20~40 岁骨量达峰值,此后开始下降。女性绝经后加速下降,较男性快 2~3 倍,70 岁峰值骨量减少约 1/3。

(4)体型、体重:个高肥胖者骨量高于个低、瘦弱者,所以身体瘦小者更容易发生骨质疏松症。

(5)家族史:骨质疏松症阳性家族史者患病率明显增高。原发性骨质疏松症的发生与发展很大程度取决于遗传因素,与多种基因有关,遗传因素占 80%,后天因素的影响仅占 20%~30%。白种人相比于黑种人和黄种人更易发生骨质疏松症。

(6)缺乏运动:研究发现,在诸多因素中,运动对骨质疏松的影响极大,它对骨强度的影响比重占 40%,远远超过了骨代谢相关激素、钙及维生素 D 对骨强度的影响(3%~10%)。

2. 继发性骨质疏松症的危险因素

(1)药物:长期使用糖皮质激素、免疫抑制剂、肝素等抗凝剂或利尿药等都已被证实是骨质疏松的危险因素。临床上应用最广泛的糖皮质激素,如泼尼松、氢化可的松和地塞米松等是诱导骨质疏松的常见药物。

(2)内分泌疾病:如原发性甲状旁腺功能亢进、甲亢、库欣综合征及糖尿病等。

(3)慢性肾病 由于磷排泄障碍,多伴有低钙血症,发生继发性甲状旁腺功能障碍,同时活性维生素 D 产生减少,因此导致肾性骨营养不良。

(4)肿瘤:恶性肿瘤的骨转移、骨髓瘤均可引起骨代谢活动增加,肿瘤细胞可以转移至骨骼直接浸润破坏骨组织。

3. 骨质疏松性骨折的危险因素　如既往有易跌跤史、全身衰弱、肌力差、平衡功能差等都是导致骨质疏松骨折的危险因素。

(三)分类

骨质疏松症可分为三大类:

1. 原发性骨质疏松症　它是随年龄增大逐渐发生的一种骨的退行性改变,又分为绝经后骨质疏松症(Ⅰ型)和老年性骨质疏松症(Ⅱ型)。

2. 继发性骨质疏松症　它是由于其他疾病或药物和不良嗜好等诱发的骨质疏松症。

3. 特发性骨质疏松症　多发生于8~14岁青少年或成年人,原发性妊娠及哺乳期妇女所发生的骨质疏松。

二、临床表现

疼痛是原发性骨质疏松症的最常见症状,以腰背痛多见,可沿脊柱向两侧扩散,仰卧或坐位时疼痛稍微减轻,但直立时后伸或久立、久坐后疼痛加剧。身长缩短,驼背。骨折是退行性骨质疏松症最常见和最严重的并发症。呼吸功能降低,肺功能随年龄增加而下降,若再加骨质疏松症所致胸廓畸形,可出现胸闷、气短、呼吸困难等表现。

(一)骨痛

骨痛是骨质疏松患者的主要临床表现,约60%骨质疏松患者存在不同程度骨痛。骨痛可发生在不同部位、不同程度。以不明原因的脊柱酸痛为主。疼痛多呈胀痛、酸痛、持续性疼痛,有突发性加剧。

(二)肌痉挛

部分患者可出现腓肠肌阵发性痉挛,俗称"小腿抽筋"。

(三)骨折

多数骨质疏松患者无明显特征性或自觉性症状和体征,骨折往往是骨质疏松症的首发症状或就医原因。骨质疏松症患者发生骨折的概率为20%左右。最常见的是椎体压缩性骨折、髋部骨折、桡骨远端及少数肱骨近端骨折。

(四)体征

1. 压痛　在胸腰椎棘突、骨关节外侧和髂骨及骶骨部有压痛。绝经后骨质疏松症常引起全身性骨压痛。

2. 脊柱变形　如驼背,呈弧形。故又称老年圆背,并渐进性加重。身体变矮等。

3. 体位　呈前倾状态,以缓解腰背疼痛,并使其负重力减弱。

以上症状体征,不同程度的影响患者的生活质量,如步行能力与其他生活自理能力的障碍。

三、主要功能障碍

(一)负重能力下降

多数骨质疏松患者表现为负重能力下降(约2/3),甚至不能负担自己的体重。因此,骨质疏松症患者躯干活动时,腰背肌必须进行超常的活动,经常处于紧张状态,逐渐导致肌肉疲劳,出现肌痉挛,从而产生肌肉及肌膜性腰背疼痛。

(二)关节活动范围受限、腰背肌活动障碍

骨质疏松性骨折特别是椎体骨折、髋部骨折、桡骨远端和肱骨近端骨折患者,其骨折部位的关节活动范围常常严重受限,而关节活动的受限又进一步加重了患者的日常活动、社交活动和职业活动障碍的程度。腰背肌活动障碍表现为腰椎屈、伸、侧屈、旋转等能力下降。

(三)站立与行走受限

久坐或久站后腰背部和下肢负重关节疼痛而导致站立与行走受限。主要表现为坐、站

立、行走和个人护理功能障碍。

（四）日常生活活动或职业活动能力受限

由于骨质疏松症患者常有全身乏力、体力下降、精力不足等从而导致其持续进行日常生活活动或职业活动的能力下降。腰背肌活动障碍主要表现为不能翻身、侧转及仰卧位、从床上坐起。髋部骨折的病人中，有1/4需要长期卧床，其日常功能活动受到严重影响。其骨质疏松的程度不同对活动能力的影响不同。

（五）心理障碍

由于长期的骨痛和反复的就医治疗可能导致心理的改变。如沮丧感、抑郁甚至怀疑自己患了癌症。骨折后，患者的日常生活活动能力受到严重限制，同时面对自己能力的下降给家庭带来经济和生活上的沉重负担，患者常常产生痛苦、脾气暴躁、悲观，甚至绝望等情绪。

四、康复评定

1. 骨密度测定　对骨质疏松患者进行骨密度测定，确诊骨质疏松程度；双能X线吸收法（DPA）：双光子骨密度仪（DPA）是目前诊断OP的重要标准，能明确诊断轻、中、重骨质疏松。能测量全身任何部位的骨密度和脂肪的百分比测量速度快、精确度高、空间分辨率高、散射线。

世界卫生组织对于骨质疏松症的定义基于骨密度水平，具体如下：

（1）正常：骨密度在年轻人平均值的1SD内。

（2）低骨密度：骨密度低于年轻人平均值1~2.5SD。

（3）骨质疏松症：骨密度低于年轻人平均值2.5SD。

（4）严重骨质疏松症：骨密度低于年轻人平均值2.5SD，伴有一处或多处骨质疏松性骨折。

2. 生化指标检测

（1）骨代谢指标：主要检测血清钙、磷。原发性骨质疏松血钙、磷血清钙、磷一般在正常范围。

（2）骨形成指标：骨碱性磷酸酶（ALP）、骨钙素（BGP）与Ⅰ型胶原羧基末端（CTX）。

（3）骨的吸收指标：主要是检测抗酒石酸性磷酸酶TRAP、尿羟脯氨酸（HOP）。但OP受诸多因素的影响，其敏感性和特异性较低。近年来把尿中吡啶啉（Pyridinoline，PYD）和脱氧吡啶啉（Deoryprdinoline，DPD）作为骨中吸收敏感性和特异性生化标志物，有条件可检测PDY和DPD。

（4）钙调节激素：活性维生素D、甲状腺（PTH）、降钙素（CT）等。

3. 骨痛、腰背痛评定

（1）VAS法（目测类比定级法）：无痛为0分，剧痛为10分，估计疼痛的程度。

（2）腰部活动的评定（肌力、耐力的评定）。

4. 平衡功能的评定　方法包括仪器评定非仪器评定 内容包括对平衡的功能、能力及心理状况全面的评定。特别指出的是，通过平衡的评定预测被试者跌倒风险。

5. 日常功能及生活质量的评定。

五、康复治疗

康复治疗对骨质疏松症的治疗作用在于发挥肌肉质量对骨质代谢所起的调节促进作用;纠正这类患者常见的驼背畸形;通过康复治疗,防止或减少由于肌力不足而导致的容易跌倒;对已经发生的骨折进行及时的康复治疗;改善症状,增强全身体力,提高生活质量等。

(一)药物治疗

1. 钙制剂　如果饮食摄入钙量不足,可补充钙剂。中国营养学会推荐成人每日钙摄入量为 800mg,绝经后女性和老人可增至 1000mg。通常在维生素 D 的参与下,钙在小肠前端被吸收,直接进入血液。目前临床常用的药物种类繁多,但多数临床观察者认为,防治骨质疏松的药物主要有:

(1)骨吸收抑制剂:利维爱(Livial)是雌、孕、雄激素合成。孕激素与雌激素有协同作用,可抑制骨的吸收,增强骨形成和骨重建。

(2)雷诺昔芬:是雌激素受体拮抗剂(estrogen receptor modulator,SERM),雷诺昔芬是人工合成的类似雌激素的化合物,特点是不引起子宫内膜和乳腺细胞增生,不增加致癌的危险表现出雌性激素的拮抗作用;而对骨骼肌和心血管系统则表现出雌激素的激动效应。有资料证明,绝经后骨质疏松妇女服用雷诺昔芬可使诱发乳腺癌的危险下降了 76%。还有资料显示,服用雷诺替芬组骨密度明显增加,且随剂量加大而增加,且未出现子宫内膜增厚。

(3)密钙息:是瑞士生产的常用的降钙素。降钙素是由甲状腺 C 细胞分泌,现已能人工合成。降钙素与受体结合后,抑制破骨细胞的活性和增殖,降低骨转换率,减少骨吸收,促进成骨细胞增生,增加骨密度。并有抗炎、抗应激的功能,发挥外周性止痛作用。

2. 维生素 D　服用维生素 D 在我国普遍作为一种补充疗法,常需较长时间应用。

(二)物理治疗

1. 日光浴　太阳中含有大量的中、长波紫外线,其穿透深度为 0.1~1mm,可以达到表皮深层,毛细血管,神经末梢和部分真皮毛细血管层。

2. 紫外线照射法　紫外线照射治疗骨质疏松症是一种病因治疗,贵在长期坚持,治疗不但对骨密度增加,同时也缓解了骨质疏松症的疼痛症状。

3. 物理因子治疗　磁疗、高频、蜡疗、水疗。具有较好的止痛效果。此外,物理治疗还能减少组织粘连、改善肢体功能活动、改善局部血液循环、促进骨折愈合、预防深静血栓形成、增加局部应力负荷、促进钙磷沉积、增强肌力、防止肌肉萎缩、促进神经功能修复、防止继发性骨质疏松症。

(三)运动疗法

运动疗法是一项骨质疏松症主要的预防和治疗措施,能增强肌肉力量,预防骨量丢失。运动时可引起体内激素分泌改变,可促进物质和能量代谢,同时骨钙的代谢同样也受运动的影响。

1. 增强肌力练习　提高肌肉质量的最佳康复治疗方法为增强骨力练习。肌力增强后,不仅骨的强度提高,而且同时坚强的肌力可以保护关节免受损伤,而过分的负荷又可通过骨周围肌群的收缩得以缓解,从而避免骨折的发生。

2. 纠正畸形的练习　骨质疏松症患者常出现驼背畸形,在无脊椎骨折时,主要由于疼痛而出现的保护性体位所致,即在直立位下以弯曲腰背部来减轻重力的影响以减轻疼痛,在卧位下常以体屈位来减轻背伸肌的张力,缓解腰背部疼痛,时间久后即会出现驼背畸形。驼背畸形身材明显变矮者,上腹部可见横跨的水平褶皱,下部肋骨降至骨盆边缘,可引起明显不适,包括进食后饱胀等症状。

纠正方法:作背伸肌肌力练习,以增强背伸肌对脊椎的保护并分散脊椎所承受过多的应力,而且可以牵伸挛缩,缓解部分症状。同时还应该对屈肌群进行牵张练习,包括扩胸、牵张上肢、腹肌和下肢肌群,宜注意循序渐进,一次不应牵张次数过多,时间过长,以免发生损伤。除此之外,还应在日常生活中注意保持正确的姿势,对疼痛明显者应适当应用止痛。另外,水中的练习可以利用水的浮力消除部分重力的影响,同时还有利于松弛挛缩的肌群,对纠正畸形有很好的帮助。

3. 骨折的康复治疗　对于脊椎骨折的患者首先应卧床休息并给予必要的止痛药物,卧床休息两周后做翻身和背肌增强练习。

对骨质疏松患者的脊椎骨折治疗没有必要用石膏腰围固定,以免加重骨质疏松。可短期应用围腰支具,但不长期应用。几乎所有的骨质疏松脊椎压缩性骨折的患者,即使不加用其他治疗,也能得到恢复。对于桡骨远端骨折的患者宜立即进行复位,石膏固定,然后即可作肩部大幅度主动运动,以及屈肘伸握拳,拇指对指等练习,逐步增加用力程度。骨折愈合后即可进行腕屈伸和前臂旋转活动练习,1~2周后增加腕掌支撑练习。

（四）支具、矫形器技术

骨质疏松最常出现的问题是椎体压缩性骨折、脊柱畸形、股骨颈骨折、桡骨骨折、桡骨远端骨折和肱骨近端骨折。因此在治疗中应用康复工程原理,为患者制作适合的支具、矫形器和保护器是固定制动、减重助行、缓解疼痛、矫正畸形、预防骨折发生、配合治疗顺利进行的重要措施之一。

六、康复护理

对骨质疏松症患者,康复护理可以在病房、门诊、家庭和社区等地实施,以减轻疼痛、增强肌力、促进协调功能、改善上肢活动、增进转移和职业技能等。针对骨折后骨质疏松症患者,康复护理包括生理、心理和社会功能多方面,健康宣教包括疾病症状、危险因素、先兆、预防和治疗等疾病相关知识,实施时间应在骨质疏松症确诊后或骨折手术后24~48小时内参与,直到患者生活基本自理。

骨质疏松症是骨骼发育、成长、衰老的基本规律,但受着激素的调控、营养状况、物理因素、免疫状况、遗传基因、生活方式、经济文化水平、医疗保障8个方面的影响,早期康复治疗、康复护理,及早期加强自我保健意识的教育,提高自我保健水平,积极进行科学干预,骨质疏松症是可能延缓和预防的,这对提高中老年人的身心健康及生活质量具有重要的现实的社会和经济效益。

（一）疼痛的康复护理

疼痛是原发性骨质疏松症最常见的症状之一。可以通过将注意力集中到其他的事件活动上,这些活动包括手工艺品的制作,分步骤、分阶段的让患者通过个体和集体的康复护理完成所选的手工业品的制作。成功的康复护理可以使患者获得满足感,降低疼痛对他们的困扰。同时由于骨质疏松症后患者疼痛导致的活动减少,均可以导致患者的运动功能障碍。

1. 鼓励患者参加户外的活动,户外的活动可以接受充分的阳光照射,有助于皮肤合成更多的维生素 D,提高人体对钙的吸收能力;经常参加活动可以提高人体内分泌系统的功能状态,促进钙在体内的转化。

2. 活动可以改善人体骨骼的强度,有助于承受较大的外力作用,可以预防骨折,减轻疼痛。

(二)安全预防康复护理

1. 预防骨折 骨质疏松症患者由于容易导致肌肉负重能力的低下和容易诱发骨折,故如何在日常生活活动中加强自我保护,对患者而言成为一个治疗中的医患双方应该注重的问题。骨折同肌肉负重能力减弱一样,是骨质疏松症严重的并发症之一。不仅为患者带来巨大的痛苦,而且极大地限制了患者的活动,可以加重骨质疏松症病情的发展,缩短患者的寿命。临床研究发现,骨质疏松症患者的骨折可以在轻微外力,或者无明显外力的情况下发生。临床上尚无对骨质疏松症骨折治疗满意的解决方案,而日常生活活动中对自身的保护则显得越发重要。

2. 防止跌倒 跌倒是引起骨折的最常见原因。防止跌倒的方法:

(1)多做增强下肢肌力的练习,指导患者进行脊椎灵活性练习和增强平衡协调性的练习。脊椎灵活性练习对防止跌倒有很好的预防作用,由于中轴线灵活性的增强,常使四肢的活动也得以改善,从而使姿势反射完成的更为及时,可以避免很多可能发生的跌倒。

(2)增强平稳协调性练习通常是从重心较低位,支持基底较大(如坐位),活动幅度较小,支持基底较平整稳定开始练习,逐步达到重心较高位,缩小支持基底面积,增加活动幅度和复杂程度。开始时要求视力协调调节平衡,其后则要求无需在视力协调下保持平衡。

(3)按预防跌倒风险评估,做好预防跌倒护理。应定期进行平衡训练,包括:单腿站立、正走、倒走、下蹲起立、在限定宽度的区域内直线行走练习等。避免过度肥胖,改善功能,冬季户外活动应穿防滑鞋,防止跌倒,降低骨折的发生率。

3. 安全预防教育

(1)日常生活中正确的姿势。

(2)适当的使用护理自助器具。

(3)家庭环境的适当改造。

(4)正确的防止跌倒方式。

(5)家人的配合方式。

(6)工作性质和环境的调整。

(三)指导患者正确的功能训练

1. 骨质疏松症患者进行运动疗法时,应注意合理的运动量,运动强度以低、中等强度为宜,即靶心率以(150-年龄数)至(170-年龄数),循序渐进,逐步增大运动强度,运动时间以20~40 分钟不等,频率为每周 4~6 天,贵在坚持。

2. 根据个体情况,制定出合适强度和时间的训练方案,选择合适的运动方式,运动可分为两种:一种是少量高强度的运动,可增加瞬时的肌力和肌肉量,给骨施加更大的负荷力,以保持骨强度区域维持高于正常水平以上。另一种是反复低强度的肌肉收缩,直至肌力耗尽。这种运动可增加耐力,减少或停止骨的吸收,但不增加瞬间的肌力和肌肉量。如慢跑、太极拳、登山、快走、游泳、举哑铃等。

改善症状和增强全身健康状态的练习 通常采取有氧训练法,鼓励多作医疗步行,提倡每天步行半小时和做"健骨操""太极拳""八段锦"等简单易行的运动方式增进骨骼的健康。同时进行呼吸练习和各种文娱活动,以提高整体健康水平。

(四)良好生活习惯及合理饮食的指导

1. 改变生活方式　养成不挑食的习惯,经常摄入含钙高的食物,如骨头汤、海产品、豆类、动物肝脏、牛奶、鸡蛋等。同时补充维生素 D,以促进吸收。避免过度饮酒,吸烟,浓茶、咖啡。控制骨质疏松危险因素,缓解症状。

2. 选择娱乐活动　由于骨质疏松症患者疼痛、活动能力下降及容易在外力作用下导致骨折等因素的存在,在选择娱乐活动时应该更加注重安全性原则。娱乐活动是集参与性、运动型、趣味性和艺术性于一体的治疗方式,不仅可以提高患者的运动功能,达到强筋壮骨的作用,还有调节情绪、舒畅心情、减少孤独空虚、陶冶情操和养生益寿等功效。

(五)ADL 康复护理

日常生活能力训练 患者由于肌力、耐力、心肺功能的下降,特别是骨折后均可以导致患者日常生活能力的下降。日常生活能力训练项目包括:大便控制、小便控制、修饰、如厕、进餐、转移(床←→椅)、活动(步行)(在家庭及其周围社区)、穿衣、上下楼梯、洗澡等等。

(六)心理康复护理

骨质疏松症患者,因常表现为关节不明原因的疼痛,骨骼变形、骨折等,患者易出现焦虑,紧张,郁闷等心理反应。加之女性绝经后由于激素水平的变化,其本身也易出现精神、情绪方面的改变,易怒、抑郁等。应及时了解患者的心理问题,正确引导,给患者讲解疾病相关的知识,指导其预防与治疗的方法。减轻患者思想负担,增强信心,积极配合治疗。心理护理在关注患者疼痛的同时,还注重通过护理的小组活动缓解患者由于骨质疏松症所致的焦虑、抑郁等不利的情绪。鼓励患者去想象那些与快乐回忆有关的地方和活动,把自己过去快乐的经历和时间通过故事的形式编排出来,或者准备成诗歌的形式朗读出来供大家分享。让患者将对疼痛、焦虑、抑郁等感觉和情绪中的注意力转移开来,从而帮助全身放松。

七、社区家庭康复指导

骨质疏松症一旦发生,目前尚无有效的方法使之恢复到病前的状态,因此预防重于治疗。

(一)掌握相关知识

预防骨质疏松,向患者讲解引起骨质疏松症的因素:如身材瘦小,运动少(卧床或制动),肌肉不发达,有骨质疏松家族史,骨量分值较小,摄入钙量少,绝经提前或曾施行卵巢切除术者,吸烟,酗酒,素食,服用过量咖啡等。为此,应减少卧床或制动时间,有规律而积极的锻炼,避免过度吸烟饮酒。

(二)鼓励患者加强户外运动

多晒太阳。老年人宜选择太极拳健身法,运动强度可大可小,动作较为舒缓,又有平衡动作,既能锻炼肌力,也提高了下肢本体感受能力,对于预防跌倒也有较好的作用。补充钙剂时最好在饭后 1~1.5 小时服用,并同时宜食用含蛋白丰富的食物,宜多食醋,可使肠道酸化,有利于钙解离被人体吸收。

(三)骨折发生后的正确处理

骨质疏松症患者跌倒造成骨折的可能性较大,严重威胁患者的生活质量。对于股骨颈骨折的患者立即进行骨科急诊治疗,因为其发生股骨头无菌性坏死的机会极高。可作股骨头置换,争取早日下床,以此来减少失健的影响。对于桡骨远端骨折的患者宜立即进行复位,石膏固定,然后即可作肩部大幅度主动运动,以及屈肘伸握拳,拇指对指等练习,逐步增加用力程度。骨折愈合后即可进行腕屈伸和前臂旋转活动练习,1~2周后增加腕掌支撑练习。

（四）家庭环境的改进

为了减少及预防骨质疏松症患者发生骨折,患者的家庭环境可以做一定的调整。其原则是减少活动场所中容易导致患者摔倒的障碍物。同时可以增加一定的防护设备,减少发生意外的可能:如扶手的安装、门槛的改进、厕所及浴室地面的改进、便器的改进、照明的改进和家具的摆放等等。

（王　玲）

第十八章 心脏外科术后的康复护理

第一节 概 述

近几年心脏外科发展很快,全国年心脏手术量突破1000例的医院有10家;换一个心脏瓣膜最快11分5秒。有那么多的患者需做心脏手术,有那么多的患者做完心脏手术需进入康复治疗,心脏手术后康复越来越受到重视。

心脏手术前的患者多具有不同程度的肺充血,体循环充血及心排血量不足,三种综合征单独或同时结合并存,或有不同程度的冠状动脉狭窄,导致心肌缺血甚至梗死。心脏手术虽然矫治了主要的心脏器质性病变和血流动力学障碍,改善了心功能,但后遗的心肌损害,心脏各房、室、腔代偿性扩张与心肌肥厚,肺血管继发性病变导致的肺循环高压,长期静脉压增高内脏淤血、组织缺血等造成的损害;因心脏手术的需要而改变了的血流通路,人工瓣膜(金属或生物瓣)、人工血管外通道等重新建立的血流动力学变化,以及心脏手术或心肺移植后遗症和环境的变化等,均要求机体在术后一定时期内调整适应。因此需要进行康复治疗、使患者早期按心脏康复程序开始康复训练,进一步发挥机体的自身调整作用和心血管代偿功能,逐渐地纠正可逆性损害,以期达到最大限度的功能恢复。

心脏术后通过康复医疗、康复护理、康复健康教育能有效地加速恢复心脏术后患者的心脏负荷能力及全身运动能力,提高患者的生活自理能力和生活质量。心脏手术后在监护及相应的治疗同时实施科学的运动和物理康复疗法,可以使患者主动性地恢复心血管功能,改善和调整其他各系统功能,并可预防病情反复,达到早下床,减少局部刀口疼痛、渗出及术后合并症,矫正体形,增强体力,在精神心理上早日恢复。

一、心脏手术后康复运动注意事项

心脏手术后早期康复运动训练需在心电监护下进行。恢复期在自我监测训练时,教会患者计算每分钟心率(计10s心率乘6),如未达到预期指标而又有潜力者,可加快运动速度;相反觉疲劳、气急或有其他不适,则宜减慢速度。

1. 确定运动强度后,要求循序渐进,逐步达标。一般按心脏手术后康复训练程序,结合病情逐日增加到预定的运动强度。

2. 教育患者运动时要坚持分3步进行,即运动准备期5min左右,使肌肉骨骼与循环相适应;训练期15~20min,需氧的或耐力运动达靶心率;缓解期5~10min,逐渐减强度,随之心率及血压下降。避免仍然存在周围血管最大限度舒张时突然停止运动发生低血压或心律失常。

3. 终止运动后(心脏手术刀口基本愈合,已可淋浴),用微温水洗浴,避免用过冷、过热的水,因可导致外周血管收缩或舒张等不良反应。

4. 教会患者熟练掌握心脏手术后康复运动训练的适应证、禁忌证及暂停运动的指标(含运动过量),发现问题要及时处理。

5. 心脏手术后若有切口轻度红肿或下肢轻度静脉炎等,运动强度及时间均应降低,同时可采取相应的治疗措施,如局部理疗(特定电磁波或紫外线照射)和药物等。

6. 运动处方中,一定要注意个别对待,强调个性化运动处方,应做到处方服从患者。在制定康复方案时根据个人的需要与可能拟定个体化的运动处方。

二、心脏手术后康复医疗的适应证和禁忌证

康复医疗仅适用于手术对心脏病变及畸形矫治满意的患者。

(一) 适应证

1. 静息状态下无心悸、气促、胸痛和心绞痛等。

2. 无心力衰竭。

3. 心率低于 110~120 次/分。

4. 无严重心律失常。

5. 心电图无心肌缺血改变,ST-T 段下移小于 1.0mm。

(二) 禁忌证

1. 手术对心脏病变及畸形矫治不满意,患者反复出现失代偿性心力衰竭。

2. 冠状动脉搭桥术后仍持续存在不稳定型心绞痛,静息状态下心电图示 ST 段压低 ≥3mm 或近期又发生心肌梗死。

3. 严重心律失常。

4. 术后呼吸功能不全,持续低氧血症,血氧分压<8.0kPa(60mmHg)。

5. 休息时血压>26.7/16.0kPa(200/120mmHg),站立或活动后诱发不良血压反应。

6. 心肺移植术后排斥系列反应较严重、持续发热、血流动力学很不稳定、感染未控制及出现免疫抑制性药物副作用。

7. 术后近期发生体、肺循环栓塞。

8. 下肢血栓性静脉炎或下肢供血不足而出现间歇性跛行。

9. 胸骨切口愈合不良,胸骨开或胸骨切口感染,固定胸骨的钢丝松动或脱扣。

10. 发热、不排除感染性心内膜炎。活动性风湿性心肌炎、心瓣膜炎、心包炎。

11. 心脏应用移植物(如人工瓣膜置换)后,发生严重贫血或有黄疸,血红蛋白尿等。

12. 术后抗凝治疗不当,凝血功能紊乱,有出血倾向。

13. 术后出现急性全身性疾病。术后显性糖尿病加重。

第二节　PTCA 或支架术后的康复护理

一、概述

经皮穿刺冠状动脉内血管成形术(percutaneous transluminal coronary angioplasty,PTCA)

和加冠状动脉内支架术是介入性治疗,是目前治疗冠心病的重要手段,它可以使心肌血管再造,改善心肌再灌注,支架术还能解决 PTCA 后急性血管闭塞后期再狭窄的问题。

病因:冠心病主要病因是动脉粥样硬化,综合致病因素有四高:高血压、高血脂、高血糖、超体重,此外,还与吸烟、缺少运动、精神因素和遗传有关。

PTCA 术已成为非手术治疗冠心病的重要方法。随着心脏介入治疗的发展,PTCA 术后生存质量和再狭窄成为临床研究的热门课题。有关细胞分子病理生物学机制及预防再狭窄研究表明,康复训练有益于冠脉通畅,并预防冠脉 PTCA 术后再狭窄发生。国外文献表明,规律康复运动者发生冠脉再狭窄的程度低于不活动者,国内实验研究和临床观察均表明了康复医学对冠脉再通有意义。

二、临床表现

(一)术前术后表现

1. 术前冠心病表现　冠状动脉粥样硬化引起冠状动脉狭窄,使心肌缺血、缺氧,导致心绞痛、心律失常、心肌梗死、心衰或心搏骤停。

2. 患者接受 PTCA 术后冠心病症状、运动量、心电图等迅速改善,患者自我感觉良好。

(二)术后并发症

1. PTCA 术后　低血压、穿刺处局部渗血或血肿形成。

2. 心血管事件　在康复随访期间出现不稳定心绞痛、急性心肌梗死、猝死。

3. 冠脉再狭窄　PTCA 支架术后再狭窄相关因素复杂。患者冠脉病变程度、心肌梗死时并发合并症,有否糖尿病、高血压等,但最主要是由于血管内膜增生、或与支架弹性回缩,或扩张不充分,或血小板聚集、血栓形成等,在局部释放血管收缩物质如 5-羟色胺、血栓素以及内皮舒张因子生成减少,使扩张的血管收缩、痉挛。文献报道 PTCA 术后再狭窄,主要发生在术后 6 个月内,再狭窄率达 30%~40%;若术后一年稳定者,则极少发生再狭窄。术后一年若有再发生心肌缺血,应考虑动脉粥样硬化本身的进展及新病变所形成。因此,对 PTCA 支架术后患者,应尽早康复治疗。

4. 严重并发症　冠状动脉急性闭塞,急性闭塞是由于介入治疗引起的内膜撕裂、剥脱、夹层、血小板激活和血栓形成,以及冠脉痉挛等多因素相互作用造成的。

三、术后康复的意义与目标

早期康复治疗的主要机制是通过适当的活动,减少绝对卧床休息所带来的一系列不利于心血管功能的影响。卧床情况下回心血量增加,造成心脏前负荷增大;同时在卧位条件下,心脏射血阻力相对高于直立位;全身代谢也较高,从而相对增加心肌耗氧量。此外,卧床休息时血流较缓慢,血浆容量减少,血液黏滞性相对增加,从而增加发生静脉血栓和栓死的机会。

1. 康复治疗可以增加患者的信心,消除患者及家属对术前术后的疑虑和精神负担。

2. 康复运动能降低血小板活性和凝血系统活性,改善凝血系统平衡失调,减少血栓形成。术后的早期康复训练能够提高心脏储备能力,增加冠脉血流,降低冠心病危险因素,预防并发症。

3. 康复运动可以加强脂质代谢,增加高密度脂蛋白水平,延缓冠状动脉病变进程。

4. 康复运动可以增加血管平滑肌细胞一氧化碳合成,降低血管紧张素Ⅱ的活性,舒张血管,预防冠状动脉再狭窄,维持冠状动脉通畅。

5. 通过规则、持续的康复训练,可以改善心、肺功能。PTCA 的康复治疗有助于提高远期疗效,促进身心健康,尽早重返家庭、社会。

四、康复评定

1. 冠状动脉造影　评估术前、术后冠状动脉病变程度。

2. 心功能分级、整体一般状况评定。

3. 运动心肺功能评定　根据心肺功能评定结果规定安全的日常生活活动范围和制定进一步的康复计划。

五、康复治疗

(一)康复治疗措施

1. PTCA 术及支架术后无出血、血管闭塞、严重心律失常、心衰、心绞痛症状均可进行康复训练。

2. 根据评估结果划分低、中、高运动强度组。运动强度规定为运动训练心率(THR)范围取患者运动试验中达到最大心率(THR)的 75%~85%,或用自觉劳累程度(RPE)的 Borg 计分从 11~16,即从"有点用力"到"用力"。

3. 制定个性化的低、中、高强度训练方案。

4. 训练内容有主动运动、医疗步行、踏车、活动平板等。

5. 对症治疗。

(二)康复运动

第一阶段:术后 1d。主要康复运动内容为床上被动活动和主动活动。包括四肢关节的屈曲伸展、按摩和远端小关节等活动。穿刺侧下肢避免较大幅度的活动。协助患者床边站立 5~10min。

第二阶段:为术后 2~5d。进行以步行为主的康复训练。在卧床期后,从床边短时间短距离步行开始,遵循由低强度到高强度、由短时间到长时间的训练原则。步行距离由 25 米开始逐渐增加至 800 米。

第三阶段:为术后 5~7d。仍以步行为主要康复训练内容逐渐加大步行的距离和速度,并结合上、下楼梯等训练。

(三)常见并发症及处理

1. 冠脉急性闭塞　PTCA 术中的急性闭塞发生率高达 4%~12%。临床研究认为发生冠脉闭塞与术前、术后血浆紧张素Ⅱ水平明显增高,血浆降钙素基因相关肽水平术后下降显著,缩血管物质内皮素,血管紧张素Ⅱ和舒血管物质降钙素基因相关肽的平衡关系被严重破坏有关。据报道约 80%急性闭塞发生于导管室内,12%发生于术后 1~6h 内。

冠脉急性闭塞处理:冠脉内注射硝酸甘油 200~300μg 以解除痉挛。用球囊再次扩张,对较直血管段可用大 0.5mm 的球囊或灌注球囊以低压力、长时间加压扩张使血管再通,有血栓形成时亦可酌情冠脉内溶栓治疗。冠脉内支架是使急性闭塞血管再通并保持通畅的有效措施。血流动力学不稳定时需使用主动脉内球囊反搏(IABP)。再次扩张或置入支架不成功时酌情急诊旁路手术(CABG)治疗。

2. **冠状动脉夹层**　在 PTCA 术中,如果重要的冠脉形成严重冠脉夹层,一般先用球囊以低压力(2~4atm)长时间(数分钟)进行再次扩张,以黏着剥脱的内膜,如果再次扩张失败,可换用灌注球囊进行长时间地扩张,时间可达 10~15min,能使半数以上的冠脉夹层闭合。对于长时间球囊扩张无效的冠脉夹层,考虑放置冠脉内支架;对于较长夹层、夹层累及重要分支以及多支血管病变的患者,放置冠脉支架难以奏效时,尽早进行冠脉搭桥。

3. **冠脉痉挛**　有冠脉痉挛时,应在冠脉内反复注射硝酸甘油,时间长者酌情应用溶栓剂,必要时需将球囊送入进行扩张或再扩张,按手术时间长短严格追加肝素,以防治痉挛引起的血栓形成。

4. **血栓形成**　多发生于内膜夹层或痉挛之后,对可疑血栓形成者,应使用高压(≥12 大气压)扩张,术后不使用口服抗凝剂,应用噻氯匹定及阿司匹林可降低急性、亚急性血栓发生率。应用超声消融术裂解血栓。

5. **血管并发症**　介入性心导管术是侵入性检查治疗,存在危险性。易发生外周血管并发症,包括:血管损伤、出血及血肿、动静脉瘘以及血栓性并发症等。血管并发症可能导致永久的损伤和致残,甚至发生死亡,应引起临床的重视。做到术后密切观察血压、脉搏等情况及患者有无腹痛等主诉,及时配合输血等其他各项措施。

预防:要适当选择适应证,操作轻柔,避免过大的球囊及过高的压力。提高股动脉穿刺成功率是减少血管并发症的重要措施。选择合适的鞘管口径,不宜太粗,引导套管最多用的是 6Fr,常规肝素不要超过 5000IU。PTCA 后套管即拔去,及时修补穿刺部位。对易并发血管闭塞的某些复杂病变应有足够的认识,做好充分的术前准备,术中、术后处理,对并发症时采取正确有效的应急措施。

六、康复护理

PTCA 支架术后患者进行早期康复护理的主要机制是通过适当的活动,减轻卧床休息对肌肉和心血管调节的不利影响;提高心血管工作效率和冠状动脉血流的储备能力,延缓冠脉病变进展,避免和减少冠脉再狭窄的发生;缩短和减轻术后体能下降的程度,使冠脉结构和血管调节能力发生改变,从而舒张血管,维持血流,减少血小板聚集,使血管收缩因子和舒张因子达到新的平衡,有利于心脏的康复。

(一)早期康复护理

1. **术后当天**　卧床休息,协助转身,协助活动非术侧肢体和主要关节,教患者作深呼吸 2 次/日,穿刺部位用沙袋压迫 4~6h,术侧肢体制动 10~12h;抬高床头 20°~30°;床上坐位或半卧位,协助完成梳洗、饮食,允许看报。协助患者床边站立 5~10min,1~2 次/日,主动转身,主动活动肢体和主要关节。

2. **术后 2~5 天**　下床活动,在心电监护下扶行 50~100 米,1~2 次/日;协助或自行擦身,穿衣,坐椅子,下床大小便;监护下步行 6min 试验;日常生活自理;步行 12min 试验;适当室外活动,上下台阶。

早期康复护理活动要严格按照康复程序去实施。对患者各种危险因素进行评估,遵循按个体化、循序渐进的原则。在进行术后当天康复活动时,需行临床医学监测,监测患者的心理适应情况、血压、脉搏、血氧饱和度及生化、心电图的变化,以防意外发生。

（二）心电遥测监测

PTCA 术、冠状动脉内支架术后进行的床上、床边康复训练应在心电监测系统下完成，及时观察心率变化，有无心律失常，心肌缺血与运动的关系。在进入步行康复训练时，需用心电遥测系统进行监测，在遥测范围内运动。

（三）训练观察护理

在运动训练前、中、后测心率、血压，做好记录；通过双乘积（心率×收缩压）反映心肌耗氧量。在康复训练室备有急救氧气，心电除颤起搏设备和药品。同时在运动前先指导、教会患者做好热身运动、在运动结束时完成整理运动。监测患者的血流动力学参数，分别在术前 1 天、术后第 1、3、5、7 天进行测定。

（四）心理康复护理

由于 PTCA 术后患者股动脉穿刺点一般留置动脉鞘管并给予肝素抗凝治疗，患者术后有穿刺点局部出血并发生血肿的可能，所以目前 PTCA 术后常规护理要求沙袋压迫穿刺点 6h，患肢制动 12h。患者常因此而产生恐惧心理，因担心出血而不愿意进行肢体的运动。大多数患者在 PTCA 术后几天内选择卧床休息或者仅进行短时间的床旁活动。部分患者在术后卧床期间患肢制动时间过长，一直处于一种强迫体位，精神高度紧张，思想压力大，因而导致躯体的不适。出现尿潴留、腰部酸痛及周身不适等症状。长时间卧床还容易引起血栓、栓塞和情绪异常（如焦虑忧郁）。做好患者心理康复护理，早期进行康复运动训练，助于提高患者的功能容量和心血管效率，增加冠脉血流，减少导致冠脉粥样硬化的进程，减少冠心病的复发，提高患者的心理健康状况和生活质量。

（五）康复健康教育

1. 教育患者术后平卧、多饮水，有利于造影剂的排泄，留置动脉鞘管 6~8h，患肢平伸制动，戒烟。按康复程序早期运动。

2. 实施康复治疗时积极鼓励患者，确保对康复运动训练计划的依从性。

3. 告知患者所用药物的疗效及副作用、使用方法和注意事项；教会自测脉搏方法。

4. 指导患者认识冠心病的介入性治疗；认识术后康复治疗的重要性；能主动积极参与康复治疗、康复训练。

5. 指导患者能认识高危因素，知道控制高血压、高血脂、肥胖、糖尿病及戒烟的重要性；术后能建立健康生活习惯，积极预防及控制动脉粥样硬化。

6. 指导患者掌握运动疗法的技术及运动中注意事项。

（六）术后并发症的预防及康复护理

并发症的类型及发生率根据并发症的性质，分为冠状动脉并发症和非冠状动脉并发症，冠状动脉并发症包括冠状动脉急性闭塞、夹层、痉挛、血栓形成、穿孔、破裂等。

1. 心律失常的预防及护理　术后严密监测心电图和血压动态变化。严重心律不齐是 PTCA 术后死亡的重要原因，而持续心电监护对预防和早期发现一些并发症至关重要。PTCA 术后须在 CCU 监护系统下进行连续心电监测和记录。严密观察有无频发早搏、室速、室颤、房室传导阻滞等；有无 T 波和 ST 段等心肌缺血性改变及心肌再梗死的表现。PTCA 术后易发生低血压，密切观察血压动态的变化。

2. 急性血管闭塞的预防护理　急性血管闭塞是最严重最常见的并发症，严密观察 ①心绞痛症状和心电图表现，及时发现异常变化，同时予以止痛、镇静治疗。②血压变化：急性血管闭塞常可引起严重低血压,若发现血压下降要及时查明原因。③周围血管栓塞的表现:血栓脱落造成的周围血管栓塞常会出现神志及瞳孔改变(脑梗死)或不明原因的相关部位剧烈疼痛。一旦出现血压下降、心绞痛复发或心电图 ST 段改变等急性血管闭塞表现,应立即报告医生对症处理。

3. 出血的预防护理　术后有效抗凝治疗可防止血栓形成,术后患者常规予以肝素抗凝治疗。肝素过量会引起出血并发症,加强抗凝治疗时的护理:①严格监测凝血酶原时间,过高过低均应及时处理。②观察有无穿刺部位活动性血肿形成,皮肤或输液穿刺部位瘀斑,牙龈出血等低凝状态的表现。③观察尿液颜色、大便颜色、血压、意识、瞳孔等的改变,尽早发现出血并发症,及时采取有效的治疗措施。

七、社区家庭康复指导

(一)出院前制定家庭康复计划

按时复诊;出院后 1~2 个月内每周应有一次监测下的康复训练;出院后半年内 2 个月心功能评定一次,半年至 1 年重复冠状动脉造影。

(二)康复护理指导

进行早期的康复训练。出院后积极坚持康复活动,根据各人的年龄、性别、生活习惯,以及爱好制订运动处方和饮食处方,其内容包括:体力活动、减肥、调脂、降压、戒烟等。运动处方包括热身期、锻炼期、恢复期,有运动类型、强度、持续时间、频率、进展速度等要素。

(三)以循序渐进和持之以恒的原则

在不同阶段进行心理评价及干预,作回归工作的指导。增加患者重返社会的信心。减少并发症的发生,提高生存质量。

(四)指导掌握冠心病的诱发因素

告诫患者戒烟、戒酒,教会患者学会放松疗法,介绍饮食卫生,开展有效的心理咨询,消除其顾虑。

第三节　冠状动脉搭桥术后的康复护理

一、概述

动脉硬化是一种全身性的疾病,累及的动脉有主动脉、颈静脉、冠状动脉及下肢动脉,或有多处同时存在。冠状动脉是心脏的供血动脉,因心肌不停地舒张、收缩,耗氧较多。冠状动脉壁有粥样硬化瘢块产生,使冠状动脉管腔狭窄后会影响心肌供血。冠状动脉搭桥术(coronary artery bypass grafting,GABG)是用其他血管从近端大血管越过冠状动脉有狭窄病变的部位以供血管狭窄远端的心肌组织,改善血供,收缩功能及消除症状。术后可以消除或缓解心绞痛,减少心肌梗死的发生。GABG 对于大部分位于心段的节段性病变是一种重要的治疗手段。

冠状动脉搭桥能够延长患者的长期生存率,减少心绞痛及心肌梗死的发生率,提高生活质量,尤其对左主干严重双支及三支病变的患者,冠状动脉搭桥能获得最大的效益。该手术方式已成为世界上公认治疗冠心病的有效手段。由于 PTCA 技术的发展,搭桥手术多选择一支血管以上或合并左主干或左前降支等近心端的严重狭窄病变,并有心功能受损者,心绞痛不能得到满意控制或者或联合瓣膜病变,及合并室间隔穿孔室壁瘤等。冠状动脉搭桥术的成功主要取决于桥的通畅,心肌完全血管化及手术中良好的心肌保护。在选择移植材料时,应考虑技术条件,桥的远期通畅率,患者个体大小、年龄,有无大隐静脉曲张等诸多因素。

二、临床表现

(一)术前临床表现

术前冠状动脉硬化常见的表现是因管腔狭窄而产生的供血不足的症状,也可产生动脉瘤。

1. 临床表现 胸闷、心悸、气急等,严重后果可有心绞痛及心肌梗死。

2. 心绞痛 心绞痛在劳累、情绪激动、饱餐、受凉等诱因时心脏负荷增加,表现为缺血性疼痛。

3. 心肌梗死 即在已狭窄的基础上有痉挛或血栓形成产生心肌缺血坏死,表现为心前区胸骨后严重而持久的心绞痛,疼痛剧烈,呈难受的压榨、窒息或烧灼感,伴烦躁不安、大汗、恶心、呕吐等。

4. 心律失常 严重的还可导致心律失常,最严重的是心室纤颤,死亡率很高。

(二)CABG 后并发症

1. 胸部切口感染、胸壁疼痛、肺部感染等。

2. 心律失常 心房颤动(atrial fibrillation,AF)是最常见的并发症。AF 患者出现血流动力学不稳定(低血压、心力衰竭、心源性休克等),血栓栓塞事件,胸部不适,住院费用增加,住院时间延长等。年龄、高血压、左主干病变、二尖瓣反流、EF<49%和左心房大小是 CABG 后 AF 独立危险因素,是 CABG 后最常见的心律失常,其发生率在 10%~65%。虽然 AF 经常是自限性的心律失常,但是它可造成血流动力学不稳定、血栓形成、栓塞等严重并发症,从而导致重症监护和住院时间延长,增加住院费用,并增加手术后的死亡率。目前对 CABG 后 AF 的病理生理机制尚不清楚,也无有效的方法在术前鉴定 CABG 后 AF 的高危患者。

(三)手术适应证

通常下列患者应首选冠脉搭桥术:①左冠状动脉狭窄大于 50%;②三支血管病变;③二支血管病变,左前降支近端严重狭窄;④PTCA 术后心绞痛再发,或介入诊断或治疗出现严重并发症者;⑤同时存在心肌梗死并发症,瓣膜病或其他需外科手术治疗的病变者;⑥不稳定性或变异型心绞痛,冠状动脉三支病变明确,经积极内科治疗症状不能缓解者。

三、术后康复意义与目标

1. 手术适应慢性稳定型心绞痛、不稳定型心绞痛、左主干冠状动脉病变及心肌梗死后仍有心绞痛发作的患者。这类患者心内科治疗效果不佳,通过 GABG 及手术后康复运动可消除或缓解心绞痛,减少心肌梗死的发生率,延长寿命。同时在极量运动中可增加最大功率,在相同负荷亚极量运动时,自感劳累强度下降,运动锻炼后可承受更大的运动强度。

2. GABG 术后进行康复运动能进一步使冠状动脉扩张,增加心肌血流量,提高心肌供血及储备力。GABG 术后康复运动能使冠状动脉血流速增加,流量增大,可保持冠状动脉搭桥后的通畅率,减少管壁内血栓形成,改善心功能,维持手术长久疗效。

3. GABG 只能解决病变部位的症状及其对心脏的影响,并不能阻止动脉硬化的发展。术后通过康复运动,康复教育,使患者自觉控制动脉硬化的高危因素,真正达到冠状动脉搭桥术的预期效果。

四、康复评定

1. 心电图:ST 段改变。

2. 超声心动图检测。

3. 冠状动脉造影:评定患者术前疾病及术后主要存在问题。

4. 评估伤口疼痛情况、心功能状况、有无并发症、术后有无症状改善等。

5. 心功能分级评定。

6. 患者及家属心理情况,有否焦虑、恐惧心理;对康复的需求等评定。

五、康复治疗

(一) 第Ⅰ阶段(ICU)的康复

1. 生命体征平稳后第 2 天以等张性低强度(1.5～2.5METs)康复活动为宜。进行主动或被动的上、下肢各关节屈伸运动。

2. GABG 后穿有弹性长袜以防止大隐静脉摘除后肢体的水肿,并减轻伤口的疼痛,预防静脉血栓形成。

3. 轻击背部,鼓励患者以腹式呼吸为主的深呼吸,掌握咳嗽、排痰方法,用力咳嗽、排痰,以减少呼吸道并发症。

(二) 第Ⅱ阶段普通病房康复

1. 术后 5～7 天继续上、下肢屈伸、臂举过头活动,自行饮水、进食。

2. 床边短时间坐椅子,下床大小便。

3. 床边步行,每日 1～2 次,强度 2.0～3.5METs,循序渐进,逐步增加运动时间及步行距离。

4. 术后一周,自行用厕,走廊步行,达到每次步行 50～100m,日常生活达到自理。

5. 参照心肌梗死后住院期间康复程序进行康复训练。

(三) 第Ⅲ阶段康复机构康复

1. 病情稳定,伤口愈合,康复机构康复治疗,一般手术后 3～4 周。

2. 康复运动方式:医疗步行、功率自行车、平板运动仪、医疗体操。

3. 通过心肺功能评定,制定个体的康复运动处方,按康复运动程序进行康复运动。

(四) 第Ⅳ阶段心脏术后复原维持期的康复教育指导

继续康复后的康复训练,随着心功能逐渐恢复,在康复医生的指导下,可增加运动量及运动时间,避免过重体力活动和过度疲劳。

(五) CABG 后 AF 的预防

密切监测 ECG 变化。国内外多数学者认为,CABG 后 AF 的治疗原则首先是控制心室率,维持血流动力学稳定,其次才是转复窦性心律。因此,进行 CABG 术前对高龄、高血压、左心房大、二尖瓣反流、左主干病变等患者进行针对性、预防性地应用抗心律失常药物治疗,有助于降低 AF 的发生率,有益于减少手术后并发症的发生和降低住院费用。

六、康复护理

（一）运动监测护理

术后康复运动早期要在心电监测下进行,根据心肌缺血情况调整运动量。教育患者不能自行增减运动量,运动时间,严格按康复程序进行康复运动。

（二）监测生命体征

每次康复运动前后测血压、心率(脉率)、运动后即刻监测血压,监测遥测心电图并记录。

康复运动中或运动后出现异常 ECG 变化,心动过速,血压波动过大要立即汇报医生,减少运动量或暂停康复运动。

（三）指导运动前、后护理

教会患者康复运动(恢复期)前先热身运动 5～15min(医疗体操),康复运动结束时做整复运动,原地活动,伸展四肢 5min。

（四）康复健康教育

1. 教育患者建立健康的生活习惯,消除高危因素,控制高血压、高血脂、肥胖、糖尿病及戒烟。强调调节饮食,低盐、低糖、低脂肪、控制体重、坚持运动的重要性。这也是康复治疗的重要内容,目的是控制动脉粥样硬化的发生与发展,提高手术的疗效。

2. 教育患者认识冠状动脉搭桥术后康复治疗的重要性;能主动积极参与康复治疗、康复训练;积极预防及控制动脉粥样硬化;掌握运动疗法的技术及运动中注意事项;出院后注意事项及继续康复训练的重要性。

3. 教会患者服药注意事项及自测脉搏的方法。

（五）CABG 后并发症的预防及护理

1. 血栓形成的预防护理　抗凝治疗可防止血栓形成,因此术后患者常规予以肝素抗凝治疗。即肝素钠 12500U 溶于 500ml 生理盐水中,用输液泵控制滴速每分钟 5 滴速左右,维持 24h。但肝素过量会引起出血并发症,抗凝治疗时的护理:

（1）严格按时监测凝血酶原时间,过高过低均应及时处理。

（2）观察有无穿刺部位活动性血肿形成,皮肤或输液穿刺部位瘀斑,牙龈出血等低凝状态的表现。

（3）观察尿液颜色、大便颜色、血压、意识、瞳孔等的改变,尽早发现出血并发症,及时采取有效的治疗措施。

2. 肺部感染的预防护理　常见原因:患者肺部本身存在 COPD,大量麻醉药物及体外循环产生的炎性介质对肺组织的损伤;人工气道的建立,上呼吸道天然保护屏障消失,细菌可以下行感染;呼吸道自身防御保护机制减弱;气道加温、湿化作用降低;呼吸机管路、湿化器未及时更换或消毒不严格等,也可引起肺感染。

（1）术前加强呼吸功能锻炼:深吸气及咳痰训练,以便拔除气管插管后及时将痰咳出,吸烟者戒烟 2 周后手术;术前 1 周常规给予口服化痰及平喘药物及雾化治疗,术前 1～2d 静脉应用抗菌药物。

（2）严格管理:保持手术室、ICU 环境洁净,限制人员流动,进入手术室及 ICU 要求更衣、换鞋、戴口罩。

（3）严格消毒:患者使用的麻醉管路、呼吸机管路装置应严格消毒、灭菌处置。

（4）严格无菌吸痰法：掌握吸痰时机，适时有效清除气道内痰液，操作轻柔，避免气管内膜出血。

（5）加强气道的加温及加湿管理：机械通气时需要使气体加温、加湿，温度调节在32~36℃。

（6）抗菌药物的应用：根据痰培养+药敏试验结果指导抗菌药物合理使用。

（7）早期下床康复运动，减少肺部感染。

七、社区家庭康复指导

（一）做好出院指导

讲解控制疾病高危因素的重要性，重建良好的日常生活方式，按出院运动方案进行活动锻炼。

（二）日常生活指导

指导患者坚持适度的体育锻炼，如打太极拳、爬山等活动，注意劳逸结合。在饮食方面保证高蛋白、低脂肪、低胆固醇、丰富维生素的膳食。保持健康心态，提高生活质量。

（三）服用抗凝药物指导

指导患者准确服用抗凝药及扩血管药，在出院半年内定期复查凝血酶原时间结果。告知患者如突然出现大面积淤血或鼻出血等情况，应及时医治，在医生的指导下增减抗凝药用量，不能自行停药或加药，保证抗凝治疗安全有效。

（四）定期复查

术后3个月、6个月、1年后均要来院复查1次。如有不适，及时就医。

第四节　心脏瓣膜置换术后的康复护理

一、概述

心脏瓣膜病是指多种原因引起单个或多个瓣膜结构的功能或结构异常，导致瓣膜口狭窄或关闭不全。病因有先天性、风湿性、感染性、退行性、外伤性等，但以风湿性引起最多见。风湿病因是因甲型溶血性链球菌引起的一种变态反应性的全身性疾病，可有全身、关节及心脏等的病变，常反复发作。在心脏的4个瓣膜中风湿病变的多发部位是二尖瓣，其次是主动脉瓣。二尖瓣、主动脉瓣病变首先使左心失代偿，病变过程可以从2~3年到10余年。因瓣膜病变引起的血流动力学影响严重到不能适应患者的生活、工作需要而出现明显症状者须进行心脏瓣膜置换手术治疗。

中国新闻社、钱江晚报、杭州日报2011年12月报道：一位普通的农村妇女，35年前接受了国际上新兴的心脏瓣膜置换术。术后几十年来，结婚、生子，每逢危急时刻，她总是得到医生护士鼎力相助，一次次化险为夷，从而成为由国内专家主刀施行的心脏换瓣国内最长寿者。据悉，1965年，上海第二军医大学附属长海医院成功实施了中国首例人造心脏瓣膜置换术，患者存活近30年；此后此项技术停止了一段时间。1976年下半年，广州也开展一例人造心脏瓣膜置换术，但主刀是外国专家，因此，浙江心脏换瓣（双瓣）者应该是目前国内最"长寿者"。2011年12月20日该患者到浙江省人民医院看望了1976年12月23日，为自己主刀施行心脏人工瓣膜二尖瓣置换术的著名心胸外科专家严志琨教授。

世界的心脏外科专家已利用干细胞成功培育出了部分人类心脏,这为今后利用干细胞技术培育全部的心脏移植器官提供了扎实的基础。专家们还表示,如果实验能够获得成功,这因相匹配的组织用以替代部分的受损器官,也不会产生排斥反应,其优点非常突出。现在,存在心脏瓣膜疾病的患者大多数都依靠人造心脏瓣膜。但是人造瓣膜无法像活组织那样去发挥复杂的生理功能。基于这些方面的优势,心脏瓣膜干细胞移植非常必要。

随着心脏外科的发展,心脏瓣膜置换术最快 11 分 5 秒就可完成。重要的是术后的康复治疗,能使患者早日康复。

二、临床表现

(一)术前表现

1. 心脏瓣膜病变呈进行性加重,早期可无明显的临床症状,中重度病变可出现左心功能不全或右心功能不全的临床症状。严重者生活不能自理。

2. 表现有不同程度的呼吸困难、咳嗽、咳痰、疲乏无力、脚肿、活动后心悸、气短、紫绀、咯血等症状。

(二)术后表现

1. 手术治疗　不论是瓣膜成形术或瓣膜替换术都是针对减少瓣口对血流动力学机械影响,需在病变产生症状但没有风湿活动、心衰或严重疾病时进行。术后可出现头晕、心慌、心跳加快或因动脉栓塞导致的偏瘫综合征。

2. 伤口疼痛　心脏瓣膜置换手术后患者,由于手术范围大,创伤重,胸骨被锯开,切断的肌纤维较多,术后需留置气管插管、颈静脉管、桡动脉等插管、心包纵隔管等多种管道,患者的疼痛不容置疑;而术后行深呼吸及用力咳嗽、变换体位、锻炼四肢等康复训练措施均会使受伤的胸廓随之运动,伤口受到牵拉,从而引起疼痛加剧,因此患者会自动限制胸廓活动,不敢深呼吸、用力咳嗽,可导致肺不张、低氧血症、高二氧化磷血症等并发症,从而影响了循环功能、内分泌功能和免疫功能等。

3. 并发症　由于疼痛强迫的体位易使患者肌肉紧张、疲劳,从而影响局部肌细胞氧供,肌细胞内肝糖减少,焦性葡萄糖或乳酸在体内增加,引起肌痛、疲劳全身不适而导致失眠,失眠又可导致体力不足影响康复训练。现有微创手术,患者术后伤口小,并发症少。

4. 术后发生的有出血、心律失常、感染、低心排综合征等。

三、术后康复意义与目标

心脏瓣膜置换术是根本解决瓣膜病的很好手段,能有效地解决瓣膜病变所致的循环动力学改变,能明显改善患者生活质量。心脏瓣膜置换术患者病情较重,心功能差,手术复杂,术后恢复较慢,心理问题较多,患者配合意识较差,通过术后的康复治疗、护理,患者愿意配合康复运动,心功能恢复较快,生活质量有提高,术后的康复治疗、护理有一定实用价值和社会效益。

1. 心脏瓣膜术后康复治疗、护理可帮助体内各器官的早期康复及训练已纠正血流动力学的心脏尽快适应当前的工作。

2. 尽早恢复心脏功能,供给机体各器官以充分氧气、营养。

3. 缩短术后恢复期,减少因手术损伤及卧床引起的肌肉张力下降,废用萎缩和静脉血栓形成等并发症。

4. 尽早达到生活自理及早日恢复活动能力和工作能力。

四、康复评定

1. 评估身心状况　患者心脏瓣膜置换术前疾病状况、术后主存在健康问题,有否头晕、心慌、心跳加快或因动脉栓塞导致的偏瘫综合征。

2. 患者及家属心理　有否焦虑、恐惧心理;对康复的需求等。

3. 对疼痛进行评估　临床观察可见,疼痛是心脏双瓣膜置换术后最突出、最首要的护理问题,被认为是影响睡眠的主要因素。根据疼痛分级评定。

4. 术后评定　评定术后心肺功能,根据评定结果制订运动处方。

五、康复治疗

(一)术前康复指导

1. 术前教育　使患者了解手术目的,准备内容,注意事项。

2. 介绍瓣膜质量、工作原理及使用年限及瓣膜置换后效果。

3. 术后的早期活动,指导、训练呼吸运动,咳嗽、排痰动作。

4. 介绍运动疗法　医疗步行,功率自行车,跑步仪,医疗体操。运动训练分热身运动、康复运动、整复运动 3 个阶段。

5. 介绍如何抗凝治疗及监测 PT,观察尿量及服用强心剂、利尿药的指导。

(二)康复训练

术后提高心肺功能的康复训练。通过心肺功能评定,制定运动处方。

第一阶段(住 ICU 期间):术后 24~72h 开始,血压、心率、呼吸平稳,在心电监护仪监测下,完成康复锻炼。

1. 呼吸功能锻炼　深呼吸、腹式呼吸、有效咳嗽 1 次/2~3 小时,3~5 遍/次,以促进肺复张。

2. 上肢功能锻炼　鼓励患者做上肢被动运动和主动运动,按照手指、腕关节、肘关节、肩关节的顺序,分别做屈、伸、内翻、外翻动作 10 遍,2 次/日,同时按压、推拿上肢肌肉 3~5 遍,2 次/日,注意保护桡动脉穿刺管,防止滑脱及阻塞。

3. 下肢功能锻炼　分别做屈、伸、内翻、外翻动作 10 遍,2 次/日;护士用力从患者足背沿下肢外侧推至髋关节,自足底沿下肢内侧推至大腿根部,各 3~5 遍,2 次/日。

第二阶段(术后 4~14 日)

1. 呼吸功能锻炼　深呼吸、腹式呼吸、有效咳嗽　1 次/1~2h,5~10 遍/次。

2. 上肢功能锻炼　在第一阶段基础上增加举、握、拉运动,如用手摸前额至枕后、模拟梳头、爬墙等,10~20 遍/次,2~3 次/日,并逐渐增加运动量。

3. 下肢功能锻炼　在第一阶段基础上,增加抬、蹬动作,如模拟踩自行车,20~30 遍/次,2~3 次/日。

4. 下床活动　一般在术后 7~9 日可下床活动,顺序为:平卧位、脚支持坐位、坐椅、床边站立、扶床活动、离床活动;循序渐进,逐渐增加运动量。监测患者运动前后心率、心律和呼吸的变化,若心率较运动前增加 10%,自觉呼吸急促、胸闷,要立即暂停康复锻炼。

第三阶段(术后 15 日至出院前)

在第二阶段基础上指导患者逐渐增加运动强度,以步行为主,逐步提高步行的速度和距离。

六、康复护理

(一)术前、术后康复护理

1. 术前康复护理　因胸部手术切口,术后以腹式呼吸为主。术前腹式呼吸训练一日 2 次,每次 10~20 节拍。腹式呼吸及有效咳嗽训练,排痰动作指导,先深呼吸 5~6 次,深吸气后张口浅咳,将痰咳至咽部后迅速咳出,使手术后早期能主动消除呼吸道分泌物。术前应用药物减轻肺循环负荷,帮助消除肺内感染、水肿及渗出,预防肺部并发症。

2. 术后 1~2 日　在麻醉苏醒循环情况平稳后,开始指导肢体的被动、主动活动,一日 3 次,每次 10~20min。深呼吸运动,吹瓶或吹球训练,加强呼吸动作,膨胀肺部,改善通气供氧,一日 3 次,每次 10~20min。同时拍背,固定挤压胸壁,以利咳嗽、咳痰。

3. 术后 2 日　根据病情下床活动:坐床边→坐椅子→沿床扶床步行,室外活动逐渐增加活动量。

4. 有肢体偏瘫患者护理　肢体要保持抗痉挛体位摆放,尽早进行肢体功能训练,按偏瘫康复程序进行康复训练,使偏瘫肢体恢复功能。

(二)术后疼痛的康复护理

由疼痛产生的痛苦感受往往会增加环境因素、心理压力的刺激,导致患者无法睡眠和疲乏;精神、面部表情欠佳,对术后恢复极为不利。康复训练可改善术后功能贮量,增加肌力,减轻疼痛,消除疲劳,尽快恢复自理能力及运动能力,缩短术后恢复期,明显提高早期生存质量。对此,护士应充分体谅疼痛给患者带来的痛苦,对疼痛进行评估,及时适量给予患者应用镇痛剂,指导患者咳嗽时用手轻按伤口,妥善固定各种引流管以及翻身的技巧,以减轻患者的疼痛。

(三)心理康复护理

焦虑/恐惧影响康复训练的信心。心脏瓣膜置换术后,患者活动后心悸气促等症状不能立即消失,有时反而加重,而且术后 24~72 小时容易出现各种心律失常、电解质紊乱、低心排血量综合征等并发症。这些都可引起患者对手术结果的怀疑。而漫长的恢复过程,沉重的经济负担及需终生服用抗凝药物问题,尤其是剧烈的疼痛更增加了患者焦虑、恐惧感。不良的情绪变化会影响患者对疼痛的感受,降低疼痛阈,加重疼痛,疼痛程度也会随焦虑情绪增加而增加,直接影响患者的休息和睡眠,而睡眠不足,又会加重患者的焦虑、恐惧,两者相辅相成,形成恶性循环,严重地影响了患者康复训练的信心。良好的社会支持系统、术前、术后充分的心理护理有助于患者建立良好的心理防御机制,使用放松技术和暗示疗法可缓解患者的焦虑/恐惧等消极情绪。

(四)术后并发症预防护理

1. 低心排综合征预防护理　低心排综合征是心脏瓣膜置换术的常见并发症,也是最重要的死亡原因之一。心肌收缩无力,血容量不足,外周阻力增大。术后严密观察患者的意识状态,皮肤色泽、温度,外周动脉搏动、心律、血压、尿量。患者如果出现烦躁不安,意识障碍逐渐加深,皮肤苍白,湿冷,脉搏细弱,尿量减少,血压降低,可考虑为并发低心排综合征。如血容量不足,可酌情加快输液速度,先输入全血、血浆、代血浆等胶体溶液,再补入晶体溶液。在补液过程中,要严密地监测中心静脉压(CVP)。术中常用多巴胺和硝普钠联用来增加心肌的收缩力,改善心功能,降低前后负荷,改善组织灌注。要严格掌握多巴胺和硝普钠的浓度,建立专用静脉通道,不可在其输入管道上推药,严格微泵控制滴速。硝普钠溶液要采取避光措施。溶液超过 6 小时未输完,需重新配置。

2. **心律失常预防护理**　心脏瓣膜置换术中容易损伤传导束或局部组织水肿,又由于血液被稀释和体外循环转机中部分红细胞被破坏,造成水电解质紊乱,易发生心律失常。术中要安置临时起搏器,设置起搏频率 90~110 次/分,术后要妥善固定起搏器于床旁,避免起搏导线脱出。术后严密心电监护,动态监测血钾、血钙是防止心律失常的重要手段之一。3~4 小时采血查电解质。低钾可引起心律失常、高钾可使心搏骤停于舒张期。备用利多卡因、毛花苷 C、阿托品、维拉帕米、心得安、异丙肾上腺素等抗心律失常药于床旁。床旁备除颤仪,如出现室颤时,要尽可能在发生室颤 4 分钟内完成除颤。

3. **亚急性细菌性心内膜炎预防护理**　亚急性细菌心内膜炎是心脏瓣膜置换术后的严重并发症。亚急性细菌性心内膜炎可在人工瓣膜上或心脏各切口处形成细菌血栓、赘生物,腐蚀瓣叶造成穿孔或堵塞机械瓣,使其失灵,致死人命。术后如果出现不明原因的高热或持续低热,听诊瓣膜出现杂音,都应考虑亚急性细菌性心内膜炎,应及早诊治。术前要彻底治疗口腔炎症,术后要加强口腔卫生,给予良好的口腔护理,在治疗护理中,要严格执行无菌技术操作,术前术后按医嘱给予广谱抗生素。

4. **抗凝治疗期间的护理**　血栓栓塞是瓣膜置换术后最常见的严重并发症,占所有瓣膜术后并发症的 75%。瓣膜替换术后患者需口服抗凝药物,生物瓣者需服用 3~6 个月,机械瓣者则需终生抗凝。抗凝治疗犹如双刃剑,用得恰到好处有助于预防血栓形成,减少血栓栓塞并发症,但若过度会造成出血,严重时可致命。为使抗凝药物不致过量或不足,需要定期抽血查凝血酶原时间(PT),要求为正常对照值的 1.5~2.0 倍,或 INR 为 1.85~2.85 根据化验结果调整用药剂量。药物剂量的调整及 PT 复查时间应在专科医生指导下进行。抗凝期间要严密观察并及时发现有无出血、栓塞或其他药物副作用。

(1)出血或渗血:抗凝治疗的主要并发症是出血,根据出血程度分为一般性出血和严重出血两种:一般性出血常见有皮肤瘀点、瘀斑、牙龈出血、鼻出血、眼结膜出血、血尿、黑便、月经过多,肢体深部出血表现为肢体局部肿胀、发青伴疼痛等;严重出血指脑出血、腹膜后出血,肠壁内出血可引起麻痹性肠梗阻,表现为腹胀、腹痛、便血及呕血,应立即抢救,否则可危及生命。

(2)栓塞:脑动脉栓塞可引起头痛、呕吐、偏瘫、昏迷、口角偏斜等症状。四肢动脉栓塞可出现活动障碍、局部疼痛、感觉异常、末梢循环差、动脉搏动消失等症状;及时发现,及时治疗护理。

(五)康复健康教育

通过系统的、有针对性的健康指导,使患者了解相关知识,增强患者自我保健的意识和能力,告知患者心脏瓣膜替换后,并不是治疗的结束,而是术后心脏功能维护及抗凝治疗的开始;康复健康教育可以提高患者的生活质量,减少并发症的发生。

1. 做好术前康复健康教育,指导腹式呼吸、有效咳嗽及心理康复。

2. 术后指导用漱口液漱口,清洁口腔每日 3~4 次,积极预防细菌性心内膜炎发生。鼓励努力咳嗽、排痰,协助拍背、深呼吸,预防感冒,预防感染。

3. 指导患者按医嘱服用地高辛、华法林等药物,并注意药物副作用。机械瓣膜置换术后要终生抗凝治疗,要定期复查 PT。根据 PT 报告调整药物剂量,注意出血情况。服用地高辛前测脉搏,心率<60 次/分,停服地高辛。

4. 饮食保证营养,以高蛋白饮食为主,如蛋、鱼、虾、牛奶、肉、蔬菜、水果等。切忌暴饮暴食,低盐、服利尿药时,补充含钾高食品、药物,定期检测电解质。

5. 术后因胸部切口,1~2d 内不能做胸部运动,只做肢体范围内活动。

6. 加强对患者及其家属的教育,提高患者用药的依从性,避免服错药、误服和漏服。按要求监测 INR,根据 INR 调整用药剂量。为患者提供有关用药和监测的手册,提供出血等不良反应的表现、初步处理意见和患者与负责医生的通讯联系。

7. 早期运动要在心电遥测下进行,可随时发现心肌缺血情况及调整运动量。

七、社区家庭康复指导

目前人工心脏瓣膜置换术已成为治疗心脏瓣膜病的主要手段。手术能使患者早期解除病痛,恢复生活能力及工作能力。置换人工心脏机械瓣膜的患者术后均需要接受抗凝、强心、利尿、扩血管等治疗,人工心脏瓣膜置换术后并不是治疗的结束,而是术后心脏功能维护以及抗凝治疗的开始,与抗凝治疗相关的出血、血栓形成,体循环血栓栓塞是瓣膜置换术后最常见的危及生命的并发症,而置换心脏机械瓣膜需要终生抗凝治疗,如患者自我管理能力不足,抗凝不足易出现栓塞,抗凝药物过度则会导致出血,危及患者生命,所以患者应有很强的自我管理能力才能配合治疗,促进疾病康复,提高生存质量。

(一)心理康复指导

由于心脏瓣膜置换术后患者在住院过程中,全部依赖护士指导锻炼,出院后无人指导而出现彷徨、紧张、害怕心理。故患者出院时给予心理指导,指导患者出院后要身心放松、生活乐观、心胸开朗,尽量消除自身疾病的、生理心理的、社会和环境等方面的压力,正确对待抗凝治疗,有利于病情的稳定和康复。

(二)康复运动指导

患者出院后离开了护士,觉得无所适从,存在着不知道是否还要坚持锻炼、活动量要多大等问题。故患者出院时给予康复锻炼指导,指导患者逐渐增加运动强度:出院 1 周内快速行走 50 米,2~3 次/日;出院 1~2 周,快速行走 100 米,2~3 次/日,若自觉呼吸急促、胸闷,要立即暂停康复锻炼,稍作休息。以后逐步提高行走的速度和距离。同时,做全身放松运动,如做保健操、散步、听音乐等。

(三)用药指导

换瓣术后血流动力学虽有改善,但出院后一段时间内需继续服用强心利尿药,并要长期抗凝治疗。所以患者出院时,应做好出院后用药指导:

1. 口服强心药地高辛前需数脉搏,如少于 60 次/分要停止用药;用药过程中如有恶心、黄绿视现象,也应停止用药,并告诉患者停药后上述症状会消失。

2. 服用利尿药时要注意观察尿量的变化。若尿量较多,颜色浅 并出现软弱无力、恶心、呕吐、腹胀、反应迟钝、嗜睡等症状时,提示血钾低,要注意口服补钾,防止低血钾增加心肌应激性,诱发心律失常。

3. 服用抗凝药华法林时要定时定量,每天坚持服用,不能擅自增加或减少华法林的剂量。并指导患者避免使用影响抗凝的药物,如酒精、潘生丁、吲哚美辛、西咪替丁、奎尼丁,维生素 K、安眠药及口服避孕药。若出现黑便、血尿、咯血、齿龈出血、头晕、晕厥、偏瘫或突发性胸闷等抗凝过量引起的出血或抗凝不足引起血栓形成时,应立即返院就治。

（四）生活指导

心脏瓣膜置换术后患者良好的自我保健是保证手术效果、延长术后生存期和提高生活质量的重要环节。饮食注意多样性、少量多餐,进食清淡易消化的食物,补充适量纤维素,保证蛋白质、维生素摄入。避免富含维生素 K 的食物,如菠菜、白菜、菜花、番茄、猪肝等,以免降低抗凝作用。同时要保证充足的睡眠,防止过度劳累。

（五）复查指导

制订复查卡,写上复查时间、就诊医生、联系人及电话号码。

1. 华法林抗凝治疗时 PT 值早期波动较大,出院后定期返回医院检查 PT:开始每周 1 次,1个月后每 2 周 1 次,2 个月后每月 1 次,逐渐延长检查时间。6 个月后病情稳定者延长至 3 个月 1 次;1 年后 3~6 个月 1 次;正确记录 PT 的测定值。但如有以下特殊情况,应及时复查:

（1）有出血倾向,如牙龈出血、鼻出血、血尿、黑便、皮下瘀斑、月经过多等。

（2）突然晕厥,发生一侧肢体瘫痪或肢体疼痛、发凉、苍白现象。

（3）因遗忘导致不规则服药时,如漏服或多服。

2. 出院后每半年、1 年、2 年返回医院检查心功能和生活质量。同时检查康复运动内容,强化训练指导。

3. 加强医护人员的责任心和服务水平,登记和定期随访每一位抗凝治疗的患者,及时发现并发症及时处理。这是提高心脏机械瓣膜置换术后患者生活质量的重要措施。

第五节　心脏移植术后的康复护理

一、概述

心脏移植是医学界公认的难度最高、风险最大的器官移植手术之一。心脏疾患如扩张性心肌病、广泛的冠心病或风湿性心脏病、先天性心脏病长期、多方治疗无效,心肌已严重纤维化,心腔极度扩张,心肌储备耗尽,功能丧失,可施行心脏移植术。心脏移植分同位移植和异位移植两种。

同位移植——手术切去受体患者的心脏,将供体心脏吻合到受体大血管和心房。此类移植占心脏移植的绝大多数。

异位移植——供体心脏植入受体胸腔,而不切除受体患者的心脏。适用于受体伴有肺动脉高压或受体心脏异常大,不能和供体心脏相匹配者。此类移植较少,占心脏移植 1% 左右。

世界上第一例心脏移植手术于 1967 年在南非施行,作为终末期心力衰竭最有效的治疗手段,在世界范围内广泛开展,目前全球累计完成心脏移植手术超过 7 万余例。20 世纪 80年代,免疫抑制药物的应用是器官移植领域的一个重大突破。移植术后服用免疫抑制药物,在抑制患者自身免疫状态的条件下,可获得相对满意的中短期生存。但即使终身应用免疫抑制药物,也无法避免慢性排斥反应的发生,而且免疫抑制药物导致的感染及恶性肿瘤等并发症使心脏移植患者难以实现长期生存,术后 10 年生存率仅为 50% 左右。此外,免疫抑制药物需终身服用,用于免疫抑制药物的费用高昂,我国心脏移植每位患者用于免疫抑制药物的花费约为每年 3 万元,给患者家庭及社会医疗造成了巨大的负担。

二、心脏移植新进展

1. 多年来,免疫耐受诱导一直是器官移植领域的一朵奇葩,吸引国内外无数医学专家学者呕心沥血,潜心研究,试图摘取或是靠近这朵诱人的奇葩,以解决困扰移植学界多年的瓶颈问题。2010 年 12 月 28 日,首都医科大学附属北京安贞医院宣布国际首例心脏移植后同供者骨髓移植获得初步成功,无数抽象的专业术语和数据告诉了我们一个简单但令人振奋的信息——众多心脏移植患者终于可以在"换心"后减少甚至停止服用抗排斥药物,"绿色生存"终现曙光。标志着我国大器官移植实现了突破性进展。

2. 心脏移植手术不仅手术难度大、风险高,而且需要心外科、心内科、麻醉、体外循环、重症监护、药学、影像及后勤等相关学科和部门的密切配合,是检验一所医院整体医疗技术水平、科研实力、综合管理的标尺。目前国内心脏移植手术超过每年 25 例的医院不超过 3 家。我国第一例心脏移植手术于 1978 年施行,在攻克了心脏移植领域一个个难关后,面对困扰心脏移植领域的瓶颈问题——慢性排斥反应及免疫抑制药物的副作用。孟旭教授逐步建立了心脏移植临床及科研研究团队,并潜心领导团队进行了不懈的探索。在一次次失败的实验中总结教训,在一次次有成功迹象的实验中获得经验,在埋头辛勤钻研多年之后,在进行了大量的动物实验和充分的前期临床试验基础之上,孟旭心脏移植团队在国际上率先提出了适宜应用于临床心脏移植的免疫耐受方案:应用"灌流法"采集供者髂前上棘骨髓干细胞;应用骨髓内移植方法将供者骨髓干细胞移植于受者髂后上棘;应用改良低毒性预处理方案行骨髓移植前预处理;建立心脏移植与骨髓腔内骨髓移植分期移植方案。被认为是我国器官移植工作的重大突破。

3. 人体器官移植是将供体移植物经外科手术移植到受体(宿主),但受体的免疫系统认为移植的心脏或其他器官为"异物",免疫系统激活,移植器官将会排斥失去功能。如果对受体进行特殊处理,使受体的免疫系统在器官移植后,认可移植的器官为"自身",不产生免疫排斥的攻击,即可使器官移植物在受体内"和平共处"。这种宿主不仅对器官供体产生特异性的"认可",同时又不失其对自身肿瘤和外来细菌及病毒等免疫防护能力的状态即是免疫耐受。

免疫耐受的理念是多年基础与临床移植学研究成果中的重大突破,其临床应用的实现将引领器官移植医学步入一个新的台阶。患者不仅可以减少甚至停止服用免疫抑制剂,避免免疫抑制剂长期服用的严重副作用,并且大大减少社会的医疗资源消耗和患者的经济负担,更重要的是有望减轻甚至消除由于免疫排斥反应导致的移植物慢性失功,从而实现患者的远期"绿色生存"。

三、临床表现

(一)术前表现

需心脏移植患者,由于心脏功能的丧失,在获得供给移植的心脏之前,必须忍受疾病的继续折磨,并有随时死亡的危险。

(二)术后排斥反应表现

心脏移植术后,异体器官植入体内,会引起排斥反应,表现为急性、超急性、亚急性或慢性排斥反应。心脏移植后,体内对抗外来侵犯能力降低,一些不致病菌株也会引起感染,常见的感染有肺部感染及败血症。心脏移植手术不比一般的心脏手术,临床表现较多、较重。心脏移植后供体的心脏神经全部断离,植入后心脏受体液调节,但受体和供体的窦房结都有完整的功能,所以在心电图上表现有两个不同的 P 波,如异位移植心电图上有两个不同的 QRS 波群。

(三)心脏移植术早期并发症

1. 围术期并发症

(1)欲做心脏移植的患者约有 10%~20% 死于等待供心期中。在我国死于等待心脏移植的更多,这些终末期心衰常需加强治疗以过渡到心脏移植,当病情恶化时必须迅速使用心室辅助装置。

(2)心脏移植后中期常因肺动脉压升高,导致严重和顽固的右心衰竭,是造成围术期死亡的主要原因。处理方法:①选用缺血时间相对较短的供心;②选用体重大于受者的供者供心;③认真纠正 pH、PO_2、PCO_2,防止肺血管的痉挛;④静脉给予多巴酚丁胺、异丙肾上腺素或前列腺素 E,以迅速控制肺动脉压。对于上述无效者可选用主动脉球囊反搏或机械循环支持泵。

(3)肾功能不全:同种心脏移植患者常伴有肾功能不全,加上体外循环和移植本身亦会导致肾功能的损害,免疫抑制药物环孢素的主要不良反应是肾毒性。术后早期要严密观察尿量及肾功能的变化,如尿量少者给予利尿,对出现急性肾衰药物治疗无效时,可使用腹透或血透。

2. 排斥反应　在非特异性免疫抑制的条件下,所有同种移植受者均处于过度免疫抑制和免疫抑制不足的威胁之下。免疫抑制不足可导致移植物的排斥或者甚至消失,过度免疫抑制虽然可保留有功能的移植物,却有导致机体免疫力低下、产生各种感染的可能。所有同种脏器移植均有移植后早期排斥最为活跃,但以后逐渐削弱的倾向。同种心脏移植排斥反应分为超急、急性和慢性 3 种类型:超急性排斥反应是在术后几小时到几天发生,在早期往往没有临床症状和体征。晚期临床征象出现时,排斥可能已不可逆转。早期查出心脏排斥,指导临床做出生死攸关的免疫抑制的决定。心内膜活检,可判断排斥的级别,并指导临床治疗。这对于我们预防严重排斥方面有一定的帮助。

3. 感染　由于手术后应用大量的免疫抑制剂,造成了患者免疫功能低下,因而比较容易发生感染。感染源可以是细菌、真菌、病毒和原虫;感染可累及任何器官,尤以肺部感染和泌尿系统感染常见。感染比排斥原因死亡的比例更多,术后早期更应注重预防感染,减少排斥药物剂量及术后早期应用的时间。严格监测早期感染,采取积极的措施及时诊断和治疗各种感染关系到患者的生死存亡,术后 X 线胸片检查、血和尿检查。

(四)心脏移植术后晚期并发症

1. 移植心脏血管病变(cardiac allograft vasculopathy,CAV)　已成为影响受体长期存活的主要障碍,冠脉造影显示,移植后 1、5、8 年 CAV 发生率为 8%、32%、43%。如何防治 CAV 的发生已成为心脏移植领域亟待解决的问题。移植心脏冠状血管的病变(CAV)是移植后中远期发病和死亡的主要原因,发病机制尚不清楚,CAV 导致心脏冠状动脉弥漫性狭窄和闭塞,供心已去神经,缺乏心绞痛症状,可引起心律失常或慢性心衰,甚至可引起猝死。监测慢性排斥反应以了解移植冠状动脉病变非常重要;心内膜活检和心肌灌注断层显像都是监测慢性排斥反应的主要方法。

2. 恶性肿瘤 长期免疫治疗均有发生恶性肿瘤的风险,最常见的是淋巴增生性疾病和皮肤癌。恶性肿瘤占心脏移植后死亡的11%。强调早期诊断和切除可获得最好的效果。

四、术后康复意义与目标

心脏移植是目前治疗心脏衰竭终末期的最佳治疗方案,但是手术后出现的并发症各式各样,各个系统都可能发生,而且并非独立存在,如果不及时预防和处理,可能会造成恶性循环。因此,采取高质量的防御措施、康复治疗和护理干预是预防和减少并发症的关键,也是提高移植术疗效及改善患者生活质量的重要保证。

1. 心脏移植患者是心脏疾患中较严重的,手术前患者已重危,有恐惧心理,情绪复杂,手术后虽心功能均能较大改善,但会考虑到别人的器官植于自己体内和对预后的不测担心,还会担心害怕活动后发生意外。同时心脏移植患者因为心脏本身长期卧床的影响,运动储量下降。康复运动对心脏移植术后恢复有较大帮助,能提高心脏移植术的效果。心脏移植术后通过康复运动,最大耗氧量可增加17%~50%,最大通气量增加,无氧阈增加,等量亚极量运动耗氧量下降,亚极量运动的通气量下降,二氧化碳通气量减少。

2. 术后通过康复运动,能改善血流动力学,可降低休息、运动时心率,增加最大心率,降低休息、运动时血压,增加血容量。

3. 在极量运动中可增加最大功率,在相同负荷亚极量运动时,自感劳累强度下降,运动锻炼后可承受更大的运动强度。

4. 心脏移植后康复训练能改善血脂,延缓冠状动脉再硬化,减肥。同时能改善患者心理、社会功能。提高患者生活质量,重新融入社会。

五、康复治疗

(一)康复治疗措施

1. 康复健康教育 康复教育使患者了解原发疾病的病因、发生、发展、危险因素,心脏移植的意义,注意事项、手术概况,使患者接受手术,坚持术后康复训练,随访,延长生命,提高生活质量。

2. 心理康复 患者的心理康复贯穿心脏移植术全过程,通过心理治疗各种手段,使患者始终保持良好的心态。

3. 运动疗法 指导适合心脏移植术后的康复程序。建立相应的康复治疗组,由护士、治疗师和医生共同组成。

4. 对症治疗、排斥处理。

(二)心理康复

心脏移植犹如获取第二次生命,但这也是一个长时间较复杂的过程,患者经历:①心脏移植的提出;②各种评价阶段;③等待供体心脏;④术前时期;⑤术后恢复期、康复期;⑥出院及出院后继续康复及调整。每个阶段、不同时期均会产生不同的心理问题。心脏移植术不比一般的手术,患者对于供体心脏、手术效果、术后前途、生活、工作、家庭、婚姻等必然对心理产生不同的影响,产生忧虑、忐忑不安的情绪,术后的排斥反应,体形改变(激素应用)、感染、加速动脉硬化等病症给患者带来较大心理压力、影响。心脏移植患者的心理康复贯穿心脏移植术全过程,通过心理康复治疗各种手段,使患者始终保持良好的心态。

（三）运动康复

心脏移植前的运动 患者列入心脏移植对象后等待供体的时间达 6~12 个月,甚至更长,患者心功能通常只有Ⅳ级。心脏功能较差,有明显的临床症状,为预防心肺功能进一步恶化,维持全身其他系统比较正常的功能,可以指导患者进行力所能及的运动。主要是床上各关节运动,坐位训练,呼吸训练,病情允许时进行步行运动,步行时间视病情 1~5min,步行距离 10~50m。

1. 手术恢复期的运动

（1）术后 3~7 天:四肢关节主、被动活动,5 分钟/次,2 次/日,深呼吸,床上梳洗。

（2）术后 8~14 天:床上坐位进食、梳洗。床边坐位 10~30min,2 次/日;床边站位 5~10min,2 次/日;床边室内步行 10~20m,2 次/日。

（3）术后 3 周:步行训练从 100m 开始,逐渐增加步行时间,步行距离增至 500m。术后 4 周,除了步行运动,练习上下楼梯,先上一层楼梯,每 2 日增加一层楼梯,每天上下午各运动 1 次。

2. 第二期 术后 2~3 个月。

（1）运动形式:医疗步行、功率自行车,增加肌力的抗阻运动,伸展运动。

（2）运动强度:以最大耗氧量（VO_2max）取 60%~70% 为运动强度,同时以患者自觉劳累程度（RPE）来决定运动强度更合适。

（3）运动持续时间和频率:持续时间 30~60min,频率 3~5 日/周。

3. 维持期 术后 3 个月后,运动储量达到 10METs 进入维持期

（1）运动强度:VO_2max 的 50%~75%,RPE12~15。

（2）运动形式:慢跑,运动持续时间 30~60min,每周 3~5 次。

六、康复护理

心脏移植术后对循环呼吸系统监测,排斥反应观察,感染的预防及患者的心理疏导,康复运动的指导、监测是心脏移植患者生存率关键,也是康复护理的重心。

（一）急性排斥反应康复护理

1. 血流动力学监测护理

（1）预防低心排血量:注意观察并发现患者表情淡漠、轻度发绀、四肢湿冷、心律失常、动脉压低,中心静脉压和左房压高,少尿,低氧血症等是低心排量征兆,氧气吸入护理。

（2）监测每小时尿量和胸腔引流量:尿量保持在≥30ml/h,每 4h 统计 1 次出入量,参考上述各参数决定用药。

（3）生命体征监测:是判断循环血容量及心功能的依据,在术后前 12h 内每 30min 观察记录 1 次生命体征,心率维持在 90~110 次/分,血压维持在 90~120 /60~80mmHg,左心房压力<1.33kPa,肺动脉楔压<2.66kPa,CVP 维持在 6~12cmH_2O,术后 2h 胸腔引流量小于 200ml/h,30min 挤压引流管 1 次,以利引流。

2. 化验指标观察 Hb>110g/L,Hct 25%~35%;血清钾浓度维持在 4~5mmol/L 发现异常及时报告;监测血糖,维持在<12mmol/L 的水平。

3. 心功能维护护理 由于心脏移植时间较长,术后心功能的恢复维持需要正性肌力药物支持辅助。常用多巴胺或多巴酚丁胺增加心肌收缩力,血管扩张药硝普钠或硝酸甘油连

续泵入减轻心脏前后负荷。护理上注意给药应严格、准确、及时,确保药液无间断地进入体内,注意硝普钠毒性反应症状,呕吐、出汗、头痛、心悸都是过度降压所引起。护士应熟悉药物的药理作用和常用剂量,保持用药通路通畅,减少心功能不全及心律失常的发生。

4. **呼吸功能支持的护理**　预防低氧血症,监测呼吸频率 18~20 次/分,每小时血气分析 1 次,对呼吸机辅助呼吸的患者,采用无菌吸痰技术和流程,生命体征平稳每 2h 翻身、体疗拍背,推压胸廓 1 次后再吸痰,吸痰前后进行肺部听诊,评估呼吸音,确认肺部扩张情况。并进行呼吸道湿化确保痰液充分稀释,以利排痰。做好胸肺物理治疗,指导深呼吸和有效咳嗽,维持 $SpO_2>95\%$。

（二）康复运动中的康复护理

患者在移植前由于心衰限制其活动,甚至卧床不起数周或数月,肌肉已有不同程度的萎缩,为了使肌萎缩尽可能减轻且达到恢复,可给患者制订详细的术后康复计划,拔除气管插管后指导患者做深呼吸、有效咳嗽等胸肺物理治疗。康复运动从坐在床边开始,逐渐下床,坐椅子,床边站立,行走,活动以患者不感觉劳累为准。

1. 心脏移植患者早期运动有一定危险性,需病情相对稳定再进行运动,运动中必须心电监护监测,严格执行运动处方制定的运动强度、运动量、持续时间,预防意外发生。

2. 在康复运动时,移植后的心脏,供体心脏神经全部断离,发生缺血不会发生心绞痛,只表现在 ECG 中 ST 段下降,呼吸短浅,患者易疲劳,须加强监护,及时发现对症处理。同时移植的心脏对运动心率反应缓慢,不能用通常的运动强度心率指标,应以 $\%VO_2max$ 或 RPE 表示运动强度。

3. 心脏移植术后康复运动进展速度慢于 PTCA 术后,医疗步行、踏车的速度也少于 PTCA 术后,同时心脏移植术后康复要在康复医师运动处方指导下进行。

4. 维持期要教育患者建立良好的生活方式,合理饮食,按时服药,定期评价心功能,根据心功能状况指导个体的康复运动。

5. 密切观察康复运动反应,患者出现排斥反应或严重感染,要暂停运动训练。

（三）心理康复护理

患者由于遭受换心手术的巨大打击,术后又住隔离病房,易产生自卑、孤独、恐惧情绪。护理人员应与患者多沟通,了解其需求,向其解释术后坚持服用免疫抑制剂的重要性,告知注意个人卫生,并向其介绍感染和排斥反应的常见症状和体征,使其具备一定的自查能力,并以平稳心态度过隔离期。心脏移植手术后患者本身有盲目乐观、异物感,意识到自己的生存机会建立在别人的死亡之上,有焦虑、抑郁情绪,同时由于肾功能衰竭后毒物的堆积,患者会出现烦躁,护士应陪护在身边与其沟通,了解其心理活动,做好解释工作,并尽量满足需求,如按摩四肢、调节卧位。同时做好家属的工作,给予患者支持,鼓励患者正确对待疾病。心脏移植后需终身服药,反复检查,药物副作用等使患者承受很大的心理压力,心理咨询及疏导贯穿始终。长期存活更需要全社会的支持和关爱、家庭的温暖和理解。

（四）早期并发症的观察与护理

心脏移植已成为治疗终末期心脏病的首选方法,移植后心功能大大改善,生活质量明显提高。虽然此项手术已趋于成熟 但是移植患者都面临着两个首要的问题:排斥和感染。心脏移植术后由于大量应用免疫抑制剂,患者抵抗力明显降低,感染的机会大大增加,做好预防感染的工作非常重要。术后早期并发症最常见的是排斥反应、感染和出血。

1. 排斥反应 有超急性排斥反应和急性排斥反应。超急性排斥反应多发生在供心恢复血流后,表现为心脏不能恢复跳动;急性排斥反应多发生在术后 1~20 周,可出现乏力、食欲不振、低热、活动后胸闷或呼吸困难,X 线片示心影扩大,心包积液等,可通过超声心动图、心电图或心肌活检确诊,应密切观察,按医嘱对症处理。

2. 感染 以肺部最为多见,与免疫抑制剂应用有关,多伴有发热、咳嗽、胸闷、反复胸腔积液等,应用抗感染、支持、胸部物理治疗等疗法缓解症状。预防感染严格执行无菌操作规程,皮肤皱褶处涂以克霉唑软膏,防止真菌感染。每日 2 次用 1:5000 呋喃西林或 5% 苏打水做口腔护理,并观察有无口腔感染迹象。

3. 出血 多由于术前抗凝剂的应用、术中止血不彻底等所致。护理上密切观察胸腔引流,纵隔和心包引流,经常挤捏引流管,注意 CVP、AP、HR 及尿量的变化,预防心脏压塞的发生。当胸引流量每小时 ≥200ml 持续 3h 时,及时报告医生并及时处理。

4. 心律失常预防护理 由于心脏移植术后供心失去神经支配,神经调节及体液调节效果不良,术后常有发生心律失常重要特点。而心脏移植术后大多应用正性肌力药物,以增加心输出量,改善微循环,应用血管活性药时,输液泵控制补液速度。严重心律失常应用主动脉内球囊反搏(IABP)。泼尼松可产生负氮平衡,引起肌肉萎缩,水电解质紊乱;cyclosporine 可升高血压等,要重视药物副作用,及时监测血压。

七、社区家庭康复指导

随着心脏外科手术技术及术后康复治疗、护理质量的提高,移植术后患者存活时间也有所延长。国际心肺移植协会指出目前心脏移植术后长期存活率约为 50%。

(一)长期随访观察

患者出院时掌握后续药物治疗的知识及定期复查的重要性。出院后有专职医生负责长期随访监测并进行观察记录和指导用药。2~4 个月复查血药浓度,6~12 个月复查血尿常规、肝肾功能、心电图、胸片、超声等,近期心肌灌注断层显像(ECT)。

(二)定期随

合理指导治疗,及时发现处理并发症是患者得以长期存活的保障。急性排斥反应发生于移植术后的不同阶段,要指导患者学会自我管理,密切监测,及时发现急性排斥反应,一旦出现急性排斥反应及时就诊,调整免疫抑制剂。为避免因免疫抑制剂不足而引发排斥反应,在 3 年后仍应维持血药浓度在 100~150ng/ml 为宜。

(三)预防感染及加强监护

通过多种方法和途径加强心脏移植患者术后预防感染相关知识的讲座与教育,提高患者的知识水平,如发放讲座材料、邮寄相关知识手册、借用网络平台进行康复教育、指导。

(四)患者的日常行为指导教育

在患者住院期间及来院复查时,针对不同的知识需求、不同的文化水平来满足患者,耐心、反复讲解,使患者逐步掌握。对行为得分较低的方面可以重点强调,加深患者的记忆。采用不同的教育方式,包括个别教育、随机教育、集中教育(利用心友会等形式组织患者交流学习)制定详细和规范的日常行为模板,使出院患者按照原则进行,使行为更上一个台阶;加强术后患者的日常随访工作,询问患者日常行为的执行情况,纠正日常生活中的不良行为。

(郑彩娥)

第十九章　外伤及手术后康复护理

近年来,随着人们对手术期患者的病理生理认识的深入,一些新的治疗措施被外科领域所采用,这些措施包括尽量减少手术损伤、应用区域麻醉阻滞、控制术后疼痛、术后早期下床活动及尽早给予口服饮食等等。这些措施在择期手术中的联合应用,可减轻手术后应激反应及器官功能损害,加速手术后患者的康复,被称为"加速康复外科(fast track surgery,FTS)",也有学者称之为术后促进康复程序或快速康复外科,它是采用循证医学证据的围手术期处理的一系列优化措施,以减少或降低手术患者的生理及心理创伤应激,使患者获得快速康复。

FTS 的实质主要是尽力降低手术治疗对患者引起的应激反应,加速患者的康复。采取的措施可概括为三方面:一是术前患者体质和精神两方面的准备;二是减少治疗措施带来的应激反应;三是阻断传入神经对应激信号的传导。FTS 最初起源于心脏外科手术,现在 FTS已经扩展到各类手术,如心脏外科、血管外科、关节置换、整形外科、腹腔镜胆囊切除手术、结直肠手术等等。各类手术、各个中心都有各自拟订的系列措施。

加速康复外科理念的核心是减少手术期的创伤和应激,减少并发症,保护器官功能,促进患者的快速恢复。包括术前、术中、术后的一些优化措施。临床引入了加速康复外科理念,与康复医学理念是密切相关的,最终得益于外科术后患者的早日康复。康复医学在 FTS中的作用是不言而喻的,但在参与加速康复治疗中要注意以下几个问题:①加强与临床科室的协作,强调以人为本。临床科室与康复医学科所采取的方法侧重点有所不同,但目标是患者快速康复,因此,需要加强与临床科室的协作,针对患者的不同体质采用合理的恢复手段;②强化康复医学特有的措施,加速患者的康复。康复医学治疗方法不同于临床科室,应该有所侧重;③根据不同的治疗时期确定康复医学的治疗地位。在手术后的早期主要是维护生命体征、促进组织愈合与恢复正常的解剖,此时应该以临床治疗为主,而患者生命体征恢复后,康复医学应不失时机地参与器官、组织的功能恢复,到了后期,康复的重点是提高生活质量,参与社会活动。

近年来随着康复医学的发展,会参与更多的临床实践,康复医学在 FTS 的作用也愈来愈重要,但参与方式与程度仍需要在临床中实践中不断完善。

第一节　颅脑外伤的康复护理

一、概述

颅脑损伤(traumatic brain injury,TBI)是指头颅部、特别是脑受到外来暴力打击所造成的脑部损伤,可导致意识障碍、记忆缺失及神经功能障碍。由于颅脑损伤具有损伤部位的多发性、损伤的复杂性等特点,其康复不仅涉及肢体运动功能的康复,同时更多的涉及对记忆力、注意力、思维等高级中枢功能的康复,因此,更需要家庭成员了解和参与到患者的康复训练和护理中,使患者的功能得到最大限度的恢复。

和康复医疗的其他方面相比,脑外伤康复的发展相对滞后。在美国,脑外伤康复20世纪70年代进入有组织的阶段,其标志是脑外伤治疗与康复示范中心体系的建立。我国迄今为止尚未建立脑外伤的康复医疗体系,没有脑外伤康复专科医院,综合医院没有脑外伤康复的亚专科设置,跨学科合作团队和学科内团队工作模式尚未有效建立,因此脑外伤康复是康复医疗服务体系的一块短板。治疗体系还必须考虑特殊教育的要求、生活自理能力、职业训练和支持,以及家庭成员的支持等问题。脑外伤患者,特别是重型患者的自然病程可能相当长,甚至影响终身。脑外伤的康复期比其他获得性损伤和神经系统疾病的康复时间更长。因此,外伤治疗体系必须认识到康复治疗的长期性。要正确认识脑外伤的自然病程,在不同阶段采用个体化的康复治疗和服务措施,避免不必要和无效的治疗手段。

(一)流行病学

美国每年新增脑外伤患者5万人死亡,23万人住院治疗,8万人遗留长期残疾,存活的脑外伤残疾者总数达到530万人(2%总人口)。根据世界卫生组织的保守估计,1990年全球新增的脑外伤患者总数可能在950万以上。我国脑外伤发病率已超过100/10万人口,仅次于西方发达国家,重型脑外伤的病死率和致残率居高不下,总病死率高达30%~50%。大部分生存下来的颅脑外伤患者,常常遗留不同程度的神经功能障碍,如意识、运动、语言、认知等,给患者及其家庭带来痛苦和沉重的负担。因此,对颅脑损伤患者给予积极的康复训练和护理是十分必要的。

(二)病因

颅脑损伤是创伤中发病率仅次于四肢的常见损伤,其死亡率和致残率均居各类创伤首位。随着社会现代化进程的加速,城市人口更为密集,机动车辆急剧增加,导致交通事故发生频繁;施工规模扩大,房屋建筑向高层发展,使工伤事故增加;体育运动日趋普及,且竞技对抗程度剧烈,运动创伤也有所增多;此外,自然灾害等意外事故也频频发生,因而包括颅脑损伤在内的各种创伤发生率大幅度增加。为此,交通事故、工伤事故、高处坠落、失足跌倒、各种钝器对头部的打击是产生颅脑损伤的常见原因。

(三)临床分类

颅脑损伤可以分为闭合性伤和开放性伤两类。闭合性损伤时,头皮、颅骨和硬脑膜三者中至少有一项保持完整,脑组织与外界不沟通。如果头皮、颅骨和硬脑膜三者均有破损,颅腔与外界沟通,即为开放性损伤。脑组织不仅可因暴力的直接作用产生原发性损伤,如脑震荡、脑挫裂伤、原发性脑干损伤和弥漫性轴索损伤,还可在原发性损伤的基础上产生脑水肿、颅内血肿、脑移位和脑疝等继发性脑损伤,其症状和体征是在伤后逐步出现或加重,严重程度并不一定与原发性损伤的严重程度一致。脑损伤后所致的残疾种类繁多,如意识障碍、智能障碍、精神心理异常、运动障碍、感觉障碍、语言障碍,以及视觉、听力和嗅觉障碍等等。轻型颅脑外伤常可出现头痛、头昏、焦虑、注意力难以集中、抑郁等脑外伤后综合征(post-traumatic syndrome)。

严重的颅脑外伤恢复后常遗留有偏瘫、失语、记忆缺失、感知及认知功能等合并症和后遗症。部分特重型颅脑外伤呈持续性植物状态(或称迁延性昏迷),甚至死亡。根据病情的五个维度分期

二、临床表现

颅脑损伤患者可因损伤部位和伤情轻重不同而出现多种多样程度不同的神经功能障碍和精神异常,轻者如头痛、眩晕、失眠、烦躁、记忆力减退,重者如意识障碍、智能障碍、感觉障碍、言语障碍和精神心理异常。有些患者甚至长期昏迷不醒,或呈植物状态生存。颅脑损伤能引起的神经功能障碍和精神异常,有些可以逆转而暂时存在,通过适当治疗能获得不同程度的改善,甚至完全恢复;但有些则属不能逆转而长期存在,从而成为长久性障碍。有些患者由于伤后处理不当,如昏迷和瘫痪患者因未能重视合理体位肢位的维持和尽早进行活动,可导致关节肌肉萎缩挛缩和畸形而出现二次性损害。

颅脑损伤的临床症状表现是由受伤的轻重程度决定的,轻微颅脑损伤可仅有头皮血肿,严重的脑外伤的症状可出现以下表现。

(一)重度颅脑损伤的临床表现

1. 急性期 损伤发生至 1 个月,中枢神经系统损伤后 72 小时就开始出现可塑性变化。头痛、恶心、呕吐,头痛呈持续性胀痛,呕吐一般为喷射性呕吐。

(1)意识障碍,遗忘症,易疲劳与精神萎靡或行为冲动亦可出现谵妄状态。

(2)生命体征改变,如血压、心率、呼吸、瞳孔大小等。自主神经功能失调,表现为心悸、血压波动、多汗、月经失调、性功能障碍等。

(3)其他表现,如头晕目眩、耳鸣、记忆力减退、注意力难以集中、智能减退、失眠等。

颅脑损伤恢复的早期阶段,患者可能表现出行为上的紊乱和心理社会能力方面的功能低下。包括:情绪不稳,攻击性行为,冲动和焦虑不安,定向力障碍,挫败感,否认和抑郁等。

2. 恢复期 1~3 个月,为中枢神经系统自然恢复期,可塑性尤为明显。

(1)急性期常见症状有所减轻,生命体征趋向稳定。同时既有局灶性症状,如偏瘫、失语等,又有全面性脑功能障碍,如昏迷、认知障碍等。

(2)恢复期和慢性期的精神障碍则多伴有器质性损害的病理基础,如脑瘢痕、囊肿、脑膜粘连、弥漫性神经元退变等等,表现为各种妄想、幻觉、人格改变和性格改变(如情绪不稳定、固执、易激惹、易冲动或淡漠、对周围事物缺乏兴趣等等),亦可出现记忆衰退、语言含糊、语调缓慢、寡言或计算和判断能力减退等情况。

3. 后遗症期 3 个月以后。

(1)脑外伤后综合征,仍然存在或者出现的一系列神经精神症状,患者表现为头昏、头痛、疲乏、睡眠障碍、记忆力下降、精力及工作能力的下降、心慌、多汗、性功能下降等。神经系统检查没有阳性的体征。

(2)复杂多样的功能障碍,如运动障碍、言语障碍、感觉障碍、心理社会行为障碍等。

(3)长期制动导致的废用综合征,可涉及身体各大系统。

4. 可分为轻度、中度及重度,见表 19-1,急性重度颅脑损伤应尽早诊断尽早干预。

表 19-1　颅脑损伤病情分度

分度标准	轻度	中度	重度
脑 CT	正常	正常/异常	异常
意识丧失(LOC)	0~30 分钟	>30 分钟且< 24 小时	> 24 小时
意识/精神状态转换(AOC)	一瞬间到 24 小时内	> 24 小时,严重程度根据其他标准确定	
创伤后失忆症(PTA)	0~1 天	> 1 天且< 7 天	> 7 天
格拉斯哥昏迷评分 (最好 24 小时内评分)	13~15 分	9~12 分	< 9 分

(1)轻度损伤者伤后昏迷在半小时以内,仅有短暂脑功能障碍而无器质性改变。

(2)中度损伤者有脑器质性损伤,昏迷在 12 小时以内,可有偏瘫、失语等症状。

(3)重度损伤者昏迷在 12 小时以上,神经系统阳性体征明显。

(4)特重型损伤者可出现生命危险甚至死亡。

5. 并发症造成的继发性运动功能障碍　传统观念认为重型颅脑损伤患者必须静卧或镇静制动,昏迷患者更是长期卧床不起。由于缺少活动,加之关节长期处于非功能位置,久而久之可发生关节活动度受限、关节强直、挛缩变形和肌肉软弱无力,从而产生包括运动功能障碍在内的一系列二次性损害,妨碍功能恢复,导致残疾或使残疾加重。如果能对这些问题的危害性有充分认识,并及早进行康复干预(如维持合理体位、肢位,按时转换体位,尽早开始功能训练),因此种原因引起的不良后果即有可能得以避免。

(二)癫痫

癫痫是颅脑损伤后常见的并发症。各种类型的颅脑损伤皆可导致癫痫发作,但开放性颅脑损伤后癫痫发生率明显高于闭合性颅脑损伤。闭合性颅脑损伤患者中约有 1%~5%发生癫痫;而开放型颅脑损伤患者的癫痫发生率可高达 20%~50%。

三、主要功能障碍

颅脑损伤时大脑皮质常常受累,因而是导致认知功能障碍的重要原因,可出现意识改变、记忆力障碍、听力理解异常、失用症、失认症、忽略症、体像障碍、皮质盲、智能障碍等情况。昏迷是颅脑损伤后的常见症状之一。虽然总的说来颅脑损伤导致的昏迷持续时间多属短暂,但有些患者可以长期昏迷不醒,有些还可以演变为植物状态。

1. 运动障碍　包括肢体瘫痪、共同运动、肌张力异常、共济障碍。

2. 感觉障碍　包括浅感觉、深感觉障碍。

3. 言语障碍　包括失语症和构音障碍。

4. 认知障碍　包括意识障碍、智力障碍、记忆障碍、失认症、失用症等。

5. 心理和社会行为障碍　包括抑郁心理、焦躁心理、情感障碍及行为障碍等。

6. 日常生活活动能力障碍。

7. 其他障碍　如大小便障碍、自主神经功能障碍、面肌瘫痪、延髓麻痹、废用综合征、误用及过用综合征及其他脑神经功能障碍等。

四、康复评定

(一) 脑损伤严重程度的评估

1. 1974年Fennett根据患者的睁眼(E)、语言表现(V)和肢体运动(M)三个因素建立了一个判断意识状态的系统,即著名的格拉斯哥(Glasgow)昏迷评分标准(Glasgow coma scale, GCS)(表19-2),用以判断患者的伤情:总分15分,8分以下为昏迷;3~5分为特重型损伤;6~8分为严重损伤;9~12分为中度损伤;13~15分为轻度损伤。

表 19-2　格拉斯哥昏迷量表(GCS)

项目	试验	患者反应	评分
睁眼反应	自发	自己睁眼	4
	言语刺激	大声向患者提问时睁眼	3
	疼痛刺激	捏患者时能睁眼	2
	疼痛刺激	捏患者时不睁眼	1
运动反应	口令	能执行简单口令	6
	疼痛刺激	捏痛时患者拨开医生的手	5
	疼痛刺激	捏痛时患者撤出被捏的部分	4
	疼痛刺激	捏痛时患者身体呈去皮质强直(上肢屈曲,内收内旋;下肢伸直,内收内旋,踝跖屈)	3
	疼痛刺激	捏痛时患者身体呈去大脑强直(上肢伸直,内收内旋,腕和手指屈曲,下肢同去皮质强直表现)	2
	疼痛刺激	无反应	1
言语反应	言语	能正确会话,回答医生他在哪、他是谁以及年、月	5
	言语	言语错乱,定向障碍	4
	言语	说话能被理解,但无意义	3
	言语	发出声音,但不能理解	2
	言语	不发声	1

2. 格拉斯哥预后量表(GOS)表19-3。

表 19-3　格拉斯哥预后量表(GOS)

等级	标准
恢复良好(good recovery)	能恢复正常生活:生活能自理,成人可恢复20%,学生能继续学习,但可能仍存在轻微的神经或病理缺陷
中度残疾(moderate disability)	日常生活能自理,可乘交通工具,在专门环境或机构中可以从事某些工作或学习
重度残疾(severe disability)	生活不能自理,需他人照顾,严重精神及躯体残疾,但神志清醒
植物状态(vegetable state)	长期昏迷,可以有睁眼及周期性睁眼-清醒,但大脑皮质无任何功能,呈去皮质状态或去大脑强直
死亡(dead)	

（二）运动功能评估

评定内容：肌力、肌张力、协调能力、平衡能力、步行能力等,评定方法：徒手肌力评定、Ashworth 肌张力（痉挛）分级、指鼻试验和跟-膝-胫试验、定量平衡功能评定、步态分析等。

由于颅脑损伤后常发生广泛和多发性损伤,可出现瘫痪、共济失调、震颤等。其中瘫痪可累及所有肢体,初期多为软瘫,后期多为痉挛。肢体的运动功能常采用 Brunnstrom 6 阶段评估法可以简单分为：1 期——迟缓阶段;2 期——出现痉挛和联合反应阶段;3 期——联带运动达到高峰阶段;4 期——异常运动模式阶段;5 期——出现分离运动阶段;6 期——正常运动阶段。

（三）脑神经功能评估

评估患者嗅神经、视神经、面神经、听神经等功能是否出现障碍,检查有无偏盲或全盲、有无眼球活动障碍、面神经瘫痪或听力障碍等。

（四）言语功能评估

失语和构音障碍的评估方法与脑卒中相同。颅脑损伤另有一种常见的言语障碍,即言语错乱,其特点为词汇和语法的运用基本正确,但时间、空间、人物定向障碍十分明显,不配合检查,且不能意识到自己的回答是否正确。

（五）认知功能评估

记忆障碍包括近记忆障碍和远记忆障碍,近记忆障碍可采用物品辨认—撤除—回忆法评估,远记忆障碍可采用 Wechsler 记忆评价试验。知觉障碍可采用 Rivermead 知觉评价表评估。

（六）情绪行为评估

颅脑损伤患者常见焦虑、抑郁、情绪不稳定、攻击性、神经过敏、呆傻等情绪障碍,亦可有冲动、幼稚、丧失自知力、类妄想狂、强迫观念等行为障碍,可做相关的评估。

（七）日常生活活动能力评定

日常生活活动（activities of daily living,ADL）能力,MBI 指数,对进食、洗澡、修饰、穿衣、控制大小便、如厕、床椅转移、平地行走及上下楼梯 10 项日常生活活动的独立程度评定,满分 100 分,>60 分——有轻度功能障碍,能独立完成部分日常生活活动,需要部分帮助;60~41 分——有中度功能障碍,需要极大的帮助方能完成日常生活活动;≤40 分——有重度功能障碍,大部分日常生活活动能力不能完成,依赖明显。

五、康复治疗

（一）康复治疗措施

1. 建立相应的康复治疗组　由护士、治疗师和医生共同组成。
2. 制定合理的康复计划　根据病情和功能状况制定康复治疗计划并进行实施。
3. 心理康复　尽快消除患者和家属的消极情绪,取得患者和家属高度配合。
4. 预防性康复　皮肤保护、预防挛缩、鼓励活动。
5. 综合康复　对移动、持物、自身照顾、认知、交流、社会适应、精神稳定、娱乐和就业等日常生活的需求牵涉到的基本方面进行指导和训练。
6. 遵循早期介入、综合治疗、循序渐进、个别对待、持之以恒的康复治疗原则。

（二）康复治疗

功能锻炼、整体康复和重返社会是颅脑损伤康复治疗的三大主要任务。由于颅脑损伤的类型、并发症和后遗症较多,康复治疗具有复杂、繁重和需时较长等特点,因此,康复治疗必须贯穿整个颅脑损伤治疗的全过程。在早期就要注意加强康复护理,以减少并发症和后遗症,为今后的康复创造良好的条件;一旦出现精神障碍和肢体功能障碍,就必须及早而有针对性的制定出康复治疗计划。

1. 加强颅脑外伤初期的处理,尽早采取措施避免发生严重的脑缺血、缺氧,严密监测颅内压和血气值,及时排除颅内血肿,控制脑水肿,降低颅内压,防止一切可能发生的合并症,使病情尽快趋于稳定,防止持续性植物状态的发生。

2. 及时给予促神经营养和代谢活化剂或苏醒剂,改善脑组织代谢,促进神经细胞功能恢复,可静脉输注三磷腺苷、辅酶 A、谷氨酸、核苷酸、脑复康等。

3. 为改善脑血液供应和提高氧含量,行高压氧治疗,并维持营养支持;如果口服和鼻饲还不能达到基本营养要求,可行胃造瘘进食。为防止关节变形和肌肉萎缩,应有计划地摆放体位、良肢位处理、定期翻身、关节活动度训练、低中频电疗等物理因子治疗、矫形具治疗以及推拿、按摩、针灸;预防感染、失水、便秘、尿潴留及压疮等并发症的发生。

4. 运动功能障碍的康复　运动功能的训练一定要循序渐进,对肢体瘫痪的患者在康复早期即开始做关节的被动运动,以后应尽早协助患者下床活动,先借助平衡木练习站立、转身,后逐渐借助拐杖或助行器练习行走(详见第十六章第一节脑血管意外运动康复)。

5. 言语障碍训练　言语功能的训练,护理人员应仔细倾听,善于猜测询问,为患者提供诉说熟悉的人或事的机会,并鼓励家人多与患者交流(见第九章第三节言语治疗的康复护理)。

6. 认知功能障碍训练

(1)记忆力训练:记忆是大脑对信息的接收、贮存及提取的过程,记忆恢复主要依赖于脑功能的恢复。训练原则为患者每次需要记住的内容要少,信息呈现的时间要长,两种信息出现的间隔时间亦要长些。可采用记忆训练课(姓名和面容记忆、单词记忆、地址和电话号码记忆、日常生活活动记忆等)和记忆代偿训练(日记本、时间表、地图、清单、标签等)。

PQRST 法:此方法为一系列记忆过程的英文字母缩写。P:先预习(preview)要记住的内容;Q:向自己提问(question)与内容有关的问题;R:为了回答问题而仔细阅读(read)资料;S:反复陈述(state)阅读过的资料;T:用回答问题的方式来检验(test)自己的记忆。

编故事法:把要记住的内容按照患者的习惯和爱好编成一个小故事,有助于记忆。也可以利用辅助物品来帮助记忆,如日记本、记事本,鼓励患者将家庭地址、常用电话号码等记录于上,并经常查阅。在训练过程中,康复护理人员应注意:建立固定的每日活动时间,让患者不间断地重复和练习;细声缓慢地向患者提问,耐心等候他们回答;训练从简单到复杂,从部分到全部;利用视、听、触、嗅和运动等多种感觉输入来配合训练;每次训练时间要短,回答正确要及时给予鼓励;多利用记忆辅助物帮助训练,如墙上悬挂时间表、用毛笔写的家属姓名,让患者携带记事本等。

(2)注意力训练:注意力是指将精神集中于某种特殊刺激的能力。可采用平衡功能测评训练仪、猜测游戏、删除游戏、时间感训练等方式进行训练。

平衡功能测评训练仪:利用平衡功能训练仪加强认知注意力训练,通过监视屏向患者提供身体重心变化,利用视觉和听觉反馈信息来实现对身体重心的控制,训练项目中蕴含了注意、记忆、知觉等方面内容,患者通过前后左右方向上的重心摆动及主动调整注意力进行训练。在认知注意力训练中包含了五大注意基本特征的训练：注意维持、警觉（图 19-1、19-2）、注意转移、注意分配（图 19-3）、注意选择（图 19-4）、注意广度（图 19-5）。

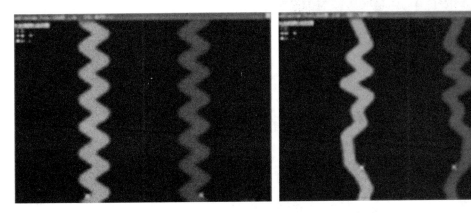

图 19-1　注意维持、警觉训练：左右摆动训练

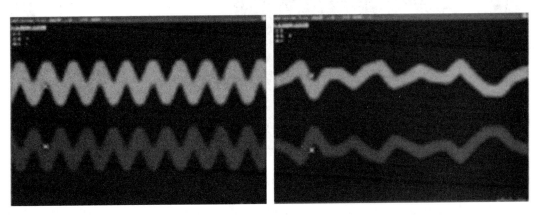

图 19-2　注意维持、警觉训练：前后摆动训练

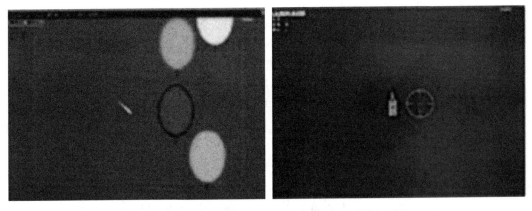

图 19-3　注意转移和分配训练：刺气球训练、打酒瓶训练

猜测游戏：取一个玻璃球和两个透明玻璃杯，护士在患者的注视下将一杯扣在玻璃球上，让患者指出有球的杯子，反复进行无误后，改用不透明的杯子重复上述过程。

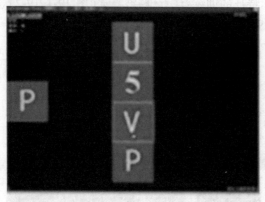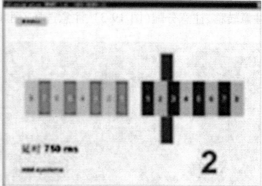

图 19-4　注意选择训练：识别图片、弹钢琴训练

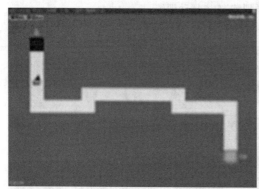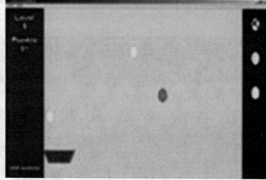

图 19-5　注意广度训练：走迷宫训练、接皮球训练

删除游戏：在纸上写一行大写的英文字母如 A、C、G、H、G、U、I，让患者指出指定的字母如 C，成功删除之后改变字母的顺序再删除规定的字母，患者顺利完成后将字母写得小些或增加字母的行数及字数再进行删除。

时间感训练：要求患者按命令启动秒表，并于 10 秒钟时主动停止秒表，然后将时间逐步延长至 1 分钟，当误差小于 1~2 秒钟时，让患者不看表，用心算计算时间，以后逐渐延长时间，并一边与患者交谈一边让患者进行训练，要求患者尽量控制自己不因交谈而分散注意力。

(3)感知力训练：感知力障碍主要表现为失认症(半侧空间失认、疾病失认、Gerstman 综合征、视失认、身体失认等)和失用症(结构失用、运动失用、穿衣失用、意念和意念运动性失用等)。可采用对患者进行各种物体的反复认识和使用训练、加强对患者的感觉输入等方式进行训练。

(4)解决问题能力的训练：解决问题的能力涉及推理、分析、综合、比较、抽象、概括等多种认知过程的能力。简易的训练方法包括指出报纸中的信息、排列数字、物品分类等。

指出报纸中的信息：取一张当地的报纸，让患者浏览后，首先问关于报纸首页的信息，如报纸名称、日期、大标题等。回答正确后，请患者找出文娱专栏、体育专栏或商业广告的所在版面。回答无误后，再训练患者寻找特殊信息，如某个电视台的节目预告、气象预报结果、球队比赛得分等。

排列数字:给患者 3 张数字卡,让他由高到低按顺序排好,然后每次给他 1 张数字卡,让其根据数字的大小插进已排好的 3 张卡之间,正确无误后再增加给予数字卡的数量。在排列数字的同时,可询问患者有关数字的各种知识,如哪些是奇数、哪些是偶数、哪些互为倍数等。

物品分类:给患者一张列有 30 项物品名称的清单,要求患者按照物品的共性进行分类,如这些物品分属于家具、食物、衣服。如果患者有困难,可给予帮助。训练成功后,可增加分类的难度,如将食物细分为植物、动物、奶类、豆制品等。

六、康复护理

(一)康复护理目标

1. 稳定病情,并保留身体的整合能力;定期检查和定量评估患者的状态。

2. 实施各种相应的康复护理措施,调控其心理状态,发现即使极为轻微的进步也应当重视,以此鼓励患者,增强患者康复的信心。

3. 指导、督促功能训练,促进功能恢复,使其具有较好的独立生活能力。

4. 防治各种并发症,最大限度地降低死亡率、致残率,使患者少依赖或不依赖别人,提高日常生活活动能力,使患者具有较好功能的生命质量,重归家庭、社会。

(二)康复护理

指导患者进行全面康复,在功能评定的基础上,合理安排康复治疗计划,制定出切实可行的近期目标、中期目标和远期目标。既要选择适当的运动疗法进行反复训练,又必须进行认知、心理等其他康复训练,并且持之以恒。

1. 预防性康复护理

(1)预防压疮:颅脑损伤患者的皮肤保护包括两个方面,一是预防压疮,应用特殊的病床诸如气垫床、水垫床等,定时翻身,保持床单清洁平整干燥,骨突处和易受压部位要垫以棉垫,一旦发现皮肤发红或发生压疮,应及时处理和治疗;二是避免因躁动不安引起的皮肤擦伤,必要时踝部可应用有良好衬垫的石膏夹板进行保护。

(2)预防挛缩:及早进行关节的主动和被动活动,并维持良好的肢位和体位。

(3)鼓励活动:颅脑损伤和其他神经疾患一样,不活动不仅使肌肉力量逐渐丧失,还导致心肺功能障碍。除加强身体的支持治疗外,更重要的是对患者进行适当刺激,鼓励其尽早参与自身照顾活动,如在床上翻身;及早下床坐到椅子上是增强肌力、恢复心肺功能、防止挛缩畸形和缓解皮肤压力等一系列重要康复措施的起始点。

(4)预防并发症的康复护理:早期功能训练,被动运动和按摩肢体,预防关节挛缩、肩手综合征、肩关节半脱位、直立性低血压、深静脉血栓、肺部感染等并发症。

2. 综合康复护理

(1)维持营养,保持水、电解质平衡,以增强体质。

(2)维持合理体位,头的位置不宜过低,以利于颅内静脉血回流。肢体置于功能位,尤其注意防止下肢屈曲挛缩和足下垂畸形。

(3)肢体被动活动和按摩,定时活动肢体各关节,在被动活动时,动作要轻柔,以防损伤关节和发生骨折,具体方法同脑血管意外后康复护理。

(4)患者的促醒:昏迷患者有计划的感觉刺激,每一次与患者的接触过程中直接对患者说话就是一种有益的刺激。在患者耳边放录音机以合适的音量放送其平时熟悉喜爱的音乐、戏曲。

（5）肢体功能康复护理：方法同脑血管意外后康复护理。

（6）日常生活练习：进行日常生活活动练习，以逐步达到生活自理。

3. 心理康复护理　颅脑损伤常因突然发生的意外所致，致残率高，患者从过去健康的身体，正常的工作、生活情况下，突然转变为肢体功能障碍，需要他人照顾，身体和心理方面面临了巨大的打击和压力，常表现出情绪低落、意志消沉、抑郁、悲观和焦虑，甚至会产生轻生的念头及其他异常的行为举止。尤其是情绪消极、行为障碍的患者，护理人员应多与其交谈，在情感上给予支持和同情，鼓励患者积极面对现实，树立信心，以积极的态度配合治疗，共同努力恢复和（或）代偿其失去的功能，早日回归家庭和社会。对患者进行行为矫正疗法，通过不断再学习，消除病态行为，建立健康行为，使患者能面对现实，学会放松，逐步消除恐惧、焦虑与抑郁。鼓励患者尽可能做力所能及的事情，逐步学会生活自理。

4. 康复健康教育

（1）急性期：颅脑损伤是因外界暴力作用于头部而引起，由于发病突然，患者有不同程度的意识障碍，家属难以接受现状，表现为急躁、恐慌和不知所措。另外多数颅脑损伤患者均有不同程度的原发性昏迷，失去自我表达能力、接受能力，教育对象主要是家属。

内容：颅脑损伤疾病相关知识、病情观察合作要点、饮食指导、体位指导、气管切开护理指导、各种管道护理指导、康复训练指导、输液指导、用药指导以及对可能出现并发症的预防和处理等。

（2）恢复期

1）教育家属及患者树立战胜疾病的信心，正确面对现实，积极配合康复训练，争取早日康复。

2）在训练过程中讲解相关训练技巧、方法等，使其了解功能康复是一个缓慢渐进的过程，需要有足够的信心、耐心，使家属及患者主动协助医护人员对患者实施康复训练，提高患者的康复质量和生活质量。

3）对自我健康维护的指导，指导患者及家属掌握日常生活自理方面的护理技能，积极进行关节活动训练、言语训练、吞咽训练；学习生活自理，自己洗脸、刷牙、梳头、洗澡等。

4）指导合理营养，安排清淡、高蛋白、高热能、低脂肪易消化、富含维生素的膳食，提高患者的抵抗力，减少并发症，促进康复，缩短住院时间。

患者家属承担着对患者长期照顾的责任，其对相关知识的了解和掌握，直接影响患者的康复和生活质量。如患者后遗认知障碍，根据患者家属在患者出院前对健康教育的需求，把家属纳入健康教育对象，提供他们最需要掌握和了解的相关消息。

七、社区家庭康复指导

颅脑损伤后患者特别是中、重度颅脑损伤，持续康复训练能提高中枢神经系统的可塑性，可较好地挖掘损伤的修复潜力，使损伤后各种后遗症的恢复率、继发性合并症、存活率、生活质量均有明显的提高。同时要对家属开展康复健康教育，是家属了解康复程序督促、指导患者的康复。

出院前应对其进行全面评估，根据评估结果与家属共同制定康复计划。

（一）对回归家庭的指导

如情绪的稳定、排泄的通畅、足够的休息、营养及在家中训练时的安全发生情况时与医院联络的信号和方法等。

（二）指导家属掌握日常生活自理技能

如自我导尿、集尿器的清洁和消毒方式、皮肤的护理及检查方法、各种器具的操作程序和保管方法等。

（三）帮助患者和家属制订出自我健康维护的计划和要求

如预防疾病的复发、康复训练、ADL 训练的持续,定期到医院评定、复查等。

（四）指导患者出院后继续加强功能锻炼

患者出院后继续加强功能锻炼,增强体质,保持良好的心态,家属给予心理支持。鼓励患者参加有益的社会活动,树立积极的人生观,促进身心全面康复。

（五）告知康复训练过程艰苦而漫长

康复训练过程艰苦而漫长(一般 1~3 年),或终生伴随,需要有信心、耐心、恒心,应在康复医生指导下循序渐进,持之以恒。

（六）防止意外

训练过程中,要注意安全,防止意外损伤。对直立性低血压患者,应加腰围,增加腹压。亦可用弹力绷带包扎下肢,改善静脉回流,增加回心血量。

（七）定期随访

注意全身情况,如有并发症,尽早诊断和治疗,定期去医院复查。

第二节 截肢术后的康复护理

一、概述

截肢(amputation)是指截除没有生命和功能或因局部疾病严重威胁生命的肢体,是一种破坏性手术,也视为重建与修复手术,主要包括截骨(将肢体截除)和关节离断(从关节分离)两种,是患者回归家庭和社会进行康复的第一步。

（一）流行病学

据估计美国目前有 30 万以上的截肢患者,而且每年的截肢数都在增加。自 20 世纪 70 年代以来,随着康复医学事业的发展,截肢康复也越来越多地受到重视。人们认识到只有对截肢者进行尽早的全面康复才能在戴假肢后获得更佳的代偿功能(图 19-6)。中国根据1987 年抽样调查数字表明,全国有肢体伤残者 755 万人,其中肢体缺损者约 80 万人。但因很大一部分患者截肢术后没有得到合理的康复处理,因残肢并发症以及其他原因尚未安装和穿戴假肢,或因假肢不理想,使他们不同程度地丧失自理生活和参加劳动生产的能力,给社会、家庭和个人都造成很大影响。

（二）病因

1. 发展中国家截肢主要原因是工伤和交通事故。

2. 疾病造成的截肢,如肿瘤、麻风病以及某些地区的蛇咬伤。

3. 战争和各种火器伤也是截肢的重要原因。

4. 在发达国家,最常见的截肢原因是动脉硬化闭塞性疾病和糖尿病的并发症;其次是创伤、肿瘤和其他疾病造成的截肢。创伤、肿瘤、周围血管疾患和感染是截肢最常见的原因。

5. 人口老龄化。在西方国家,90%以上的截肢术是因周围血管疾病而施行的,年轻人中,创伤为最主要的原因,其次是恶性肿瘤。截肢后,往往要通过残肢训练和安装假肢,以代偿失去肢体的功能。

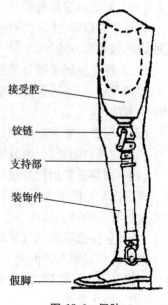

图 19-6　假肢

二、临床表现

截肢术后临床表现及并发症

1. 出血和血肿。

2. 残端感染　由于术前未能消除感染源、术中手套破裂未及时更换、操作粗暴,止血不彻底等原因造成。

3. 皮肤坏死　截肢水平选择不当、截肢皮肤血运不良等都会造成皮肤坏死。

4. 残肢皮肤并发症　包括残肢皮肤瘙痒、灼痛、破溃、窦道、瘢痕、角化等。常见的原因有假肢接受腔的压迫、摩擦,尤其是残端的皮肤瘢痕更容易破溃。应指导患者在戴假肢前用软肥皂彻底清洗和干燥残端。

5. 残端骨突出　残端骨突出、外形不良,较大的骨刺需要再行手术切除。

6. 残肢关节挛缩的常见原因

(1)术后关节长期置于不合适体位(如长时间残肢垫枕或坐轮椅等)。

(2)截肢术后残肢关节没有合理固定(如小腿截肢后膝关节应固定在伸直位)。

(3)瘢痕挛缩。

7. 残肢痛　原因较多,主要分为四类:神经断端受到刺激、残端循环障碍、残肢骨刺、中枢神经疼痛等,过度活动,使用、压迫残肢时可诱发残肢痛。

8. 幻肢及幻肢痛　发生率约 5%～10%,机制不清,多数认为这是一种心理学、生理学上的异常现象。截肢术后仍存有已截除部位的幻觉称幻肢,发生在该幻肢疼痛的感觉为幻肢痛,最常见的为肌痉挛型,其次为电休克型、挤压型,而最重的为烧灼型。

三、主要功能障碍

1. 上肢截肢者手的功能障碍。

2. 下肢截肢者的负重、站立、平衡、步行功能障碍。

3. 日常生活活动能力障碍。

4. 残肢痛与患肢痛,严重影响生活质量。

5. 截肢后伴随心理障碍。

四、康复评定

评估是截肢康复的核心,应贯穿在截肢康复程序的全过程。本节主要从以下几个方面介绍,但在不同的阶段有其各自的重点。

（一）截肢患者全身状况的评估

1. 一般情况如姓名、年龄、性别、身高、体重、职业。

2. 截肢日期、截肢原因、截肢部位、安装假肢的目的等,是为了一般生活能力,或是为了工作等复杂的操作能力,以确定安装假肢的类别、功能要求,以及日后功能锻炼情况等。

3. 评定截肢原因,是否患有其他疾病,其他如断肢再植术后无功能的肢体,目的是判断患者能否装配假肢,预防日后穿戴假肢时可能会出现的各种并发症。

（二）残肢的评估

1. 残肢外形　应以丰厚的肌肉包埋骨骼残端,为适合现代假肢技术要求,截肢残端能够和接受腔全面接触,能广泛负重,故尽量保持肢体残端圆润、皮肤松紧适宜,外形以圆柱状为佳,以减少因残端的血液循环障碍而发生一系列并发症。

2. 残肢的畸形情况　评估有无残端畸形,如果残肢关节畸形明显,不宜安装假肢。如膝上截肢伴有髋关节的严重屈曲外展畸形,膝下截肢伴有膝关节严重屈曲畸形,假肢的配戴就很困难。若假肢负重力线不良或假肢接受腔不合适,可造成患者步态异常。

3. 残肢长度　包括骨和软组织的长度测量,假肢过长或过短均会影响装配后的功能恢复,如残肢对假肢的控制能力、悬吊能力、稳定性和代偿功能等。小腿残肢测量是从胫骨平台内侧至残端,大腿残肢测量是从坐骨结节至残端。

4. 关节活动度　检查邻近关节的活动范围,关节有无挛缩畸形,关节活动度是否正常,它将直接影响到假肢的代偿功能的发挥。

5. 皮肤情况　检查局部软组织量、硬度、皮肤颜色和皮肤亮度和感觉等,观察有无感染、溃疡、窦道、游离植皮、残肢皮肤松弛、臃肿、皱缩以及与骨残端粘连的瘢痕,这些都影响假肢的配戴。

6. 肌力情况　检查全身肌力及患肢的肌力,尤其对维持站立和行走的主要肌群更要注意。前臂截肢的义手,如肩和肘部的肌力弱,则对义手的控制能力明显减弱。大腿假肢如果臀大肌或臀中肌无力,则步态明显异常。一般肌力至少在三级以上才能符合装配假肢的要求。

（三）残肢痛与幻肢痛

引起残肢痛与患肢痛原因很多,有自发痛、压痛、幻肢痛、神经痛;在进行评估时要详细地了解疼痛的程度,发生时间、诱因,如残肢端骨突出或骨刺,残肢端皮肤紧张,残肢端血液循环不良,神经瘤等都是造成残肢痛的原因。幻肢痛也是比较常见的,尤其是在截肢前就存在有肢体严重疼痛者,截肢后患者可能仍然感觉到原有肢体的严重疼痛。

（四）临时假肢的评估

1. 临时假肢接受腔适应程度的评估　包括接受腔的松紧度是否适宜,是否全面接触,全面承重,有无压迫感和疼痛感等。

2. 假肢悬吊情况的评估　观察是否有上下松动情况,即出现唧筒现象（Piston action）。可通过立位残肢负重与不负重时拍摄残肢 X 线片,测量残端皮肤与接受腔底部的距离变化来判断下肢假肢的悬吊能力。

3. 假肢对线的评估　评估生理力线是否正常,站立时有无身体向前或向后倾倒的感觉。

4. 穿戴假肢后残肢情况的评估:观察皮肤有无红肿、硬结、破溃、皮炎及残端有无接受腔接触不好,腔内负压造成局部肿胀等。

5. 步态评估　注意行走时的各种异常步态,分析其产生原因,并予以纠正。

6. 上肢假肢评估　检查悬吊带与操纵索系统是否合适。

7. 假手功能的评估　有无不适感;稳定性;有无控制能力;当机械手在唇前或会阴前对机械手的控制能力;控制系统的效率;协调性、灵活性,尤其是日常生活活动能力等。

经过穿戴假肢的康复训练,待残肢已定型良好,残肢周径在连续穿戴假肢 2 周后不再改变时,可穿戴永久性假肢。

（五）正式假肢评估

1. 上肢假肢日常生活活动能力评估　对于一侧义手应观察其辅助正常手动作的功能。主要评价穿脱衣服、穿脱假肢、穿脱袜子、系扣子、翻书页、钥匙的使用、穿针、书写、用筷子进食、削水果皮共 10 项。

2. 下肢假肢日常生活活动能力评估　主要评价站立、上楼梯、下楼梯、粗糙地面行走、手拐的使用、单拐的使用、双拐的使用、迈门槛、平地前进、平地后退等。

3. 对假肢部件及整体质量进行评估　患者能获得舒适的、实用的、代偿功能好的假肢。

（六）定量评估

1. 残端承受能力评估　使用"重心测试仪"进行残端承受能力的评估。

2. 平衡功能评估　可通过平衡功能测评与训练仪,从静、动态两方面进行平衡功能的评估。

3. 步态分析　将左右步时相对比测定,检查步态对称性及其程度,指导装配下肢的康复训练及假肢的代偿功能评价。

（七）整体功能评价

Ⅰ级,完全康复:仅略有不适感,能完全自理生活,恢复原工作和照常参加社会活动。

Ⅱ级,部分康复:仍有轻微功能障碍,生活能自理,但不能恢复原工作,需改换工种。

Ⅲ级,完全自理:生活能完全自理,但不能参加正常工作。

Ⅳ级,部分自理:生活仅能部分自理,相当部分需依靠他人。

Ⅴ级,仅外观改善,功能无好转。

五、康复治疗

康复治疗中的功能训练是装配假肢前必需的准备措施。

（一）术前训练

手术前应将手术操作方法及术后可能产生的结果(包括截肢的痛苦)告诉患者。并与患者共同讨论假肢的安装,取得患者的理解和合作。对下肢截肢者(以单侧为例),如全身状态允许,要进行单(健)足站立持拐训练,以便为术后早日康复打基础。为了更好地利用拐杖,需让患者进行俯卧撑、健肢抗阻训练,使上下肢有足够的肌力。尚需教会患者持拐行走的技术。

对上肢截肢者,如截肢侧为利手,需进行将利手改变到对侧手的"利手交换训练",以能完成利手的功能,这种训练常由身边的日常生活动作开始,逐渐进行手指精细动作的训练。对于截肢侧为保持和增强残端的功能,须进行增强肌力和有关关节活动度的训练。

（二）术后训练

截肢的康复应该从术后早期开始,术后早期的康复内容主要是促使伤口愈合、镇痛、恢复活动、残端皮肤准备、心理支持、日常生活活动练习、截肢适应和安装临时假肢等。

如术后情况稳定,康复的主要内容是功能恢复锻炼和假肢的装配。功能恢复锻炼有利改善患者全身健康状态,促进残肢定型,增强肌力,防止肌肉萎缩、关节僵直及畸形,提高关节活动度,使装配假肢后更好地发挥代偿功能。

上肢截肢者,尤其是失去惯用一侧上臂者,应做单手日常生活活动训练。一般术后24小时即可在床上或离床训练,在适应之后应进行改善动作,可施行灵巧和书写的作业疗法。

下肢截肢者术后要进行对侧下肢、两侧上肢和肩胛肌的渐进性抗阻训练,术后24小时在床上训练。

1. 术后即装假肢　对小腿截肢和前臂截肢术后采取更积极的处理方法,在截肢1周后下地穿一种带气囊的临时假肢,练习行走,不能等疼痛消除后或切口愈合后再开始,这对残肢定型、早期离床功能训练、减少幻肢感等有积极作用。否则肌肉萎缩,不利于假肢的安装。

2. 石膏绷带包扎技术　术后残肢用石膏绷带包扎,能有效地减少渗出和肿胀,有利于残肢定型,一般在术后2周待切口愈合拆线后改为软绷带包扎。

3. 弹力绷带包扎技术　肢体残端可用弹力绷带加压包扎,术后和伤口拆线后,持续进行弹性绷带包扎,是预防或减少过多的脂肪组织,促进残肢成熟定型的关键步骤。包扎要点即从残肢远端向近端包扎,且远端包扎较紧,以不影响残端血液循环为宜,近端略松。并给予经常的均匀的压迫和按摩,以减轻残端疼痛,促进软组织恢复,并防止肌肉萎缩。经常用手轻轻拍打残端,可以减轻其敏感性。软绷带包扎方法见图19-7。

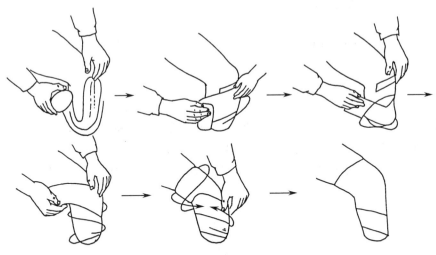

图 19-7　软绷带包扎方法

4. 坚持合理的残肢姿势　截肢后,由于肢体失去平衡,如果忽略了训练及早期安装假肢,往往会引起骨盆倾斜和脊柱侧弯。若变形一经固定,其安装假肢后的步态、步行能力会有很大的下降。应通过镜前矫正训练和采用早期装配临时假肢的方法来解决。由于截肢切断了相拮抗的肌肉,为了减少疼痛,患者往往不自觉地采取这种不良体位,因此,极易产生关节屈曲位挛缩。因而,第1天起,须每日坚持数次俯卧,预防产生不良姿势。为防止残肢屈曲畸形,应尽量保持肢体残端于伸直位。如大腿中上段截肢,应常常采用俯卧位,练习髋关节后伸且不要外展活动。小腿截肢后应经常练习膝关节伸直活动。术后应尽早离床,在医护人员指导下进行关节活动和肌力训练,这是预防关节挛缩最有效的措施(图19-8)。

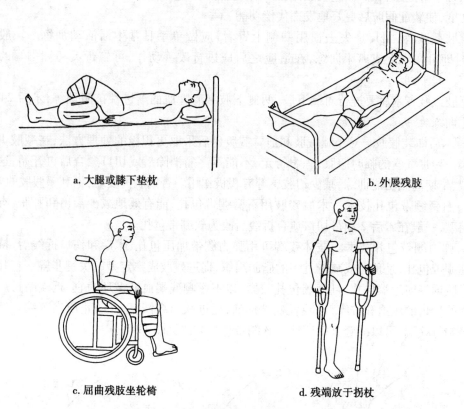

a. 大腿或膝下垫枕　　　　　　　　　　　　b. 外展残肢

c. 屈曲残肢坐轮椅　　　　　　　　　　　d. 残端放于拐杖

图 19-8　残肢姿势

5. 截肢训练　早日开始功能锻炼,对防止患肢痛有着重要作用。截肢的功能锻炼应循序渐进,逐渐增加活动量。小腿截肢者,增强膝关节屈伸肌,尤其是股四头肌肌力训练;大腿截肢者术后第6天开始主动伸髋练习;术后2周,若残肢愈合良好,开始主动内收训练和髋关节的外展肌训练;髋关节离断者,进行腹背肌和髂腰肌的练习(图19-9、图19-10)。

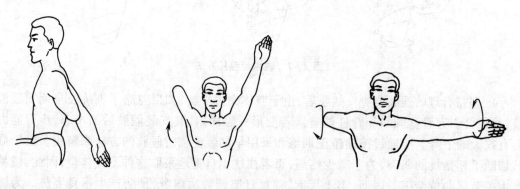

图 19-9　上残肢关节活动度训练

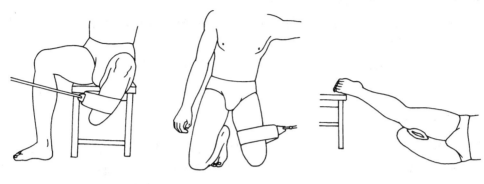

图19-10 下残肢肌力和耐力训练

6. 躯干肌训练 进行腹背肌训练为主,并辅以躯干回旋、侧向移动及骨盆提举动作。

7. 健侧腿的训练 站立训练,镜前做站立训练,矫正姿势,并以在无支撑的情况保持站10分钟为目标。连续单腿跳。站立位的膝关节屈伸运动,目标是至少能连续伸膝关节10~15次。

8. 临时假肢的安装和训练 小腿以下截肢者,拆线后即可装配临时假肢练习负重。一般术后3周即可,其训练内容有:

(1)穿戴临时假肢方法的训练:如小腿假肢,残肢要穿袜套。当残肢萎缩、接受腔变松要增加袜套的层数。大腿假肢的穿戴方法是利用一块绸子将残肢包裹,残肢插入接受腔后,绸子的尾端通过接受腔底部的气孔,牵拉绸子使残肢完全进入接受腔底部,最后将绸子拉出。

(2)站立位平衡训练:上肢肩胛带离断者,下地活动时易失去重心平衡,身边应有人扶助。初次下地活动时很不习惯,易影响情绪,家属及医护人员均要鼓励和帮助患者积极进行适应性锻炼。一般在双杠内进行,练习双下肢站立、健肢站立平衡、假肢侧站立平衡。

(3)迈步训练:先是假肢侧迈步,过渡到假肢侧站立,健肢迈步。由双手扶杆至由双杠内到双杠外。

(4)步行训练:可用拐或步行器辅助,指导正确使用拐杖,以防跌倒和摔伤。最后到独立步行,还要进行转弯、上下阶梯及过障碍物训练。一旦采用临时假肢就不要再乘坐轮椅,更不是每日仅仅短时训练,而应该坚持5~6h/d的各种训练。

9. 穿戴正式假肢后的训练 临时假肢经过训练,临时假肢代偿功能已达到预期目标时,术后6个月左右便可更换正式假肢,医护人员应提供有关假肢的医疗护理信息。由于有了基础,因而正式假肢训练较为容易。主要训练对正式假肢的适应,要进行假肢的操纵控制训练,巩固强化以前训练成果。

(1)上肢假肢所需要的训练:义手在身体各部位的开闭动作,日常生活活动训练,更要进行利手交换的训练。

(2)下肢假肢的训练:强调对各种异常步态的矫正,如侧倾步态、外展步态、划弧步态等。

(3)对几种特殊路面的训练:如在石子路、沙地等步行的训练、灵活性训练、倒地后站起、搬动物体、对意外做出快速反应能力的训练等。

(三)肢痛的康复

幻肢痛是截肢术后常见并发症,目前尚没有通用的、非常有效的治疗幻肢痛的方法。患肢和正常肢体同时尽力做双侧操练能缓解症状。

1. 心理支持、放松技术、催眠术、药物治疗、经皮神经电刺激、理疗、针灸,以及外科毁损等方法具有一定的疗效。

2. 联合应用三环类抗抑郁药阿米替林和抗癫痫药等。避免长期使用毒麻药品,以免引起药物中毒。幻肢痛大约在 1~3 个月后可消失。

六、康复护理

截肢后的康复护理是指从截肢手术到术后处理、康复训练、临时和永久性假肢的安装和使用到重返社会全过程的康复训练和护理,是以假肢装配和使用为中心,代偿丧失肢体的功能,防止或减轻截肢对患者身心造成的不良影响,使其早日回归社会。截肢康复涉及临床医生、康复治疗师、护士、假肢技师、心理治疗师和患者以及患者家属甚至社会工作者等多方面的协作。康复治疗和护理是贯穿整个截肢术后康复过程的重要环节。

(一)康复护理目标

康复护理的主要目标是尽可能地刺激潜在肢体能力的恢复或代偿已丧失的肢体功能,尽快使患者恢复较正常的功能,防止或减轻截肢对患者身体健康和心理活动造成的不良影响。

(二)康复护理

1. 用假肢前护理 指导患者掌握消除残端肿胀,增加残端皮肤的强度,改善残肢的关节活动度方法,指导、训练增加健/患侧肢体的肌力,提高平衡能力,增加全身的体能。

2. 使用临时假肢后的康复训练护理 指导患者掌握穿戴的正常方法,若为下肢,应达到立位平衡,假肢侧单腿站立时间在 3~5 秒以上;指导、训练不用拐杖行走,上、下台阶,迈门槛,左右旋转等。

3. 用正式假肢后的护理 指导、训练患者减少异常步态;跌倒后如何能站起来;对突然的意外能做出反应;提高步行能力;义手能达到日常生活活动自理的功能。

4. 非理想残肢康复护理 采用康复护理达到残肢功能改善 非理想残肢穿戴假肢后代偿功能发挥不理想,如短残肢、关节挛缩畸形及其他残肢并发症等,其中一部分非理想残肢影响假肢的穿戴,对这些非理想假肢就需要应用各种康复治疗、护理手段。

(1)应用各种康复疗法,对关节挛缩畸形可以应用理疗、被动手法矫正、牵引等,皮肤瘢痕也可通过中药或采用戴橡胶残肢套等方法。

(2)假肢的调整适应非理想残肢的条件,使其可以穿戴假肢发挥应有的代偿功能。如可用各种悬吊法来辅助下肢短残肢,对假肢起到稳定作用;对残肢畸形的假肢,可采用平移、旋转和倾斜的调整力线方式,正确调整工作台对线、静态对线和动态射线,解决残肢畸形造成的假肢穿戴困难等。

5. 幻肢痛的康复护理 幻肢痛的患者术前多有精神状态不稳定,或有比较严重而长期肢体疼痛的病史,截肢后患者不仅仍感觉患肢的存在,而且感觉患肢某一局限部位有阵发性剧烈疼痛。

(1)给予耐心的精神安慰和心理疏导,告知患者精神越紧张疼痛越剧烈、频繁。

(2)采取适当的措施或者给予暗示疗法等,缓解患者焦虑的心情,稳定患者的情绪,减轻患者的痛苦。

（3）通过多与患者交谈、分散患者注意力,安排紧凑的患肢训练时间等康复护理措施,缓解、减低患者幻肢痛。

（三）穿戴假肢后的注意事项指导护理

1. 保持适当的体重,体重越重,能耗越大,且残肢随着胖瘦的改变,将造成假肢接受腔的不适合,故不论是从能量消耗,还是从接受腔适合度及功能上讲,避免肥胖是非常重要的。

2. 防止残肢肌肉萎缩,肌肉萎缩后不但使接受腔不再适合,更影响假肢代偿功能的充分发挥,因此要注意肌肉的训练,即使是穿戴正式假肢后的长期生活过程中也要尽量防止残肢肌肉萎缩。

3. 避免残肢肿胀或脂肪沉积,要尽早减少残端肿胀及过多的脂肪组织,以使残端稳定、成熟。对此,指导患者及家属正确使用弹性绷带的方法。

4. 保持残肢皮肤清洁,被包裹在接受腔内的残肢皮肤,处于不正常的状态下,即随时遭受着压力和摩擦,再加上温湿度的变化,皮肤容易发生异常,因此要做好残肢护理:

（1）清洗残肢:每日睡眠前必须用温水及肥皂清洗残肢,要将肥皂完全清洗干净,因为遗留肥皂,将会成为刺激皮肤的原因。用干毛巾将皮肤完全擦干。残端可以用能减少汗腺分泌同时又含有抗生素的粉剂。

（2）清洁接受腔:用沾湿了肥皂水的布,擦拭接受腔的内壁。接受腔完全干燥,还可以用75%的乙醇擦拭。

（3）清洁袜套:每天要换洗,当出汗多时,更要多更换。当脱掉假肢时,应立即脱掉袜套,并用肥皂清洗,更应注意避免皱褶。

（4）清洗弹力绷带:要用肥皂清洗干净,晾干。

（四）心理康复护理

心理康复是截肢患者系统康复护理的重要环节,对患者的康复起着极为重要的作用。根据医学心理学分析,人的机体受到紧张性刺激,会处于心理应激状态,出现一系列心理、生理反应,导致精神、躯体疾病。患者常因病残、生活不能自理而精神痛苦、情绪低落、悲观,对生活失去信心,拒绝治疗,甚至产生轻生念头,严重影响患者的身心健康。

1. 心理康复护理的目的在于帮助病患者迅速度过震惊和绝望期,认识自我的价值,重新树立自尊、自信、自强、自立,对现实采取承认态度,积极投入恢复功能的训练中去。

2. 主动热情地与患者进行心理沟通,向患者讲明截肢的必要性,以及不截肢的危害性,截肢后佩戴假肢如何进行正常的生活与工作。

3. 认真分析每位患者的心理状态,并为之拟订一适合其个人的康复计划,兼顾生理、心理、社会与职能等,因势利导,使患者以最佳的心理状态面对现实。

4. 幻肢痛的患者术前多有精神状态不稳定,或有比较严重而长期肢体疼痛的病史,截肢后患者不仅仍感觉患肢的存在,而且感觉患肢某一局限部位有阵发性剧烈疼痛。要给予耐心的精神安慰和心理疏导,告知患者精神越紧张疼痛越剧烈、频繁。要采取适当的措施分散患者的注意力,或者给予暗示疗法等,缓解患者焦虑的心情,稳定患者的情绪,减轻患者的痛苦。

（五）康复健康教育

1. 截肢初期的教育　截肢初期往往非常沮丧、后悔与痛苦,甚至产生轻生想法。教育患者接受面临的现实,使他了解肢体丧失后,必然造成不同程度的残疾,唯有积极配合医护人员,进行康复训练,安装假肢,方能争取到最佳的功能恢复,重返社会。

2. 截肢手术后,患者考虑比较多的是今后的生活、工作、家庭、婚姻等问题,造成比较复杂的心理变化。此时应鼓励患者继续生活的勇气。积极进行各种康复训练和安装假肢,使患者认识到,通过穿戴假肢的功能训练,可以达到或基本达到健全人的许多功能,可以重新学习工作和生活。

3. 患者在选择假肢时的心理状态也很不相同,有的患者对假肢的外观上考虑比较多,有的则对假肢的功能要求较高。根据这些不同的心理要求,在假肢的选择上,应根据残肢的具体情况、原材料、工艺、技术条件、经济承受能力等,尽量选择轻便、外观及性能好的假肢,但更主要的是,引导患者重视假肢的功能。

4. 对家属开展康复健康教育　在对患者进行康复健康教育的同时,还要对家属开展康复健康教育,使家属了解截肢手术后康复程序,督促、帮助患者完成康复训练,并在心理上、生活上、经济上给予最大的支持。

七、社区与家庭康复指导

1. 协助患者重新回到社会　不论什么原因造成肢体的丧失,对患者和家属都会造成极大的心理创伤,尤其是意外事故所致。所以对患者除了急救、手术保留适宜的残肢及安装假肢外,进行心理康复、康复健康教育是极其重要的。职业上的考虑应尽早开始,若因截肢而不能胜任以前的工作时,应尽早告知患者,使他们做有目的的训练,以适应新的工作,协助患者重新回到社会。

2. 为其提供社区护理　通过开展康复站、家庭病房等多方面利用患者康复的管理与指导,遵循"功能训练、全面康复、重返社会"的原则,完成患者的全面康复。

3. 防止发生残肢并发症　指导注意安全,避免跌倒等意外。密切观察残肢病情变化,防止发生残肢并发症。

4. 定期随访　截肢安装假肢后,告知患者回院复诊,定期随访,有意外发生,随时就诊。

第三节　断肢(指)再植术后的康复护理

一、概述

断肢是指四肢大肢体的创伤性离断。断指是指掌指关节以远的手指离断。断肢(指)再植是指在挽救患者生命的前提下,挽救离断的肢体,使失去血液供应的完全或不完全离断肢体(手指),通过显微外科手术重新接回原位,恢复血液循环,使之成活并恢复一定功能的高精细度手术。

断肢(指)再植整复手术,整复时限一般不超过 6~8h,否则组织变性将不可逆转。要注意断肢(指)的保藏,正确的方法是将断指用无菌纱布包裹后放入小塑料袋内,扎紧袋口,再套一个大塑料袋,两袋之间放冰块,或将断指放清洁瓶内,将瓶放于冰箱。随着医学科学的发展,一般断肢(指)再植的成活,在技术上已不再是难题,然而,更重要的是如何使再植肢体获得良好的功能。

（一）流行病学

断肢、断指再植成功在我国已经有四十五年的历史,目前我国在这个领域无论从再植的数量上还是质量上均处于国际领先水平。随着显微外科技术、器械和设备的发展,对以往很难再植成活的特殊性断肢断指的成活率得到了迅速的提高,并在术后经康复治疗获得了优良的功能。

1965 年 Komatsu 和 Tamai 以及 1966 年我国陈中伟等相继报道了断指再植成功,至今已有 45 年的发展历程。经过了 20 世纪 60 年代的开创期、70 年代的发展期、80 年代的硕果期和 90 至今的功能期。这 45 年来,我国的断指再植取得了一系列突破性进展,一直处于国际领先地位。迄今为止,我国断指再植的病例已超过 8 万余例,再植成活率保持在 90% 以上。随着生活水平的提高,人们对断指再植的成功不只是满足肢体的成活,还要求术后功能恢复好、外形美观。这更进一步要求医务人员不断总结经验、教训,提高再植技术水平,精益求精。

（二）病因

1. 工伤事故　压砸伤、挤压伤、撕脱伤、切割伤、电锯伤。

2. 交通事故伤。

3. 其他原因致伤　家务活动(切菜)、摔跤等。

（三）损伤类型

根据离断的程度或创伤的性质分类

1. 按肢体离断的程度分类

(1)完全性断离:离断的肢(指)体与躯体完全分离,无任何组织相连称完全性断离。或离断肢(指)体仅有极小量组织与近侧人体相连,但这部分相连组织在再植清创手术时,必须将该相连的组织切除,这也属于完全性断离。

(2)不完全性断离:伤肢(指)的断面有骨折或脱位,相连的软组织少于该断面总量的 1/4,主要血管断裂或栓塞;或伤肢(指)的断面只有肌腱相连,残留的皮肤不超过周径的 1/8,其余血管组织完全断裂,而伤肢(指)远侧部分无血液循环或严重缺血,不缝接血管将引起肢体(手指)坏死者。

2. 按肢体损伤的性质分类

(1)切割性离断:多发生于上肢,常见多由锐器造成,如刀砍、切纸机、剪板机、铡刀、铣床、钢索等。断肢创面整齐,软组织损伤轻,再植后,成功率高,功能恢复往往比较满意。

(2)辗轧性断离:常发生在下肢,有时可能为双下肢离断。多由火车轮、汽车轮等辗轧所致,离断面多不整齐,软组织损伤重,骨骼多呈粉碎性骨折,彻底清除断面附近的损伤组织是再植成功的关键,成功后功能恢复尚好。

(3)撕脱性断离:多由于肢体卷入高速旋转的机器中被牵拉离断。断面不规则,肌腱神经常被拉出,往往有主要神经的根性撕脱,再植成活后肢体功能常不理想。

(4)挤压性断离:多由过重的机械、铁板、石块挤压或打击或被搅拌机绞轧肢(指)体造成。断离面不规则,肢(指)体离断两端组织损伤严重,有时呈多发性断离,再植成活率低,再植后功能亦较差。

(5)特殊性离断:如爆炸性肢体断离及高温滚筒所致肢体离断,肢体不仅发生多处或粉碎性离断,而且组织受高温损伤,再植较困难,也有选择损伤较小的组织进行移位再植成功的报道。

二、临床表现

近年来,"功能康复链"的康复观念更能体现康复的整体、系列、全程的理念,认为将康复仅视为术后开始的功能训练是欠妥的,因为受外伤后的功能恢复是一个复杂困难的过程,诸多环节相互影响、相互关联。主要包括离断肢(指)体的冷藏、保存、运送、伤肢(指)的制动、正确使用止血带、尽量缩短缺血时限等方面,从而形成一个术前、术中、术后的 3 个相互关联的"功能康复链"。术前就展开"快速康复外科"。

断肢(指)再植术后临床表现出一组症状

疼痛、水肿、强直、无力、血管舒缩异常、骨质疏松、掌肌膜增厚等。主要分 3 阶段:

第一阶段(前 3 个月):表现为严重的灼痛、水肿、关节强直、发热、指甲及毛发生长加快、多汗、血管舒缩紊乱、骨质疏松。

第二阶段(3~9 个月):表现为畏寒、疼痛、肿胀变硬、关节强直、毛发脱落和指甲、皮肤与皮下脂肪萎缩、血管痉挛、骨质疏松明显。

第三阶段(9~11 个月):表现为肌肉萎缩、疼痛可能消失,严重骨质疏松,血管萎缩,手干燥,关节挛缩。

三、主要功能障碍

1. 全身并发症　血容量不足;急性肾衰竭。
2. 体液循环障碍　局部血液循环障碍、血管痉挛、动脉危象、静脉危象等。
3. 断肢(指)肿胀　断肢(指)再植术后,远侧部发生进行性肿胀,是威胁肢体(手指)成活的主要原因之一。肿胀一般在 10~14 天后逐渐消退。
4. 伤口感染　肢体(手指)断离是一种严重的开放性损伤,伤口常有较严重的污染,并且存在着挫伤而失活的组织。伤口感染可引起血管壁的坏死、破裂出血而使手术失败,严重者还会引起败血症,危及患者的生命。
5. 关节活动度受限　由于肌肉萎缩、关节挛缩和组织粘连等原因造成断肢(肢)以及邻近关节的活动度受限。
6. 感觉障碍　痛觉、温度觉、震动觉等感觉功能丧失。
7. 其他障碍　灵巧性丧失,患肢未受损部位的失用性改变等。

四、康复评定

(一)水肿评定

检查断肢(指)再植部位的水肿情况,有利于确定治疗方案的效果。可用手容积测量评定手部肿胀程度;使用标准周径尺测量周径评定单个指或关节肿胀。

(二)关节活动度测量

主动的关节活动度和被动的关节活动度都应该进行测量并记录,以便于观察主动与被动之间的差异。如果被动运动小于主动运动,治疗重点在于采用克服关节活动受限制的措施;如果被动运动大于主动运动,说明治疗措施应着重主动运动,以克服组织粘连或肌无力。

(三)肌力评定

通过徒手肌力检查、握力计、捏力计检查肌力、手部握力、控力。

（四）感觉神经功能评定

1. Tinel 征　了解神经修复后轴索生长速度。

2. 断肢(指)再植部位的各种感觉功能　包括浅感觉(痛觉、触觉、温度觉);深感觉(震动觉、位置觉、运动觉);复合感觉(两点辨别觉、质地、形状、轻重等)。

（五）疼痛评定

除了询问静息状态及一般生活活动中疼痛情况外,还要了解运动诱发疼痛的各种情况。

五、康复治疗

（一）康复各阶段的重点

1. 术前、术中,以减缓组织变性和精细高质量修复神经、血管、肌腱、皮肤、牢固指骨固定为重点。

2. 术后早期康复重点是通过各种物理治疗消肿、消炎、软化瘢痕、松解粘连为重点,辅以医师指导下的保护性被动运动和轻微的主动屈伸指训练。

3. 术后中期康复重点是解除固定,防止关节僵硬。通过作业疗法、使用 CMP,在医师指导下加大主动训练力度,使肌腱粘连得到初步松解。

4. 术后晚期康复重点是通过大强度的训练和手指技巧、灵巧动作训练,提高手功能综合指标。

（二）康复运动

1. 术后 0~1 周　临床给予抗痉挛、抗凝、抗炎治疗,保证再植肢(指)的存活。此时期一般康复不介入。

2. 术后第 2 周　常用的方法是:

(1)理疗:通过超声波、音频治疗、局部蜡疗等方法,软化瘢痕粘连和僵硬的关节。

(2)关节活动范围练习

1)主动运动:主动屈伸锻炼各关节,即无外力作用下的患者的自我活动。方法:用健侧固定一关节,主动屈伸另一关节,每次屈伸,使其达到最大限度;对腕关节、掌指关节、指间关节进行主动练习,要求每日练习 3~5 次,每次 10~20 分钟,逐渐加大活动量。再作拇指桡侧外展、内收运动、掌侧外展、对掌与对指动作、握拳、松拳的功能训练。主动运动时,动作应平稳缓和,达到最大活动范围后,再适度用力,直至感到关节部有轻微的酸痛为止。运动时间由五分钟开始逐渐延长至半小时,运动量逐渐增加,每天运动 2~3 次,每次每指运动 5~10 次,开始逐渐延长到每次运动几百次。

2)被动运动:被动屈伸锻炼各关节即用外力伸屈手部各关节。利用健手协助训练患指的腕关节、掌指关节、近指间关节、远指间关节的顺序,循序渐进式活动关节,动作要轻柔,克服暴力活动关节,以尽量将关节活动到正常关节活动范围。各关节被动活动的范围以患者引起关节明显疼痛或肿胀为限。被动运动的速度以慢速为宜,逐渐加大力量,当达到极限角度时保持 10~20 秒,然后缓慢减少外力,如此反复伸屈,被动幅度由小到大,每日或每周递增。每日 2~3 次。

腕关节的功能锻炼正常活动度为背伸 50°~80°,掌屈 40°~70°,尺偏 20°~40°,桡偏 10°~30°。锻炼方法:用健手帮助患手腕作背伸,掌屈、尺偏和桡偏活动。用两手背相对以练习掌屈及两手掌相对使前臂放于胸前,则练习背伸。将手掌平放桌面上使前臂垂直于桌面则练习了背伸。

掌指关节和指间关节功能锻炼 2~5 指各关节的屈曲以指尖达掌横纹为正常。指间关节伸直为 0°,掌指关节多有过伸。锻炼方法:简单者为用力握拳与伸指。用一系列不同粗细的圆棍,最细如铅笔,从抓握粗棍开始,逐步达到握住最细的。

3. 肌力和耐力训练 从轻至重进行分级抗阻训练,是肌肉用最大力收缩,以引起适应的疲劳,然后再适当休息,使肌肉在恢复及随后的超量运动中,恢复并发展其形态和功能。

4. 日常生活活动能力训练 训练患者手握勺吃饭,开始 1 周在勺柄上缠上绷带,增加摩擦力,随着时间的推移,训练穿衣、系扣、穿鞋、系带、剪指甲等,达到生活完全自理为止。练习对指功能,改善手指关节活动:捏皮球、握筷子、拧瓶盖、旋螺丝钉、旋转健身球。每天练习 2~3 次,每次 15~30 分钟,以后逐增。

5. 作业治疗 根据患者的兴趣、爱好和自身情况等制定个体的作业治疗计划,以锻炼患手的功能。作业治疗的原则:及时进行各种轻量有实用的功能训练,物件由大到小、重量由轻到重、动作由简单到复杂、循序渐进、逐渐增加活动量和动作难度。

(1)手工艺的制作可有书法、绘画、雕刻、编织等。

(2)娱乐活动有打牌、打麻将、下棋类等。

(3)着重训练患指动作的灵活性、稳定性、协调性和精确性,如拍球、投球、接球、投环、用匙、用筷、筷子夹豆、写字及梳头等,并且训练两手协同操作的能力,如打结、解结、打字和弹琴等,每天练习 2~3 次,每次 20~60 分钟。

上述训练前,将患手置于温热水或中药熏洗等治疗后进行更好。

6. 感觉训练 感觉训练是再植肢体(手指)术后特有的训练治疗项目,感觉训练的次序依次是保护觉、定位觉、形状觉、织物觉、脱敏训练。

(1)保护觉训练:目的不仅为了恢复保护觉,而且为了教会患者代偿的能力。包括针刺觉、深压觉、冷热觉等。训练方法:在安静的室内进行,患者闭眼,用各种尖锐物品轻刺患者手部或给予冷热刺激,然后让患者睁眼看清刚才所给予的刺激是哪种,如此反复进行。

(2)定位觉训练:在患者恢复针刺觉和深压觉后进行。训练方法:用指尖或橡皮敲击患者的掌侧,让患者用健手示指指出敲击的部位,回答不正确时让患者睁眼观察,如此反复进行。

(3)形状觉训练:方法与定位觉类似。让患者闭眼触摸不同大小、形状的木块或其他物品,并进行描述、比较,回答不正确时就睁眼再感觉一次,如此反复进行,再逐步过渡到辨别日常生活中常用的实物以及各种形状的物品的训练。

(4)织物觉训练:让患者先触摸粗细相差极大的砂纸,再触摸粗细差别较小的砂纸,进而过渡到不同的织物,如毛皮、丝绸等。

(5)脱敏训练:再植肢体(手指)术后,常因神经病变等原因而触觉过敏。先用较轻柔的物品如毛、棉等轻轻摩擦过敏区 10 分钟或至皮肤麻木无感觉,1 小时后重复进行,适应该项刺激后再增加刺激物的粗糙程度如改为绒布、粗布、麻布等,最后用叩击和振动刺激。

(三)康复工程器械在断指再植功能康复中的应用

康复工程是综合康复科学、生物医学、生物力学、仿生学和工效学等多学科的理论和技术,通过研究探索"残疾"与"健全"两者之间的界限和联系,设置克服残疾人回归障碍的特殊接口设施与装置,多方位地解决康复实践中提出的有关问题而形成的一门综合性、实用性的新兴工程技术学科。

六、康复护理

(一)康复护理目标

1. 无功能的肢体反而成为累赘,故手术后需要精心护理、积极康复、科学锻炼。

2. 做好术前、术中、术后的 3 个相互关联的"功能康复链"的康复护理。

3. 密切观察再植肢(指)体症状,预防并发症。

(二)早期康复护理

1. 手功能位的指导。术后如手不能处于功能位要尽早功能训练,有的患者再植肢(指)体虽已成活,但手的关节完全僵直,组织广泛粘连,并失去进一步功能改进的条件,使再植肢(指)体失去功能。要重视早期功能训练,并持之以恒。

2. 术后 1 周内,严密观察局部血液循环的症状,了解有无动脉或静脉受阻发生。

3. 术后 2~4 周内为软组织愈合期,康复护理重点是预防和控制感染,为软组织愈合创造条件。可行超短波、紫外线理疗、以改善血液循环,防止小静脉血栓形成和抑制细菌生长,减轻肿胀,杀菌,控制感染,促进伤口 1 期愈合。对骨折断端用细钢针固定者,超短波剂量应严格控制在无热量范围,以免因金属过热而发生灼伤。

4. 指导未制动的关节做轻微的伸屈活动。

(三)中期康复护理

自术后 5~8 周开始,为无负荷功能恢复期。康复护理重点是预防关节僵直和肌肉、肌腱粘连及肌肉萎缩。此期骨折端愈合尚不牢固,应以主动活动为主,指导练习患肢(指)屈伸、握拳等动作。被动活动时动作要轻柔。并对截断部位妥善保护。

(四)后期康复护理

功能锻炼指导:术后 9~12 周开始,此时骨折已愈合,康复护理重点是促进神经功能的恢复,软化瘢痕,减少粘连。断肢(指)再植后的功能恢复是一个困难的过程,康复以功能锻炼为主,功能锻炼为治疗性运动,也可以维持恢复关节功能,预防肌肉萎缩,避免和减轻后遗症。

1. 加强运动和感觉训练 此期可加用被动活动,被动活动时患者常感到异常疼痛,应劝告患者坚持下去,如惧痛而终止练习,可使粘连更加严重。

2. 被动屈伸各关节 进行虎口开大训练,可使用手指张开器,用压掌的方法,逐步撑大虎口;或用虎口牵开器进行牵引。

(五)并发症的观察

1. 密切观察再植肢(指)体症状　如:指甲颜色、皮肤皱纹、温度、脉搏、指端渗血情况、毛细血管充盈时间;对再植肢(指)体观察血管危象,肿胀,感染与出血等并发症,一旦发生应及时汇报处理。

2. 断肢(指)再植　尤其是缺血时间较长的高位断肢再植,术后应密切注意血容量的补给是否充足,肾功能是否受损,经常检测体温、血压、脉搏、血细胞比容、血钾、钠、非蛋白氮、肌酐、尿素氮以及尿量、尿比重、尿钠、尿肌酐等,如确认再植肢体肌肉坏死,释放大量毒素,出现中毒性休克或急性肾功能衰竭时,及时报告医生,果断截除再植肢体,以挽救患者生命。

3. 减轻和缓解疼痛的康复护理 术后患者对疼痛的感受和疼痛的程度各不相同,如患者注意力集中,情绪过度紧张,意志薄弱,烦躁以及环境刺激等,则可使疼痛加剧。体察和理解患者的疼痛感觉,使其转移注意力。例如:阅读、看电视、谈话等有益的活动。通过分散患者注意力和减少外界不良刺激等,使患者精神放松,意志增强,从而减轻和缓解疼痛。

(六) 心理康复护理

虽然再植手术已获成功,但外伤对患者来说仍是一个非常可怕的经历,不可避免地在心中留下阴影,患者的心理需要一个较长时间的调节,才能真正接受这些变化,医护人员和家属都应有积极的姿态,做好心理康复。断指再植功能康复不仅需要耐心的手法训练指导,还需要对患者进行心理康复护理、亲属的配合指导及日常行为习惯的干预和强化,使患者主动积极投入再植手术后的康复训练。

1. 手术前患者的心理护理　消除恐惧,解除焦虑,患者常因在毫无心理准备的情况下,肢(指)体意外离断,产生消极态度及恐惧心理;同时对再植手术的效果抱有疑虑。针对此种心理,提供情感支持,　向患者说明手术的必要性和重要性,并介绍肢(指)体离断再植成功的典型病例,以及显微外科手术方面的新方法、新进展,给患者积极的暗示和保证,给患者以安慰,消除恐惧情绪;解除患者的担忧、焦虑,增强其对手术成功的信心。

2. 手术后患者的心理护理　及时通知患者手术效果　术后患者渴望知道手术效果和了解病情,应及时告诉患者手术的情况、手术效果,适当交代术后治疗中的注意事项,给其传达有利信息,继续给予鼓励和支持;让患者知道不良心理状态对治疗效果会产生不良的影响,帮助患者及时调整心理状态,解决抑郁的反应,增强信心。

3. 消除悲观情绪的心理护理　鼓励患者正确对待人生,如手术失败或术后并发症造成再植肢(指)体坏死后,最终导致肢(指)体缺损和功能丧失以及术后效果不好,预后不良,患者会一时难以接受现实,精神上会极度痛苦,且产生悲观情绪,甚至拒绝再接受治疗。观察患者言谈及性格特点,从每个具体环节入手,给予更多的理解、同情、支持和鼓励,让患者切实感到即使没有健康的肢(指)体,只要有健康的心理,同样可以创造美好的生活。使他们能够继续接受治疗,面对现实,正确对待人生。

(七) 康复健康教育

肢(指)体受伤后至术前的一段时间,对子肢(指)体的处理是否妥当,直接影响着再植肢(指)体的成活与功能恢复的优劣,是肢(指)体功能康复治疗的首要环节。术前给病讲解疾病的相关知识,介绍以往断肢(指)再植成功病例,消除病人术前的紧张恐惧感,让病人树立战胜疾病的信心。

1. 对患者进行自我保护意识的教育　指导患者对再植肢(指)进行保暖,避免受凉而引起血管痉挛。指导患者抬高患肢,保持于心脏平面,减少水肿的发生。告诉患者不能食用含咖啡因的食物,以免血管收缩;不能吸烟,因为烟草中的尼古丁会降低血液中的含氧量,危及再植肢体的血液供应。

2. 术后卧患肢位放置指导　术后卧床期间抬高患肢略高于心脏水平,宜取平卧位或健侧卧位。起床活动时上肢用三角巾等托吊于胸前功能位。

3. 用药指导　给病人讲解术后及时应用抗菌药物的目的,防止感染、发热等并发症的发生。合理使用抗生素、解痉药、止痛药,并告知病人药物的作用与副作用。

4. 饮食指导　饮食方面应告诉患者进食营养丰富、易消化的食物,应给予高蛋白、高热量、富含维生素,如:骨头汤、鸡汤、蛋类、蔬菜,保持大便通畅,防止便秘,禁忌辛辣食物,以避免刺激伤口。

七、社区家庭康复指导

1. 肢体保护指导　指导患者有肢体肿胀现象,要经常抬高患肢与心脏平齐。要注意患肢的保暖,保持皮肤温度,避免受凉、防止冻伤、烫伤等不利因素对断肢(指)再植肢体的刺激。

2. 指导坚持艰苦的康复训练　通过指导、教育使患者明白断肢(指)再植的目的不但是把离断的肢体接活,更重要的是使断肢(指)恢复一定功能。成活不等于成功,为此,断肢(指)再植后要进行艰苦的康复训练,目的在于使再植的肢体获得良好的功能,保持合适的关节活动度,恢复适当的工作。通过康复训练指导,使伤者获得断肢(指)再植后功能锻炼的方法、技术。坚持持久的功能训练,使断肢(指)恢复一定功能。

3. 指导自我康复护理方法　通过康复指导,使患者能掌握断肢(指)再植的康复治疗及自我康复护理方法,能自我观察患肢(指)血液循环及掌握预防伤口感染的基本知识。

4. 日常生活指导　继续加强营养、理疗和功能锻炼。

5. 定期复查　指导患者定期复查、随访。可以通过电话预约复查时间,术后功能锻炼的随访等,满足病人的需要。

第四节　手外伤的康复护理

一、概述

手是人类进行日常生活和工作中不可缺少的重要器官。手外伤是常见的多发外伤,占创伤总数的 1/3 以上。由于手部组织结构复杂,功能精细,治疗不仅是损伤组织结构本身的修复,而且更重要的是保护和恢复手的功能。手外伤康复是在手外科的诊断和处理的基础上,从受伤到手术,从组织愈合到功能恢复,从职业训练到重返社会,针对手功能障碍的各种因素,采取相应的物理治疗、作业治疗以及辅助器具等手段,使伤手恢复最大限度的功能,是手外科不可缺少的一个组成部分。

(一)病因

引起手外伤的原因很多,创伤的类型也较多,以压砸和切割最多。而手外伤后遗留的功能障碍与创伤的类型有密切的关系,如切割伤易伤及神经、肌腱、血管等,但切面较整齐,组织破坏量较少,早期修复后遗留功能较轻,而压砸、撕脱等损伤,软组织、神经、血管等损伤较大,骨折严重,组织损伤量多,愈合后功能障碍较严重。

(二)手外伤分类

1. 皮肤软组织损伤。

2. 骨折又分腕骨骨折,掌骨骨折及指骨骨折。

3. 肌腱损伤又分屈肌腱损伤、伸肌腱损伤。

4. 神经损伤又分正中神经损伤、尺神经损伤、桡神经损伤。

二、临床表现

由于手的解剖复杂,除皮肤裂伤、轻度软组织挫伤、单纯单处骨折外,很多手外伤都极容易遗留功能障碍,并严重影响患者的生活和劳动,特别是严重的手外伤,如开放性、粉碎性多发骨折,神经肌腱血管损伤等,直接影响患者的后存发展与社会自尊的树立。

手外伤术后常引起局部肿胀、疼痛、强直、无力、血管舒缩异常、骨质疏松等。长时间的肿胀易引起肌腱、韧带、关节囊的粘连、挛缩;肌肉萎缩,组织缺损,瘢痕挛缩,最后造成运动和感觉功能障碍,肌力或握力下降,误用、废用、过用综合征。

手部外伤往往是复合性的骨骼损伤与软组织损伤同时存在,制动后失用性变化和瘢痕挛缩都会导致手部功能损害。因此,欧美从 20 世纪 60 年代后期,就已经强调手功能康复的重要性,并且有专门从事手功能康复的理疗师和作业治疗师,开展手术前、后患者的康复治疗。

三、主要功能障碍

双手是运动和感觉功能的器官,手的动作复杂、精细、灵巧,能够灵活而准确的完成拿、捏、握、抓、夹、提、拧等动作。手特有的复杂而精细的结构,当手部遭受外伤后,将严重影响患者的日常生活活动,手外伤后其功能的恢复情况直接影响到患者的生活质量。

(一)手部肿胀

无论是创伤或炎症都会引起组织水肿。皮下组织、筋膜间隙、肌肉间筋膜和腱鞘、关节囊等都会浸于浆液素性渗出液内。如果渗出液不及时清除,将会机化造成上述组织的粘连、僵硬。因此,水肿必须尽快消除,否则将会出现恶性循环。如果水肿在早期得到控制,使之降至最低程度,就能很快恢复活动。

(二)疼痛与过敏

手内的神经末梢非常丰富,而且位于体表,加上腕管较近,所以痛觉较显著。滑膜、腱鞘和骨膜也都有神经末梢,任何刺激必然会产生剧烈疼痛。这些疼痛与损伤程度不一定成正比,同时还可出现血管运动紊乱、骨质疏松、肌萎缩、关节僵硬等症状,严重者称之为反射性交感神经营养不良综合征(RSD)。

(三)关节僵硬

关节挛缩的起因是水肿,随之而来的是活动消失。当韧带松弛和水肿后,即发生纤维素沉积,韧带缩短、挛缩。最难处理的问题是掌指关节过伸和近端指间关节屈曲挛缩畸形。

(四)肌力和耐力下降

许多日常生活活动有赖于强度和耐力的综合,所以康复不仅要恢复强度,而且还要增加手的耐力,减少疲劳度。

四、康复评定

(一)手的功能位评定

1. 外观和解剖　通过视诊,观察手皮肤的营养状况,色泽、纹理、有无瘢痕、伤口、红肿以及手指有无畸形。

(1)手的休息位:是指手处于自然静止状态时,手内肌和手外肌的张力处于相对平衡,呈半握拳姿势。腕关节背伸约 10°~15°,并有轻度尺侧偏;掌指关节及指间关节呈半屈曲状,从示指到小指,越向尺侧屈曲越多;各指尖端指向舟骨结节;拇指轻度外展,指腹接近或触及示指远结节指间关节的桡侧(图 19-11)

(2)手的功能位:是有利于发挥最大手功能的位置,呈握小球或茶杯状。腕背伸约 20°~

25°,拇指处于对掌位,掌指关节及指间关节微屈。其他手指略分开,掌指关节和近侧指间关节半屈,远侧指间关节微屈。

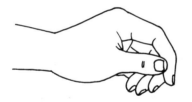

图 19-11 手的休息位

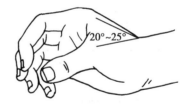

图 19-12 手的功能位

（3）手的保护位:是为了保护或维持手部功能而设的体位。外伤后的功能位都是保护位。如掌指关节整复手术后宜将掌指关节固定在屈曲 90°体位,以防其副韧带挛缩(图 19-13)。

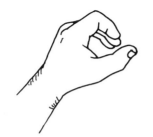

图 19-13 手外伤术后的固定位

2. 运动功能

（1）肌力评定:通过徒手肌力检查、握力计、捏力计检查手和上肢肌肉的肌力、握力、控力。

（2）关节活动度测定:通过关节活动度测量了解关节在主动运动和被动运动时的角度。可用量角器测量。进行关节被动活动范围（passive range of motion,PROM）和主动活动范围（active range of motion,AROM）的等级评定。优:指关节总活动范围为 200°～260°;良:指关节总活动范围为 130°～200°;中:指关节总活动范围为 100°～130°;差:指关节总活动范围<100°(图 19-14～19-21,表 19-4)。

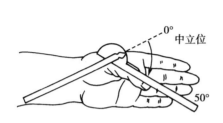

图 19-14 拇指掌指关节屈曲
　　轴心:掌指关节背侧
　　固定臂:与拇指掌骨平行
　　移动臂:与近节指骨平行

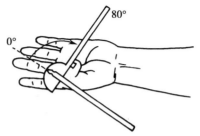

图 19-15 拇指指间关节屈曲
　　轴心:拇指指间关节背侧
　　固定臂:与近端指骨平行
　　移动臂:与远端指骨平行

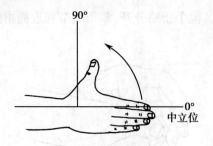

图 19-16　拇指桡侧外展

轴心:拇指掌骨根部

固定臂:与桡骨平行

移动臂:与拇指掌骨平行

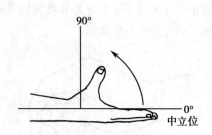

图 19-17　拇指掌侧外展

轴心:拇指掌骨根部

固定臂:与桡骨平行

移动臂:与拇指掌骨平行

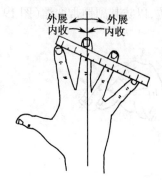

图 19-18　四指掌指关节的内收、外展 0°～25°

轴心:掌指关节背侧

固定臂:所测量手指的掌骨背侧中线

移动臂:所测量手指的近节指骨背侧中线

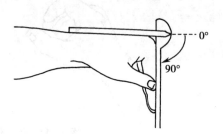

图 19-19　四指掌指关节屈曲

轴心:掌指关节顶端中心

固定臂:与掌骨平行

移动臂:与近端指骨平行

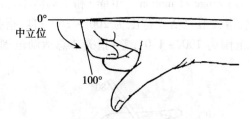

图 19-20　四指近端指间关节屈曲

轴心:近端指间关节背侧

固定臂:与近节指骨平行

移动臂:与中节指骨平行

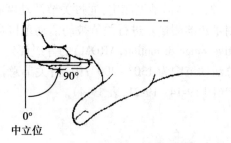

图 19-21　四指远端指间关节屈曲

轴心:远端指间关节背侧

固定臂:与中节指骨平行

移动臂:与远节指骨平行

表 19-4　手部关节正常活动范围

关节	运动	测量姿位	测角器放置标志			正常值
			中心	固定臂	移动臂	
掌指	屈伸	坐位、腕中立位	近节指骨近端	与掌骨平行	与近指骨平行	伸 20° 屈 90° 拇指 30°

关节	运动	测量姿位	测角器放置标志			正常值
			中心	固定臂	移动臂	
指间	屈伸	坐位、腕中立位	远侧指骨近端	与近侧指骨平行	与远指骨平行	近指间100° 远指间80°
拇指掌腕	内收 外展	坐位、腕中立位	掌腕关节	与示指平行	与拇指平行	60°

（二）肢体体积测量

测量仪包括有一个排水口的大容器及量杯。测量时,将肢体浸入容器中,容器中有水平停止杆,使肢体进入容器中的一定位置,排出的水从排水口流出。用量杯测出排水的体积,此即为肢体的体积。可测量双侧肢体,以便对比。

（三）灵巧性测定

有赖于感觉和运动功能的健全。测试方法有许多种,常用的有3种标准测试方法:①Jebson手功能测试;②明尼苏达操作等级测试（MRMT）;③Purdue钉板测试（the purdue pegboard test）。基本原理相同,即令受试者将物品从某一位置转移到另一位置,并记录完成操作的时间。

（四）感觉功能评定

1. Tinel征　了解神经修复后轴索生长速度。

2. 手和上肢的各种感觉功能　包括浅感觉（痛觉、触觉、温度觉）;深感觉（震动觉、位置觉、运动觉）;复合感觉（两点辨别觉、质地、形状、轻重等）。

五、康复治疗

手外伤后的康复包括手运动和感觉功能的康复,运动功能主要是肌力、关节活动度的康复。感觉功能的康复是手神经外伤后特有的康复内容。因上肢创伤或疾病导致手功能恢复缓慢的常见原因有肿胀、疼痛、过敏、关节僵硬、肌力下降等原因。若在早期就给予预防或处理,可使功能障碍下降到最低程度。

（一）康复运动

手外伤的康复包括手运动和感觉功能的康复,运动功能主要是肌力、关节活动度的康复。其中手的感觉功能的康复是手神经外伤后特有的康复内容。关节活动度的维持和恢复主要靠胶原组织,胶原纤维是关节韧带、关节囊及瘢痕组织的主要成分。患者必须在日常生活中经常牵伸肌肉和软组织。预防关节失用性挛缩的最好方法是尽量缩小固定范围,并尽量缩短固定时间。同时练习固定范围以外肢体近端和远端各关节的大幅度活动,要使患者清楚地理解未被固定的关节,不仅可以运动,而且必须运动。纤维性关节挛缩强直的矫治原则是将挛缩的韧带,关节囊或关节内外粘连组织逐步牵伸延长,主动活动可牵伸轻度的挛缩和粘连,当挛缩较重时,主动运动收效不显著,需加被动运动,被动运动的治疗宜一日多次反复进行。

1. 肌腱损伤修复术后的康复

（1）术后1~3周:了解手术创口情况,早期以促进伤口愈合、消肿、止痛以及控制感染为主:可采用冰和冷暖水浴、抗炎药及超声渗透疗法、压力疗法、超短波疗法、微波疗法等减轻炎症、控制肿胀,由于震动会加剧炎症应为禁忌;采用超短波疗法、紫外线疗法、微波疗法、激光疗法等控制伤口感染;采用 TENS、干扰电疗法、中频疗法等缓解疼痛;进行主动与被动相结合的未伤指的运动训练,保持正常手指的功能。

(2)术后 4~6 周:控制瘢痕,减轻肌腱与周围组织的粘连,恢复关节活动功能;可采用微波、热疗、频谱治疗、超声波治疗等控制增生性瘢痕;分别行指深、指浅屈肌腱的运动,改善掌指关节和指间关节功能;被动运动训练,以恢复手指的灵活性和协调性。

(3)术后 7~12 周:强化肌力,渐进性抗阻力运动,增加肌腱的滑动性;可采用神经肌肉电刺激疗法、感应电疗法、电针疗法等;双手协调性训练,矫正关节挛缩,也可用矫形支架进行被动训练。术后 12 周以后,利用不同握法和握力进行功能训练,以帮助患者恢复动态工作能力(表 19-5)。

表 19-5　屈肌腱和伸肌腱术后康复治疗比较

术后时间	屈肌腱修复术后	伸肌腱修复术后
第 1~3 周	(1)动力夹板维持腕屈曲、掌指关节屈曲、指间关节伸直 (2)轻柔被动屈曲远侧、近侧指关节(禁止主动屈指间关节,被动伸指间关节)	(1)夹板固定于腕伸直位,指间关节伸直,防止掌指关节屈曲 (2)在夹板控制范围内主动屈指,被动伸指(禁止被动屈指,主动伸指)
第 3 周	患指主动运动,但限制腕与掌指关节姿势,如应保持被动屈曲位	同上
第 4 周	患指主动运动,不限制腕与掌指关节姿势	去除掌侧夹板,主动屈指练习,依靠弹力被动伸指
第 4~6 周	(1)动力夹板牵引同前 (2)被动屈曲各指关节,主动握拳 (3)腕中立位及掌指关节最大屈曲位练习伸指	同前几周
第 6~8 周	(1)去夹板,用腕支具,掌指关节充分运动 (2)主动肌腱滑动练习 (3)轻微 ADL 活动 (4)作业疗法 (5)伸展矫形器等	(1)去夹板,主动伸指练习,不练习时仍用夹板固定 (2)轻柔无阻力屈远指间关节练习,允许屈曲 25°~40°
第 8~12 周	使用防爪手夹板 进行恢复力量练习 必要时行支具使用练习	间断去除保护性夹板 开始抗阻力练习 按摩握拳等功能训练 准备恢复工作

2. 粘连松解术　术前应根据病情对僵硬的关节作被动活动,使僵硬的关节尽量达到较满意的活动范围后再进行松解术。否则术后会因关节活动不好而易再次发生粘连。

术后 1~7 天,拆除敷料后即可开始练习手指的屈伸动作,防止发生术后粘连而丧失恢复功能的时机(图 19-22~26)。可做以下活动:

(1)轻柔被动屈曲远指间关节、近指间关节、掌指关节。

(2)主动屈曲上述关节。

（3）屈腕和掌指关节下轻柔被动伸展近指间关节。

（4）主动伸展上述关节。

（5）被动握拳：患者往往会因为局部肿胀、疼痛而不敢充分练习,护士应鼓励患者忍住疼痛,坚持不懈的练习,恢复工作。

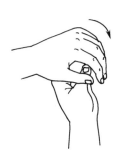 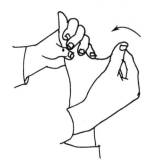

图 19-22　手指被动屈曲　　　　　图 19-23　手指被动伸指

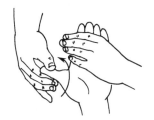 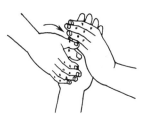 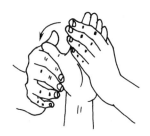

图 19-24　拇指被动旋转　　　图 19-25　拇指被动屈曲　　　图 19-26　拇指被动伸展

康复训练要在医护人员的指导下进行,不应因锻炼而加重肿胀、疼痛。屈肌练习共有三种方式,有钩拳、直拳、完全握拳。每日至少练习 3 次,每次 10 遍。另外可通过推皮球、拉橡皮筋等锻炼方式训练屈肌和伸肌的功能。推皮球可锻炼屈指、屈拇、拇对掌、对指及拇内收的功能,橡皮筋可以锻炼伸掌指或指间关节、手指的外展、内收、拇外展、伸展等功能。这样使所有的手外部肌及手内部肌全面得到锻炼,每一个动作都须用最大力量,持续 2~3 秒钟,每天 1 次,反复练习,留充分间歇时间,通过锻炼的过程使肌肉逐步肥大,肌力得到相应恢复（图 19-27）。

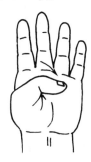 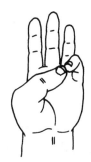 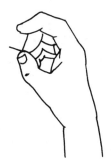 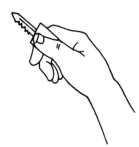

图 19-27　拇对掌、拿、捏功能

（二）感觉训练

手的感觉恢复顺序是痛觉、温度觉、32Hz 震动觉、移动性触觉、恒定性触觉、256Hz 震动觉、辨别觉。当压觉或震动觉恢复后即开始感觉训练，感觉可以通过学习而重建，感觉训练常需利用眼的帮助。感觉训练程序分为早期和后期阶段。早期主要是痛、温、触觉和定位、定向的训练。后期主要是辨别觉训练。腕部正中神经和尺神经修复术后 8 周，可以开始早期阶段的感觉训练。训练方法：

1. 定位觉训练　在患者恢复针刺觉和深压觉后，在安静的房间里训练。用 30Hz 的音叉让患者知道什么时候和部位开始的移动性触觉。然后用橡皮沿需要在训练的区域，由近到远触及患者。患者先睁眼观察训练过程，然后闭眼，将注意力集中于他所觉察到感受，而后睁眼确认，再闭眼练习。这样反复学习，直至患者能够较准确地判断刺激部位。

2. 辨别觉训练　当患者有了定位觉以后，便可开始辨别觉训练。刚开始时让患者辨别粗细差别较大物体表面，逐渐进展到差别较小的物体表面。每项训练采用闭眼→睁眼→闭眼方法。利用反馈，重复地强化训练，再过渡到辨别生活中的实物。

3. 保护觉训练　目的不是恢复保护觉，而是为了教会患者代偿的能力。包括针刺觉、深压觉、冷热觉等。在安静的室内进行，让患者闭眼，护士用各种尖锐物品轻刺患者的手部或给予冷热刺激，然后让患者睁眼看清刚才所给予的刺激是针刺、冷或热，如此反复进行。

4. 织物觉训练　是利用粗糙程度大小不同的织物，训练感觉。让患者先触摸粗细相差极大的砂纸，再触摸粗细差别较小的砂纸，进而过渡到不同的织物如毛皮、丝织品、羊毛、塑料等。

5. 脱敏训练　手外伤后常因神经病变等而触觉过敏，宜用脱敏疗法。先用较轻柔的物品，如毛、棉等轻轻摩擦过敏 10min 或至皮肤麻木无感觉，1h 后重复此项操作，适应该项刺激后再增加刺激物的粗糙程度，可用绒布、麻布等，最后用叩击和震动刺激。正规感觉再训练后，患者恢复了主动活动，在后期阶段，应鼓励患者不断使用双手，以维持其功能，需很长的时间。

（三）日常生活活动能力和作业训练

根据实际情况给予适当的日常生活活动能力的训练，如梳洗、书写、编织、剪纸、打结等训练灵活性、协调性，使患手恢复实用能力。当感觉功能不良时，应指导患者在生活和工作中如何保护；并可利用本体觉、温度觉与触觉的组合进行代偿性训练。

（四）康复工程

主要应用矫形器维持、改善或代偿患手功能，如手部骨折者根据骨折部位和功能情况使用舟骨骨折矫形器、掌骨骨折矫形器、指骨骨折矫形器、腕固定矫形器、手功能位矫形器；肌腱损伤者使用夜间固定矫形器、屈/伸肌腱损伤动态矫形器、锤指矫形器、腕固定矫形器等；断指再植/拇指重建可使用指固定矫形器、对掌矫形器等。

六、康复护理

手外伤康复护理应从患者整体出发，在临床各期针对各种致残因素进行评价、分析，制订康复护理计划，消除或减轻功能障碍，帮助患者尽可能恢复生活和劳动能力，重返社会。

（一）康复护理目标

1. 减少导致手功能恢复缓慢的原因，如减轻手部水肿。

2. 正确功能位的摆放,早期被动活动,防止术后组织粘连,减轻关节活动受限。

3. 通过感觉训练,重建失去的感觉,加强代偿能力。

4. 训练日常生活活动能力,恢复患手实用能力。

5. 心理护理、家庭康复护理。

（二）康复护理

1. 手外伤肌腱修复术后护理　肌腱修复术后 2~3 天即可开始被动活动,屈肌腱修补后作被动屈指,伸肌腱修复则作被动伸指运动,余手指作主动练习,3 周开始作患指的主动运动,并逐渐增加用力的程度和幅度,以扩大肌腱的滑移幅度。第四周继续作主动运动,并开始肌腱的主动运动。第五周增加关节功能和抗阻训练。指导、督促患者完成训练项目。

2. 手关节损伤康复护理指导　关节韧带损伤需固定 2~3 周,关节固定 15°~20° 屈曲。1~2 周内主动练习屈伸。关节脱位夹板固定 3 周,近侧指间关节(PIP)屈曲 20°~30°,在夹板范围内主动练习。骨折脱位术后,石膏固定手指,PIP 关节屈曲 30°~50° 固定 3 周,3 周后主动练习,5 周后在控制范围内伸指运动练习。

3. 肌腱松解术前后康复护理　肌腱松解术前指导患者关节被动活动,尽可能达最大范围,防止术后再粘连。术后 24h 去除敷料,指导主动屈伸练习;4~5d 做被松解肌肉主动收缩和拮抗运动练习,加大幅度,每个动作重复 3~4 次,达到 16~20 次,3~4 次/日;术后 2~3 周开始功能性活动练习,如、轻微的 ADL 活动;4~6 周抓握力量练习;术后 6~8 周抗阻力练习。

4. 手部作业治疗指导

(1)治疗泥手练习:利用黏土或橡皮泥,增强手指肌力、耐力及改善手指灵巧性,协调作用。内容有粗大对指练习;粗大手指屈曲练习;单独手指屈曲练习;单独分指对指练习;指外展练习;粗大手指伸展练习;手指内收练习;拇指屈伸练习;腕背伸训练。

(2)弹力治疗练习:应用治疗带对肌力、耐力、协调性和关节活动度的训练,可做伸指及指外展训练;拇外展及伸拇训练;伸屈掌指关节训练。

(3)娱乐性治疗训练:应用袖珍玩具和游戏机等练习器具,训练和改善手的灵巧性,手眼协调感觉训练,脱敏治疗和掌指关节、指间关节的主动屈伸有较好疗效。内容有:利用斜板支架训练腕关节屈伸运动;利用来回捡球训练腕关节、掌指关节屈曲和手指灵巧度;利用镊子和衣夹训练对指、夹捏和手的灵巧和协调性训练;利用插孔板、串珠子、套环器等游戏训练腕关节屈伸、对指、抓握等。

（三）心理康复护理

大多数手部损伤的患者,由于是突发外伤,且伤势严重,无任何的心理准备,可造成患者的生活及工作的不便,常常表现为情绪低落、紧张、焦虑、狂躁等。手外伤患者所承受的生活事件刺激较大的是前途、恋爱、家庭、生活、人际交往,男女所受刺激量差别不大。受伤后抑郁、焦虑情绪反应更强烈一些。刺激量的大小直接影响到患者的心理健康及疾病康复,其对人的心理健康有一个从小到大、由量变到质变的过程。如果心理压力得不到有效地疏导、缓解及治疗,他们将是心理疾病多发的高危人群。因此,能够成功地帮助患者度过这段哀伤历程是非常关键的。

1. 及时与患者沟通与心理疏导,了解患者呈现出尝试挣扎或重新调适自己的生活方式,矛盾地去面对残障所带来的诸多不便的心理反应,把握心理康复干预的时间,使患者尽早接受并适应现状。对此除进行个别心理指导外,集体疗法相当重要,针对性的宣教相关疾病的康复知识,提高患者对疾病的认识和心理承受能力,调动其积极的心理因素,增加其康复的信心,积极主动配合康复治疗,以心理康复促进和推动手功能康复。

2. 手外伤后患者心理负担较重,伴有不同程度的焦虑抑郁情绪。焦虑可增加血液黏稠度,使血管收缩。这对手外伤术后特别是断指(肢)再植术后病人的康复不利。做好手术期患者的心理护理,帮助患者进行心理疏导,克服不良情绪。从言谈举止上给患者以适当的安慰。同时做好基础护理,满足手外伤患者生活自理能力下降后的需求。

3. 采用转移疏导疗法如音乐治疗法,放松治疗法以减轻他们的焦虑、抑郁心理。必要时给予抗焦虑、抑郁的药物治疗或寻求心理医生帮助。同时帮助打工者重新树立生活的信念,必要时用法律武器捍卫自己的权利。

(四)康复健康教育

1. 缓解疼痛　手损伤疼痛多比较敏感,此时医护人员或者家属可与患者聊天,看有益的电视等,转移对疼痛的注意力,以使疼痛缓解。尽量使患者自己的生活丰富多彩,从消极的情绪中解脱出来。

2. 吸烟的告诫、戒烟　吸烟可引起血管痉挛,影响患肢血运,甚至导致组织缺血坏死。不吸烟的患者注意不要被动吸烟。

3. 保持手指运动　在外固定期间应鼓励未损伤手指、手臂作各种主动运动和作业治疗,手外伤后要抬高患肢,以利与静脉回流,消肿。

4. 手创伤本身和长期制动,造成手功能障碍,要尽快恢复手功能,须早期进行正常运动模式及正确的感觉输入训练,错过有利的治疗时机,将减少手功能恢复效果。告知术后康复训练重要性,让患者掌握康复知识、技术。

5. 预防并发症教育　手是末梢器官,伤后极易发生肿胀,且变化快。早期肿胀影响组织愈合,后期肿胀影响手指灵活性。手外伤后留有手功能障碍后遗症,预防并发症教育尤为重要。

七、社区家庭康复指导

(一)社会、家庭支持系统建立

手外伤的患者,由于手功能发生了改变,导致自理能力出现不同程度的下降。社会、家庭所构建的支持网络系统会给患者带来康复的力量,如提供日间援助中心、日间康复训练中心,中心可以根据患者的需要制定康复护理计划。家庭成员一起加入到康复的过程中,为患者提供一个良好的康复氛围,可以加快康复进程。

(二)出院后康复运动指导

手外伤后的主动、被动活动应该轻柔缓慢,运动不应加重疼痛和肿胀,须在患者可接受范围内进行并保持残(断)指和再植指的无菌、清洁,预防并发症。

(三)结合 ADL 训练

指导出院后继续康复训练计划及坚持训练重要性。手外伤的康复训练要结合日常生活活动和作业训练,指导训练患者生活自我照料和按职业所需的作业活动。正确使用双手,提醒尽可能使用伤手,使大脑和伤手早日恢复自主反应。为恢复手功能,康复治疗主要训练是运动性练习和功能活动。

（四）坚持康复训练

手外伤的康复治疗,特别是损伤后手精细动作功能的恢复是较长时间的训练,要持之以恒,刻苦努力,发挥最大残存功能。实在不能恢复功能要教会"代偿"功能练习。

（五）定期复查

指导患者定期复查、随访。

（郑洁皎　郑彩娥　徐禹静）

第二十章 儿科疾病的康复护理

随着医学技术进步和经济的增长,围生期保健水平的提高与对儿童保健工作的重视,以及儿童疾病谱发生的重大变化,使新生儿死亡率明显下降,传染病和营养性疾病显著减少,但由各种疾病所引起的功能障碍儿童的数量却仍呈增加趋势。

功能障碍儿童的康复日益受到广泛关注和高度重视。对功能障碍儿童应实施全面综合康复,调动发挥功能障碍儿童的一切潜能,在采取多样化康复治疗的同时,积极进行全面、科学、有效的康复护理,以促使功能障碍儿童在智力、语言、运动功能等方面得以全面康复,培养功能障碍儿童提高生活自理能力,心理应变、社会交往及将来从事某一适当职业的能力,以提高功能障碍儿童的生活质量。

第一节 脑瘫患儿的康复护理

一、概述

脑性瘫痪(cerebral palsy,CP)简称脑瘫,是自受孕开始至婴儿期各种原因所致的非进行性脑损伤综合征,主要表现为运动障碍及姿势异常。随着新生儿急救医学的发展,早产儿、低出生体重儿成活率的提高以及社会、环境等因素,由于病因复杂、发病机制复杂、临床表现多样、可能伴有多种并发症等,使脑瘫的预防与康复治疗成为世界性的难题,多年来世界范围内脑瘫发病率和患病率没有明显下降趋势。

(一)流行病学

脑瘫的发病率在世界范围内约为 1.5‰~4‰,平均约为 2‰。我国幅员辽阔,各地经济发展、生活水平及医疗条件差别很大。据文献报道,我国脑瘫发病率约为 1.8‰~4‰。从调查结果看,脑瘫发病率各国差别不大,城乡差别不大,男性略高于女性。近五十年来,由于产科技术、围产医学、新生儿医学的发展,新生儿死亡率、死胎发生率均有明显下降,但脑瘫发病率并无减少,而重症脑瘫的比例有增多趋势。这种现象与当今 NICU 监护技术提高有关,使许多过去很难存活的早产儿和极低出生体重儿得以存活,而这些婴儿患脑瘫的机会明显高于足月儿和正常体重儿。

(二)病因

脑瘫的直接病因是在脑发育成熟前,脑损伤和(或)发育缺陷导致以运动障碍和姿势异常为主的综合征。造成脑瘫的病因按时间可划分为三个阶段,即出生前、围生期和出生后。

1. 出生前　①母体因素。母亲孕期大量吸烟、酗酒、理化因素、妊娠期感染、先兆流产、用药、妊娠中毒症、外伤、风湿病、糖尿病、弓形体病、胎儿期的循环障碍、母亲智力落后、母体营养障碍、重度贫血等;②遗传因素。近年来研究认为,遗传因素对脑瘫的影响很重要,双胞胎同时患脑瘫、家族中已经有脑瘫患儿再发生脑瘫的概率偏高。

2. 围生期　①患脑瘫的危险性随着出生体重偏离同胎龄标准体重的程度而增加,低出生体重儿或巨大儿患脑瘫的概率可高于正常体重儿数十倍;②目前发现早产是患脑瘫的最主要因素之一;③胎盘功能不全,缺氧缺血等被认为与脑瘫有关。

3. 出生后　新生儿期惊厥、呼吸窘迫综合征、吸入性肺炎、败血症、缺氧缺血性脑病、颅内出血、脑积水、胆红素脑病以及颅内感染、低血糖症、脑外伤等都被认为是脑瘫的危险因素。

（三）分型

1. 脑瘫按异常运动的特征分为　①痉挛型(spastic);②不随意运动型(dyskinetic);③强直型(rigid);④共济失调型(ataxia);⑤肌张力低下型(hypotonic);⑥混合型(mixed types)。

2. 按瘫痪部位分为 5 型　①单瘫;②双瘫;③三肢瘫;④偏瘫;⑤四肢瘫。

二、临床表现

1. 痉挛型　最常见,约占脑瘫的 60% ~ 70%,主要损伤部位是锥体系。患儿肌张力增高、姿势异常,被动屈伸肢体时有"折刀"样感觉。主要表现为上肢手指关节掌屈,拇指内收,腕关节屈曲,前臂旋前,肘关节屈曲,肩关节内收;坐位时出现圆背、W 状坐位;下肢髋关节屈曲、内收、内旋,膝关节屈曲或过伸展,足内、外翻,尖足,行走时呈剪刀步态;由于关节活动受限,自主运动困难,严重者可出现肌肉痉挛和关节畸形。

2. 不随意运动型　约占脑瘫的 20%,损伤部位为锥体外系。表现为肌张力动摇不定,在紧张兴奋时肌张力增高,安静和睡眠时肌张力变化不明显,难以用意志控制头部、手、脚、上肢等部位的运动,动作不稳,走路摇晃,头部控制差,分离动作困难,当进行有意识、有目的的运动时,不自主运动增多,安静时不随意运动消失。常伴有流涎、咀嚼吞咽困难、挤眉弄眼、表情奇特等。原始反射持续存在并通常反应剧烈,尤其以非对称性紧张性颈反射(asymmetrical tonic neck reflex,ATNR)姿势(图 20-1)多见。本型可表现为手足徐动、舞蹈样动作、扭转痉挛等,也可同时具有上述几种表现。此型患儿易紧张、怕受刺激,护理人员应注意采取相应的护理措施避免刺激。

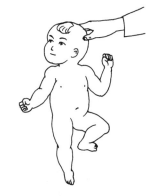

图 20-1　非对称性紧张性颈反射

3. 强直型　较为少见,由锥体外系损伤所致。表现为肢体僵硬,活动减少,被动运动时,伸肌和屈肌持续抵抗,肌张力呈铅管状或齿轮状增高,无腱反射亢进,常伴有智力落后、情绪异常、语言障碍、癫痫、斜视、流涎等。此型一般临床症状较重,护理困难。

4. 共济失调型　本型不多见,多与其他型混合,约占脑瘫的 5%。主要损伤部位为小脑,表现为平衡障碍,肌张力低下,无不自主运动。本体感觉及平衡感觉丧失,不能保持稳定姿势。患儿步态不稳,走路呈醉酒步态,容易跌倒,步幅小,重心在足跟部,身体僵硬,方向不准确,过度动作或多余动作较多,动作呆板而机械。常伴手和头部轻度震颤,眼球震颤极为常见。语言缺少抑扬声调,而且徐缓。

5. 肌张力低下型 表现为肌张力低下,肌力降低,四肢呈软瘫状,自主动作减少,仰卧位四肢外展、外旋,似仰翻的青蛙,俯卧位不能抬头,四肢不能支撑,腹部贴床,由于肌张力低下,易发生吸吮、吞咽困难和呼吸道堵塞,可伴有智力落后,癫痫等合并症。

6. 混合型 两种或几种类型的症状同时存在于一个患儿身上,以痉挛型和不随意运动型症状同时存在为多见(图 20-2)。

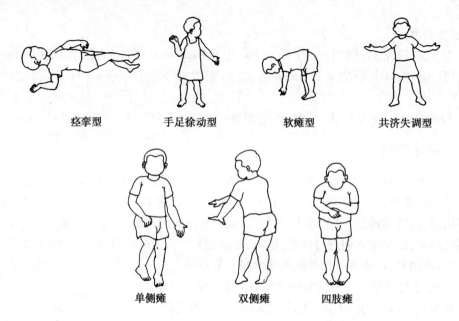

| 痉挛型 | 手足徐动型 | 软瘫型 | 共济失调型 |

| 单侧瘫 | 双侧瘫 | 四肢瘫 |

图 20-2 临床各型表现

三、主要功能障碍

(一) 运动障碍

脑瘫患儿的运动发育一般不能达到同龄正常儿的发育水平,常表现为运动模式及姿势异常、原始反射延迟消失、肌张力异常等,不同类型的脑瘫患儿其运动功能障碍表现不同。①脑瘫患儿运动发育异常,翻、坐、爬、站、走等明显落后于正常儿童;②脑瘫患儿肌张力机制受到损伤,可出现肌张力增高导致肢体僵硬;肌张力降低导致肢体松软,不能维持正常体位;肌张力波动导致肢体不随意运动;肌张力不协调导致共济失调。③脑瘫患儿神经反射异常,原始反射及病理反射不能如期消失。

(二) 视觉障碍

视觉中枢或传导路损伤在脑瘫患儿中占一定比例,控制运动功能的眼部肌肉受累而导致斜视的脑瘫患儿几乎占半数。主要表现为内、外斜视,视神经萎缩,动眼神经麻痹,眼球震颤及皮质盲。部分脑瘫可存在弱视。

（三）听力损害

脑瘫患儿可伴有听觉神经通路的损伤,易见于不随意运动型。由于是由耳至脑的部分神经损伤,因此称之为中枢性听力障碍,应与儿童常见的由于感染所造成的传导性听力障碍相区别。中枢性听力障碍目前尚无有效方法修复损伤的神经,但应根据损伤的程度,尽早采取积极措施。

（四）言语障碍

部分脑瘫患儿控制语言和发音的肌肉受累,出现语言交流困难,表现为语言发育迟缓、构音不清、发音困难、不能成句说话、不能正确表达甚至完全失语。约有 1/3 至 2/3 的脑瘫患儿存在不同程度的言语障碍,包括发音障碍、共鸣障碍及发音迟缓等。

（五）癫痫或惊厥

癫痫在脑瘫患儿中比较常见,大约 50% 的脑瘫患儿容易发生惊厥,有的发生新生儿惊厥,有的只是在儿童时期发生一两次而无严重的惊厥。发作时表现可为全身性阵挛、部分发作和继发性大发作。发作时一般以意识丧失和全身抽搐为特征,表现为上睑抬起,眼球上翻,口吐白沫,呼吸增快以及大小便失禁等。

（六）心理行为异常

脑瘫患儿可以出现行为异常,如自残行为、暴力倾向、睡眠障碍、性格异常等。脑瘫患儿对社会、家庭的适应性低于正常儿童,心理适应力低。体质的安定度、个人的安定度低于正常儿童,呈现性格的不安定倾向及发展的不平衡特征。因此,要注意观察脑瘫患儿的行为,采取有效措施预防异常行为的发生,同时要积极矫治,避免症状加重。

（七）学习困难

大约一半脑瘫患儿伴有轻度或中度学习困难,他们的智商一般低于 70~80。有的脑瘫患儿看似没有大的问题,但可能存在阅读困难或计算困难。有的患儿阅读和计算非常好,但却难以建立形状的概念,从而画图画的能力极差。严重的学习困难,更使脑瘫患儿对于走路、说话、活动等学习十分缓慢。

（八）生活功能障碍

由于运动发育落后和感觉障碍,导致患儿日常生活活动能力降低,如吞咽咀嚼困难、流涎、易受伤、缺乏自理能力等。

（九）智力障碍

以痉挛型脑瘫患儿多见,不随意运动型患儿多数智力正常。

（十）其他

脑瘫患儿因肌张力增高可伴有进食困难和排泄困难,同时,免疫力降低,易发生呼吸系统、消化系统等疾病。

四、康复评定

（一）整体发育水平的评定

常采用适合患儿年龄阶段的发育量表,如贝利婴幼儿发育量表、丹佛发育筛查测验、儿童社会适应量表等,用以判断患儿发育损害的范围和程度,确定是否存在智力低下、语言障碍和交往障碍等伴随障碍。同时也要了解患儿家属对疾病的知识和对治疗的要求和希望,以判断其对治疗的依从性和参与性。

（二）运动功能评定

1. 运动功能发育评定 如 Peaboby 运动发育量表和脑瘫儿童粗大运动功能评估。

2. 异常姿势和运动模式的评定 如观察仰卧位、俯卧位、坐位、跪立位及立位行走的姿势和运动模式等。

3. 肌力（muscle power）评定 常用的肌力测定方法有徒手肌力检查（manual muscle test，MMT）、简单器械的肌力测试、等速肌力测试（isokinetic muscle test）。

4. 肌张力（muscle tone）评定 常用修订的 Ashworth 痉挛评定量表对肌张力进行评定。

5. 关节活动度（range of motion，ROM）评定 可选用不同的测量工具，如各种量角器、皮尺等，必要时也可用 X 线或摄像机拍摄后进行计算分析。临床上应用最普遍的是量角器。

6. 平衡与协调功能评定。

7. 步态分析。

五、康复治疗

脑瘫的康复是针对患儿存在的各种功能障碍进行全面的、多样化的康复治疗和护理，帮助患儿获得最大的运动、智力、语言和社会适应能力，以改善生活质量，适应家庭和社会生活。

（一）物理治疗

物理治疗（physical therapy，PT）包括运动疗法（kinesiotherapy）及物理因子疗法。

运动疗法是小儿脑瘫康复治疗广泛采用的康复治疗技术，如：关节活动技术的主动运动、主动助力运动和被动运动；关节松动技术；软组织牵伸技术；肌力训练技术的主动助力运动、主动运动、抗阻力运动；牵引技术；神经生理治疗技术中最常应用的是神经发育疗法（neurodevelopment treatment，NDT）。上述各类技术中，最为广泛采用的是 NDT。我国于 20 世纪 80 年代初期最早引入的是治疗小年龄组脑瘫的诱导疗法（Vojta 疗法）以及被广泛应用的神经发育学疗法（Bobath 疗法为主）；Rood 技术、Brunnstrom 技术、本体感觉神经肌肉促进技术（proprioceptive neuromuscular facilitation，PNF）、Temple Fay 技术、Domain 技术、运动再学习等被不同程度地应用。其他技术如强制性诱导疗法、减重步态训练、平衡功能训练等，以及借助于辅助器具的训练都有不同程度的开展。

（二）作业治疗

作业治疗（occupational therapy，OT）包括：

1. 保持正常姿势 按照儿童发育的规律，通过包括游戏在内的各种作业活动训练，保持患儿的正常姿势。

2. 促进上肢功能的发育 通过应用各种玩具，以游戏的形式促进患儿正常的上肢运动模式和视觉协调能力；通过使用木棒、鼓棒、拔起插棒等方法，促进患儿手的抓握能力；矫正患儿拇指内收。

3. 促进感觉、知觉运动功能的发育 进行感觉统合训练，对于扩大患儿感知觉运动的领域，促进表面感觉和深部感觉的发育，正确判断方向、距离、位置关系等都十分重要。

4. 促进日常生活动作能力　作业疗法的最终目的是达到患儿的生活自理能力,如训练饮食动作时需要头的控制、手眼协调、手的功能、咀嚼、吞咽时相应部位的运动;训练更衣动作、洗漱动作、排泄动作、洗浴动作、书写动作等。

5. 促进情绪的稳定和社会适应性　从婴幼儿起,调整其社会环境,通过游戏、集体活动来促进脑瘫患儿的社会性和情绪的稳定。

(三) 言语治疗

言语治疗(speech therapy,ST)包括:①日常生活交流能力的训练;②进食训练;③构音障碍训练;④语言发育迟缓训练;⑤利用语言交流辅助器具进行交流的能力训练等。

(四) 引导式教育

引导式教育(conductive education)又称 PetÖ 疗法。不同年龄的脑瘫患儿,尤其是 3 岁以上的脑瘫患儿和不随意运动型脑瘫患儿效果最好。

(五) 其他疗法

包括传统医学康复疗法、药物治疗、手术治疗、辅助器具及矫形器、水疗、马术治疗、多感官刺激、游戏及文体治疗、音乐治疗等。

六、康复护理

(一) 环境指导

康复机构治疗环境应设有特殊防护装置,如把手、护栏、防滑地毯等,以保证患儿活动安全。由于脑瘫患儿运动功能障碍及肌张力异常,应采取各种护理措施防止患儿发生意外。保持呼吸道通畅,进食、进水时防止呛入气道,防止分泌物及残存食物阻塞呼吸道,对卧床患儿加用床栏等保护具避免坠床,暖水瓶、热水袋等物品远离患儿,防止烫伤。

(二) 纠正异常姿势

1. 适宜的卧位　正确的体位摆放能使患儿保持正确姿势,从而纠正异常姿势、抑制异常运动模式。①侧卧位:保持双上肢前伸,两手靠近,髋膝屈曲向前,以利于前臂及手的控制,促进双手正中指向,抑制异常反射(图 20-3)。侧卧位有利于降低肌张力和促进动作的对称,是痉挛型患儿最佳床上卧位。②俯卧位:可通过颜色、声音以及训练手法刺激促使患儿抬头,有利于训练小儿头控制能力。也可在其胸前放一低枕头,使其双臂向前伸出,当患儿能向前抬起或能转动时,可以抽去枕头。痉挛型屈曲严重的患儿可采取俯卧位,但有严重 TLR 姿势反射持续存在时,不宜长时间采取俯卧位(图 20-4)。③仰卧位:将患儿头及肩垫起,屈髋屈膝,以防身体挺直。也可将患儿放置在恰当的悬吊床内,悬吊床中

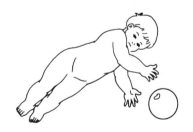

图 20-3　侧卧位图

间凹陷的特殊形状可以限制头背屈和四肢过度伸展,保持头部在中线位置。为避免患儿的视野狭窄和斜视,可在床上方悬挂一些玩具,吸引患儿的视线,同时,应将患儿双手放在胸前,以利于患儿手部功能的恢复。对于身体和四肢以伸展为主的脑瘫患儿,可采用仰卧位(图 20-5)。

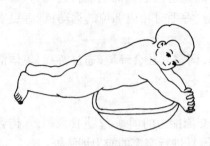

图 20-4　俯卧位图

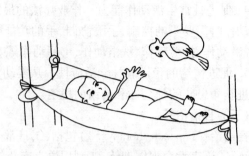

图 20-5　仰卧位图

2. 正确的抱姿　通过怀抱患儿可以刺激患儿的头部控制能力、纠正异常姿势。①痉挛型脑瘫患儿抱姿：此型患儿身体长期处于僵直状态，因此抱这类患儿时应先控制患儿于屈曲模式，与患儿对面而立抱起患儿，将患儿双腿先分开、屈曲，双手分开，略微低头，也可让患儿把头枕于抱者肩上（图 20-6）。②不随意运动型脑瘫患儿的抱姿：此型患儿不自主运动增多，头部控制能力差，因此抱这类患儿时应注意促进头部稳定和正中指向，使患儿的双手合在一起，双腿靠拢、屈曲，抱者站在患儿背面将患儿抱起，尽量贴近抱者胸部（图 20-7）。③其他抱姿：共济失调型脑瘫患儿合并有痉挛型或不随意运动型特点，故对这类患儿的抱法与前面基本相同，注意采取相应体位，抑制异常姿势。肌张力低下型脑瘫患儿，身体像"软面条"一样无力，当抱这类患儿时，除了帮助把双腿蜷起，头微微下垂外，最重要的是给他一个很好的依靠。混合型脑瘫患儿应根据其临床表现以哪一类型为主，采取相应抱姿。

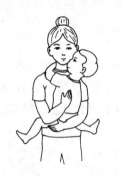

图 20-6　痉挛型抱姿

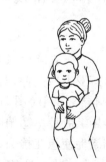

图 20-7　不随意运动型抱姿

3. 睡姿调整　脑瘫患儿由于非对称性紧张性颈反射持续存在头偏向一侧，不能保持头的中立位，应时常调整患儿的睡姿，可采用侧卧位，睡眠时将患儿双手合拢放于胸前，使患儿双手趋近身体中心位，缩短两上肢之间的距离，并抑制角弓反张及头部、躯干和四肢的非对称姿势，也可采用悬吊式软床上的仰卧位与侧卧位交替。

4. 坐位体位

（1）椅或凳坐位：脑瘫患儿可通过坐椅子或凳子维持正确的坐位体位，进而使双下肢承重，提高整个身体的协调能力。痉挛型脑瘫患儿可选用不带靠背的凳子或小木箱练习坐姿，保持头颈与脊柱成一直线，同时髋关节屈曲，膝关节屈曲，全足底着地（图 20-8a）；不随意运动型脑瘫患儿,可选用高度适合的靠椅,令其髋、膝和踝关节均屈曲呈90°,促进髋关节的屈曲,也可将其两腿分开,置于靠椅的两侧,令患儿骑跨在有靠背的椅子上,双手抓住靠背(图20-8b);肌张力低下型患儿坐在椅子上表现为脊柱不能竖直,不能抬头,可用两手扶持在患儿的两侧腰骶部,四指在外侧,拇指放于脊柱的两侧,轻轻向下推压,给患儿一个支点,促进患儿抬头与躯干伸直。

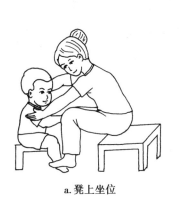 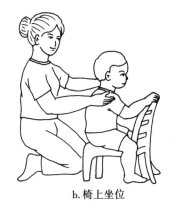

a.凳上坐位　　　　　　　　　　b.椅上坐位

图 20-8　凳上坐位

(2)床上坐位:痉挛型脑瘫患儿,操作者在患儿身后,用两上肢从患儿双腋下伸向大腿,扶住大腿内侧,将患儿拉向自己,使患儿躯干的重量负荷于他自己的坐位支撑面上,并要保持两下肢外展的姿势(图20-9);不随意运动型的患儿,床上的最佳坐位应该屈曲患儿的双下肢,使患儿形成一种腹部紧贴大腿的坐位,然后握住患儿的双肩,缓慢加压的同时将两肩向前向内推压,使患儿将两手伸出,在前面支持身体或抓玩具。

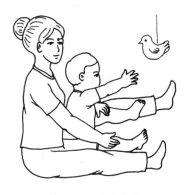

图 20-9　床上坐位

5. 站立体位　站立是行走的基础,正确的静态站立体位是两腿站直脚底踩平,头居中,躯干伸展,双肩与双髋分别处于水平位。动态的站立体位是指站立时头、躯干、四肢各部位可任意进行,适当活动而仍能保持平衡。患儿能保持坐位平衡后,可进行站立训练。

(1)扶站:①肌张力低下患儿:用身体支持患儿站立,操作者先固定患儿双足,然后一只手扶住其胸部,另一只手扶住其膝关节,若该患儿腰腹肌无力,脊柱不能充分伸展时,则用胸部给予支撑,令其站立(图20-10)。②痉挛型双瘫患儿:操作者首先鼓励其站立,在必要时,从其后面给予膝部一定的支撑,引导其向前、后、左、右进行慢慢地摆动;使身体保持平衡,并训练其在身体前屈时,足跟随之移动(图20-11)。③具有抓握能力的患儿:令患儿两手抓住栏杆,操作者固定其双脚后,双手扶住其膝关节并向后拉伸,同时,用上臂抵住其臀部,然后用语言诱导其双下肢节律性地用力向上起,此过程中,扶膝关节的手要一松一紧;或者令患儿站于平行杠之间,双手扶杠,若患儿不能很好地抓紧双杠,操作者可用手掌压在其手背上,固定其双上肢,并给予一定的扶持,使其习惯扶杠站立(图20-12)。

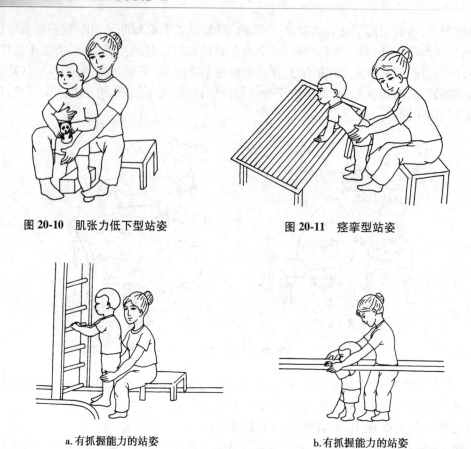

图 20-10　肌张力低下型站姿　　　　图 20-11　痉挛型站姿

a.有抓握能力的站姿　　　　　　b.有抓握能力的站姿

图 20-12　具有抓握能力的站姿

（2）靠站：脑瘫患儿靠墙站立,操作者可帮助患儿把双手放置身体两侧,臀部、躯干靠墙,双足分开等于肩宽,并固定患儿的双足,平放于地面。对于脊柱前凸的患儿,操作者可用手轻轻地推顶其腹部,使其脊柱伸展或在腹部加用一定的重力,使患儿的重心垂直于地面,置于双足中间。对于腰腹肌无力的患儿,操作者用双手握持患儿双肩,以达到能够靠墙站的目的之后,再固定其双足。为使患儿的平衡能力得到进一步提高,可使用左右移动其骨盆的办法来调节患儿的重心。

为使患儿膝关节得到很好的控制,可握住患儿双膝,使其处于一定角度的前屈位,对于膝关节呈前屈位的患儿,操作者可采用夹板和双手被动矫正,达到使其主动用力的目的后,解除夹板;对于膝关节过伸展的患儿,则采用膝关节固定,在其靠墙站时,双手握住双膝关节,使其处于一定角度的前屈位,使患儿膝关节得到很好的控制(图 20-13)。

（3）独站：对于所有的脑瘫患儿来讲,学会正确的站立是学会正确行走的基础,逐渐减轻对患儿的扶持,直到能独站为止。正确的站立姿势为:头部保持在正中位,上身挺直,髋、膝伸展,双腿稍分开,脚掌平放在地面上,双足与肩同宽。操作者双手控制患儿肩部和腰部,双足置于其双足外缘并夹紧,将操作者的双足踩在患儿的足面上固定,然后根据情况,操作者的双手从半脱离到全脱离其身体的方法以训练其单独站的能力,根据患儿在脱离帮助的情况下所表现的各种姿势进行调整及诱导,如让患儿的双手做向前伸或向后伸等动作来诱导

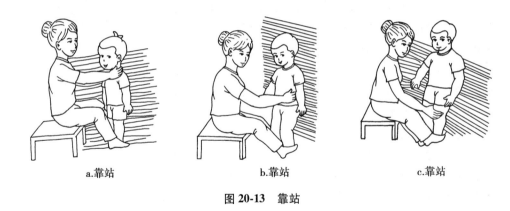

图 20-13　靠站

患儿的保持性反应。同时,操作者应计算患儿站立的时间,用"一、二、三、四、五……"等来激发患儿的积极性,以配合各种训练动作能够完成,采用不固定双足的方法进行训练(图20-14a)。

患儿能独站后,可进行立位平衡训练。患儿能保持静态站立平衡后,可进行动态站立平衡训练,例如:让患儿站立时,身体向前、后、左、右倾斜,使身体重心向两侧髋、膝部转移,或让患儿双下肢在一前一后情况下,倾斜身体,令其一侧下肢承重的情况下,控制另一侧下肢向前做小幅度的跨步动作,双下肢交替进行。当患儿能够支撑这一动作之后让患儿脱离帮助自己站起并反复诱导,更好提高患儿的平衡能力及头、躯干、下肢的协调能力(图20-14b)。

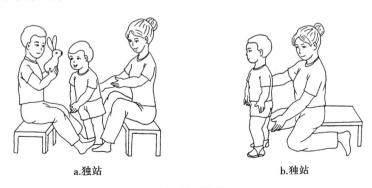

图 20-14　独站

(三)促进日常生活活动能力

1. 进食护理

(1)进食姿势的选择:应以避免全身肌张力升高,避免不必要的不自主运动或异常运动模式出现,保持身体左右对称,促进正中指向为原则,可采用抱坐进食、面对面进食和坐姿矫正进食等方法。对于坐位困难的患儿可用靠垫等予以支撑身体,调整双手的位置靠近胸前正中,进而辅助进食;也可让患儿坐在固定的椅子上进食,通过固定坐姿矫正,维持有利的进食体位(图 20-15~图 20-17)。

(2)辅助进食:对于咀嚼、吞咽困难的患儿,护理人员要积极进行辅助进食,将食物喂到患儿口内时,要立即用手托起小儿下颌,促使其闭嘴,若食物不能及时吞咽,可轻轻按摩患儿颌下舌根部,以促进吞咽动作的完成。

（3）进食注意事项：进食时保持颈部竖直，利于吞咽，避免呛咳，在喂食时，切勿在患儿牙齿紧咬的情况下，强行将食匙抽出，以防损伤牙齿及口腔黏膜，应待患儿自动松口时，将食匙迅速抽出，喂食时要使患儿保持坐位或半坐位，头处于中线位，避免患儿头后仰时导致异物吸入。同时，患儿进食时应创造良好的进食环境，避免精神刺激，鼓励较大年龄的患儿学习进食动作，完成独立进食。

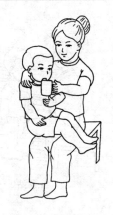

图 20-15　抱坐进食图

2. 穿脱衣物的护理

（1）衣服的穿脱：穿套头衫或背心时，先穿上患侧或功能较差侧袖子，再穿上健侧或功能较好侧袖子，然后以健手为主将衣服套入头部，拉下衣角；脱衣时，先以健侧或功能较好的手为主拉起衣角，将衣服从头上脱下，然后，健侧或功能较好的一侧先脱下衣袖，患侧或功能较差的一侧后脱。

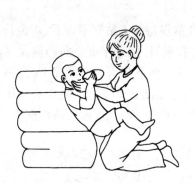

图 20-16　面对面进食

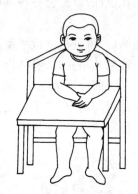

图 20-17　坐在固定椅子上

穿对襟衣服时，可先将其下面的纽扣扣好，根据患儿的情况，留 1~2 个上面的纽扣不扣，然后按照套头衫的穿脱方法进行训练。

（2）裤子的穿脱：取坐位，先将患侧或功能较差的下肢套入裤筒，再穿另一侧，然后躺下，边蹬健足，边向上提拉裤子到腰部并系好。脱法与穿法相反。

脑瘫患儿应在坐、立、手的训练基础上积极鼓励进行更衣训练，采取合适的方法便于穿脱衣物。

3. 洗漱护理

（1）洗脸、洗手：对于年龄较小、不能维持坐位、手功能极度低下的患儿，由他人帮助取合理、舒适的体位洗漱；对于能取长腿坐或坐位不稳的患儿进行洗脸、洗手时，鼓励患儿将双手放在一起，保持正中位（图 20-18a）；如果患儿双膝不能伸直可让患儿坐在凳子或矮椅子上进行洗脸、洗手；对能站立的患儿可让其一手有抓握物体做支撑，另一手进行洗脸，毛巾可做成手套，洗起来更加方便（图 20-18b）。

（2）辅助洗浴：对不同类型的脑瘫患儿，洗浴的方法也不相同。

1）痉挛型：此型患儿在洗澡时应采取俯卧位，这样可抑制伸肌高度紧张，有效抑制异常反射的出现，对于这类患儿最好选择盆浴，水温要适度，避免淋浴和水温不适给患儿带来的不良刺激。

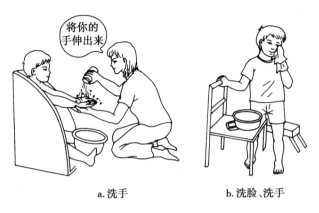

a. 洗手　　　　b. 洗脸、洗手

图 20-18　洗脸、洗手

2）肌张力低下型：此型患儿在洗澡时应采取半坐位，可选择使用"沐浴床"进行训练，这样可给予头部、颈部、躯干足够的支持，有助于沐浴动作的完成。将"沐浴床"安装在配套使用的长圆形浴盆上，让患儿坐在浴盆中，水浸泡到患儿胸部为宜（图 20-19）。

3）不随意运动型：此型患儿在洗澡时应采取坐位，并采取躯干加固定带的方法，这样有利于沐浴动作的顺利完成。

（3）独自洗浴训练：对于平衡能力和手功能尚可的患儿，可让他自己练习洗浴，从安全和提供方便的角度考虑，可在浴盆周围安装扶手及特殊装置。

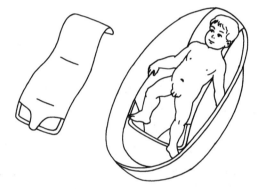

图 20-19　辅助洗浴

患儿在浴盆中玩耍可以学习许多功能动作，可在水中放一些可漂浮的玩具，也可以让患儿看自己的手、足，从中学习抓握及认识自己身体的能力。同时，脑瘫患儿大多数皮肤感觉缺失，可通过用毛巾摩擦身体、涂抹肥皂等刺激皮肤，增强皮肤的感觉能力。

4. 排泄护理　当患儿两岁以上，能自己示意大小便时，才适合排便训练，训练过早常见效甚慢或者失败。家长可以记录下患儿 24 小时内排便的次数和时间，一般选在患儿集中排便前的半个小时进行训练，定时令患儿在便器或痰盂上坐 15 分钟，让其养成坐便器上排便的习惯。使用痰盂时，应把痰盂放在一个方形或圆形的痰盂盒中，可以增加稳定性，盒子的高度以患儿坐在其上，双脚能踏到地面为宜，这样患儿在解大小便时坐在上面比较有安全感。对较小的患儿可以放在护理者膝上，一方面可以支撑患儿背部并稍向前倾，腿部弯曲，两腿分开，坐在椅子便盆上。对稍大的患儿选择和设计合适的便桶很重要，可将便桶置于纸箱中，前面有横杆以利于支持，也可以将便桶放置在倒置的板凳中，四周有横杆提供更好的支持（图 20-20）。

训练内容包括：脱下裤子→坐在便器上→站起→提好裤子的全部过程。如需取手纸，卫生纸必须置于患儿伸手可取的范围内。排泄训练实际是一项综合训练，包括穿脱裤子、坐位平衡、蹲起训练、手功能训练等。训练患儿养成定时大小便习惯,并掌握在便盆上排泄的方法,学习使用手纸和穿脱裤子。

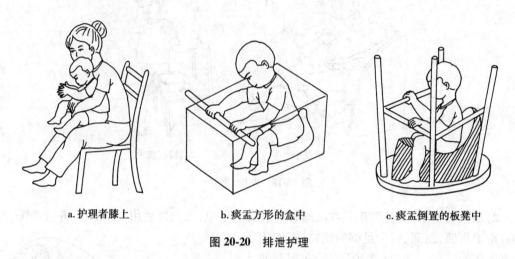

a. 护理者膝上　　　　　b. 痰盂方形的盒中　　　　　c. 痰盂倒置的板凳中

图 20-20　排泄护理

5. 语言功能训练　首先要保持正确的姿势,维持患儿头的正中位置,在面对患儿眼睛的高度与其交谈。积极提供语言刺激,激发患儿对语言的兴趣,树立患儿学说话的信心,要鼓励患儿发声,当患儿发声时要立刻答应并与其对话或点头示意,同时予以表扬及鼓励。语言训练是一项长期而艰苦的工作,需要极大的耐心与持之以恒。

(四)心理康复护理

护理人员应给予脑瘫患儿更多的爱心,给予患儿家长更多的理解,对其运动、语言、智力等方面的功能障碍不歧视、不嘲讽,对长期接受护理的患儿不厌其烦、态度和蔼,耐心细致地照顾患儿,让其感受到温暖和关爱。经常与患儿交流,包括眼神鼓励、语言沟通和身体爱抚,给患儿讲故事,组织集体游戏,创造良好的成长环境。

七、家庭社区康复指导

脑瘫的康复是一个长期的过程,所需费用高、耗时长、给家庭和社会带来极大的负担,因此,加强宣教,积极预防具有重要意义。

(一)脑瘫的预防

结合母婴之间各种危险因素的联系,采取多种预防措施,告知家长预防脑瘫发生的知识和措施,从产前保健、围生期保健和出生后三个阶段进行预防,宣传优生优育,实行婚前保健,避免近亲结婚,阻断遗传病及先天缺陷;积极开展产前检查,防止感染性疾病发生;避免早产、低体重儿和巨大儿出生,预防窒息、颅内出血和核黄疸,出生后预防感染性疾病的发生,预防高热惊厥。

(二)早发现、早治疗

婴儿出生后应定期到医疗机构进行体格检查,特别是母亲孕期出现不正常情况、难产、早产、新生儿窒息等情况者更应密切观察,对脑瘫做出早期诊断,早期加以综合干预治疗,避免错过康复治疗的关键时期。

(三)指导家庭训练

家庭治疗是脑瘫康复的一个重要环节,患儿每天通过自身的日常生活动作的完成,来达到训练目的,因此,应教给家长、患儿日常生活活动训练的内容和方法,包括脑瘫患儿正确的卧床姿势、如何正确抱脑瘫患儿、脑瘫患儿进食体位等,避免过分保护,应采用鼓励性和游戏化的训练方式。帮助家长树立起良好的心态和坚定的信念,最终使患儿学会生活的基本技能,适应环境,回归家庭,回归社会。

第二节　儿童孤独症的康复护理

一、概述

孤独症(autism)又称自闭症,是一组终生性、固定性、具有异常行为特征的广泛性发育障碍性疾病,以儿童自幼开始的社会交往障碍、言语发育障碍、兴趣范围狭窄和刻板重复的行为方式为基本临床特征,称之为 Kanner 三联症。本病男童多见,未经特殊教育和治疗多数儿童预后不佳,通常表现为终身智力残疾状态,对儿童健康影响极大。

(一)流行病学

近几十年来,欧美各国在孤独症的流行病学方面做了大量工作,患病率报告不大一致,这可能与调查者诊断标准和调查不统一有关,但其患病率呈显著上升趋势却是相同的。到目前为止,我国还没有一个相关较为公认的全国范围内的流行病学调查。但有专家认为,由于我国人口基数大,估计全国约有 50 余万孤独症患儿,男女比例差异较大,一般为 4∶1∼7∶1,但女性患儿症状往往较男性重,智力水平也较低。

(二)病因

造成孤独症的病因和发病机制尚未阐明,在多项研究和实验室中发现,至少可以认为该病是包括多种生物学原因和社会心理因素引起的广泛性发育障碍所致的异常精神行为综合征。对于孤独症病因学研究,认为该病主要涉及以下几方面原因:①遗传因素;②神经生化代谢因素;③感染与免疫学因素;④中枢神经系统器质性变化和生理功能失调因素;⑤家庭和社会心理学因素。

孤独症中有较高的癫痫患病率,发生率约占全部病例的 1/3,可在儿童早期或青春期发作,在青春期前发病约为 11%,大多发作不频繁。一般认为 24∼36 个月内就开始干预治疗,其预后较 4 岁后治疗好。

二、临床表现

孤独症是一个与神经生物学有密切关系的疾病,而社会心理因素、父母亲的养育方式和态度对疾病的过程及表现的严重程度产生一定的影响。该病一般在生后 36 个月内起病。多数患儿早期表现在婴幼儿期,至 12∼30 个月症状明显。少数患儿出生后的前 10 个月表现极轻或完全正常,12∼30 个月症状明显,出现语言功能退化,本来已会表达的少数词汇消失,并呈现典型孤独表现。

孤独症的基本临床特征为 Kanner 三联症,即主要表现为语言、非语言交往、想象活动及社会交往有质的障碍,往往伴有刻板动作。以兴趣范围狭窄,强迫保持生活环境和方式为特征。

三、主要功能障碍

（一）社会互动障碍

社会互动障碍是孤独症的核心特征之一，即与他人缺乏感情联系，极端孤僻与外界隔离（自闭）。这种征象在婴儿期就表现出缺乏与他人眼与眼的对视，缺少面部表情，对人缺乏兴趣。母亲将其抱着喂奶时，他不会将身体与母亲贴近，不会望着母亲微笑。6~7个月还分不清亲人和陌生人，不会像正常小儿一样发出咿呀学语声，只是哭叫或显得特别安静。

有的患儿即使1~2岁发育正常或基本正常，但起病以后表现有饥饿、疼痛或不舒服时，不会到父母亲身边寻求食物或安抚，或只是拉着父母亲的手去取东西，而不会以言语或姿势来表达。不会伸开双臂要人抱，有的患儿甚至拒绝别人的拥抱，或当抱起他时表现僵硬或全身松软。当父母离开或返回时没有依恋的表示。和父母易于分离，跟随陌生人也很少有胆怯不安的反应。对亲人呼唤他们的名字时常无反应，以致使人怀疑他们是否有听力问题。不与周围小朋友交往，更谈不上建立友谊，喜欢独自玩耍。

病情较轻的孤独症患儿社交障碍在2岁前不明显，5岁以后患儿与父母同胞之间建立起一定的感情，但患儿仍极少主动进行接触，在与伙伴的活动中常充当被动角色，缺乏主动兴趣。他们青春期后仍缺乏社交技能，不能建立恋爱关系或结婚。

（二）语言沟通障碍

孤独症患儿表现语言发育障碍十分常见和严重，也是最早容易引起父母注意的症状，常为孤独症患儿的首诊原因。

孤独症的语言障碍是一种质的全面的损害，具体表现：①患儿语言发育延迟或不发育。约一半孤独症患儿终生沉默，仅以手势或其他形式表达他们的要求，或极少情况下使用极有限的语言。②语言内容、形式的异常。不主动与人交谈，不会提出话题或维持话题，他们常常是自顾自地说话，毫不在意对方听不听，也不顾及周围的环境或者别人正在谈话的主题。③刻板重复的语言或模仿语言。可为反复模仿别人说过的话，亦可是患儿重复提类似的问题或要对方回答一样的话，或重复自造的话，并渴望维持这种刻板重复语言和重复简单游戏活动不变，有的患儿则表现出无原因的反复的尖叫、喊叫。④言语音调、节奏的障碍。语言缺乏声调，存在速度、节律、语调、重音等方面的问题，语言单调平淡或怪声怪调，缺乏抑扬顿挫，没有表情配合。⑤非语言性交流障碍。面部表情、手势或姿势语言缺乏，患儿很少用点头、摇头或摆手及其动作来表达其意愿，常以哭或尖叫表示他们的需要或不舒服。

（三）兴趣狭窄、坚持同一性和仪式性强迫性行为

1. 对环境倾向于要求固定不变或不正常反应　表现对日常生活常规变化的拒绝，有的患儿每天要吃同样的饭或菜，数年不变，每天固定的排便时间、地点或便器，出门一定要走某条路线，若变动则表现烦躁不安，吵闹或拒绝。

2. 兴趣狭窄和游戏方式奇特　表现对某些物件或活动的特殊迷恋，患儿常对一般儿童所喜欢的玩具或游戏缺乏兴趣，尤其不会玩有想象力的游戏，而对某些特别的物件或活动表现特别的兴趣和迷恋，比如圆的或可以旋转的物品，可达到着迷的程度。

3. 刻板、重复的行为和特殊的动作姿势　表现来回踱步、自身旋转、转圈走、重复地蹦跳，最常见的姿势是将手置于胸前凝视，这种动作常在1~2岁时发生，随着年龄增长而减轻消失，还有扑打、摇动、敲击、撞击、旋转等动作，亦有破坏行为及自伤行为，如咬手、撞头、以

拳击墙等,这些行为往往在患儿无事可做时出现,有时则在其兴奋、烦躁时频繁出现。

（四）感觉和动作障碍

大多数孤独症患儿存在对刺激感觉异常,包括对某些声音的反应特别迟钝,如一个突然的声响对于正常儿童会引起惊吓,而孤独症患儿则若无其事。在后面对他们讲话或呼叫他们时,他们似乎像聋子一样没有反应,但对某些刺激又会特别敏感,如当收音机或电视机播广告、天气预报时,音量即使放得很小,他们也会做出相应反应。有些患儿表现对某些视觉图像恐惧;很多患儿不喜欢被人拥抱,触觉、痛觉异常也较常见。

（五）智能和认知障碍

约 3/4 的患儿智力落后,但这些患儿可以在某些方面有较强能力,20% 智力正常,约 10% 智力超常。多数患儿记忆力较好,尤其是在机械记忆方面有超常能力,如数字、人名、路线、车牌、年代和日期推算、速算的能力、音乐等。在应用操作、视觉空间技能、即时记忆的测验较优,而那些象征性、抽象思维和逻辑程序的测验上较差。

四、康复评定

（一）一般情况

了解患儿人际交往能力、语言交流及行为特点。对患儿的出生史、生长发育史、母孕期情况也应详细了解。既往有无中枢神经系统感染、外伤、中毒等病史,有无发育迟缓及家族中有无孤独症、认知缺陷、精神病等病史。

（二）身体及功能评估

对于语言发育较好又合作的患儿,可采取面对面交谈,但对幼儿或低功能患儿则采用直接观察或参与游戏以了解其与人的交往、合作,模仿情况、运动水平,有无刻板、重复的动作,奇特姿势、行为以及他们的兴趣和注意力等。对学龄期功能水平较高的患儿可选用韦氏儿童智力量表,对语言发育障碍者可选用瑞文推理测验、绘人测验、图片词汇测验,对学龄前或婴幼儿可用 Bayley 婴幼儿发育量表、Gesell 智力量表等,对儿童不合作者可用社会适应量表。

（三）孤独症评定量表

应用较广泛的儿童孤独症评定量表,有孤独症行为评定量表(Autism Behavior Checklist,ABC)、儿童孤独症评定量表(Childhood Autism Rating Scale,CARS)、克氏孤独症行为量表(Clancy autism behavior rating scale,CBRS)等。

五、康复治疗

孤独症仍无根治的疗法,目前主要是依据学习原理和儿童发展原则,建立教育矫治的策略,在家长积极参与下,教育患儿学习适当的行为及消除不适当的行为。一般而言,药物治疗仅担任辅助性的角色。

（一）特殊教育和强化训练

特殊教育治疗是目前世界各国公认的孤独症的主要治疗方法之一。教育的目标重点应该以生活技能训练、语言训练、交往能力训练为主,教会他们掌握基本生活技能、语言技能、学习技能和有用的社交技能,其中注视和注意力的训练是最基本和最重要的,要及早进行。特殊教育和强化训练由家长、儿科医生、心理医生、特教老师、行为治疗师和语言治疗师共同完成,但应该以家庭为中心开展训练。因此,教给家长有关教育和训练知识特别重要,也可开办专门的日间训练机构开始训练。

(二)行为治疗

治疗重点应放在促进孤独症儿童的社会化和语言发育上,尽量减少那些干扰患儿功能和与学习不协调的病态行为,如刻板、自伤、侵犯性行为。一般采用在高度结构化的环境中进行特殊行为矫正。亦有学者发明了动画交流训练的方法,主要通过各种变换的图片与患儿交流。对患儿进行干预训练,包括声音、姿势、模仿等,从利用简单的图标到利用组成句子,促使患儿建立和改善社交方式。

(三)感觉统合治疗

感觉统合理论(sensory integrative theory)是由 Ayres 首先提出,她认为只有通过感觉统合,神经系统的不同部分才能协调工作,使个体与环境接触顺利,并涉及脑功能发展、学习与学习障碍和治疗三部分,感觉统合治疗方法对孤独症儿童的动作协调性、注意力、情绪的稳定及触觉过分防御行为方面有改善。在语言词汇量和表达能力、与人交流方面也有不同程度的改进。Ayres 的感觉统合理论虽然有不完善之处,但它对儿童生理心理问题、学习及行为问题的治疗提供了一个新的治疗手段。

(四)药物治疗

目前药物治疗尚无法改变孤独症的病程,用药目的在于从某种程度上控制或改善某些行为症状,如减轻冲动、多动、破坏性行为,以便为教育训练提供条件。一般来说,多动、易怒在儿童早期较突出,到青少年期或成人期后变为少动与退缩;攻击、自伤在儿童晚期较突出;抑郁、强迫现象在青少年期和成人期较突出。使用的药物有抗精神病药、中枢神经兴奋剂、抗组胺类药、抗抑郁制剂、锂盐和维生素等,但疗效均无定论。

六、康复护理

(一)环境指导

孤独症患儿所在的居室及活动场所应安全、整洁、简单,室内严禁存放危险物品,制止一切影响患儿安全的活动。

情感环境是重要的教育资源,应通过情感环境的创设、利用,有效地促进患儿的发展。患儿周围的人给予患儿一个表扬、一个鼓励对患儿都十分重要,要不放过任何一个微小的动作,努力去挖掘、放大他的优点,只要是行为意义积极的,都要给予口头肯定、鼓励:"你真行""你真棒",也可给予适当的物质奖励,以此不断强化其积极向上的认同心理。

(二)功能训练指导

1. 回合式试验教学法　由指令、反应和结果三个环节构成。护理人员在采用回合式试验教学法时,给孩子简单明确的指令,比如"给我积木"等,对孩子反应的要求十分清晰。每次"试验"时孩子必须做出反应,并根据反应的情况给予不同的结果。为了促使孩子对指令做出正确而及时的反应,可以使用提示(包括手把手练习、语言提示、手势和操作示范等提示)。回合试验强调任何一种行为变化都和它自身的结果有关联。如果一个孩子学叫了"老师",老师马上高兴地对他笑,并拥抱他(她),孩子可能因此会更多地叫老师。老师对孩子的态度强化了孩子的行为。

开始对孤独症孩子训练时,往往能够使用的只是初级强化物,包括食物、饮料等。在使用初级强化方式时,也要同时使用次级强化手段等,这样才可以逐渐引导孩子接受次级强化手段,如表扬、赞赏、拥抱等。在使用赞赏时,除了说"很好""真棒"以外,也应该明确地表明所强化、表扬的是什么行为。比如,在孩子进行对名词的理解训练时,指令是"把火车给我",孩子果真把火车拿给你了,结果(强化)可以这样说:"真听话,把火车给了老师"。

2. 图片交换交流系统 孤独症儿童缺乏必要的言语沟通能力,同时也缺乏必要的替代补偿系统(比如眼神、手势、身体、声音等)来辅助他们的人际沟通。图片交换交流系统就是针对孤独症儿童这一缺陷量身定做的干预和教学技术。护理人员对孤独症患儿护理时,要有效利用图片交换交流系统,它可以是一个需要物的简单集合体,或者表达需要和情感体验的一个图片式的句子,也可以是一个带有特定情境的复杂图片集来描述一个相关的事情或事件。图片交换交流系统可以完全不用语言,也可以用言语辅助其中的一部分。图片交换交流系统并不排斥语言的运用,也不会阻碍语言的发展。

3. 结构化教学法 护理人员在利用结构化教学法时,大量利用视觉线索使孤独症儿童了解其一天或一个时段内他(她)所要从事的活动内容,并结构化其活动的场所与内容,使得每一个场所都与所从事的某个特定活动内容相关。结构化教学法的区域可以分成若干工作区和休息区(自由活动区)。比如在他(她)已完成的活动图片(或其他同等意义的视觉线索上)打"√"或画"×",或将下一步活动的图片取下,放到相应的工作区。一旦孤独症儿童理解了这些视觉线索的意义,他(她)就会显示出明显的独立性和活动中的自主性。

4. 设定康复护理目标,训练内容充分细化 护理人员与孤独症患儿交往,先要使患儿对护理人员感兴趣,双方能相互沟通,这一阶段往往是最困难的阶段。训练时不可操之过急,不能期望孩子在很短的时间内就能掌握一种或几种技能。需要把要求他们所学的技能分为若干个细小步骤,一小步一小步地朝着制定的目标靠近,直到患儿学会并固定下来。如对患儿进行排便训练时,要求分步骤实施—先带他去厕所、跨上台阶、脱裤子、站起,最后提起裤子、下台阶、洗手。一个项目要反复多次进行训练,但训练时间不宜过长,一般在半小时左右,以免患儿烦躁而放弃学习,护理人员要有耐心,持之以恒,同时,要边教做边鼓励。

5. 做到动作-言语-奖励有机结合 护理工作中要适时采用行为治疗中的"积极强化法",在教患儿某一技能时,要不断讲解每一步骤的意义,完成了便给患儿以言语鼓励,并适当的物质奖励或正性强化(强化物是喜欢吃的食物和玩具),以便增加孩子对训练的兴趣和减少不愉快情绪的发生。在教育时对孩子行为要宽容和理解,严禁体罚和责骂;还要积极改变对孤独症患儿表现的某一方面的能力,要善于发现、利用和转化。教育和训练强调个体化,训练前后的评估是制定个体化护理方案所必需的,这对治疗结果判断以及进一步治疗的方案制订有重要意义。

(三)心理康复护理

护理人员要有爱心、耐心,正确对待孤独症患儿,有效掌握康复训练方法,与患儿接触中,有的放矢地抓住每个机会,通过与患儿一起游戏,如搭积木、玩玩具等,促进与患儿的感情交流。努力创造一个患儿与其他孩子一起生活游戏的正常环境,经常带患儿外出活动,增加与人群、社会的接触,逐步改变患儿的孤僻性格,提高其社会适应能力。

对于患儿家长,要给予充分的理解和支持,了解他们的想法和要求,耐心解答他们提出的问题,减轻家长的焦虑心理,使他们树立信心,并积极配合和参与对患儿的康复训练,为患儿的康复治疗创造一个良好的氛围。

七、家庭社区康复指导

孤独症的矫治、康复、重归社会是一个艰难复杂的过程,因此对孤独症患儿的教育培训必须持之以恒,循序渐进。

(一)教育训练中要特别注意父母所起的作用

在教育训练中父母不仅作为教师和训练人员出现,而且作为一个"人",通过训练使孤独症患儿对父母对人感兴趣,并且学会交往技能和技巧,以及不同的交往方式。患儿不宜长期住院,有条件可让其父母与患儿同时住院,目的在于让父母学会训练的方法。以家庭为中心的早期训练教育应是孤独症患儿训练的首推方案。

(二)对家长的教育

家长得知患儿有孤独症后,会出现焦虑、恐慌和内疚等不健康情绪,将会给患儿的治疗带来严重困难,所以要给家长讲述孤独症患儿的主要问题时什么,并说明孤独症的病因至今仍不明确,与家庭环境和养育方式无关,消除内疚情况,如能早期进行有计划的医疗和矫治教育,并能长期坚持,可取得一定治疗效果,从而使家长由消极、被动转为积极主动参与。

(三)合理使用药物治疗

选择药物时必须掌握好剂量,由小剂量开始,缓慢加量,要注意所选药物的适应证、禁忌证和副作用。

(四)正确对待孤独症预后

孤独症预后的好坏与病情、婴幼儿时期语言发育状况、智商高低、病因及训练教育状况等有关。大约 2/3 的孤独症预后较差,相关研究认为,仅 10% 可上班工作,40% 可在指导下工作,50%需要养护。孤独症由于存在明显的社会适应不良,需要长期照管。因其没有独立社交能力,不能学会任何独立的生存本领,无法独立生活。在 5 岁以前已发展了功能性语言者,预后较好,孤独症中高功能患儿多在最初 1~2 年发育正常或基本正常,仍保持简单的认知和语言交流功能,与父母和周围人也保持一定的情感联系,无癫痫发作脑部器质性病变,以后出现的孤独症表现也较轻;而低功能患儿则反之。重度病例中大约有半数在青春期症状恶化,表现为活动过度、攻击、自伤、伤人或行为刻板,仪式性或行为不可预测性,继之失去言语技能及缓慢的智力倒退,女童较男童更易恶化。

第三节　儿童注意缺陷多动障碍的康复护理

一、概述

注意缺陷多动障碍(attention deficit hyperactivity disorder,ADHD)是以注意力不集中、活动过度、冲动、任性和伴有学习困难为特征的一组综合征。

(一)流行病学

国外报告发病率占学龄儿童的 3%~10%,国内报告为 1.5%~12%。14 岁以下儿童的患病率约为 7%~9%,半数患儿 4 岁以下起病,男:女为 4~6∶1,1/3 以上患儿伴有学习困难和心理异常。

（二）病因

注意缺陷多动障碍的病因和发病机制尚不确定。

1. 遗传因素　对本病家系、双胎及寄养儿等的研究证实 ADHD 有遗传倾向。Silver 发现 40% 的 ADHD 患儿的父母、同胞和亲属也患有该症。ADHD 一级亲属中伴有反社会行为、情绪冲动及焦虑者明显高于正常儿童家庭。单卵双胎同时患 ADHD 几乎为 100%，而双卵双胎儿同时患病只有 10%～20%。近亲中同时患病的家庭聚集现象也提示 ADHD 与遗传因素有关。

2. 神经生化因素　ADHD 患儿单胺类中枢神经递质如多巴胺（DA）与去甲肾上腺素（NE）两者之间存在不平衡。研究认为单胺类神经递质代谢紊乱可能是活动过度的起源。神经递质功能的改变可对心境内外、警觉、活动度、认知和很多外观行为起作用。有学者认为 ADHD 患儿存在儿茶酚胺（CA）水平不足，以致脑抑制功能不足，对进入的无关刺激起不到过滤作用，导致患儿对各种刺激不加选择地做出反应，从而影响注意力集中并引起过多的活动。

3. 轻度脑损伤和脑发育迟缓　母孕期营养不良、疾病、接受 X 线照射、难产、缺氧窒息、早产、高热惊厥、中毒等均可造成脑损伤，尤其是额叶皮质受损可出现 ADHD 症状。但有许多患儿并无脑损伤病史，也无神经系统异常的表现，故又认为是轻度脑功能失调，但尚缺乏充分的根据。

4. 铅与其他化学物质的影响　儿童神经系统处于快速发育完善阶段，轻微的铅负荷增高即可引起神经生理过程的损害，导致多动、注意力不集中、易激惹等。有学者认为 ADHD 与铅过量摄入及其他化学物质污染有关。

5. 社会生理因素　社会生理因素虽未必是 ADHD 的直接病因，但可成为一些 ADHD 易感素质儿童的发病诱因，并且会影响该病的发展和预后。

二、临床表现

ADHD 症状多种多样，并常因年龄、所处环境和周围人对待其态度的不同，而有所不同。ADHD 的临床表现可出现很早，如自幼即睡眠不安、喂养困难、脾气不好等。但在患儿进入幼儿园、学前班或小学时，症状更趋明显，如常发现小儿喜欢激惹周围的小朋友、上课时坐立不安、注意力分散、不能听从教导和作业完成不好等。主要表现为活动过度和注意缺陷，常伴有学习困难和情感行为异常。神经系统检查基本正常，IQ 基本正常。

三、主要功能障碍

（一）活动过度

1. 与年龄不相称的活动水平过高　在婴幼儿期和学龄前期即会出现，部分患儿在婴幼儿期就开始有过度活动，表现为多哭闹、易激惹、手足不停地舞动、兴奋少眠、喂食困难、难以养成定时大小便规律；除了睡眠外，患儿难有安静的时刻；过早从摇篮或小车里向外爬；好喧闹捣乱、翻箱倒柜、喜好破坏等；进幼儿园后不遵守纪律、吵闹，玩耍也无长性，一个玩具玩一会儿就更换。

2. 多动症状无明确的目的性　行为动作多有始无终、缺乏连贯性而显得支离破碎。如上课时小动作多，坐不稳，不停地扭动；喧闹、敲桌子、骚扰周围的同学；室外活动时好奔跑攀爬、冒险、惹人注意,犹如启动的机器一样不知疲倦。做事虎头蛇尾,难以善始善终。

3. 冲动任性　由于缺乏自控能力,常对一些不愉快刺激做出过分反应,以致在冲动之下伤人或破坏东西,易发生意外事故。如参加游戏活动不能耐心等待轮换,要么抢先插队,要么弃而不做;要什么必须立刻满足,否则吵闹或破坏东西;对别人开的玩笑做出过激反应;对玩具、文具等任意拆散丢失,毫不爱惜,满不在乎;喜欢翻越栏杆,在行驶的车辆前会突然横穿马路;不会游泳却任意下水等。

（二）注意集中困难

1. 主动注意不足,被动注意占优势　上课时注意力不集中,有意注意涣散、选择注意短暂,多有"听而不闻,视而不见"的现象;对课堂讲授和布置的作业很少注意,以致答非所问,丢三落四,遗漏作业,胡乱应付,成绩不良。

2. 注意强度弱、维持时间短　易受环境影响而注意力分散,注意时间短暂。如 10~12 岁学生应能保持 40min 的专心听课时间,但 ADHD 患儿却难以做到,极易疲劳和注意分散。

3. 注意范围狭窄、注意分配能力差　不善于抓住注意对象的要点和重点,注意范围狭窄,注意分配能力差。如做作业容易漏题、串行、马虎潦草、计算出现不应有的低级错误、难以按时完成作业等。

（三）学习困难

ADHD 患儿智力水平大都正常或接近正常,然而由于以上症状,仍给学习带来一定困难。部分患儿存在综合分析、空间定位等知觉障碍。如临摹图画时,往往分不清主体与背景关系,不能分析图形的组合,也不能将图形中各部分综合成一个整体(综合分析障碍);有些患儿将"6"读成"9",或把"d"读成"b",甚至分不清左右(空间定位障碍)。还可有诵读、拼音或语言表达困难。ADHD 儿童的学习困难有以下特点:

1. 学习成绩的波动性　在老师、家长的严格帮助下,成绩能提高,但稍一放松学习成绩又会明显下降,成绩不稳定,好坏相差悬殊。

2. 学习随升入高年级而逐渐下降　在低年级时学习成绩尚可,学习困难症状不明显。当升入高年级后,学习内容难度加大,由于症状的持续存在就难以收到好的学习效果,成绩会逐渐下降,并涉及所有科目。

3. 学习或考试时常出现如前描述的不应出现的低级错误。

4. 药物与心理行为治疗可提高学习成绩。

四、康复评定

目前常用的评定量表:

1. Conners 父母问卷(patient satisfaction questionnaire,PSQ)。

2. 教师用量表(teachers rating scale,TRS)。

3. 学习障碍筛查量表(pupil rating scale,PRS)。

4. Achenbach 儿童行为量表(child behavior check list,CBCL)。

必须注意的是,要由受过专门训练的心理测量专业人员进行各种心理测试,并应遵守心理测验基本原则,慎重解释结果,避免用结果直接给儿童贴"标签"。

五、康复治疗

(一)非药物治疗

1. 感觉统合训练　感觉统合失调(sensory integrative dysfunction)是指进入大脑的各种感觉刺激信息不能在中枢神经系统内形成有效的组合而产生的一种缺陷。ADHD 多与感觉统合失调相互伴随,针对 ADHD 患儿的感觉统合失调,如前庭功能不全、触觉防御不当、本体感不足以致整个身体协调不良等进行感觉统合强化训练,是建立及恢复其健康和正常的运动模式的较好方法。

2. 行为矫正疗法　利用学习原理,在训练中合适行为出现时,就给予奖励,以求保持并继续改进;当不合适行为出现时,就加以漠视。

3. 认知训练　训练 ADHD 患儿的自我控制、自我制导、多加思考和提高解决问题的能力。训练目的在于患儿养成"三思而后行"及在活动中养成"停下来,看一看,听一听,想一想"的习惯,加强自我调节。Douglas 提供的训练方法是由成人指导患儿装配一架玩具飞机,要求认真按步骤做,并且每做一动作就大声讲出来,训练患儿按图纸操作,按部就班,耐心操作。通过语言的自我指导,自我奖赏和自我表扬的方法,改善和矫正了患儿行为问题。一般10~15 次为一疗程,每次 1 小时。

4. 特殊教育项目　目的是要解决患儿在学校较易发生的沮丧和缺少学习动机问题。特殊教育并不是给患儿贴上落后或学习迟滞的标签,而是使其教育环境和方法适于患儿;合并用一些药物,促使患儿在学业中发掘自己的潜力,帮助他们提高学习成绩,使其学业水平与其智力水平保持一致。

5. 疏泄疗法　让患儿将不满情绪或对事物的不满全讲出来,对的加以肯定,错的加以指导纠正,使患儿心情舒畅,能同大人融洽相处和相互合作。利用适当机会让患儿多做户外活动,使部分旺盛精力宣泄出来,再回到课堂或做作业就会安静许多。

(二)药物治疗

通过药物治疗,可促进患儿思考,改善对冲动行为的控制;减少烦躁不安;改善社会交往的技术;改善认知行为;改善精细共济运动。

目前治疗 ADHD 的药物有下列几类可供选择:

1. 神经兴奋剂　最有效,可首选哌甲酯(利他林)。使用原则是从小剂量开始,可从每日 0.3mg/kg 开始,每天早晨上课前半小时服一次。如 2 周后症状无改善,可加至每早 0.5~0.7mg/kg,服一次;必要时,如下午症状加重,可在早上服药后 3 小时再用 2.5~5 mg。2 周后若仍无进步,应全面检查小儿并考虑换药。为减少副作用和耐药性的产生,通常仅在学校开学期间使用,周末、寒暑假及节假日停用;学龄前期儿童、青春期后的年长儿原则上不用药。有癫痫、高血压、心脏病儿童宜慎用或禁用。

2. α 受体激动药　如可乐定,与利他林合用对治疗顽固性 ADHD 和 ADHD 伴有抽动的患儿较适宜。开始剂量为每日 0.05mg(半片),以后缓慢加量至每日 0.15~0.3mg,分 3 次服。可有低血压、嗜睡、头昏、腹痛等副作用。需定时监测血压,长期服药不可突然停药,以防血压反跳。

3. 三环抗抑郁药　如丙米嗪(Imipramine)和去甲丙米嗪(Desipramine)。丙米嗪适用于合并有焦虑和抑郁的 ADHD 患儿。剂量开始每日早晚各 12.5mg,如疗效不明显可逐渐加至早晚各 25mg,每日总量不超过 50mg。副作用有嗜睡、口干、头晕、便秘、震颤等。去甲丙米嗪半衰期较丙米嗪长,作用时间也长。上述两种药物,在年长儿和成人中应用副作用较儿童应用相对安全。儿童服用因易出现心血管方面的副作用而需谨慎。

4. 其他　新研制的药物有安非布他酮(Bupropion)、去甲替林(Notriptyline)等,对治疗ADHD 也有一定疗效。但观察时间尚短,有待进一步积累临床经验。

药物结合行为矫治疗效比单独应用药物的效果显著。

六、康复护理

(一)功能训练指导

1. 感觉统合训练

(1)触觉与身体协调训练

1)仰卧大笼球:目的是强化固有感觉和本体感觉。护理要点:①让患儿仰卧于大笼球上,握住患儿的下肢或腰部,作前后、左右、快慢的滚动;②作此训练前,一定要先做好俯卧大笼球训练,让患儿熟悉大笼球的重力感后再进行此活动,比较不会受到排斥;③注意提醒患儿留意全身关节和肌肉的感觉,协助患儿控制自己身体平衡,对患儿运动能力的提高帮助较大。

2)倾斜垫上滚动:目的是增强触觉、前庭感觉及固有感觉的同时输入,提高平衡能力。护理要点:①将软垫铺成约 20°角倾斜即可,以免危险;②患儿以直躺横向滚动姿态,顺差坡度自己滚下来;③提醒患儿意识滚下时手、足、头的配合;④注意观察患儿滚下时的姿势和身体各部位协调情况。

(2)前庭感觉训练

1)平衡台平躺训练:目的是强化大脑和脑干的知觉功能。护理要点:①患儿躺在平衡台上,注意手脚要能自然伸展;②左右倾斜摇晃,要维持一定的韵律感,使重力感觉可以唤起脑干的觉醒;③速度加快时,要注意患儿姿势和表情的反应。

2)平衡台跪坐或静坐摇晃训练:护理要点:①由于重心较高,平衡感不易掌握,因此必须提醒患儿坐好,自己尝试运用可以自由移动的双手来保持平衡;②观察患儿双手的姿势,以及头部倾斜的情况,了解患儿在倾斜时如何处理不安感。

可能睁眼练习 10min,再闭眼练习 10min,感觉两种不同的平衡感。视觉常会使前庭系统功能有完全不同的感觉反应。

3)平衡台互相扶持训练:目的是强化身体协调,触觉感,前庭系统的功能。护理要点:①训练者与患儿共同站上平衡台,两人双手紧握,互相保持平衡;②由于取站姿时,重力感通常较不稳定,两人配合的动作对相互合作关系的建立颇有帮助;③观察患儿在动作时,头、手、足及躯干的适当反应;④摇晃时可以先练习由训练者带动患儿,再由两人在同一速度上,配合彼此摇动的韵律。

4)平衡台站立摇动训练:护理要点:①让患儿站在平衡台上,由训练者在台下缓慢摇动平衡台;②观察患儿头、躯干、手、足为保持平衡所做的伸展姿势;③患儿为求平衡所作的姿势调整,对前庭感觉、固有感觉和视觉统合的调整有较大的帮助。

5)坐在旋转浴盆中的训练:护理要点:①患儿平坐在浴盆中,由训练者在外帮助他旋转,速度约每 2 秒 1 转;②不宜旋转太快,并注意患儿可能的反应;③回转后完全不晕眩,或眼震持续时间很短,或完全没有的表示前庭系统的严重迟钝。

6)趴或半跪在旋转浴盆中的训练:护理要点:①患儿趴卧或半跪在浴盆中,由训练者在外帮助他旋转;②旋转速度可以由慢逐步加快,但时间不宜连续太长,中间最好有中断休息;③要让患儿睁开眼睛,手脚紧贴在浴盆上面;④身体不要屈曲,否则转动时很容易掉下来。

7)旋转浴盆+投圈球训练:目的是强化前庭视觉间的协调,对身体位置,视觉空间及眼球转动控制帮助较大,并可以有效养成高度运动企划能力。护理要点:①训练中,训练者可以变化旋转的速度及投球目标的位置;②做此训练时,旋转速度仍不宜过快,并注意患儿对活动兴趣的反应;愈努力想达到目标时,运动企划能力的提高愈好;③当患儿在寻找目标时,观察患儿有无过多的眼球运动。

8)在毛巾中坐飞机训练:护理要点:①将患儿包在大毛巾中,俯卧位,由训练者两人各拉毛巾一边,前后甩动;②患儿也可以仰卧位,增加趣味性和不同的感觉;③注意患儿觉得不舒服和害怕时,应立刻停止。

9)空中升降机训练:护理要点:①由训练者两人,一人抓住患儿的脚,另一人抓住手,抬高后进行左右和上下摇动;②患儿可以分别在仰卧位和俯卧位练习;③注意患儿肌肉紧张的情况,不宜太勉强进行训练。

10)滚滚圈训练:护理要点:①用 3 个游泳圈或轮胎,也可以用圆形滚筒代替;②患儿横卧于滚圈或滚筒内,由训练者协助作滚动;③可随时变化滚动的速度,滚动时也可兼做左右滚动或变化角度。

11)活动滚滚筒训练:护理要点:①对害怕做此训练的患儿,可从左右轻微摇动开始,然后再做滚动;②旋转时注意患儿身体和颈部的肌肉反应,以观察是否害怕。

12)圆筒吊缆加手眼协调训练:目的是促进姿势运动协调、平衡能力及运动企划能力的提高。护理要点:①患儿进行圆筒吊缆训练的同时,做投套圈圈的训练,可同时给患儿 10 个圈圈,观察患儿投掷的方法和准确度;②上吊缆时非常容易后仰跌倒,训练者应在旁边看护,在地上铺上软垫,避免患儿受伤。

(3)滑板训练

1)大滑板的手眼协调训练:护理要点:①患儿自行俯卧于小滑板上,由大滑板上滑下时,身体可以穿过预先设计好的一个小隧道;②患儿滑下来的同时,可以伸手去拿放置在旁边的小球,也可以反过来将小球投入固定的木箱或纸箱中;③患儿在滑下来时可以用手中木棒或纸棒击打置于旁边的标志物或玩具(最好是打不坏的)。

2)滑板过河训练:目的是促进身体双侧协调,提高运动企划能力。护理要点:①患儿俯卧于滑板上,靠着预先架设好的绳子,双手交互攀着绳索逐步前进;②患儿仰卧在滑板上,以手足交互夹住绳索,逐步前进。

2. 行为矫正疗法

(1)正性强化法:通过表扬、赞许、奖赏等方式使小儿良好的行为得以持续。应用此方法前先确定要求小儿应改变的靶行为(不良行为)和需建立的适宜行为。当患儿出现这种良好行为时立即给予正性强化,使患儿感到欣快和满足,如带患儿进入公共场所之前要告诉小儿不该出现哪些不良行为和应遵守的行为规则。当出现不良行为前兆时应立即予以制止,对规范的行为立即给予赞许、表扬和奖励。

(2)消退法:治疗前需确定何种因素对患儿不良行为起着强化作用,再对其进行消退,如老师对小儿上课时坐不住,不停扭动身体的行为过于关注,就会使这一行为动作得以加强,出现次数增多。在不影响训练的情况下,如老师予以漠视,久之因失去注意而得不到巩固就会逐渐消失。

（3）处罚法:有助于减少或消除患儿的不良行为。但对于患儿的不良行为要避免开始就进行严厉的处罚,要坚持先鼓励后处罚的原则。处罚可采用暂时隔离法,使其明白行为的不适宜性,轻微处罚应与鼓励相结合。

（二）心理康复护理

1. 提供心理咨询　帮助父母认识 ADHD 是一种病,改变将患儿当作"坏孩子,不可救药"的看法,告知父母和老师一味的惩罚教育不但无效,甚至可起反作用。

2. 重视强化教育　以多理解和鼓励为主,鼓励患儿参加有规则的活动,按时作息,保证充足睡眠和合理营养。

七、家庭社区康复指导

ADHD 的治疗应采取综合康复才能收到良好的治疗效果。

（一）早发现,早治疗

大多数 ADHD 儿童症状较轻,经治疗随年龄增长、自控能力增强,成年后可表现正常,或遗有注意力不集中、冲动、固执、社会适应能力和人际关系差等表现。而未经治疗的 ADHD 儿童随年龄增大无目的性的多动症状有所好转,但仍可有注意力不集中、学习低下、冲动甚至品行障碍、青少年犯罪。因此,ADHD 儿童坚持及时有效的治疗是非常必要的

（二）正确合理用药

当 ADHD 儿童症状明显时,在进行心理和行为矫正的同时要给予药物治疗。治疗 ADHD 的药物不同程度地具有副作用,患儿家属要正确掌握服用药物的剂量、时间、方法及注意事项。

（三）定期进行家长培训

可经常组织小型家长学习班,家长之间可互相交流心得,同时有机会宣泄心中的郁闷,改正不良的教养态度与方法。

第四节　小儿痫性发作和癫痫的康复护理

一、概述

痫性发作(epilepsy)是发作性皮层功能异常而造成的一组症状,即由大脑神经元异常放电所引起的发作性脑功能异常现象,发作时间多较短暂且呈自限性。两次及以上甚至长期反复地出现痫性发作的疾病过程称之为癫痫(epilepsy)。临床上表现为意识、运动、感觉、情感及认知等方面短暂异常的一组慢性脑功能障碍综合征。若一组症状和体征总是集合在一起表现出来的癫痫性疾病则称为癫痫综合征。

（一）流行病学

我国人群癫痫患病率农村 25/10 万人口,城市为 35/10 万人口,男性癫痫发病率高于女性,半数以上在 10 岁以内起病。

（二）病因

癫痫的发病与多种因素有关。根据病因将癫痫分为三大类：

1. 特发性癫痫（idiopathic epilepsy） 又称原发性癫痫，指未发现任何致病因素的癫痫，可能与遗传因素有关。

2. 症状性癫痫（symptomatic epilepsy） 又称继发性癫痫，是指具有明确导致脑功能受损的病因者。①脑发育异常；②脑血管疾病；③各种原因导致的脑损伤、病毒或细菌感染、颅外伤、缺氧缺血、药物或化学物质中毒、水电解质紊乱、内分泌紊乱及维生素缺乏等；④颅内占位病变。

3. 可能为症状性癫痫又称隐源性癫痫（cryptogenic epilepsy） 即尚未发现确切病因，但考虑为症状性癫痫者。

二、临床表现

（一）痫性发作

1. 局灶性发作 ①单纯局灶性发作：以局灶性运动发作多见。表现为面部或四肢某部分的抽动，头、眼持续向相同方向偏斜，无意识丧失，发作时间在 10~20 秒，发作后无不适情况；②复杂局灶性发作：多数患儿表现为在意识部分丧失的情况下，精神行为异常，如吞咽、咀嚼、摸索、自语等。多见天颞叶、部分额叶的癫痫发作。

2. 全部性发作

（1）强直-阵挛发作：临床最常见，又称为大发作。发作时突然意识丧失，全身骨骼肌出现剧烈的强直性收缩，呼吸肌的强直收缩将肺内空气压出，发出尖叫声，呼吸暂停，紫绀，常有舌咬伤、尿失禁发生。强直症状持续数秒至数十秒出现较长时间反复的阵挛，即全身肌肉节律性抽搐，口吐白沫，持续约 1~5 分钟逐渐停止。发作后常有深睡，醒后出现头痛、嗜睡、乏力等现象。

（2）失神发作：意识丧失，双眼凝视，正在进行的活动突然停止，持续数秒钟后即恢复，对所发生的情况并无记忆。

（3）肌阵挛发作：广泛性脑损害的患儿多见。表现为全身或局部骨骼肌突然短暂收缩，如突然点头、身体前倾、两臂抬起等，严重者可致跌倒。

（4）失张力发作：发作时肌肉突然短暂性丧失，同时伴有意识障碍。若累及全身肌肉，则患儿突然跌倒，伤及头部。

（5）痉挛：主要见于婴儿，表现为点头、伸臂、屈腿等。

（二）癫痫综合征

1. 良性癫痫 2~14 岁小儿多见，其中 9~10 岁为发病高峰。多数患儿于入睡后或觉醒前呈局灶性发作，从口面部开始，如喉头发声、唾液增多、面部抽搐等，很快发展至全身强直-阵挛发作，意识丧失。小儿智力发育正常，体格检查无异常发现。常有家族史。本病用药物控制效果良好，一般在小儿 15~19 岁前停止发作，可能继续癫痫发作的病例占 2% 以下。

2. 失神癫痫 3~13 岁小儿多见，以 6~7 岁为发作高峰。其中女孩多于男孩。表现为每日数次甚至数十次频繁失神发作，每次发作数秒钟，意识障碍突然发生、突然恢复，故体位改变不明显。发作后患儿对此无记忆、无头痛等症状。体格检查无异常。预后多良好，用药容易控制。常因过度换气、情绪及注意力改变而诱发。

3. **婴儿痉挛** 1岁前的婴儿多见,生后4~8个月为高峰。表现为屈曲性、伸展性及混合性三种。其中以屈曲性及混合性发作为多。屈曲性发作时婴儿呈点头、屈腿状;伸展性发作呈角弓反张样,肢体频繁颤动,在入睡不久和刚醒时加重。若患儿病前已有明确脑损伤,精神运动发育异常,则治疗效果差,多数患儿可能遗留智力障碍;患儿病前无明显脑损伤者,早期接受治疗后,约40%的患儿智力与运动发育可基本正常。

(三)癫痫(或惊厥)持续状态

癫痫(或惊厥)一次发作持续30分钟以上,或两次发作间歇期意识不能完全恢复者,称为癫痫(或惊厥)持续状态。临床多见强直-阵挛持续状态,颅内、外急性疾病均可引起,为儿科急症。

三、主要功能障碍

1. **癫痫持续状态** 全身强直-阵挛发作,意识丧失。
2. **精神行为异常** 在意识部分丧失的情况下,精神行为异常,如吞咽、咀嚼、摸索、自语等。
3. **抽搐、痉挛** 发作时点头、屈腿状;角弓反张样,肢体频繁颤动,意识障碍。
4. **脑损伤** 精神运动发育异常,患儿可遗留智力障碍。

四、康复评定

一般认为患儿有2次以上(包括2次)非诱发性发作可以诊断为癫痫。诊断癫痫要明确四个问题:①是否确定癫痫诊断;②明确癫痫发作类型及综合征类型;③尽可能明确病因;④对神经系统功能进行评价,并明确其他并发症的诊断。

首先详细了解相关病史,特别是发作史,与脑损伤相关的个人与过去史及癫痫、精神病、遗传代谢病家族史。并重点询问癫痫发作的详细情况、治疗情况,全面体格检查除全面查体外应包括神经系统、小儿智力发育及社会适应能力等检查,注意与脑部疾患相关的阳性体征,如头围、智力低下、瘫痪、运动发育落后、颅脑疾病与外伤史等。其次进行必要的辅助检查,阳性结果对诊断至关重要,但有部分病例很难检查到阳性结果,诊断较为困难。

五、康复治疗

(一)用药

早期合理的药物治疗,能够完全或大部分控制多数患儿的癫痫发作。因此,要根据发作类型选择一种药或联合用药及早治疗,一般先一种药物,从小剂量开始直至完全控制发作。需增加新的药物时也需先从小剂量开始。用药期间应定期复查,以观察用药效果及不良反应。一般在服药后2~4年完全不发作,再经3~6个月的逐渐减量过程后方可停药。常用抗癫痫药有丙戊酸钠(VPA)、氯硝西泮(CZP)等。

当患儿出现癫痫(或惊厥)持续状态时,要立即处理,及时控制,保持呼吸道通畅,静脉注射有效而足量的地西泮(安定),可于1~2分钟内止惊,必要时0.5~1小时后重复使用。用药同时采取支持疗法,维持正常生命功能。发作停止后,立即开始长期抗癫痫治疗。

(二)手术

对经抗癫痫药物治疗无效的难治性癫痫患儿,可在充分进行术前评估的前提下实施手术治疗。如颞叶病灶切除等,可完全治愈或不同程度的改善症状。但伴有进行性大脑疾病、严重精神智能障碍等患儿禁忌手术。

六、康复护理

(一) 发作处理

发作时应立即使患儿平卧,头偏向一侧,松解衣领,有舌后坠者可用舌钳将舌拉出,防止窒息;在患儿上、下臼齿之间放置牙垫或厚纱布包裹的压舌板,以防舌咬伤;保持呼吸道通畅,必要时用吸引器吸出痰液,准备好开口器和气管插管物品;给予低流量持续吸氧,注意患儿安全,防止坠床和意外发生。

(二) 安全防护

癫痫发作时要注意患儿的安全,移开患儿周围可能导致受伤的物品。保护患儿肢体,防止抽搐时碰撞造成皮肤破损、骨折或脱臼。拉牢床栏,专人守护。意识恢复后要加强保护措施,以防因身体衰弱或精神恍惚发生意外事故。平时安排好患儿日常生活,适当活动与休息,避免情绪紧张、受凉或中暑、感染等。注意安全,避免各种危险活动。

(三) 综合康复

癫痫患儿的康复内容应包括医疗康复、心理康复、教育康复、职业康复和社会康复等,康复方案的制定应有小儿神经科医护专家、心身医学专家、行为医学专家和社会医学专家参与,同时邀请患儿和患儿家属、学校教师、社区医生等参加协作,根据癫痫患儿具体的临床特点及生活质量状况,依据药物或手术治疗、心理分析、认知治疗、行为矫正、社会学等方法的原理,制定医生、护士、患儿、家属、社会共同参与的综合性个体化康复方案。

七、家庭社区康复指导

1. 指导加强围生期保健　去除导致痫性发作及癫痫发生的各种因素,如胎儿宫内窘迫等。积极治疗、预防颅内感染等与痫性发作及癫痫有关的原发疾病。

2. 指导家长合理安排患儿的生活与学习　保证患儿充足的睡眠时间,避免情绪激动、受寒、感染,禁止游泳或登高等运动。

3. 指导合理用药,教会家长癫痫发作时的紧急护理。

4. 有效沟通与交流　在癫痫儿童的社会环境中,老师起着关键作用,老师的理解和关怀不仅能帮助患儿,还对其他儿童产生良好影响,因此,应加强老师、家长和医生之间的沟通与交流。

5. 减轻患儿心理障碍　结合不同年龄患儿的心理状态,有针对性地进行心理疏导,改变社会对癫痫患儿的态度,给予关怀、爱护。帮助他们建立信心,克服自卑、孤独、退缩等心理行为障碍。

第五节　儿童言语障碍的康复护理

一、概述

构成言语的各个环节(听、说、读、写)受到损伤或发生功能障碍时称为言语障碍,包括失语症、构音障碍、儿童语言发育迟缓、发声障碍和口吃等。凡是有言语障碍的患儿都可以接受言语治疗,开始得愈早,效果愈好。言语康复的本身是一种交流的过程,需要患儿的主动参与。

失语症是因脑部损伤,患儿在神志清楚,无精神衰退、感觉缺失、发音肌肉瘫痪等情况下,使原已习得的言语功能丧失所表现出的各种症状。脑血管意外是失语症的最常见病因,其他包括颅脑损伤、脑部肿瘤、脑组织炎症等。

构音障碍是指由于发音器官神经肌肉的病变而引起发音器官的肌肉无力、肌张力异常以及运动不协调等,产生发声、发音、共鸣、韵律等言语运动控制障碍。

言语和语言,它们是人类交流思想的工具,在人们平时的日常生活中,言语和语言两个词往往混用,虽然不会影响意思的理解,但从言语治疗学的角度来说有所区别。言语是音声语言(形成)的机械过程。为使口语表达声音响亮、发音清晰需要有与言语产生有关的神经和肌肉参与活动。当这些神经或肌肉发生病变时,就会出现说话费力或发音不清。代表性的言语障碍为构音障碍,临床上最多见的是假性延髓性麻痹所致的构音障碍。语言是指人类社会中约定俗成的符号系统,人们通过应用这些符号达到交流的目的。语言包括对符号运用(表达)和接受(理解)的能力,也包括对文字语言符号的运用(书写)、接受(阅读)以及姿势语言和哑语。代表性的语言障碍是失语症和语言发育迟缓。

二、临床表现

失语症在所有语言障碍中是一种最复杂的语言障碍。包括对语言符号的感知、理解、组织应用或表达等一个方面或几个方面的功能障碍。失语症的病因多为中枢性损伤,故多合并有不同程度的脑功能低下以及构音障碍,部分患儿还可能合并认知和行为障碍。失语症的分类:

1. 外侧裂周失语综合征(Broca 失语、Wernicke 失语、传导性失语)。

2. 分水岭区失语综合征(经皮质性运动性失语、经皮质性感觉性失语、经皮质混合性失语)。

3. 完全性失语。

4. 命名性失语。

5. 皮质下失语综合征(基底节性失语、丘脑性失语)。

构音障碍患儿通常听理解正常并能正确地选择词汇以及按语法排列词句,但不能很好地控制重音、音量和音调。构音障碍通常分为运动性构音障碍、器质性构音障碍和功能性构音障碍三大类。

三、主要功能障碍

(一) 失语症

1. 听理解障碍 听理解障碍是失语症患儿常见的症状,是指患儿对口语的理解能力降低或丧失。根据失语症的类型和程度不同而表现出在字词、短句和文章不同水平的理解障碍。

2. 口语表达障碍 ①发音障碍;②说话费力;③错语:常见有三种错语,即语音错语、词意错语和新语;④杂乱语;⑤找词和命名困难;⑥刻板语言;⑦言语的持续现象;⑧模仿语言;

⑨语法障碍;⑩复述。

3. 阅读障碍 因大脑病变致阅读能力受损称失读症。阅读包括朗读和文字的理解,两者可以出现分离现象。

4. 书写障碍 ①书写不能;②构字障碍;③镜像书写;④书写过多;⑤惰性书写;⑥象形书写;⑦错误语法。

(二)构音障碍

1. 痉挛型构音障碍(中枢性运动障碍) 说话费力,音拖长,不自然的中断音量、音调急剧变化,粗糙音、费力音、元音和辅音歪曲,鼻音过重。

2. 弛缓型构音障碍(周围性构音障碍) 不适宜的停顿,气息音、辅音错误,鼻音减弱。

3. 失调型构音障碍(小脑系统障碍) 元音辅音歪曲较轻,主要以韵律失常为主,声音的高低强弱呆板震颤,初始发音困难,声音大,重音和语调异常,发音中断明显。

4. 运动过强型构音障碍(锥体外系障碍) 构音器官的不随意运动破坏了有目的运动而造成元音和辅音的歪曲,失重音,不适宜的停顿,费力音,发音强弱急剧变化,鼻音过重。

5. 运动过弱型构音障碍(锥体外系障碍) 由于运动范围和速度受限,发音为单一音量,单一音调,重音减少,有呼吸音或失声现象。

6. 混合型构音障碍(运动系统多重障碍) 各种症状的混合。

四、康复评定

(一)失语症评定

通过系统全面的语言评定,发现患儿是否有失语症及其程度,鉴别各类失语症,了解各种影响患儿交流能力的因素,评定患儿残存的交流能力并制定治疗、护理计划。目前国际上还没有统一的失语症检查法。国外比较常用的是波士顿诊断性失语症检查法和西方失语症成套检查法;国内常用的是汉语标准失语症检查法、汉语失语症成套测验、汉语波士顿失语症检查法。

(二)构音障碍评定

通过构音器官的形态和粗大运动检查来确定构音器官是否存在器官异常和运动障碍。包括评定患儿的反射、呼吸、唇的运动、颌的位置、软腭、喉、舌的运动、言语状况等。包括构音器官功能检查和实验室检查。①构音器官功能检查:最常用、方便的构音功能性检查,国外有英国布里斯托尔市弗朗蔡医院的 Pamela 博士编写的评定方法;国内有改良 Frenchay 构音障碍评定方法。②实验室检查:包括频谱分析、肌电图检查等。

五、康复治疗

(一)治疗原则

1. 早期开始 言语治疗开始得越早,效果越好,在患儿意识清楚、病情稳定、能够耐受中训练 30min 时就可开始言语矫治。

2. 定期评估 言语治疗前应对患儿进行全面的言语功能评估,了解言语障碍的类型及其程度,使制订出的治疗方案具有针对性。治疗过程中要定期评估,了解治疗效果,根据评估结果随时调整治疗方案。

3. 循序渐进 言语训练过程应该遵循循序渐进的原则,由简单到复杂。如果听、说、读、写等功能均有障碍,治疗应从提供听理解力开始,重点应放在口语的训练上。

4. 及时反馈 根据患儿对治疗的反应,及时给予反馈,强化正确的反应,纠正错误的反应。治疗内容及时间的安排要适当,要根据患儿的反应适时调整训练的内容、量和难易程度,避免患儿疲劳及出现过多的错误。

5. 患儿主动参与 言语治疗的本身是一种交流过程,需要患儿的主动参与,护士与患儿之间、患儿和家属之间的双向交流是治疗的重要内容。为激发患儿言语交流的欲望和积极性,要注意设置适宜的语言环境。

(二)治疗环境

1. 环境要求 尽可能安静,避免噪声。

2. 器材和仪器 包括录音机、录音带,呼吸训练器;镜子、秒表,压舌板和喉镜;单词卡、图卡、短语和短文卡;动作画卡和情景卡;各种评估表和评估用盒;常用物品(与文字配套的实物)。

(三)治疗形式

1. "一对一"训练 即一名言语治疗师对一名患儿的训练方式。

2. 自主训练 患儿经过"一对一"训练之后,充分理解了言语训练的方法和要求,具备了独立练习的基础;这时治疗师可将部分需要反复练习的内容让患儿进行训练。教材、内容由治疗师设计决定,治疗师定期检查。自主训练可选择图片或字卡来进行呼名练习或书写练习,也可用录音机进行复述、听理解和听写练习。还可用电脑进行自主训练,选择可进行自我判断、自我纠正及自我控制的程序训练。

3. 小组训练 又称集体训练。目的是逐步接近日常交流的真实情景,通过相互接触,减少孤独感,学会将个人训练成果,在实际中有效应用。治疗师可根据患儿的不同情况编写小组,开展多项活动。

4. 家庭训练 应将制订的治疗计划、评价方法介绍和示范给家属,并可通过观摩、阅读指导手册等方法教会家属训练技术,再逐步过渡到回家进行训练。应定期检查和评价并调整训练课题及告知注意事项。

六、康复护理

(一)失语症

在康复护理过程中,护士可利用各种方法改善患儿的语言功能和交流能力,通常采取对语言的符号化和解读直接进行训练;以语言各模式间的促通为目的,对信息的传达媒介实行代偿;采取通过认知理论间接作用于交流活动的措施对患儿进行康复,使之尽可能像正常人一样生活。

1. 传统的措施 包括 Schuell 的刺激法、阻断去除法、程序学习法等。Schuell 的刺激法是多种失语症治疗方法的基础,应用最广泛。

Schuell 的刺激法:主要原则是护士给患儿一定的语言刺激(设定的课题),患儿对刺激作出反应。如果是正确的反应,护士给予表扬鼓励。正确的反应定型后可以提高语言刺激的难度。如果是错误的反应,护士指出错误,告知正确反应。重复出现错误反应,则降低语言刺激的难度。在听的同时给予视、触、嗅等刺激,多途径刺激可相互促进效果。根据失语症的类型、程度、原发病、年龄、爱好制定适当的训练计划,通常为期 3 个月,然后再评价,以决定是否继续治疗或修改训练方针。

具体训练方法：

（1）口形训练：①让患儿照镜子检查自己的口腔动作是不是与言语治疗师做的口腔动作一样；②患儿模仿治疗师发音，包括汉语拼音的声母、韵母和四声；③护士画出口形图，告诉患儿舌、唇、齿的位置以及气流的方向和大小。

（2）听理解训练：①单词的认知和辨别；②语句理解。

（3）口语表达训练：包括单词、句子和短文练习。

（4）阅读理解及朗诵训练：单词的认知包括视觉认知和听觉认知。①视觉认知；②听觉认知；③朗读单词；④句子、短文的理解和朗读；⑤朗读篇章。

（5）书写训练：①抄写字、词、句子；②让患儿看动作图片，写叙述短句；看情景图片，写叙述文；③写日记、写信、写文章。

2. 实用交流能力的训练　失语症患儿如果经过系统的言语治疗，言语功能仍然没有明显的改善，则应考虑进行实用交流能力的训练，使患儿最大限度地利用其残存能力（言语或非言语的），使用最有效的交流方式，使其能与周围人发生有意义的联系，尤其是促进日常生活所必需的交流。交流效果促进法（PACE）是目前国际上最得到公认的实用交流的训练法之一。在训练中利用更接近实用交流环境的对话结构，信息在护士和患儿之间双向传递，使患儿尽量调动自己的残存能力，以获得实用化的交流技能。适合于各种类型及程度的言语障碍。

具体方法：将一叠图片正面向下扣置于桌上，护士与患儿交替摸取，不让对方看见自己手中图片的内容。然后，运用各种表达方式（呼名、迂回语、手势语、指物、绘画）将信息传递给对方，接收者通过重复、猜测、反复质问等方式进行适当反馈，护士可根据患儿的能力提供适当的示范。

3. 非言语交流方式的利用和训练

（1）手势语：在交流活动中，手势语不单是指手的动作，还包括头及四肢的动作。训练可以从常用的手势开始，例如，用点头、摇头表示是或不是。训练时，护士先示范，然后让患儿模仿，再进行实际的情景练习，以强化手势语的应用。

（2）画图：对严重言语障碍但具有一定绘画能力的患儿，可以利用画图来进行交流。

（3）交流板或交流手册：适用于口语及书写交流都很困难，但有一定的认识文字和图画能力的患儿。交流板或交流手册是将日常生活中的活动通过常用的字、图片或照片表示出来，患儿通过指出交流板上或交流手册中的字或图片来表明自己的意图。二者的区别在于交流板内容简单，携带不方便，而交流手册不仅内容多，更可以随身携带。如果交流手册的内容很丰富，患儿也可以与人"交谈"。

（4）电脑交流装置：包括按发音器、电脑说话器、环境控制系统等。

（二）构音障碍

1. 松弛训练　主要针对痉挛性构音障碍，可进行以下的放松训练：①足、腿、臀的放松；②腹、胸、背部的放松；③手和上肢的放松；④肩、颈、头的放松。

2. 发音训练

（1）发音启动训练：深呼气，用嘴哈气，然后发"a"，或做发摩擦音口形，然后做发元音口形如"s…u"。

（2）持续发音训练：由一口气发单元音逐步过渡到发 2~3 个元音。

（3）音量控制训练：指导患儿由小到大，再由大到小交替改变音量。

（4）音高控制训练：帮助患儿找到最适音高，在该水平稳固发音。

（5）鼻音控制训练：控制鼻音过重。

3. 口面与发音器官训练

（1）唇运动：练习双唇闭合、外展、鼓腮。

（2）舌的运动：练习舌尽量向外伸出、上抬，由一侧口角向另一侧口角移动，舌尖沿上下齿龈做环形"清扫"动作。

（3）软腭抬高。

（4）交替运动：主要是唇舌的运动，是早期发音训练的主要部分。开始时不发音，只做发间动作，以后再练习发音。

4. 语言节奏训练

（1）重音节奏训练：①呼吸控制；②诗歌朗读；③利用生物反馈技术加强患儿对自己语言节奏的调节。

（2）语调训练：练习不同的语句使用不同的语调。

七、家庭社区康复指导

（一）合理安排

每日的训练时间应根据患儿的具体情况决定，患儿状况差时应缩短训练时间，状况较好时可适当延长。最初的训练时间应限制在 30min 以内。超过 30min 可安排为上、下午各 1 次。短时间、多频率训练比长时间、少频率训练效果要好。训练要持续数月、1 年或更久。

（二）避免疲劳

要密切观察患儿的行为变化，一旦有疲倦迹象应及时调整时间和变换训练项目或缩短训练。

（三）训练目标要适当

每次训练开始时从对患儿容易的课题入手，并每天训练结束前让患儿完成若干估计能正确反应的内容，令其获得成功感而激励进一步坚持训练。一般来说，训练中选择的课题应设计在成功率为 70%~90% 的水平上。对于情绪不稳定，处于抑郁状态的患儿应调整到较容易的课题上。对那些过分自信的患儿可提供稍难一些的课题进行尝试，以加深其对障碍的认识。

（许洪伟）

第六节　儿童听力障碍的康复护理

一、概述

听力障碍是指听觉系统的传导、感音以及对声音综合分析等功能异常导致听觉障碍或听力减退。听力学中听力的轻度减退称为重听，重度称为聋，而临床统称为聋。儿童在获得语言之前，尤其是 3 岁以前或 3 岁左右，因为各种原因引起中度以上双耳听力障碍，可因为不能通过声音进行学习而不能获得语言。在获得语言之后的听力障碍,不但可因听力障碍影响对语言的理解,还会因为不能对自己的话声进行听反馈而影响患儿言语的语音语调,从而影响语言的表达。同时,听力障碍还可以影响婴幼儿的情感、心理和社会交往能力的发展,对儿童的成长造成巨大的影响。因此,采取医学、教育、社会、工程等康复手段,充分发挥助听器、人工耳蜗的补偿作用,进行科学的康复训练,减轻耳聋给聋儿造成的听觉、语言障碍及其他不良影响,并使聋儿能听会说,与他人进行正常的语言交往,达到回归主流社会的目的,对聋儿、家庭和社会都是有益的。

(一)流行病学

我国耳聋患病率和发病率均较高,患病人数多。听力下降是一种非常常见的先天性疾病,在大约每1000个新生儿中就有一个听力异常。据世界卫生组织 WHO 估计,2005 年全球听力残疾人数为 2.78 亿,中国有听力语言障碍的残疾人约 2780 万,其中儿童有 208.5 万,听力残疾人数居最常见的 5 种残疾(智力、视力、肢体、精神及听力)之首,并以每年新生 3 万聋儿的速度增长。耳聋是由遗传和环境因素引起的,其中 50% 的耳聋患儿是由遗传因素造成的,由遗传因素引起的耳聋包括综合征型耳聋占 30% 和非综合征型耳聋占 70%。听力损失的程度分级如下:听力损失 41~55dB 为二级重听,占 6.86‰;损失 56~70dB 为一级重听,占 6.02‰;损失 71~90dB 为二级聋,占 4.28‰;损失 ≥91dB 为一级聋,占 3.21‰。阈值的计算均以言语频率(0.5kHz、1kHz、3kHz 为准)听阈的均值计算。其他残疾合并耳聋的未统计在内,因此,聋儿的人数还要多些。引起耳聋的原因主要为:遗传因素、中耳炎、药物耳毒性作用、全身或局部感染、外伤、噪声、妊娠和围生期疾病、地方病等。

2001 年"全国 0~6 岁残疾儿童抽样调查"结果显示:听力残疾达 9.0‰。2006 年"全国第二次残疾人抽样调查"结果显示:0~6 岁儿童听力残疾现患病率为 1.36‰,调查对了解聋儿的实际情况,分析和制定有关政策具有现实意义。加大对听力残疾的关注,特别是针对听力残疾儿童康复需要开展"多重残疾、多种干预"的实践。从 0~6 岁儿童分析,全国听力残疾儿童主要集中在听力残疾一级、二级,为重度和极重度聋,说明儿童期导致听力残疾程度一般较为严重。

听力残疾儿童(聋儿)康复作为三项康复之一最早被列入国家计划,被誉为抢救性工程。我国的听力残疾预防与康复工作起步于 20 世纪 50 年代,受当时经济社会发展水平所限,进展缓慢。目前全国各级听障儿童听力语言训练机构 1700 多个,使 26 万听力残疾儿童得到有效康复,听力残疾儿童康复事业取得了显著的成效。

(二)病因

根据 2006 年全国第二次残疾人抽样调查数据显示,全国 0~14 岁听力障碍儿童(含多种残疾)占前五位的致聋原因分别是:原因不明(31.02%)、遗传(19.24%)、中耳炎(11.38%)、药物致聋(10.73%)、传染性疾病(3.92%)。

1. **遗传因素**　如果男女双方或亲属中有遗传性耳聋家族史,婚后生有聋儿的发生率将大大提高。

2. **孕期保健**　母亲在怀孕期间病毒感染,接触了苯、甲醛、放射线等有害物质;使用了庆大霉素、链霉素、卡那霉素等耳毒性药物都可以影响胎儿的听觉发育。

3. **易引起听力障碍的疾病**　出生时的窒息、产伤,出生后的严重黄疸、中耳炎、细菌性脑膜炎、腮腺炎等。

4. 其他 噪音、花粉过敏、梅尼埃病等易引起。

(三)耳聋分类

可分为传导性耳聋、感觉神经性耳聋、混合性耳聋、中枢性耳聋、功能性耳聋(见于成人)五种类型。

二、临床表现

儿童听力障碍的临床表现可分为早期表现、听觉障碍的临床症状、分类及概况。

(一)早期表现

1. 与孩子交谈时,孩子经常会问"什么"或"你再说一遍",或者表现出没有听清的状态。

2. 孩子与人交谈时,有眼睛紧盯着讲话人的嘴的习惯,这是耳聋之人特有的一种"读唇"的表现。

3. 在呼唤孩子时,孩子无反应或反应迟钝,而且孩子对声源的位置判别能力很差。如果在孩子的右方喊他时,他不能准确地把头或身子转向呼唤人的位置,而是转向相反的或者其他的方向。

4. 发音不准确,讲话不清楚,韵母音很重,家长常误认为孩子是在发音器官上出了什么问题。孩子的发音不准确,讲话不清楚,实际上是感觉神经性耳聋的一种特有的表现。

5. 上课时注意力不集中,对教师提出的问题常常答非所问。

6. 看电视或听收音机时,离电视或收音机的距离很近,或喜欢将电视机和收音机的声音开得很大。

(二)听觉障碍的常见临床症状

听觉障碍常见的临床症状有耳鸣、听觉过敏、耳聋、幻听及听觉失认、记忆力减退等。

1. **传导性耳聋** 凡病变局限于外耳和中耳,并影响导音功能者,均为传导性耳聋。特点是有较好的言语辨别力,在噪音背景中听觉相对较好,听力图表现为气传导异常,但骨传导正常。造成传导性耳聋的原因有:

(1)外耳和中耳的发育畸形,可以采取适当的手术治疗。

(2)外耳道阻塞性疾病,如耵聍。治疗方法有医生取出耵聍。

(3)中耳炎或非炎性疾病等,是传导性耳聋的常见原因,发病率最高的是学龄前儿童,6岁以后逐渐降低,部分患儿转为慢性,反复发作可引起传导性听力损失。一般听力损失为20~40dB,部分可达60~70dB。

(4)过敏:严重的花粉过敏可以引起外耳道阻塞及诱发中耳炎。

(5)耳硬化症:是一种遗传性骨疾病,气传导听力损失大约60dB,骨传导听力损失大约15dB。

此类患儿纯音测听检查:气导曲线低频区的听力损失较高频区为甚,而骨导曲线正常,说明耳蜗感音功能良好。

2. **感觉神经性耳聋** 凡内耳的病变或者从内耳到脑干神经通路病变所致的听力损失称为感觉神经性耳聋。病因可为先天性或后天性,药物治疗效果不好。听觉特点为对不同程度的言语识别困难,无气-骨传导间隙,在噪音背景中听觉困难。此类患者特别是儿童,如果听力不是太差,可以通过配助听器和听力语言训练,取得较好效果。造成感觉神经性耳聋的原因有:

（1）先天性听觉障碍：先天性感觉性耳聋可能由于遗传、基因缺陷或者怀孕期间胎儿受损伤所致。

1）母亲在怀孕的前3个月内患风疹对孩子听觉影响最大。

2）产伤、缺氧或败血症可以致聋。

（2）耳毒性药物：药物使用过量可能引起耳聋，如链霉素、卡那霉素、庆大霉素、奎尼丁、阿司匹林等，表现为听力损伤、眩晕、耳闷胀感、步态不稳。目前耳毒性药物中毒引起听力障碍所占的比例最大，约为30%～40%。

（3）细菌性脑膜炎亦可致后天性耳：如在1～2岁间发病，可引起严重的耳聋，此病是最常见的引起后天性重度耳聋的病因。腮腺炎及新生儿感染性疾病可能造成内耳损害。

（4）梅尼埃病（Ménière disease）：此病可引起低频听力障碍，随着病情恶化，可以涉及所有频率，甚至可以引起完全性耳聋，通常为单侧。

（5）听神经瘤：由于肿瘤压迫耳蜗与脑干之间第Ⅷ对脑神经而引起耳聋，通常为单侧发病。

（6）噪声性听觉障碍及声意外：这类耳聋很少见于儿童。

此类患者纯音测听检查：气导曲线低频区的听力基本正常，高频区的听力损失明显；骨导曲线与气导曲线相吻合或低于气导曲线。这说明传音装置功能正常，而感音功能受损。

3. 混合性耳聋　患者既有传导性耳聋又有感觉神经性耳聋的症状，通常是气传导的听力损伤大于骨传导的听力损失。

4. 中枢性耳聋　脑干到大脑皮质颞叶神经通路的病变可引起中枢性耳聋。

（1）器质性听力障碍：可有感染、外伤等造成，如脑炎、脑膜炎、梅毒、多发性硬化、脑血管意外、枪伤、产伤、颅骨骨折、脑瘤。

（2）词语听觉障碍：（感觉性失语）表现为不能理解词的意思、不能说、不能用词表达思想，常见于顶颞叶的损伤。

（3）先天性失语：一些儿童在学习语言上有很大困难，不能发展口语表达，已经发现这些儿童中的一部分有很明显的中频听觉障碍。

5. 功能性耳聋

（1）伪聋：见于成人。

（2）精神性：常见于癔病患儿。

三、主要功能障碍

（一）听力障碍

听觉系统的传导、感音以及对声音综合分析等功能异常导致听觉障碍或听力减退。听力学中听力的轻度减退称为重听，重度称为聋，而临床统称为聋。

（二）听力残疾

双耳不同程度的永久性听力障碍，听不到或听不清周围环境声及言语声，以致影响日常生活和社会参与。听力残疾一般包括听力完全丧失及有残留听力但辨音不清、不能进行听说交往两类。

（三）耳聋听觉障碍

不能听到外界声响的表现，轻则听而不真，重者不闻外声。由于长期的生活习惯，聋的含义可能更广一些,既包括各种轻重不同的听力损失,又包括严重的听觉障碍。

四、康复评定

(一)耳聋分级

在有条件的地区,发现聋儿后,还可将其耳聋的程度进行分级(表20-1)。

表 20-1　耳聋的程度分级

听力水平(dB)	耳聋程度
<26	正常
	轻度
	中度
56~70	中等重度
1~90	重度
>91	深重度

(二)儿童听力障碍的常用检查方法

1. 行为观察法　1岁以下就可以做此检查,最好在孩子睡眠时做,要求声音在3000Hz、>90dB。可以选用1个小型的振荡器,如大铃铛或哨子,当发声的时候,孩子会突然睁开眼睛寻找声源(依照正常婴幼儿听力发育情况判定),这种方法是粗筛选方法。

2. 条件反应测听　当孩子在集中精神做某件事的时候给声音,在此之前给一些硬币或其他物品,当他(她)听到声音时把硬币投入一个盒子的孔中,并给予表扬,一般需要20~30分钟,首先做2000Hz,然后做1000Hz,接下去做500Hz,一只耳朵测量完毕,再测另一只耳朵,测完气传导,再测骨传导,如听力都正常继续做4000Hz。

3. 视觉加强听力测验　1岁以上者应用,当扬声器发出声音时,孩子头转向声音,灯一闪看见小动物的活动,来吸引孩子的注意力,也可用于加强孩子的视觉训练。

4. 听力计检查法　又称电测听器,现代化的医院均有此设备,3岁半以上的儿童才能做此项检查,而且智力要正常。一般的听力计可以测出从125~8000Hz七个音频的最小听阈值,在听力图上以刻度表示,纵刻度表示dB,横刻度表示Hz,气传导记录方法右耳用"o"表示,左耳用"x"表示,骨传导右耳用"["表示,左耳用"]"表示,气传导描记在纵线上,骨传导描记在纵线两旁,将所测到的结果按频率不同在听力图上标出,再连成一条线,这就是听力曲线,通常所说"残余听力××分贝",指的是语言频率范围内的平均值,也就是500Hz、1000Hz、2000Hz三个频率的平均值。

(三)检查中的注意事项

1. 检查者要站在儿童的背后或其看不见的地方。

2. 不让儿童看到发音器(箱、哨、铃、小喇叭)等,以免分散其精力,妨碍检查。

3. 不能用敲桌子、拍掌、扣门等声音进行听力检测,因为有振动感,可影响检查结果。

(四)临床检查

1. 全身情况的检查　包括患儿的精神状态、表情、对周围事物的反应、眼球有无震颤、肢体有无畸形及运动失调等。

2. 检查耳部、乳突区及外耳道情况　乳突区耳后有无瘘管及瘢痕,耳廓有无畸形,外耳道有无耵聍栓塞、流血、流水、流脓等情况。

3. 骨膜情况　鼓膜有无穿孔(穿孔后修复情况)、内陷、混浊、石灰沉着及中耳积液。

4. 咽喉情况　耳咽管是否通畅,咽反射如何,有无慢性咽炎,扁桃体炎情况,悬雍垂大小有无粘连,有无腭裂,声带是否正常。

5. 舌的情况　舌的长短、厚薄、有无口腔底粘连及舌系带短小,舌运动灵活程度等。

6. 其他

(1)脑干诱发电位检查:可确切、无损伤地检测出听神经瘤。

(2)X 线或 CT 检查:可了解中耳乳突疾患、耳畸形及耳硬化症等。

(3)化验检查:血常规、尿常规、血脂、血糖、脑脊液、内耳液的检查分析有无异常,这对有关病因诊断很有帮助。

五、康复治疗

儿童听力障碍治疗的目的是支持最佳的语言发育。所有听力障碍儿童应作语言功能的评价,并通过适宜的治疗和康复训练纠正语言障碍。

(一)明确诊断,早期康复治疗

出生后第 1 年是语言发育的关键时期,小儿必须从聆听语言直至自发地学说。耳聋小儿只有通过特殊训练才有语言的发育,最理想的是一旦诊断为听力障碍,就应立刻开始训练。必须为耳聋婴儿提供一种语言输入方式。例如,可视性符号语言,能为以后的口头语言发育提供基础。

(二)康复治疗

1. 耳聋(感觉神经性耳聋)的治疗　根据不同原因、不同程度的感觉神经性耳聋进行中西医结合药物治疗,滋补肝肾、活血通络。同时进行针灸治疗、物理疗法,使受损坏的耳蜗毛细胞再生,使受抑制的内耳毛细胞被唤醒,改善内耳微循环,排出耳毒性物质的毒素,使听力提高,增加有价值的残余听力,使感觉神经性耳聋得到有效的治疗。

2. 听觉(听力与听能)的康复　主要用于 7~8 周岁以前的聋儿,使之建立起听觉功能。听力是指对声音的感受能力,听能是指对声音的辨别能力。

(1)听觉康复是以利用和发展聋儿的残余听力为目的。通过有计划的声音刺激,在专业人员干预下,使聋儿建立听觉系统功能。

(2)听觉康复的内容包括:①声音认识;②声音感知;③声音注意;④声音定位;⑤声音理解;⑥聆听;⑦语言反馈。

(3)听觉康复的步骤:①听觉察觉;②听觉注意;③听觉定位;④听觉识别;⑤听觉概念;⑥听觉记忆。听觉康复是通过科学方法,使聋哑儿童按照以上步骤,达到能听会听,即听懂别人的话。

3. 有声语言的康复　人类思想交流主要是靠有声语言,不是无声语言(如手势语等)。有声语言康复是使聋儿(7 周岁)以前建立起有声语言系统,即能说出别人能听懂的话。语言体系由发音、词汇、语法三部分组成,有声语言康复应按语言性质分理解性语言和表达性语言,按先后次序进行。

(1)理解性语言的建立:理解性语言是人类大脑皮质能听明白,但尚不能说出的语言,又称为听者语言,是建立语言的重要的第一步。有的地方训练聋儿机械地说出词汇或短句,但聋儿并不明白其含义,如鹦鹉学舌一般,这是无效的,可能使别人误认为其"会说话"。

建立理解性语言,需把声音、词汇、句子与外界客观事物结合起来,需要一套科学的方法和步骤。

(2)表达性语言的建立:表达性语言是人类能够说出使他人明白的话,又称说者语言,是建立有声语言的第二步,分四个阶段进行康复:

1)接受语言阶段:接受一定量的词汇。

2)模仿语言阶段:模仿正常人说出自己的话。

3)提示语言阶段:基本上可以表达,但不完善,需要必要的提示。

4)流畅语言阶段:比较流畅地运用语言进行表达。

以上各阶段都要采用科学方法逐步进行。基本原则是运用正常语言形成规律,结合聋儿的特点,对聋儿的发音器官、构语器官进行有计划的康复训练。

(三)助听器

在学校应提供给单侧性耳聋的小儿一套系统,包括允许教师用话筒将信号送入装在那只好耳内的助听器中,以改善在噪音环境中听人讲话的能力。

六、康复护理

(一)心理康复护理

儿童听力障碍者因听力问题,导致语言障碍,使人际交往能力受到阻碍。患儿精神上非常痛苦,易产生暴躁或沉默不语,有时有攻击行为发生,有与社会隔离和孤独感。护理人员应耐心细致和周到服务,注意自己的仪表、言谈举止,与患儿多接触,关心体贴,防止冷言冷语,多以文字形式交流,适当安排多种文体活动,增进患儿与外界和健康人群的交往与了解,保持其良好的心态。

(二)康复疗法护理

临床上针对儿童听力障碍程度不同,给予不同的康复治疗方法,且进行相对应的康复护理,科学的康复训练,有利于听力障碍儿童的语言恢复,促进聋儿各方面发展,提高日常生活及社会参与能力,提高适应、融入社会的能力。

1. 对因治疗 对于中耳炎并发迷路炎的患儿应用抗生素、外科手术治疗;脑桥小脑角肿瘤导致的耳聋,应进行外科手术治疗;由于药物中毒导致的耳聋,应立即停药。尽量避免鞘内、脑室、脑池内注射庆大霉素、链霉素等药物。认真做好聋儿围手术期的护理,重视药物护理,防止听力功能再损伤。

2. 药物治疗 目前缺乏肯定疗效的药物。应根据临床适当给予 B 族维生素、血管扩张药(烟酸、地巴唑、钙离子通道阻滞药等)治疗。中医可根据听力障碍的具体情况进行辨证论治用药施方。应严格掌握药物的适应证、禁忌证、用法、用量等,密切观察用药反应。

3. 高压氧治疗 必要时可试行高压氧治疗。高压氧治疗的定义是将患儿置身于高压氧舱内进行加压、吸氧,达到治疗疾病的目的。其原理是压力作用、血管收缩作用、抗菌作用、清除作用、增加机体的含氧量。该治疗应严格掌握适应证,密切观察病情变化,防止氧中毒、气压伤、减压病发生。注意事项如下:吸氧时间控制在 30~60 分钟,采用间歇吸氧。应穿纯棉衣物,禁止穿化纤衣物进舱,禁止带金属物品入舱;禁止将火柴、打火机、儿童玩具、手机等易燃易爆物品带入舱内;不进食产气多的食物,如豆制品、薯类等;进舱前排空大小便。因上呼吸道感染时,易引起中耳和鼻旁窦气压伤,故应暂停治疗。患儿及家属应服从医护人员的安排,掌握吸氧方法。治疗中有异常及时通过舱内电话与医护人员联系,以确保患儿安全。

4. 针灸疗法 针灸治疗对神经性听力障碍效果较好。常选用耳门、听宫、听会、翳风、翳明为主穴,中渚、合谷、外关、曲池、百会等配穴。在护理针灸治疗的患儿时,应加强安全教育,防止脱针、断针等意外发生。

5. 助听器的应用 使用助听器,对所有经医疗方法处理不可逆的听力障碍患儿,是一种重要的康复措施。戴助听器可以改善患儿的听力状况,应尽早配用助听器,早期进行听力训练。值得注意,任何类型的助听器选配,均由专业医师根据检查结果开具处方。护理人员应做好助听器使用管理、教育工作。

6. 使用电子耳蜗 双耳全聋且戴助听器无效时,可考虑施行电子耳蜗植入手术,术后仍需长期的语言训练。对经人工耳蜗筛查有手术指征的患儿,加强围手术期的护理,积极做好相关健康宣教,提高家长的康复意识,积极参与治疗和康复训练,掌握康复训练的知识和技巧。

7. 言语训练 何谓言语和语言,言语指用以与他人交流的声音;语言是一种符号,它是通过特定的交流信号系统来表达外界的各种思想。因为听力障碍,既影响患儿语言的发育,也影响其智力、心理和精神神经方面的发育。故应对语言障碍患儿进行言语训练,提高其读写、沟通交往能力,提高日常生活及社会参与能力;提高适应、融入社会的能力。

(三) 健康教育

听力障碍影响语言的发育,亦影响智力、心理和精神神经方面的发育,它给机体带来的障碍是多元性的——既有生理方面的,也有社会方面的。因此,我们不但要有相对规范的康复治疗手段,更要有相对完善的预防措施。早期开展婴幼儿发育筛查,特别是高危儿发育监测,可以早期发现听力障碍的儿童,使早期开展发育干预、残疾预防成为可能。

1. 优生优育 优生优育是避免遗传性听力障碍的有效途径。对于有遗传性疾病家族史的患儿要进行遗传学检查和评价,避免近亲结婚,强调婚前医学检查的重要性。

孕期检查:妇女在怀孕期间,尤其是前 3 个月内,此期是胎儿内耳发育阶段,要注意避免接触耳毒性药物、物理射线的照射、病毒感染、一氧化碳中毒等易引起胎儿内耳发育畸形的因素。

婴幼儿期听力障碍早发现、早诊断、早治疗、早康复,十分重要。3 岁以前的婴幼儿听力水平对于言语的获得非常重要,不同程度的听力障碍可以导致小儿语言发育迟滞、构音障碍以及不能获得语言。早期发现儿童的听力障碍,早期进行康复治疗和康复护理干预,可以避免因听力障碍带来的社会沟通能力障碍,具有现实意义。

2. 避免应用耳毒性药物 临床上要合理用药,避免使用耳毒性药物如链霉素、庆大霉素等氨基糖苷类抗生素,尤其对于婴幼儿、家族成员易感者、以往应用过类似药物的以及听力轻度异常的个体。

3. 及早治疗可引起耳聋的病因

（1）全身疾病的治疗：对于可能引起耳聋的全身基础疾病如高血压、糖尿病、肾病等要控制，合理用药，避免累及听力功能。

（2）局部疾病的治疗：对于引起耳聋的常见耳部疾病如慢性化脓性中耳炎、慢性分泌性中耳炎、耳硬化症以及突发性耳聋要积极治疗，避免引起听力障碍。

4. 做好对噪音的防护　巨大的噪音是公害之一，是人类听力的大敌。避免长时间处在噪音环境中，如长期持续戴耳机等。故对在噪音环境中工作、生活的人群，要加强职业防护和定期复查、检测个体的听力，防止听力障碍的发生，提高人际交往和生活质量。

5. 密切观察孩子的听力，早期发现异常及时处理。有计划有步骤地开展学龄前儿童听力普查工作。利用专门的听力计进行快速筛选式测听，以便及早发现听觉缺陷，找出病因，并采取有效的措施，减轻或降低听力损伤发生。

6. 积极开展听觉语言训练　如果发现患儿听力障碍经长期治疗无效，要尽量利用残余听力，防止发音器官的萎缩，矫正聋儿不正确的语音，促使聋儿多用语言，加强听觉语言训练，提高聋儿语言与健康人沟通交往能力。

七、家庭社区康复指导

（一）回归家庭

1. 听觉、语言康复训练是一项长期的、持久的、持之以恒的过程，而康复机构所提供的康复训练时间是有限的。

2. 家庭康复训练是机构康复训练的延续。为了保证康复机构训练的效果，提高聋儿读写、沟通交往能力，提高日常生活及社会参与能力，提高适应、融入社会的能力。加强家长的康复知识培训，提高家长的康复训练技巧，对听力障碍患儿尤为重要。

3. 日常生活中的训练往往能发挥最好的效果，而且儿童的正常发育也离不开正常的家庭生活环境及氛围。听觉语言训练应每天进行，要循序渐进。康复人员应帮助家长制定合理的、个体化的阶段发展目标和训练方案，坚持不断地康复训练，以提高康复效果。家长应与康复机构专业技术人员保持紧密联系。

4. 让聋儿体会各种环境声音、语音是有差别的，而不同的声音有不同的意义，引导其学会对不同的声音做出不同的反应。

5. 听觉训练应和语言训练结合起来，听觉训练的内容除了听自然声响外，语言是最关键和最重要的内容。

（二）社区康复指导

1. 早期发现，早期干预　儿童听力残疾预防可分为一级预防、二级预防、三级预防。

（1）一级预防：是消除残疾的病因，预防疾病的发生，减少群体患病率为预防致残性伤害和残疾的发生。一级预防最有效。

（2）二级预防：是早期发现致残的疾病，尽可能在症状尚未明显之前就做出诊断，予以早期干预，使之不发生损伤。

（3）三级预防：是已经有了损伤，甚至已产生功能障碍，应采取综合，正确诊治致残疾病，以预防发展为永久性残疾或减少残疾程度，减少个人、家庭和社会的负担。

社区是各类残疾人康复工作最基础的平台，联系群众密切，便于及早发现听力障碍儿童,进行早期干预。

不同程度的听力障碍可以导致小儿语言发育迟滞、构音障碍以及不能获得语言。听力障碍将造成社会沟通能力障碍,故对学龄前听力障碍儿童进行"早发现、早诊断、早治疗、早康复",将对其成长产生十分重要的影响。

社区、家庭为聋儿提供了丰富、真实的语言环境,有助于聋儿理解、掌握语言。社区家庭康复还有训练时间长、聋儿言语锻炼机会多、经济开支少等优点,是聋儿康复的有效途径。对一些年龄较小或不方便去聋儿康复机构训练的聋儿,当地聋儿康复机构应对家长进行康复知识和技术的教育培训,有利于进行家庭康复训练。保证康复训练的持续性、有效性。

2. 以患儿为中心的训练　康复训练都应坚持以患儿为中心的原则。首先对患儿的听力障碍或残疾状况作出全面的评估。根据评估结果制定个体化的训练计划。功能训练应坚持以诱导主动性活动为主的原则,通过逗引和游戏完成强化训练。强调快乐性训练,不仅有助于儿童的主动参与,达到最佳的训练效果,而且可以避免造成儿童的心理创伤,有利于听力障碍儿童的全面发展。

3. 以家庭为中心的训练　干预和康复训练是一个长期的过程。日常生活中的训练往往能发挥最好的效果,而且儿童的正常发育也离不开正常的家庭生活环境及氛围。因此,指导和帮助在家庭的训练是极为重要的。应详细了解家庭环境,帮助家长制定适合家庭训练的个性化方案,指导、教会家长掌握家庭训练的正确方法。

4. 康复与教育相结合　儿童是不断发育的个体,良好的教育与教养是儿童正常发育的基本要素。任何训练计划应涵盖儿童发育的各个方面,应尽力帮助听力障碍儿童享有适当的教育,提高人际交往能力,更好地适应社会,回归社会,成为一名有用的人。

第七节　儿童脊髓灰质炎的康复护理

一、概述

脊髓前角灰质炎又称小儿麻痹症,是由脊髓灰质炎病毒感染,主要损害脊髓的前角运动神经细胞,造成患儿肢体不同程度的功能障碍、肌肉萎缩、关节畸形甚至瘫痪等。从 20 世纪 50 年代末期,我国普遍推广疫苗预防以来,本病发病率已大大降低。但许多患小儿麻痹症的患儿却为其后遗症所累,造成终身残疾。

(一)流行病学

传染源为病人及无症状的病毒携带者,在儿童中瘫痪病例与隐性感染及无瘫痪病例之比可高达 1 : 1000,成人中也可达 1 : 75。患儿鼻咽分泌物及粪便内含有病毒。咽部主要在病初 1 周内排出病毒,故通过飞沫传播的时间亦短,而粪便中排出病毒不仅时间早(病前 10 天)、量多、且可持续 2~6 周,甚至长达 3~4 个月,因此粪便污染饮食,经口摄入为本病主要传播途径。直接或间接污染病毒的双手、用品、玩具、衣服及苍蝇等皆可成为传播媒介,饮水污染常引起暴发流行。人群普遍易感,6 个月~5 岁多见。感染后可获同型病毒持久的免疫力。一年四季均可发病,以夏季和秋季为多。

（二）病因及发病机制

脊髓灰质炎病毒属肠道病毒,是一种微小核糖核酸病毒。按其抗原性不同分为Ⅰ、Ⅱ、Ⅲ三型,以Ⅰ型发病较多,各型间很少交叉免疫。本病毒在外界生活力强,对低温稳定,高温、干燥及氧化消毒剂敏感,在粪便中可存活半年,污水中存活3~4个月,奶制品或食品中存活2~3个月,煮沸立刻灭活,紫外线、2%碘及高锰酸钾均可使其灭活。

病毒侵入人体后,首先在鼻咽部淋巴组织及胃肠淋巴组织内增殖,若机体能及时将病毒清除,可不发病而呈隐性感染。若病毒进入血流,导致病毒血症,此时如果体内抗体能中和病毒则不侵犯中枢神经系统,患儿仅有上呼吸道和肠道症状,形成顿挫型感染。若病毒致病力强或抗体产生过迟或不足,病毒进一步侵犯中枢神经系统,引起无瘫痪型或瘫痪型。病变主要在脑干及脊髓前角运动神经细胞,从而引起下运动神经元性的肌肉软瘫。腰、颈段脊髓前角细胞受损最重,细胞坏死,故四肢瘫多见。患病期间,一些因素如劳累、肌内注射、手术等可促使瘫痪的发生。

（三）分型

依据主要病变部位,分为下列型:

1. 脊髓型。

2. 延髓型(脑干型或球型)。

3. 脑炎型。

4. 混合型　常为脊髓型和延髓型同时存在。

二、临床表现

小儿麻痹症的潜伏期3~35天,一般5~14天。典型病例可分为5期。

（一）前驱期

多有低热或中度发热,伴食欲减退、乏力、全身不适和头痛等一般"感冒"症状;或有腹痛、恶心、呕吐、腹泻、便秘等胃肠道症状;也可有咽痛、咳嗽、流涕等呼吸道症状。经数~4天后热退,症状消失。疾病终止于此期者称顿挫型。

（二）瘫痪前期

经2~6天的静止阶段,体温再次升高,进入瘫痪前期。因此本病常呈现双峰热型。有些患儿可无前驱期而直接进入本期。此期患儿尚有全身兴奋状态,面赤、皮肤微红、多汗,可有呕吐和咽痛。常有一过性膀胱麻痹和便秘。全身或四肢肌肉疼痛,感觉过敏,不愿他人抚抱。此期重要的体征是项背强直,弯曲时疼痛。腱反射正常或稍亢进,四肢自动时,出现细微震颤,似为瘫痪先驱征兆。如疾病终止于此,无瘫痪出现,称无瘫痪型。

（三）瘫痪期

肌肉瘫痪大都于瘫痪前期的第3~4天开始,偶可早至第1天,或晚至7~11天。瘫痪随发热而加重,大都经过5~10天。轻症只有1~2天,重症可持续12~16天。一般热退后,瘫痪不再进展。各型不同临床表现:

1. 脊髓型　最常见,为脊髓前角细胞受损所致,具有下运动神经元损害的特征,表现为分布不对称、不规则的弛缓性瘫痪,四肢多见,下肢尤甚。感觉存在。

2. 延髓型(脑干型或球型)　病毒侵犯延髓呼吸中枢,出现呼吸深浅不匀、节律不齐、和各种异样呼吸,重者因中枢性呼吸衰竭而缺氧、发绀。侵犯循环中枢时出现心动过速或过缓、血压下降、循环衰竭;侵犯脑神经核后,产生各种相应症状。

3. 脑炎型　偶见,急起高热,嗜睡、昏迷和惊厥,可有痉挛性肢体瘫痪。

4. 混合型　常为脊髓型和延髓型同时存在。

(四)恢复期

体温降至正常时,瘫痪即停止发展。瘫痪后 1~2 周,病肌开始逐渐恢复功能,轻症经过 1~3 个月,重症常需 6~18 个月或更久才能恢复。

(五)后遗症期

神经组织损害严重的部位,瘫痪不易恢复,受累肌群萎缩,造成肢体畸形,如马蹄内翻足、脊柱弯曲等,成为后遗症。少数患儿可有并发症出现,如心肌损害、肺炎、肺不张、尿潴留等。严重瘫痪长期卧床者易有压疮、骨质脱钙,甚至肾结石。

三、主要功能障碍

(一)运动障碍

小儿麻痹症患儿运动障碍表现为分布不规则、不对称、弛缓性软瘫,单侧下肢为多,不伴感觉障碍。如颈背肌瘫痪可致抬头、起坐和翻身不能;小儿麻痹症如瘫痪 1~2 年仍不能恢复则进入后遗症期,可导致肌肉萎缩及畸形,患儿不能站立行走、跛行等。

(二)姿势异常

小儿麻痹症患儿由于肌力不平衡等因素造成肢体力线不良,如髋关节的屈曲、外展、外旋畸形;膝关节的屈曲、反张、外翻、内翻畸形;足踝部的马蹄、内翻、外翻、高足弓畸形等等,这些畸形的存在,破坏了肢体生理负重力线,造成行动姿势不良。在小儿麻痹症后遗症中,双下肢长度不均是最常见的,主要原因是患肢血运不良,增长较健肢迟缓所造成,一侧患肢的短缩,必然引起行动摇摆、骨盆倾斜甚至脊柱侧弯等。

(三)继发障碍

主要有关节松弛挛缩,畸形或脱位,肌肉废用性萎缩、关节和肌肉痛性痉挛、继发性骨关节炎以及渐进性软弱疲乏。

(四)其他

小儿麻痹症急性期时脊髓型的表现为呼吸肌麻痹,出现气促、咳嗽无力、吸气时上腹内凹的反常现象;如病毒侵犯延髓呼吸中枢,则出现呼吸受损表现,可因呼吸衰竭而死亡。而腹肌、肠肌瘫痪出现顽固性便秘;膀胱肌瘫痪出现尿潴留或尿失禁。

四、康复评定

1. 肌力评估　采用徒手肌力检查,包括基本肌力、痉挛、强直、松弛,身体状态的变化以及肌力的分级。

2. 患肢负重能力和畸形的评估　包括患肢的负重能力和关节肌肉的畸形。

3. 异常姿势的评估　如观察坐位、立位行走的姿势。

4. 日常生活活动能力的评估　对患儿进行日常生活活动能力的评估,如进食、更衣、梳头、如厕、个人卫生等,常用的有 Barthel 指数评估法和 FIM 评估法。

5. 小儿麻痹症的程度分级　小儿麻痹症根据患儿的功能状况及畸形程度可分为轻度、中度和重度,以下肢瘫痪为例,严重度分级情况见表 20-2。

表 20-2　小儿麻痹症程度分级

	轻、中度	重度
行走功能指数	5级：虽有肌力减退，但平地可以正常速度行走，步态正常或不正常	2级：扶着单拐或用手按着自己的大腿才能行走
	4级：中度或轻度跛行	1级：要扶着长凳或双拐才能站和行走
	3级：重度跛行	0级：只能蹲地、爬行
每次连续行走距离	超过500米	不超过500米
瘫痪和畸形程度	瘫痪不完全；畸形程度不重	瘫痪、畸形程度重，如下肢不完全瘫痪，合并脊柱侧弯或麻痹性髋关节脱位；下肢全部肌肉瘫痪等

五、康复治疗

康复治疗最主要的目的是帮助神经恢复，防止肌肉变性，防止并发症，恢复或补偿小儿麻痹症患儿已丧失的运动功能，进而提高上肢的日常生活活动能力以及下肢站立和行走功能，争取达到生活自理，早日回归家庭和社会。

（一）急性期

1. 卧床休息，适当营养　应给予营养丰富的饮食和大量水分，如因环境温度过高或热敷引起出汗，则应补充钠盐。厌食时可用胃管保证食物和水分摄入。

2. 正确摆放体位　患儿卧床时应尽可能长时间的保持躯干、髋关节、膝关节伸直，双足和小腿成直角，髋部及脊柱可用板或沙袋使之挺直，足部和膝部可用夹板、矫形器使膝关节伸直，双足尖向上。疼痛消失后立即作主动和被动锻炼，以避免骨骼畸形。

3. 药物治疗　促进神经传导功能药物，如地巴唑，剂量为1岁1mg，2~3岁2mg，4~7岁3mg，8~12岁4mg，12岁以上5mg，每日或隔日一次口服；增进肌肉张力药物，如加兰他敏，每日0.05~0.1mg/kg，肌内注射，一般在急性期后使用。

4. 延髓型瘫痪　①保持呼吸道通畅：采用头低位（床脚抬高成20°~25°）以免唾液、食物、呕吐物等吸入，最初数日避免胃管喂养，使用静脉途径补充营养；②每日测血压2次，如有高血压脑病，应及时处理；③声带麻痹、呼吸肌瘫痪者，需行气管切开术，通气受损者，则需机械辅助呼吸。

（二）恢复期及后遗症期

体温退至正常，肌肉疼痛消失应及早进行积极的功能康复治疗，如推拿、针灸、主动和被动锻炼及其他理疗措施。

1. 针灸治疗　适用于年龄小，病程短，肢体萎缩不明显者。根据瘫痪肢体所涉及的主要肌群选有关穴位3~4个，每次可更换轮流进行，每天1次，10~15次为一疗程，两个疗程之间相隔3~5天。

2. 推拿疗法　在瘫痪肢体上以擦法来回擦8~10分钟，按揉松弛关节3~5分钟，揉搓有关脊柱及肢体5~6遍，并在局部以擦法擦热，每日或隔日1次，改善患肢血液循环，改善肌肉营养及神经调节，增强肌力。

3. 功能锻炼　患肢能作轻微动作而肌力极差者，可帮助其作伸屈外展内收等被动运动,肢体已能活动而肌力仍差时,鼓励患儿作主动运动,进行体育疗法,借助体疗工具锻炼肌力和矫正畸形。

4. 理疗　可采用水疗、电疗、蜡疗、光疗等促使肌肉松弛,增进局部血流和炎症的吸收。

5. 其他　可用拔火罐(火罐、水罐、气罐)及中药熏洗外敷以促进瘫痪肢体恢复,另有报道应用穴位刺激、结扎疗法促进瘫痪较久的肢体增强肌力,畸形肢体可采用木板或石膏固定。

6. 手术矫形　对多数后遗症患儿来说,外科手术矫形康复是常用的有效方法,已被无数实践所证实。目前全国各地开展此项手术,有效率达95%~98%。小儿麻痹后遗症的矫形手术种类很多,大体可分为软组织手术和骨性手术两大类。手术的目的,主要是改善肢体功能,为将来的全面康复创造条件。目前国内开展的 DAGEN 黄氏力学小儿麻痹症畸形矫正术根据生物力学原理、生理学原理和神经学原理设计手术方案,最大化减少骨骼畸形,使残肢关节变形部位恢复挺直、平整,使残肢产生支撑力、平衡感,促进运动力量的增加,肌肉再造和自行发育,最终恢复人体的正常功能。

六、康复护理

(一) 急性期和恢复期的康复护理

1. 心理护理　长期卧床、肢体瘫痪,对患儿情绪造成很大影响,应以满腔热情对待患儿,及时解除不适,尽量满足其日常生活需要。

2. 饮食护理　给予营养丰富的流质或半流质,对吞咽困难者,予以鼻饲。

3. 在瘫痪前期和瘫痪期,肢体常有肌肉疼痛和痉挛,应避免刺激和受压,可局部湿热敷改善血液循环,直到肌肉疼痛和痉挛减轻或消失。

4. 保持肢体功能位　保持患肢于功能位,将踝关节保持于 90° 中立位,避免足下垂,膝关节保持伸直位,髋关节保持伸直中立位,避免屈曲、外翻、外旋,保持躯干伸直,腕关节避免屈曲下垂等。根据肢体功能畸形情况,可采用弹力绷带、沙袋、小夹板、辅助支具等将患肢保持于功能位,防止畸形。

5. 主动或被动功能训练　每日帮助患儿活动麻痹的肢体,对患儿被动牵伸关节,防止挛缩。指导和鼓励患儿进行肢体麻痹肌的主动训练,促进肌肉功能最大限度的恢复,防止挛缩畸形。

6. 皮肤护理　患儿多汗,长期卧床,必须保持皮肤清洁,定时更换体位,防止压疮及坠积性肺炎。

7. 排泄护理　观察大小便情况,有便秘和尿潴留时,予灌肠或导尿。

(二) 后遗症期的康复护理

1. 心理护理　麻痹后遗症的患儿,虽然他们的肢体残疾,但智力是正常的,并不比正常人逊色,医护人员要理解、关心、爱护和帮助患儿,满足患儿的心理需要,对患儿不能存有偏见,要尊重残疾患儿的人格,使患儿能同医护人员密切配合,积极主动地做好各种理疗、体疗及功能训练,使其最大限度地改善关节功能状态。

2. 改善关节活动度　主动运动应让患儿自行运动,关节幅度尽可能大,对肌力较弱、关节挛缩的患儿,护士要辅助以各方向的被动运动,增强肌肉和局部的血液循环,达到恢复和改善关节的活动度。

3. 增强肌力的训练　预防肌肉废用性萎缩,进行主动或抗阻运动,通过肌肉主动收缩训练后,使肌纤维增粗,肌力增强。主要有股四头肌、髂腰肌、臀肌、胫前肌的训练。

4. 重建肢体动作的协调性　护士要指导患儿集中注意力,做伸关节的动作,被动完成伸关节动作,使患儿做往复屈伸摆动训练,逐渐学会控制摆动方向,重建肢体的动作协调。

5. 步行训练　小儿麻痹症患儿在进行步行训练前,必须通过功能训练,手术矫治或使用辅助器具等措施,使下肢屈曲、挛缩基本得到矫正。逐渐指导患儿训练起立,单腿站立,左右移动重心,缓慢地踏步,然后练习走平道、坡道、上下楼梯,注意尽量做到身体正直,身体不要摆动,保持步态平衡。步行训练应在肢体负重力线正常,关节无明显畸形情况下进行,否则会加重畸形程度。

6. 矫形支具、辅助器具的使用和训练　矫形支具是利用机械力学上的相反力量来矫正肢体畸形,如小腿矫形器、病理鞋等,辅助器具则是用于代偿肢体功能,如助行器、轮椅等。指导患儿正确选择和使用矫形支具和辅助器具,注意观察矫形支具、辅助器具与皮肤接触的部位是否出现红肿、破溃、出血等情况,同时指导患儿进行各种辅助器具的使用训练。

七、家庭社区康复指导

(一) 回归家庭

1. 对患儿做好自我保健指导,坚持患肢的主动和被动锻炼,树立健康心理,做到人残志坚;保持与社会的正常交往,以获得更广泛的支持与帮助。

2. 耐心指导家属做好瘫痪肢体的按摩和被动运动。指导患儿及家属做好日常生活护理,注意安全,防止意外发生。

(二) 社区康复指导

小儿麻痹症是一种严重的致残性疾病,发病的结果造成患儿的肢体终生残疾,不仅造成患儿躯体畸形还给患儿生活自理、学习以及进入社会造成了严重障碍,使患儿的身心各方面都受到了打击。因此,患儿往往不仅身体要得到康复,而且精神和社会生活都应得到康复照顾和治疗,使他们和健康人一样生活、学习和工作,小儿麻痹症的全面康复一般包括医疗康复、教育康复、职业康复和社会康复等,通过医疗、教育、民政、残联等部门的协同努力,才能真正实现小儿麻痹症的全面康复。

(张　丽　程晓毅)

第八节　小儿烧伤的康复护理

一、概述

小儿烧、烫伤多发生于5岁以下儿童,1~3岁所占的比例最高(占56%)。幼儿期发生率明显高于其他年龄组,该年龄段小儿对周围事物好奇心强,喜欢动手动脚,对于热物烫伤的危险缺乏认识,如开水瓶等,易撞翻而发生烫伤。小儿在所有烧伤患儿中占据了最高的比例,成为烧伤疾病中重点关注对象。由于严重的烫(烧)伤会给患儿遗留可怕的后果,如手指不能伸直,脚不能行走,膝肘等关节不能伸直,五官扭曲变形等等,造成孩子终生的身心障碍。

小儿烧伤的治疗和康复过程,也会对患儿造成生理和心理创伤,而烧伤后瘢痕影响功能和外观又对患儿以后生活、就学、工作造成困难,造成严重的经济和精神负担,而且也给家庭和社会带来了压力。

（一）病因

小儿烧伤十分常见,多发生在幼儿期和学龄前期。烧伤原因主要是热液烫伤,其次是火焰烧伤,部位以四肢和躯干为主,这主要是男孩儿天性好动,家长看护不周,在做饭、吃饭、饮水、洗澡时造成伤害,其次为小儿玩火或燃放花炮时造成伤害,烧伤部位则多在暴露部位。由于小儿皮肤嫩薄,64℃以上的热水、液体即可造成烧伤。常见原因:

1. 新生儿(尤其是早产儿)保暖用的热水袋或类似的物品长期放在身体的某一部位,容易引起低温烫伤。

2. 给孩子洗澡、洗脸、洗脚时,先倒热水,再转身去取冷水时,孩子不慎掉入盆中,造成烫伤。

3. 热水瓶、电饭锅、热茶杯等放在孩子能够直接或间接触及之处,如果放置热容器的台面上有台布那就更加危险。孩子蹒跚行走时,喜欢拉扯台布以防跌倒,结果热液自头顶泼下,造成烫伤。

4. 孩子好奇心重,想知道电是什么样子,喜欢用钥匙、玩具等物品触碰或直接触摸家中电插座、台灯、落地灯灯头等有电的部位,从而发生电击伤。

5. 家中备有强酸、强碱,家长不经意放在小儿能触及到的地方,或者用饮料瓶装强酸、强碱,孩子不慎倒翻或者饮用后,造成化学烧伤。

6. 春节期间燃放烟花爆竹,因烟花的质量问题或者孩子燃放的方法不正确,造成火焰烧伤。

儿童烧伤原因有明显的季节性,春夏以热液烫伤为多,秋冬季以火焰伤为主。

（二）流行病学特点

小儿烧伤1~2岁发病率高,与年龄小、对热的危险认识不足,走路不稳、举动不协调、模仿性强等有关。2~4岁玩火后回避反应差,求救、自救能力差,造成烧伤严重。男童较女童发病率高,与男孩生性好动、淘气顽皮有关。这和国外一些烧伤中心的统计结果相似。从烧伤原因看热液烫伤在0~3岁组的占91.2%,4~6岁组约77.9%,7~14岁组占63.8%,提示随年龄增大,一些难以预防的高风险因素如火焰烧伤比例逐渐增高,正是烧伤原因发生变化,7~14岁组的Ⅲ度烧伤创面较前两组显著较大,且住院天数和手术次数都显著增高。

Ⅰ度烧伤<15%的体表面积或Ⅱ度烧伤为轻度的,可在门诊或家庭治疗和护理。凡烧伤面积达15%~25%或Ⅲ度烧伤10%的,应在医院内诊治护理。Ⅲ度伤损及面部、手及足,有呼吸道并发症,电击伤或并发如休克、骨折、内脏贯通伤,称为严重烧伤,均应在具有烧伤专科的医院中救治护理。重症烧伤患儿要过三关,即休克、肾功能衰竭和感染。在此期间以临床抢救为主。当患儿已安全度过休克期,肾功能衰竭,感染已基本控制,即应转入康复治疗和护理。重度烧伤死亡率极高。早期进行复护理常有助于降低致残率,提高生活自理能力。

二、临床表现

由于小儿生长发育过程中在解剖生理方面未发育成熟,烧伤以后,对疾病的耐受性较差,易发生休克、感染、死亡等。患儿常见烧(烫)伤部位多见于头、面、颈部、臀部、会阴部、四肢等易暴露部位,而这些部位是极易受到破损,疼痛诱使患儿存在恐惧心理,表现形式为烧伤早期由于疼痛和恐惧常使患儿难于安静。

(一)烧伤临床表现

Ⅰ度烧伤:仅损及皮肤表层。皮肤呈潮红,表面潮湿,不出现水疱,疼痛明显,感觉过敏。

Ⅱ度烧伤:损及皮肤深层。此时色泽呈紫红或斑点状,表皮湿润,水疱可有可无,轻压有明显和广泛褪色变白,创面底部痛觉极敏感,深Ⅱ度则痛觉迟钝。

Ⅲ度烧伤:全层皮肤均受损,有的可达皮下组织、肌层,甚至骨骼。此时,外观呈白色或呈焦化状,干燥,无明显疼痛,呈麻木感。

(二)烧伤后瘢痕的分类

深Ⅱ度或Ⅲ度烧伤后形成瘢痕分增生型和非增生型两类;增生型于创面愈合 1~3 个月后瘢痕开始逐渐增厚,高出周围皮肤,皮肤变硬,因充血而呈鲜红色,伴有疼痛、瘙痒、灼热和紧缩感等。非增生型瘢痕,增生时间短且程度轻,仅几周到数月瘢痕即自行成熟,表面无明显增厚、隆起。

(三)烧伤后瘢痕的分期

1. 增生期　创面愈合后 1~3 个月内,深Ⅱ度和Ⅲ度烧伤,自行愈合的创面以及植皮区边缘瘢痕开始增生,初期由淡红色转为鲜红色,表面变得粗糙和出现硬结,轻度痛痒,随着时间的推移,瘢痕增生逐渐加重,颜色由鲜红转为深红色或紫红色,表面可见粗细不均的毛细血管角质层增厚,瘢痕厚度增加。度烧伤的边界,瘢痕坚硬,无弹性,痛痒加剧、刺痛、触之疼痛更显著,并有灼热和紧缩感,关节活动部分或全部受限。由于瘢痕的挛缩,可出现关节脱位或畸形。受高温变化等影响,患儿痒痛等症状会有加剧,严重影响患儿的日常生活和休息。

2. 成熟期　增生性瘢痕在增生达到高峰后,就开始逐渐成熟而软化。其过程非常缓慢,通常需 6~24 个月,亦有长达 3~4 年者。瘢痕开始成熟的标志是颜色由深红或紫红逐渐转为紫色或褐色,瘢痕表面毛细血管消失。厚度逐渐变薄,表面亦平滑,与周围皮肤的皮色高低一致,但瘢痕表面角质层仍有增厚和干燥,瘢痕质地虽变软,但仍较周围正常皮肤硬。在瘢痕成熟过程中,疼痛最先消失,而痛痒持续至瘢痕完全成熟。紧缩、灼热感随着瘢痕的成熟而逐渐消失。

(四)小儿烧伤的并发症

1. 休克　由于小儿各器官发育尚未成熟,特别是神经系统发育更不完全,而且从体表面积单位计算,总血容量相对比较少,因此,小儿的调节功能以及对体液丧失的耐受性均较成人差。烧伤后由于疼痛,脱水,血浆成分丢失,水、电解质失衡等造成的全身紊乱远较成人重,烧伤休克发生率也较成人高。一般情况下,小儿烧伤面积大于 10% 者就有发生休克的可能,而且年龄越小休克发生率越高。

2. 感染及高热　小儿免疫功能不足,皮肤薄嫩,好动,易污染创面,引起感染。再加上小儿体温调节中枢及神经系统发育尚未成熟,易发生高热、惊厥。

3. 消化功能减低　多种消化酶分泌少、活性低,因此对食物的耐受性差;再加上烧伤后,创面液体大量渗出,血容量下降,机体神经分泌系统兴奋,重新调整全身各器官供血量,使胃肠道血供减少,影响正常消化功能而出现食欲减退、恶心、呕吐、大便次数增多。

三、主要功能障碍

1. 瘢痕挛缩畸形　小儿手部深度烧伤往往带来较严重的后期瘢痕挛缩畸形,但小儿缺乏自控力,很难配合功能康复训练,而且后期功能重建也有一定困难。

2. 运动、活动障碍　小儿好动,贪玩,小儿烧伤后暂时失去了玩的能力及乐趣。

3. 情绪障碍　小儿的心理承受能力及心理调整能力差。烧伤引起的疼痛,会引起患儿焦虑、愤怒和抑郁等不良反应,导致生理及心理疲劳。

4. 生活能力下降　生活不能自理。

四、康复评定

1. 烧伤体表面积(BSA)的评定　头部占9%体表面积;双上肢占18%体表面积;双下肢占18%体表面积;躯干占27%体表面积;会阴占1%体表面积。

2. 烧伤深度的评定　Ⅰ度——表皮和部分真皮损伤;Ⅱ度——表皮和真皮大部分损伤;Ⅲ度——全层烧伤所有皮肤均被破坏;Ⅳ度——深达肌肉、神经和骨骼。

3. 烧伤严重程度的评定

(1)轻度:体表总面积<10%,Ⅱ度烧伤。

(2)中度:体表总面积在11%~30%Ⅱ度烧伤。

(3)重度:体表总面积在31%~50%或Ⅲ度烧伤20%。皮肤全层、涉及所有颜面、躯干、四肢、会阴;所有电击伤;所有上呼吸道灼伤;所有烧伤并发骨折或主要组织损伤。

五、康复治疗

小儿处在生长发育的进程中,烧伤后发生的伤残率为各类损伤之最。从整体康复的角度来看,烧伤的康复不仅具有多学科性和广泛性,而且还具有社会性的特点。

(一)采用暴露疗法和包扎疗法或两种方法相结合

对于大部分四肢和部分躯干烧伤采用包扎疗法,个别四肢烧伤部分躯干烧伤以及头面部臀部、会阴部采用暴露疗法。具体做法是暴露疗法在彻底清创后,创面7小时涂一次磺胺银粉,并用烧伤治疗机加强烘烤直至创面干燥结痂,其他抗感染、抗休克按常规进行,1~2周后创面开始脱痂,其间观察创面情况,若无痂下积液积脓,待其自然脱痂,若痂下有积液及脓,及时剪开痂皮,清除积液及脓5天后,以抗生素纱条湿敷半暴露或用生肌膏换药。包扎疗法是在彻底清创后,以无菌抗生素油纱覆盖创面,用纱布垫或棉垫包扎,开始时因为渗出较多,每天换一次药,以后隔天换一次药,直至创面完全愈合,每次换药均用生理盐水清洁创面。

(二)手术治疗

烧伤早期创面的转归及晚期肢体畸形的功能康复都需要手术治疗。及时植皮是预防增生性瘢痕的最有效措施。临床研究证明,真皮下血管网皮片移植后,几乎不发生挛缩。烧伤后对功能部位及外露部位适时行切(削)痂植皮、剥痂植皮或肉芽创面植皮,对预防严重增生性瘢痕不仅非常重要,而且是可行的。这样避免了在肉芽创面上植皮,预防了瘢痕的形成,给患儿早期进行康复治疗提供了时间上的优势。烧伤后期形成的瘢痕可用整形的方法治疗,常用各种皮瓣对功能和外形的恢复效果好。

(三) 压力疗法

压力疗法作为治疗瘢痕的常用医疗手段被人们普遍采用,压力疗法应在伤口愈合或接近愈合时尽早施行,机械压力对预防瘢痕增生较之治疗瘢痕增生有效。压力以 3.3kPa 比较适当,可根据患儿的反应进行调整,每日必须穿戴 23.5 小时以上,0.5 小时脱下换洗的时间不穿戴,穿戴时间至少 1 年。压力治疗的副作用有:新生皮肤损伤、儿童生长发育抑制,穿着压力服常带来生活的不便,心理压力增大等。

(四) 物理疗法

1. 音频电疗 音频电疗可起到消炎、消肿、镇痛止痒、促进汗腺分泌的作用,有较好的减轻临床症状的作用。

2. 直流电和药物离子导入法 有较好的效率,但对已形成色素沉着、去色素或增生性瘢痕者则效果较差。

3. 频谱治疗仪 因其可使组织产生共振而起消炎、促进血液循环的作用。既可用于冻伤,也可用于烧伤早期创面感染的治疗。

4. 电子流及负离子 对烧伤早期创面有止痛、消炎、减少渗出、增加免疫功能的作用。其产生的凉爽感觉可有效消除创面的灼痛不适。

(五) 运动疗法

运动疗法对预防和治疗烧伤后全身关节僵直、肌肉萎缩、肌腱粘连,维护和提高中枢神经反应能力,增强人体免疫力和抵抗力乃至伤员的反应能力有非常重要的作用。对烧伤患儿早期阶梯锻炼,儿童患儿在督导下进行训练和物理治疗,可以增加患儿的心肺功能,提高痛阈。主动活动和被动活动可以提高活动能力,恢复关节功能是最重要的。在各种夹板,模具,支具等器材的辅助下的运动,对关节的恢复作用明显。

(六) 职业疗法

是通过一定形式的劳动或娱乐活动来改善肢体的功能,促进患儿恢复生活能力,改善情绪。引导工艺制作活动,即利用编织、绘画、书写、泥塑、雕刻、木工等制造各种艺术品和工艺品,提高患儿治疗兴趣。

六、康复护理

小儿烧伤后在护理上存在许多与成人不同的问题,康复护理工作是非常重要的,这就要求康复护理人员熟练掌握小儿的生理及病理特点,密切观察病情,及时发现各种并发症的前驱症状。熟练掌握康复护理操作,只有这样才能提高烧伤患儿的生存率和生存质量。

(一) 配合医生对创面仔细清创

外用磺胺嘧啶银包扎,保持包扎敷料的清洁干燥,预防感染,抬高患肢,改善局部血液循环,促进水肿消退。

(二) 围手术期护理

伤创面采用早期切痂后自体大块皮移植术或皮瓣移植术,术前配合大夫对创面给予彻底清创包扎,供皮区皮肤给予彻底清洁,完善术前检查,建立静脉通道。术后手部抬高制动,防止皮片搓动,密切观察手部末梢血运,并禁止在患肢近端扎止血带,以防皮下淤血,影响皮片成活。保持外敷料的清洁干燥,防止感染。

（三）功能康复

创面修复后,即采用被动辅助功能锻炼。根据创面位置及瘢痕情况制作适当的功能支具,行早期功能锻炼,持续将关节固定在对抗挛缩的位置或功能位置。且要不断调整牵拉的力量,由小到大,由弱到强,循序渐进坚持6~12个月。同时配合应用抗瘢痕药物等以及水疗、弹力套压迫等持久对抗瘢痕挛缩畸形,达到理想的康复效果。

（四）生活自理训练

由简单到复杂,从生活中最常遇到的动作开始,如吃饭、洗漱、穿衣、起床、如厕、梳头、洗澡等训练。

（五）瘢痕康复及护理

瘢痕形成在创面愈合1~3个月后。开始逐渐增厚,高出周围皮肤,充血而呈红色,伴有疼痛、痛痒和紧缩感。而在关节部位,可出现关节活动受限、畸形或瘢痕挛缩,影响活动功能。虽然在瘢痕成熟后厚度变薄,表面亦逐步光滑,但儿童处于生长发育期,会影响身心健康。

1. **早期植皮** 大片自体皮移植,烧伤早期积极地反复地植皮高质量的覆盖创面,避免形成残余创面,尽量不便创面裸露,防止肉芽组织过度生长,是预防增生性瘢痕的最有效措施,为后期的康复奠定了基础,降低了畸形的发生率。康复护理应注意强调5~10日固定不动。①压力疗法:此法可在伤口愈合或接近愈合时尽早施行。因机械的压力对预防瘢痕增生有效,可用弹力服、弹力套,穿戴时间至少1年,直到瘢痕成熟、变白柔软、平坦。儿童可根据情况进行调整。②按摩:可促进肢体功能尽快恢复,按摩时手法要轻,频率要慢,并逐渐变换体位,以免引起水疱和损伤新皮肤。

2. **后期瘢痕康复护理** 可有效地预防瘢痕,利于肢体功能恢复。

（1）超声波治疗:四肢瘢痕可用水下法,功率为0.2~0.6W/cm²,每次5~8min,1日1次或2日1次。躯干瘢痕:功率密度为1.0~1.5W/cm²,每寸瘢痕治疗1~2min,2日1次。已形成的瘢痕可用1.0~2.0W/cm²,每次8~10min。

（2）运动疗法:日常生活能力的训练,烧伤后只要病情稳定,应尽早进行全身性活动。

1）床上活动:护士应站在患儿床边,尽量鼓励患儿主动做运动,不能主动运动时护士要耐心解释,说服帮助其翻身、起坐、屈伸、外展、内收,旋转上下肢各关节,特别是双手腕及掌指、指间各关节,抬头转身等运动。时间宜短,3~5min左右,1~3次/日,逐渐增加时间,还可借助玩具等进行训练。

2）站立:首次站立一般不超过1min,小儿可由家长扶着,在床上站立,以下肢不出现水肿为宜。

3）独立活动:在患儿能独立行走时,重点练习身体耐力及各关节的灵活性和肌力。可在室内玩耍,适时到户外活动。

在小儿烧伤后的康复护理中要掌握熟练的操作技术,患儿住院最恐惧紧张的就是"怕痛",熟练轻柔的操作技术能减轻患儿这一心理障碍,任何一项操作都应力争做到稳、准、轻。在静脉穿刺时,要珍惜每一条静脉,争取一次穿刺成功,宁可花费10倍的时间去选择血管,能进行静脉留置的应尽量留置,注射推药要慢。注意提高新护士的穿刺技能,满足患儿及家属的择优心理,减轻患儿精神上的压力,改善心理状态,取得良好配合。

（六）康复健康教育

由于烧（烫）伤患儿起病急，家长往往惊慌失措、担心小儿伤情、心理上产生深深的自责；同时希望我们能提供最好的治疗及护理，减轻小儿的痛苦，减少因烧伤造成的后遗症。所以，护士应理解患儿家属的这一心理要求，在情感上给予支持。首先，护士以亲切的语言、慈祥的面孔热情接待，做好入院介绍，给患儿及家长以安慰，从而使患儿及家长能尽快地适应医院环境，实现遵医行为的目标。其次，针对家长最关注的问题进行教育，如患儿的病情、治疗、预后等。在健康教育的过程中，围绕患儿的病情，说明各种治疗措施的目的，介绍基本治疗方法及效果，实施暴露疗法或半暴露疗法的患儿，指导避免用手搔抓或触摸创面，不能拿未经消毒的衣被盖在创面上，创面用无菌敷料包扎者，严禁私自拆开敷料，避免感染。会阴部烧伤者，大、小便后及时清洁肛周及会阴部，防止创面污染。便后用 1 : 5000 呋喃西林或 0.1% 苯扎溴铵棉球清洁肛周。尽量解答家长的疑问，消除紧张心理及思想上的顾虑，增强信赖感和安全感，使其积极主动配合医护人员的治疗和护理。

烧伤患儿即将出院时非常高兴，但面临着身体外表改变及瘢痕的形成、功能限制的适应等问题，更容易造成心理负担，尤其小朋友之间的嘲笑，会使其变得情绪低落和孤独。这时应注意鼓励、教育患儿表达感受，建立适度的自我期望。加强小朋友间的来往与沟通，可帮助其树立信心，建立起新的人格意识、抱负，早日回归社会。

（七）心理康复护理

烧伤患儿产生恐惧心理的原因，主要是突然遭受意外伤害的惊吓，及对医院陌生环境和医疗操作的害怕。

烧伤患儿恐惧的心理特征：患儿常见烧（烫）伤部位多见于头、面、颈部、臀部、会阴部、四肢等易暴露部位，而这些部位是极易受到破损，疼痛诱使患儿存在恐惧心理，表现形式为烧伤早期由于疼痛和恐惧常使患儿难于安静，甚至会将刚涂上的药物、敷料立即蹭掉或碰伤创面；烧伤换药时出现出血及创面敷料粘连，撕拉所致疼痛，使患儿对换药也产生巨大的恐惧感，看见医护人员时表现紧张、害怕、哭闹拒绝接受各种治疗。出现精神错乱、有幻觉，夜间易受惊吓，大声喊叫，不能控制；患儿对医院环境陌生、恐惧、不愿在医院留宿。

1. 掌握与患儿及家长的沟通艺术，重视与家长之间的交谈与沟通，通过家长对医护人员的信任来影响患儿的心理、情绪。

2. 与患儿建立良好的亲和关系，主动用雅趣、亲切的语言与患儿交流，取得患儿的信任，缓解其紧张情绪。在护理操作时动作轻柔，让患儿有安全感，从而顺利完成各项护理及治疗。根据不同年龄特点，采取不同的心理护理方式，婴幼儿虽然住院情绪反应小，但他们需要母亲的爱护，护士可经常逗逗抱抱他们，对因病情不能抱起的患儿，可在床边与他们嬉戏逗笑，调动患儿的心理活动。

3. 对 4 岁左右的儿童，因情绪反应明显，护士要多给予关心、体贴，可利用讲故事，做游戏，搭积木，看图画等分散其注意力。对学龄期儿童，护士应耐心用进行安慰，取得患儿信任，并嘱其父母按时来探望，不可失约和欺骗，以免增加患儿的不信任感。也可让患儿做些力所能及的事情，如收拾玩具、折单子等。

4. 满足患儿受重视的心理需要，多数烧伤患儿有自身形象的改变，应给予正确的引导，对患儿多鼓励，多表扬，以树立起他们占用疾病的信心，从而减轻、消除恐惧感。烧伤换药较多应在换药时与医生共同完成，缩短换药时间，让患儿感受到更多人的关心与爱护。并通过电视、宣传画板分散患儿注意力,必要时使用镇痛药或者镇静药,减轻换药时所给患儿带来的痛苦。

5. 保持病房环境安静、温馨,减少不良情绪刺激,避免在患儿和床前谈论病情,在不影响治疗的前提下,尽量照顾患儿的饮食及其他生活习惯,避免过多的限制,做好说服工作,消除紧张的心理,使患儿有一种温馨感和家庭感。注意观察患儿的心理变化,诱导其说出心中的恐惧、焦虑的感受,并给予适当的心理支持。对较年长的患儿尊重其意愿,在进行各种治疗及检查前征得其同意,鼓励其勇敢接受治疗。对于一些难于控制情绪的患儿,在治疗护理中,可通过讲故事和笑话等,转移患儿的注意力,使其尽可能配合治疗和护理。

(八) 并发症的康复护理

1. 抗休克康复护理

(1)小儿烧伤后,失液量较成人相对多,在补液时输液量就相对较大,应尽早建立静脉通路进行补液。尤其是伤后第一个 8h,在补液时输液速度应多加注意,争取既能合理补充液体,又不给患儿心、肺、脑等器官造成太大负担,避免发生心功能不全,肺、脑水肿等。同时应注意所补液体的张力,根据患儿具体情况随时调整,维持水、电解质平衡,避免酸碱失衡及水中毒等。

(2)尿量是判断血容量补充充足与否的一个可靠指标,应密切观察尿量。婴幼儿每小时尿量应在 10ml 以上,儿童应在 15ml 以上。若每小时尿量低于 1ml/kg 体重,说明肾血流量不足,应加快输液。

(3)严密观察小儿精神状态和肢端循环:休克早期在观察精神状态时应注意不同年龄表现也不一样,1 岁以内小儿多表现为嗜睡;1~4 岁小儿多兴奋、烦躁不安或反常的安静,以后逐渐转为昏睡;4 岁以上者则异常兴奋,多表现紧张和多话,所以需细心区分。如意识清晰、安静、四肢温暖、末梢循环好、足背动脉搏动有力,提示血容量已恢复。

2. 烧伤创面及高热康复护理 婴幼儿处在生长发育时期,神经系统发育尚未成熟,自身调节功能差,体温调节不稳定,容易出现高热,特别是在烧伤的情况,机体的防御功能降低,允许体温高于正常温度,保持在此 38℃ 左右,当体温上升到 39℃ 时,应及时进行降温处理。

(1)小儿烧伤创面处理非常关键,在创面处理时,一定要轻柔、快捷、彻底,避免不良刺激及再损伤。加强无菌观念,注意无菌操作,保护创面,防止细菌沾染,做好病房消毒隔离工作,对体质弱及病情重的患儿应加强管理,及时隔离。创面在愈合过程中皮肤会瘙痒明显,应注意对患儿采取制动措施,并设法保护愈合的创面,防止被抓破,造成感染或遗留瘢痕。

(2)积极采取降温处理,针对引起高热的各种原因,积极采取物理降温或药物降温避免高热发生。使用退热剂时要严密观察病情,以防出汗过多,引起虚脱。如发生惊厥,除迅速应用抗惊厥药物外,应保持呼吸道通畅,防止吸入窒息,必要时予氧气吸入。

(3)合理调节饮食:病情严重时,需要禁食时间长者应少量多次输血、输白蛋白,也可酌情选用葡萄糖、氨基酸、脂肪乳剂等高价营养液静脉注射。病情稳定后除注意饮食卫生外,在食物选择上尽可能选高蛋白、高热量、高维生素的食物,喂养要耐心,避免暴饮暴食,注意有无呕吐。

小儿烧伤后易出现非感染性发热,首先与婴幼儿神经发育不完善,不稳定有关。皮下中枢兴奋性较高,易引起高热,甚至惊厥。其次烧伤后早期体温升高常因皮肤组织坏死、组织蛋白的分解、吸收引起的无菌性炎症所致。另外环境温度过高,衣着过多,换药刺激,哭闹,脱水也可引起患儿发热。因此婴幼儿烧伤后发热,应综合多方面的情况如临床表现、创面分泌物培养、血常规等,判断其发热原因,不应认为高热就是感染表现,而应用抗生素,甚至引发不良后果。但无论是哪种原因引起的发热,根据婴幼儿发育的特点施行一系列有效的降温措施兼细致的护理及耐心的呵护照料,减少因高热引起的并发症,提高烧伤患儿的治愈率。

七、社区家庭康复指导

儿童作为社会弱势群体,他们缺乏安全意识,培养其防火意识和火灾发生时的应急能力。教会儿童如何处理火灾中各类情况的能力对于目前预防康复教育形式是有益的尝试。一些国外经验和文献报道认为小儿烧伤存在很大可预防性,因此了解目前烧伤患儿流行病学特点,并据此制定相应小儿烧伤预防策略,降低小儿烧伤发生率,在伤后积极进行功能及康复锻炼,可以大大降低社会和家庭的负担,为孩子创造一个美好未来。

(一)预防小儿烧伤

造成小儿烧伤的场所和原因　无论何年龄段,造成小儿烧伤的场所主要为居家,但随着年龄增大,公共场所的烧伤发生也逐渐增多。无论何年龄段,大多数的小儿烧伤由于小儿自己的原因造成,这就需要父母良好的监护;另外,父母直接原因约占绝大多数。因此,父母监护不力是小儿烧伤的关键因素,提示预防小儿烧伤关键在于加强父母意外伤害风险教育。

基层医院的烧伤患儿多为留守儿童,家长疏于监管,防范意识淡泊,需强化防范意识,避免危险操作方法。要加强监管,教育较大儿童,培养防火意识和防火技能,以免引发意外。

小儿烧伤的预防措施:

1. 教育家长在寒冷季节使用空调保暖比用热水袋安全很多,尤其是新生儿。如果没有条件的话,热水袋绝对不能与患儿皮肤直接接触,水温控制在50℃以下。

2. 给孩子洗澡、洗脸、洗脚时,先放冷水,再倒热水调节到适温。勿将盛热液的容器放在较低的位置,热水瓶、热茶杯等,应放在孩子抓不着和接触不到的地方,以防他们有意或无意去接触。

3. 使用电饭锅等电器时,让孩子远离电源导线,以免在小儿走动时被电线绊倒,或者拉翻容器引起烫伤。

4. 加强用电知识教育,如放风筝、爬高时远离高压电线;有学龄前儿童的家庭,电插座最好安装在孩子不能触及的高度,以防意外发生。

5. 妥善保管家中的酸、碱、易燃易爆、易腐蚀化学物品,不要让小儿接触到;更不能用饮料瓶盛装强酸、强碱等易腐蚀的化学物品,以防小儿误服。

6. 节假日孩子燃放烟花爆竹时应有家长看管,或者协助孩子正确燃放;烟花爆竹最好到指定的地点购买。

(二)烧伤后家庭救护指导

1. 儿童皮肤娇嫩,烫伤后疼痛难忍,哭闹不止,家长不应慌乱,应迅速采取措施,首先是迅速脱离热源,脱去烧伤部位的衣服,注意切忌强硬脱下,尤其是冬天穿衣服较厚时。可用剪刀剪开,避免创面皮肤剥脱,同时立即给予冷疗。措施有:冷水浸泡、冲淋或冷敷,时间最好持续半小时以上,可有效减轻损伤程度及缓解疼痛。

2. 注意保护创面,可用干净的床单或毛巾包裹,不要将水疱撕破或自行在创面上涂抹药物,并迅速转送至医院救治。对于中等以上面积的烧烫伤,经处理后立即送医院,最好在伤后 2 小时内送到医院,以免失去补液时间,导致休克的发生。

(三)坚持功能训练

指导患儿和家属加强关节活动和力量的训练,要循序渐进,持之以恒,使关节活动恢复或接近正常范围,提高日常生活能力。运动中注意强度,循序渐进,由简单到复杂,直至完全愈合。生活自理训练从最常见的吃饭、洗漱、穿衣、梳头等动作开始。

(四)出院指导

重点强调弹力绷带的使用及功能锻炼。功能锻炼贵在坚持,需家长给予重视和支持。弹力绷带每日必须穿戴 24 小时以上,可备用两副轮换使用,穿戴时间至少 1 年。同时还应注意新生皮肤的保护,避免搔抓、摩擦等。

(五)开展出院后随访

通过电话、网络等平台继续给予患儿家属提供康复知识、小儿烧伤预防措施指导。

(郑彩娥)

第二十一章　老年病的康复护理

第一节　概　述

世界卫生组织对老年人年龄划分有两个标准:发达国家将65岁以上的人群定义为老年人,而在发展中国家则将60岁以上人群称为老年人。

中国人口迅速老龄化,平均年增长3%,老年人慢性病多,残疾率高,据有关统计,在65岁以上的老年人中有40%~50%的人有不同程度的功能障碍或活动受限,85岁以上者则高达80%。解决病(伤)而不残、残而不废,提高老年人的生活质量是目前康复医学的主要任务之一。康复护理是康复医学领域中的一部分,是除治疗护理手段外,采用与日常生活活动密切相关的运动治疗、作业治疗的方法,帮助残疾者自理生活的护理方法。

一、老年人生理、心理特点

老人随着年龄的增长,机体各系统组织器官的生理功能衰退,导致机体调节功能下降,适应能力减退,抗病能力低下,易患各种老年人的常见病、多发病。其中威胁他们健康的主要内科病有脑血管病、心血管病、慢支、肺气肿、糖尿病、癌症等;另外老年痴呆、抑郁等大大降低了老年人的生活质量。

老年人工作了几十年,从不同的岗位上退下来,由于生活环境、社会地位、经济条件的变化,导致心理状态复杂。他们中绝大部分人患有老年慢性病,甚至合并两种以上疾病,有些老人还经受丧偶的沉重打击,往往使他们产生生活情绪低落、悲观、恐惧、孤独、紧张、易激动、固执、任性等各种各样的心理状态。

二、老年康复护理内容

(一) 心理护理

老年人社会阅历、生活经验丰富,自尊心很强,希望得到别人的尊重。护士应根据患者的经历、文化素质、生活习惯、业余爱好的不同,采取不同的交谈方式,了解其病情、思想顾虑以及心理需求。做到面带微笑,称呼适当,服务周到,体贴、热切。交谈中要耐心,说话声音要大而慢,让老人有机会说话,在他们叙述过去时,要认真倾听,让他们在回忆过去中产生一种满足感和自豪感,让患者感到自己存在的价值。应主动热情地与患者打招呼,看见患者行走不便应主动上前搀扶;当患者大小便污染床单时,应主动承认自己工作不周到,并及时给予更换清洁床单,从而减轻患者的心理负担。在医源性疾病中语言是既治病又致病,因此我们在工作中避免生、冷、硬、顶、推的现象,对患者提出的问题,不要以不知道而告终,避免使用那些刺激性、暗示性的语言,不要强制责难,如同亲人一样尊重他们。通过护士的行为、言语、表情和姿势等方法去影响和改变患者的心理状态和行为,使他们很自然地感受到尊重和重视,从心理上得到满足和温暖。

康复训练需坚强的意志、持之以恒的精神,老年患者原本心理较为脆弱,容易对疾病的恢复或残疾的训练丧失信心,又因康复短期效果不够明显,常导致老年患者不愿参加康复治疗。护士应该及时、正确发现老年患者的心理变化,进行心理护理与老年患者及其家属一起冷静、全面分析康复的意义、目前的困难、共同努力的方向,减轻其压力,消除其烦恼,从而愉快地接受治疗和护理,并适当鼓励家属陪伴患者。

在条件许可的情况下,适当地安排一些适合老年患者的活动,比如散步、下棋、聊天、看电视等,以丰富患者的生活,调整他们的情绪,使其保持良好的精神状态,尽可能早地摆脱疾病的困扰。

(二)病情观察

老年人多患有两种以上的疾病,多脏器的病理改变,导致病情复杂多变。同时他们神经系统功能低下,感觉迟钝,常自觉症状轻微,临床表现不典型,主诉又不确切,容易发生误诊、漏诊、延误治疗。因此护士应具备高度的责任心和临床经验,在工作中视听结合,即要耐心听取患者主诉,善于观察,去伪存真,及时发现病情变化,早治疗,早康复。

(三)饮食护理

老年人消化功能减弱,胃肠功能常发生紊乱,加上咀嚼不好,对饮食有特殊要求。要做到"三高、一低、四少",即高蛋白、高维生素、高纤维素;低脂肪;少盐、少油、少糖、少辛辣调味品。食物种类要多样化,选用适合老年人食用的新鲜、营养丰富、易消化吸收的食物。饮食要荤素搭配、以素为主,粗细搭配,干稀搭配,生热搭配,适量生食。尽可能做到色香味美、多样性。吃饭要有规律,细嚼慢咽,或少食多餐,戒烟酒、不暴饮暴食。老年人肠蠕动减慢常有便秘,保证足够的饮水量,并养成定时排便的习惯。

(四)皮肤护理

有长期卧床和不能自主活动的老人,由于局部皮肤长期受压极易发生压疮,因此要定时为老人翻身拍背,可使用气垫床,在膝关节、外踝部放置柔软小枕,同时保持床单平整、无皱、无渣屑。大小便失禁的患者要及时擦洗会阴部,保持会阴部清洁干燥。

(五)睡眠护理

老年人易激动或睡前过度思考问题,同时对外界的光、声、冷、热等较敏感,身体的某些不适都直接影响睡眠。为保证老年人的睡眠,要为老年人制定科学的作息时间,创建一个良好的睡眠环境,室温在20~22℃,湿度50%~60%,协助患者舒适体位,关闭走廊的顶灯、开地灯,减少噪音。对睡前用镇静药的患者应遵医嘱协助患者服药。

(六)运动护理

鼓励老年患者参加适当的体育锻炼和智力活动。指导老年患者活动应遵守安全第一的原则,根据老人的健康状况,体力基础,心理素质等个人特点选择适当的锻炼项目,有目的、有步骤地进行科学锻炼。如散步、慢跑、气功、保健操等,运动量要从小到大,循序渐进。告诉老人锻炼身体时要进行自我监测,自我监测的内容包括主观感觉和客观检查(脉搏、呼吸、体重等)。运动量的适宜标志一般是:锻炼后有轻微出汗,轻松愉快,食欲和睡眠良好,虽然稍感疲乏,肌肉酸痛,但休息后可以消失,次日感觉体力充沛,有运动欲望,表明运动量适当。

老年患者除体育锻炼外,还可以收听广播、观看电视、欣赏音乐、下棋等。组织同病室或同病区的老年或者相互交流信息,促进交往,丰富文化生活。

（七）安全护理

有些老年人不服老或不愿意麻烦别人,在病房或家中易发生意外,例如跌倒、误吸、坠床等,常可引起外伤、骨折、窒息,诱发脑血管意外等,甚至可危及生命。护士在护理这部分患者时,要加强主动服务意识,加强观察和护理力度,了解和掌握哪些患者易发生意外,提醒他们注意环境中的危险因素,纠正其错误的生活习惯,防患于未然。在安全护理过程中,应该加强老年病房及老年居室的设施配套,例如浴室、厕所、楼道墙壁上安设扶手,卫生间配备坐式便器,室内外地面保持平坦,铺设防滑地毯或地砖,洗手间及床头配备报警装置,夜间保持地灯照明。提醒患者要着合体的衣服,以穿平底鞋为好,并有一定的防滑功能,穿脱衣服时宜坐位进行,平时动作宜慢,迈步要稳,特别是体位变化时防止跌伤,不能自理的老年患者要有人协助行走和进食。食物要少而精,软而易消化。护士和家人都应该加强巡视,防止发生各种意外,保证老年患者的安全。

（八）用药护理

老年人各脏器功能衰退,免疫力也逐渐降低,这对药物在体内的吸收、分布、代谢和排泄均有影响。故在护理工作中,应做到安全给药,严格定时发放口服药,并监督服下,必要时给患者喂下。如餐前、餐中口服的药用不同颜色的药碗盛放;特殊用药如利尿药、激素类药物等单独放置,并设有显著标识。切勿将口服药整盒发给患者自行服用,以免遗忘、漏服或多服。并注意药物的不良反应,如患者用药后有不适,应及时通知医生进行处理,以降低药物不良反应的发生率。

（九）情感护理

针对老年患者不同情志表现,给予相应的护理对策。

1. 孤独抑郁型心理护理　患者离开温暖的家,来到医院这个陌生的地方,生活和环境发生了变化,再加上疾病的折磨,使其心理也发生了变化。患者容易自怜、自卑、郁闷、孤独等负性情绪,不易接触。护理人员应态度和蔼,服务热心,以关心、帮助为主,主动与患者谈心,在取得患者的信任后诱导其说出苦闷,再施以相应护理。同时联系家属,让他们多探望患者,让其感到与家一样温暖,消除其孤独感,保持愉快的心理状态。

2. 焦虑型心理护理　患者表现为坐卧不安、食欲不振、失眠,反复询问与疾病有关的情况,絮絮叨叨,关注护理人员的表情和对话。对于这类患者,护理方法是护士与患者谈话时语气要温柔、平和,要有极大的耐心听取患者的诉说,然后给予解释,消除其焦虑心理。讲解治疗的目的、药物的作用、不良反应及注意事项,使患者保持健康的情绪,积极配合医生的治疗。忌粗声回答、一句话结束谈话或搪塞患者,以免加重其焦虑心情。

3. 恐惧型心理护理　部分患者因经常或常年输液致血管不好扎而害怕输液,尤其对腰穿、骨穿、抽血等创伤性诊断、治疗有恐惧感。这部分患者既想诊断清楚,又害怕疼痛。因此,护理人员要鼓励患者勇敢地面对疾病及痛苦,从而战胜疾病,争取早日康复。另外,护士在执行操作时,要熟练、准确,取得患者的信任,建立良好的医患关系,使其主动配合治疗。

4. 狂躁型心理护理　慢性阻塞性肺疾病、帕金森病患者在刚入院或病情加重时心情非常烦躁,出言不逊,不服从医嘱,不配合治疗,甚至把护士当出气筒。遇到这种患者,护士不能急躁。要耐心解释各种治疗护理的重要性,先让患者说,然后见缝插针,给其实施治疗,当其感觉舒服以后会很顺从地配合治疗。

5. 悲观失望型心理护理　患者多为慢性阻塞性肺疾病、哮喘、糖尿病、血液病或癌症晚期等慢性病,由于疾病久治不愈、长期服药、反复住院、生活质量没保障,使其产生自责,十分悲观失望,对生活失去信心,有的甚至绝食,企图自杀。对这类患者,护理人员应严密观察患者的言行、举止,有无异常表现;加倍关心患者,帮助其解决生活中遇到的困难,鼓励其面对现实,战胜疾病,让患者多听些优美的音乐、看画报等,激发他们求生的欲望,使其感受到生活的美好。并让其家属抽时间多来关心患者,使其感受到亲人的爱护和关怀,以利于患者积极配合康复治疗。

(十) 康复训练

包括基本活动训练和日常生活训练。在病情允许的情况下,老年患者的康复训练措施要尽早开始,目的是缩短病期,减少后遗症,防止或减轻可能发生的功能障碍,让患者做到部分或全部生活自理。如胃溃疡愈合期的老年患者,为防止长期卧床休息引起的肢体功能下降,可在跑步器上运动,或打太极拳等;为防止肌肉萎缩和关节僵直对患者进行的被动运动和按摩;对肺气肿患者进行腹式呼吸训练,重建生理性的腹式呼吸;对偏瘫患者从训练手的抓、握及腿的伸、屈功能到穿衣、整理卫生、如厕等一系列训练。护士可先训练其简单的动作,在由简单向复杂过渡,循序渐进。

(十一) 康复健康教育

护士应具备丰富的医学知识和其他相关学科的综合知识,向患者解释病情,以提高对疾病的认识。对患者提出的有关身心健康问题,要用简单易懂的语言给予科学的解释,宣传控制病程发展、预防并发症的知识、康复知识。如糖尿病的好发人群,糖尿病患者监测血糖、控制血糖的意义,糖尿病的治疗原则,糖尿病并发症的预防等。

三、老年康复护理特殊性

(一) 重视康复护理评估

评估时需系统、全面、抓重点,并注意动态变化及内在联系。特别要注意心血管与呼吸系统的功能状态。

(二) 关注心理与社会因素对康复的影响

老年人既担心自己有不测,又容易患病受伤,如没有他人的关怀、鼓励,老年人常会采取消极的态度对待康复训练,成为永久性功能障碍者。因此在康复训练时,护士必须关心老年患者的心理状态及社会环境,采取有效措施,改变其抑郁的心理,让其在良好的心理、社会环境中开展康复训练。

(三) 解释退行性病症对老年患者的困扰

由于老化老年人常有腰酸背痛、关节痛、行动不便、头晕、乏力、易疲倦等,应向老年人解释清楚这些病症常会出现,让老年人以乐观的心态对待。必要时在医生的指导下给予治疗护理。

(四) 注意老年人的生活情形

老年人的生活情形各有其特殊性,有的喜欢独处,有的喜欢有人陪伴;有的在生活上依赖别人,有的特别好强;有的经济上有一定的实力,就医行为强烈,有的经济实力差,需依赖别人,可能只在家里接受简单的康复治疗。因此老年康复护理存在着许多难点。

(五)确定老年人康复的基本目标

解决老年人独立生活能力(或稍加帮助)为主,并能进行某些娱乐活动丰富其精神生活。

(六)尽早、有序开展康复护理

无论是肌肉、骨骼、关节功能的恢复,还是脏器功能的康复都应该尽早开始、循序渐进,并且要做到坚持不懈。特别是回到家里,更应自觉进行,家属要做好督促工作。

四、老年康复护理原则

1. 预防为主、持之以恒　康复的意义在于不但使丧失的功能尽可能恢复,更重要的是不能让现存的功能丧失。另外,康复训练是一个长期的综合性治疗,患者、家属均要做好思想准备,坚持治疗的积极性。

2. 尽早开始康复训练　康复和急救同步进行,并贯彻治疗全过程。当病情稳定时进行被动活动关节 1~2 次/日,5~15 分/次,每个关节 5~10 次,等病情好转,嘱患者自己主动活动。

3. 循序渐进,逐步增加活动量,以防引起直立性低血压,如由平卧位逐步抬高头部,从30°到45°到90°,从半卧位到坐位,时间 5~15min。

4. 重视心理支持　帮助老年人调整心态、消除抑郁,树立信心,理解康复治疗的重要性,主动配合康复训练。

5. 选择合适的训练内容　如对偏瘫和截瘫者要依据神经生理学原理进行康复训练,根据疾病的不同类型选择不同的方法。

另外,老年康复护理应注意的问题:重视健康老人的概念,在追求老年人寿命长度的同时,更要重视寿命的质量;能否保持生活独立和社会参与的能力,与是否患有疾病和残疾同等重要,故应提高老年患者的自我照顾能力,切勿以替代方式来训练。家庭也是非常重要的因素,在有些时候起着关键的决定作用。医护人员还要进行家属的健康教育,以确定出院后康复治疗的连续性,辅助指导日常的生活行动。家庭要根据实际情况进行改造,目的是提高患者生活自理能力,减少护理量。在实施康复训练的时候也要考虑到患者的生理和心理因素,生活方式和个人习惯,以及患者的个人健康潜能,也要考虑患者所处环境。由于老年人机体老化所带来的改变,使他们在保护自己免受伤害方面的能力降低,增加了日常生活中的不安全因素,如外伤、窒息、误吸、皮肤受损、脱水、营养失调等。要特别关注其安全问题,并且在饮食、心理、用药、病情变化等方面也要予以密切关注。

五、老年康复疗法

(一)传统疗法

传统的康复疗法具有整体观念和辨证论治。既有常用的按摩、针灸、气功,又有自我锻炼的各种拳、功、操,还包括中药调理、外敷、浸泡和食疗。随着医学的发展又出现电针、穴位磁疗、中药导入等中西医结合的方法。

1. 针灸　是运用脏腑经络的中医理论采取针刺和艾灸穴位的方法促进功能康复的一种疗法。

2. 气功　是采用调身、调息、调心,三者有机结合,以培补元气,调整气血与脏腑的功能、机体的阴阳平衡,促进身心的康复。

3. 运动疗法 是以行血通经脉,使形神兼备,脏腑协调,经脉疏通,气血和畅,利于促进身心的健康。包括五禽戏、八段锦、太极拳等。

4. 推拿和按摩 是医护在患者的体表一定部位施以不同的手法技巧,使经脉疏通、气血调和,促进身心的健康。

5. 饮食疗法 是根据食物的性味归经选择有针对性治疗作用的食物和药物,合理地调配膳食,促进患者的康复。

6. 中医心理疗法 即医护根据患者的康复计划以语言或非语言因素为手段,使患者产生一种或多种情志变化,通过其感受、认识、情绪、行为等的影响,控制或调摄另一种或多种情志变化,从而改善和消除患者的病态心理,治疗情志病症、精神障碍,减轻或消除某些躯体疾病症状。

(二)物理因子疗法

在康复医学中称为理疗,是应用自然界和人工的各种物理因子作用到机体,治疗和预防疾病的一种方法。物理疗法主要通过反射作用、体液作用或直接对组织器官和致病因子途径起作用。其治疗作用表现在:镇痛消炎,促进组织再生,改善血液循环,调节神经肌肉组织,提高免疫力,增强机体抵抗力。常用的有电、光、磁、蜡、水疗法。所有以下疗法均要遵循其适应证和禁忌证。

1. 利用自然界的物理因子 如日光、大气、气候、温泉等,多用于疗养院。

2. 应用人工的物理因子

(1)电疗法:①直流电疗法:应用较低电压(50~80V)的直流电用为治疗疾病的方法;②直流电药物离子导入疗法:应用直流电使药物离子导入人体进行治疗;③低频脉冲电疗法:应用频率低于1000Hz的脉冲电流治疗疾病的方法;④中频电疗法:应用频率1000~100 000Hz的正弦交流电治疗疾病的方法;⑤高频电疗法:应用高于100 000Hz的振荡电流及其所形成的电磁场治疗疾病的方法。

(2)光疗法:目前常用的光疗法包括:①红外线疗法:应用光谱中波长为微米的辐射线照射人体治疗疾病的方法;②紫外线疗法:利用人工紫外线照射人体来防治疾病的方法(用于医疗的紫外线波长范围是400~180nm);③激光疗法:应用物体受激光辐射所产生的光能不治疗疾病的方法。

(3)超声波疗法:应用频率>20 000Hz的机械振动波作用人体治疗疾病的方法。国内临床常用的超声波频率为80 000Hz。

(4)磁疗:采用静磁场法、动磁场法、磁场水化的方法。利用磁场作用于人体,达到镇痛、消炎、消肿的目的。

(5)传导热疗法:以各种热源如水、蜡、泥、蒸汽等作为介质将热直接传递到机体进行治疗的方法。常用的包括蜡疗、水疗等。

(6)冷冻疗法:利用冷冻机器或制冷物质如冰块、冷水等产生的冷冻低温效果进行治疗疾病的方法。

(三)运动疗法

运动疗法俗称体疗,是一种应用人体生物力学活动的治疗方法。运动可以使全身供氧增加,心肌应激增加,心肌发达,收缩有力,改善血管弹性,预防动脉硬化和高血压;提高吸氧率,延缓肺部功能的减退,预防肺部感染;促进和改善消化系统的血液循环,促进消化和吸收,增加食欲;使骨质储备丰富,延缓了骨质减少的速度,使得骨的弹性增加,预防了骨质疏松的发生,防止了肌肉的萎缩,减少运动性损伤;还可以使脑的功能得到改善,脑神经处于活跃状态,保持脑的灵敏,反应性增加,减少了老年痴呆的发生;促进内分泌、造血和泌尿生殖系统的改善。

运动疗法掌握的原则:因人而异,量力而行;因时而异,四季有别;因地制宜,就地取材;循序渐进,规律持久。

运动疗法需要患者积极参与,并且逐步由被动向主动转变,最终的目标是帮助患者建立正常或接近正常的生理功能。常用的运动疗法包括有氧训练、增强肌力的方法、改善关节活动范围和增强耐力等。一般根据患者训练方式分为主动运动疗法和被动运动疗法。还可以按照治疗部位、治疗程序等来分类。临床多用肌力练习、关节活动度练习、有氧训练及其他如放松训练、牵张训练、呼吸训练、平衡训练、协调训练等。

(四) 促进技术

促进技术既是人们在神经系统疾患的康复训练中,遵循神经生理发育的规律,采取相应的生理反射、反馈方法予以促进、促通作用,以取得较好的治疗效果。

(五) 作业疗法

作业疗法是为了提高患者的生活质量,提高患者自理能力,有目的、有选择地进行功能训练的治疗方法。除进一步改善肌肉、关节功能和增强独立生活的能力外,主要增进手的精细功能,眼、手、脑的协调能力以及工作耐力,以适应家庭生活、社会劳动和参加工作的需要。作业治疗师还负责向残疾者提供简单的器具,作为日常生活的辅助工具,以弥补功能缺陷。可以分为木工、金工、编织和各种工艺劳动;日常生活功能的锻炼,如衣、食、住、行、卫生等基本技能;职业性劳动如修理钟表、缝纫、车床劳动等;文娱劳动,如园艺、各种娱乐和琴棋书画等。

(六) 言语训练

对因听觉障碍所造成的言语障碍、构音器官异常、脑血管意外或颅脑外伤所致的失语、口吃等进行治疗,以尽可能恢复其听、说、理解能力,其中应以各种失语症为重点。

(七) 心理支持治疗

对心理、精神、情绪和行为异常的患者进行个别或集体的心理治疗,对慢性病患者也须针对其特殊的心理状态进行有针对性的心理治疗,以鼓励其建立、巩固与疾病抗衡的积极心理;有时可和咨询教育相结合。另外起居规律、饮食合理、防风保暖、体育锻炼、功能锻炼等也可促进身心康复。

(八) 康复器具

1. 假肢和矫形器 某些残疾或瘫痪的老人需要借助假肢来补偿功能的不足,或靠某些支具或辅助器具来弥补其生活能力的不足。感官、肢体的缺陷需要电子、机械等材料和工艺残疾人设计制作假肢、矫形支具、助听器、导盲杖等各种特殊辅助具、轮椅等,并进行专门的训练、使其正确应用。

2. 助行器 常见的助行器分为功能型和固定型两种。

(1)功能型助行器:如手杖、拐杖、步行器等。

(2)固定型助行器:如轮椅分为普通轮椅、特型轮椅、电动轮椅,主要适用于不能用下肢行走的患者。

3. 运动疗法中常用的器具　老年人运动疗法最初需要在专业治疗师的指导下进行。其使用的器具为专业必备设施,一般有平衡杠、训练台、阶梯、沙袋、各种球类。随着技术的发展,新型运动器具不断产生,例如,上下肢被动持续活动仪(CPM机)、手指训练仪、平衡训练仪等。

4. 作业疗法中常用的器具　由于作业疗法的目的性较强,主要是改善手的功能,手脑合用,进行实用性活动,提高自理生活能力,所以老年人在进行作业疗法时所使用的器具也较多样:进行职业劳动训练应用的木工工作用具、元件组装用具、修理用具、打字用具等;进行工艺劳动训练的园艺活动用具、书法绘画用具、毛衣编织用具、剪纸、泥塑等用具;日常生活用具,如制作的长手柄汤匙固定在手上进行进食训练。由于康复训练贯穿老年患者的整个患病过程,故器具来源方便,简单易行,不受时间地点限制。价格易于接受是最重要的。在住院期间,在疾病治疗的同时,康复训练可同时进行。

第二节　老年痴呆的康复护理

一、概述

老年痴呆(Alzheimer disease,AD)是一种脑部疾病,由于脑功能障碍而产生的获得性和持续性智能障碍综合征,是老年期出现的慢性渐进性精神衰退疾病,是患者在意识清醒状态下出现的持久的、全面的智能衰退。由于脑部功能逐渐衰退,患者会日益健忘、智力退化、自我照顾能力降低,甚至性格改变。患者多为65岁以上人士,年纪越大,患病机会也越大。每10名65岁以上的老人中,就约有一名患上老年痴呆。

(一) 流行病学

Deborah等报道社区中大于65岁美国老人中6%~8%发现老年性痴呆;大于85岁中老年性痴呆为15%~20%;随着年龄的增长,每5年其发病率增长1倍,平均患病时间为10年,而大于65岁的日本老人老年性痴呆患病率为2%~11%。我国老年性痴呆患病率较日本、欧美国家稍低,北京为1.8%,上海为4.1%。我国65岁以上人群的老年性痴呆患病率为4%~6%,80岁以上老人的患病率为20%。

(二) 病因

病因流行病学调查发现AD患者一级亲属有极大的患病危险性。分子生物学研究证明在第21、19、14和1号染色体上发现AD的标志,提出AD与遗传有关,但研究表明仅40%AD患者可能与遗传有关。另外AD患者有乙酰胆碱和单胺系统、氨基酸类及神经肽类等递质改变,这些递质改变对学习和记忆等有特殊的作用。AD患者发病可能与自身免疫、饮食、运动、修养、吸烟和饮酒嗜好等有关。

(三) 分类

老年痴呆的病因各有不同,主要分为三大类:

1. 阿尔茨海默病(AD)　亦称老年性痴呆,是一种以临床和病理为特征的进行性退行性神经病,主要临床相为痴呆综合征。阿尔茨海默病性痴呆的病因至今未明,有学者认为与衰老过程、代谢障碍、内分泌功能减退、机体解毒功能减弱有关。新近丧偶、单身独居者患本病较多,提示心理因素可能是引起本病的诱因。最近几年的大量研究资料又提出了病毒感染、免疫功能紊乱、遗传、中毒、加速衰老等几种假说。

2. 血管性痴呆（VD）　是指由于脑血管病，包括缺血性脑血管病、出血性脑血管病以及急性和慢性缺氧性脑血管病引起的痴呆，临床常见的 VD 类型和病因主要有：

（1）多发性脑梗死痴呆（MID）：为常见类型，是由于多发的、较大的脑动脉梗死引起的脑内较大面积梗死，常可同时累及大脑皮质和皮质下组织。

（2）单一脑梗死引起的痴呆：常见于角回梗死、大脑后动脉梗死、大脑前动脉梗死、双侧颈动脉梗死、丘脑旁通动脉梗死以及分水岭梗死。

（3）脑动脉病变合并痴呆：包括多发性腔隙性梗死以及 Binswanger 病（宾斯旺格病，进行性脑白质病，又称脑白质疏松症）等引起的痴呆。

（4）脑低灌流综合征引起的痴呆：如心搏骤停或持续性严重低血压所致的全脑缺血、缺氧引起的痴呆。

（5）出血性脑血管病合并痴呆：包括慢性硬膜下血肿、蛛网膜下腔出血、脑内血肿等引起的痴呆。

3. 其他　其他导致痴呆的原因还有情绪抑郁、营养不良、甲状腺分泌失调、药物中毒等。

二、临床表现

主要表现在记忆力衰退、计算力衰退、情感行为障碍、独立生活和工作能力丧失等。老年痴呆病情、临床表现分为三个阶段：

（一）早期阶段

丧失近期记忆，变得健忘，"丢三落四""说完就忘"；找不到自己的房间，不知道哪个床是自己的。在日常生活中有明显穿衣困难，不能判断衣服的上下左右和前后。日常起居生活、自我照顾能力减退。

（二）中期阶段

判断力差，注意力分散：出现判断力差、概括能力丧失、注意力分散、失认和意志不集中，表现为不能正确处理工作、生活中的问题，大事被忽略，小事却纠缠不清，工作能力下降。书写困难，患者甚至不认识自己的名字，也写不出自己的名字。失去大部分认识能力，如学习、判断及思考能力，日常起居生活需要家人协助。

（三）后期阶段

完全丧失认知能力；起居生活完全依赖家人照顾。患者一改以往的生活习惯，痴呆晚期很容易诊断，但早期难以发现，因此，当老年人出现记忆力下降及情感改变后，应及早去医院检查，以免延误治疗时机。

三、主要功能障碍

1. 记忆障碍　记忆力下降，同一问题反复提问。

2. 视空间技能障碍　思考及接受新资讯有困难；对时间及方向感觉混乱。

3. 语言障碍　词汇量减少，谈话中因找词困难而突然中断，逐渐所说的话不能使人理解，也不能理解他人提出的问题，不能参与交谈，最后只能发出别人不能理解的声音，甚至缄默。

4. 失用和失认　面容认知不能者，不认识亲人和熟悉朋友的面容。自我认知受损可能产生镜子征，患者坐在镜子前与镜子中自己的影像说话，甚至问自己的影像是谁。

5. 计算障碍　严重者连简单的加减法也不会计算，甚至不认识数字和算术符号，也不能回答检查者伸出几个手指。

6. 精神功能性精神障碍　表现为坐立不安、多疑、易激动,淡漠、焦虑、抑郁,可出现妄想、错觉、幻觉、伤人毁物行为。

7. 运动障碍　表现为过度活动的不安,如无目的地在室内来回走动,或半夜起床到处乱摸、开门、关门、搬东西等。随之本能活动丧失,大小便失禁,生活不能自理。

四、康复评定

(一) 神经心理学测验

对一个可疑痴呆病人,首先要评定有无认知障碍,障碍累及了哪些功能,以及障碍的严重程度,这就要进行神经心理学测验。它包括注意与集中、定向、记忆、计算、语言、抽象思维、空间知觉、结构能力、运用、认知灵活性和速度等,此外,还包括社会适应能力、人际关系和生活能力以及个性上的改变即所谓行为评定。心理学测验就是对这些心理现象所表现出的行为样本进行客观的标准测量,它把心理现象进行数量化的描述,是采取一套严格设计的问题或作业(即标准程序)由被试者回答或完成,然后对回答的情况进行评定。其优点是资料的收集与解释是标准的,使得有可能提高诊断的准确性,同时对不同来源的资料可以比较借鉴,是确定痴呆必不可少的工具。

(二) 评定量表

1. 哈金斯缺血指数(HIS)　可区分两种主要类型 AD 和 MID 的痴呆。总分 18 分;>7分,考虑 MID;4 分者考虑 AD;4~7 分考虑混合型痴呆。

2. 临床痴呆评定量表(CDR)见表 21-1。

表 21-1　临床痴呆评定量表(CDR)

项目	无痴呆 CDR 0	可疑痴呆 CDR 0.5	轻度痴呆 CDR1.0	中度痴呆 CDR2.0	重度痴呆 CDR3.0
记忆力	无记忆力缺损或只有轻度不恒定的健忘	轻度、持续的健忘;对事情能部分回忆,属"良性"健忘	中度记忆缺损;对近事遗忘突出,有碍日常活动的记忆缺损	严重记忆缺损;能记住过去非常熟悉的事情,新材料则很快遗忘	严重记忆丧失;仅存片段的记忆
定向力	能完全正确定向	除时间定向有轻微困难外,能完全正确定向	时间定向有中度困难;对检查的地点能定向;在其他地点可能有地理性失定向	时间定向有严重困难;通常对时间不能定向,常有地点失定向	仅有人物定向
判断力+解决问题能力	能很好解决日常问题、处理职业事务和财务;判断力良好,与过去的水平有关	在解决问题、判别事物间的异同点方面有轻微缺损	在解决问题、判别事物间的异同点方面有中度困难;社会判断力通常保存	在解决问题、判别事物间的异同点方面有严重损害;社会判断力通常受损	不能做出判断,或不能解决问题

续表

项目	无痴呆 CDR 0	可疑痴呆 CDR 0.5	轻度痴呆 CDR1.0	中度痴呆 CDR2.0	重度痴呆 CDR3.0
社会事务	在工作、购物、志愿者和社会团体方面独立的水平与过去相同	在这些活动方面有轻微损害	虽然可能还参加但已不能独立进行这些活动;偶尔检查是正常	不能独立进行室外活动;但可被带到室外活动	不能独立进行室外活动;病重得不能被带到室外活动
家庭+爱好	家庭生活、爱好和需用智力的兴趣均很好保持	家庭生活、爱好和需用智力的兴趣轻微受损	家庭活动轻度障碍是肯定的,放弃难度大的家务,放弃复杂的爱好和兴趣	仅能作简单家务,兴趣保持的范围和水平都非常有限	丧失有意义的家庭活动
个人料理	完全有能力自我照料	完全有能力自我照料	需要督促	在穿着、卫生、个人财务保管方面需要帮助	个人料理需要很多帮助;经常大小便失禁

评估痴呆的严重程度,只有当损害由于认知功能缺损时才记为 CDR0.5(可疑痴呆),CDR1.0(轻度痴呆),CDR2.0(中度痴呆),CDR3.0(重度痴呆)。

3. 认知功能评定　简易精神状态检查量表(MMSE)见表 21-2。

表 21-2　简易精神状态速检表(MMSE)

项目	分数	项目	分数
1. 今年是哪个年份?	1　0	16. 复述:四十四只石狮子	1　0
2. 现在是什么季节?	1　0	17. 闭眼睛(按卡片上的指令动作)	1　0
3. 今天是几号?	1　0	18. 用右手拿纸	1　0
4. 今天是星期几?	1　0	19. 将纸对折	1　0
5. 现在是几月份?	1　0	20. 手放在大腿上	1　0
6. 你现在在哪一省(市)?	1　0	21. 说一句完整句子	1　0
7. 你现在在哪一县(区)?	1　0	22. 计算:93-7	1　0
8. 你现在在哪一乡(镇、街道)?	1　0	23. 计算:86-7	1　0
9. 你现在在哪一层楼上?	1　0	24. 计算:79-7	1　0
10. 这里是什么地方?	1　0	25. 计算:72-7	1　0
11. 复述:皮球	1　0	26. 回忆:皮球	1　0
12. 复述:国旗	1　0	27. 回忆:树木	1　0
13. 复述:树木	1　0	28. 回忆:国旗	1　0
14. 计算:100-7	1　0	29. 辨认:手表	1　0
15. 辨认:铅笔	1　0	30. 按样作图	1　0

注:30 项的得分相加即为总分

计分标准：

回答"是"得 1 分,回答"否"得 0 分,然后计算总分。

测试结果

0~4 分:你的心理基本正常,没有抑郁症状。

5~10 分:你有轻微的抑郁症状,可采取自我心理调节,保持乐观开朗的心境。

11~20 分:你属于中度的抑郁,要找医生咨询,并进行必要的诊疗。

21~30 分:你精神明显抑郁,症状非常严重,你应该请医生给你治疗,同时应进行精神上的自我训练,让自己及早从消极、压抑的情绪中解脱出来。

4. 精神行为评定　简明精神病量表(BPRS)

(三) 影像学检查

1. CT、MR。

2. 脑功能性检查　PET、SPECT。

(四) 辅助检查

1. 脑电图。

2. P300 的测量。

五、康复治疗

老年性痴呆康复的目的不是回归社会,而是控制症状和延缓发展进程,最大限度地维持残疾功能,延长生命,提高 AD 患者的生活质量。

(一) 药物治疗

1. 目前临床上治疗老年痴呆的药物有胆碱酯酶抑制剂—安理申:通过临床使用,对早期患者作用很好,但价格贵,增加患者经济负担;脑循环代谢改善药物:扩张动脉和毛细血管增加脑循环,保护脑细胞不受损害,促进神经元 ATP 的合成。

2. 目前常用的药物较多:多奈哌齐为中枢性乙酰胆碱酯酶抑制剂,药效强,疗效好,安全性高,几乎没有肝毒性,口服吸收良好,且不受食物以及服药时间的影响,在阿尔茨海默病治疗药物中处于领先地位。

3. 利斯的明是氨基酸甲酸类脑选择性胆碱酯酶抑制剂,对轻、中度早老性痴呆症耐受性较好,同时具有抑制脑内丁酰胆碱酯酶的作用。加兰他敏具有双重作用机制,能较好地抑制乙酰胆碱酯酶,且能调节脑内的烟碱受体位点,可显著改善轻、中度早老性痴呆患者的认知功能,延缓脑细胞功能减退的进程。

4. 吡拉西坦、茴拉西坦可直接作用于大脑皮层,增强神经信号传递,并具有激活和修复神经细胞的作用,可推迟缺氧性记忆障碍的产生,促进大脑对氨基酸、磷脂、葡萄糖和氧的利用,促进蛋白质的合成,增加患者的反应性和兴奋性。

老年痴呆的药物治疗目前尚处于探索阶段,因此其康复治疗在延缓疾病进展中具有举足轻重的作用。针对不同的症状、病情分期进行各种组合的康复治疗,对于改善老年痴呆患者的生活能力有很大帮助。此外,早期发现、早期诊治对于预后十分重要。

(二) 康复治疗

1. 心理康复　医护人员加强与患者的沟通,让患者对自我认识、评价、思维、情感和行为等重新建立认知,同时对患者家属进行针对性心理指导,使其对患者的疾病有正确的态度,积极配合治疗。

2. 康复训练　加强语言训练:老年痴呆患者均有不同程度的语言功能障碍,医护人员主动与患者交流,态度温和,语速适中,吐字清楚。鼓励患者读书、看报、听广播、看电视,接受来自外界的各种刺激,以防止智力进一步衰退。

3. 作业治疗　针对患者的功能障碍,选出一些患者感兴趣、能帮助其恢复功能和技能的作业,让患者按要求进行训练,以逐步恢复其功能,例如刺绣、书法、绘画等手工操作。目的是使患者集中精神,增强注意力和记忆力,重建对生活信心。

4. 运动疗法　可徒手或借助器械,如双杠内步行训练或拄拐步行训练等,让患者进行各种改善运动功能的锻炼,预防和治疗肌肉萎缩。目前 AD 尚无法彻底治愈方法,但通过积极康复治疗特别是药物治疗,可延缓甚至停止 AD 的继续发展。

六、康复护理

老年痴呆患者的康复护理,一般是围绕着记忆训练、注意力训练以及其他认知功能的训练等环节进行的,采用有趣的活动或游戏的方式集体进行的效果更佳,可施行以下康复护理的训练。

(一) 心理护理

护理人员要关心爱护患者,尊重患者的人格,加强与患者的沟通,同时对患者家属进行针对性的心理指导,关心安慰患者家属,向家属解释患者病情,使患者家属对患者疾病有积极正确的态度,积极配合治疗。医护人员及家属要经常与患者对话、交流思想,促进提高患者的语言能力和思维能力,对于不善言辞或语言障碍者可言行并用,语速缓和,态度和蔼,让患者感到亲切,打消顾虑,用真诚赢得患者的信任。当患者对陌生的环境产生恐惧、不安全的心理,出现不稳定情绪与紊乱行为时,护理人员应以耐心、亲切的态度,通过语言、动作、情景等信息交流手段给予患者鼓励与安慰,满足其合理要求,使患者接受并改变原有的观念、认识,使其感受到关爱,尽快适应环境。当患者语言、行为出现错误时,护士应仔细听取患者的诉说,观察其行为,并表示理解,给予认真解释,同时分析并找出诱因,制定应对措施,以防发生相同事件。也可以用转变话题的方法,分散其注意力。对患者的进步要及时加以肯定和鼓励,增强其战胜疾病的信心。

(二) 饮食护理

痴呆患者一日三餐应定时定量,保持患者平时的饮食习惯,餐具要安全,不要用刀叉之类餐具,食物要简单方便,软滑一点比较合适,多吃水果、蔬菜,多食富含卵磷脂的食物,卵磷脂可以改善思维能力,提高记忆力(主要有大豆、蛋黄、动物肝脏、鱼类、芝麻等);对那些缺乏食欲进食少甚至拒食的患者要选择营养丰富、清淡宜口的食物,荤素搭配,温度适中,无刺、无骨、易咀嚼消化。每次吞咽后嘱患者反复做几次空咽运动,确保食物全部咽下,以防噎食及呛咳。对少数食欲亢进者,要适当限制食量,以防止因消化吸收不良而出现呕吐、腹泻。进食时必须有人照看,以免呛入气管而窒息死亡。

(三) 生活护理

1. 制定合理的生活计划以改善患者的睡眠状态　白天适当增加活动时间,鼓励患者做有意义有趣的手工,各种治疗尽可能集中在白天,以免打扰患者睡眠。对精神兴奋型或狂躁患者,适当给予小剂量安眠药或镇静剂,以保证其睡眠时间。同时,保证病室通风良好,灯光柔和,室温以 22~25℃ ,湿度 50%~60% 为宜,为患者制造安静、舒适的睡眠环境。

2. 认真做好口腔护理和压疮护理　由于老年痴呆患者定向力、记忆力、抵抗力低引起自理能力缺陷。我们应加强病房巡视,经常检查患者身体各部位血液循环、排泄等情况,保持患者皮肤清洁。对卧床患者,要求使用气垫床。同时,注意定期给患者翻身、拍背,预防压疮和吸入性肺炎的发生。根据患者身体自理程度,让他们力所能及地发挥自身能力,如刷牙、洗脸、更衣等。

(四)安全护理

老年痴呆症患者感觉迟钝,行动不便,故平时要防止烫伤、跌伤、砸伤等意外伤害,也要预防自伤的发生,保证患者安全。

1. 进食　餐具最好选择不易破损的不锈钢制品,自己能进食的,最好把几种菜肴放到一个托盘里,食鱼肉时要把骨刺提前剔除。不要让老人用尖锐的刀、叉进食。如患者视力较差,要把餐桌放在明亮显眼的地方,进食食物要切成小块,方便患者入口。不要让患者吃黏性食品,液体和固体食物也要分开。盛有过烫食物的器皿一定要远离患者,以免烫伤。

2. 居住　居室要宽敞、整洁,设施简单,光线充足,室内无障碍如门槛等,以免绊倒患者。地面要防滑,床边有护栏,刀、剪、药品、杀虫剂等要收藏好,煤气、电源等开关要有安全装置,不要让患者随意打开。

3. 衣着　为患者准备的衣服质地要好,同时衣服要宽松,外衣最好选用无需熨烫的面料,尽量不使用拉链,最好用摁扣或布带代替拉链,防止拉链划伤患者。

4. 行为　对病情重者做到 24h 有人陪伴,对轻者在其活动最多的时间里加强看护。嘱患者不要单独外出,以免迷路走失。给患者口袋里放一张有患者和家属姓名、年龄、家庭住址、联系电话以及患者所患疾病的安全卡,防止意外发生。

(五)临床用药护理

老年痴呆患者由于各种原因引起脑部功能损害,记忆力减退、健忘,其恢复主要取决于药物治疗,应保证足够的疗程和药物剂量。患者点滴时,穿刺处针头应妥善固定,防止脱落。患者的口服药要护士妥善保管,送药到口,看着服下,并告知其家属,证明药已服下,并注意观察药物毒副作用,以便及时与医生取得联系,调整其用药。

(六)情感护理

针对痴呆患者不同症状,给予相应的护理对策。

1. 焦虑　痴呆患者易出现失落和不安全感,症状有坐立不安、反复挑选衣服、不停地搓手、到处吼叫或来回走动甚至拒绝进食与治疗等。对策:给患者足够的照明,保证居室安静,安排有趣的活动,放一段轻松的音乐。

2. 抑郁　具体表现为呆滞、退缩、食欲减退、心烦、睡眠障碍、疲倦等。对策:耐心倾听患者的叙述,不强迫患者做不情愿的事,鼓励参加运动,散步为宜。

3. 激越　情感不稳定,常为小事发火,逃避、顽固、不合作。对策:分析产生激越的具体原因,安慰患者,避免刺激性语言,鼓励规律性的锻炼,以达到放松的目的。

4. 欣快　常表现出满足感,易怀旧,自得其乐,话语增多,面部表情给人以幼稚、愚蠢的感觉。对策:尊重患者,增加活动,如下棋、读报、打太极拳等。

5. 淡漠 表现为退缩、孤独、回避与人交往,对环境缺乏兴趣。对策:增加照明度,室内摆放患者喜欢的物品,如日历、时钟、照片、收音机等,向患者说一些关爱的语言,建立信赖的关系,鼓励患者做有意义的事情。

(七) 康复训练护理

1. 记忆障碍康复护理 应反复训练患者记忆居住的环境、物品的放置、周围的人和事物。指导患者制定生活作息时间表,让其主动关心日期、时间的变化。每日活动安排由简单到复杂,组织患者看电视、玩扑克、下跳棋、玩智力拼图或给患者一些数字卡,训练患者从小到大排列等,以锻炼患者的记忆和思维能力。为了减慢记忆功能丧失进程,每天要多次训练,以刺激患者记忆,如让患者说出看护者的姓名、住址,认识标记等。充分利用看电视、听音乐、看报纸、读杂志的机会,给予视听方面的外界刺激;经常有意识地让患者回忆、判断来锻炼患者大脑思维活动的能力。

2. 定向力障碍康复护理 包括对时间、地点及人物认知训练,诱导患者产生正向的行为改变,尽可能随时纠正或提醒患者产生正确的人、时间、地点的概念,使患者减少因定向力错误而引起的恐慌和不安。在医院患者的房间内应有大而明显的标志,如在患者床单位放置个人熟悉的所有用物,如被褥、日用品、家庭照片等,让患者自己确认自己的床单位。大指针的时钟可有助于患者对时间定向力的认识,以日期为分页的日历也有助于对时间定向力训练。经常读报纸可刺激患者对新近事件的兴趣,使患者对现实生活有正确认识。

3. 思维障碍康复护理 充分利用残存脑力,如数字排序训练、物品分类训练、计算能力训练等,训练患者的综合分析、判断、推理和计算能力。

4. 情感障碍康复护理 对情感障碍的患者多给予信息及语言刺激训练,对患者关心、体贴,多与其交谈沟通,寻找患者感兴趣的话题,对思维活跃及紊乱的患者,改变话题,分散注意力,转移思路,保持情绪平稳,使思维恢复至正常状态。对有妄想的患者,护士与患者交谈时,注意谈话技巧,不可贸然触及患者的妄想内容。对幻听、幻视的患者,要稳定情绪,分散注意力,尽快将其引导到正常的情境中来。

5. 语言障碍康复护理 语言障碍康复护理训练方法有多种,如口语对话、唇及口型运动、物品名称的命名、词句和书写法、计算法、刺激大脑增强记忆法等。对不同原因引起的语言障碍采用不同的训练方式,如对运动性失语患者,护士应着重给患者示范口形,面对面地教,从简单到复杂,循序渐进反复练习。对命名性失语患者,护理人员应有意识地反复说出有关事物的名称,强化记忆,坚持听、说、读、写并重。

6. 肢体功能障碍康复护理 培养生活情趣,在日常生活中,适当让他们做一些洗碗、扫地、递东西、买东西等简单家务,使他们在头脑中建立新的条件反射,以维持各种功能。经常陪同患者去散步,呼吸室外新鲜空气,练习打太极拳,观赏盆景花鸟,并根据患者的兴趣爱好,安排听音乐、看电视、下象棋等。对早期痴呆患者要尽可能帮助其保持日常生活习惯和卫生习惯,起居、穿衣、刷牙、洗脸等,即使做得不规范,也要尽可能让他自己去做。对后期病情较重的患者,在限制其活动的同时,要根据病情做好肢体的被动运动,保持肢体的正常功能,防止关节畸形和肌肉萎缩。

7. 精神症状的康复护理

(1)改善患者的住院环境,颜色的布局上要采取中性色。卫生间、饭厅、活动室要有醒目的标记,日夜间也要有标记。尽可能选派一位与其熟悉的护工或家人。

(2)了解并尊重患者既往的生活方式,对重症患者避免强烈的视听刺激,以免产生幻觉,加强安全措施,消除不安全因素,窗户外面要加防护栏,地面干燥不滑,床铺低且加用床栏;掌握患者精神障碍并对其做出正确的评估。

(3)对抑郁患者组织其参加无竞争性且又适合自身速度的集体活动,如简单认图、折纸、插花等活动,对其点滴进步给予及时的肯定,此项活动时间不要太长、太难,以免增加患者的挫折感,而加重抑郁。

(4)兴奋型患者,创造安静的环境,避免刺激性言语和行动,做些原来喜欢的轻微的家务劳动,转移其注意力,降低患者的过分欲望。

(5)加强日常生活活动训练,使患者保持基本的生活能力,如督促每日按时洗漱、梳头、如厕、洗脚等。

(八)痴呆相关康复护理技术

1. 现实环境向导 "现实环境向导"是一种特别的康复技巧,美国人科森(Folsom)于1958年首创,现已广泛地应用于照顾老年人及老年精神病患者,特别是老年痴呆患者。此技巧之目的是使那些因年老、长期住院或其他脑病而引致记忆力及认知能力衰退的人,重新学习掌握某些有切身关系的资料及讯息,从而改善其对周围环境及事务的认知和处理方法,使其能更有信心及独立地进行各种日常活动。它是借一些特别的技巧和方法,帮助患者重新认知及掌握有关日期、时间、地点、人物等资料,使患者的日常的活动能力及行为得到改善。而持续地提供各种刺激和鼓励社会接触,亦有助增加与外界的沟通,避免与现实脱节。

"现实环境向导"大致可分为"24小时现实向导"和"现实环境导向小组"。前者是利用一些特别的环境设计,如大标志及指示等,再配合陪护者的接触,整天不间断地提供"环境导向"的资料,去协助患者熟悉现在的居住环境,让他们不会因感到迷茫而惶恐不安;后者则以小组形式,集合一些认知能力相似的患者针对他们的问题做适当训练。要达到最佳效果,应双管齐下,且要持续不断实行。有研究报告显示,现实环境导向小组可以改善患者的认知能力。

2. 缅怀治疗 "缅怀"是一种在老人精神科及老人可广泛采用的康复护理媒介,且适用于治疗老年痴呆症及老年抑郁症。早于1963年,Bulter已把"缅怀"定义为"唤回过去的一种行为或过程";而Burnside(1990)则将它描述为对过去的事情或经历的回响。理论基础源于Erikson(1950)对人生发展过程的理论。人到晚年,回顾往事是很自然的过程,若能借此过程去解决一些从前未能解决的矛盾,整个人生便能达到整合(integration);若未成功,一生便变得"绝望"。

缅怀可以不同形式进行,包括个别回想、与人面谈、小组分享、展览及话剧等。而对象亦不局限于同龄人士,老友共聚也是另一个选择。由于其多元化和易于融合日常生活与交谈中,很多医院及服务老年人的机构都乐于采用。

随着痴呆患者的近期记忆衰退,加上患者在判断能力,语言、思维、运算及理解能力的退减,患者会渐渐与现实脱节,以致造成与人沟通的障碍。缅怀治疗是利用患者所拥有的记忆做媒介,去鼓励患者与人沟通及交往。由于远期记忆是一些实在的材料,患者可以在没有压力下抒发自己的意见及情感。在分享过往光辉岁月及成就的时候,患者的个人尊严得以维护,且有助他们重新肯定自己。与此同时,患者会感到被接纳和谅解,而朋友的分享也给予一个学习和认同的机会,使患者得到更大的支持去面对目前或将来的挑战。

一般缅怀活动会糅合开心和不快的回忆。因为过分着眼于开心的回忆会造成逃避现实;只侧重于不快往事却又会令患者情绪低落。故此,护理人员应抱着谨慎态度。一些研究也显示,合适的"缅怀"活动有助增进患者的生活满足感,减低抑郁及改善生活质量。

3. 音乐治疗　音乐治疗是有计划地运用音乐去改善一些在智能、身体及社会方面有欠缺的人士在其生活环境的适应能力。对某些人是工作,但对其他人却可能是文娱活动。它的多元化和力量涉及不同的层面,已包括功能、感官、认知、社交和情绪。不少文献指出音乐对身心都有正面的影响,如促进情绪改变、增强情感上的反应,促进情绪健康及改善社会技巧。对某些人来说,甚至可以加强人、物和地方的认知。若配合一些身体活动,亦有助促进健康。再者,对一些有暴躁行为的痴呆症患者,音乐亦有安定和缓和的作用。

音乐活动的种类繁多,可包括听音乐、唱歌、敲击乐器、音乐体操等,且可融于日常生活活动,在不同时间播放不同的音乐,有助患者对时间的认知。

4. 美术治疗　美术治疗是借美术活动动作沟通媒介,通过治疗关系去满足参加者情绪、社交及发展的需要,治疗对象甚为广泛,包括长期病患者、痴呆症患者及抑郁症患者等。常用于医院、康复中心、学校,甚至监狱。不少学者也认为参与美术及手工艺小组能建立自尊、增强大小肌肉的协调、改善认知能力、促进创意表达、促进兴趣及社交、改善决断力和避免退化。

美术治疗着重过程多于结果。通过不同形式的活动,参与者更能明白自己的需要和了解潜意识的想法。由于它糅合了情感、认知及人生经历,对参与者来说是一种独特的活动。而且,美术能实现幻想,鼓励情感流露,亦给予身体各项感官刺激。此外,美术活动亦加插了社交的元素,所以,一项精心编排的美术活动能减低冷漠及抑郁。

5. 感官刺激　"感官刺激"是通过个别或小组活动去感知有缺欠的人,有系统地提供有意义及熟悉的感官经验,包括嗅觉、触觉、视觉、听觉及味觉。"多感官刺激"此种治疗环境旨在提供一个既轻松又愉快的经历,让参与者在没有压力的气氛下自由自在地去探索四周的环境,令精神及身体得到松弛,且能刺激其基本的感官。均衡的感官刺激能令脑部正常操作及保持警醒。

由于痴呆症的患者在智能和记忆方面的缺欠,加上对感官的认知能力衰退,使患者难以适应其周围环境,有如置身于一个既陌生又毫无意义的环境中。感官刺激并不局限于任何模式,且应融于日常生活。在环境方面,可避免在墙壁和地面选取一些容易令患者混淆的图案;在简单的家居摆设加入不同色彩;妥善地控制环境的噪音。此外,若能在规律化的生活中增加少许变化,亦可打破沉闷的气氛,为生活增光添彩。

（九）沟通的策略和方法

与老年痴呆症患者的沟通是别具挑战性的,护理人员要留意与患者沟通的策略和方法,如果能够掌握有效的沟通方法,照顾老年痴呆症患者便会显得更轻松。

1. 沟通策略

（1）谅解患者的沟通能力:老年痴呆症患者的沟通和表达能力会逐渐减退。在患病的初期,患者会忘记词汇;中期时,理解和与人沟通会更显困难,例如:称"锁匙"为"开门的东西",而费尽心思也不能说出物件在日常生活中真正的名称;到了后期,患者可能会重复别人的说话,说一些人们听不懂的话或发出一些别人都不明白的声音。护理人员要明白和理解现有的有限的沟通能力。

(2)选择较安静的环境:护理人员要选择安静的环境与患者交谈,简单的布置,也有助于促进护理人员与患者的沟通。嘈杂或四周有太多感官刺激的环境会影响患者注意力的集中和与他人之间的沟通。

(3)确保患者已戴上辅助器:老年长者的视力和听力会随着年龄的增长而减退。沟通时,护理人员要替患者配戴合适的眼镜和助听器。另外,如患者的牙齿已脱落,最好为患者配戴义齿,以使他们发音或说话变得更清晰,有助于沟通。

(4)简单/重复的讯息:说话时应选用简短、浅易和熟悉的句子。患者的近期记忆较差,所以护理人员每句话要清楚地带出一个讯息。每次只问一个问题,也可利用选择题或"是""非"问题,并给予充足时间去理解和回应。如果患者仍然听不明白,护理人员可重复重要的讯息。

(5)善用聆听技巧:耐心地聆听患者的说话,除用言语外,并以身体语言(包括面部表情、手势和动作等)去辅助沟通。注意患者的语气和姿势,谅解他的情绪。说话速度要减慢或留意音调的高低。

(6)积极的态度和赞赏患者:护理人员应抱积极的态度及弹性处理与患者之间的沟通问题。牢记患者是成年人,在沟通上切勿当他是孩童。当患者用错了字或想不出要说的字时应给予帮助,切忌强迫患者说话或喝骂患者。患者近期记忆较差,有时会忘记东西放置的地方而误以为别人拿走了东西。当患者有幻觉或妄想的行为时,应避免与他争辩事情的真实性,反而要接纳及安抚他的情绪。此外,适当的赞赏可以鼓励患者积极地与人沟通。

2. 简易沟通方法

(1)开始谈话时,先称呼他的名字,并介绍自己来引起他的注意。牢记接触患者时,应该在他的前面或视线范围内。

(2)应与患者保持目光的接触。

(3)交谈时,说话要慢一点,可用身体语言来传达讯息(微笑、脸部表情或轻触患者的肩膀)。例如:配合语言的沟通,一边说"穿衣",一边拿衣服。

七、社区家庭康复指导

目前 AD 尚无根治办法,针对这些特殊患者群体,只有通过社区康复护理才能改善患者的生活质量和预防高危行为发生。我国大多数 AD 患者是居家生活的。其生活范围基本局限在社区内,对于社区康复护理工作尚处于起步阶段。无论从临床实践还是护理研究方面与发达国家相比还存在差距。因此,预防和控制 AD 是为满足人民群众日益增强的健康保健意识的需要,也是促进社区康复护理发展的需求。

(一)指导社区医护人员对患者实施药物、心理、行为等一系列综合的社区康复护理

1. 配置 1 名有丰富社区工作经验的专职护士。经规范培训后担任 AD 患者护理及家属培训指导工作。时间为每周 1 次的家庭访视、随时的电话随访、每季度 1 次的咨询培训。

2. 通过对患者家属讲解 AD 相关知识和照顾技巧。指导家属如何与患者沟通,使家属从了解、熟悉到掌握对 AD 患者的照顾技巧,让他们用理解、宽容、诚恳的态度对待患者,尽量满足其合理需求。

(二) 社区家庭护理指导内容

1. 指导 AD 照顾者建立患者治疗、护理档案　在医护人员的指导下结合患者情况制定治疗护理档案,包括姓名、性别、年龄、体重、病情、生活方式和联系方式,家庭成员和照顾者与患者的关系等。专职人员定期访视。

2. 生活护理　指导家属家具摆放要简单化,不要经常更换位置,利用鲜明、悦目、暖色对卧室、厨房和卫生间作出标志,便于老人识别。地板要防滑。避免反光和几何图形装饰。在患者穿的衣物上标明姓名、年龄、地址、联系电话。

3. 指导 AD 照顾者训练患者的生活自理能力　对轻度 AD 患者,照顾者应按照患者的生活习性督促患者自己学会生活自理,如买菜烧饭、整理房间和清洁个人卫生,鼓励患者多参加一些社会活动,抽时间看报刊和电视,使患者尽快适应周围环境;对中、重度 AD 患者,照顾者要花时间帮助和训练患者基本生活自理能力,并合理安排患者作息时间,使患者生活有规律。照顾者应陪伴其外出、认路和认家门,指导患者做家务。

4. 指导照顾者督促患者加强身体锻炼　保持 AD 患者良好的生理平衡,身体锻炼对 AD 患者的身心是有利的,他不仅可使患者保持情绪平稳,而且能延长患者的睡眠时间,提高睡眠质量,有益于他们生理平衡。如:散步、活动手指等,每天运动量的增加要循序渐进。鼓励患者参加娱乐活动:下棋、垂钓、看报、绘画,可强化大脑的思维活动。带 AD 患者参加一些活动,使其保持良好状态,不断地为患者找新的活动方式。

5. 指导照顾者做好患者的安全工作　对中、重度患者要处处留意其安全,随时有人陪护,不要使其单独外出,以防走失,进食时必须有人照看,要防止误吸、误服、跌倒。对家居要定期管理,确保舒适安全,物品放置标志要醒目,让照顾者帮助患者熟悉环境,反复辨认常走的地方,如:厕所、饭厅等。

6. 指导照顾者注意饮食调理,加强营养　日常饮食中多注意 AD 患者的膳食平衡,补充些粗制粮食,常食豆腐,多吃鱼、大豆、核桃、花生、杏仁、松子以及含卵磷脂、钙、铁、维生素 B、维生素 E、植物性脂肪的食物。食不过饱,并保证进食有规律。

7. 定期随访　注意全身情况,如有并发症,尽早诊断和治疗,定期去医院复诊。

第三节　老年抑郁的康复护理

一、概述

老年抑郁症(geriatric depression)是一种以持久(至少 2 周)的情绪低落或抑郁心境为主要临床表现的精神障碍,又称情感障碍。老年抑郁症泛指存在于老年期(≥60 岁)这一特定人群的抑郁症,是老年人常见的精神疾病之一。对老年抑郁应予高度重视,给予积极的综合干预,除药物治疗外,应重视功能康复治疗和心理康复治疗,提高生活质量,降低死亡率,以减少疾病给患者本人及家庭带来的不幸。

(一) 流行病学

我国老年人抑郁症患病率北京约为 1.57%,上海约为 5.28%,并随老龄化社会的进展日趋上升。相关研究发现,老年人的自杀和自杀企图有 50%~70% 继发于抑郁症。Denihan 等随访研究了 127 例老年抑郁症患者 3 年的预后,其中 10.4% 痊愈,34.9% 仍有抑郁症状,24.5% 有其他精神障碍。由此可见,对老年抑郁症的积极有效的康复治疗有重要意义。

(二) 病因

1. 患者自身原因

(1)生理功能的退化:脑功能的退化、血管疾病、下丘脑-垂体-肾上腺皮质轴调节功能削弱、正常睡眠和生物周期紊乱、调节情绪的中枢神经递质改变等都与老年抑郁症的产生密切相关。

(2)躯体疾病与功能障碍:一些躯体慢性疾病如高血压病、冠心病、糖尿病及癌症等与躯体功能障碍,不但给老年患者带来了身心痛苦,高额的医疗费用也给老年患者带来了经济上的负担,使患者产生焦虑、担忧、悲观、抑郁等不良反应,在没能得到及时诊治的情况下,便可患抑郁症。其中,躯体功能障碍和因疾病而导致的残疾与老年抑郁症关系更为密切,可能与老年人自理能力下降有关。

2. 心理因素

(1)病前神经质人格、人际交往困难、婚姻质量差、负性生活事件、终身治疗性疾病造成的经济负担、缺乏社会支持、失语后言语交流障碍、丧偶、独居等诸多原因作用于人体,而产生应激性的心理反应,表现为焦虑、紧张、压抑,如果没有得到及时排遣和心理疏导,可出现抑郁症状。受传统观念的影响,老年人很少去求助于心理医生,久之抑郁症状加重。

(2)老年人的抑郁情绪还与消极的认知应对方式如自责、回避、幻想等有关,老年人退休后对于角色转变在心理上的不适应也会导致抑郁情绪的产生。

(3)性格也会影响老年人抑郁症的发生,良好的内在控制可以防止女性产生抑郁情绪,对于男性来说,具有神经质的人比较容易发生抑郁症。

(4)此外,患者往往只注意治疗躯体疾病,并没有意识到自己所患的是精神障碍性疾病。因此,未能及时到医院诊治。

3. 家庭因素 人在进入老年后,很希望有一个和睦、愉快的家庭环境,但由于各种原因,夫妻争吵、离异、儿女远行、亲人分别,后辈不理解、不孝顺等因素都可导致抑郁症,进一步的研究表明,丧偶是抑郁症的一个重要影响因素。

4. 医疗诊治原因 综合性医院非精神科医生往往只重视躯体疾病的诊治,忽视患者的精神症状,缺乏对抑郁症的分析和识别,尤其是抑郁症以躯体不适为主要表现的类型,更易被医生忽视而漏诊、漏治,使轻、中度老年抑郁症的患者得不到及时诊治,发展为重度抑郁症。

5. 社会因素

(1)与朋友缺乏联系、交际圈子变窄、人际互动减少、缺乏家庭和社会的情感支持不仅会导致老年人抑郁情绪的产生,而且在老年抑郁情绪的维持上起着重要作用。

(2)婚姻状况、经济状况、医疗保健方式以及居住条件对老年人的抑郁情绪的产生也起着重要作用。

(3)此外,社会对老年人的医疗保健工作偏重于防治躯体疾病,如心、脑血管疾病等的防治力度较大,而对精神疾病的防治宣传力度较小,使人们对老年抑郁症缺乏认识和防治意识。社会医疗和养老制度的不健全,使有些老年人在医疗及经济上无保障或低保障,也影响了老年人及时就医。

6. 社会角色的转换　失落与孤独感在离退休之后的 1 年内最常见,多数老年人尤其是身体健康的老人,突然离开工作岗位,由于生活节奏的变化,收入减少及生活困难等问题,导致心理上的不适应,失落、自卑和孤独感,常可导致抑郁症的发生。

（三）分类

1. 原发性抑郁　以持久的抑郁心境为主要临床特征,其主要表现为情绪低落、焦虑、迟滞和躯体不适等,且不能归于躯体疾病和脑器质性病变。

2. 继发性抑郁　具有缓解和复发的倾向,缓解期间精神活动保持良好,一般不残留人格缺损,也无精神衰退指征,部分病例预后不良,可发展为难治性抑郁症。

二、临床表现

老年抑郁早期表现为神经衰弱症状,后期表现为抑郁心境,主要为"三低"症状:情感低落、思维迟缓、意志消沉。

1. 抑郁心境　情绪低落、兴趣缺乏、乐趣丧失是抑郁发作的核心症状。重度抑郁障碍的老年人:晨重夜轻。

2. 思维迟缓和妄想症状　表现为主动言语减少,语速减慢,反应迟钝,部分患者可出现妄想或幻觉,看见或听见不存在的东西;认为自己犯下了不可饶恕的罪恶,听见有声音控诉自己的不良行为或谴责自己,让自己去死。由于缺乏安全感和无价值感,患者认为自己已被监视和迫害。

激越性抑郁症最常见于老年人:表现为焦虑恐惧,终日担心自己和家庭将遭遇不幸,大祸临头,搓手顿足,坐卧不安,惶惶不可终日,夜晚失眠。

3. 意志消沉　抑郁性木僵　表现为行为阻滞,通常以随意运动缺乏和缓慢为特点,肢体活动减少,面部表情减少,思维迟缓、内容贫乏、言语阻滞。患者大部分时间处于缄默状态,行为迟缓,重则双目凝视,情感淡漠,对外界动向无动于衷。

4. 常见的躯体症状　睡眠障碍、食欲下降、体重减轻、胃肠道不适、便秘、颈背部疼痛、心血管症状等,情绪低落不太明显,因此极易造成误诊。

隐匿性抑郁症:常见于老年人,躯体症状较突出,查不出相应的阳性体征,服用抗抑郁药可缓解、消失。

5. 自杀观念和行为　自杀是抑郁症最危险的症状。抑郁症患者由于情绪低落、悲观厌世,严重时很容易产生自杀念头。由于患者思维逻辑基本正常,实施自杀的成功率也较高。据研究,抑郁症患者的自杀率比一般人群高 20 倍。

6. 抑郁症性假性痴呆　80%患者记忆力减退,类似痴呆表现的占 10%～15%。

三、主要功能障碍

1. 思维迟钝、言语减少、交流障碍。

2. 生活自理障碍。

3. 焦虑、恐惧,坐卧不安,失眠,睡眠障碍。

4. 情绪低落、悲观厌世,有自杀观念和行为。

四、康复评定

（一）抑郁自评量表（简称 SDS）

1. 一种病人自己进行的,抑郁自我评定量表（详见康复评定章节 Zung 抑郁自评量表）。此量表简短,一般在十分钟之内就可以完成,不用任何仪器设备,方法简单。由 20 个问题组成,每一个问题代表着抑郁症的一个症状特点,合起来,可以反映出抑郁症的抑郁,心情、躯体不舒服的症状,精神运动,行为症状以及心理方面的症状。而且可以判断出抑郁的轻重的不同程度及有没有抑郁症状。由于可以判定抑郁的程度的轻重,因此,不仅用来进行辅助诊断,还可以用来观察用药后的疗效,是否好转,以及好转的程度,是不是已经恢复正常。

2. 此量表 20 个题目中有 10 个题目的问题是按症状的有无来提问的如:"我夜间睡眠不好"。评分时,从无、有时、经常到持续共四个等级,评分从 1 分到 4 分,逐渐加重:

无——代表没有失眠（1 分）;

有时——代表一周之内有 1~2 天有失眠（2 分）;

经常——代表一周之内有 3~4 天失眠（3 分）;

持续——代表天天失眠（4 分）。

3. 另 10 题目的问题,是与症状相反提问的,如"我吃饭像平时一样多"。实际上,抑郁病人有食欲下降的症状,但问题却是反向的,在评分时,从无、有时、经常、持续的四个等级评分,也正好相反,是逐步减轻的:

无——代表不是和平时一样多,而且是天天都吃得比平时少,为 4 分;

有时——代表有时,一周内 1~2 天吃得和平时一样多（3 分）;

经常——一周内 3~4 天吃得和平时一样多（2 分）;

持续——天天吃得和平时一样多,无食欲下降的症状（1 分）。

4. 此量表最后结果的计算方法　先把 20 个题目综合相加,得出总分,再转换成百分指数,方法见公式:指数计算公式:指数＝总分（得分）/总分满分（80）×100。

指数与抑郁症状的严重程度的关系如下:指数在 50% 以下:正常范围（无抑郁症状）;指数在 50%~59%:轻度抑郁;指数在 60%~69%:中度抑郁;指数在 70% 及以上为重度至严重抑郁。

5. 他评量表　汉密顿抑郁量表（HRSD）（详见康复评定章节 Zung 抑郁他评量表）。

指数与抑郁症状的严重程度的关系如下:指数在 50% 以下:正常范围（无抑郁症状）;指数在 50%~59%:轻度抑郁;指数在 60%~69%:中度抑郁;指数在 70% 及以上为重度至严重抑郁。

（二）躯体症状评定

1. 失眠:90%患者有睡眠障碍。

2. 心境低落,兴趣缺乏。

3. 精力减退,食欲下降,体重减轻。

4. 有自杀倾向。

五、康复治疗

对老年抑郁症的最佳治疗方案是药物治疗结合康复治疗。

（一）药物治疗

药物治疗对抑郁症有良好的效果,如三环类抗抑郁药(TCA),但此类药物对心脏有一定的毒性作用,一定要在医师严格指导下应用。老年抑郁症应首选副作用较小的 5-HT 再摄取抑制剂(SSRI)和去甲肾上腺素,多巴胺再摄取抑制剂(NDRI)等抗抑郁药物,且用药一定要从小剂量开始,逐渐加量。临床实践表明,中医中药有良好的治疗效果。除药物治疗外,要特别关注老年抑郁的康复治疗,使老年患者得到更好的恢复。

（二）康复治疗

1. 心理康复治疗　在有效的药物治疗及积极的功能康复治疗的同时进行心理治疗对患者的康复有积极作用。患者大多行动、言语缓慢,反应迟钝,医务人员要耐心倾听患者的诉说,不可有嫌弃,甚至厌恶的表情,要给患者以宣泄的机会,让患者感到得到了尊重,多用安慰性语言及激励性语言,帮助患者建立战胜疾病的信心。

2. 认识自己的生存价值　对悲观厌世、有自杀倾向的患者,要耐心疏导,帮助其认识自己的生存价值,建立自信心,完善自我,健全人格,把心理状态调节到最佳状态。Shen 等调查发现,心理学治疗、乐观的态度和社会支持可以减少抑郁症的发生。

3. 家庭和社会支持　家庭和社会应给予患者极大的帮助,给予患者更多情感上的支持,帮助患者建立良好舒适的家庭环境,可经常播放一些舒缓的音乐,以帮助患者心绪安宁,缓解抑郁症状。

六、康复护理

（一）安全护理

1. 老年抑郁症自杀的危险性比其他年龄组大得多。老年人有自杀和自杀企图者有50%～70%继发于抑郁症。老年抑郁症患者睡眠障碍,易早醒,清晨是抑郁情绪最严重的时刻,此时最易发生自杀行为,所以护士要掌握患者情绪变化的规律,尽早识别,采取严格的防范措施,保障患者安全至关重要。

2. 对危险物品,如刀、剪、玻璃器皿等,要求严格管理,不要让患者单独使用。

3. 严格执行护理巡视制度,要多巡视患者,观察入睡情况,每次服药后检查口腔,防止患者积藏大量药物后 1 次吞服自杀。

4. 要善于观察患者言语,行为中发现他们的内心活动,预防危险因素的发生。

5. 同时应保持室内整洁、地面干燥不留水迹,病房地面装修以木质地板为好,改善医院内部条件,提供安全、舒适的休养环境,患者穿防滑布鞋,以减少外伤的发生。

（二）心理康复护理

抑郁康复的重点是心理康复,心理状态的状况与其康复是不可分割的,有着相互制约的作用,要让患者正确认识抑郁症,它是可以治愈的,不同于精神病,让患者减轻心理压力,积极配合治疗,尤其是受到精神打击抑郁症患者更应注意心理护理,只有患者处于健康的心理状态,才能承受和适应外来的各种精神刺激,以保证患者的康复,进行自我心理调适,如过好退休关,要在退休前做好思想准备,尽快适应退休后的生活。

（三）饮食护理

老年抑郁症患者大多脾胃不健,故饮食应清淡而富于营养,忌油腻及辛辣刺激之品。要让老人膳食平衡,多食一些特异性食物,如核桃、花生、杏仁、腰果、松子仁等,及富含卵磷脂、钙、铁、维生素类、植物性脂肪的食物,并保证老年人进食有规律。护理人员应引导和帮助患者养成良好的饮食规律,饮食有节,冷热适度,软硬适宜为度,让患者认识到饮食护理对治疗老年抑郁症的重要性。

（四）严密观察患者的精神状态及生命体征

老年患者被动交谈、接触差,多数无主诉能力,问话时只知点头或摇头表示,患有躯体疾病时很容易被精神症状掩盖;服用抗精神病药后,药物的镇静安定作用使患者的自我感知觉迟钝,不能正确主诉病情,容易导致工作人员忽视。每天应观测生命体征,如患者精神软弱时应仔细进行体格检查,发现异常及时通知医生,以便早期治疗。

（五）行为指导护理

采用阳性强化法对患者进行生活自理、社交能力等方面的训练,可根据患者的表现和成绩予以物质奖励及表扬,提高患者生活自理能力,改善患者被动依赖的状态,并通过劳动价值的创造提高患者的自身价值观念,提高患者的自尊心和自信心,为患者重返社会奠定良好的基础。改善单调的生活方式,提高患者主、被动接触能力;改善患者情感淡漠、行为衰退的被动状态,激发患者的情感,使患者长期处于良好的情感体验中。

（六）工娱疗法

工娱疗法是一种重要的治疗措施,可在患者症状稳定后或康复期进行。因老年抑郁症患者情绪长期处于孤独、退缩、忧郁等不良状态,对外界环境常常缺乏兴趣,因此,工娱疗法前护士应以极大的耐心采取各种方式鼓励他们,并选择适合老年人参加的工娱活动,如下棋、打麻将、听古典音乐、糊纸袋、栽花种草等,工娱治疗后还要做好观察记录,如患者在治疗过程中的表现、态度、主动性、持久性以及他人接触情况,以便在以后的治疗过程中,根据情况采取相应和有效的治疗措施。

（七）用药护理

老年抑郁症的患者应积极采用药物治疗,严格按照医生的要求用药,在此基础上要对患者及家庭进行有关疾病的知识宣教,家属应做好药品保管和监督服药的工作,保证患者康复治疗。

药物治疗的注意事项: ①老年人常服用多种药物,应注意老人对抗抑郁药物不良反应敏感性的增高和药物的相互作用;②对肝、肾、心血管、神经系统不良反应较大的药物;在治疗期间,应常规观察生命体征;③老人对药物不良反应的感觉迟钝,不能主动诉说,治疗中应严密观察;④同时还应把药物不良反应告诉病人及照料者,以及时尽早发现不良反应;⑤老年人服药的依从性较差,影响疗效,必要时应由照料者监管药物,按时给患者服药。

（八）建立良好的护患关系、满足患者心理需求

1. 爱护和尊重患者 老年抑郁症患者多表现有人格极端化倾向,心理承受能力差,受不了刺激。因此,护理人员要言行礼貌、举止文雅,对患者的称呼要礼貌恰当,爱护和尊重他们,对于一些积极和乐观的言行、举动要及时给予表扬和鼓励。老年患者多怕孤独,要增加与他们的接触与交谈,并动员家属子女经常来院探视,并带些他们喜欢吃的食品。

2. 合理选择话题与患者交流 老年抑郁症患者病程一般较长,感觉自己拖累了家庭和子女,会产生悲观、失望情绪,对治疗丧失信心,甚至自暴自弃,出现轻生的念头。在了解病情的基础上,要有针对性地选择患者感兴趣的话题与之交流,讲解有关疾病的治疗及预防知识,消除其对疾病的恐惧心理,并安慰、鼓励患者增强战胜疾病的信心和勇气,让已康复的患者进行现身说法。要让患者认识到自我存在的价值,重振精神,积极配合治疗与护理。

3. 建立有效的沟通　①护理人员要选择安静的环境与患者交谈,简单的布置,也有助于促进护老者与患者的沟通。否则,嘈杂或四周有太多感官刺激的环境会影响患者注意力的集中和与他人之间的沟通。②抑郁患者思维迟钝、言语减少和缓慢,生活不能自理。因此,沟通过程着重鼓励患者抒发自己的感受。要耐心倾听患者的诉说,不可表现出不耐烦、冷漠,甚至嫌弃患者的表情和行为。③护士应满足患者家属了解有关患者信息的要求,在交谈中,应避免简单、生硬的语言和一副无所谓的表情,更不能斥责、指责,以免加重患者的自卑感。④与患者语言交流时,医务人员通过眼神、手势等肢体语言传递对患者的关心支持,拍一拍患者的肩,拉一拉患者的手,使患者心理情绪放松,体会到医务人员的温暖可亲,起到很好安抚作用。

（九）开放式护理管理及预防

1. 实行开放式护理管理　开放护理管理的含义是指平时不把患者禁锢起来,让他们参加各项活动,允许患者在病区内自由活动,相互接触交往,使病房社会化,允许家属随时探望。在患者的病情平稳时,护士可组织患者进行环境疗法,其优点是:

（1）改变患者心理状态,对治疗疾病起着良好的辅助治疗作用。

（2）使患者能适应外界环境,加速患者的康复。

（3）家庭教育:患者的亲属对患者态度及关心程度,都会影响老人的康复,如患者入院后家人不来探望,病情好转不接出院等。护士应及时了解情况,对有嫌弃老人的家属耐心进行说服教育,使其家属关心老人病情变化,让老人感到家庭的温暖,减少不良的刺激因素,防止病情的复发。

2. 预防　由于老年抑郁症经常具有其他生理疾病的背景,甚至是其直接的病因。

（1）要尽量把已有的身体疾病治疗好,对不可治愈的疾病也应设法减轻其痛苦。

（2）要调理好离退休后的心理状态,克服自身的性格缺陷,保持一种积极向上的精神生活,培养兴趣和爱好,扩大人际交往,多参加一些社会活动。

（3）改善家庭环境也是非常重要的,丧偶的老人如条件允许的可以考虑再婚,再婚对缓解老年人的抑郁心理有较大的帮助,子女、晚辈对老年人也应给予充分的关心和照顾。

七、社区家庭康复指导

广泛有力的社区支持体系可加快患者的康复过程,要加强宣传卫生知识,提高对抑郁症危险性的认识,使患者在康复过程中充满信心,最大限度地控制自己的潜能,从而达到较理想的康复效果,真正的回归社会。

（一）心理护理指导

由于抑郁症的病人具有自卑感,对一切事物都失去兴趣,悲观失望,甚至绝望。社区护士应经常走访,留心观察老人的思想活动,发现问题及时与之沟通,帮助抑郁症的老人树立战胜疾病的信心,交谈中要有耐心,并尽量的满足患者的合理要求。使患者主动倾诉内心的烦恼。了解自己的病情,鼓励他们勇敢地去面对,懂得抑郁症可以治愈。配合医疗护理人员及早地达到康复的目的。

(二)生活护理指导

社区抑郁症的老人由于多种原有造成了空巢,角色的改变、经济条件等造成了诸多生活上的不便,护士在走访过程中,应主动与其家属联系,帮助其家属了解老人的病情,说明需要护理的重要性。同时鼓励患者有规律的生活,适当的参加一些有益的户外活动,打球、唱歌、下棋等娱乐活动,加强身体的锻炼,促进康复。经常询问病人的睡眠情况,是否多梦、早醒。采取促进睡眠的各种方法,使病人改善睡眠状态。

(三)饮食指导

抑郁症的患者因情绪低落,食欲减退,要做好饮食调护督促。帮助老人或其家属合理安排饮食,注意营养素的搭配,根据老人的喜好,尽量做到合理、科学,保证各种营养素的均衡,鼓励病人克服自己不良的饮食嗜好,有规律的用餐,不暴饮暴食,同时防止病人呛咳、噎食,减少意外发生。

(四)防止意外的发生

久病的老人,因为疾病的折磨,饱受痛苦,会产生轻生的念头,有自杀的倾向。在与老人沟通的过程中,要仔细倾听老人的话语,细心观察老人情绪的改变,观察老人有无异常的言行举动,并注意尽量不要让老人独处。随时有人陪伴,防止病人自杀、自伤。督促其家属加强对危险物品的保管,如药品、刀具、绳索、玻璃等物品。

(五)治疗用药指导

老人身居家中,容易忽略按时吃药,甚至随意增减药量。应督促老人严格执行医嘱,督促老人及其家属按医嘱吃药,并定期进行检查,注意药物的不良反应,防止不良反应的发生。严防老人私自藏匿药物,积攒药物而发生自杀的动机。不能放松警惕性。力争每次服药后检查口腔,并协助医生对患者进行血药浓度的检测。

(六)定期随访

注意全身情况,定期去医院复诊。

(刘文伟 郑彩娥)

第四节 老年慢性前列腺增生症的康复护理

一、概述

良性前列腺增生症(benign prostatic hyperplasia,BPH)是男性老年人的常见病,也是男性下尿路梗阻的常见原因之一,诱发本病的先决条件是年龄老化。有资料显示,60岁男性约有50%有BPH,到80岁时其发病率几乎达100%。BPH可引起尿路梗阻,其症状常为尿频、排尿困难和夜尿增多等,严重影响老年男性的身心健康、睡眠质量和生活质量。

前列腺位于膀胱下方,包绕尿道起始部,由髂内动脉的分支膀胱下动脉供应丰富的血液,但其静脉血回流阻力较大,须经前列腺静脉丛和膀胱静脉丛后才汇入髂内静脉,加上老年人动脉硬化,增强回流阻力,故前列腺极易出现慢性淤血状态。前列腺增生的部位主要是围绕尿道的尿道周边腺体,引起前列腺段尿道弯曲、伸长和狭窄,继而出现梗阻。长期严重梗阻可引起膀胱逼尿肌增厚、收缩乏力,膀胱黏膜可出现小梁,甚至形成膀胱憩室,此外,还可使输尿管末端丧失其活瓣作用,使尿液反流,引起肾积水和不可逆性肾功能的损害。

随着我国老年人平均寿命的逐渐延长,本病的发病人数也相应增加。大多数发病的年龄在 50~70 岁,在 50 岁以前虽然可以发生,但较少见。

(一)病因

前列腺增生症的病因,迄今未能了解清楚。专家认为前列腺增生与过度性生活、情欲放纵、生活散漫、后尿道炎未能彻底治疗、尿道梗阻、睾丸功能异常、饮酒等有关。前列腺分内外两层,内层围绕尿道,可分为前叶、左右两侧叶、中叶和后叶五部分,常见的病变在两侧叶和中叶。增生的前列腺使后尿道狭窄、弯曲、伸长,造成排尿困难。

前列腺增生的病因,至今尚不完全清楚。但目前公认的有两个因素,就是前列腺增生与年老及睾丸分泌的雄性激素(睾酮)水平有密切关系。人到了 50 岁以后一旦进入男性更年期,睾丸开始变化,睾酮的水平随着睾丸的变化忽高忽低,失去平衡,而前列腺不断地受到刺激,特别是睾酮于前列腺内在 5-α 还原酶的催化下,会转变为作用强 5 倍的双氢睾酮,对前列腺刺激更大。随之出现广泛增生,这就是老年人易患前列腺增生症的原因。

(二)发病机制

在前列腺增生症的发病机制中,除由于前列腺中双氢睾酮的含量增高外,还与前列腺腺体的慢性淤血有关。长期淤血可致一些有害物质聚积在前列腺腺体中而不能及时排出,这些有害物质可长期刺激前列腺,使之增生,引起梗阻。BPH 患者的一些症状,如尿频、尿急和夜尿增多等,除与 BPH 引起尿道狭窄有关外,还与继发性膀胱逼尿肌和尿道括约肌的收缩乏力密切相关。

二、临床表现

慢性前列腺增生的病程发展缓慢,早期可以无症状。而是随着梗阻程度加重、病变发展速度加快、合并感染及膀胱结石,症状才逐渐出现并加重。

如果前列腺增生是向尿道周围发展,可以只是轻微的,甚至没有症状;但若突向膀胱颈部,即使增生的程度不大,也会引起程度不同的尿路梗阻。所以它的肥大程度,并不与临床表现成正比。一般来讲,最初症状都较轻,患者并不感觉排尿困难,常表现为排尿次数增加,夜里更为明显;也有的人只是排尿时需等待较长的时间方能排出,排尿终了后仍有尿液滴出,每次尿需分几段排出。久之,可导致膀胱颈部充血水肿,使排尿困难逐渐加重,排尿时很费力,尿的射程偏短,尿线变细、分叉,有时尿不成线,滴沥而出,使每次排尿所需时间甚长。

(一)尿频尿急

早期的症状是前列腺充血刺激膀胱逼尿肌所致。50%~80% 的患者伴有尿急或急迫性尿失禁,为膀胱不稳定性的表现。随着下尿路梗阻逐步加重,膀胱内残余尿增多,逼尿肌代偿功能减退,膀胱有效容量缩小,每次排尿不能将膀胱内尿液排空,因此尿频更为显著,首先是夜尿次数增多,尤其在入睡前和失眠时尿频,但每次尿量都不多,随着病情的发展,尿频加重。

(二)排尿困难

为慢性前列腺增生的主要症状,一般发展比较缓慢,常不能说出开始出现排尿困难的准确时间,有的可长达数年至十余年,排尿开始慢,想排却不能立即排出,排尿后有排不干净的感觉,但初时不一定有残余尿。进一步发展,需要增加腹压才能排尿,同时可以出现尿线无力,尿流变细,进而尿流不能成线,成淋漓点滴并有中断。排尿后仍有尿意,膀胱内有残余尿存在。约30%发生急性尿潴留在排尿困难的基础上,可因气候变化、劳累或饮酒等因素,使前列腺局部和膀胱颈部发生充血、水肿,引起急性的完全梗阻,膀胱内尿液不能排出,产生急性尿潴留,患者的膀胱膨胀,下腹部疼痛。

(三)泌尿系感染、膀胱结石、血尿

由于下尿路梗阻,造成膀胱内残余尿量增多,为细菌生长繁殖提供了良好的环境,因此易诱发膀胱炎;也可以沉积的晶体小颗粒、细菌菌落为核心,形成膀胱结石。由于膀胱颈部充血或并发炎症、结石等,可以出现不同程度的显微镜下血尿或肉眼血尿。如果腺体表面的血管发生破裂,就可产生大量出血,并且有血块充满膀胱,在膀胱区产生疼痛。

(四)尿失禁

随着前列腺的进一步增生肥大,梗阻症状的逐步加重,膀胱内的残余尿量也随之增加,当残余尿量达到膀胱容量时,因为夜间熟睡盆底骨骼肌松弛,尿液可自行流出,发生遗尿。当残余尿充满膀胱而尿液仍不断由肾脏排到膀胱,膀胱内尿液的压力经常超过尿道内的阻力时,尿液可以经常不断地从尿道外口溢出,引起充溢性尿失禁,是假性尿失禁。少数患者因增生的腺体而影响膀胱括约肌功能可产生真性尿失禁。

(五)后期症状

到了后期,由于梗阻的程度加重及时间较长,可造成肾功能衰竭、酸中毒,引起一系列胃肠道、心血管和精神症状等。为克服膀胱颈部的阻力而增加腹压时,可引起痔疮、脱肛及下肢静脉曲张等并发症。

三、主要功能障碍

1. 睡眠障碍 夜尿次数增多,影响患者睡眠。

2. 泌尿系统下尿路功能障碍 尿频、尿急、尿线变细、尿不尽感及不能憋尿等下尿路症状。

3. 参与社会活动障碍 影响参与日常活动及各种社会活动。

4. 身心障碍 导致抑郁、焦虑等心理问题,带来身心障碍。

四、康复评定

1. 发病条件有关因素评定 年龄、过去有无动脉硬化、炎症、生活环境、饮食习惯、遗传、饮酒、劳累等诱发因素。

2. 一般情况评定 对慢性前列腺增生患者进行生理、精神心理、交流、认知、ADL、营养、排泄和社区环境评定。

3. 肛门指诊 评定患者前列腺的界限、大小、质地、中央,沟的深浅,有无硬结及接触痛。

4. B超、影像学评定。

5. 排尿障碍的程度评定 检测评定患者的残余尿量及尿流动力学检查情况。

6. 国际前列腺症状评分表评定 排尿症状的7个问题(分轻、中、重三类型)。包括感觉、自主、以往经历、社会参与、死亡观、与伴侣亲密关系6个领域,得分越高,其生存质量越好。

五、康复治疗

康复治疗目的:在于促使前列腺和膀胱的静脉回流,增强膀胱逼尿肌和尿道括约肌的收缩能力,从而改善 BPH 的症状。

(一)一般措施

戒烟戒酒,多喝水,多吃新鲜蔬菜和水果,忌辛辣刺激性及高脂肪食物,作息有规律;不要久坐,避免过度劳累,防止受凉等。

(二)康复运动

根据患者身体健康状况,选择以下 1~3 种运动方法。

1. 步行 80~100m/min,持续 30min,每日 2 次。

2. 慢跑 120~150m/min,持续 20min,每日 2 次。

3. 太极拳 24~48 式简化太极拳,每日 1~2 次。

运动可增强人体抵抗力。老年人可选择太极拳、五禽戏、八段锦和气功等运动项目。通过这些运动能通经络,流通气血,利于本病康复。

(三)按摩腹股沟

伸直手指,用手小鱼际侧按摩两侧腹股沟,以局部发热为准(约 50 下),每日 1 次。

(四)按摩足底

每晚睡前热水泡脚 5min 后,用拇指或中指指腹从跟骨内侧,到足底中心涌泉穴,再到第三跖趾关节,来回按摩 30 次。

(五)尿液扩张法

每次排尿前,用拇指、食指和中指上下压迫阴茎根部,使尿液滞留在膀胱至被压迫的尿道之间,使之产生内压,10s 后突然放开手指,使尿冲出。

(六)盆底肌肉功能锻炼法

医护人员戴一次性手套,食指涂石蜡油,轻插患者肛门,嘱患者做肛门收缩运动,感觉肛门收缩强劲有力,且每次收缩 30 次以上为有效。

(七)收缩肛门括约肌

指导患者模仿排尿时突然中断排尿样收缩肛门括约肌,并保持腹机松弛,每次 20 下,每日 3~5 次。

(八)手术

有手术指征者手术治疗。

六、康复护理

康复护理主要指导有前列腺增生的老年人,平时不要憋尿,一有尿意,应立即去排尿,以免增加排尿的困难。特别是伴有便秘者,要及时给予解决,因长期便秘会压迫膀胱颈部,导致该处充血水肿,不利排尿。要保持情绪乐观,避免心理压力过大。不要过度劳累,尤其不宜久坐、久立、久蹲不动或长时间骑自行车,以免妨碍前列腺部位血流通畅。注意会阴部保暖,勿受寒、受湿,以减少前列腺的肿胀。

(一)指导督促康复治疗

指导督促完成每日康复治疗内容,持之以恒,坚持康复训练。指导患者坚持做收腹提肛操(方法:吸气时收小腹缩肛门,呼气时放松,连续做100次,每天坚持做2次)可使会阴血液循环得到改善,防止前列腺进一步肥大。

(二)心理康复护理

1. 良性前列腺增生症患者病程较长,而且不易治愈,严重影响生活质量,如睡眠、外出、卫生等,患者痛苦难言,长时间可引起心情忧郁或性格改变。对患者进行发病机制及康复训练的教育指导,消除紧张心理,树立康复的信心。

2. 慢性前列腺增生是老年性疾病,其危害性不仅在于产生的症状给患者带来痛苦,而且还有下尿路梗阻后所产生的全身性病理生理改变。老年患者伴有心、肺、内分泌等疾病,带给前列腺增生症的治疗带来困难。做好心理康复护理,使老年人保持愉快的心情,树立正确的人生观,正确对待疾病。

(三)日常生活指导

多吃新鲜蔬菜、水果、大豆制品和粗粮,适量饮水,绝对忌酒、咖啡及浓茶,忌食辛辣刺激性食品,不可憋尿,不可过劳,避免久坐,防止受寒,预防感冒,保持大便通畅,安排适当的户外活动,坚持康复运动,规律作息,勤换内裤。注意保暖,预防受凉感冒,以防引起尿道黏膜水肿而加重病情。注意适当休息,劳逸结合,避免过度劳累,过度的劳累易引起精神紧张影响疾病的康复。

(四)手术治疗康复护理

经药物等治疗后不能改善症状造成尿频、尿急、排尿困难、急性尿潴留、尿失禁、血尿等,须手术治疗。做好术前、术后康复护理。

1. 术前护理

(1)指导患者适当休息,避免过度劳累及有太大的情绪波动而影响疾病的康复,戒酒以免诱发急性尿潴留,戒烟以免术后咳嗽,防止发生肺不张和肺炎,不吃刺激性食物,食清淡易消化的食物,防止便秘。

(2)注意保暖,预防感冒,增加抵抗力,以改善手术的耐受性。

(3)训练在床上大小便,其目的是使患者有一个适应习惯的过程,有利于术后的早期康复。其方法是首先定时让患者在床上进行大小便的意念训练,然后在医务人员的协助及听流水声的诱导下在床上进行排尿与排便。

2. 术后护理

(1)按前列腺术后的常规进行护理,保持切口清洁,严密观察病情变化及生命体征的监测,前列腺电切除术后拔除导尿管1~2日和2周左右也有继发大出血的可能。保持引流导尿管的固定通畅,用0.02%呋喃西林液进行膀胱冲洗,2次/日,应严格无菌操作,检查气囊有无漏水、破裂,防止导尿管脱出。同时观察引流液的颜色。

(2)膀胱功能训练:为了继续维持膀胱正常的收缩和舒张的功能,对术后留置导尿管的定期开放导尿管,让膀胱适当地充盈和排空,方法:每2~3小时开放导尿管1次,开放时嘱患者作排尿动作,主动增加腹压或用手按压下腹部,使尿液排出,睡眠后导尿管持续开放。同时需对患者隔10~15日进行膀胱功能评估,及时拔除导尿管,以减少留置导尿管的并发症。

(3)关节活动度维持:由于老年人手术后多处在高凝状态,术后卧床制动时间比较长,易诱发压疮、血栓性静脉炎等。翻身拍背,保持床单整洁。指导患者四肢关节运动,以促进血液循环,防止大关节僵直及肌肉萎缩。

（4）肠道护理：卧床患者最早出现的症状是便秘，因为腹肌、膈肌、括约肌无力或力量减弱。首先指导患者选择适当的排便时间，制造有利于排便的周围环境；嘱患者或家属以脐部为中心作环形按摩，方向：由右下腹→右上腹→左上腹→左下腹，以增加肠道内压力促进排便；鼓励患者早期下床活动及腹部运动；多饮水，多吃含纤维素较多的食物，蔬菜、水果及块状食物等。

（五）尿失禁康复护理

1. 心理康复护理　尿失禁可损伤患者的自尊。患者不愿到公共场合，表现为性格孤僻和抑郁，缺乏食欲。针对老年人的特点，反复耐心细致的安慰、解释工作，讲明导尿管拔除后尿失禁为暂时现象，是能够恢复的、解除思想顾虑，树立治愈的信心。

2. 保证液体摄入量　尿失禁患者对饮水有顾虑，会减少液体摄入量，从而导致尿道感染，加重尿失禁。解释饮水与排尿的关系，说明水分刺激排尿反射的必要性。解除其思想顾虑，增加液体摄入量。保证每日在 2000~3000ml，在日间完成摄入计划，夜间则相对限制饮水。

3. 外部引流　防止漏尿滴沥于衣物上，引起不洁和异味，保证日常活动，采用带阴茎套的 1 次性使用引流袋，每日更换引流袋；每日温水清洗会阴 3 次；0.5%碘伏尿道口消毒 2 次。

4. 肛提肌训练　术前早期进行肛提肌训练，预防尿失禁的发生。每次收缩 30 秒，每次连续缩肛 100 下，每日早中晚训练 3 次。

5. 盆底肌锻炼　加强盆底肌力量，从而改变尿道括约肌功能。有意识地收缩盆底肌肉 20~30 次，每次 3~5 秒，每日 3 遍。

（六）康复健康教育

在康复健康教育中，重点在于指导、督促患者完成训练计划，掌握各种方法的要领和注意事项，要求患者克服畏难情绪，做到持之以恒，循序渐进。BPH 的康复是一个艰苦漫长的过程，康复教育人员必须有强烈的责任心、耐心和细心，不断鼓励患者，明确指出患者细微的进步，树立患者康复的信心。

1. 日常生活须知教育　吸烟、饮酒、久坐、劳累和进食辛辣、高脂肪食物等，可使前列腺淤血加重，要求患者戒烟、戒酒。作息有规律，避免过度劳累，不要久坐，防止受凉，多吃新鲜蔬菜和水果。鼓励患者坚持长期康复锻炼，以达到康复的效果。

2. 卫生康复教育　保持会阴部清洁，勤换内裤，以避免皮肤和尿路感染。不要憋尿，如有尿意应及时排尿，憋尿会造成膀胱过度充盈，使膀胱逼尿肌张力减弱，导致排尿困难，容易引起急性尿潴留。如发生急性尿潴留，应及时去医院检查，必要时予间歇导尿或自己清洁导尿。

3. 在整个康复程序中，要指导、督促患者完成训练计划。这是一项较长期、艰苦的工作，要求患者出院后仍坚持康复训练，持之以恒，循序渐进。

4. 教育患者步行、慢跑、跳绳和按摩两侧腹股沟等，都有助于促使前列腺静脉回流，增强膀胱逼尿肌和尿道括约肌的收缩能力；按摩足底可反射性地增强泌尿系统各脏器的自我调节功能；尿液扩张法可改善尿路梗阻症状，重在坚持。

七、社区家庭康复指导

（一）前列腺切除术后的出院指导

要指导前列腺增生可能出现病症的处理方法，出院后要经常自查，定期到医院进行复查,防止复发性前列腺增生肥大。

（二）指导尿失禁的自我护理

因为老年人尿道括约肌松弛,在用力咳嗽、打喷嚏或提重物时,腹压突然增加,致使尿液外溢,更增加了患者的心理负担。指导和鼓励患者积极进行功能锻炼:

1. 患者要坚持做盆底肌群的训练 每晚睡前做床上抬腿运动,仰卧,双腿同时上抬 90° 肛门括约肌收缩运动(腹部、会阴、肛门同时在吸气时收缩),运动可以促进松弛的膀胱基底和尿道筋膜张力增加。

2. 膀胱功能训练 在下腹膀胱区适度的拍打,再用手加压,同时嘱咐患者作腹部加压,指导患者自行排尿。

3. 生活指导 睡前要限制进水量定时用尿壶接尿,可用阴茎套尿袋接体外引流,每日要定时取下阴茎套尿袋,彻底清洗阴茎并暴露于空气中,避免尿液长期浸湿皮肤,刺激皮肤,出现皮疹;保持清洁干燥,勤换衣、裤、床单;保持会阴部皮肤清洁,每日 1~2 次用温水擦洗会阴及阴茎,局部皮肤可外涂油膏以保护皮肤;晚上睡觉时用尿不湿。

（三）指导尿潴留患者的自我护理

1. 指导患者思想放松,采取适当的体位,热敷,建立排尿反射,如听流水声,温水冲洗会阴,采用针刺关元、中极、气海等穴位。

2. 嘱患者将手放在下腹部,轻推揉膀胱 10~20 次,使腹肌松弛,然后再用手掌自膀胱底向尿道方向推移按压,力量由轻到重,逐渐加压,切忌用力过猛损伤膀胱;另一手掌按压关元、中极穴,以促进排尿。如有尿液排出,就要等尿液排空后再放松按压,无尿液排出时可以重复此动作,但不能强行按压。按压"利尿穴",方法是拇指按压穴位后逐渐加压自尿排出到排尿结束。

3. 教会患者清洁导尿法 操作前首先要清洁双手及会阴部皮肤,尤其是尿道口要彻底清洗,患者取坐位或半坐位,一手拿无菌或清洁导尿管,另外一只手提起阴茎约与皮肤呈 60°角,将导尿管缓慢插入尿道 20~22cm,见尿后再插入 1~2cm,待尿排出后,再把导尿管慢慢拔出。

（郑彩娥）

第二十二章　恶性肿瘤术后康复护理

我国恶性肿瘤的发生率和死亡率在过去的 20 年中明显上升,在我国的一些主要大城市中,恶性肿瘤已居死亡病因中的首位,已成为危害人民健康和生命的主要疾病。在全球范围内也一样,恶性肿瘤已成为人类的主要杀手。

恶性肿瘤的临床治疗主要是外科手术、放射治疗和化学治疗。治疗的目的包括癌症的根治或姑息治疗。由于医学水平的限制,当前世界上大多数恶性肿瘤没有特效的临床根治方法。恶性肿瘤和其他疾病一样,可以由原发病灶或继发性因素而导致机体功能障碍或残疾,其所造成的各种功能障碍也是残疾的重要原因,从而成为所有康复医学工作者工作的目标之一。

恶性肿瘤康复从广义上讲应该包括恶性肿瘤的根治,但从狭义上主要是针对恶性肿瘤所导致的原发性或继发性残疾,通过医学、教育、心理、职业等综合性手段,使致残者尽可能改善或恢复功能,提高生活和生存质量。

恶性肿瘤患者功能障碍的康复治疗措施与其他残疾相似,但由于康复治疗与临床治疗的关系极为密切,所以要特别注意与临床措施结合,强调个体化和循序渐进的基本原则,并且把保证临床治疗顺利进行的措施也作为康复治疗的一部分,如营养支持治疗。针对恶性肿瘤手术患者,康复不应该等待临床治疗结束之后再进行,而是要在患者术后病情稳定的前提下,康复治疗介入的越早,所取得的疗效也越好。

第一节　乳腺癌术后的康复护理

一、概述

乳腺癌(mammary carcinoma)是女性最常见的恶性肿瘤之一。在我国占全身各种恶性肿瘤的 7%～10%,发病率仅次于子宫颈癌,部分大城市报告乳腺癌占女性恶性肿瘤之首位。乳腺癌的发病率、死亡率均以西欧、北美高居首位,而亚洲、拉丁美洲、非洲最低,但近年统计资料表明有增高趋势。

乳腺癌根治手术是将整个患病乳房和其皮肤,以及其周围组织,连同胸肌及其筋膜,腋窝、锁骨下所有脂肪组织和淋巴结整块切除。由于乳腺癌根治术大面积的组织及淋巴结清扫可使部分神经受损,术后容易出现术侧胸廓表面和肩关节周围软组织挛缩(瘢痕),影响术侧胸廓和肩关节活动,造成患侧上肢功能障碍。因此,有保留胸大肌的改良手术,以减少功能障碍。大多数病例在手术时保存胸长神经和胸背神经,有神经损伤或不保留胸长神经的患者可出现翼状肩。康复治疗、护理对于恢复患者肩关节功能和消除水肿,提高患者以后的生活质量至关重要。

(一)流行病学

1. 地区差异明显 北欧、北美洲为乳腺癌高发区,南欧、南美洲为中发区,亚洲、非洲为低发区。我国虽属低发区,但大、中城市(特别是沿海城市)的发病率比农村及内陆地区高且逐年递升。如上海在 1972 年的发病率为 17/10 万,2000 年则为 38.2/万。移民流行病学研究认为乳腺癌发病的地区差异并不完全与遗传易感性有关,同时还受环境因素的影响,尤其与早期的生活环境有关。

2. 人群差异极为显著 本病患者主要为女性,男性乳腺癌仅占乳腺癌的 1% 左右。

3. 发病年龄 以中年者居多,30 岁内少见,20 岁以内者则罕见。据中山大学肿瘤医院 6263 例资料分析,患者年龄为 17~90 岁,中位年龄 47 岁。按 5 岁年龄段计算,45~49 岁的患者最多(25.2%),次为 40~44 岁(15.8%)和 54~59 岁(15.6%)。

4. 乳腺癌发病率和死亡率的趋势 近年来全球乳腺癌的发病率呈上升趋势,而死亡率呈下降趋势。引起发病率上升的具体原因尚不明白,有人认为与人们的生活水平提高和生活方式的改变有关。乳腺癌死亡率下降的主要原因包括乳腺癌危险因素的干预、含乳腺照片的普查推广和乳腺癌治疗的进步。

(二)病因

乳腺癌的病因尚不明确,但资料表明与以下因素较为密切。

1. 家族史与乳腺癌相关基因 研究认为有一级亲属患乳腺癌的妇女发生乳腺癌的概率较无家族史的高 2~3 倍。目前研究认为与乳腺癌发生相关的主要基因是 *BRCA*-1 和 *BRCA*-2。

2. 生殖方面 月经初潮年龄小、绝经晚和月经周期短是患乳腺癌的高危因素,另认为终生不婚或未育者、首次生育年龄大于 30 岁和生育后未行哺乳者发病率较高。

3. 乳腺本身疾患 有重度乳腺囊性增生病者乳腺癌发病率高。如果一侧乳腺已患癌,对侧乳腺的危险性增大。

4. 既往用药方面 长期服用雌激素者发病率较高。有报道长期服用利血平、甲基多巴、三环类止痛药等会导致催乳素水平升高,对乳腺有致癌的危险。

5. 电离辐射 乳腺为对电离辐射较敏感的组织,过多地暴露于射线者患癌机会较大。

6. 营养饮食 许多病例对照研究认为脂肪和高能量饮食与乳腺癌的发生成正相关,且有资料表明 50 岁以后肥胖者患乳腺癌的机会增大。有报道,饮酒可引起体内雌激素升高,每日饮酒 3 次以上的妇女乳腺癌的危险性增加 50%~70%。另有研究认为高纤维素、维生素 A 和高黄豆蛋白饮食可降低乳腺癌的发生。

(三)临床分类

1. 按照乳腺癌发展程度的不同,国内在临床上将乳腺癌分为四期。分期对拟定治疗方案较为重要。

第一期:癌肿完全位于乳腺组织内,直径不超过 3cm,与皮肤没有粘连,无腋淋巴结转移。

第二期:癌肿直径不超过 5cm,尚能活动,与皮肤有粘连。同侧腋窝有数个散在而能活动的淋巴结。

第三期:癌肿直径超过 5cm,与皮肤有广泛的粘连,且常形成溃疡;或癌肿底部与筋膜、胸肌有粘连。同侧腋窝有一连串融合成块的淋巴结,但尚能活动。胸骨旁淋巴结有转移者亦属此期。

第四期:癌肿广泛地扩散至皮肤,或与胸肌、胸壁固定。同侧腋窝的淋巴结已经固定,或是广泛的淋巴结转移(锁骨上或对侧腋窝)。常伴有远处转移。

2. 国际抗癌协会建议用 T(原发癌肿)、N(局部淋巴结)、M(远处转移)的分类法来表达乳腺癌的临床分期(表 22-1)。

表 22-1　乳腺癌 TNM 分期

分期	组合
0 期	$TisN_0M_0$
Ⅰ 期	$T_1N_0M_0$
Ⅱa 期	$T_0N_1M_0$　$T_1N_1M_0$　$T_2N_0M_0$
Ⅱb 期	$T_2N_1M_0$　$T_3N_0M_0$
Ⅲa 期	$T_0N_2M_0$　$T_1N_2M_0$　$T_2N_1M_0$　$T_3N_{1,2}M_0$
Ⅲb 期	T_4,任何 N,M_0　　任何 T,N_3M_0
Ⅳ期	包括 M_1 在内的任何 T N 组合

注:Tis 浸润前期癌(原位癌)、非浸润性导管癌、局限于乳头 Paget 病(乳房内有肿块者根据肿块大小分类);T_0未扪及肿瘤;T_1肿瘤的最大直径 2cm 或小于 2cm,乳房皮肤正常;T_2肿瘤的最大直径介于 2~5cm,与皮肤有粘连(凹隙),与胸肌不固定;T_3肿瘤的最大直径大于 5cm,或肿瘤有 2 个以上的原发灶,与皮肤完全粘连、固定(浸润或溃疡),与胸肌亦固定;T_4无论肿瘤大小,直接侵犯胸壁(指肋骨、肋间肌和前锯肌,不包括胸大肌)或皮肤。N_0无局部淋巴结转移,同侧腋窝无可扪及的淋巴结;N_1同侧腋可扪及淋巴结,但尚活动;N_2同侧腋淋巴结融合成块,或与深部组织粘连;M_0无远处转移;M_1远处转移(包括乳房外的皮肤以及对侧乳房和淋巴结的转移)

二、临床表现

(一)术前临床表现

1. 肿块　绝大多数乳腺癌患者都表现为无痛性肿块,常为无意中发现。肿块位于外上相限者居多,一般为单个病灶,质较硬,边界不清,表面不光滑,活动度差(晚期尚可完全固定在胸壁上)。肿块有逐渐增大倾向,在数月内常有较明显的增大。

2. 皮肤改变

(1)酒窝征:当肿瘤侵及乳腺悬韧带时,该韧带缩短导致皮肤内陷而呈"酒窝征"。

(2)橘皮样改变:当皮下淋巴管被癌细胞阻塞时,因淋巴回流障碍导致皮肤水肿、毛囊内陷而呈"橘皮征"。

(3)皮肤卫星结节:当进入皮下淋巴管内的癌细胞独自形成转移结节时,在原发灶周围可见分散的多个结节,临床称其"卫星征"。

(4)皮肤受侵、溃烂:肿瘤侵犯皮肤时,可呈红色或暗红色样变。当肿瘤继续增大时,局部可缺血、溃烂成菜花样改变,这时被称为"菜花征"。

(5)炎症样改变:临床称为"炎性乳腺癌",表现为整个乳腺皮肤红肿,酷似炎症,可称其为"炎症征"。此类型常见于妊娠、哺乳期的乳腺癌。

3. 乳头改变

（1）乳头回缩、偏歪：多为肿瘤侵犯乳头下方组织所致。

（2）乳头溢液（多为溢血）：常为大导管内乳头状癌或肿瘤侵及大导管所致。

（3）湿疹样变：为表现特殊的湿疹样癌（Paget 病）的特有表现。临床可见乳晕、乳头糜烂、结痂、渗液、脱屑，酷似湿疹。

4. 区域淋巴结肿大　同侧腋窝淋巴结肿大可为单个或多个，初期活动，其后可相互融合或与周围组织粘连。随着病情发展，同侧锁骨上淋巴结也会相继肿大。值得注意的是，有极少数乳腺癌患者仅表现为腋窝淋巴结肿大而摸不到乳腺肿块，称为隐匿性乳腺癌。

（二）术后主要临床表现

手术治疗是乳腺癌治疗的主要手段。尤其是Ⅰ、Ⅱ期的患者，以手术为首选。手术主要包括：①根治术：切除全部乳腺及胸大肌、小肌；清扫锁骨下淋巴结及腋窝淋巴结。②扩大根治术：在根治术的基础上同时于断第 2~4 肋软骨消除内乳区淋巴结；腹直肌旁淋巴结；适用于临床Ⅱ、Ⅲ期，尤以病变在乳房中央或内侧者。此术式因创伤性太大，且临床疗效不成正比，目前很少应用。③改良根治术：分两种术式：Ⅰ式保留胸大肌，切除胸小肌；Ⅱ式胸大、小肌均保留。此术式与根治术相比，保留了胸大肌，切除或保留了胸小肌，不影响患者体型的整体形象，且治愈率无显著差异，目前此术式在国内仍为主要手术方式。④单纯乳腺切除术：适用于对原位癌、微小癌及因年老体弱不能耐受根治术者。⑤保留乳房外形的保乳手术：我国对保乳手术态度慎重，多数医院选择肿瘤直径<2cm，腋窝淋巴结无转移的病例。

接受根治术、扩大根治术或改良根治术的患者术后主要出现伤口愈合延迟、上肢水肿和功能障碍等问题。

三、主要功能障碍

接受根治术、扩大根治术或改良根治术者由于手术的方式会导致患者出现的功能障碍主要表现为以下几点：

（一）伤口愈合延迟

乳腺癌患者切除乳房后伤口愈合的延迟主要表现为皮瓣坏死和皮下积液。许多因素，包括高龄、糖尿病、局部放疗后、电刀灼伤等都是导致伤口愈合延迟的因素。

（二）上肢水肿和功能障碍

乳腺癌根治术后由于腋淋巴的清扫，会有不同程度患侧上肢水肿和肩关节活动障碍。发生上肢水肿的原因分析：乳腺癌根治术后，上臂内侧的淋巴管在手术中遭到了摧毁导致淋巴引流不畅；腋静脉在包扎伤口时受损；因伤口处理不当或其他原因造成腋窝伤口不愈合，长期积液，或并发轻度感染，都会使残留淋巴管进一步被摧毁，如果反复感染，甚至会造成锁骨下或腋静脉堵塞，导致重度水肿的发生；术前或术后放疗都会造成放射野内的静脉闭塞，淋巴管摧毁，还会因局部肌肉纤维化压迫静脉和淋巴管，影响上肢回流及上肢功能。

（三）肩关节活动障碍

乳腺癌手术患者由于手术创伤大，手术时与肩关节、肩胛骨运动有关的肌肉及血管、神经被暴露、切断或切除，使手臂功能受到影响，造成一定程度的上肢功能运动障碍，甚至出现淋巴结水肿、瘢痕挛缩及上肢活动受限等术后并发症。

（四）乳房缺失

目前国内大多数乳腺癌手术还是采取切除乳腺的术式,包括根治术、改良根治术等。妇女乳房的缺如直接影响其外形的美观,这会对其心理造成很大的压力。

四、康复评定

（一）一般情况

询问病史包括患者的月经情况、婚育、哺乳情况、既往乳腺疾患、癌瘤家族史、甲状腺功能情况及妇科疾病等。现病史中尤其要注意肿块发生时间、生长速度、与月经关系等。此外,还应了解患者手术的过程。

（二）体格检查

包括全身体格检查和乳腺检查。①视诊:观察双侧乳腺大小、对称性,注意是否有肿物隆起或皮肤的病理改变。注意双侧乳头是否对称,是否有回缩、偏歪、糜烂等病理变化。②触诊:一般采用卧位,也可坐卧相结合。如果发现有肿块,必须详细检查并记录其具体位置、肿块大小、硬度、边界情况等。

（三）功能障碍评定

对患者的关节活动度、日常生活活动能力、疼痛等进行评估,了解患者的功能障碍情况。

（四）心理社会评定

评估患者对疾病的了解程度。评估患者的心理状态、人际关系与环境适应能力,了解有无抑郁、焦虑、恐惧等心理障碍。评估患者的社会支持系统是否健全有效。

（五）辅助检查

1. 透照检查　近来应用近红外冷光强透仪,对透照效果有所改进。由于肿瘤组织局部血运丰富,吸收近红外光量较正常组织多,因而显示暗区,是一种较有效的普查筛选手段。

2. 钼靶 X 线检查　利用钼靶软 X 线透不过密度较高的软组织这一特性,摄片检查可见密度增高的结节阴影,有时肿块边缘可见毛刺状影,乳腺中特异的钙化又是乳腺癌另一征象,国内资料表明诊断乳腺癌的准确率可高达 90%。

3. B 型超声检查　目前已广泛应用。因其无损伤,无放射的优点而常为乳腺肿块诊断手段的首选方式。由于能清晰显示乳房各层软组织结构及其内肿块的形态和质地,因此能鉴别乳腺癌和良性肿块。B 型超声检查诊断乳腺癌的正确率可高达 80%,但对于临床无法触及的早期乳腺癌,诊断率不如钼靶 X 线检查。

4. MRI　是公认最敏感的发现小叶癌的影像学方法,对多中心、多灶性病变的检出率高于其他方法,对隐性乳腺癌原发灶的检出率为 86% 以上,高于其他方法,但对导管内癌的检出率不如钼靶 X 线检查。

5. 组织学（切除活检）与细胞学检查　即应用细针（直径 0.7~0.9mm）在肿块内不同方向穿刺吸出组织液内含有的细胞做检查。针吸细胞学检查诊断乳腺癌的正确率达 80% 以上,其损伤小而安全性大,但对于直径小于 1cm 的乳腺癌不易取到标本。当针吸细胞学检查结果为阴性,而临床上仍怀疑乳腺癌时,则可行切除活检。

五、康复治疗

乳腺癌患者的康复应该在术前开始,包括向患者解释清楚手术的方式、手术后康复的要点以及将来必须面临的种种问题和解决的方法。上肢淋巴水肿、臂丛神经损伤、肩关节活动范围下降及其可能导致的肩关节功能障碍,同时患者的生活质量也会因上肢功能的下降而受到影响。为避免乳腺癌术后上肢功能丧失,循序渐进的肢体功能康复训练是锻炼患侧肌肉弹性和灵活性、恢复功能所必需的。同时,针对患者术后体能下降、化疗放疗副作用、情绪低落、社会交往减少等问题,全身运动康复训练对提高其生活质量有着积极的效果。

（一）心理康复

患者的心理治疗是康复治疗极为重要的组成部分。对于术后患者主要是让其逐步适应术后所面临的功能和外观方面的缺陷,能够积极主动地配合康复治疗。对于一些不可手术（广泛转移或体质过差）而只能采用姑息疗法的患者,则更应鼓励患者正确地认识自己所面临的生活、职业和社会问题,以及康复治疗的意义,从而以积极的态度与癌症做斗争。

（二）呼吸功能的康复

患侧胸壁手术切口较大,加压包扎会影响呼吸时的胸廓活动,最好术前先教患者做呼吸练习,术后定时改变体位,叩打振动背部,促进呼吸道分泌物排出。鼓励患者作深呼吸,促使肺叶扩张,防止肺部感染,同时可增加胸壁活动,有利于术区皮肤的放松。患者能坐起或下地时需作深呼吸练习,双手放在上胸部锁骨下方,吸气时用鼻深吸气,双肩缓慢向外旋转,使胸廓扩张,呼气时用嘴呼气,胸廓放松。

（三）肩活动功能的康复

术侧肩胸皮肤皮下组织张力高,容易影响肩关节的活动。术后患者处于半卧位,术侧上肢置于功能位,肩外展,肘屈曲或自由放置,以枕头支持前臂和手。次日即可做手指伸屈、握拳、腕伸屈、前臂旋前旋后和肱二头肌静力性收缩活动。拔除伤口引流后改仰卧位,可逐步加做肘、上臂、肩的活动,并在他人协助下用术侧上肢洗脸、刷牙、吃饭,逐渐过渡到自己独立完成。伤口拆线后可增加上臂、肩的活动范围和活动次数,具体的医疗体操如下:

1. 摆动运动　坐位或立位,身体前倾,术侧上肢自然下垂,做向前后内外方向的摆动,做内收活动时使术侧上肢的摆动超过身体中线。

2. 耸肩旋肩运动　坐位或立位,缓慢耸肩,使肩上提达耳朵水平,然后下降,再使肩在水平面上作缓慢的内旋和外旋活动。

3. 双臂上举运动　立位,双手紧握,伸肘、缓慢上举过头,达到尽可能的高度,然后缓慢放下。

4. 爬墙运动　立位,面对墙壁,足趾离墙约 30cm,双手指尖抵墙面,缓慢向上爬,是双臂保持平行,连续练习数次,然后改为侧立,使术侧肩对墙壁,肩外展,手指尖抵墙面,缓慢上爬,连续练习数次。肩活动范围有改善时逐渐缩小足与墙的间距。

5. 护枕展翅运动　坐位,双手"十指交叉",上举至额部,然后移向后枕部,将双肘移向前方,再分开移向耳部。最后将交叉的双手举至头上,再降回到起始位。以上所有动作均宜缓慢进行。

在进行以上训练的初期,可用健侧上肢带动患侧上肢,逐渐加大活动范围。术侧肩出现疼痛时可继续尝试活动,但疼痛有所加重时做几下深呼吸,疼痛缓解后继续练习或疼痛加重则暂停活动。疼痛以耐受为度,切忌强力牵拉,以免发生撕裂伤。每日训练 3 次,一般需坚持 6 个月~1 年。

（四）淋巴性水肿的康复

术侧淋巴结被广泛切除、腋静脉血栓形成、术侧上肢被强力牵张、手术损伤的组织粘连压迫等因素均可导致术侧上肢淋巴回流障碍,形成水肿。轻者可在数月至数年内逐渐消退,重者持续多年不消。患者自觉肢体沉重,影响活动,还容易发生破损、感染持久不愈等。其康复措施如下:

1. 抬高患肢 术后即应将术侧上肢抬高至心脏水平。以后应注意避免上肢下垂或做重体力活动,以促进淋巴回流。

2. 患肢护理 注意保持患肢皮肤清洁润滑,劳动时戴防护手套,缝纫时戴顶针,不使用腐蚀性洗涤剂,防止破损感染,避免在患肢测量血压、作静脉穿刺注射。一旦发生破损感染,宜及早抗感染治疗。患肢衣袖宜宽松。

3. 运动与按摩 患肢宜做适度活动或做向心性轻手法按摩,以促进淋巴回流,但应避免术后过早、过强活动,以免加重水肿。

4. 压迫性治疗 患肢使用间断性气压袖套,每天 2~12 小时。或穿弹性压力袖套(在上肢高举时套上袖套),以压迫约束上肢,促进淋巴回流。

5. 其他治疗 必要时低盐饮食,用利尿药。严重者试行瘢痕松解术,解除瘢痕对血管、淋巴管的压迫。

（五）形体康复

女性患者在乳房切除后可使用外部假体,年轻女患者可考虑进行乳房重建术。

（六）幻乳觉的处理

个别患者术后产生幻乳觉,宜采用对症治疗,如:戴假乳、轻柔按摩、经皮电神经刺激疗法等。

六、康复护理

康复护理人员应该了解并掌握乳腺癌手术患者可能出现的护理问题,并提出相应的护理措施,使患者能够积极主动地配合康复治疗,降低患者的焦虑、抑郁心理,改善患者的生活质量。

（一）康复护理目标

1. 减轻患者因手术产生的焦虑恐惧心理。

2. 为患者提供合理的膳食。

3. 解决疼痛问题。

4. 避免感染的发生。

5. 预防废用综合征的发生。

（二）康复护理措施

1. 心理康复护理 康复是一项主动自觉的活动,不同的心理问题会直接影响康复效果。乳腺癌根治性手术切除的组织多,手术创面大,尤其是手术后形体上产生的变化及对预后的担心,给患者造成很大的精神压力,要使患者有充分的思想准备,帮助患者接受现实,患者只有保持良好的心理状态,树立正确的康复信念,才能够积极主动参与康复的行动。帮助患者树立战胜癌症的信心和进行心理治疗,既要向患者讲解手术的效果及术后在形体上所产生的缺陷,同时又要告诉患者,美容乳罩能弥补手术后不足,以增强患者的自信心,减轻患者的焦虑心理。

2. 饮食康复护理　乳腺癌患者术后由于应用一些其他药物治疗,导致食欲低下、恶心、呕吐、腹泻等症状。由于疾病对身体已经造成很大的影响,乳腺癌患者手术后身体更加虚弱。此时,乳腺癌患者术后的饮食调理就显得尤为重要了。

(1)乳腺癌术后饮食调理一:饮食多样化,营养均衡平衡膳食是癌症患者术后保持正常体重的最好办法。饮食要平衡、多样化、不偏食、不忌食、荤素搭配、粗细搭配,烹调时多用蒸、煮、炖,尽量少吃油炸食物。

(2)乳腺癌术后饮食调理二:合理忌口,乳腺癌患者术后的饮食要做到忌口,忌食生葱蒜、母猪肉、南瓜、醇酒以及辛温、煎炒、油腻、荤腥 厚味、陈腐、发霉等助火生痰有碍脾运的食物。

(3)乳腺癌术后的饮食调理三:乳腺癌手术后,可给予益气养血、理气散结之品,巩固疗效,以利康复。如山药粉、菠菜、丝瓜、海带、山楂、玫瑰花等。

(4)乳腺癌术后饮食调理四:乳腺癌术后放疗时,易耗伤阴津,故宜服甘凉滋润食品。如杏仁霜、枇杷果、白梨、乌梅、莲藕、香蕉、橄榄等。

(5)乳腺癌术后饮食调理五:乳腺癌术后化疗时,若出现消化道反应及骨髓抑制现象,可食用和胃降逆、益气养血的食物,如鲜姜汁、鲜果汁、粳米、白扁豆、黑木耳、向日葵子等。

3. 疼痛的康复护理

(1)安排舒适体位:①麻醉未清醒前,应平卧头侧向一边;②清醒后,以枕头垫于颈、肩部;③取半卧位。

(2)将手臂举高,放于枕头上,使用弹性绷带。

(3)伤口加压,敷料外放置沙袋。

(4)教导患者运用放松技术。

(5)按依医嘱给予止痛。

4. 感染的预防

(1)保持有效的引流,保持负压,定时挤压引流管。维持引流负压。

(2)半坐卧位,将手臂垫高。

(3)评估伤口引流情况:引流量、色、性质,注意水肿、发红现象。

(4)观察植皮处引流情况。检查手术侧手的颜色,嘱患者活动手指,并记录其感觉。

(5)按医嘱给予抗生素治疗。

(6)向患者/家属讲解有关淋巴水肿与感染的征象。

5. ADL 康复护理指导　结合日常生活活动进行康复训练,尽量减少或避免以健侧上肢代替术侧上肢完成动作,逐渐增加术侧上肢的活动和负荷。出院前可用患手拿起至少 0.5kg 的物品进行活动,如:水杯倒水,进食、洗脸、化妆、梳头、操纵家用电器、打电话、翻书报等。

6. 患肢的康复护理　手术后患侧手臂不能自由伸展,肩关节活动受限制,不能进行上举、后旋等动作。护理人员要预见性地做好术前康复健康教育,告知患者术后患肢功能锻炼的重要性,克服伤口的疼痛、积极配合。

(1)不要用患者上肢测血压、静脉穿刺,避免皮肤破损,减少感染的发生;避免用患侧上肢搬动、提拉过重物品;早期抬高患肢,防止肢体肿胀。

(2)术后指导、督促患者早期开始患肢功能锻炼,术后 1~4 日留置负压引流期间应活动前臂及上肢的肌肉,可做握拳、伸指、捏橡皮圈等。术后5~10日可活动上臂,适当可行前伸、后展位,但不能向外上方伸举。一般10日拆线后进行爬墙、后旋及从颈后摸对侧的耳朵等,做些幅度较大的动作,2周后患肢应做上举及过后外旋位,以防瘢痕挛缩影响上肢的功能。

对患侧上肢的功能锻炼在术后1周左右即可开始。先锻炼手腕的屈伸功能,再进行肘关节的屈伸,两周左右可以开始进行肩关节的运动锻炼。方式有如下几种:

1)摸高运动:人面壁而立,手臂上举沿着墙壁逐渐向上摸高。可以在墙上从低到高制定几条线,循序进行,以利于肩关节上举功能的恢复。

2)摸对侧耳运动:患侧可先进行横向抬高运动,然后过渡到摸对侧耳朵。

3)梳头运动:将患肢举置额前,手掌置于前额,然后作梳头样运动,直至后枕部。此运动可促使肩关节旋转功能的恢复。

以上锻炼在初起可用健侧手帮助抬高患肢,逐步过渡到患肢单手训练。当上述锻炼完成后可以再进行跳绳运动及拉吊环运动,以进一步促使患肢功能的恢复。

七、社区家庭康复指导

(一)帮助患者建立温暖和谐的家

一个和睦的家庭,一个善解人意、充满温情、处处关心体贴的丈夫,对乳腺癌患者的心理康复及身体康复都会起到康复人员所不能代替的巨大作用。因此,乳腺癌患者的亲属应充分认识到自己在患者康复中的重要地位和责任感,最大限度地利用自己的影响力,在患者的精神生活和物质生活中主动发挥作用,尽到亲人应尽的义务。

(二)合适环境

休养环境空气清新,每日开窗通风,不与呼吸道感染的人接触,以防感染。

(三)指导创面护理

嘱患者出院后避免手术侧手臂感染,注意保持皮肤清洁完整,每日清洁后擦干,并涂冷霜。如有感染,及时与医生联系。创面愈合后可清洗局部,用柔软的毛巾轻轻吸干,粗暴的擦洗容易损伤新愈合的组织,以冷霜轻轻涂于皮肤表面,防止干燥脱屑,并促进皮肤较快恢复外观,瘢痕发痒可擦滑石粉。

(四)指导坚持锻炼

继续坚持进行患肢功能锻炼,锻炼时间不应少于半年。最初两周活动负荷量渐增加,如:洗头、一般打扫房间、一般烹饪、折叠衣服、穿套头衫等。出院1个月时活动负荷量可进一步增加,如:挂衣入柜、铺床被、抓公共汽车把杆等。回家2个月时可做提手提包、提菜篮、背包、轻量体育活动等活动。

(五)定期进行放疗和化疗

按医嘱定期来院进行放疗和化疗治疗。全身化疗或乳腺癌术后辅助化疗者要注意口腔卫生,提供均衡的饮食。

(六)饮食指导

患者每日的蛋白质需要量比正常人高,脂肪不宜过多,碳水化合物应是粗细粮结合,食物种类丰富多样,要吃新鲜蔬菜和水果。饮食要注意营养成分的均衡,过多过少均不可取。忌口,要因病、因人而异,长期忌口,营养素单一,食物单调乏味,食欲下降,易造成营养不良,影响术后恢复。

（七）指导乳房自我检查

1. 观察健侧乳房皮肤颜色是否正常,有无乳头内陷。

2. 仰卧于床上,手指平放于乳上,轻压,从外向乳头逐圈检查乳房有无肿块,被查侧的手臂放于身体一侧检查一遍,压在头后再查一遍,交叉检查腋窝。

3. 用拇指及食指轻轻挤压乳头看有无液体溢出。如有异常及时就诊。

（八）避免妊娠

5 年内必须避免妊娠,如有妊娠必须早期中断,以免促使乳癌复发。

（九）性生活指导

许多妇女丧失了性兴趣,并再也不能恢复;有些患者担心性生活会引起癌症的发展或复发产生不必要的顾虑。指导使患者及家属认识到适度的性生活不仅不会促进肿瘤复发,反而会提高患者对生活的信心,增进家庭和睦,有利于患者的康复。

（十）定期随访

1 个月后回院复查,发现异常随时就诊。

第二节　喉癌术后的康复护理

一、概述

喉癌(carcinoma of larynx)是喉部常见的恶性肿瘤,占全身恶性肿瘤的 5.7%~7.6%。

（一）流行病学

近年来,喉癌患者呈增多趋势。中国医科大学 20 世纪 70 年代的喉癌患者是 50 年代的 37.7 倍;广州中山大学肿瘤医院 80 年代的患者是 70 年代患者的 1.4 倍,为 60 年代的 1.9 倍。上海市喉癌患者的发病率,1972 年为 1.79/10 万,1986 年增至 2.0/10 万。美国国立癌症研究资料,1973—1987 年喉癌发病率增加 0.5%。

喉癌的发病率有地区差异。国内报道,东北地区发病率较高,而且城市高于乡村,重工业城市高于轻工业城市。国外文献报道,意大利的瓦雷泽,巴西的圣保罗和印度的孟买为世界三大高发区。北欧的丹麦、挪威等为低发区。

喉癌患者常见于 50~69 岁人群,男性明显高于女性,我国东北地区男女性喉癌患者之比是 2.48:1(2007 年),上海市为 6.75:1(1986 年),广东省为 11.2:1(1992 年)。意大利的瓦雷泽为 32:1,巴西为 12:1,日本为 9.6:1。

（二）病因

到目前为止,喉癌的病因尚未明了,一般认为与下列因素有关:

1. **吸烟**　与喉癌发病关系最密切者为吸烟,喉癌患者中有吸烟史者约占 95%,比一般不吸烟比例高 20%~30%,有吸烟史的喉癌患者发病年龄比不吸烟者小 10 岁左右。

2. **病毒感染**　喉癌的发生可能与人类乳头状瘤病毒(HPV)感染有关,喉癌的病理学类型与 HPV 的类型之间有一定的相关性,喉鳞癌、疣状细胞癌与 HPV16 感染有关,腺癌与 HPV18 感染有关。

3. **癌基因、抑癌基因**　喉癌的基础研究表明:喉癌的发生、发展与 *ras*、*myc* 等癌基因的突变、扩增以及抑癌基因 *p53* 的失活有密切关系。

4. 性激素　男女喉癌患者之比为 5～10：1，喉癌组织雌激素受体 ER 的阳性率为68%～80%，雌激素受体的阳性率为 50%～100%，提示喉癌的发生发展与性激素有关。

二、临床表现

（一）术前临床表现

喉癌患者就诊时的主要临床表现有：声音嘶哑、咽喉部异物感、咳嗽和血痰、呼吸困难、颈部肿块等。上述表现随肿瘤的部位和病期的不同而不同。

1. 声门上区癌　早期可无症状或仅有咽部不适。喉异物感。随着病情的发展，可出现咽痛，吞咽时加剧，妨碍进食，并放射到同侧耳内。肿瘤增大发生溃烂，引起咳嗽和血痰。肿瘤向下侵犯声门区时出现声嘶。晚期患者有吞咽障碍、呼吸困难等症状。

2. 声门区癌　早期出现声嘶，呈进行性加重。由于声门区是喉腔最狭窄的部位，故声门区癌长到一定体积时，就引起喉鸣和吸入性呼吸困难。晚期患者可出现咽痛、血痰等症状。

3. 声门下区癌　早期症状不明显。当肿瘤增大、溃烂时则有咳嗽、血痰等。肿瘤侵犯声带时，则有声嘶。肿瘤堵塞气道时，则出现呼吸困难。

（二）术后主要临床表现

手术是治疗喉癌的主要手段，但后全切术后患者完全失声并改变了正常呼吸通道。近年来，随着喉部分切除术的普及，越来越多的喉癌患者在根治肿瘤的同时又保存了发音功能和呼吸功能。手术方法主要有：①支撑喉镜下手术：通过显微镜或影像辅助的方法，利用激光或器械进行喉内的手术。该手术能够尽可能保留喉的发音功能。②喉部分切除术：将喉内肿瘤和部分正常喉组织切除，以达到根治肿瘤和尽可能多地保留喉功能的目的。③喉全切除术：切除范围一般包括全喉及附着的喉外肌，胸骨舌骨肌有时保留。此外，根据需要切除范围还可包括舌根、下咽黏膜、甲状腺、颈段食管和颈前皮肤等。

若行部分喉切除术，患者发音功能将受到影响，如声音嘶哑等，但仍能讲话，呼吸一般不会改道，生活大致正常。全喉切除患者，生活改变较大，不但失去讲话功能，且须在颈前下方正中作气管切开造口将呼吸改道，患者往往需经 2～3 个月后才能逐渐适应生活。

三、主要功能障碍

1. 喉切除术后患者失去喉，没有发音器官，言语交流障碍。
2. 改变了上呼吸道的通气途径，在颈部瘘口进行呼吸，患者呼吸适应障碍。
3. 言语交流障碍影响社交障碍。
4. 心理障碍，因对癌症的焦虑、恐惧所致。

四、康复评定

（一）一般情况

了解患者的年龄、文化程度、婚姻状况、职业情况、生命体征、精神、睡眠、疾病史、家族史、遗传史、过敏史等。此外，还应了解患者手术的过程。

（二）专科护理评定

对患者的吞咽功能、言语功能、全身营养状态以及发音重建术的效果等进行评定，了解患者的功能障碍情况。发音重建术的效果评定（评定标准分为四级：Ⅰ级讲话清，音量大，音质好,相距 5 米能对话;Ⅱ级讲话清,音量略小,音质满意,相距 3 米能对话;Ⅲ级讲话嘶哑,音量小,相距 0.5 米能对话;Ⅳ级不能发音)。

(三)心理社会评定

评估患者对疾病的了解程度。评估患者的心理状态、人际关系与环境适应能力,了解有无抑郁、焦虑、恐惧等心理障碍。评估患者的社会支持系统是否健全有效。

(四)临床检查

1. 喉外形　早期喉癌外形无变化,晚期因肿瘤压迫或侵及甲状软骨,使喉外形增宽,变形和甲状软骨上切迹消失。同时甲状软骨左右推动时与颈椎间摩擦音(甲脊音)消失。

2. 颈淋巴结检查　主要检查两侧颈内静脉淋巴结链及喉、气管前淋巴结有无肿大。

(五)辅助检查

1. 间接喉镜检查　临床上最基本、常用的方法,间接喉镜检查一般自上而下系统观察喉内及周围组织的情况,如患者会厌为婴儿型或会厌后倾,抬举差时,不能窥清喉腔全貌,必须借助直接喉镜或显微喉镜检查才能发现喉内病变。镜下发现肿瘤时,可钳取活体组织送病理检查,或涂片送细胞学检查。

2. 直接喉镜检查　直接喉镜仍是目前喉检查的重要方法之一,其可弥补间接喉镜的不足,并可在检查的同时进行活检。

3. 纤维喉镜检查　窥视范围广,能窥清喉腔及邻近结构全貌,尤其是间接喉镜不易看清的部位;可录像、拍照作资料保存;可钳取组织进行病理学检查,是喉癌的常规检查项目。

4. X 线检查　①喉正侧位平片:可观察肿瘤的部位、范围、呼吸道情况,甲状软骨有无破坏及椎前组织阴影有无增厚等。②喉造影:向喉腔滴入造影剂,使喉腔表面覆盖一层造影剂后进行摄片可更清晰地显示喉腔黏膜表面的轮廓,还可观察下咽、食管入口的情况。

5. CT 扫描　对肿瘤的位置、大小、软骨是否受侵、会厌间隙、声门旁间隙等深部结构的受侵情况可进行较为详细的了解。应注意由于甲状软骨的钙化、骨化极不规则,在 CT 上与肿瘤的破坏常不易区别。此外,CT 对颈部淋巴结转移也有诊断意义。

6. 磁共振检查　磁共振对软组织的分辨率比 CT 扫描高,在了解喉部的侵及范围、颈部及上纵隔的淋巴结转移多方面优于 CT 扫描。

7. 组织病理学检查　喉癌的定性诊断依据依赖于组织病理学检查,包括活体组织学和细胞学检查。

五、康复治疗

喉癌为头颈部肿瘤中的第 2 位,多见于吸烟男性。早期患者可进行放疗,但一般仍以手术治疗为主。喉切除术后患者失去喉,没有发音器官,不能进行言语交流,并且改变了上呼吸道的通气途径,在颈部瘘口进行呼吸,不易为患者所适应。重建发音功能是喉癌患者术后功能康复的重点问题。

(一)部分喉切除术者

1. 吞咽训练　声门上水平半喉切除和次全喉切除后,多需要经过一定时间吞咽训练才能正常进食而不发生呛咳、误咽,饮水只能小口、慢慢地饮。训练方法:患者取半卧位,深吸气后屏住,然后进一小口食物,吞咽 3 次,最后做咳嗽、清喉动作,将停留在声门处的食物咳出。如此反复训练,掌握进食要领。若为垂直半喉切除术,左侧切除者练习吞咽时头部向右偏,右侧切除者向左侧偏。

2. 说话瓣膜的使用　对于半喉切除术后气管切开的患者,可以安放用于改善吞咽和说话功能的说话瓣膜(speaking valve),即在气管套管口安放一个单向通气阀,配戴此通气阀后,可帮助患者恢复发声、语言交流功能。说话瓣膜类似于人工鼻,在美国等西方国家应用普遍,但在国内极少见应用报道。

(二)全喉切除术者

全喉切除使患者失去正常的语言交流能力。康复治疗的方法主要是:

1. 心理康复　需手术治疗的喉癌患者的主要心理障碍是术后无喉不能进行言语交流,甚至有人为此拒绝手术,因此术前应向患者充分说明手术的必要性以及术后功能康复的措施,解除其顾虑,使之能密切配合手术与康复。术后还要坚持进行心理治疗,使患者能在较长时间内努力坚持进行言语功能的康复。

2. 言语功能康复

(1)食管言语训练:喉切除患者出院后即可进行食管言语训练,学习使咽缩肌收缩形成类似声带的皱襞,使空气进入食管,再以嗳气的方式放出气体,使咽缩肌的"声带"皱襞振动而发生基音,最后经唇、颊、舌、齿等构音器官加工而形成语音。食管言语的基音低,音量小,容易引起腹胀、打嗝等不适。年龄较大的患者不易掌握食管发音方法。

(2)安装人工发音装置:食管言语训练失败后可以安装人工发音装置,利用气管内气体的振动,使体外人工发音装置发音,再经构音器官加工成语音。最早的人工发音装置是人工喉,以后又出现了电子喉、气动式人工喉等,过去这些装置的发音不够理想,应用和携带不便,但近年来新型的电子喉的发音效果已经有了明显进步,体积也缩小到小电筒大小。近年又出现新型的植入式喉内发音装置,但有刺激分泌物的产生和继发感染的缺点。

(3)新喉再造术:近年有人研究在全喉或次全喉切除根除病变的基础上,以患者自体的软骨、骨、肌肉和神经组织进行新喉再造术,重建喉的发音、呼吸和吞咽三种功能。

3. 肩活动功能的康复　根治性颈清扫术中切断胸锁乳突肌和副神经(支配斜方肌),术后会出现肩下垂、肩活动功能障碍,有的还发生肩关节周围炎。可进行温热疗法、低中频电疗、超短波治疗、按摩和主动运动、抗阻运动练习,以改善肩的活动功能。功能障碍严重者可用吊带牵拉、支持肩臂或进行神经肌肉移植术。

4. 形体康复　为掩饰气管造口者的缺陷,患者不宜穿无领袒胸的衣服,可用低领适当掩盖颈前造口,但不可妨碍造口通气呼吸。肩下垂者可穿有垫肩的衣服。

根据患者的具体情况寻找适合的发声重建方法,尽快恢复言语功能。这样不仅可以提高患者的心理康复水平,还能同时减轻躯体功能所造成的实际影响,从而使生活质量得到较大幅度提高。喉切除术后的患者往往会感觉口腔干燥,因而经常呼吸湿润的空气对患者有益,可以采用雾化吸入治疗,在生活或工作区域内布置花草或湿润的物体也有帮助。

六、康复护理

(一)康复护理目标

1. 保持呼吸道通畅,减少肺部感染的发生。

2. 避免营养不良的发生。

3. 采取不同方法加强与患者的沟通。

4. 保证患者健康的心理状态。

5. 减少术后并发症的发生。

（二）康复护理措施

放疗后和术后患者可能发生喉部水肿，呼吸困难，应注意口腔护理，及时消除上呼吸道分泌物，叩打背部促进呼吸道分泌物排出。气管造瘘者要注意瘘口的护理，气管套管要每天多次清洗，瘘口前覆盖潮湿的双层无菌纱布加以保护。注意保持环境空气新鲜湿润，避免烟酒、辣椒等物的刺激。

1. 呼吸通道管理　喉癌术后保持气管切开处通畅是关键，术后 24~48h 内需及时抽吸出套管内血性渗液及气管分泌物，防止窒息。观察每日分泌物的量、颜色、气味及黏稠度等，戴上金属套管后，内套管要每隔 4~6h 清洗、煮沸、消毒 1 次。气管切开护理中还应进行湿化气道护理，可以采用定时气管内滴液，也可采用持续气管内微泵滴液，可以持续地使化痰药物均匀滴入气管内，以利随时化痰，使患者能轻松排痰，减少吸痰，有利于预防肺部并发症。另外，套管口盖以无菌湿纱布（一层），既湿化气道，又防止异物落入气管。

2. 饮食指导　喉癌患者无论是全喉切除还是部分喉切除，手术后一般均不能经口进食，需要鼻饲流质饮食，饮食结构以高热量、高维生素、高营养为主。术前 1 天由康复护士与营养师联系，根据患者的具体情况询问患者是否有糖尿病、饮食习惯、饮食量等，共同制定饮食方案。

（1）手术当日给全量输液，术后第 1 天开始行鼻饲饮食，首日鼻饲营养餐 500~1000ml，个别食量大者可加牛奶、奶粉等，总热量控制在 25~35kal/kg。但注意首次应少量，以防止因手术后空腹时间过长引起胃肠道的不良反应。由于鼻饲为流食，大多数患者缺乏饱腹感。

（2）术后第 2d 起，患者可增加鼻饲量，每日 3~4 瓶营养餐或更多，因人而异，可间隔 2~3h 鼻饲一次，每次 300~500ml，两次鼻饲之间可加适量的水、果汁、蔬菜汁等。鼻饲完毕嘱患者半卧位 30min 并轻拍背部，防止胃内注入的空气引起食物反流。个别患者出现呃逆时，首先给予解释，让患者精神放松，不必紧张，可变换体位；调整胃管位置；针刺合谷穴，必要时给阿托品 0.5mg 肌内注射，以解除膈肌痉挛。

（3）术后第 10 天患者可开始进食。进食前嘱患者精神放松，保持轻松愉快情绪 15~30min，然后取端坐位，头低 30°，下颌内收，尝试经口进食。进食时，嘱患者将食物充分咀嚼成团吞到舌根部时屏气，同时用示指堵住气管造瘘口，再将食物全部通过咽部吞下，然后清理口腔 1 次。吞咽后应咳嗽一下，以喷出残留在咽喉部的食物残渣。进食的原则是：少量多餐，小口慢咽，最好采用糊状饮食，禁用流质饮食，更不能先饮水。

（4）全喉切除患者伤口愈合后无水肿、无感染即可经口进食，不会引起呛咳。但是，部分喉切除术后患者经口进食比较困难，需耐心指导，反复练习吞咽方能成功，由软食开始练起，如香蕉、软蛋糕、粽子等黏性容易形成食团的固体食物。患者取坐位，低头，将口内食物形成小食团，屏住呼吸，快速吞咽，如出现呛咳，不必惊恐，休息片刻继续按上述方法练习，如此反复练习。切不可因一时失败而放弃，多数患者经练习一周后基本能正常经口进食，个别患者可达 1 个月以上。

3. 吞咽功能训练　从术后第 4 天患者咽喉黏膜基本恢复时开始，鼓励其每隔 3h 做 3~5min 的吞咽动作，吞咽时可将少量唾液缓慢下咽。早期活动是帮助吞咽肌群尽早恢复直辖动作的好办法。当固体食物吞咽成功后可逐渐练习流质饮食，待患者完全经口进食进水自如无呛咳时,方可拔出鼻饲管。同时,注意防止因喉功能不良导致的呛咳,使患者对进食形成畏惧心理而影响吞咽练习。因此应做好患者的饮食心理护理。

4. 语言康复训练　教会患者用手堵住套管口发音,从单音节字开始练习,发重叠音如一一、二二等,逐渐增加到双音节字、词、短语,直至完全掌握食管发音的方法。在学习过程中,指导患者呼吸和发音的协调配合,逐步纠正发音漏气现象。词语的选择上,以日常用品或用语为主,反复练习,增加患者学习兴趣,努力提高发音清晰度。在学习过程中,鼓励家属共同参与,使他们了解食管发音,更好地与患者交流。对学习效果不佳的患者,可通过手势、写字板等非语言交流了解患者在学习过程中所遇到的困难,找出原因所在,针对性地予以指导,以达到预期目标。其中对全喉切除术患者可指导他们用简单的手语,或用写字板写字表达。

5. 心理护理　全喉切除患者由于容貌、进食功能、与他人的交流能力等受到影响,自尊心受到削弱,因而属心理疾病的高危人群。心理护理可以减轻躯体功能障碍对患者造成的心理影响。可用术后长期生存者的实例增强患者战胜疾病的信心,减轻心理负担。承担一定的社会、家庭角色,有助于树立自信心,减轻负性情绪。因此,可让患者参加癌症患者协会或俱乐部等组织,为其提供相互交流和鼓励的机会,这对改善患者心理功能和社会功能,使其逐步回归社会有积极作用。

6. 预防术后各种并发症　术后伤口敷料保持清洁干燥,气管垫敷料污染后应及时更换,以防感染。保持口咽部清洁,随时清除口、咽部分泌物,尽量减少频繁吞咽,以防咽瘘发生。

七、社区家庭康复指导

(一)全喉切除术带管出院患者

1. 指导家属或患者自己对着镜子,学习护理气管口及更换套管、消毒方法。取出内套管时应一手按住外套管双耳,另一手旋开外套管口的活瓣,再将套管取出,操作要轻柔。

2. 教会内套管消毒,每天2次,更换纱布垫。用乙醇棉球将套管周围皮肤擦干净后换上新消毒纱布垫。

3. 每天向套管内滴盐水和糜蛋白酶3~4次,防止痰液黏稠不易咳出。

4. 呼吸时套管内传出响声,表示套管内有分泌物,要随时吸出。

5. 保持室内空气新鲜,有一定温度和湿度,干燥时应洒水。

6. 少去公共场所,外出时,用双层纱布遮住套管口,防止异物或灰尘吸入。不洗淋浴、游泳,防止水进入气管。

(二)指导患者建立良好的卫生、生活习惯

经常锻炼身体预防上呼吸道感染,忌烟酒,忌辛辣、油炸食品,保证足够营养。

(三)指导患者出院后放疗期间的注意事项

保持局部皮肤清洁,洗澡时避免用碱性肥皂和过烫热水,以防损伤放疗处皮肤。并嘱患者防止便秘,保持大便通畅,避免体力劳动,注意预防伤风感冒,勿受凉,并定期来院复查。

(四)进行积极有效的健康教育

让患者逐步了解自己躯体功能的改变,通过心理干预、临床护理干预及社会干预来逐步提高患者的心理健康水平,进一步改善患者的躯体功能及社会功能,达到全面提高喉切除术

后患者生活质量的目的。

（五）定期复查

尤应关注颈部有无淋巴结肿大。有异常随时就诊。

第三节 结肠、直肠癌术后的康复护理

一、概述

结肠癌（colon cancer）和直肠癌（rectal cancer）是常见的消化道恶性肿瘤，发生率仅次于胃癌和食管癌。在我国常见恶性肿瘤死亡中，结/直肠癌患者在男性占第 5 位，女性占第 6 位。

（一）流行病学

近二十年来结/直肠癌的发病率在逐渐增加，同时，其发病年龄趋向老龄化。在西方发达国家，结/直肠癌是仅次于肺癌的第二位恶性肿瘤。不同国家的发病率相差 60 倍。好发部位为直肠及直肠与乙状结肠交界处，占 60%。发病多在 60~70 岁，50 岁以下不到 20%。年轻人结/直肠癌应排除先前存在的溃疡性结肠炎癌变或家族性结/直肠癌。男女之比为2∶1。

（二）病因

结/直肠癌的病因像其他癌瘤一样，至今尚未明了，但已注意到与下列因素可能有关。

1. 遗传因素 患结/直肠癌的危险在普通人群为 1/50，患者第一代亲患癌的危险增加 3 倍为至 1/17，一代亲中如有 2 人患癌，则危险升至 1/6。这种家族遗传性在结肠癌比直肠癌更为常见。

2. 饮食因素 一般认为高动物蛋白、高脂肪和低纤维饮食是大肠癌高发的因素。进食脂肪多，胆汁分泌增多，随之胆酸分解物亦多，肠内厌氧菌酶活性也增高，而致肠内致癌原、促癌原形成增加，导致大肠癌发生。例如，厌氧的梭形芽胞杆菌可将脱氧胆酸转变为 3-甲胆蒽，后者已证实为致癌物质。

3. 大肠非癌性疾患 如慢性溃疡性结肠炎、息肉病、腺瘤等。据估计大约 3%~5% 的溃疡性结肠炎发生大肠癌。溃疡样结肠炎史 20 年，发生癌变 12.5%；30 年时，达 40%。有人认为，约 15%~40% 的结肠癌起源于结肠多发性息肉，其癌前期病程为 5~20 年。腺瘤可以癌变，直径 1cm 者癌变率 0.9%，直径 2.5cm 以上有 12% 癌变。

4. 寄生虫病 我国资料表明，约有 10.8%~14.5% 晚期血吸虫病变并发肠癌。在埃及，大肠癌合并曼氏血吸虫病的约占 12.5%~17.34%。

5. 其他 例如环境因素与大肠癌有关，缺钼地区大肠癌多，石棉工人大肠癌亦多。又如大便习惯，大便量，肠腔细菌与大肠癌的关系亦有人研究。

二、临床表现

（一）术前临床表现

1. 右半结肠癌

（1）贫血：右半结肠的肿瘤瘤体较大，肿瘤表面易发生缺血而引起坏死、脱落、继发感染、溃烂、出血。盲肠及升结肠的蠕动细小而频繁，粪便在右半结肠呈稀糊状，血液和粪便混合均匀,以致肉眼不易察觉。由于长期的慢性失血,患者往往因失血而就诊。

(2)腹部肿块:右半结肠癌肿以隆起型病变多见,癌肿长到一定程度,腹部即可扪及肿块。

(3)腹痛:由肿瘤侵及肠壁肌层而致病灶部位的隐痛,当肿瘤穿透肠壁侵犯腹膜或其他脏器时,疼痛逐渐加重。

(4)大便习惯改变:排便不规则,便秘与腹泻交替。血液与粪便混合均匀,肉眼不易看出便血。

2. 左半结肠癌

(1)便血:当粪便进入左半结肠,由于水分的再吸收,大便由糊状逐渐变成固体状,因而由大便摩擦病灶而引起便血。

(2)黏液便:左半结肠癌以溃疡多见,由于溃疡常伴有继发性感染,使肠黏膜分泌黏液增多,便次增多,且有黏液血便。

(3)肠梗阻:因左半结肠的肠腔狭小,浸润性癌肿呈环形狭窄,患者常有左侧腹部或下腹部隐痛,随着肠腔狭窄的发展,出现进行性便秘,排便困难,腹胀及发生梗阻。

3. 直肠癌 直肠癌早期仅限于黏膜层,常无明显症状,仅有少量便血及大便习惯改变,患者常不介意。癌肿发展后,中心部分破溃,继发感染,症状如下:

(1)直肠刺激症状:癌肿直接刺激直肠产生腹泻,里急后重,便不尽感。

(2)病变溃疡感染症状:癌肿表面破溃后,排粪时即有明显出血,量少,同时有黏液排出。感染严重时有脓血便,大便次数增多。

(3)肠壁狭窄梗阻症状:癌肿引起肠腔狭窄可致腹胀、腹痛,晚期有排便困难,粪便变细变形等。

(二)术后主要临床表现

结/直肠癌的手术术式往往根据癌瘤部位、病变浸润及转移范围、是否伴有肠梗阻等,同时结合患者全身情况决定手术方式和切除范围。常用的结肠癌手术方式包括:①右半结肠切除术:适用于盲肠、升结肠和结肠肝曲癌肿;②左半结肠切除术:适用于横结肠脾曲、降结肠、乙状结肠癌肿;③横结肠切除术:适用于横结肠肿瘤;④乙状结肠切除术:适用于乙状结肠癌。

常用的直肠癌手术方式包括:①直肠肠管完全切除及永久性人工肛门手术。②保留排便控制功能的直肠切除术。

手术治疗是根治结/直结癌的最有效的方法,凡适合手术的患者,应及早行手术切除治疗。部分患者的根治术需在腹壁作永久性造瘘,改变排便途径常不易为患者接受,成为患者手术后主要的康复问题。

三、主要功能障碍

结/直肠癌患者的手术部位、手术方式及对周围神经等的损伤致使患者出现的功能障碍主要包括:

1. 排便功能障碍,排便习惯改变,排便型态改变。

2. 尿潴留。

3. 永久性人工肛门影响日常生活、社交障碍。

4. 术后性功能障碍。

5. 排便失禁,营养障碍等。

四、康复评定

(一)一般情况

了解患者的年龄、文化程度、婚姻状况、职业情况、生命体征、精神、睡眠、皮肤、疾病史、家族史、遗传史、过敏史等。此外,还应了解患者手术的过程。

(二)专科护理评定

对患者的日常生活活动能力、人工肛门、营养状况等进行评估,了解患者的功能障碍情况。

(三)心理社会评定

评估患者对疾病的了解程度。评估患者的心理状态、人际关系与环境适应能力,了解有无抑郁、焦虑、恐惧等心理障碍。评估患者的社会支持系统是否健全有效。

(四)专科检查

1. 直肠指检　75%的直肠癌可通过直肠指检触及。即使直肠黏膜未扪及肿瘤,但指套染血则应高度怀疑肠癌可能。

2. 纤维结肠镜检查　优点为直观性强,可直接看到病灶,了解其大小、范围、形态、单发或多发,最后还能通过活组织检查明确病变性质。

3. 气钡双重造影　采用薄钡和空气灌肠双重对比的检查方法有利于显示结肠内较小病

4. B超　对判断有无肝转移有一定价值。

5. CT　当B超提示肝占位病变时,行肝CT检查有助于判断病变的大小、数目、部位等;临床检查肿瘤活动度较低时,为了解癌肿对周围结构或器官有无浸润、判断手术切除的可能性和危险性时,做腹部CT扫描。

6. 肿瘤标志物　癌胚抗原(CEA)是结/直肠癌时临床上应用最广泛的一种细胞膜糖蛋白,结直肠癌时血清值高于正常者并不多,主要对术后复发的监测和预后判断有帮助。

五、康复治疗

肿瘤的切除只是身体的康复,完全康复还包括心理的康复。帮助患者在手术后调整好自己的心态,积极配合治疗,有思想负担要及时找医师、护士或家属沟通。出院后可参加癌症俱乐部,多参加一些社会活动,多结交一些乐观向上的病友,相互鼓励,共同战胜病魔。

结/直肠癌根治术后通常要做结肠造口,造口的部位均在腹部,可以为暂时性或永久性,分泌物排出时没有括约肌的控制。康复治疗的主要措施包括以下几方面:

(一)心理康复

进行结/直肠癌根治术的患者最大的心理障碍是术后永久性人工肛门不卫生,会妨碍生活、妨碍与他人接触,甚至为此拒绝手术。因此术前应向患者充分说明手术的必要性和术后康复的措施,解除其顾虑,使之能密切配合手术与术后康复。术后患者未熟练掌握使用粪袋的方法以致粪便泄漏、臭气外溢时患者往往十分苦恼、烦躁、紧张、发窘,这时还要继续做好心理工作,具体指导,帮助解决实际问题。

（二）排便功能训练

1. 术前对瘘口部位的选择　术前即考虑到术后造口是否会被腹壁皱褶所阻挡而致患者视线不可及，不易护理。检查造口皮肤有无瘢痕或其他异常，认真选择腹壁造瘘口的部位。

2. 术后排便习惯的建立　术后开始进行饮食后就要注意养成每天定时排便的习惯。参考患者过去排便的习惯时间，每天定时灌肠，一般经 7~10 天即可建立起每天定时排便 1~2 次的习惯。

3. 术后饮食的调整　术后初期不吃含纤维素多的食物，以防粪便的量和次数过多，以后参照粪便的性状调节饮食品种，选用高蛋白、高热量、低脂肪、对肠道刺激少的细软食物，使粪便呈软便状，防止粪便过稀或干秘嵌塞。不吃产气多的食物，不吸烟，不嚼口香糖，防止过多的气体进入胃肠道。

（三）排尿功能训练

结/直肠癌患者术后排尿功能变化多为尿潴留，多发生于直肠手术后，发生率男多于女，一般术后数天恢复。术后膀胱位置的改变，肌肉、盆腔神经的损伤是引起尿潴留的主要原因，刀口的疼痛，不适应平卧排尿等可导致暂时的排尿困难。盆神经损伤引起的尿潴留的特点是膀胱对温度、充盈、膨胀没感觉。体位及刀口疼痛引起的尿潴留在直立和疼痛缓解后可自动恢复排尿，对于神经系统损伤所引起的尿潴留可通过留置尿管、药物或者理疗促进膀胱功能恢复，治疗尿潴留的同时应预防合并尿路感染。

（四）性生活

针对性功能障碍实施心理和行为治疗，结/直肠癌术后因损伤了不同的神经纤维，会出现不同的性功能障碍。主要表现为阳痿和不能射精，手术后的应激状态，手术创伤，手术后排便习惯和形体的改变等，思想压力也可引起性功能障碍。成功的治疗需要包括心理和行为两方面。体格残缺和性功能改变对一个人的性特征和自尊心有明显影响。性欲、性行为和性感觉是性功能体验不可分割的组成部分。性欲是一种原始的欲望，可被身体不适、疼痛、焦虑或疾病、残疾的发生所压抑。性行为需要多种活动能力协调并能产生欣快感反应。性感觉是性欲通过性行为在自我认知情况下的一种表现。这种自我认知可受过去所学的知识、自我感觉以及和其他人的关系而受影响。康复健康教育和积极的鼓励，通常会使患者去试验并获得性活动的快感。

患者术后 3~6 个月，体力恢复后，可以享受正常性生活。患者术后由于排便习惯和形体的改变，部分患者常常视自己不正常，从而拒绝性生活，拒绝配偶的要求，造成家庭的不稳定，自身内分泌的失调，不利于身心康复。造口者性生活前应检查造口袋的密闭性，排空或更换造口袋。结肠灌洗者，应先行灌洗，再贴造口袋。可选择不透明、迷你、有颜色图案的造口袋。可用腹带约束造口袋，防止造口袋脱落，增加安全感。必要时可喷洒香水减少异味。鼓励患者在性交过程中尝试各种不同姿势，选择最舒适、最适合他们的方式。对因手术引起的性功能障碍者应从速就医。

（五）社会康复

佩戴粪袋者宜穿宽松衣服，做好粪袋的护理，完全可以恢复正常社会活动、人际交往与工作。较远途外出时不要吃喝生冷食物与饮料，可口服含鸦片复方樟脑酊等药物，减少肠蠕动和排气，可以避免不愉快的情况。此外，运动训练对于提高患者的生活活动、工作以及学习能力均有重要作用,决不能放弃。

(六)直肠癌保肛手术患者的注意事项

1. 缩肛训练 直肠癌保肛手术后因吻合口位置低,影响患者肛门括约肌的收缩,导致术后排便次数增多,每日可达 20~30 次。手术后早期,因吻合口未完全愈合,过早收缩肛门易引起吻合口漏。一般在手术后 1 个月,吻合口愈合后可进行收缩肛门训练。吸气时收缩肛门,呼气时放松,2 次/日,每次 100 下。

2. 直肠癌保肛术后肛周皮肤的保护 当排便次数增多时,需经常清洗肛周,用软毛巾或软纸轻轻吸干保持干燥。皮肤发红处可用鞣酸软膏或金霉素眼膏涂抹,将粪水与皮肤隔离,或选用造口护肤粉洒在破损处。严重者请至专家门诊就诊。口服止泻药控制排便次数。

六、康复护理

(一)康复护理目标

1. 保证患者营养,指导患者养成良好的饮食习惯。

2. 加强造口的护理,预防造口并发症的发生。

3. 做好患者的心理护理,提高患者生活质量。

(二)康复护理措施

1. 营养调整 均衡膳食,荤素搭配,健康烹饪,少量多餐,合理补充营养品。手术后早期避免喝牛奶、豆浆及甜流质,防止术后腹胀。康复出院后要注意健康膳食:食材新鲜,用炖或煮等的烹饪方法,不吃咸肉、火腿、香肠、咸鱼及熏制食物。多吃含维生素高、脂肪低的食物。出院后可进软食,如软饭、面包、馒头等,避免摄入粗纤维食物,因进食粗纤维食物后形成的粪便易摩擦吻合口引起黏膜损伤。康复期可将粗纤维食物如芹菜、韭菜等切碎后烹饪。

2. 造口的康复护理 术后要教会患者安装粪袋,使粪袋紧贴造口处腹壁而不渗漏。

(1)粪袋使用后要及时清洗晾干备用,如能使用一次性粪袋更好。每天更换粪袋后要用温水将造口洗净、擦干,以免粪便刺激皮肤。

(2)发现造口周围皮肤发生糜烂、湿疹、感染;或造口黏膜与皮肤分离、发生出血、溃疡、脱垂、瘘管、退缩等异常现象时应及时请医生检查处理。

(3)为防止造口周围瘢痕挛缩,发生造口狭窄,自术后 1~2 周起,食指戴指套,外涂石蜡油,伸入造口进行探查扩张,使造口直径保持于 2.5cm 左右,每周扩张一次,持续 2~3 个月。狭窄严重时需行手术切开。

(4)造口周围的皮肤可以用清水或生理盐水进行清洗,不可用酒精,碘酒或双氧水等强刺激性液体进行清洗。清洗过程中,如有少量液体流入造口、造口处的皮肤发生少量出血,是局部刺激所致,无需治疗。但若流血量大或流血不止,则应立即到医院就医。

(5)结肠造瘘口有便秘和腹泻两种情况。对于便秘者可以多饮流质,或采用缓泻剂在冲洗前 8h 服用,一般不主张应用大便软化剂;对于腹泻者可以减少饮水,或停用引起腹泻的所有药物。

(6)术后造口护理指导步骤:术后 1~2 天:①观察和评估造口及周围皮肤;②排放排泄物或更换造口袋;③指导患者及家人观看换袋过程。

术后 3~4 天:①指导患者及家人观看换袋过程;②鼓励患者观看和触摸造口。

术后 5~8 天:①指导患者及家人参与换袋过程;②介绍防止造口袋渗漏的方法。

术后 9~10 天：①指导患者及家人换袋技能,并给予纠正;②提供生活指导;③为患者选择造口用品提供专业意见。

(7)造口袋更换方法　撕除底板→清洁皮肤及造口→评估造口及皮肤→测量造口大小→裁剪底板→抹干皮肤→洒护肤粉→涂防漏膏→撕粘贴纸→贴底板→扣造口袋→夹夹子。

(8)造口术后的生活指导:肠造口术后患者将面临新的排便方式,大部分患者术后早期不习惯,甚至产生困惑。他们需要更多的专业指导,以帮助他们尽快恢复正常人一样的生活。

1)衣着:患者术后避免穿紧身衣,以免压迫造口黏膜,引起黏膜的损伤及排泄物的排出,腰带不宜扎在造口上,建议穿高腰、宽松的衣裤或背带裤。

2)饮食:造口术后患者的饮食需注意以下几点:注意饮食的卫生,选择新鲜食品,忌油腻,防止发生腹泻时给造口护理带来不便;定量进食,防止暴饮暴食,粪便量与进食量有一定关系。

少进易产气的食物:进食易产气的食物后,肠道产气过多,气体在造口袋内积聚会使造口袋膨胀而影响患者的外在形象,与他人一起时,造口排气的响声会使患者尴尬而产生自卑。易产气的食品有豆类、红薯、萝卜、卷心菜、韭菜、洋葱、土豆、黄瓜、巧克力、碳酸饮料、啤酒等。有些行为也能使肠道内气体增多,如嚼口香糖、吸烟、进食时说话等。

少进易产生异味的食物:异味的产生通常来自于脂肪痢或是肠道的细菌将某些特殊的食物发酵,产生酸性且令人不适的气味。产生异味的食物有洋葱、大蒜、蒜头、蒜薹、玉米、鱼类、蛋类、芦笋、卷心菜、花椰菜、香辛类调味品等。如果患者使用的造口袋不具备防臭功能,应少吃产生异味的食物。酸奶、脱脂奶、含叶绿素高的绿叶蔬菜有助于控制粪臭。

必要时控制粗纤维食物:粗纤维食物能促进肠蠕动,增加粪便量。对便秘者建议多食粗纤维食物能帮助粪便的形成,减轻排便困难。外出活动者少食粗纤维食物,可减少粪便排放或造口袋更换,造口狭窄者少食粗纤维食物,可避免造口梗阻。含粗纤维较多的食物有玉米、芹菜、红薯、梨、南瓜、卷心菜、莴笋、绿豆芽、叶类蔬菜、贝类海鲜等。进食粗纤维食物后多饮水可避免粪便硬结。

在尝试某种新的食物时,一次进食不宜多,无反应时,下次可多吃。回肠造口者应每天饮水量不少于 2000ml,避免食难消化的食物,如种子类食物、芹菜、玉米、蘑菇等。避免服胶囊类药物。

3)沐浴:患者术后忌洗盆浴,提倡淋浴。患者术后体力恢复、伤口愈合后即可沐浴。初次沐浴者应选择在更换造口袋之前。检查造口袋粘贴是否牢靠,排空造口袋内排泄物,在底板的上、左、右侧贴防水胶布。沐浴时禁用热水龙头直接冲在造口袋上,水温不宜过高,为了避免视觉刺激,沐浴时可在造口袋处扎一个小围兜。使用一件式造口袋者,沐浴后用软布擦干造口袋外的水;使用二件式造口袋者,沐浴后更换一个干净的造口袋。乙状结肠造口者沐浴时可不带造口袋直接沐浴,或佩戴造口浴帽。回肠造口者沐浴时一定要佩戴造口袋。

4)锻炼和运动:造口术后不妨碍适当的锻炼和运动,早期建议从散步开始,逐渐增加活动量。避免屏气、举重、剧烈活动。活动时可佩戴造口腹带,预防造口旁疝的发生。

5)工作:造口术后随着体力的恢复,患者已掌握自我护理的方法,患者可回复原来的工作。如果是肿瘤患者,放疗和化疗结束后再工作。工作中避免持续抬举重物,术后 1 年内避免重体力劳动。

6)旅游:患者术后体力恢复后,可以外出旅游。初次旅游时应选择近距离的地方,以后逐步增加行程;选择使用方便的一件式造口袋;携带比平时较多数量的造口袋;造口用品应放在随身行李中;自备水一瓶可在意外事件时冲洗用;外出前将造口袋排空;每到一个地方应处理造口袋;造口灌洗者可继续灌洗;旅途中注意饮食卫生,防止腹泻。

(9)造口用品的选择:选择合适的造口用品可减少造口袋的渗漏,延长造口袋的使用时间,降低费用,减少并发症的发生,增加舒适度,有利于康复。造口用品的选择不仅要依据患者的造口位置、造口形状的大小、术后时间的长短、排泄物的性状、造口周围皮肤情况、生活自理能力状况、经济状况等综合因素,尚需注意以下几点:

1)造口袋的外观、形状、大小必须满足患者的需要。

2)造口袋应容易佩戴及更换。

3)造口袋的材料应足够柔软,避免不愉快噪声。

4)价格合理,患者基本能承受。

5)造口底板对皮肤没有刺激性,其粘贴时间应至少保持24小时以上。

6)根据患者并发症情况,选择特殊类型的造口袋和附件。

7)常用造口用品的特性

闭口式造口袋:适用于乙状结肠造口后期患者,大便成形,量不多,每天更换1~2次即可。

开口式造口袋:适用于所有造口,造口袋下端有个夹子闭合开口,可以随时打开排空,造口袋更换时间取决于排泄物的性状及数量。

一件式造口袋:底板与袋子连为一体,底板与袋子一起更换。一件式造口袋使用方便,比较经济。患者年老,视力和手灵活性欠佳,可选择一件式造口袋。缺点是贴在身上时间长后有异味,粪便排放和清洗麻烦。

二件式造口袋:底板与造口袋单独包装,利用卡环连接在一起。底板使用时间的长短取决于排泄物的性状、底板溶解的程度。备2个造口袋可轮流更换使用,清洗后晾干备用。二件式造口袋的底板对皮肤保护功能全。缺点是价格比较高。

透明造口袋:造口袋透明便于观察造口,适用于手术早期、视力差的患者。

不透明造口袋:造口袋不透明可隐藏排泄物,减少视觉刺激,适用于恢复期、年轻患者。

防漏膏:用来充填造口周围皮肤不平或皱褶,弥补底板造口圈剪得不合适,保护皮肤不受粪水的刺激,延长底板的使用时间,减少皮炎的发生。

护肤粉:粉剂性的水胶体敷料,当造口周围皮肤有破损时,可吸收渗液形成凝胶,在凝胶上涂防漏膏便于底板的粘贴,保护皮肤,促进破损的皮肤愈合。使用皮肤粉时不可过多,否则影响底板的黏性。

碳片:用来吸收臭味及使造口袋内的气体能经其小孔排出袋外。有些造口袋本身已有碳片的装置;若造口袋没有碳片,可在袋外的左上或右上方刺2~3个小孔,然后贴上碳片。碳片的功能可维持12~24小时。结肠造口在肠蠕动未恢复之前不可以用有碳片的造口袋,因气体排出后无法及时了解肠蠕动恢复情况。

造瘘口周围的皮肤可以出现粪水样皮炎、机械性损伤、过敏性皮炎、尿酸结晶等并发症清理粪便时注意用软卫生纸轻轻擦拭,不可用力擦,防止肠黏膜血管破裂出血,溃疡形成。

3. 心理康复护理　肿瘤的切除只是身体的康复,完全康复还包括心理的康复。做好心理康复护理,使患者在手术后能较快调整好自己的心态,积极配合治疗;同时要求患者有思想负担要及时找医师、护士或家属沟通。出院后可参加癌症俱乐部,多参加一些社会活动,多结交一些乐观向上的病友,相互鼓励,共同战胜病魔。

七、社区家庭康复指导

（一）休养环境

休养环境清洁舒适,保持室内空气新鲜。

（二）教会患者人工肛门的自我护理

患者学会人工肛门的自我护理,并逐渐掌握规律。要求患者穿宽松肥大、不束腰带的裤子,以隐蔽所佩戴的肛袋。正确使用造口袋,造口处保持清洁,定时清洁消毒,防止出现造口周围皮肤糜烂、肠黏膜出血等并发症。造口应定期戴上手套进行扩张,以防止狭窄而造成排便不畅。适当进行运动锻炼(如步行,太极拳等)以增强体质,6周内不要提举超过6公斤的重物。

（三）饮食指导

继续增加营养,给予高热量、高维生素、低纤维素饮食,避免产气食品及刺激性食物的摄入。出院后可进软食,如软饭、面包、馒头等,避免摄入粗纤维食物,因进食粗纤维食物后形成的粪便易摩擦吻合口引起黏膜损伤。康复期可将粗纤维食物如芹菜、韭菜等切碎后烹饪。在营养品的选择上,不要轻信一些小报的宣传,吃一些所谓的抗癌药,应尽量通过膳食调理补充营养。注意饮食卫生,防止肠道感染。

（四）定期随访

术后1~2年内要定期随访、复查。每3个月查血清免疫学指标(CEA、CA19-9),每6个月查肝B超、X线胸片、纤维肠镜,做到早发现早治疗。如出现腹部及会阴部不适、腹胀、排气排便停止等情况,及时来院就诊。

（五）参加社交活动

积极参加各种有益的社交活动,保持良好的心境,重新开始正常而幸福的生活。

第四节　肺癌术后的康复护理

一、概述

肺癌(lung cancer)是一种发生于支气管黏膜的恶性肿瘤,肺癌已成为当前世界各地最常见的恶性肿瘤之一。

（一）流行病学

2012年全球肿瘤流行病统计数据显示:2012年全球肺癌新发病例约180万例,是世界范围内男性新发病例、死亡病例最高的肿瘤。肺癌在全世界女性中发病率排名第3、死亡率排名第2,发达国家女性肺癌新发病例数低于乳腺癌与结直肠癌,肺癌死亡病例数排名第1,发展中国家女性肺癌新发病例数低于乳腺癌与宫颈癌,肺癌死亡病例数低于乳腺癌。

全国肿瘤登记中心2014年登记数据显示,在我国肺癌每年发病约78.1万,我国各地区男性肺癌发病率、死亡率均排名第一,中部地地区男性肺癌年龄标化发病率、死亡率最高,这可能与我国男性较高的吸烟率有关。我国女性肺癌发病率排名第2,但在西部地区肺癌发病例数仍居第1位,所有地区女性肺癌死亡率排名第1。

在同一国家内,城市和工业发达地区肺癌发病率一般高于农村地区。我国30个市县肿瘤登记资料显示,肺癌发病率和死亡率最高的是上海,地理位置上有由东北向南、由东向西逐步下降的趋势。中国城市和农村的肺癌死亡率有明显差别,城市平均值高于农村,城市越大死亡率越高,但农村发病率及死亡率上升趋势明显。

(二)病因

统计资料和动物实验证明,长期大量吸烟是肺癌的一个最重要的病因,不但吸烟者本人易患肺癌,与吸烟者同居的被动吸烟者,发生肺癌的危险可上升35%~53%。另外肺癌的发生可能还与长期接触某些化学制剂如石棉、铬镍、无机砷和芳香族碳氢化合物以及慢性阻塞性肺疾病、肺部慢性感染等有关。

(三)分型

肺癌起源于支气管黏膜上皮,肺癌的分布情况右肺多于左肺,上叶多余下叶。

1. 按病理组织学分

(1)鳞状细胞癌:是肺癌最常见的类型,约占50%,近年来有下降趋势,约占肺癌的30%。多起源于较大支气管,分化程度高低不一,但生长发展较为缓慢,早期的鳞状细胞癌手术切除效果较好。通常经淋巴转移,到晚期才发生血行转移扩散。

(2)腺癌:约占肺癌的50%,多起源于较小支气管,早期一般没有明显症状,虽然生长较慢,但容易发生血行转移。

(3)未分化癌:一般起源于较大支气管,少数起源于较小支气管,未分化癌又可分为大细胞癌和小细胞癌。小细胞癌较多见,恶性程度高,癌肿转移较早,15%~30%的患者在就诊时就有淋巴转移和血行转移,预后最差。

(4)肺泡细胞癌:发病率最低,女性多见,起源于肺泡前的细支气管的上皮细胞,又称为细支气管癌。淋巴和血行转移发生都较晚,但对放疗和化疗均不敏感,预后较差。

2. 按肺癌生长部位分

(1)中央型肺癌:发生于肺段支气管口以上的较大支气管的癌肿靠近肺门,称为中央型肺癌,占70%~75%。

(2)周围型肺癌:发生在肺段支气管以下较小支气管的癌肿,称为周围型肺癌,约占30%。

二、临床表现

(一)术前临床表现

1. 肿瘤本身引起的症状　刺激性咳嗽、干咳、无痰和少痰,常类似伤风感冒而延误诊治。常见痰中带血或少量血丝,大咯血较少见。肿瘤阻塞较大支气管时,产生阻塞性肺炎,患者会出现胸闷、哮鸣、呼吸困难、畏寒发热。

2. 肿瘤蔓延和转移所产生的症状　①侵犯膈神经,使膈肌麻痹导致膈肌上抬和反常呼吸;②压迫上腔静脉引起上腔静脉阻塞综合征,表现为头面部、颈部和上肢水肿以及前胸部淤血和静脉曲张;③压迫食管致吞咽困难;④心包受侵使心包积血出现心脏压塞;⑤头痛、运动障碍为肿瘤颅内转移所致的压迫症状;⑥压迫喉返神经导致声嘶。

3. 副癌综合征　①内分泌紊乱症状:少数患者,尤其是小细胞肺癌为非内分泌性的内分泌肿瘤,有异位内分泌作用,可产生相应的内分泌综合征。其分泌促肾上腺皮质激素样的肽类物,会引起库欣综合征,表现为氢化可的松增多的症状;分泌促性腺素引起男性乳房肥大,常伴有骨关节病;分泌甲状旁腺样激素引起尿多、烦渴、便秘、心律失常、高血钙、低血磷等;合成、分泌血管升压素,可引起稀释性低血钠综合征。②神经肌肉综合征:表现为重症肌无力、小脑性运动失调、眼球震颤、多发性周围神经炎等,多见于小细胞肺癌,其发生可能与自身免疫或免疫反应有关,也可能与癌肿细胞产生箭毒样物质或代谢异常、内分泌紊乱有关。

（二）术后临床表现

外科手术是早期非小细胞癌首选治疗方法,实施根治性肺切除术,总的原则是在最大限度地切除癌组织和清除肺门淋巴结的同时尽可能多地保留健肺。中央型肺癌常需实施全肺切除术,周围型肺癌选择肺叶切除术。

肺癌的手术方式多是肺叶或一侧全肺切除,手术切口较大,切断的肌肉多,术中还需使用肋骨撑开器强行将肋骨撑开。因此,肺癌手术后的患者会出现咳嗽无力、气道分泌物潴留、肺不张、肺炎、肩关节强直、脊椎侧弯等一系列临床症状。

（三）并发症

并发症包括:胸腔积液(积血)、气胸、肺水肿、肺栓塞等。

三、主要功能障碍

患者术后的主要功能障碍表现为以下几方面。

（一）肺功能障碍

术后因疼痛、麻醉药、肌松药及镇痛药等的影响,一次通气量减少,呼吸加快,通气效果差,二氧化碳潴留,肺功能下降。

（二）耗氧量增加

术后疼痛使肌张力增高、肺不张、肺切除、腹部胀气等使胸廓和肺顺应性下降;分泌物潴留等使气道阻力增大;炎症、发热等使代谢亢进;通气运动增加等使通气运动工作量增大,耗氧量增加。

（三）血氧分压降低

与肺容量下降、不均等通气量增大有关,随年龄增大而加重。以术后数日至1周左右最明显,在胸腹联合手术后2周也恢复不到术前水平。

（四）咳嗽咳痰障碍

在气管插管时咳嗽引起的胸腔内压上升幅度明显下降,即使拔管后,术侧也低于健侧,最大呼气流量术后1周内也几乎不能恢复到术前水平。胸痛、咳嗽无力,咳嗽咳痰障碍使气道分泌物潴留。气道分泌物潴留,阻塞气道,闭塞远端末梢的肺内气体被吸收而萎陷,而形成肺不张。

（五）肩关节活动障碍

胸廓肩胛关节是支持肩关节圆滑运动的重要功能关节。胸廓成形术或累及局部诸组织的其他手术可破坏这种正常的关系。如不及时进行肩胛带和肩关节的活动,则以后可出现肩关节活动受限。

四、康复评定

（一）一般情况

了解患者的年龄、文化程度、婚姻状况、职业情况、生命体征、精神、睡眠、皮肤、疾病史、家族史、遗传史、过敏史等。此外，还应了解患者手术及用药情况。

（二）专科护理评定

对患者的呼吸模式、胸腹部的呼吸动度、肩关节活动度、痰量、患者的姿势以及患者的自觉症状，如呼吸困难、疼痛及疲劳感等进行评估，了解患者的功能障碍情况。

（三）心理社会评定

评估患者对疾病的了解程度。评估患者的心理状态、人际关系与环境适应能力，了解有无抑郁、焦虑、恐惧等心理障碍。评估患者的社会支持系统是否健全有效。

（四）专科检查

1. X线检查　约有 5%～10% 的肺癌患者可无任何症状，单凭胸部 X 线片检查可发现肺部病灶。需注意的是肺癌的 X 射线检查，必须是同时行胸部正位片和胸部侧位片检查，加做胸部侧位片，肺癌的检出率增加了 7%。

2. 纤维支气管镜检查　可帮助诊断、分期和检查病变以外的气管和支气管。

3. 经胸壁穿刺活组织检查　对不能接受剖胸探查、怀疑为非小细胞肺癌的肺部肿块的患者可考虑经胸壁穿刺活组织检查。但这种检查可致气胸、血胸及癌细胞沿针道播散。

4. CT 与 MRI 检查　两者分辨率比普通 X 线高，特别有助于观察普通 X 线检查不易发现的隐蔽区如肺尖、膈上、脊柱旁、心脏后、纵隔等处。

5. 肺功能检测。

五、康复治疗

（一）肺癌术后患者的康复目标

1. 充分发挥残存的呼吸功能，维持改善通气能力、胸廓的可动性，防止胸膜粘连，把限制性通气功能障碍降至最低水平。

2. 使患者回归家庭和社会生活。主要措施包括：①呼吸训练：包括全身放松、腹式呼吸、缓慢呼气与缩唇呼气、呼吸肌训练、纠正异常姿势、进行胸廓及颈肩部关节活动度训练以及胸式呼吸训练（上部胸式呼吸、下部胸式呼吸及部分呼吸）等；②咳嗽排痰；③运动疗法、呼吸体操与吸氧疗法。

3. 促进患者早期离床，改善体力活动能力，防止废用。

4. 对患者及家属的教育与日常生活指导，并进行相应的心理治疗，改善心理状态。

（二）预防术后合并症

为了预防术后合并症并为术后训练做准备，术前要进行有关知识的宣教，让患者学会放松、正确的咳嗽、姿势矫正、肩关节活动度训练和下肢主动运动等方法，并进行呼吸训练，改善肺功能。

（三）早期康复训练

术后肺康复应在麻醉苏醒后尽早开始。呼吸训练在手术后当日每 1 小时至数小时进行

1次,每次10~30min;第2天进行3~4次,以后据情况逐渐减少。于术后1~2天内在卧位、半卧位下开始进行肩颈部的关节活动度训练、姿势矫正训练和下肢主动运动。手术1~3d后据情况开始取坐位、站位,并逐渐开始躯干活动、步行、上下楼梯、肌力训练和耐力训练。

1. 呼吸训练　详见第十一章第三节呼吸功能训练。

2. 协助呼吸法

(1)呼吸协助手法:治疗者双手分别置于患者两侧前胸部,指尖(向上)达锁骨水平,在患者呼气时用力向下压迫胸壁,或双手分别置于患者两侧下胸部前侧方,在患者呼气时用力向内下方压迫胸壁。本方法可使呼气量增大,使随后的吸气量增加,从而改善通气,并有防止分泌物潴留、肺不张及改善胸廓柔软性的作用。

(2)呼气时的揉捏法:在进行呼吸协助手法时,双手压迫的力量交替地强弱变换,使胸廓旋转那样地促进呼气。本方法可更有效地增加呼气量。

(3)吸气时的振动法、抖动法和间断压迫:这三种手法施加于吸气时的胸廓可增加吸气量。振动手法与排痰时用的呼气时振动法相同。抖动法比振动法振幅大、频率低,其方法是患者取仰卧位,治疗者一只手按着床,另一只手从患者后背下插入,手指跨过脊柱至对侧,抬起患者的胸部后抖动,其对改善双肺后部的通气非常有效。间断压迫法是指在患者吸气过程中,治疗者用置于胸壁的双手(同呼吸协助手法)间断快速地对正在扩张的胸廓瞬间轻轻地压迫。

(4)使胸廓急剧扩张的手法:首先用呼吸协助手法尽可能地挤压胸廓,然后在呼气移行至吸气的瞬间,迅速地解除压迫,此时胸廓急剧地反弹、扩张,使空气到达肺泡。本手法对肺不张很有效。

(5)横膈刺激法:用于上腹部手术后因膈肌活动差肺下叶通气不良者。治疗者把手置于患者上腹部近剑突下位置,在呼气时手指轻轻向后上方加压,在转入吸气的瞬间,迅速地向上方(头侧)加压刺激膈肌,随后在吸气时,间断快速地刺激膈肌。

以上手法关键的是注意手全面接触胸壁、刺激的方向和时限。各手法可组合起来应用,也可仅用于上胸部(上部胸式呼吸)、下胸部(下部胸式呼吸)和单侧(部分呼吸)。

3. 排痰方法　首先确定痰的部位,在可能的范围内取排痰体位。若痰位于末梢部难以咳出,在进行强呼气和轻轻的连续咳嗽的同时,应用如下的手法:

(1)呼气时的振动法:其是使气道内分泌物离开气道壁并移动的方法。在局部排痰时用单手,排痰范围大时用双手,手与胸壁密切接触并与胸廓的活动一致。在呼气时治疗者使自己的上肢紧张产生颤动,并由手传导至患者胸部。

(2)叩打法:协助患者取坐位,五指并拢,呈扣匙状,以脊柱为中线,避开脊柱及刀口,自下而上,由外向内拍击背部3~5次,用力要适度,通过振动作用,使痰液排出。咳嗽时帮助患者按压固定刀口,减轻刀口疼痛,嘱患者先行深呼吸3~5次,然后轻咳2~3次将痰咳至咽部后,再用力将痰咳出。

(3)体位疗法:在有胸腔积液时,易形成肋膈角粘连而影响膈肌的运动。可采取下述三种体位预防,即术侧在上的侧卧位、术侧在上的半俯卧位和术侧在上的半仰卧位。每日尽可能地采取上述体位,至少一种体位各20min。在术后不适减轻后,可在腰下垫枕头,呈轻度头低位,使积液向肺尖部移动。可配合进行下胸式呼吸和腹式呼吸。

4. 增强腹肌肌力练习　因手术和体质差,患者常伴有腹肌无力。增强腹肌肌力练习时患者取仰卧位,两下肢屈膝,可使两膝尽量接近胸部,然后慢慢上抬两下肢,还原,反复进行。为减少产生闭气效应,可行呼气时用力挺腹的练习。

5. 鼓励进行上肢练习　由于上肢肩部很多肌群既为上肢活动肌,又为辅助呼吸肌群,如胸大肌、胸小肌、背阔肌、前斜方肌等均起自肩,止于胸背部。患者由于活动上肢时,气短气促,从而对上肢活动不能耐受,甚至惧怕进行上肢活动。但 ADL 活动均离不开上肢运动,为提高对上肢活动的耐受性,宜进行上肢功能练习。用体操作高度超过肩部水平的各个方向的活动,或作高过头的上肢套圈练习等,还可做手持重物,开始 0.5kg,以后渐增至 2~3kg,活动 1~2min,2 次/日。每次练习后以出现轻微的呼吸短促为度。

6. 肩颈部的关节活动度训练　胸部手术常损伤与肩关节活动有关的肌肉。肩关节运动因牵拉切口部会引起疼痛,甚至会引起切口裂开。在进行关节活动度训练时要加以注意。一般在术后 3~4d 内,以主动或主动加协助运动为原则,拆线后从不超过前一天的活动度开始,在观察切口部位的同时逐渐增加关节活动度。颈部的运动以主动加协助运动为主。

7. 下肢的主动运动　为防止血栓性静脉炎,进行下肢、尤其是踝关节的主动运动非常重要,至少在开始步行之前应反复地进行。

8. 促进术侧胸腔积液吸收　术侧胸腔可因渗液而出现积液,如吸收过慢,则常因渗液中富含蛋白而形成胸膜粘连和肥厚,可出现继发性限制性肺功能减退。为促进渗液吸收,宜在去除引流管后及早开始呼吸练习。通常可取侧卧位,即健侧在下,患侧在上,局部加压做对抗压力的诱导呼吸,也可在深吸气时同时做患臂外展、抱头动作,呼气时还原。该动作有助于增加患侧胸壁的活动度,改善壁层胸膜淋巴循环,从而加速渗液吸收。

六、康复护理

(一)康复护理目标
1. 使患者保持较好的心理状态。
2. 保持患者呼吸道通畅。
3. 减少患者疼痛等不适症状。
4. 避免并发症的发生。

(二)康复护理措施
1. 心理康复护理　肺癌患者特有的心理障碍是:术后胸部切口大、切口痛,对呼吸、咳嗽的顾虑较大,影响呼吸道分泌物的排出和肺功能的恢复。故术前就应告诉患者术后呼吸与咳嗽的重要性,使之相信有控制的呼吸与咳嗽不会使伤口裂开,并教会其呼吸、咳嗽的动作。患者精神放松,就可能很好的配合术后康复。

2. 呼吸康复指导

(1)为患者创造良好的康复环境,手术前后都应注意保持室内空气新鲜、湿润,没有烟酒等刺激气味,不吃刺激性食物,防止呼吸道感染。

(2)肺癌术后,患者要积极进行呼吸康复锻炼,防止肺不张及呼吸系统感染。护士指导并协助患者深呼吸、有效咳嗽,具体的做法是:①护士协助患者采取坐位或患侧朝上的侧卧位,五指并拢,掌指关节屈曲,有节律地由下至上、由外之内叩拍患者胸背部。叩拍时用力适度,避免在肋骨、伤口、乳房等处拍打,以免引起患者损伤或剧烈疼痛。②扶持前胸后背。护士站在患者非手术侧,从前后胸壁夹扶住患者手术侧胸廓,轻压伤口,以不限制胸廓膨胀为宜。让患者跟着自己做深吸气,然后嘱患者用力咳嗽,咳嗽时压紧肋骨,助其排痰,同时帮助患者轻轻拍背。反复数次,直至患者将痰液全部咳出为止。③腹部加压。护士站在手术侧,双手扶住患者的左上腹,在患者咳嗽的同时辅以压力,可增加膈肌作用力,促进排痰。

(3)体位引流:对痰量多的患者,在病情允许的情况下可采用体位引流的方法,使患侧肺朝上,引流支气管开口朝下,2~3次/日,每次5~10min,同时鼓励患者深呼吸及有效咳嗽,减少肺部并发症的发生。

(4)吸入疗法:可使用气雾器或超声雾化器等,将祛痰药、支气管扩张剂、抗生素、糖皮质激素及水分等雾化,吸入气道,起到消炎、解痉、湿润和稀释痰液的作用,可与体位排痰结合起来应用。

3. 疼痛的康复护理　胸部手术后各种管道的刺激及胸壁伤口的牵拉刺激等可导致患者的疼痛。

(1)向患者及家属解释疼痛的原因、持续时间和治疗护理措施,解除患者的顾虑,稳定其情绪。

(2)协助患者采取舒适卧位,并定时调整,协助患者进行呼吸训练和有效咳嗽。

(3)避免外界不良刺激,为患者提供舒适的休息、睡眠环境。

(4)妥善固定胸腔闭式引流管,防止牵拉引起疼痛,患者有明显刺激疼痛时,应及时调整其位置。

(5)做各项治疗护理操作时,动作要轻柔,避免牵拉伤口引起疼痛。

(6)鼓励患者描述疼痛的部位、性质、程度、范围和自我耐受力,观察患者疼痛情况,正确评估疼痛,必要时遵医嘱应用镇静或止痛药物。

(7)教会并指导患者及家属正确使用分散注意力的方法来降低患者对疼痛的敏感性。

4. 日常生活指导　日常生活活动的项目与强度应根据呼吸困难程度、肌力和日常生活动作的能量消耗等而定。一般活动后5min内气短改善、心率恢复安静时水平,说明活动方式和活动量适当。至少应让患者步行。白天适当的运动有利于睡眠。痰多者睡前先排痰。催眠药物有呼吸抑制作用,尽量少用。戒烟、避免进入有烟雾或刺激性气体的环境。室内温湿度要适宜。防治呼吸道感染。食物要高热量,易消化,一次进食量宜少,水分摄入量要充足。可少量饮酒,防止肥胖。

5. 患者与家属的教育　康复训练多要求患者自己完成。为进行有效的康复需对患者和家属进行教育,介绍呼吸系统的解剖、病理生理、康复的目的和方法等。患者因呼吸困难、咳嗽、咳痰等,自觉非常痛苦,可产生烦躁、绝望、抑郁等心理障碍,需进行针对性的心理治疗及健康教育。

七、社区家庭康复指导

(一) 饮食指导

嘱患者进食高热量、高蛋白、高维生素、易消化食物。鼓励患者多饮水。戒烟、酒,调整食物种类,鼓励患者加强营养,促进刀口愈合。

1. 术后饮食总的原则宜清淡、细软、容易消化吸收为主,在食物选择与进补时,不要急于求成,可从流质饮食开始,无明显不适反应时,再过渡到半流食、普食,选择饮食时,还应注意各种营养平衡,以利于术后机体的康复。

2. 要注意多吃新鲜蔬菜和水果,如绿、黄、红蔬菜以及黑木耳、杏仁露、荸荠、芦笋、柠檬、红枣、大蒜等,因果蔬中含有丰富的维生素 C,是抑癌物质,能够阻断癌细胞的生成。

3. 可选用能增强机体免疫力、有助于药物抑制癌细胞作用的食品,如甲鱼、黄鱼、甜杏仁、核桃,大枣、香菇等。

4. 根据其症状表现的不同,有针对性地选用有止咳、退热、止血、顺气、宽胸、止痛作用的食品,以减轻痛苦,并增强治疗信心。

5. 不吃或少吃刺激性食品,包括油炸食品;避免进食虾、螃蟹等容易引起过敏的食物。养成良好的生活习惯和饮食习惯。

(二)养成良好的习惯

不吸烟、不酗酒,注意口腔卫生。

(三)坚持功能锻炼

练习腹式呼吸、深呼吸及有效咳嗽、可减轻疼痛,促进肺扩张,增加肺通气量。练习吹气球,促进肺复张。进行抬肩、抬臂,手达对侧肩部,举手过头或拉床活动,可预防术侧肩关节强直,有利血液循环,防止血栓形成。

(四)预防感冒

防止受凉感冒,加强室外锻炼,增强呼吸道对冷空气的耐受力,预防肺部疾患发生。

(五)化疗指导

按医嘱定期来院化疗,在治疗过程中应注意血象变化,定期复查血细胞和肝功能等。

(六)定期复查

定期体格检查 及时诊断和治疗。出院 1 个月后来院复查,若有发热、胸闷、憋气等不适,及时来院就诊。

(赵雪平)

第二十三章　营养与康复

营养，是人体从外界环境摄取食物，经过消化、吸收和代谢，用其有益物质，供给能量，构成和更新身体组织以及调节生理功能的全过程；是人类维持生命、生长发育和健康的重要物质基础。个体或群体的营养状况，需结合其膳食调查、体格检查、营养缺乏病检查和生物化学检查等结果，参比相对应的正常值或参考值，才能得到较为全面的科学评价。营养与健康的关系：早至《黄帝内经》的"医食同源"到"医学之父"希波克拉底所强调的"您的食物就是您的药物"，以及近三十多年临床营养的实践和循证医学研究，都充分证明了合理营养对健康和疾病状态的决定性作用。

随着社会的进步、经济的发展、人类的疾病谱也发生了根本的改变，同样是"病从口入"，不仅指传统的生物因素引发的传染性疾病，更泛指由社会因素、心理因素、环境因素，尤其是不健康生活方式（膳食不平衡、缺乏锻炼、吸烟、饮酒等）引发的慢性非传染性疾病。由此，医学模式也从传统"生物医学模式"转变为"生物-心理-社会医学模式"。新的医学模式，不仅体现在世界卫生组织对健康的定义："健康是人在躯体上、心理上、社会适应上的完好状态，而不仅是没有疾病和虚弱"；更体现在临床疾病多学科协作综合治疗上。

近年来，我国居民生活水平不断提高，营养供给能力显著增强，国民营养健康状况明显改善，但仍面临居民营养不足与过剩并存、营养相关疾病多发、营养健康生活方式尚未普及等问题。如何在医学模式日新月异的今天，推进合理营养的科普、推进医学营养治疗的规范化、系统化，不仅是身体健康、疾病治疗、生命长寿的需要，也是许多疾病临床整体治疗的必要组成。

第一节　平衡膳食、合理营养

纵观古今，营养在疾病预防、治疗和康复中的作用，以"食"文化为主导。早至春秋战国时代，孔子曾言"食色性也"，继而孟子提出"民以食为天"的论点；西汉经典医著《黄帝内经》，以朴素的辩证思想，提出了许多至今仍然有益的见解："五谷为养，五果为助，五畜为益，五菜为充，气味合而服之，以补精益气"，即告知人们应以谷、肉、果、菜等各类食物的互相配合以补充营养，增强体质。又提及："谷肉果菜，食养尽之，勿使过之，伤其正也。"也就是说，谷、肉、果、菜等虽是养生之物，但若过食偏食，非但不能补益，反而有伤正气，于健康不利。

纵观世界，膳食指南作为公共卫生政策的组成部分已有百年以上历史，它是由各国营养专家根据营养学原则，结合各国国情，教育民众采用平衡膳食，以达到合理营养促进健康目的的指导性意见和公共政策基础。我国自 1989 年发布第 1 版《中国居民膳食指南》以来，已先后三次根据"中国居民营养与健康调查"结果而修订，并于 2016 年发布了第 4 版：在梳理现阶段我国居民主要营养和健康问题的基础上,为改善民众营养、引导食物消费、促进全民健康,提出了六条核心推荐条目。

为帮助民众更好地理解和运用膳食指南,量化平衡膳食(表 23-1),新版膳食指南修订了"中国居民膳食宝塔"(图 23-1),新增了"中国居民膳食餐盘"(图 23-2),各有针对、互为补充,图文并茂地展现了膳食指南及其核心思想。

表 23-1　不同能量水平的膳食模式(2016 版)

单位(克/天)

能量水平(kcal)	1000	1200	1400	1600	1800	2000	2200	2400	2600	2800	3000	3200
谷类	85	100	150	200	225	250	275	300	350	375	400	425
薯类	15	25	25	50	50	75	75	100	125	125	125	125
蔬菜	200	250	300	300	400	450	450	500	500	500	600	600
水果	150	150	150	200	200	300	300	350	350	400	400	400
畜禽肉类	15	25	40	40	50	50	75	75	75	75	100	125
蛋类	20	25	25	40	40	50	50	50	50	50	50	50
水产品	15	20	40	40	50	50	75	75	75	100	125	125
乳制品	500	500	350	300	300	300	300	300	300	300	300	300
大豆	5	15	15	15	15	15	25	25	25	25	25	25
坚果	5	5	10	10	10	10	10	10	10	20	20	20
烹调油	15	20	20	20	25	25	25	30	30	30	30	35
食盐	<2	<3	<4	<6	<6	<6	<6	<6	<6	<6	<6	<6

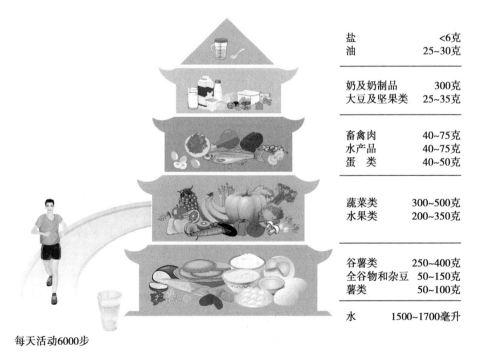

盐	<6克
油	25~30克
奶及奶制品	300克
大豆及坚果类	25~35克
畜禽肉	40~75克
水产品	40~75克
蛋　类	40~50克
蔬菜类	300~500克
水果类	200~350克
谷薯类	250~400克
全谷物和杂豆	50~150克
薯类	50~100克
水	1500~1700毫升

每天活动6000步

图 23-1　中国居民平衡膳食宝塔(2016)

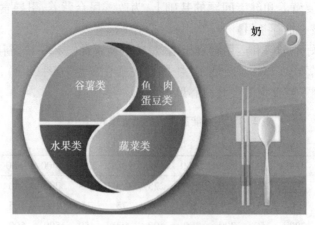

图 23-2　中国居民平衡膳食餐盘（2016）

第二节　营养筛查与营养评价

医学营养治疗（Medical Nutrition Therapy，MNT），最早由美国糖尿病学会（ADA）于 1994 年提出，并以指南的形式列出了糖尿病的具体营养治疗建议；2002 年 ADA 首先提出了"基于循证的糖尿病营养供给量标准"，并制订了证据分级标准，以后每 2 年更新一次；我国的《糖尿病医学营养治疗指南》首发于 2010 年，2013 年更新。

如今，MNT 的临床应用，不再局限于糖尿病，已逐步泛指临床上对特定疾病的营养障碍采取的特定营养干预措辞，包括：个体化营养评估、相应的营养干预计划，以及一定时间内的干预实施及监测。

鉴于营养不良发病的普遍性，以及筛查与诊断标准、流程的多样性，有必要加强对其的重视和管理。中国抗癌协会联合多学会提出的"营养不良三级诊断"体系，值得临床各学科借鉴。

1. 一级诊断　营养筛查（Nutritional Screening），适用于所有患者，包括营养风险筛查、营养不良风险筛查及营养不良筛查，建议入院后 24h 内常规进行营养筛查，通常由医务人员进行，快速而简便，决定是否需要制订营养治疗计划。

营养风险筛查：营养风险（Nutritional Risk），指现存或潜在的、与营养因素相关的、导致患者出现不利临床结局的风险。推荐使用营养风险筛查量表（Nutritional Risk Screening 2002，NRS2002）。NRS 评分≥3 分，提示存在营养风险，需要制订营养支持计划，而非实时营养支持的指征，须经进一步的营养评估来确定是否需要营养支持。

营养不良风险筛查：营养不良风险（Risk of Malnutrition），指患者发生营养不良的风险。推荐使用营养不良通用筛查工具（Malnutrition Universal Screening Tools，MUST）、营养不良筛查工具（Malnutrition Screening Tool，MST）和适合于老年人的简化版微型营养评价表（Mini Nutritional Assessment Short-form，MNA-SF）。

营养不良筛查：营养不良（Malnutrition），一种不正常的营养状态。由能量、蛋白质及其他营养素不足或过剩造成的组织、形体和功能改变及相应的临床表现。推荐使用理想体重法、体质指数法等。

2. 二级诊断 营养评估(Nutritional Assessment),适宜于存在营养风险、营养不良风险的患者,或特殊人群,如肿瘤患者、危重症患者和老年患者。通常由专业人员进行,判断是否存在营养不良及其严重程度。推荐使用主观全面评定量表(Subjective Globe Assessment,SGA)和病人自评主观全面评定量表(Patient-Generated Subjective Globe Assessment,PG-SGA);前者适用于一般患者,后者是肿瘤患者的首选方法。

3. 三级诊断 综合评定(Comprehensive Measurement),评定内容包括膳食变化、应激程度、炎性反应、能耗水平、代谢状况、器官功能、人体组成、心理状况等,用于分析营养不良的原因、类型和后果。

有关营养不良的概念,近年来也有了新的扩展,取而代之的新概念为"营养紊乱(Nutrition Disorder)",它包括营养不良、微量营养素异常和营养过剩(图23-3);有关营养不良的分型,既有"营养素分型"——能量缺乏型(marasmus综合征)和蛋白质缺乏型(Kwashiorkor综合征),也有"炎性分型"——慢性饥饿相关性营养不良(无炎症反应)、急性疾病或创伤相关性营养不良(伴严重急性炎症反应)、慢性疾病相关性营养不良(伴轻度/中度慢性炎症反应)。同时,在分析营养不良的原因时,更注重多维思考,从能耗的高低、有/无应激反应、有/无炎症反应,以及是否存在代谢紊乱等多角度评估。

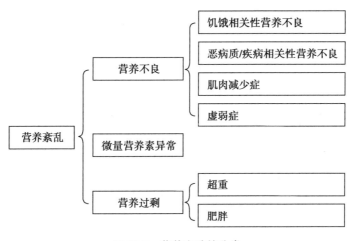

图 23-3 营养紊乱的分类

附:常用筛查/评估量表

(一)营养风险筛查(NRS 2002)

最早由欧洲肠内肠外营养学会(ESPEN)依据循证医学而制订的用于住院病人营养风险筛查的工具:根据患者本身营养状况,结合临床疾病、代谢应激等因素可能造成的营养功能障碍,共同确定患者面临的营养风险。目前,已成为住院患者营养风险筛查的首选工具,它包括初筛和终筛两个部分。

1. 初筛内容 ①BMI<18.5;②近期体重下降(1~3个月);③近1周内进食减少;④疾病较为严重;四项内容有一项选为"是",即进入下一步筛查(B+C)。

2. **营养状况受损评价**(表23-2):0~3分。

表 23-2 营养状况受损评价

0 分	营养状况正常		
1 分	1 周内进食较从前减少 20%~50%	3 个月内体重下降>5%	
2 分	1 周内进食较从前减少 50%~75%	2 个月内体重下降>5%	
3 分	1 周内进食较从前减少 75% 以上	1 个月内体重下降>5%	BMI<18.5

3. 疾病严重性评价(表 23-3):0~3 分,若多病并存,取最高分。

表 23-3 疾病严重性评价

0 分	无严重疾病						
1 分	髋骨折	慢性疾病有并发症	慢性阻塞性肺疾病	肝硬化	血液透析	实体恶性肿瘤患者	糖尿病
2 分	腹部大手术	脑卒中	重度肺炎	血液恶性肿瘤			
3 分	颅脑损伤	骨髓移植	APACHE 得分大于 10 分的 ICU 病人				

NRS 评分= B+C +年龄评分(≥70 岁,+1 分)。

NRS 得分≥ 3,说明患者存在营养风险,须给予营养治疗。

(二)微型营养评价(MNA)

微型营养评价 MNA 是 1996 年 Guigoz 等[4]专为老年人创立的营养状况评价法,由 4 部分 18 项问题组成;微型营养评价简表(the revised short-form mini nutritional assessment, MNA®-SF)是 2009 年 Kaiser 等提出,基于较好敏感度和特异性,将原用于初筛的 6 项问题,作为可独立运用的营养评估工具。

如今,MNA®-SF 作为经济便捷的老年人营养评估工具,在我国被广泛用于医院、社区和养老机构,适用于 65 岁以上老年人。若某位老年人经简表筛检确定存在营养不良或有营养不良的危险,应予以营养治疗;有条件的话,继续完成全表所有问题,直到给出一个营养不良指示分数。

1. MNA-SF 简表——筛查营养不良风险

(1)最近 3 个月中是否因导致食欲减退、消化不良或咀嚼、吞咽困难而摄食减少?

0=严重的食欲减退;1=中度的食欲减退;2=无食欲减退。

(2)近 1 个月体重下降:0=超过 3kg;1=没有察觉到改变;2=在 1~3kg 之间;3=无体重下降。

(3)活动能力 0=卧床或长期坐着;1=能起床/但无法外出;2=可外出。

(4)最近 3 个月中有无重大心理变化或急性疾病? 0=有;2=无。

(5)精神/心理问题 0=重度痴呆或忧郁;1=中度的痴呆;2=无精神/心理的问题。

(6)体质指数(BMI)(kg/m²)0=BMI<18.5;1=BMI 18.5~21;2=BMI 21~23;3=BMI≥23。

2. MNA-SF 筛查及评定标准:(总分:14 分)

MNA-SF≥12 分　　　　　正常-无营养不良风险;

8 分≤MNA-SF≤11 分　　有营养不良的风险;

MNA-SF≤7 分　　　　　存在营养不良。

3. MNA 评价营养不良 (总分:16 分)

(1)独立生活(无需护理或住院)? 0=否　　　　1=是

（2）每天服用 3 种以上的处方药？　　　0＝是　　　　　1＝否

（3）压疮或皮肤溃疡？　　　　　　　　　0＝是　　　　　1＝否

（4）每天吃几顿正餐？　　　　　　　　　0＝1 餐　　　　1＝2 餐　　　　2＝3 餐

（5）蛋白质的摄入情况？　　　　　　　　0＝0~1 个是　　0.5＝2 个是　　1＝3 个是

1）至少每天吃一份乳制品？　　　　　　　　A. 是　　　B. 否

2）每周吃两份或更多豆制品或鸡蛋？　　　　A. 是　　　B. 否

3）每天吃鱼、肉、禽？　　　　　　　　　　　A. 是　　　B. 否

（6）每天摄入两份或更多的水果或蔬菜？　　0＝否　　　　1＝是

（7）每天的液体摄入量（水、果汁、咖啡、茶、牛奶等）？

0＝少于 3 杯　　0.5＝3~5 杯　　1＝多于 5 杯

（8）进食方式：0＝无法独立进食　　1＝可独立进食但有一定困难　　2＝独立进食

（9）自我评定营养状况：　0＝营养不良　　1＝不确定　　2＝没有营养问题

（10）与同年龄的他人相比，如何评定自己的健康状况？

0＝不如他人　　0.5＝不知道　　1＝差不多　　2＝比他人好

（11）上臂围（cm）：0＝小于 21　　　0.5＝21~22　　　1＝大于或等于 22

（12）小腿围（cm）：0＝小于 31　　　1＝大于或等于 31

4. 营养不良评价（合计总分：30 分）

17.5~23 分，存在营养不良危险；<17 分，存在营养不良。

（三）病人自评主观全面评定量表（PG-SGA）

最早由美国 Ottery 于 1994 年提出，基于主观整体评价（SGA）（表 23-4），专门为肿瘤患者设计的营养状况评估方法，经临床验证有很好的特异性，得到 ADA 等广泛推广和应用。恶性肿瘤患者一经明确诊断，就应该进行营养风险的筛查；筛查发现有营养风险的患者就应进行适度的营养治疗，同时要对营养状况予以进一步的"评估"。

表 23-4　病人主观整体营养状况评估表

Scored Patient-Generated Subjective Global Assessment（PG-SGA）

姓名＿＿＿＿＿＿＿＿年龄＿＿＿＿＿＿　住院号＿＿＿＿＿　医生＿＿＿＿＿＿　记录日期＿＿＿＿＿＿

所有相关诊断（详细说明）：＿＿＿＿＿＿＿＿＿＿＿＿＿＿＿＿＿

原发疾病分期：Ⅰ Ⅱ Ⅲ Ⅳ 其他 ＿＿＿＿＿＿＿＿＿＿

PG-SGA 病史问卷表—患者自评

1. **体重**（评估见医生工作表 1）	2. **摄食**
我目前的体重＿＿＿＿＿＿ kg	与我的正常摄食相比，上个月的食物摄取：
我目前的身高＿＿＿＿＿＿ m	□ 无变化（0 分）　□ 增加（0 分）　□ 减少（1 分）
1 个月前我的体重＿＿＿＿＿＿ kg	我现在的摄食情况：
6 个月前我的体重＿＿＿＿＿＿ kg	□ 正常摄食，但量有所减少（1 分）
最近 2 周内我的体重：	□ 固体食物很少（2 分）　□ 仅有流食（3 分）
□下降　□ 无变化　□增加	□ 仅有营养补充剂（4 分）
	□ 各种食物都很少,几乎没有（5 分）
注: 评分为每项计分累加！	□ 仅有管饲或静脉营养（6 分）
Score = ＿＿＿＿＿＿	**注:** 评分为最高分,不累加！　　Score = ＿＿＿＿＿＿

3. 症状	4. 活动和功能
最近 2 周因以下情况,影响了我的正常摄食:	我上个月的总体活动情况:
□ 没有饮食问题（0 分）	□ 正常,无限制（0 分）
□ 没有食欲,不想吃（3 分）	□ 不如往常,但尚可起床走动、完成一定的常规活动（1 分）
□ 恶心（1 分）　　□ 呕吐（3 分）	
□ 便秘（1 分）　　□ 腹泻（3 分）	□ 多数事情不能胜任,卧床或坐着的时间 < 12h（2 分）
□ 口腔溃疡（2 分）　□ 口干（1 分）	
□ 味觉异常或无（1 分）	□ 能稍微活动,但多数时间卧床或坐着（3 分）
□ 食物气味干扰（1 分）	□ 几乎卧床不起,很少下床（3 分）
□ 吞咽困难（2 分）　□ 早饱（1 分）	**注:评分为最高分,不累加!**
□ 疼痛（3 分）部位:_____	Score = _____
□ 其他（1 分）	
例如:情绪低落、经济或牙齿问题	
注:评分为每项计分累加!	
Score = _____	

患者自评表（A 评分）= 体重评分 + 摄食评分 + 症状评分 + 活动和功能评分　　　　　A 评分_____

PG-SGA 评分工作表——医务人员评估

工作表-1　体重丢失的评分　　**Score = 亚急性 + 急性 = _____分**

说明:体重丢失包括急性和亚急性两种情况,亚急性指过去 1 个月体重丢失情况,当无法获得是可参考过去 6 个月体重丢失情况;急性指过去 2 周的体重丢失,在亚急性的基础上再增加 1 分。若过去 2 周体重不变或增加则不计分。

1 个月体重丢失情况	评分	6 个月体重丢失情况
10% 或更大	4	20% 或更大
5% ~ 9.9%	3	10% ~ 19.9%
3% ~ 4.9%	2	6% ~ 9.9%
2% ~ 2.9%	1	2% ~ 5.9%
0% ~ 1.9%	0	0% ~ 1.9%

工作表-2　疾病和年龄的评分　　**Score = _____分　（B 评分）**

说明:以下病情或情况,可单选或多选,每项 1 分,累积计分;无则不计分。

分类	评分
癌症	1
AIDS	1
肺源性或心源性恶病质	1
压疮、开放性伤口或瘘	1
创伤	1
年龄 ≥ 65 岁	1

工作表-3　代谢应激评分　　**Score = 发热+发热持续时间+激素使用 = _____分（C 评分）**

说明:代谢应激评分是评估各种已知的可增加蛋白质和能量需要的因素。如某患者体温>38.8℃（102 ℉），计 3 分;使用泼尼松 10mg/d,计 2 分;合计 5 分。

应激因素	无(0分)	轻度(1分)	中度(2分)	高度(3分)
发热	无	37.2~38.3℃ （99~101℉）	38.3~38.8℃ （101~102℉）	T≥38.8℃ （T≥102℉）
发热持续时间	无	<72hrs	72hrs	>72hrs
激素用量 （如:泼尼松/日）	无	低剂量 （泼尼松<10mg）	中剂量 （泼尼松 10~30mg）	高剂量 （泼尼松≥30mg）

工作表-4　PG-SGA 整体评估分级(定性评估)

分类	A(营养良好)	B(中度或可疑营养不良)	C(重度营养不良)
体重	无丢失或近期增加（非水肿）	1 个月内丢失<5%（或 6 月内丢失<10%）或不稳定或不增加（体重持续下降）	1 个月内丢失>5%（或 6 月丢失>10%）或不稳定或不增加（体重持续下降）
营养摄入	无不足或近期明显改善	摄入明显减少	严重摄入不足
营养相关的症状	无或近期因摄入充分明显改善	存在相关的症状	存在营养相关的症状
功能	无不足或近期明显改善	中度功能减退或近期加重	严重功能减退或近期明显加重
体格检查	无消耗或慢性消耗但近期有临床改善	轻~中度皮下脂肪和肌肉消耗（触诊）	明显营养不良体征（如严重的皮下组织消耗、水肿）
整体评估			

工作表-5　PG-SGA 定性与定量评估关系

等级	定性评价	定量评价
PG-SGA　A	营养良好	0~1 分
PG-SGA　B	中度或可疑营养不良	2~8 分
PG-SGA　C	重度营养不良	≥9 分

附:有关营养支持的推荐方案

根据 PG-SGA 总评分确定相应的营养干预措施,其中包括对病人及家属的教育指导、针对症状的治疗手段如药物干预、恰当的营养支持。

0~1　此时无需干预,常规定期进行营养状况评分

2~3　有营养师、护士或临床医生对病人及家属的教育指导,并针对症状和实验室检查进行恰当的药物干预

4~8　需要营养干预及针对症状的治疗手段

≥9　迫切需要改善症状的治疗措施和恰当的营养支持根据 PG-SGA 总评分确定相应的营养干预措施,其中包括对病人及家属的教育指导、针对症状的治疗手段如药物干预、恰当的营养支持。

第三节 营 养 改 善

营养在疾病预防、诊治和康复过程中,应参照个体生理、病理等需求,依据营养筛查、营养评估的结果,制定相应的干预或治疗措施,并通过定期、再次的营养评估来衡量上述措施实施的效果及是否需要更改。

营养干预/治疗,包括各种医院膳食、肠内肠外营养支持、经口营养补充等,均有其相应的适应证、配制规范和监护规范。针对特殊人群,如婴幼儿、青少年、孕妇乳母或老年人,还应考虑供应、配制上的特殊需求。

医院膳食是患者获得营养的主要方式,制订原则:根据人体的基本营养需要、患者的病理生理状况、特殊情况下的合理营养、平衡膳食和食品安全。每一所医院都应制订一份适应本院诊疗要求的膳食常规,应供给各类患者符合疾病治疗需要的各种膳食。医院膳食中的四大基本膳食:普食、软食、半流和流质,应公示其标准食谱和主要营养成分,以方便医护人员评估患者的营养摄取情况,同时规范对患者及家属宣教;并以基本膳食为基础,再规范相应的低脂、低盐、低糖、高钾、高蛋白等一般治疗膳食;对有特殊营养治疗需求的患者,还应提供糖尿病、肝肾功能衰竭等特殊治疗膳食。

康复医学是一门有关促进残疾人及患者康复的医学学科,是为了康复的目的而应用有关功能障碍的预防、诊断和评估、治疗和处理的一门医学学科。营养和康复的结合,体现在功能障碍的评估、训练、治疗和处理中,两者常又互为评估、实施的依据。

例如:吞咽困难的分级与处理,直接关系到膳食等供应的类型:经口还是管饲? 糊状? 增稠剂? 肠内营养的配方?

展望未来,营养与康复医学的结合,正改变着慢性病的康复格局。

一、营养支持治疗

(一) 概述

1. 营养支持(nutritional support,NS)是指在饮食摄入不足或不能的情况下,通过肠内或肠外途径补充或提供维持人体必需的营养素。为增强治疗的临床效果,而根据营养学原理所采用的膳食称治疗膳食,其基本形式一般包括治疗膳、鼻饲、管饲膳、要素膳与静脉营养。康复患者经过手术、创伤应激后的神经—内分泌变化导致体内营养素分解代谢增强、合成代谢降低。提供及时、合理的营养支持将有助其康复。

2. 营养支持的基本指征 近期体重下降大于正常体重 10%、血清白蛋白小于 30g/L 连续 7 天以上、不能正常进食、已明确为营养不良、具有营养不良或可能发生手术并发症的高危患者。

(二) 分类

患者的营养需要是根据患者的基础能量消耗、活动程度和治疗目标来确定的。

肠内营养(enteral nutrition,EN)指经胃肠道(包括经口或管饲)提供维持人体代谢所需营养的一种方法。

1. 优点 维持肠黏膜结构和屏障功能的完整性,加速胃肠功能与形态的恢复,具有符合生理、给药方便、使用安全、费用低、易监护等优点。

2. 适应证　凡有营养支持指征、胃肠道有功能者、吞咽和咀嚼困难、意识障碍或昏迷致进食能力丧失、消化道疾病稳定期、高分解代谢状态、慢性消耗性疾病等。

3. 禁忌证　肠梗阻、消化道活动性出血、腹腔或肠道感染、严重腹泻或吸收不良、休克等。

4. 护理措施

(1)预防误吸。

(2)避免黏膜和皮肤的损伤。

(3)维持患者正常的排便型态。

(4)防止导管堵塞。

5. 健康教育

(1)讲解饮食摄入不足和营养不良对机体造成的危害。

(2)强调经口进食和肠内营养有助于维护肠道功能。

(3)患者术后恢复经口进食是逐步递增的过程,在康复过程中,应保持均衡饮食,保证足够的能量、蛋白质和维生素等摄入。

(4)指导携带胃或空肠导管出院的患者及其家属进行居家喂养和自我护理。输注营养液前、后,应用温开水冲洗导管,避免堵塞。

肠外营养(total parenteral nutrition,TPN)是指通过静脉途径提供人体代谢所需的营养素。当患者禁食,所需营养均经静脉途径提供时,称为全胃肠道外营养。

1. 适应证

(1)外科患者胃肠道不能充分利用时。

(2)营养不良。

(3)胃肠道功能障碍。

(4)因疾病或治疗限制不能经胃肠道摄食。

(5)高分解代谢状态。

(6)抗肿瘤治疗期间不能正常饮食者。

2. 禁忌证　严重水、电解质、酸碱平衡失调,凝血功能紊乱,休克。

3. 肠外营养应用　葡萄糖、脂肪乳剂、氨基酸、维生素和矿物质等。

4. 输注途径

(1)外周静脉:仅适合进行短期的、部分的肠外营养治疗。

(2)中心静脉:用于时间超过两周的胃肠外营养。

(3)门静脉:可进行肠外营养支持,经过门静脉供给营养,营养素通过肝脏进入体循环,更符合生理要求。

5. 护理措施

(1)观察和预防并发症:如置管并发症(血胸、气胸、血肿、动脉和静脉损伤等);肠外营养输注途径并发症(导管感染、血栓性静脉炎、导管闭塞、断裂和渗漏等);相关代谢并发症(低血糖、高血糖、高脂血症等)。

(2)控制输注滴速:可以采用重力输注法和输液泵控制。

(3)导管的护理:穿刺点周围进行消毒和保护。

(4)外周静脉炎的预防:为预防静脉炎的发生,一般24h更换输液部位,如果使用留置针,并且能够留置时,应 72h 更换输注部位。

(5)预防感染:中心静脉导管的感染容易继发于全身其他部位的感染,如果患者有其他感染存在,应警惕导管继发感染的可能。

(6)通过中心静脉输注肠外营养液时,严禁在中心静脉置管处取血、推药、输血及血浆制品。

(7)营养液的配置和管理:配制好的营养液必须 24h 内输完,避免营养液长时间暴露于阳光及高温下而导致变质。

(8)根据患者胃肠功能恢复情况,尽早经口进食或肠内营养。

(三)健康教育

1. 长期摄入不足或因慢性消耗性疾病致营养不良的患者应及时到医院检查和治疗,以防严重营养不良和免疫功能下降。

2. 患者出院时,若营养不良尚未完全纠正,应继续增加营养摄入,并定期到医院复诊。

二、康复患者常见疾病的营养干预

随着康复医学的发展,营养干预是康复护理中重要的组成部分,常见的有退行性骨关节病、恶性肿瘤、骨折术后、脑卒中、高血压、糖尿病、冠心病、心脏术后等疾病的营养康复。

(一)退行性骨关节病营养康复

随着人口老年化,发生退行性骨关节病的患者越来越多,主要为退行性骨关节炎、骨质疏松、颈椎病等,好的饮食习惯可以延缓疾病的进展。

1. 饮食的作用　身体里过多的自由基,会侵袭或摧毁关节组织。关节炎本身也可能引发、加速新的自由基形成,使用抗氧化剂,能够对抗自由基,减轻关节炎。而生物类黄酮可以加强关节内胶质的能力,减缓发炎的反应,加速关节伤害的复原。

2. 营养干预

(1)进食高钙食品以确保骨质代谢的正常需要,必要时要补充钙剂。

(2)蛋白质摄入要有限度,食物中过度的蛋白质会促进钙从体内排出。

(3)禁服铁或含铁的复合维生素。因为铁与疼痛、肿胀和关节损伤有关,关节炎患者不要经常使用铁锅烹饪。

(4)在疾病急性期或急性发作期,关节红肿灼热时,不宜进辛辣刺激的食物。

(5)饮食要节制、宜清淡,不可偏嗜。鸡鸭鱼肉、五谷杂粮、蔬菜瓜果均不可忽视,应搭配合理,保持大便通畅。

(6)增加多种维生素的摄入。

(7)生活要有规律,增加活动,减轻体重,以利于减轻关节负重,尽量避免长期卧床休息。

3. 食物的选择

(1)进食高钙食品,多食牛奶、蛋类、豆制品等。同时多食富含维生素 D 的食物,以帮助钙质的吸收。

(2)多吃富含胶质等对关节软骨修复有利的食品,如鸡爪、蹄筋、贝类、小鱼干、木耳等。

(3)多食富含生物类黄酮类食物,如柑橘、绿茶及全谷类。

(4)多食含硫的食物如芦笋、大蒜、洋葱等。

（5）多食抗氧化剂类食物,如富含 β-胡萝卜素、维生素 C、维生素 E 的食物,食物来源如木瓜、番茄、胡萝卜、柳橙、奇异果、小麦胚芽、葵花子、糙米等。

（6）多种维生素的摄入,如维生素 A、B_1、B_6、B_{12}、C 和 D 等。

（二）恶性肿瘤患者营养康复

恶性肿瘤是指机体在多种内在和外来的致瘤因素作用下,引起细胞异常增生而形成的新生物。膳食营养与肿瘤有很大的关系:能量摄入过多、超重、肥胖的人群易患乳腺癌、结肠癌、胆囊癌;脂肪的摄入量与结肠癌、直肠癌、乳腺癌、肺癌、前列腺癌的危险性成正相关;蛋白质的摄入过低或过高均会促进肿瘤的生长;不良的饮食行为如经常吃油炸食品,腌制食品、吸烟、过量饮酒、三餐不按时、暴饮暴食均会增加癌症发生的危险性。

1. 饮食的作用　癌症导致的组织破坏、对正常组织的营养物质的夺取、体液的异常丢失,患者食欲低下、呕吐、腹泻、胸腹水、手术、放疗、化疗及感染等都会导致或加重病人的营养不良,长期负氮平衡、免疫力低下,最终发展为恶病质。因此,对癌症患者给予营养支持治疗可以改善其营养状况,恢复体质,更好地接受抗癌治疗。

2. 营养干预

（1）癌症病人临床营养支持治疗的原则。

1）发生严重营养缺乏或因胃肠道疾病,病人的饮食摄入不足超过一周,应给予肠内或肠外营养支持治疗,且同时进行抗癌治疗。

2）营养状况良好或仅有轻度营养缺乏,自然饮食能够满足机体需要的患者,在手术、化疗或放疗时无需特殊的营养支持治疗。

3）对于化疗或放疗无效的进展期癌症患者,不主张静脉营养支持治疗。

（2）营养支持治疗途径的选择:对于中度营养缺乏和围手术期不能进食的病人,都可以采用营养支持治疗,可选择不同的途径。

1）经口进食:病人能够经口进食,应鼓励尽量经口进食,不能经口进食或进食量不能满足机体需要者可以通过鼻饲途径给予肠内营养支持。

2）静脉营养:对于癌症晚期和围手术期病人可选择静脉营养支持治疗。

3. 食物的选择

（1）手术后补充营养可吃肉、禽类、蛋、乳制品、豆制品。

（2）放疗后由于口干、咽干,可选用甘寒生津的食物、水果、蔬菜,如西瓜、梨、萝卜、莲子、藕、银耳。

（3）化疗后白细胞减少,恶心,宜用开胃健脾,促进食欲,营养丰富的食物,如甲鱼、蛋、乳及乳制品、瘦肉、蜂蜜、红枣等。

（三）骨折后营养康复

骨折是由于外界作用力或骨骼本身疾病引起骨或骨小梁连续性发生断裂。营养也是骨折康复治疗不可缺少的手段:必须有高热量、高蛋白、高维生素及矿物质的营养物质补给,且骨再生主要依靠骨膜、骨髓,而骨膜、骨髓必须在有机质及无机质平衡的条件下发挥作用。热量的补充可以节约蛋白质的利用,促进骨痂生成。

1. 饮食的作用　初期为补充所损失的营养素以维持血液容量与电解质的平衡,热量不宜过高。到了中后期,饮食治疗的目的是为了预防感染,促进伤口愈合,尽早恢复肌肉活力,防止体重减轻。

2. 营养干预

（1）初期：针对病人伤口疼痛、食欲差、活动少、消化能力差的特点，饮食宜清淡，易消化，无刺激。适量蛋白质，高维生素，低脂肪。

（2）术后一周：食物逐渐增加，以尽快促进机体损伤组织的恢复，采用高热量、高蛋白、高维生素饮食，补充丰富的钙质。

（3）后期：伤口已基本愈合，根据训练强度适量增加营养。

3. 食物的选择

（1）初期选用瘦肉、牛奶、鸡蛋、鲜鱼、青菜、水果，主食可选用稀饭、面条，少食多餐。

（2）中期多选用含钙高的食物，如鸡蛋、虾皮、豆制品。

（3）后期可增加蛋白质的摄入，可吃些甲鱼、瘦肉、鸡、鸭，多食蔬菜水果、奶制品、豆制品食物等。

（四）脑卒中营养康复

脑卒中又称脑血管意外，指脑血管阻塞或破裂，造成脑血流循环障碍和脑组织功能或结构损害。吞咽障碍是脑卒中患者最常见的后遗症状，需要在早期积极地进行功能训练，已达到恢复的最佳目的。脑卒中患者的饮食主要以低脂肪、低胆固醇、高蛋白、高维生素为主。

而高血压是脑卒中发生的主要因素之一，因此要限制盐的摄入，平衡膳食，防止肥胖。

1. 饮食的作用 通过合理的饮食，配合临床治疗，控制血压，稳定病情，恢复病人的自理能力，并尽可能的回归家庭、社会。

2. 营养干预

（1）进食体位：患者进食的体位要舒适，通常采取的体位是30°仰卧、颈前倾的姿势。这种体位可以通过食物的重力作用利于下咽。对于吞咽障碍的患者宜采取坐位下进食，头稍前倾45°，或将头部转向偏瘫侧80°，使患侧通道变窄，健侧咽部变大便于食物从健侧进入食管，以防误咽。

（2）食物的选择：有吞咽障碍者应先给予管饲流质饮食，逐渐过渡至半流食、软食、普食等。种类以高蛋白、高维生素、易消化的食物为主。经口进食应选择有适当黏性，不易松散，通过食管时容易变形且不易在黏膜上残留的食物，如菜泥、碎菜、肉泥、粥等。

（3）进食的协助：协助患者将食物放在口腔健侧，放入食团后可将匙背轻压舌部，以刺激患者吞咽。嘱反复吞咽数次，确认完全咽下后再喂第2口。在进食过程中，适当给患者喝一点白开水，一般不用吸管，以免液体误入气管。

（4）适当控制热能、脂肪，限制食盐，保证充足的维生素、无机盐，给予清淡易消化的饮食。满足机体正常需要。

（5）蛋白质：适量增加蛋白质的摄入量，以满足机体修复的需要。

（6）戒烟戒酒。

3. 食物的选择

（1）食物应多样化，适量吃一些粗粮，经常吃一些奶类，多吃蔬菜水果，特别是含钾高的食物,如龙须菜、豌豆苗、莴笋、芹菜、丝瓜、茄子、大豆、马铃薯、核桃、香蕉、海带、紫菜等。

(2)大豆蛋白质能降低血压,减少脑卒中的发生率,故多吃豆类及豆制品,以提供不饱和脂肪酸、钙及维生素 B₁、B₂、烟酸等。

（五）高血压营养康复

高血压是一种遗传多基因与环境多危险因素相互作用而产生的慢性全身性疾病,通常认为遗传因素与环境因素分别占 40%~60%,而环境因素中,膳食因素起主要作用。

1. 饮食的作用　通过饮食干预减少膳食因素对高血压的影响,维持理想体重或适宜体重以控制患者血压波动,促进疾病康复。

2. 营养干预　限制热能和食盐的摄入,少用含饱和脂肪酸高的动物油脂和高胆固醇食物,多食含维生素 C、钾、钙丰富的蔬菜水果,控制体重调节血管张力,保护心脏。

(1)控制总热量,减轻体重:Thompson 用大量证据表明 20%~30% 的高血压是由于超重引起,BMI 应控制在 24 以下。研究表明,人群平均体重下降 5~10kg,高血压患者体重减少10%,则可使胰岛素抵抗、糖尿病、高脂血症和左心室肥大改善。

(2)适量蛋白质:蛋白质代谢物可引起血压波动,应控制食物蛋白质的质量和数量,选用高生物价优质蛋白,按每日 1g/kg 掌握,其中植物蛋白质可占 50%,蛋白应选用优质蛋白。

(3)限制脂肪、胆固醇:膳食脂肪不超过 40~50g/d;膳食胆固醇不应超过 300mg/d。

(4)选用含膳食纤维高的食物,促进肠蠕动,加速胆固醇排出,对防治高血压病有利。

(5)低钠盐饮食:限制钠盐可降低血压,对轻度高血压患者或高血压家族史者:每日 3~5g 食盐;对中度高血压患者:每日 1~2g 食盐;对重度高血压或急进性高血压患者:应采用无盐膳食,同时注意限制味精、酱油、榨菜等。

(6)节制膳食:定时定量进食,不暴饮暴食,食物种类齐全,营养素比例合理,不挑食偏食;清淡饮食有利于高血压防治,油腻食物过量,容易消化不良,易引发猝死。

(7)戒烟戒酒。

(8)进行降压治疗时,病人不宜服用天然甘草或含甘草的药物,可引起低钾血症和钠潴留;使用利尿降压药易起电解质紊乱,应注意调整食物中钠、钾、镁含量;茶叶易和药物结合沉淀,降低药物效果,服降压药时忌用茶水送服。

3. 食物的选择

(1)各种谷类:多吃粗粮、薯类如玉米面、荞麦、马铃薯、甘薯等。

(2)鱼类:如鲫鱼、草鱼、黄鱼等。

(3)豆类及豆制品:如赤豆、黄豆、豆腐、千张、豆浆等。

(4)奶和奶制品是钙的主要来源,且奶是低钠食品,去脂奶对降低血压有好处。

(5)各种蔬菜水果:如青菜、番茄、黄瓜、冬瓜、苦瓜、海带、梨、苹果、西瓜等。

(6)烹调用油:采用植物油,可选豆油、菜油、花生油、芝麻油、玉米油等植物油。

(7)具有降血压作用的食物有:芹菜、胡萝卜、番茄、荸荠、黄瓜、木耳、海带、香蕉等;降脂食物有:山楂、香菇、大蒜、洋葱、海鱼、绿豆等;此外,草菇、香菇、平菇、蘑菇、黑木耳、银耳等蕈类食物营养丰富,味道鲜美,对防治高血压病、脑出血、脑血栓具有一定作用。

(8)所有过咸食物(包括咸菜、榨菜、咸鱼、咸肉、腌制食品、火腿、加碱或发酵粉、小苏打制备的面食和糕点)、蛤贝类、虾类、皮蛋等,烟、酒、浓茶、咖啡,以及辛辣的刺激性食品;高脂肪、高胆固醇食物:包括动物内脏、肥肉、蛋黄、肉汤等均在禁忌之列。

(六)糖尿病营养康复

糖尿病是一组由于胰岛素分泌不足和作用缺陷所导致的碳水化合物、脂肪、蛋白质等代谢紊乱,以长期高血糖为主的综合征。

1. 饮食的作用

(1)保护胰岛功能,帮助患者达到并保持较好的代谢控制,以改善血糖、尿糖和血脂水平达到或接近正常,减少急、慢性并发症发生的危险。

(2)维持或达到理想体重,使儿童和胎儿能正常生长发育。

(3)强调患者个人需要,供给适合患者的平衡膳食,以维持健康和从事正常活动,提高生活质量。

2. 营养干预

(1)能量:合理控制总能量摄入是糖尿病营养治疗的首要原则。以维持标准体重为原则,取决于病人的营养状况、体重、年龄、体力劳动及并发症,根据患者的体型和理想体重,估计每日能量供给量(表23-5)。

表23-5 成年糖尿病患者每日能量供给量[kJ(kcal)/kg]

体型	卧床	轻体力活动	中体力活动	重体力活动
消瘦	105~125(25~30)	146(35)	167(40)	188~209(45~50)
正常	84~105(20~25)	125(30)	146(35)	167(40)
肥胖	63(15)	84~105(20~25)	125(30)	146(35)

(2)蛋白质:需要量为 1.0g/kg,对于生长发育的儿童或有特殊需要或消耗者,如妊娠、哺乳、消瘦者,蛋白质比例适当提高。

(3)脂肪:含饱和脂肪酸多(鱼油除外)的动物性脂肪摄入过多可导致血清胆固醇增高而引起动脉硬化症,应严格限制摄入。

(4)碳水化合物:近年来发现适当提高碳水化合物摄入,不仅可改善糖耐量,降低胆固醇及甘油三酯,还可提高外周组织对胰岛素的敏感性。如碳水化合物控制过严,可使糖耐量降低,并可使体内脂肪分解过多而引起饥饿性酮症。

(5)丰富的维生素和无机盐:增加纤维素的摄入。

(6)餐次安排:一日至少三餐,早、中、晚餐热能按 25%、40%、35% 比例安排,需定时、定量。注射胰岛素或发生低血糖者,要求三餐之间加餐,加餐量应从正餐总量中扣除,做到加餐不加量。

3. 食物的选择 血糖生成指数(glycemic index,GI)是指含有 50g 有价值的碳水化合物食物与相当量的葡萄糖和面包相比,在一定时间内体内血糖应答水平的百分比。高 GI 的食物进入胃肠消化快,吸收完全,葡萄糖迅速进入血液;低 GI 的食物在胃肠停留时间长,释放缓慢,进入血液的峰值低,下降速度缓慢。在不超出总热量的前提下,可以选择任何食物,但选择含碳水化合物的食物时要尽量使用低 GI 的食物(表23-6)。

表 23-6 部分食物 GI 表

食物种类	GI	食物种类	GI
荞麦面条	59.3	柚子	25
荞麦面馒头	66.7	鲜桃	28
大米饭	80.2	香蕉	52
白小麦面面包	105.8	梨	36
白小麦面馒头	88.1	苹果	36
扁豆	18.5	柑	43
绿豆	27.2	葡萄	43
冻豆腐	22.3	猕猴桃	52
豆腐干	23.7	芒果	55
炖鲜豆腐	31.9	菠萝	66
绿豆挂面	33.4	西瓜	72
黄豆挂面	66.6	果糖	23
樱桃	22	乳糖	46
李子	24	蔗糖	65
蜂蜜	73	葡萄糖	97
白糖	83.8	麦芽糖	105

根据交换份表,每个食物交换份约为 334.4~376.2kJ(80~90kcal)能量。表 23-7 交换原则为同类食物之间可以交换,不同类食物之间不能交换。

表 23-7 不同能量治疗饮食交换份额

总热能(kcal)	总交换(份)	谷类(份)	蔬菜类(份)	肉类(份)	水果类(份)	乳类(份)	油脂类(份)
1000	12	6	1	2	0	2	1
1200	14.5	7	1	3	0	2	1.5
1400	16.5	9	1	3	0	2	1.5
1600	19	9	1	4	1	2	2
1800	21	11	1	4	1	2	2
2000	24	13	1.5	4.5	1	2	2
2200	26	15	1.5	4.5	1	2	2
2400	28.5	17	1.5	5	1	2	2

(1)谷类食物:碳水化合物的主要来源,选用时应注意所含热量。提倡多选用粗杂粮,如玉米面、荞麦、燕麦等代替部分米面。

(2)蛋白质:鸡、鸭、鱼、虾、猪肉、牛肉、豆及豆制品等。富含蛋白质食品,应按照规定量选用精瘦肉和豆制品,少选肥肉和内脏等富含饱和脂肪酸、胆固醇的食品。

(3)蔬菜:富含无机盐、维生素、膳食纤维,常见的叶类、茎类、瓜类蔬菜可任意食用、

(4)水果:含有一定量的单糖、双糖,按照每 150~200g 带皮橘子、梨、苹果等可以换成 25g 主食适当选用。红枣、香蕉、柿子等含糖量高的水果和干果应限量使用。

(5)烹调用动植物油应严格限量使用,尽量食用植物油。

(6)戒烟戒酒。

(七)冠心病营养康复

冠心病是指由冠状动脉硬化使管腔狭窄或阻塞导致心肌缺血,缺氧而引起的心脏病。它的发病一般认为与脂质代谢紊乱,胆固醇和甘油三酯沉积于血管壁,血中高密度脂蛋白(HDL)减少,甘油三酯增高,β-脂蛋白增高,动脉管壁结构的功能障碍有关。

1. 饮食的作用　通过改变饮食习惯和配合必要的药物治疗,最终目标是使血中 LDL 和胆固醇水平降低至 100mg/dl 以下,HDL 水平升至尽可能高的程度。

2. 营养干预

(1)限制总热量:使体重维持在标准水平,增加运动,保持能量摄入与消耗的平衡。碳水化合物供给不宜过高,特别要限制高 GI 的食物,多选用低 GI 的食物。适量增加蛋白质的摄入,高蛋白饮食可降低心血管疾病的危险性,特别是植物蛋白的摄入。

(2)低脂、低胆固醇饮食,限制高饱和脂肪酸的摄入。增加膳食抗氧成分,如维生素 E、维生素 C 类胡萝卜素、硒等含量高的食物摄入。

(3)增加含 B 族维生素丰富的食物。多吃含纤维素高的蔬菜、水果,每日摄入 400~500g。

(4)戒烟戒酒。

3. 食物的选择

(1)食物多样化,谷类为主,多选用复合碳水化合物,如多吃粗粮、蔬菜水果和薯类,少吃单糖如甜点心、各种糖果、冰激凌、巧克力等。

(2)常吃奶类、豆类及豆制品,适量吃禽、蛋、瘦肉,少吃肥肉、动物内脏及煎炸食品等,饮食宜清淡少盐。

(八)心脏术后营养康复

1. 饮食的作用　手术创伤后,机体处于高代谢状态,且消化能力较弱,应少量多餐,摄入富含热量、蛋白质、维生素的易消化食物,提高食欲,配合临床康复治疗,促进伤口的愈合,使心脏功能,全身循环系统及其他各系统功能尽快得到改善,缩短治疗休养时间,预防疾病的反复,提高手术疗效,争取最大限度地恢复病人的生活工作能力。

2. 营养干预

(1)在不增加心脏负担的情况下,提供足够的热量,以满足机体修复的需要。

(2)提供丰富的蛋白质,充足的维生素、无机盐,促进伤口的愈合和身体功能的恢复。

(3)恢复期康复治疗消耗较大,应适当增加热量、蛋白质。

3. 食物的选择

(1)早期可吃一些米汤、藕粉、蛋汤逐渐过渡到面条、混沌、水饺、稀饭。

(2)食物选择应易消化,多吃鱼类。蔬菜水果可制成泥状,以利于消化吸收。

第六篇 心理康复护理

第二十四章 康复对象心理康复护理

第一节 概 述

一、定义

康复心理学是一门研究康复领域中有关心理问题的学科。它是与康复医学同时出现的一门医学心理学的分支学科,也是康复医学和心理学的交叉学科,把心理学的系统知识应用于康复医学的各个方面,主要研究伤、病、残者的心理现象,特别是心理因素对残疾的发生、发展和转归的作用等。康复心理学作为一门独立的学科越来越被人们所重视,它伴随康复医学而产生,随着社会的发展和残疾人事业的需要而在不断充实和发展。

康复护理是康复医学的重要组成部分,而心理康复护理(psychological nursing)又是康复护理的一个分支,面对由于不同原因所造成的心理疾患,心理康复护理者根据心理康复医疗计划要求,运用康复心理学的基本理论于临床实践,与其他康复专业人员共同协作,对这类患者实施特殊的心理调试和护理,使患者摆脱心理困扰,提高生活质量,重新回归社会。

二、心理康复的对象

心理康复的对象十分广泛,其中包括:

1. 残疾人。

2. 临床常见病症患者 疼痛患者、压疮患者、睡眠障碍患者、言语吞咽障碍患者、排泄障碍患者、性功能障碍患者。

3. 神经系统疾病患者 脑血管意外患者、脊髓损伤患者、周围神经损伤患者、帕金森病患者。

4. 运动系统疾病患者 截肢后、骨折后患者。

5. 心血管系统疾病患者 高血压患者、冠心病患者。

6. 代谢和营养疾病患者 糖尿病患者、肥胖症患者。

7. 其他疾病 烧伤患者、恶性肿瘤患者。

这些患者在遭受身体病痛折磨的同时,心理方面也承受着常人无法感受的苦痛,所以无论是原发性的心理障碍还是由于各种原因引起的继发性心理障碍,都是我们康复护理和治疗的对象。

三、研究范围

康复心理学的研究范围包括以下几个方面：

（一）心理行为、慢性病和伤残的关系

包括心理行为因素对慢性病和伤残对人们心理行为的影响及其适应过程，例如研究哪些心理行为因素容易促使慢性疾病及其并发症的发生与发展；研究慢性疾病和伤残患者的心理行为及其适应过程；研究如何转变心理行为障碍以减少疾病的并发症与伤残的发生和发展。从而及时正确地为这些患者提供心理学的帮助与指导。

（二）对慢性病患者和伤残者开展综合性的临床咨询工作

这项工作的重点是给患者以心理支持，特别是帮助他们克服紧张、焦虑、抑郁等常见的心理问题，还要帮助患者进行认识的重建，协调人与人、个人与社会的关系，从而使他们能在新的起点上适应工作、生活与环境，减少因疾病和伤残造成的痛苦和不安。

（三）开展各种心理行为治疗技术的应用

各种心理行为技术几乎都可以在康复医学中得到应用，其中行为技术的应用最为普遍，例如，自我调整疗法、松弛训练、生物反馈技术、运动疗法、气功疗法等。生物反馈训练使患者得到不同程度的康复；集体心理治疗在康复医学中有特殊的意义，许多具有类似问题的伤残者和慢性病患者，定期集中进行心理治疗，患者在治疗过程中互相交流治疗经验和心得，将有利于提高疗效。由于每一个成员都有机会得到其他成员心理上的支持和鼓励，使患者在整个治疗过程中保持稳定的情绪和坚定的信念。此外，对于慢性病患者和老年人的康复问题，集体治疗也具有同样的积极意义。

（四）康复心理学还负责康复患者的心理评定工作

这项工作要运用各种心理测量手段，包括行为类型、人格问卷、智力测验以及各种心理障碍（例如抑郁症、紧张症、焦虑症、强迫症等）的测定。

第二节　康复心理学的起源与发展

康复心理学起源于美国。1956 年美国心理学会成立了第 22 分会——康复心理分会。其目的是宣传与残疾和康复有关的心理学知识，培养高素质的研究者与临床工作者，以及提供临床服务、研究、教学和管理等。随着社会的发展，心理康复服务逐步从机构走向社区和家庭。心理康复工作者在工作中主要研究残疾人及其家属的行为、经历、态度，评定康复治疗的有效性，评估残疾人及其所处的环境，设计和实施康复方案，并控制整个实施过程。在临床康复心理实践中主要处理各种社会、心理和实际问题，诸如社会活动状态、情绪好坏、家庭关系、日常生活、就业和独立生活等。

康复心理学是在康复医学与心理学的相互交叉、相互渗透的基础上发展起来的一门新兴学科，把心理学的系统知识应用于康复医学的各个方面。康复心理学得以发展不是偶然的，而是有其诞生的重要历史背景。首先康复心理学是医学模式转变的结果，这就是说，根据生物-心理-社会医学模式，医学的服务对象已经不仅仅是患者，还应包括健康人和长久以来被遗忘、被忽视了的残疾人。医学服务的目的也不仅仅只是治愈伤痛，还应保证人类的健康与幸福，提高人类的生存素质。

健康时要防病、生病后要治病,对疾病后遗的残疾和不幸要给予康复处理。为此,在医学领域内便出现了健康医学、康复医学和健康心理学,康复心理学也就应运而生。其次社会的进步和发展为康复心理学创造了发展的条件。在物质文明有了一定提高的时候,人类更加重视精神文明。首先就要重视人的价值,强调人道主义和提高人的素质。在发达国家,卫生保健事业已走向与社会福利事业相结合的道路。这种世界趋势启示我们,应当去关怀那些不幸的残疾人和病后伤残者的处境,尽力改变他们的不幸现状。为此目的,也促使了康复心理学的诞生。最后便是科学的发展为康复心理学提供了多学科的理论和实践指导,康复心理学不是孤立地诞生的,它是在心理学、行为科学、社会学、管理学以及现代医学发展中诞生的。这些学科的发展,大大丰富了康复心理学的内容,并指导康复实践和提供康复技能。

第二次世界大战之后,由于战争带给士兵和人民带来了巨大的创伤,无论是生理还是心理都遭受着沉痛的折磨,为了使他们尽快达到躯体、心理以及社会职业等方面的全面康复,政府采取了一系列的措施,成立了多个康复机构,致使康复医学得到了迅猛的发展。经过美国 Howard A. Rusk 和英国 Ludwig Guttmann 等学者积极实践和大力倡导,康复医学成为一个独立的专科。与此同时,由于战争而引起的情感创伤,需要心理学者医治,出现了康复心理学的工作机构。20 世纪 50 年代初期,随着康复中心的增加,康复心理学得到承认和发展。同时产生了康复心理学的组织,如美国心理学会成立的"失能的心理因素全国理事会"后来发展成为美国心理学会的康复心理部。经过近 12 年的发展,康复医学从一个跨科性的学科变为一个学科群,康复心理学已成为康复医学学科群中一个相关学科。

20 世纪 40 年代末 50 年代初,我国康复心理学的发展状正处于起步阶段。我国心理学家黄嘉音教授在精神科尝试运用心理学原理对患者的病因进行分析和解释,并进行了支持疗法的实践,使我国的康复心理治疗迈出了第一步。建国后,老一代医学心理学工作者创立的对神经衰弱的"快速综合治疗方法"受到学术界和社会的重视。此阶段,前苏联学术界影响在我国心理学界占据统治地位,同时冷落了西方发达国家的心理学理论和方法。1966—1977 年整个心理学基本处于停滞阶段,康复心理学也不例外。

1978 年以后,我国改革开放的政策,为康复医学、医学心理学提供了发展的条件。政府的支持和社会的需求,使得高等医学院校普遍开设了康复医学、医学心理学等课程;全国各省部级医院、康复中心、高等医学院校附属医院建立了心理康复病房,许多医务工作者在心脑血管疾病、老年病和精神病等康复领域进行了大量实践和研究。随着国际、国内的学术交流的增加,西方发达国家的心理治疗理论和技术如系统脱敏法、合理情绪疗法、交互作用分析法、整合式心理疗法和人本主义理论等受到国内学者的青睐。由于心理咨询和心理治疗服务领域和内容不断多样化,康复心理测验、治疗和咨询得到不断的发展。1994 年中国康复医学会成立康复心理学专业委员会,推动了我国的康复心理工作。虽然我国的康复心理学在学术观念、机构设置、从业人员、教学科研等方面与国外发达国家相比还有一定的差距,但是康复心理学在我国具有很广阔的前景,随着社会经济的发展和心理服务领域的扩展(商业、婚姻与家庭、就业与职业发展、军事等社会各个方面),心理咨询、心理治疗和康复必将进入职业化发展历程,具有我国特点的康复心理学亦将日渐形成。

第三节　心理康复在全面康复中的意义

心理康复是运用系统的心理学理论与方法,从生物-心理-社会角度出发,对患者的损伤、残疾及社会问题进行心理干预,以提高患者的心理健康和社会适应水平。患者的心理康复贯穿着患者功能康复的整个过程,并且在患者心理社会适应能力方面的高层次康复中发挥着重要的作用和影响,在康复护理和康复治疗方面,也起到了积极的作用。由于患者的身体或心理原因,或多或少的会造成不同的人格变化,这种变化可能会伴随其后的人生历程。它带来的不仅仅只是躯体上的危机和精神危机,甚至包括生活危机。这样则需要心理干预和护理才能使患者能够面对现实和未来的发展,使其达到全面康复、重返社会的目标,因此心理康复扮演着重要的角色,在整个康复过程中是必不可少的措施之一。

康复的领域包括"医学康复"(medical rehabilitation,利用医疗手段促进康复)、"教育康复"(educational rehabilitation,通过特殊教育和培训以促进康复)、"职业康复"(vocational rehabilitation,恢复就业,取得就业机会)和"社会康复"(social rehabilitation,在社会的层次上采取与社会生活有关的措施,促进残疾人能重返社会)。实现以上四个领域的康复也就是我们常说的"全面康复"。

1. 心理康复与医学康复　在临床工作中,我们通过各种医疗手段使患者的躯体功能障碍得到恢复,以改善其生理上的缺憾。但是,患者在患有躯体功能障碍的同时往往伴随着不同程度的心理障碍。两者通过神经、内分泌等因素相互影响,相互制约,形成恶性循环,从而影响患者全面康复目标的实现。因此,为了达到全面康复的目标,在开展医学康复的同时必须通过认知疗法、行为疗法、理性情绪疗法等措施进行心理康复,使患者的身心康复顺利进行。

2. 心理康复与教育康复　教育康复是通过各种教育和培训促进病、伤、残的康复,使他们重返社会并能自立。但是,患者受自身伤残影响,他们要想与其他人一样正常工作、学习和生活,既要克服躯体功能障碍,又要克服心理障碍,战胜自我。因此,心理康复是教育康复过程中不可缺少的一部分,康复人员在开展教育康复的同时通过帮助患者克服挫折感、树立自信心等措施解除其心理障碍,从而提高教育康复的效果。实现全面康复和重返社会的最终目标,实现康复对象应有的社会地位和真正意义上的权利平等。

3. 心理康复与职业康复　职业康复是帮助患者训练职业能力,恢复就业资格,取得就业机会,和健全人一样平等地参加社会劳动。这些对于发挥残疾者的潜能、实现人的价值和尊严、取得独立的经济能力并贡献与社会等均有重要意义。但是,康复对象因其身心功能障碍,从事社会劳动受到多方面限制。因此,一方面,在开展职业康复前对患者进行心理评估,掌握患者的心理状态,以便有的放矢地进行职业咨询;另一方面,在职业康复操作中应用心理学的理论和原理进行指导,可以使职业康复顺利、有效地进行,实现全面康复的目标。

4. 心理康复与社会康复　心理康复在社会康复中的作用主要表现在以下三个方面:

(1)心理康复是社会康复的重要措施之一:社会康复的范畴相当广泛,涉及患者的家庭生活(婚姻、生育及衣食住行等)、升学就业、消遣娱乐、公共服务及政治生活等方面。其中,每一个方面都有大量的心理问题存在,均需要开展心理康复。因此,心理康复是社会康复必不可少的措施之一。

（2）心理康复是实现患者重返社会的关键环节：社会康复的目的是通过功能和环境条件的改善使患者回归社会，在社会生活的各个方面受到同等对待，不受歧视，自主自立地参加社会和生活，成为社会上的有用之人，拥有同等的权益，履行社会职责，为社会的各项事业作出应有的贡献，实现自我完善和个体价值的体现，满足个体应有的需要。然而，在满足这些需要时，心理社会因素的作用往往大于躯体功能的作用，只有在心理康复良好的状态下，个体才能体验到幸福、快乐、体会到自身的价值和人生的意义。如果心理健康得不到康复，个体难以适应社会，更谈不上重返社会。

（3）心理康复能提高患者社会适应能力：康复对象生活在社会上，往往会受多种不良刺激的干扰，使其身心功能障碍加重。要想改变这种状态，一方面需要减少或消除外界不良因素刺激，尽可能为患者营造利于身心健康的良好生活环境；另一方面，还应加强心理康复工作，增强患者的心理承受能力和抵抗外界不良刺激的免疫力，并及时地解除心理障碍，以便患者能更好地适应社会生活。此外，心理康复还能使患者的高层次需要如自尊、社会地位得到满足。

第四节　心理康复评定

一、心理功能评估

心理评估（psychological assessment）是指评估者依据心理学的理论和方法对个体某一心理现象做全面、系统和深入的客观描述，即对人的心理过程和人格的状态、特征和水平做出客观测量或描述。

临床心理评估通常包括观察、访谈和心理测量三类方法。前两类方法多为定性，而心理测量（包括心理测验、心理卫生评定量表）则多为一种定量的心理评估方法，三类方法各有特点和长处，在临床工作中通常根据需要将不同方法结合使用，互相取长补短，以便获得全面而准确的信息，做出正确的判断。护士在对患者进行临床心理评估时，主要运用访谈法来了解患者的主观体验，与此同时，观察患者的外显行为表现，获取信息补充或完善评估的内容。必要时也需要借助心理测量的方法或心理卫生评定量表进行客观评定。

（一）观察法

观察是对被试者（包括患者）行为的观察。是通过对被试者外显行为的观察进行由表及里的推测，以对其心理活动进行评估。

（二）观察法分类

对心理活动进行评估的观察可分为两类：自然情境下的观察和特定情境下的观察。

1. 自然情境下的观察　自然观察是随时可以发生的，是指在不加以控制的情况下对被试者的行为进行观察，真实、自然，包括以往和现在的行为以及外显和内隐（指心理活动）的行为。需要检查者有足够的基础和专业知识、良好的沟通能力、深刻的洞悉力以及系统的训练和实践。通过对患者的外观、情绪表现、言谈举止、对护士的态度等住院期间的日常生活起居活动和交往情况，进行自然状态下的观察。自然观察可观察到的行为范围较广，护士与患者的互动过程中随时都在观察，所收集到的资料也最直接、最丰富，当然这需要花更多的时间与患者接触，才能对患者现存的和潜在的心理问题进行系统的、全面的综合评估。

2. 特定情境下的观察　是指在标准情景中进行的观察(或称为控制观察)。标准情景中的观察是经过预先精心设计的,是在特殊的实验环境下的观察,是按照一定程序进行的,使每个被试者都接受同样的刺激,以观察预先确定的行为范畴。这样观察到的结果更具有可比性。主要有:直接观察、单向玻璃、录像技术、"金鱼缸"技术等方法。

（三）观察的内容

护士与患者初次见面就意味着观察的开始,患者的外貌、体位、步态、个人卫生、精神状态、情绪反应以及态度等都已映入护士的眼帘而留下印象。护士通过对患者心理活动和行为的观察可以得到患者的意识状态、外表活动、行为能力的各种表现和体征。从心理学角度来看,侧重于观察以下方面的内容:

1. 意识状态　心理学中的"意识"特指人类心理活动的自觉性和主动性。人类适应环境、反映外部世界时总带有目的性或自觉性,这就是有意识的反应。我们对人的意识活动的观察通常是通过对人的"注意力"的观察所体现的。在医学中使用的"意识"侧重于生理机制方面,临床上所谓"意识模糊""深度昏迷"等,描述的是大脑皮层的张力异常,无法正常地加工外来信息,无法对外界刺激进行正常反应。护士对患者意识状态进行观察,可以从意识的清醒程度、定向力、注意力等方面着手。

（1）意识清醒程度:观察患者能否与护士交谈,交谈时对言语刺激的反应及反应程度、反应方式;患者的各种感觉能力有无缺陷,感觉的自觉适应与主动代偿如何。

（2）定向力:观察患者对自己的自知力,对熟悉的人、所在地点、位置的分辨力,以及对时间概念的准确性怎样。例如是否认识责任护士和其他医务人员,是否清楚自己每天的作息时间,当天是星期几等。

（3）注意力:观察患者在注意力集中方面有无缺陷,与护士交谈时患者的注意力是否很难集中,或注意维持的时间过于短暂,或注意力难以转移等。

2. 一般外表与活动　从外观上来观察患者外表打扮是否恰当,衣着是否符合年龄和身份,修饰自己的能力如何,是否呈现出无精打采等。患者在活动时,步态、行动的姿势是否正常,动作是否协调、敏捷、灵活,是否动作过多,或有不安的表现,譬如不断地往门外看,不停地扭动手指等;与人握手是温和有力还是敷衍,其身段表情及面部表情身份是否得体,自理能力怎样等。

3. 认识活动　心理的认识过程,是人心理活动的基础,对人们认识客观事物有着重要意义。所以,通过观察了解患者在认识活动和学习能力方面的问题是很有必要的。

（1）记忆力:可观察患者是否有记忆障碍,例如不记得刚摘下的眼镜搁在哪儿,对刚刚说过的话或发生的事情随即遗忘,或是对近期的事情记不住,反而对过去的事情记忆犹新,或是有远期记忆障碍,记不起过去的学校名称等。

（2）言语能力:一个人的言语能力反映着其思维的表达能力。患者在报告健康史时,护士可以观察患者的言语特点,是经常保持沉默,还是滔滔不绝;说话形态很随意,还是很生动或单调、沉闷;言语是否流畅,速度是快是慢或迟疑不决;语调是很温和、轻声细语,或是大声讲话;词语表达是否严谨、准确,条理是否清楚,有无言语交流障碍,还要观察患者的书写能力。

（3）抽象理解力:患者的抽象理解力可通过了解患者对基本生活常识掌握的多少,对目前社会上大家关心的事情是否参与谈论,认识程度如何;还可以观察患者是否善于学习和积累生活常识,对养成良好卫生习惯的意义及预防疾病的知识是否熟悉;医务人员讲解的疾病知识是否能够接受并理解,以及认识到什么程度;其行为表现是否符合教育背景等。

(4)判断力:可从患者对社会规范的接受情形来推测,因为判断力是一种比较、评价、抉择的过程,护士可以从患者对一般性常识的表达,对护士的指导是否愿意服从,是否伴有情绪波动等反应来进行观察。

4. 情绪方面　情绪活动既是一种过程,又是一种状态或背景,始终伴随着患者的心理活动。患者的情绪体验是主观感受,难以用客观方法记录,但是他的情绪表现,即在情绪状态下的行为,是可以通过观察来进行区分的。患病作为一个生活事件,必定会引发患者的情绪活动,但是,在通常情况下患者不论是情愿或不情愿,是主动还是被动,是会逐步适应疾病过程的。护士在与患者交谈时可观察患者是否表现出合作、友善、坦诚,还是警戒性很高,怀疑心很强,或害羞、不安;或者有的患者会因为情绪波动时而感到悔恨(害羞、怨恨、自责),时而易于激动(不满、生气、愤怒),或被恐惧(不安、担心、忧虑)、悲哀(失望、难过、伤心)控制着,在评估时护士要随时观察患者的情感表达是否适宜,患者内在的感受与外在的表达是否一致,言语性表达与非言语性表达有无矛盾。

焦虑是人们对环境中的一些刺激预感到威胁而又无能为力去应付,体验着孤独(solitude)和无助感的期待情绪,是由紧张、自责、焦急、担心、忧虑和恐惧等感受交织而成的复杂的情绪反应,是人们在社会生活中遇到矛盾和挫折后广泛出现的不愉快的心理体验。护士在评估患者的焦虑时,要分析诱发患者焦虑体验的刺激因素可能是一个还是几个;患者所感受到的"威胁"可能是真实存在着,还是想象中的;患者对焦虑的应对反应可能是有效的,是能够适应的,还是无效的。护士通过对患者反应程度的观察,评估其焦虑程度是轻度、中度或重度。这些对心理护理干预措施的制定都是十分重要的。

5. 个性表现　性格特征对患者的心理反应也有很大的影响。例如性格开朗、坚强者,对疾病所致痛苦的耐受性较强,对医院生活的适应较快,遵医行为较好;性格懦弱者则易出现情绪消沉、抑郁,对病痛和环境条件变化的适应性较差,依赖性较强。所以,护士通过观察掌握患者习惯了的行为方式,分析其性格特征,了解患病后态度特征的改变等是必要的。

(四)观察的方法

1. 访谈法　护士在对患者进行心理评估时所进行的访谈,是护士有目的、有计划地收集评估资料的主动行为。它是临床工作中最广泛应用的方法之一,也是临床心理评估的一种基本技术,简便易行。

在首次接触患者时,护士必须依据患者能够理解的程度介绍自己,要强调自己在了解患者、照顾患者方面的责任,随时保持尊重患者的态度,并创造条件鼓励患者发问。鼓励交谈的前提是关系问题,患者感到护士表情、态度、言语好,有为患者服务、为患者解决问题的心,关心、体贴患者,就会主动交谈。

2. 倾听　护士对患者进行访谈,应本着少说多听的态度倾听被访者的谈话,既要让他自由陈述,又要有中心内容,避免漫无目的的赘述,同时积极地联系、综合和分析,以便综合评估。

(1)倾听时护士要耐心、认真。不要随便打断患者的谈话,让患者感到护士是尊重其发言权的。同时也能使对方在比较宽松和信任的氛围下诉说自己的烦恼。用患者习惯的方式表达,不能用你的专业的特殊眼镜来看,要看到人是有感情的、有社会属性的。

（2）倾听时给予适当的鼓励性回应。回应既可以是言语性的,也可以是非言语性的。回应的目的既是为了向患者传达护士的倾听态度,鼓励叙述,促进关系,同时也是为了深入了解,澄清问题,促进护士对患者的理解和患者对自己的了解。

（3）对倾诉给予理解,不带偏见和框框,不做价值评判。倾听时要设身处地地听,并适当地表示对患者的理解,对倾诉的任何内容不表现出惊讶、厌恶、奇怪、激动或气愤等神态,而是予以无条件的尊重和接纳。可以通过言语和非言语的方式来对求助者的倾诉做出反应,比如"噢""嗯""是的""然后呢"等,以及点头、目光注视、微笑等。护士不要把自己的价值观念、是非标准强加于患者。

（4）不要急于下结论。倾听不仅用耳,更要用心。不但要听懂求助者通过言语、表情、动作所表达出来的东西,还要听出他在交谈中所省略的和没有表达出来的内容或隐含的意思,甚至是求助者自己都不知道的潜意识。

3. 询问 护士可以围绕中心议题提出问题,一般来说,有开放式询问和封闭式询问两种方式。

（1）开放式询问:开放式询问通常使用"什么""如何""为什么""能不能""愿不愿意"等词来发问,让患者就有关问题、思想、情感给予详细的说明。

使用开放式询问时,应重视把它建立在良好护患关系的基础上,离开了这一点,就可能使患者产生一种被询问、被窥探、被剖析的感觉,从而产生阻抗。同一句话,因护患关系不同,会产生截然不同的效果。

（2）封闭式询问:封闭式询问通常使用"是不是""对不对""要不要""有没有"等词,而回答也是"是""否"式的简单答案。这种询问常用来收集资料并加以条理化,澄清事实,获取重点,缩小讨论范围。当患者的叙述偏离正题时,用来适当地中止其叙述,并避免会谈过分个人化。

综上所述,护士通过运用观察法来评估患者的心理状态是十分必要的。但是,不同水平的护士所观察到的问题是有差距的。在这里要强调指出:不同的眼睛会看到不同的东西。这是因为一个护士的观察能力与自身的基本知识和临床经验有着密切的关系。护士必须接受观察的基本训练,锻炼沟通技巧与深刻的洞悉能力。需要用心去学习和掌握心理学的基础知识,不断地充实自己,并主动地去运用这些知识,提高自己发现心理问题的敏感性,并通过一定的技巧去留意患者的表情、态度以及话语,才能对患者进行连续性的观察与评估。

二、心理评定

（一）神经心理测验

神经心理评估心理或行为的范围很广,包括感觉、直觉、运动、言语、注意、记忆、思维、情绪和人格等涉及脑功能的各个方面。神经心理测验大致分为单项测验和成套测验。单项测验重点突出简洁。成套测验由多个分测验组成,形式多样化,测查范围广泛,全面反映脑功能状况。常用的有韦氏记忆量表、Halstead-Reitan 成套神经心理测验、LOTCA 成套检验法。

（二）人格测试

人格测试是对人格的揭示和描述,测量个体在一定情景下经常表现出的典型行为和情感反应,通常包括类型、气质、情绪状态。人际关系、动机、态度、兴趣等。方法常用的有两类:问卷法和投射法。问卷法有明尼苏达多项人格测验调查表,艾森克人格问卷和卡特尔人格问卷等;投射法有洛夏墨迹测验。

(三)情绪测验

残疾或疾病使人的情绪发生很大变化,常常出现焦虑、抑郁甚至悲观失望,常用的方法有汉密尔顿抑郁量表、汉密尔顿焦虑量表(见评定章节)。

(四)智力测验

智力测验是通过测验的方式衡量个体智力水平高低的一种科学方法。常用于脑卒中、脑外伤、缺氧性脑损害、脑性瘫痪、中毒性脑病以及老年变性脑病的智力评估。常用的有韦克斯勒智力量表(简称韦氏);成人简易智力测验,如简易精神状态速检表(见评定章节)。

第五节 康复对象常见心理反应

一、反应分期

(一)震惊期心理

处于震惊期的患者由于不能正视和接受疾病所带来的巨大的打击和刺激而感到紧张、害怕或惊慌失措。临床表现为:

1. 患者不能正视和接受巨大、严重事件的打击,甚至不敢想象它的后果。

2. 患者表现为震惊、迷惑、不知所措。

3. 通常会表现冷漠、对事物无感觉或无反应。

(二)否认期心理

否认是患者常用的心理防御机制,也称为自我保护,多发生在急性期,在早期有一定的好处。患者在面对自己的伤残或者疾病的时候,会抱有侥幸心理,对病情产生部分或完全的曲解,否认事实的真相,以躲避心理上的负担和痛苦。它虽然可以暂时保护患者,使其有时间慢慢接受现实,减轻忧伤、悲痛的情绪,但是长期处于这种状态会使患者偏离事实与现实社会,逃避一切消极的现实处境。临床表现为:

1. 反驳他人有关罹患疾病和损伤的说法。

2. 拒绝承认存在明显的运动或认知障碍。

3. 对于功能缺陷对其生活的影响漠不关心。

4. 在讨论健康状况及其结果时,行为表现得欢快或轻率,并维持夸大了的乐观观点。

(三)抑郁期心理

这是患者预感自己的病情严重时的一种复杂的情绪反应,面对一些不易康复的功能缺损,会出现情绪低落、悲伤、沮丧、绝望,轻者心境压抑,重者痛不欲生,甚至会有自杀的念头。临床表现为:

1. 容易感到悲伤和平淡无奇。

2. 对死亡的话题异常的感兴趣。

3. 有自杀的想法或行动。

4. 常表现出暴躁、不耐烦和不停地抱怨。

5. 躲避,不愿意和朋友家人接触。

（四）反对独立期心理

反对独立期是继抑郁期后出现的一组与患者残疾前人格特征有关的症状。在反对独立期，部分患者感到躯体的损失对自己是不公平的，今后前途已无指望。随着悲伤、忧愁心情逐渐地减轻，情绪相对平稳时，患者开始以残疾作为谈判的条件，尽量依靠单位和社会照顾，希望今后有所依靠，不想参加社会活动。有些患者在得知自己会终身残疾后，深感自己无能为力，怕被社会抛弃，凡事都想依靠别人的帮助，产生孤立无援的感觉。临床表现为：

1. 在经济和生活上尽量依靠社会和他人的帮助，不想自己奋斗，不愿发挥自己的潜能。

2. 抑郁症较轻。

3. 自动反对自己照顾自己，凡事不想自己动手，尽量依靠别人。

4. 自觉懒散乏力，精神不振，满足现状，不想参加康复训练，找种种借口躲避治疗。

5. 虽然已达到出院标准，但不想离开医院，找种种理由延期出院，或者不断转科转院，以求长期住院。

6. 患者早期惯用的心理防卫机制可能是依靠。

（五）适应期心理

经过上述几个阶段后，尤其是给予一定的康复治疗以及与家庭社会环境的双向适应后，患者逐渐认识到健康缺失的现实，从心理到行为逐渐开始适应，抑郁焦虑、悲观愤怒、对抗独立等情绪好转或消失，行动上积极配合康复治疗和日常生活能力的训练，有主动争取生活自理、争取回归社会的想法，努力参加部分或全部的家庭事务活动，恢复参加部分或全部的工作。临床表现：

1. 患者情绪稳定，接触合作。

2. 逐渐接受事实并平静地对待周围的事物。

3. 积极配合医生护士治疗疾病，出现积极向上的意念。

二、常见心理特点及康复护理

（一）自卑

自卑是自我否定信念，即个体对于自我及自我能力的评价或自我信念处于消极状态。康复对象由于身体部分缺失或丧失功能，形体残障，造成自我贬低。在行为上难以提出断然要求或者表达自己的意见，在情绪上表现为悲伤、焦虑、害羞和生气等迹象；在人际交往中变得敏感、过分的自我意识，避免参加一些会让人评头论足的活动，甚至将自己隔离封闭起来。

（二）焦虑

患者由于肢体障碍、功能减退以及无法适应社会生活，导致日常生活独立性下降，使其人际活动受限，因此他们感到孤独、无助表现为全身不适、失眠、无助感和对情境的模糊感。高度焦虑不仅可以增加生理和心理上的痛苦，而且会对康复产生不利的影响。

完全消除患者的焦虑是很困难的，何况轻度的焦虑状态对治疗疾病还有好处。但对于高度焦虑或持续性焦虑性反应的患者，护理人员应给予格外重视。在接触患者的时候，护理人员要热情、主动、认真地进行护理，通过交谈了解患者焦虑的原因，采取各种心理干预予以解决。对不同年龄患者有针对性地给予心理指导和护理，适应医院环境，建立良好的护患关系、病友关系。对有些检查和治疗方法给予简要介绍，让患者有一定的心理准备。

（三）抑郁

抑郁是一种以持续的情感低落、思维迟缓和思维内容障碍及意志活动减少为主的情感障碍。表现为情绪低落，痛苦忧伤，丧失了既往的生活乐趣，主动言语减少，声低且语速慢，内容简单；主动活动明显减少，回避社交，行动缓慢；自我评价过低，认为活着毫无意义，甚至产生悲观厌世和自杀念头。

绝大多数患者的抑郁状态属于反应性抑郁。部分患者的抑郁状态属于准备性抑郁。护理人员应评估患者的抑郁状态，为患者提供安全的环境，采取单独陪护、心理支持，防止患者自杀；帮助患者减轻无效应对的症状和体征，鼓励及增加患者的自理活动，增加患者的社交功能，尽量鼓励家属多探视患者，给患者以心理支持；对严重的抑郁应聘请心理或精神科医生进行心理治疗或使用抗抑郁药。

（四）悲哀

悲哀包括功能障碍性悲哀和预感性悲哀，前者是指个体对已存在或被觉察到的身体某部分丧失所引起的悲伤情绪延长或加重；后者是指个体对预期发生的身体某部分丧失（疾患可能导致了形象变化）所引起的悲伤情绪反应。表现为言寡行独、厌恶社交、抑郁苦闷，对事业失去信心，对生活缺乏乐趣。

（五）绝望

绝望是个体对所期望的事或需要解决的问题，没有任何选择的机会或办法，而且无法用自己的能力去实现所产生的一种持续、主观的恶劣情绪。表现为意志消沉，行为退化，社交退缩，思维混乱，语言中流露出轻生的消沉情绪，在这种情况下很容易出现自杀的行为。

（六）孤独感

患病使人离开熟悉环境，在医院陌生环境中接触陌生的人，这本身就使患者产生孤独感。住院后各种信息减少，亲和的需要不能满足，每天和医护人员接触交谈的时间不多，到了晚上夜深人静如不能入睡，孤独寂寞感觉会更突出。对于依恋心理较强的儿童和老人，孤独感要更明显一些，因而总希望有人照顾和陪伴。长期住院的患者由于病房生活单调、乏味，也会加重孤独感。

在设备和管理水平允许的条件下，应允许亲友经常探视或昼夜陪护；向患者提供必要的社会信息和有适当的文化娱乐活动。护理人员应多深入病房，增加与患者交流的机会。沟通可以在帮助患者服药、接受治疗、观察患者的行为或在简单的对话中即可进行。

（七）被动依赖心理

一旦进入患者角色，部分患者变得顺从、被动、依赖、自我中心、情感脆弱、行为退化甚至带有幼稚色彩，希望获得家庭和社会支持，亲朋好友的关心、照顾和探视。过分的被动依赖心理不利于疾病康复过程中患者主观能动性的发挥。

当前护理学新的理论观点认为，患者患病后产生的被动依赖心理对疾病是不利的，故提出"健康自控说"，主张发挥患者在病程转归中的积极主动性。他们认为，医院都不喜欢患者按医嘱办事，唯命是从，并以为这就是好患者，而坚持"自理权"者往往受批评。实际上，后者比前者的疾病恢复快、效果好。因此，主张不应迁就姑息患者的依赖心理，而应尽量鼓励患者积极主动地去自理。

第六节　康复对象心理康复护理

心理康复护理是将心理学知识运用于临床康复护理实践之中的过程。护士在工作中针对患者现存的或潜在的心理问题,分析其心理需求,把握其心理状态,发现其心理问题,运用心理学的理论、方法及技术,为患者提供关怀、支持与帮助,减轻或消除负性情绪,增强疾病状态下的适应能力,坚定战胜疾病的信念,从而促进患者的康复。

一、心理康复护理目标

心理康复护理的目标可分为阶段性目标和最终目标。阶段性目标是护士与患者建立良好护患关系,实现有效沟通,使患者在认知方面、情感方面和行为方面逐步发生有益的改变;而心理护理期望达到的最终目标是促进患者的发展,包括患者的自我实现、自我接受和自我尊重,提高自信心与个人完善水平,增强建立和谐人际关系和满足需要的能力,获得适应(adaptation)现实的个人目标。具体目标如下:

1. 提高患者的适应能力。

2. 建立和谐的医患关系、护患关系和患者之间的关系。

3. 接受患者角色,认识疾病,正确对待疾病。

4. 减轻或消除患者的不良情绪反应,如紧张、焦虑、悲观、抑郁等,调动其主观能动性,树立战胜疾病的信心,以积极的态度与疾病做斗争。

5. 满足患者的合理需要。

二、心理康复护理原则

对患者实施心理康复护理是一项专业性和科学性很强的工作,必须在一定原则指导下进行。心理康复护理的原则如下:

(一)服务性原则

在临床护理中,护士不仅要解决患者的生理需要,减轻躯体痛苦,恢复和重建生理功能,而且必须要满足其心理需要,减轻精神痛苦,保持良好的心理状态。

(二)交往的原则

心理护理是在一系列护患人际交往的过程中实施的。护士需与患者直接进行情感交流,把心理学的知识与技能融入自己的言行举止之中,以此向患者提供心理支持,减轻其焦虑、恐惧等心理反应,使患者获得安全感和信赖感,消除孤独与寂寞,保持良好的心理状态。交往中应遵循的原则包括:①双方要平等相待,互相尊重;②护士须掌握良好的交往技巧,在交往中应起主导作用;③双方应不断增加交往的深度和提高交往的质量。

(三)启迪与自我护理的原则

心理护理不是一种替代的过程,而是协助和促进患者提高对疾病与健康的认知,自觉转化行为并积极建立和发挥自我护理能力的过程。因此,护士在实施心理护理时,第一应注意通过启迪开发患者的心理能动性,调动内在的积极性。启迪的范围包括:恢复健康的希望,修身养性的启示,心理冲突的宣泄,正视伤病的激励勇气等。第二,应通过指导和启发,帮助患者认识自我护理是一种为了自己的生存、健康及舒适所需要进行的自我实践活动,让患者以平等的地位参与到自身的医疗护理活动中来,以体验维持健康、自我诊断、自我治疗、积极预防、保健康复的价值,提高患者的自尊与自信心。

(四)针对性原则

心理护理无统一的模式,它应根据每位患者在疾病不同阶段所出现的不同心理状态,有针对性地采取各种对策。为了使护理工作有针对性,可在交往中不断地观察、交谈、启发患者倾诉,必要时还可以使用心理测量等手段,以便及时了解和掌握患者的病情和心理状态。

三、心理康复治疗常用方法

(一)支持性心理治疗

这是一种主动的干预方式,它不必要深入了解、分析患者的内在动机、潜意识、过去的经历等隐私,不会引起咨询对象的防御或反感。这种疗法主要以接触患者的一般疑虑为重点,只涉及心理的表浅层面:不涉及当事人的家庭背景、感情经历等隐私,只就目前的情景和当下的感受做工作。最常用的方法为倾听、指导、劝解、鼓励、安慰疏导,以及保证等内容。心理咨询师通过鼓励来访者谈出自己的问题,听取诉述,然后提出建议,指导或劝告从而帮助来访者度过或克服危机。

(二)音乐放松疗法

心理学研究显示,音乐能影响人格,情感培养对人格成长至关重要,而音乐包容了人的情感的各个方面,所以能有效地铸造人格;并有助于协调身心及建立和谐的人际关系,音乐能超越意识直接作用于潜意识,因而在心理治疗中有特殊功效,并被广泛应用于行为治疗。根据"异质原理"及患者的文化程度和欣赏水平选择患者所喜爱的音乐,使患者处于自然而安静的环境下,放松身体,运用音乐刺激大脑的某些递质如乙酰胆碱和去甲肾上腺素的释放,从而改善大脑皮层功能。亦可作用于下丘脑和边缘系统等人脑主管情绪的中枢,对人的情绪进行双向调节,从而缓解其紧张的心情,对抑郁和焦虑等疾病有较好的效果。

(三)合理情绪疗法

合理情绪疗法是以认知理论为基础,结合行为疗法的某些技术以矫正人们认知系统中非理性的信念,促进心理障碍得以消除的心理疗法。其中,认知是指人的多种心理能力。如感觉、知觉、记忆、思维等。人的认知过程必须通过感觉、知觉、记忆、维和语言等一组相关的活动来完成。而信念是指人们对所发生事件的看法、理解和评价。该理论强调认知活动在行为上的重要性,重视认知——情感——行为三者的和谐。其治疗特色是与患者展开积极的辩论,以正确的人生哲学和理性思维去教育患者,有效地与不合理的信念展开积极的辩论,促使患者学会区分或辨别理性和非理性的观点。

四、常见心理康复护理

护士在实施心理护理时,应根据患者存在的心理社会方面的问题,提供个性化的心理康复护理,常用的心理护理方法有:

1. 一般性心理护理　对所有的护理对象都适合,所有的护理工作者都应做到,故称为广义的心理护理,即:建立良好的护患关系,促进护患沟通;通过促进病友间的良性交往,以及亲友邻里和同事的友善交往,强化患者的心理支持系统;创造良好的治疗、护理和休养环境,消除不良环境对患者的负性刺激;加强健康教育,满足患者认知的需求。

2. 支持性心理护理　是运用治疗性的语言,如鼓励、安慰、解释、指导、启发、支持和保证等方法帮助患者认识问题,改善情绪,矫正不良行为。通过心理-生理的交互作用,调节患者的生理功能,维持其生理稳态,预防心身疾病的发生或促进疾病的康复。

3. 技术性心理护理　针对患者的异常心理,运用心理学的原理和手段,如精神分析、改变认知和行为矫正等,调适患者的心理。若患者的心理异常较严重,可与心理医生一起给予患者心理干预。

第七节　康复对象常见心理疾病的康复护理

一、焦虑心理康复护理

（一）概述

焦虑一般为没有明确客观对象和具体内容的提心吊胆和惊恐不安。除焦虑情绪外,还有显著的自主神经症状,如头晕、心悸、胸闷、口干、尿频、出汗、震颤等和肌肉紧张,以及运动性不安。其基本特征为泛化和持续的焦虑,并非局限于任何特定的外部环境。女性多见,病程不定,但趋于波动并成为慢性。焦虑症的焦虑症状是原发的,起病缓慢常无明显诱因,患者的焦虑情绪并非由有实际的威胁所致,其紧张、恐惧的程度与现实处境很不相称,并常为此感到十分痛苦。

焦虑分为可彼此转化的三种形式:

1. 现实焦虑　是对现实存在的威胁、灾难和危险情况所表现出的焦虑,一般反应有惊慌、躲避和恐惧,或是愤怒与攻击。

2. 生存焦虑　来源于生物进化过程中与自然相关的人类生存的普遍性经验,如婴儿失去母爱会产生焦虑。

3. 神经症性焦虑　产生于内心深处无法克服的冲突体验。恰当的焦虑有积极的一面,可以催人向上,激发人的潜能,而焦虑的无能体验则被看做是病理性的。

（二）临床表现

1. 惊恐障碍(panic attack)　基本特征为反复发作的严重焦虑状态,有濒死感、窒息感或失控感,以及严重的自主神经功能紊乱症状。典型表现为突然出现的强烈恐惧感,似乎即将死去或失去理智,患者感到心慌、胸闷、胸痛,胸前区压迫感,喉头阻塞感、窒息感,自觉透不过气而过度换气,手指甚至面部、四肢麻痹,都分患者有头晕、多汗、手抖、站立不稳、胃肠道不适等自主神经症状,以及运动性不安。发作时间一般在5~20分钟,很少超过1小时,可自行缓解。发作后症状消失。惊恐发作时有剧烈的心跳加快和呼吸急促症状,患者常去急诊科或心脏科就诊,寻求紧急帮助。

2. 广泛性焦虑症(generalized anxiety disorder)　基本特征为广泛和持续的焦虑:表现为经常或持续的、无明确对象或固定内容的紧张不安,或对现实生活中的某些问题过分担心或烦恼,常伴有自主神经功能亢进,运动性不安和过分警惕。

（三）康复护理

1. 用药护理　焦虑症状严重的患者有坐立不安、注意力不集中和接触困难,故不能深入交谈。这种情况下应配合使用抗焦虑药物,减轻患者焦虑,以便于沟通。比较常用的有苯二氮䓬类(如安定)等,药物的种类、剂量及用药时间由医生决定。用药的同时注意药物的疗效和副作用。

2. 心理治疗　行为疗法系统脱敏疗法或冲击疗法对各种焦虑症都有良好的治疗效果,同时配合反应防止技术,可以减轻或消除患者的回避行为。

3. 心理康复护理

(1)一般护理:为患者提供安静舒适的环境,减少外界的刺激。病室内物品尽量简单、安全,必要时要专人陪伴患者。随时观察患者的躯体变化,必要时遵医嘱给予药物对症处理。对有自杀、自伤、冲动、不合作的患者要给予限制,并动态观察患者病情变化。

(2)建立良好的治疗性人际关系:这是心理护理的基础,只有在护患之间彼此尊重和信任的情况下,护士的说服和指导才能达到既定的目标。护士要以热情、平易近人的态度对待患者,对患者的病态行为予以接纳,这是协助患者减轻焦虑的方法之一,可使患者有安全感。焦虑患者希望有人陪伴,容易对人产生依赖心理,护士应注意这一点,不要把患者的依赖当成信任,避免形成依赖关系,要指导患者认识到自己的性格缺陷,改变自己的行为方式。

(3)耐心倾听叙述:鼓励患者以口头表达方式疏导其内在焦虑。焦虑患者的表现之一是反复叙述自己的不适,反复要求医生、护士解答他们的问题。尽管已对患者进行了解释、保证,但患者仍不放心。此时护士应理解患者的担心、求助的心情,耐心的倾听患者的叙述,使患者感到护士是在认真的、诚心的帮助他,从而增加患者对护士的信任。护士应知道患者的叙述过程就是他宣泄的过程,在宣泄的过程中有助于缓解焦虑的情绪,有助于使患者认识到自己的缺陷,从而寻求解决问题的方法。护士在倾听患者叙述过程中要注意分析患者焦虑情绪的症结所在,帮助患者寻找解决问题的途径。在倾听过程中还需运用非语言的沟通技巧传达关怀,让患者感觉护士愿意与他共同面对焦虑,而不致使患者认为自己是孤军奋斗。

(4)应用正确的沟通方式:患者发生焦虑时,护士表现应镇静,以沉着、冷静、坚定、简明扼要的方式与患者沟通,协助其减轻焦虑。与患者沟通解释时,为了便于患者理解,避免单纯使用医学术语,注意语言的科学性、艺术性、肯定性。不能为取得暂时性的效果而妄加评论,也不能表现出似是而非的态度,否则会适得其反,导致患者失去对护士的信任。解释的目的是使患者减轻焦虑,而减轻焦虑则必须让患者领悟到其担心的问题并不存在,缺乏客观依据,是个体性格的缺陷所致。要让患者懂得减轻焦虑最行之有效的办法不是靠外力,而是要调动自己的心理防御机制,培养良好的性格,接受焦虑并以建设性的方式面对焦虑。

(5)扩展生活领域及兴趣范围:鼓励患者参加各种活动,指导其适当发泄过多精力,并转移其注意力,这样才有利于患者将焦虑控制在可以耐受的限度之内。可建议患者每日进行散步、打球等健身活动,也可与兴趣相同的病友一起聊天、下棋、看电视等。

(6)教会应用松弛疗法:身体松弛可排除紧张和压力,选择安静、灯光微弱的地方,采取舒适的体位,让患者闭上眼睛聆听护士的指令,从脸部开始,首先绷紧脸部肌肉,使其紧缩在一起,然后慢慢放松,同一部位可重复多次。用同样的方法可让身体各肌肉群放松,顺序如下:脸部、肩膀、手臂、手掌、背部、腹部、腿、脚趾。以上均以收缩后放松的原则实行,直到患者感到放松毫无紧张,并能舒适地休息时为止。

二、抑郁心理康复护理

(一) 概述

抑郁症是一组常见的精神疾病,属于情感性精神障碍范围。情感性精神障碍是以显著而持久的情感或心境改变为主要特征的疾病。抑郁症是以情感或心境低落为主,伴有相应的认知和行为改变,一般呈发作性,往往有复发倾向,间歇期精神状态基本正常,预后良好。根据抑郁症的患病率调查,1984 年美国学者研究显示重症抑郁发作为 1.3%~4.6%. 全世界的十大疾病中抑郁症列为第五位。

(二) 临床表现

抑郁症表现可分为核心症状、心理症状群与躯体症状群三个方面。

1. 核心症状　抑郁症的核心症状包括心境低落、兴趣缺乏以及乐趣丧失,诊断抑郁症时至少应包括此三种症状中的一种。

(1)情绪低落:患者体验到情绪低落、悲伤。情绪的基调是低沉的、灰暗的,患者常常诉说自己心情不好,高兴不起来。在情绪低落的基础上患者可感到绝望、无助与无用。

(2)兴趣缺乏:是指患者对各种以前喜好的活动(如文艺、体育活动,业余爱好等)缺乏兴趣。典型者对任何事物无论好坏都兴趣索然,离群独居,不愿见人。

(3)乐趣丧失:是指患者无法从生活中体验到应体验到的乐趣。

以上三种症状互相联系,可以在一个患者身上同时出现,互为因果。但也有不少患者只以其中某一、二种症状表现突出。

2. 心理症状群　抑郁症包含许多心理学症状,可分为心理学伴随症状(焦虑、自责自罪、精神病性症状、认知症状以及自杀观念和行为、自知力不全或缺乏)和精神运动性症状(精神运动性迟滞和激越等)。

(1)焦虑:焦虑与抑郁常常伴发,而且经常成为抑郁症症状之一。

(2)自责自罪:患者对自己既往的一些轻微过失或错误痛加责备,认为自己的作为让别人感到失望,给家庭、社会带来了巨大的负担或损失。

(3)精神病性症状:主要是妄想和幻觉。如罪恶妄想、无价值妄想、虚无妄想、被害妄想以及幻听等。

(4)认知症状:注意力和记忆力下降。

(5)自杀观念和行为:抑郁症患者半数左右会出现自杀观念。轻者感到活着没意思,重者感到生不如死,主动寻找自杀的方法,并反复寻求自杀。抑郁症患者最终有 10%~15% 死于自杀。个别患者会出现扩大性自杀,可在杀死数人后再自杀,导致极严重的后果。

(6)精神运动性迟滞和激越:患者在心理上表现为思维发动的迟缓。同时会伴有注意力和记忆力的下降。在行为上表现为运动迟缓,言行减少,严重者可达到木僵程度。激越的患者则相反,大脑持续处于紧张状态,在行为上则表现为烦躁不安,紧张激越,有时甚至不能控制自己的行为,但又不知道自己因何烦恼。

(7)自知力:有部分抑郁症患者自知力完整,主动求治。存有自杀倾向者缺乏对自己当前病态的清醒认识。伴有精神病性症状者自知力不完整或完全丧失的比例较高。

3. 躯体症状　睡眠紊乱是抑郁状态最常见的伴随症状,也是很多患者的主诉;患者食欲紊乱,主要表现为食欲下降和体重减轻;性功能紊乱,表现为性欲的减退至完全丧失;精力丧失,表现为无精打采、疲乏无力;昼重夜轻,情绪低落在晨间加重;非特异躯体症状如疼痛、周身不适、自主神经功能紊乱等。

4. 儿童期、老年期抑郁症的特点

(1)儿童期抑郁症:是指发生在儿童期持续的心情不愉快,以抑郁情绪为主要特征的精神疾病。儿童抑郁症大多源于家庭生活事件,父母对子女的期望值过高,达不到父母所期望的目标,以及家庭结构的不完整,父母感情不和或父母离异,缺乏家庭温暖等,导致儿童出现抑郁情绪。抑郁症儿童往往感到孤独,认为没人能理解他们,因而表现出不愉快的情绪、兴趣的减少、自我评价低、语言减少、动作迟缓、行为的退缩、激惹性增高、好发脾气、恐惧不安、悲观厌世,甚至出现自杀企图,同时伴有失眠(insomnia)、食欲减退和躯体不适感。儿童的抑郁症一般起病较急,持续时间短,预后较好。由于儿童的表达方式随着年龄增长而变化,儿童抑郁症有许多特殊的行为,如行为易冲动、不被父母所理解、孤独寂寞,整天沉湎于退想或虚幻的世界里,当他们的幻想过于离奇时就有可能是抑郁情绪的表现,因为儿童还不具备和成人一样能全面用语言表达复杂情绪体验的能力。异常的行为是情绪不佳的反应,这一点常被忽略。

(2)老年期抑郁症:老年期抑郁症是指首次发病在老年期,以持久的抑郁心境为基础,临床上以焦虑症状为突出特点,主要表现情绪低落、沮丧、行动迟缓以及躯体不适感。一般而言,老年期抑郁症病程比青壮年要长,间歇期较短,有的呈迁延病程,多数患者的疗效不满意,预后较差。老年期抑郁症与遗传关系不密切,多数患者是以各种躯体不适主诉到综合医院去就诊,患者的主诉与临床躯体检查结果不相符合,各种治疗方法也不能获得明显的效果。

躯体主诉主要集中在:心血管系统:心慌气短、心前区不适等;消化系统:腹部胀满、食欲下降、腹痛、腹泻、便秘、体重减轻等;睡眠障碍;自主神经系统症状:头痛、头晕、心悸、胸闷、气短等。

(3)老年期抑郁症表现:老年期抑郁症患者较突出的表现是焦虑和过分担心,往往把问题看得复杂化,坐立不安、搓手顿足,反复以躯体不适纠缠家人或医生。由于治疗效果不佳,检查不出严重躯体疾病,易造成家人的厌烦,患者可以在此基础上怀疑家人为摆脱包袱而伤害自己,出现精神病性症状,如被害妄想、关系妄想、疑病妄想等。患者易产生悲观厌世、无助感、无望感,出现自杀企图和自杀行为。老年抑郁症患者自杀与青壮年有所不同,在自杀前顾虑重重,把自己死后的各种可能都虑及,一旦采取行动,态度坚决,自杀成功率一般比青壮年的抑郁症患者要高。

(三)康复护理

1. 用药护理

(1)碳酸锂联合抗抑郁药治疗:碳酸锂要从小剂量开始(0.25g 每日 2 次)逐渐加量,推荐治疗量为 1.0~1.2g/d,维持量 0.5~1.0g/d,分 2~3 次服用。由于碳酸锂的有效剂量与中毒剂量比较接近,用药期间应监测血锂浓度。碳酸锂的早期中毒反应以恶心、呕吐、腹泻等胃肠道症状为主,严重的有抽搐、肌张力增加、意识模糊乃至昏迷。

(2)三环类抗抑郁:如丙米嗪、阿米替林、多虑平等,仍为常用的抗抑郁剂,使用中应注意其对心脏的不良反应,定期检查心电图。

(3)SSRI 类:是一类应用广泛、发展较快的新型抗抑郁剂,如氟西汀、帕罗西汀、氟伏沙明等,具有不良反应少、服用简便的优点,但价格较贵。

(4)苯二氮䓬类:对焦虑失眠及躯体不适症状明显者可选用,如阿普唑仑 1.2～2.4mg/d 分次服。

(5)如伴有幻觉、妄想等精神病性症状,可合并抗精神病药治疗,如舒必利、利培酮等。抗抑郁药能消除抑郁症患者的情绪低落,并防止复发,但可诱发双相情感障碍,患者出现躁狂发作。用药过程中需注意观察病情变化,及时了解用药效果,注意防止并发症的发生。

2. 心理治疗　认知行为疗法对抑郁症有较好的疗效,多数研究认为,认知治疗与抗抑郁剂疗效相当,且副作用小,预后较好。一般认为,认知治疗和抗抑郁剂联合应用比单独用其中一种的效果要好。也可进行深入的分析性心理治疗。

3. 心理康复护理

(1)提供不具压力和刺激的环境:护士应注意为患者选择较安静、合作、精神症状较轻及不合并躯体疾病的患者同住,可减少来自其他患者的影响。

(2)建立良好的护患关系:护士需以和善、真诚、支持、了解的态度,耐心地协助患者,使患者体会到他自己是被接受的,不是像他自己想象的那样没用、没希望。但不要表现得过分同情,否则会加重患者的抑郁情绪。与患者建立关系时,护士可使用非语言沟通方式,如面带微笑、拍拍肩膀、偶尔触摸患者的手等。当患者在说话时应表示努力在倾听,不催促患者回答,使患者有安全感,以助良好护患关系的建立。鼓励患者谈论他的想法和感受,使他能感受到被尊重,并学会自我表达,提高自我价值感。

(3)安排具有治疗作用的活动:结合患者的体力、能力、心理情况并参照其需要,安排一些适当的活动与运动,以帮助患者恢复体力、增加食欲和促进排泄,改善睡眠及发泄不安情绪。活动前应先向患者介绍活动的意义及内容,患者同意后再进行。也可安排与患者职业有关的活动,并鼓励患者积极参与。减少患者独处的机会,以避免陷入退缩的状态。鼓励患者参加娱乐活动,包括打乒乓球、听音乐、唱歌、绘画等,以舒缓内心的不安。

(4)应用支持性心理治疗的技巧提供心理康复护理:康复护士与患者的语言性和非语言性沟通要体现在护理全过程中。时时处处以和善、真诚的言语表达对患者的理解与帮助。当患者拒绝进食时,康复护士可以表示:"我来帮助你,如果你不吃饭健康怎么得以保证,你有你的存在价值,对你的家庭很重要……"。除言语之外,康复护士的行动更为重要。护士耐心督促患者进食或细心喂饭的行动,均能传达个人对患者的理解和接受。带有支持性心理治疗性质的护理行为应不断地在各种护理活动中体现,患者就会逐渐地注意到护士在真心帮助他。在陪伴患者开始活动或运动时,可以试着和患者一起进行,患者会感到容易些,同时体验到被护士理解且有依靠,而增加自信心。在活动中体验到成功而不是失败,可改善患者的情绪,认识到自己生存的价值,进一步对周围产生兴趣,增加与人交往,融入现实中。

(5)在尊重与信任的前提下保护患者:康复护士要以尊重和信任的态度谨慎地观察患者,做好安全护理。首先要及时捕捉自杀行为的先兆,观察患者自杀的各种明示和暗示,如行为突然改变,或说自己将不久于人世及表明有自杀的意图等。康复护士积极采取措施防止患者发生意外是安全护理的目标,以心理支持和环境管理为重点。康复护士首先要和患者建立良好护患合作关系,并持续地关心患者,使其增强归属感和安全感。

在了解患者痛苦经历的基础上,持支持的态度与患者共同讨论如何面对难题,使患者不致将死视为唯一改变处境的办法。这是预防自杀最直接最有效的方法。同时鼓励患者参加安全的集体活动,不要单纯的限制患者的活动,如此患者能感受到被关心、被尊重。患者在认知和情感方面获得满足,会减轻自杀的意念。其次在环境的管理工作中,保证患者居住环境没有可供自杀的条件和工具。如节假日、中午、夜班护理人员相对少工作较忙,或是上班者有松懈现象,均为患者可利用的条件。病室内留有危险物品,诸如:长绳类、刀剪类、火柴、玻璃器皿、未加管理的管道、失修的门窗等,均有可能成为患者的自杀工具和途径。同时在护理活动中采取各种方式不断取得患者的信任和合作,对患者的自杀观念与行为有所评估,才能取得成功的护理效果。

(6)对患者及家属的健康教育:患者接受抗抑郁药物治疗一般要2~3周甚至更长时间方能出现显著的临床效果,而不良反应在服药后可能很快出现,指导患者坚持服药,让患者了解到在服药过程中可能先出现睡眠的改善,食欲的增进,然后是精力的恢复,最后才是情绪的改善。让患者对抑郁症的治疗过程有所了解,心理上才能够承受。在指导患者的同时还要增进家属对疾病的认识,了解疾病的根源、药物的疗效。引导家属共同面对患者的问题,调整家庭的适应能力,并协助患者安排与适应出院后的生活。家属参与的动机越强,患者的预后越好。

三、愤怒情绪心理康复护理

(一)概述

愤怒指个体因追求目标愿望受阻出现的一种负性情绪反应。多见于患者患病初始阶段、疾病迁延不愈、治疗和康复受阻时。患者认为自己得病不公平,加上病痛折磨,生活不能自理,易出现焦躁烦恼,敌意仇恨,自制力下降,容易激惹,行为失控。尤其一些争强好胜的患者,看到事业及前途受到影响,更是容易出现不满。医患、护患冲突也易引起患者的愤怒。愤怒可导致患者的攻击行为,攻击的对象可以是使其受挫的人或事,也可以是自身,甚至迁移到无关的人和事。愤怒情绪可以导致心身健康的下降、人际关系的破坏甚至严重社会问题的发生等,因此,对康复对象做好心理康复护理意义重大。

(二)临床表现

1. **易激惹** 常指患者的情绪容易激惹、愤怒、稍遇刺激暴跳如雷,激怒,易于人发生矛盾冲突。

2. **焦虑烦躁** 可表现为对亲友和医护人员冷漠、敌视,严重者不能控制自己的情绪。当患者的愤怒情绪以敌意和攻击形式出现时,可使治疗更为费时和困难。有的患者还可能把康复过程中不可避免的疼痛看做是惩罚,从而对医护人员进行报复,使康复计划难以实施。

3. **出现毁物、打人或自伤、自残行为** 患者在心境恶劣的背景上,有时发作非常强烈,并由此产生残暴冲动行为而伤害自身或他人,产生严重的后果。

(三)康复护理

1. **心理治疗**

(1)精神分析疗法:提供患者疏泄情绪的机会,解开患者愤怒情绪的潜意识根源,从而配合康复治疗。

(2)认知疗法:通过帮助患者纠正对疾病的错误认知和思维方式使患者情感和行为得到相应改变,积极面对社交和生活中的障碍。

(3)人本主义疗法:给患者提供适当的心理环境和气氛。使他们发现自身的潜力,产生自我理解,改变对自己和他人的看法,使康复计划顺利开展。

(4)某些患者的愤怒可能与自身人格特点有关,需配合心理或药物治疗。

2. 心理护理

(1)帮助他们承认自己的愤怒情绪:让患者承认自己内心的愤怒情绪不是一件容易的事,这需要护士的耐心。让患者了解承认愤怒的情绪是有必要的,帮助他理解"愤怒情绪"的定义,同时通过沟通了解他们的想法。

(2)指导患者写"愤怒记录":让患者记录自己发怒时的时间、地点、事件、在场的人、发怒后的感觉。每次会谈时,也要询问患者认为当时有没有另外一种处理的方式,如果用那种方式,后果会怎么样?

(3)了解愤怒的真正来源:护士必须了解患者愤怒的真正来源。很多时候愤怒只是表象,在这之下可能是一颗自卑、受挫的心,也可能是对家属、医护人员或治疗和护理效果的不满。

(4)提供一些帮助发泄的积极方法:教给患者一些积极的方法帮助他们发泄心中的愤怒,比如:散步、冥想等。有时候甚至咆哮、用力打枕头也能帮助发泄。

(5)练习内心影像:让患者说出 3~5 种最容易引起他们发怒的状况,然后让他们闭上眼睛想象其中一个情景,观察他们是如何表示愤怒的。然后让他们放松,再用理性的自我对话来面对同样的情景,让愤怒的过程放慢下来。

四、人格障碍心理康复护理

(一)概述

人格障碍的含义"人格"一词最初来源于古希腊语 Persona,是指演员在舞台上戴的面具,面具会随着角色的变化而不断变化。心理学借用了这个词,使之成为一个专门的术语,用来说明每个人在人生舞台上各自扮演的角色及其不同于他人的精神面貌。心理学上的人格内涵极其丰富,但基本包含两方面的意义:一是个体在人生舞台上所表现出的种种言行,即遵从社会准则而外显的行为和品质;二是内隐的人格成分,即面具后面的真实自我,是人格的内在特征。所以,人格乃是具有不同素质基础的人,在不尽相同的社会环境中所形成的意识倾向性和比较稳定的个性心理特征的总和。

人格障碍又称为人格变态或病态人格,是指个体人格特征显著偏离正常,使个体形成了特有的行为模式,对环境适应不良,常影响其社会功能,甚至与社会发生冲突,给自己或社会造成恶果。严格意义的人格障碍,是变态心理学范围中一种介于精神疾病及正常人格之间的行为特征。

(二)临床表现

1. 偏执型人格障碍　以猜疑和偏执为主要特点。表现出普遍性猜疑,不信任或者怀疑他人,过分警惕与防卫;强烈地意识到自己的重要性,有将周围发生的事件解释为"阴谋"、不符合现实的先占观念;过分自负,认为自己正确,将挫折和失败归咎于他人;容易产生病理性嫉妒;对挫折和拒绝特别敏感,不能谅解别人,长期耿耿于怀,常与人发生争执或沉湎于诉讼,人际关系不良。

偏执型人格障碍者总是过多过高地要求别人,但从来不信任别人的动机和愿望,不能正确客观地分析形势。有些患者甚至将医护人员无意的,甚至是友好的行为误解为敌意或歧视,甚至怀疑医生的诊治,这将严重影响患者的康复进程。

2. 冲动型人格障碍　又称暴发型或攻击型的人格障碍。以行为和情绪具有明显的冲动性为主要特点。没有先兆,不考虑后果,不能自控,易与他人发生冲突。发作之后能认识不对,间歇期一般表现正常。患者心理发育不成熟,判断分析能力差,容易被人教唆怂恿,对他人和社会表现出敌意、攻击和破坏行为。

冲动型人格障碍患者情绪急躁易怒,行动反复无常,做事难以持之以恒,或者外表表现得百依百顺,内心却充满敌意和攻击性,不配合康复实施。康复治疗时故意迟到或不到,治疗中态度不积极,使康复工作无法按计划进行,但心里又很依赖医护人员的权威。

3. 强迫型人格障碍　以要求严格和完美为主要特点,有以下表现:①不确定感。似乎感到所面对的世界不确定,偶然和意外的事情太多,使用自己制定的"规律"来加以对抗,拘泥于形式、规则、顺序、做事循规蹈矩、墨守成规,刻板固执,不能随机应变,有僵化的特殊风格。常喜欢计数,偏好对称,有巫术倾向,把偶然的表面现象与自己的利害相联系。②不安全感。做事过于仔细谨慎,反复检查核对,唯恐疏忽和差错,为了安全不惜牺牲效率和经济。自我怀疑有无能力、动机是否纯正等。遇事就心情紧张,总像面临重大考验。③追求完美。对自己吹毛求疵,但又缺乏自信。患者常对自身病情表现出过分的关心,对于医护人员的工作吹毛求疵,甚至会抱怨医护水平差;另一方面,他们又过分担心自身疾病变化状况,经常要向医护人员询问病情,处于莫名其妙的紧张和焦虑状态。

4. 依赖型人格障碍　主要特点是极度依赖他人,他们虽然有较好的工作能力,但由于缺乏自信,遇事没有主见,事事依赖别人。自以为愚笨,对别人的意见从不反驳,对长辈和上级驯如绵羊,对配偶也是百依百顺。生活中的大事,比如选择职业、找对象等,总是依靠别人来替他作出决策或指明方向。

依赖型人格障碍者具有较好的治疗和护理依从性,但不能主动反馈治疗和护理效果,有时会对医护言行产生盲从,甚至为讨好医护人员会夸大医疗效果,在一定程度上会影响治疗和护理。

（三）康复护理

1. 偏执型人格障碍

(1)认知疗法:首先,护理人员要表现真诚和友善,与他们建立互相信任的护患关系。其次,由于大多数偏执人格的患者对自己的人格缺陷缺乏正确的认识,护理人员应引导他们认识自身人格缺陷的特点和对自身的危害性,使其抛弃不正确的认知,对自己的人格有一个正确的评价和客观的认识,树立强化自愿要求改变自身人格缺陷的信念,掌握纠正人格偏差的方法。最后,要引导他们分析自己存在哪些非理性观念,并对这些观念加以改造,以除去其中极端偏激的成分,以改变偏执行为。

(2)改善人际关系:鼓励他们积极参加集体活动,在活动中广交朋友,加强人际沟通,学会了解别人、信任别人。帮助其制定交友训练计划,把握从易到难、由浅入深、从简单到复杂、循序渐进的原则。指导他们在交友过程中注意:与朋友真诚相见,诚心诚意多听取别人的正确意见和建议,以纠正固执和对别人不信任的态度。运用心理相容原则,指导他们多与职业、文化修养、经济水平、社会地位、兴趣、爱好、脾气性格和自己相似的朋友交往。

(3)纠正敌对意识:偏执型人格障碍患者易对他人和周围环境充满敌意和不信任感,要指导他们走出"敌对心理"的旋涡,告诫他们在待人处世时注意事先自我警告和提醒自己克服敌对心理。要指导他们学会尊重别人、感恩图报,学会遇事忍让和有耐心。

2. 强迫型人格障碍

（1）森田疗法：本质是顺其自然，为所当为。要点有三：一是认清症状本质。即在开始治疗时帮助患者分析认清强迫性人格的表现都是神经系统的紊乱，并非器质性病变；二是面对现实，即强迫性人格的人对痛苦的事件往往采取逃避现实的态度，认为自己无力投入实际生活或无能力做某些事情，因此要引导他们面对现实，将精神能量引向外部世界，体会现实生活的意义；三是陶冶性情，陶冶性情必须通过对实际行动的体验才能实现，因此要指导患者通过生活方式的训练，发扬本身性格长处，避其短处，以改变其不良行为。

（2）认知领悟疗法：帮助患者分析认清强迫型人格障碍的本质和一些非理性情绪，建立正确的认知。认清这种人格对自身的危害性和学会改善这种状态的有效办法等。

（3）行为疗法：自我暗示松弛训练，如用指导性语言自我暗示："这没有什么，我一定能克服"，"我不能犹豫不决，我要果断"。总之，这种语言可由患者自己设计；行为减压，要引导患者积极地改变生活方式，扩大交往，增加爱好，让日常生活变得生动活泼、富有情趣。

3. 冲动型人格

（1）正确应对挫折：攻击型人格的人往往是遇到挫折或不顺心则爆发敌意和攻击行为，因此教育患者正确对待挫折，通过各种手段培养他们对挫折的承受能力，使他们在面对挫折时能采取正确的应对措施。

（2）组织他们参加强体力的劳动、高耗能的体育活动及各种业余文艺活动。既可释放能量，平抑冲动心境，又可培养兴趣爱好，陶冶情操，培养涵养，增强尊重他人，适度容忍，宽以待人良好心境，有利于减少和避免产生攻击行为。

（3）系统脱敏法：即诱导求治者缓慢地暴露出导致愤怒冲动的情景，通过指导其放松来对抗愤怒情绪。按方案中设置的愤怒事件程度层级逐级提高，进行分级脱敏训练，以最终达到遇到类似刺激物完全放松，不再发生愤怒敌对情绪的目的。

（4）自我心理调节：一是自我升华。遭受挫折，要尽量转移到较高的需要与目标上去，把攻击的能量转移到学习、工作上去。二是补偿代替。即在自身存在某些缺陷，采用某种可能成功的方法来补偿代替，以获得集体、他人对自己的承认，充分表现自己的能力，获得心理上的快慰感。

4. 依赖型人格

（1）纠正习惯：依赖型人格的依赖行为已成为一种习惯，治疗首先必须破除这种不良习惯。可以每天做记录，记下自己的行为中哪些是习惯性地依赖别人去做，哪些是自作决定的。一定时期后将这些事件按自主意识强、中等、较差分为三等，对自主意识强的事件，以后遇到同类情况应坚持自己做。对自主意识中等的事件，应提出改进的方法，并在以后的行动中逐步实施。对自主意识较差的事件，可以逐步强化、提高自主意识。为了防止纠正成果反弹，可以找一个监督者对自己的纠偏计划实施情况进行有效监督，以确保习惯得到纠正。

（2）重建自信：从根本上矫正依赖性的方法。依赖型的人缺乏自信，这与其童年期接受的不良教育在心中留下的自卑痕迹有关。例如童年时父母总是对自己说"你真笨，什么也不会做""你真没用，瞧你笨手笨脚的"等。嘱患者把这些话语仔细整理出来，然后一条一条加以认知重构，并将这些话语转告给患者的家人、朋友和所有周围人，让他们在干一些事情时，不要用这些话语来指责患者，而要热情地鼓励、帮助患者。重建勇气训练，可以选做一些略带冒险性的事，每周做一项，例如，独自到附近的景点做短途旅行，独自去参加一项娱乐活动或一周规定一天"自主日"，这一日不论什么事情，决不依赖他人，通过做这些事情，可以增强患者的勇气，改变患者事事依赖他人的弱点。

第八节　心理康复护理程序

一、概述

心理康复护理是将心理学知识运用于临床康复护理实践之中的过程。护士在工作中针对患者现存的或潜在的心理问题,分析其心理需求,把握其心理状态,发现其心理问题,运用心理学的理论、方法及技术,为患者提供关怀、支持与帮助,减轻或消除负性情绪,增强疾病状态下的适应能力,坚定战胜疾病的信念,从而促进患者的康复。

二、心理康复护理程序

心理康复护理程序是以恢复或增进患者的健康,确认和解决患者的心理问题而采取的一系列有目的、有计划的步骤和行动,是一个综合的、连续的、动态的、具有决策和反馈功能的过程。它包括五个基本步骤:评估患者的心理需要和心理反应,做出心理护理诊断,制定心理护理措施,心理护理的实施和效果评价。

(一) 护理评估

心理护理评估(nursing assessment)是收集资料,通过分析,找到患者现存或潜在的心理健康问题,形成心理护理诊断的过程。资料的信息来源于患者、家属、医生、实验室或其他检验结果,以及护士对患者的测量、询问和观察。护士通过观察法、访谈法和心理测量法对患者的下述资料进行评估:

1. 一般资料性别、年龄、职业、文化程度、民族、婚姻等。

2. 生理活动中的心理问题

(1)健康状况:了解患者发病的时间、诱因,以及对疾病及其带来的潜在威胁的感知情况,了解患者的社会支持状况及应对危机的方式。

(2)消化、泌尿功能:饮食、排便或排尿的改变,提示患者有恐惧、焦虑和抑郁等负性情绪出现。

(3)睡眠功能:由于应激导致的情绪变化,可影响睡眠质量,甚至出现睡眠障碍,因此应了解患者的睡眠情况。

(4)活动方式:活动方式的改变显示患者总体的精神面貌。例如,当患者出现持续的活动量减少、沉默寡言、筋疲力尽和自信心不足时,应警惕抑郁的出现。

3. 心理方面的资料

(1)注意水平和感知能力:有无注意(attention)增强、减弱、涣散、狭窄等问题;有无感觉过敏、减退和倒错,内感性不适,以及错觉(illusion)和幻觉(hallucination)。

(2)思维过程:有无思维奔逸、贫乏、迟缓、破裂等思维形式方面的障碍,有无被害、夸大、嫉妒妄想等思维内容方面的障碍。

(3)记忆能力:有无记忆增强、减退、遗忘等记忆量方面的改变,以及记忆错构、虚构和潜隐记忆等记忆质方面的改变。

(4)意志活动:有无意志(will)增强、意志缺乏、意向倒错、矛盾意向等。

(5)智能活动:有无智力低下、痴呆等。

（6）自知力：个体能否观察或辨别自己是否有病或精神状态正常与否，能否正确分析、判断，并指出自己既往和现在的表现与体验中哪些属于不正常状态。自知力完整的个体能认识到自己存在的问题，并主动就医。

（7）情绪状况：有无情感高涨或低落、焦虑、抑郁、恐惧、愤怒、孤独等情绪反应。

（8）价值观与宗教信仰：不同的背景使患者的价值观和信仰各异，导致行为习惯之间的差异。护士要理解患者某些宗教信仰或习惯对他们的意义和重要性，告知其某些信仰或习惯对康复不利，并提出合理的建议，供患者选择。

（9）人格：有无人格发展的畸形和偏离状态，如偏执型、分裂样、反社会、冲动型、癔症型、强迫型、循环型和边缘型人格障碍（personality disorder）等。

（10）应对能力：了解患者应对危机的方式与能力。护士可以问患者："当您不愉快时，您怎么办？""生病住院对您有什么影响？"等，以了解患者应对危机时所采用的是积极的还是消极的应对方式（coping style）。

4. 环境中的心理问题　环境包括社会环境和自然环境。在这里主要介绍家庭环境和医院环境带给患者的常见心理问题。

（1）家庭环境：家庭是患者最重要的社会性支持系统。通过家庭环境量表、社会支持评定量表或询问患者探访父母或兄弟姐妹的频率，是否有与其分享重要信息的亲朋好友，以及患病后能否得到亲人的支持等情况，了解患者的社会支持源。社会支持良好的患者有较强的应对危机的能力。婚姻状况也对个体产生影响。此外，需了解患者近期有无遭遇重大生活事件的打击，如离婚、丧偶、失业、法律纠纷等。

（2）医院环境：从不熟悉医院环境、失去自主性、与家人及其他人分离、缺乏信息、疾病威胁、诊治问题等方面，了解医院环境对患者身心的影响。

（二）护理诊断

1. 心理护理诊断（nursing diagnosis）　是对护理对象心理方面现存的或潜在的健康问题的一种临床判断。这些健康问题必须属于心理护理工作范畴，并能用心理护理的方法、手段加以解决或缓解的问题。北美护理诊断协会 1998 年已确定了 148 项护理诊断，从分类的情况看，有 1/3 的护理诊断属于心理社会方面的范畴，由此可见，心理社会因素对人的健康的作用是巨大的。与心理社会因素有关的护理诊断（表 24-1）。

表 24-1　与心理社会因素有关的护理诊断

1. 婴儿行为紊乱
2. 婴幼儿有行为紊乱的危险
3. 婴幼儿有行为能力增强的潜力
4. 睡眠型态紊乱
5. 睡眠剥夺
6. 思维过程异常
7. 记忆受损
8. 焦虑
9. 对死亡的焦虑
10. 恐惧
11. 绝望

12. 无能为力感

13. 自我概念紊乱

14. 自我形象紊乱

15. 自我认同紊乱

16. 自尊紊乱

17. 长期自尊低下

18. 情景性自尊低下

19. 沟通障碍

20. 语言沟通障碍

21. 家庭运作改变

22. 悲伤

23. 预期性悲伤

24. 功能障碍性悲伤

25. 长期悲伤

26. 有孤独的危险

27. 有亲子依附关系改变的危险

28. 父母不称职

29. 父母角色冲突

30. 角色紊乱

31. 社交障碍

32. 社交隔离

33. 照顾者角色紧张

34. 个人应对能力失调

35. 防御性应对

36. 无效性否认

37. 家庭失能性应对能力失调一

38. 家庭妥协性应对能力失调

39. 家庭有应对能力增强的潜力

40. 社区有应对能力增强的潜力

41. 创伤后反应

42. 有创伤后反应的危险

43. 强暴创伤综合征

44. 迁移压力综合征

45. 有自我伤害的危险

46. 有自虐的危险

47. 有自残的危险

48. 有自杀的危险

49. 有暴力行为的危险

50. 精神困扰

51. 有精神困扰的危险

52. 有精神健康增强的潜力

2. 确定心理护理诊断方法

（1）选择：近些年来，护理诊断一直在发展和不断完善，护士可根据其内容作出选择。

（2）排序：对确定的多个护理诊断，应按其轻重缓急进行排序，即将对生命最有威胁的诊断排在最前边。

（3）书写：按照 P∶S E 公式进行书写，即将问题、症状及原因同时反映出来的护理诊断陈述格式，如"个人应对无效（P）∶抑郁（S）与健康状况有关（E）。"

（4）鉴别：护士在做出护理诊断时应注意与其他问题进行鉴别。

（三）护理计划

护理计划（nursing plan）是心理护理过程中的具体策略，是对患者实施心理护理的行为指南，它以心理护理诊断为依据，以使护理对象尽快、更好地恢复心理健康为目标。心理护理计划应体现个性化。心理护理计划还应具有动态发展性，根据患者情况的变化和心理护理效果而补充调整。选择和制定护理措施应注意的问题有：①患者的可接受性；②预期目标；③护士的能力；④措施的可行性。

（四）实施护理

实施过程即是贯彻落实各种方案与护理干预措施，将心理护理计划付诸行动的过程。

1. 建立良好的人际关系　护患间合作、友好的关系，可使心理护理工作顺利进行；同病房病友虽是一个临时群体，护士应注意协调建立病友间良好的人际关系，鼓励、促进、引导他们相互交流、相互关心、相互帮助；对于个性较特殊的患者，如性格内向、敏感多疑、情绪易变等，应引导病友多主动关心他们，多与其交谈接触，以减轻其孤独感与陌生感。

2. 争取患者社会支持系统的支持与合作　社会支持系统的支持可缓冲各种重大生活事件对患者的打击和影响，淡化心理刺激，是心理护理的重要力量。

3. 创造安全舒适的环境　环境可直接影响患者的心理活动，引起患者不同的情绪反应。例如，室内陈设、色彩光线、通风气味、温度、湿度等物理环境，以及风俗习惯、文化品位、价值观念、人际关系及医护人员的职业道德、技术水平、服务态度等社会环境，均可不同程度地影响患者的心理状态。

4. 寓心理护理于基础护理之中　就临床护理工作的特征而言，心理护理无处不在，只要开展护理活动就存在对患者进行心理护理和健康教育的问题。因此，重视生理与心理护理的结合，重视在各项基础护理工作中开展有针对性的健康教育，提高和改变患者对健康与疾病的认识水平，本身就具有深刻的心理护理内涵。

5. 适时进行心理治疗　心理护理中最常采用的心理治疗方法是支持疗法。在日常护理工作中，护士可针对患者的不同特点，采用安慰、指导、支持、疏导、激励、劝解、保证和环境调整等方式进行心理治疗和护理。

（五）护理评价

心理护理评价（nursing evaluation）是将实施心理护理计划后所得到的患者的心理健康状况的信息与预期的目标逐一对照，按评价标准对护士执行护理程序的效果、质量作出评定的过程。目前国内心理护理的效果评价包括量表评价、患者满意度评价、目标评价三种方式。其中目标评价是通过各种心理指标、生理指标、平均住院日等来评价心理护理的效果。

三、常见心理康复护理

护士在实施心理护理时,应根据患者存在的心理社会方面的问题,提供个性化的心理康复护理,常用的心理护理方法有:

1. 一般性心理护理 对所有的护理对象都适合,所有的护理工作者都应做到,故称为广义的心理护理,即:建立良好的护患关系,促进护患沟通;通过促进病友间的良性交往,以及亲友邻里和同事的友善交往,强化患者的心理支持系统;创造良好的治疗、护理和休养环境,消除不良环境对患者的负性刺激;加强健康教育,满足患者认知的需求。

2. 支持性心理护理 是运用治疗性的语言,如鼓励、安慰、解释、指导、启发、支持和保证等方法帮助患者认识问题,改善情绪,矫正不良行为。通过心理-生理的交互作用,调节患者的生理功能,维持其生理稳态,预防心身疾病的发生或促进疾病的康复。

3. 技术性心理护理 针对患者的异常心理,运用心理学的原理和手段,如精神分析、改变认知和行为矫正等,调适患者的心理。若患者的心理异常较严重,可与心理医生一起给予患者心理干预。

第九节 心理康复护理注意事项

一、实施心理评估的原则和注意事项

(一)临床心理评估的实施原则

1. 综合评估原则 临床心理评估的方法各有其长处和不足,可酌情同时或交替使用2~3种评估方法,综合多渠道所获信息,这样才能比较准确地评估患者的心理状态,识别患者的心理危机及其影响因素。

2. 动态实时原则 患者的心理活动除随疾病变化而波动外,还可受诊疗手段、医院环境、自身人格特征等影响,任何阶段都有发生心理失衡或危机的可能,故临床心理评估必须贯彻"动态、实时"的原则。

3. 循序渐进原则 一般可先确定患者是否存在威胁心身健康的负性情绪,若某患者的心理评估结果提示其伴有严重的抑郁或焦虑,则要进一步评估该患者发生不良心理反应的原因。若某患者经初步心理评估显示其可有效应对疾病而无明显负性情绪反应,便无需再进一步评估。此外,遵循循序渐进的原则,还可减少心理评估的盲目性,不给评估者和患者增加过多的负担。

(二)临床心理评估的注意事项

1. 赢得患者认同 心理评估若得不到患者的充分认同,其结果便会大打折扣。评估人员应尽其所能让患者了解评估的积极意义,避免患者对评估产生误解,这样才能保证评估结果真实、可靠。

2. 保护患者隐私 无论以哪种方法实施评估,都可能涉及患者的个人隐私。评估人员必须严格遵守心理评估的职业道德,妥善保管患者的个人资料。

3. 尊重患者权益 临床心理评估同样需要患者的知情同意并出于自愿,决不能违背患者的意愿。如患者不予合作,可先用观察法观察患者的表情动作,分析其情绪状态,发现异

常及时予以干预。

二、使用心理测验应该注意的问题

（一）心理测验的选择

心理测验的种类很多，临床工作者如何选用测验是很重要的，一般应遵循以下原则：

1. 根据临床或科研工作的不同目的，如心理诊断、协助疾病诊断、疗效比较、预后评价、心理能力鉴定等来选择测验种类，或组合多种测验来满足不同的要求。

2. 选择常模样本能代表被试条件的测验，如被试的年龄、教育程度、心理特点、居住区域等必须符合该测验常模样本的要求。

3. 优先选用标准化程度高的测验及有结构的测验。

4. 选用从国外引进的测验时，应尽可能选择经过我国修订和再标准化的测验。

5. 主试应选用自己熟悉和具有使用经验的测验。

（二）主试人员的选择

测验必须由专业人员进行，心理测验工作者必须经过正规的心理学理论学习和心理测验的专业训练，并且要经过一定时期的测验实践才能成为一名具体测验的主持者。

（三）测验的保密原则

心理测验应遵守的保密原则主要有两个方面：

1. 对测验材料的保密　测验材料必须由专业人员保管和使用，不可以向社会泄露，也不可以随意让不够资格的人员使用，以免使测验失去控制，造成滥用。

2. 对测验结果的保密　测验结果和解释只能透露给必须告知的极少数人，而且不一定告知具体得分，测验结果也不得随便查阅。任何有意无意地扩散此类信息的行为，都可能对被试者产生不良影响。

（四）正确看待心理测验的结果

由于心理测验的理论和技术都处在发展之中，对它的评价不可过于绝对化。对测验结果的过分怀疑、拒绝承认或过分依赖、绝对信任，都是有失偏颇的态度。以一次测量就给被试下结论，是尤其不可取的。心理测验的结果只是一个参考，在结果评价时应结合被试的生活经历、家庭、社会环境以及通过访谈法、观察法所获得的各种资料全面考虑。

三、心理干预的原则及注意事项

（一）心理干预的原则

心理干预是一项专业性很强的技术，能否达到干预目的受到很多因素的影响和制约。因此，在实施心理干预中必须严格遵循以下心理干预的基本原则，否则将很难收到预期的效果。

1. 良好的干预关系原则　心理干预的成功与否，与心理干预者与干预对象是否建立了彼此信任、相互尊重的干预关系有关。良好和谐的干预关系是心理干预的一个重要条件。干预者只有通过对被干预者真诚一致、尊重、无条件积极关注、共情、关心、支持的态度，才能建立彼此接纳、相互信任的干预关系，建立起被干预者对干预者的信任感和权威感。只有建立了良好的干预关系，被干预者才能毫无保留地吐露自己的心理问题，为明确被干预者心理问题、设计和修正干预方案提供可靠的依据，才能使被干预者接受并反馈干预者的暗示和建议,认真执行心理干预作业,增强心理康复的动机并配合干预者顺利完成心理干预。

心理干预中人际关系的特点表现在:①单向性:心理干预过程所关注的是被干预者的问题。确立了干预关系以后,一切工作都是围绕被干预者的利益进行的。②系统性:心理干预有明确的对象与目的,干预者要采取一系列有计划、有针对性的措施帮助被干预者解决实际问题。③正式性:心理干预关系一旦建立,干预者的责任就是为被干预者提供帮助,而不能超出这个范围。④时限性:心理干预的目的达到以后,这种关系便告结束。如果以后出现新的问题,则重新开始新的干预关系。

2. 发展性原则　是指在心理干预过程中,干预者要以发展的眼光对待和处理被干预者的问题,不仅在问题的分析和本质的把握上,而且在问题的解决和效果的预测上都要具有发展的观念。

一方面,因为个体从出生到死亡始终处在发展变化过程中,人的心理问题也是不断发展变化的。所以在心理干预过程中,被干预者的需要、动机、态度、情绪、思维方式、对问题的看法、对事件后果的预测以及行为表现总是随着干预的进程不断发生变化。如果干预者能用发展的眼光捕捉到被干预者细微的变化,因势利导或防患于未然,就会使干预进程向着好的方向顺利发展。

另一方面,干预者不要只看当前被干预者的种种不良行为或认知,要根据其阅历、兴趣、性格等个性特点为其将来发展思考探索,引导被干预者向着更高的理想、目标奋进。即干预者不仅要发现并解决被干预者现在的问题,还要思考被干预者在未来发展道路上可能出现的问题并加以引导。

3. 个性化原则　指在心理干预过程中,干预者既要注意被干预者与同类问题的人的共同表现和一般规律,又不能忽视被干预者的具体情况,不能千篇一律地解决问题,即每个心理干预方案都应具有它的特殊性。由于每个人的经历、心理特征和所处环境不一样,即使有相同的问题,其表现形式也不一样,即使表现形式相似,干预方案也可能不同。个性化原则要求干预者要根据被干预者不同的年龄、性别、人格特征、文化背景等采取不同的干预方法,因人、因时、因地、因事而异,灵活地制订不同的干预方案。

4. 中立性原则　指干预者对干预中涉及的各类事件均应保持客观、中立的立场,不把个人的观点强加于被干预者。如果在干预过程中,干预者以自己的价值取向作为考虑问题的参照点,就容易妨碍对事件判断的客观性,从而影响干预效果。保持中立原则可以使干预者对被干预者的情况进行客观的分析,对其问题有正确的了解,提出公正的建议或意见。

5. 综合性原则　心理干预的综合性原则有两方面含义:一方面是因为人类疾病是生物、心理、社会诸因素作用的结果,所以在病因上要多方面、全方位地评估思考;在干预策略上也要采用心身综合的干预方法;另一方面是不同的心理干预手段各有其优点及不足,在干预实践中要灵活使用。例如:在干预初始阶段,主要任务是建立良好的干预关系,可以多采用人本主义的无条件积极关注、共情等技术,在心理干预中根据被干预者的实际情况采用行为、认知、支持等不同的心理干预技术。

6. 保密性原则　这一原则要求干预者尊重被干预者的权利和隐私。由于心理干预的特殊性和被干预者对干预者的高度信任,他们常常把自己不为人知的隐私暴露出来,这些隐私可能涉及个人在社会中的名誉和前途,或牵扯到与其他人的利益和冲突,若得不到保护和尊重,会造成恶劣影响。因此干预者要对被干预者负责,注意自己的言行。例如不得将被干预者的具体材料公之于众等。当然,对这一原则不能片面地、孤立地理解。当被干预者极有可能出现自杀等极端行为时,当被干预者因刑事犯罪不敢自首而苦恼烦闷时,当年龄小的被干预者受到他人非法侵害而家人不知情时,干预者应将所掌握的信息及时告知有关部门或被干预者的父母及监护人。总之,保密性原则的前提是以被干预者利益为重的同时保护他人和社会的利益。

(二)心理干预的注意事项

在心理干预过程中,应该注意以下几个方面的问题:

1. 认识心理干预的地位和作用　心理干预的应用很广泛,但它不是万能的。对于心因性功能性疾病,心理干预起主导作用;而对于一些急性疾病和躯体疾病,心理干预只起着辅助作用。在临床工作中,对于大多数疾病应提倡心身综合治疗。

2. 取得被干预者的信任　被干预者在信任干预者的前提下,才能提供真实、有效的信息,这对于准确掌握被干预者的心理动向、及时调整干预的步骤和方案至关重要。

3. 恰当选择心理干预的适应证　一般认为,被干预者求治动机越强,干预效果越好;心理社会因素对被干预者影响越大,干预效果越好;文化水平较高、领悟能力较强,干预效果好;而智力低下、无自制力的人,不宜实施心理干预。另外,具体的心理干预方法都有各自的适用范围、最佳适应证等,同时要注意心理干预者本人对不同心理干预技术方法的熟练程度,选择合适的干预方法。

4. 心理干预者应注意自身的素质培养　应注意完善自己的个性,丰富自己的知识和经验,增强自己的情绪调控能力,锻炼自己的耐性,培养敏锐的感觉和观察能力。心理干预者还需具备各种知识,包括哲学、社会学、心理学、医学及各行各业常识。心理干预者丰富的知识、良好的素质,不仅有利于与被干预者沟通交流,使心理干预得以顺利进行,而且也有利于被干预者产生遵医行为,增强干预信心。

5. 要严守职业道德　在心理干预中要保持中立态度,避免卷入与被干预者的感情纠葛;对被干预者的病史、病情,特别是隐私应注意保密,充分尊重被干预者的人格;同时还应有共情等能力,与被干预者保持良好干预关系,使心理干预顺利进行。

6. 心理干预的环境要适宜　心理干预的环境应适合单独会谈,要注意环境的安静、幽雅和舒适。

四、心理康复护理注意事项

(一)影响心理康复护理效果的因素

1. 护士的综合素质　如护士的专业理念、心理学知识各技能、敬业精神、语言表达能力、一般能力水平等。

2. 传统医学模式和护理模式的影响　如护理过程中只注重躯体疾病而忽略了心理社会反应,只注重人的共性表现而忽略了人的个性需求。

3. 认识和管理的偏差　如护士对心理护理重要性的认识和态度、管理层对护士知识水平的要求等。

4. 缺乏客观的评价标准　心理康复护理的一些资料是护士评估、分析后形成的,具有一定的主观性,有时难以量化和测量。

5. 文化背景　通常不同文化背景的人会有不同的心理活动表现方式,如有人宁愿用行为发泄情绪,也不用语言表达,更不愿口头承认自己的情绪等。

(二)注意事项

1. 心理康复护理应从宣教式的经验之谈过渡到注重应用心理学知识和技能,指导心理康复护理的临床实践。在康复护理实践中增强科学的心理康复护理理念,拓展心理康复护理的深度。心理康复护理不能仅局限于护患交谈或将心理护理混同于其他护理方法,或与健康教育相混淆等。另外,心理评估是心理康复护理的前提,但评估缺乏科学手段,会使心理评估不具备科学性和可信度,故实施心理康复护理的人员需要接受专门培训,以便掌握科学的心理学理论及技术,掌握科学的心理评估方法,有效地测定患者的心理状况,有的放矢地开展心理康复护理。因此,提高临床康复护理人员的心理学理论及技术水平是保证心理康复护理正确、有效实施的关键环节。康复护士只有较系统地掌握心理康复护理的理论知识和实践技能,才能把握患者心理反应的一般规律,深入地分析患者心理问题的原因,使对患者心理问题的评估结果科学可信,有的放矢地选择心理护理对策等,才能最充分地挖掘心理康复护理在临床实践中的最大价值。

2. 准确深入评估患者心理问题是正确选择有效护理措施的前提。康复护士对患者存在或潜在的心理问题要较深入地了解与准确地评估,否则,康复护士无法选择有的放矢的护理措施。无法深入患者的内心世界,有效的心理护理则难以实施。评估患者的心理问题,要把握几个环节:①分析确定患者主要心理压力的性质,如是以焦虑、恐惧为主还是以抑郁为主等;②分析确定患者主要心理压力的程度,康复护士先要熟悉非精神病性心理紊乱的程度分类与界定标准,分清楚哪些是"心理问题",哪些是"心理障碍"和"心理疾病边缘",哪些可以通过护理活动帮助患者解决,然后对"心理问题"的强度大小要定性,如患者是轻度焦虑还是中度或重度焦虑等;③分析确定导致患者负性心理压力的主要原因,如是来源于应对方式、对疾病的认知、人格特征还是外在因素影响等。

康复护士通过准确深入的评估,可以比较全面地了解患者心理压力的来源、性质及严重程度,能帮助患者找出造成心理压力的主要因素,清晰、准确地描述患者的心理问题,在康复护理时可以选择适宜的干预对策,深入患者的内心世界,调动患者内在潜力,对患者进行实质性帮助。

3. 良好的护患关系是心理护理成功的基石。心理康复护理的实施能否获得明显疗效,很大程度上取决于患者能否给予主动积极的配合。患者与护士建立了信任关系之后,患者才会向护士敞开心扉,才会将长期压抑的心思或隐私向自己信赖的护士说出,护患合作性就会加强。实施心理康复护理措施才能落到实处。康复护理人员能否取得护理对象的密切合作,主动权掌握在实施心理护理的护士手里。护士在护理工作中如何赢得患者信任,首先,必须明白护理人员与护理对象之间的关系是建立在相互尊重、信任和合作基础上的平等关系。尊重就是不能嘲笑、攻击患者的心理问题或把患者的心理问题当作茶余饭后的谈资。平等就是对待患者的态度不能因人种、性别、年龄、疾病类型、支付医疗费用的方式等不同而有所差别,这种关系主要是通过护理人员良好的言、行、神态去影响护理对象而建立的。其次,患者利益第一,康复护理工作中必须以患者为中心,尊重患者的各种权利,康复护士在任何情况下不能因为自己是专业工作者便认为自己会给予患者最佳的治疗或护理,而把患者置于不能自助的角色中。再次,康复护士须注意维护患者的个人尊严、隐私权,注重了解患者的个性特征、主观意愿和个人习惯,尽可能采用患者较易接受的实施方式,并注意为患者保密。最后,在心理护理,特别是心理治疗的过程中,不应该和患者发展护患关系以外的关系,如朋友关系、恋人关系等,否则,会影响心理护理的效果,也会对患者、护士造成心理伤害。

4. 康复护士积极的职业心态是实施心理康复护理的先决条件。职业心态是指在职业当中,根据职业的需求而表露出来的心理状态。即在职业活动中,各种对自己职业及其职业能否成功的心理反应。康复护士积极的职业心态是指护士在职业角色扮演中,能保持较稳定、积极的身心状态,主动、富于爱心地关注患者,能以同情心体谅患者,能经常总结工作中的言谈举止对患者的积极影响,擅长把心理护理渗透到护理的每个环节。积极职业心态具体体现为:热爱本职、积极参与工作、对患者的积极关注、无条件接纳、关注自身心理成长、愿意改变和完善自己等。

在心理康复护理的实施中,康复护士的职业心态越积极,其内在潜力就越能得到充分挖掘,工作就越具有主动性和创造力,其工作的水准和质量就越高。目前,康复护理工作质量的评判标准,护士做与不做心理护理,做得好或不好,尚无相应的客观评价体系,故心理康复护理的实施及效果在很大程度上受制于康复护士的职业心态。假如某护士处于消极工作心态,如浮躁、厌倦、懈怠、无助甚至耗竭综合征状态时,则会漠视患者、厌恶工作,对心理康复护理的具体实施缺乏主动性,把握不住重点,这样必然影响其护理效果。故康复护士积极的职业心态就是最本质、最基础的心理护理,它对形成良好护患氛围具有决定性影响,它是直接影响患者身心康复的最重要的社会环境因素。康复护理人员要不断提高自身心理素质,通过自己的态度、语言、行为等有意识地影响患者的感受和认知,改变其不良的心理状态和行为。康复护士拥有积极的心态,就会心存感激,用感恩的心回报生活,回报身边的人和事,而不是一味地消极抱怨挫折和不如意。表现为积极职业心态的康复护士也会有危机感,需在工作中不断学习与改进,努力掌握心理学知识,深入研究患者心理问题,主动探索心理康复护理对策,持之以恒地为患者提供心理支持,以便适应各种挑战与变化,努力跟上学科的发展步伐。

5. 护理中应处理好以下内容

(1)移情:有着焦虑、抑郁、愤怒体验的康复患者,往往将帮助自己功能恢复的康复护士当作自己生命中的重要的人物,投入自己真正的感情,这种现象称之为移情。对于医护人员可表现为对父亲般的尊重、母亲般的依恋,也可表现为像对待不讲理的子女那样愤怒,这种移情对康复治疗有促进作用,也有抑制作用。

(2)共情:护理中护患之间不仅相互了解和认识,而且在康复护士了解患者的痛苦时还有感情的触动,使康复护士能在不同程度上设身处地地理解患者。从护理关系来讲,理解和同情患者非常重要,但要注意把握和调整好自己的情绪。无视患者的焦虑、抑郁状态,或者在患者愤怒时自己也发怒,都将导致护理关系的恶化;同时也不能因为患者焦虑、抑郁的情绪而引起自己烦恼,导致精神上的疲劳。

(3)尊重患者:患者个人的观念、思维方式、对人的态度、处理事务的习惯和方法,受家庭条件、文化背景、教育程度等多种因素的影响,任何两个人都不会完全相同。因此,康复护士必须了解和接受患者的个性,在不与护理计划发生矛盾的情况下,允许存在个人习惯。良好的护理关系在很大程度上取决于护士与患者之间互相尊重,并接受各自不同的人格特征。

(4)保密:疾病意味着患者在生理、心理及社会方面出现了一定程度的损害,给患者带来了许多的不利和问题。这时,患者往往表现需要帮助但又不愿意过多公开自己的处境和问题;而护士在与患者的交往过程中,会或多或少地了解患者病前或病中的隐私,因而患者难免有所担忧。严重的担忧会增加其心理负担,影响护理关系使之不配合训练,甚至拒绝治疗等。因此,康复护士应以自己崇高的职业道德和良好的行为规范得到患者的信任,涉及患者敏感的个人隐私应明确表明一定为其保密,让患者放心,以减轻其心理压力。这样,可以间接地给予患者支持和帮助而且有很好的心理安抚作用。

(5)互相信任:康复护士与患者之间的互相信任、尊敬和接受不是一开始就存在的,而是在交往中逐渐建立和发展的,护理关系开始时,双方是陌生的,面对治疗师的计划,患者可能有抵触情绪,原因很多,他们可能没有意识到自己需要帮助,或者害怕暴露和面对自己的感受,或者担心改变问题行为模式会带来不快等。如果患者感觉护士的行为表达出关怀患者的态度、真诚的兴趣和过硬的业务能力,患者就会减少抵触情绪和试探性行为,并决定积极参与康复计划的实施。

(6)处理好患者家属对康复护理的期待:患者及其家属都是带着不同的期待来寻求康复治疗的,如果期待过高,现有条件不能达到,就会感到失望,或认为护士的业务水平不够或者认为护士没有尽力,进而导致对护士的信任下降甚至引起纠纷。康复护士在开始接触患者家属时,就要向他们介绍康复护士的工作责任,让他们知道康复护士能为他们做什么,不能做什么,以使他们在最大限度上利用医疗资源,同时又有助于患者家属对康复护士建立客观的期待,更能促进信任的护理关系,避免由于过高的期待造成失落、不信任等反应。当然,还必须防止因期望过低导致的悲观失望和对参与制定心理康复护理计划无动机甚至放弃护理的情况。护士与患者家属之间的沟通决不能敷衍了事,也不能不符合实际地去肤浅安慰,这些都有可能误导患者家属。

(杨艳萍　徐利平　白　菁　苏　倩　唐艳超)

第七篇　社区康复护理

第二十五章　社区康复护理

第一节　概　　述

一、社区康复基本概念

自 70 年代末世界卫生组织(WHO)大力提倡社区康复以来,世界各国均逐步实行生物医学模式向生物—心理—社会医学模式转换,不仅在西方发达国家,在发展中的第三世界也获得长足进展。各国均在实践工作中不断扩展社区康复新概念,摸索适合本国国情的社区康复新模式。我国于 1986 年进行社区康复试点,至今已有 20 余年社区康复经验积累,但是由于社会老龄化进程日益加快,各种疾病所致精神及躯体残疾人口的增加,对社区康复的需求量逐年增多。残疾与康复是社会发展的重大问题,国际社会对残疾与康复给予高度关注。2006 年,联合国通过《残疾人权利公约》(Convention of the Rights of Persons with Disabilities);2010 年,世界卫生组织、联合国教科文组织、国际劳工组织和国际残疾人发展机构正式颁布《社区康复指南》。该指南贯彻联合国《残疾人权利公约》有关残疾康复的精神,运用包容性发展的理论与方法,全面构建了新的社区康复体系。

(一) 社区康复

社区康复(Community-based Rehabilitation Guidelines,CBR)是指患者或残疾者经过临床治疗后,为促进其身心康复,由社区继续提供的医疗保健服务。WHO 认为:社区康复是在社区促进所有残疾人康复并享有均等机会和融入社会的一项战略;社区康复的实施,有赖于残疾人自己及其家属所在社区,以及卫生、教育、劳动就业与社会服务等部门的共同努力。

《社区康复指南》的目标是将 CBR 作为融合性发展策略在发展措施中促进残疾发展的主流化,特别是缩减穷困。通过促进残疾人和其家庭获得卫生、教育、生计发展和社会融合等服务支持,要求社区相关利益方满足残疾人的基本需求和提高他们的生活质量;鼓励社区相关利益方促进残疾人在社区发展和决策过程中融合和参与,促进为残疾人及其家庭的赋权。社区康复发展的关键性原则是:①社区倡导:采用自下而上的社会与经济发展模式,通过全社区部门间合作促进融合性发展,通过倡导,提升社区成员有关残疾康复的意识,来促进社区康复的发展;②社区发展:通过自力更生和积极充分的参与来确保社区的发展,发展焦点集中于社区和社区中人的发展;③社区驱动发展:这种发展的动力来源于社区,强调社区参与并关注为残疾人融入发展提供机会。

国际残疾人社区康复框架见图 25-1。

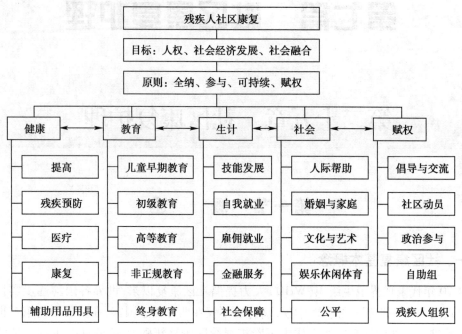

图 25-1　国际残疾人社区康复框架

国际社区康复为全球社区康复的发展提供先进理念和一般原则,各国根据实际情况有选择实施。国际社会提出的社区康复的新发展,从健康、教育、生计、社会和赋权各方面为残疾人提供发展空间,消除社会歧视,实现残疾人的社会融合,但是由于各国情况不同,尤其是大部分残疾人在发展中国家,资源的限制使发展中国家的社区康复不可能完全按照国际社区康复的先进理念进行。中国也是一样,中国社区康复要结合国情有选择地与国际接轨。

（二）社区康复护理

定义:社区康复护理是指将整体护理与社区康复相结合,二者融为一体,根据总的社区康复计划,围绕全面康复(躯体的、精神的、社会的和职业的)目标,在社区的层次上实施康复训练及家庭护理,使社区广大残疾人和社会群体都能够享受到有效、经济、方便、综合、连续的护理服务。

社区康复护理即解决残疾人及有功能障碍老年、慢性病的康复问题,又使其享受到医疗护理及公共卫生服务。社区康复护理对社区卫生服务的全方位、全过程卫生服务的实现起着积极作用。社区康复护士是深入社区、家庭开展康复训练、康复宣教、康复技术指导的主体,是实现以居民健康为导向,以需求为目标的社区康复工作的重要保证。社区康复护理工作对促进社区卫生服务事业整体发展起着重要作用,其对社区卫生服务质量产生重要影响。

（三）社区康复护理目标

目前,国际社区康复理念强调以维护残疾人权利为中心,以残疾人自身发展需求为出发点,整合社区内卫生、教育、社会服务、就业和社区活动等资源,为残疾人提供包容性发展的机会和条件。社区康复的目标为:保存功能、恢复功能、预防二次残疾。

1. 社区康复护理紧密结合社区医疗对慢性传染性疾病、致残性疾病如脑卒中、冠心病、糖尿病、慢性阻塞性肺疾病、老年骨关节退行性病变等进行康复治疗、控制发展,使其不致造成残疾和残障,对慢性病或长期卧床的伤病患者预防并发症和继发性损伤或功能障碍,对有身心功能障碍的患者进行康复治疗和训练,促进其康复。

2. 对已经回到家庭、社会生活中的残疾人进行定期体检、开展医疗保健服务,预防继发其他残疾。

3. 在社区中开展残疾预防如预防接种、环境卫生指导、饮食卫生、妇幼保健、优生优育及遗传咨询,开展残疾人群专项康复宣教,预防致残性疾病与损伤的发生。

（四）社区康复团队

社区康复团队由全科医生、康复医生、康复护士组成。社区康复团队中,康复护士起着特殊的重要作用。康复护士是全科医生完成社区家庭医疗工作的主要助手,其主要任务是在社区、家庭进行全方位的病人护理工作,主要服务对象是需要在社区长期管理的慢性病病人、老年人、残疾人。服务内容包括家庭访视、护理、康复训练与康复技术指导,以及相关疾病的健康教育和生活方式指导。

二、社区康复护理常用的方法

1. 观察与沟通　注意观察患者的残疾情况以及康复训练过程中残疾程度的变化,并认真做好记录,向有关人员报告。康复训练是综合性的,如药物、理疗、针灸、运动按摩等。康复护士要与患者及其他人员保持良好的人际关系,在治疗过程中加强沟通和协调,给康复者提供信息,以便使整个康复过程有序进行。

2. 纠正残疾者的姿势　其目的是预防继发性残疾和并发症。例如对偏瘫患者进行训练时,应预防挛缩畸形的发生,因为挛缩可阻碍康复计划的进展,因此,要注意患者的姿势。

3. 学习和掌握有关功能训练技术　配合康复医师及其他康复技术人员对残疾者进行功能评价和功能训练。根据患者的不同性质和需要,不断学习,不断实践。例如,对偏瘫和语言障碍者,除语言治疗师集中训练外,护理人员应该利用每一个机会与患者交谈,使语言训练得以持续进行。

4. 日常生活训练　训练患者进行"自我康复护理",自我康复护理是患者自己参与某种活动,并在其中发挥主动性、创造性,使其更完美、更理想,以此达到康复目的的方法。一般情况下,患者总是处于依赖状态,日常生活依靠他人帮助,如吃饭、洗漱、更衣、移动等,而康复护理的原则是在病情允许的条件下,训练患者进行自理,即自我护理。因此,需对病、伤、残者及家属进行必要的康复知识教育,耐心引导,鼓励和帮助他们掌握"自我康复护理"的技巧,生活从部分自理到全部自理,增强信心,以适应新生活,重返社会。

5. 心理康复护理　残疾人和慢性病患者都有其特殊的、复杂的心理活动,甚至出现精神、心理障碍和行为异常。康复人员应理解、同情患者,掌握康复对象的心理动态,及时、耐心地做好心理护理工作,帮助他们树立信心,鼓励参与康复训练。

三、社区康复护理的注意事项

1. 训练内容要贴近生活　为患者制定康复治疗方案时,设计的动作应尽量来自日常生活,要简单易学,便于者掌握。

2. 训练时要向患者充分说明　在训练时要充分向患者说明动作的目的和要领,指导患者正确地训练,动作要规范,保证康复训练效果。

3. 要鼓励患者家属的参与　在社区康复的患者多有不同程度的残疾,患者的依赖性较强,家属的陪伴、鼓励和督促有利于功能恢复的进度,但也应避免过度照顾,减少患者生活自理的机会,从而影响训练效果。

4. 宣传康复知识,为患者树立信心　康复医学在我国起步较晚,康复知识没有得到广泛的普及,尽管社区康复作为一种降低疾病致残率、提高生活质量的有效手段,但有相当一部分患者因缺乏对康复的正确认识,在康复治疗过程中失去信心而半途而废。因此,要加强健康宣教,使患者坚持训练,早日达到生活自理、回归社会的目的。

第二节　社区康复护理的意义、原则

一、社区康复护理的意义

人口平均寿命增加,工业与交通日益发达,文体活动水平的提高,重大自然灾害和战争,使社区康复护理成为社会和患者的迫切需要,经济发展的必然结果。康复本意为"复原""重新获得能力""恢复原来的权利、资格、地位、尊严"等。采取一切措施,减轻病残带来的后果,提高其才智和功能,尽量恢复其独立生活、学习和工作的能力,提高病残者的生活质量,使其能在家庭和社会过上有意义的生活。

患者仅依靠医院是远远不可能得到全面的康复治疗与护理,更重要的是能够延伸到社区和家庭中进行,康复护理可使康复对象在日常生活中得到家庭成员和朋友之间更多的关爱和鼓励,有助于他们通过康复的延伸而达到生活自理,在家里过着尽力不依赖他人的生活。实践证明,在社区康复护士除做好患者临床护理工作外,还要与其家属极力配合对残疾人进行康复训练指导,此方面同样可取得与在康复专业机构一样的良好效果。因此,康复护理与康复治疗具有同样重要的作用。

1. 大医院和各大康复机构不能满足广大伤、病、残者的需要,经济上也不现实。社区康复的优点是服务面广、实用易行、方便快捷、费用低,社区康复护理是社区康复的重要内容,是康复治疗的一种重要形式。

2. 大医院和各级康复机构都是封闭式管理,不利于残疾人的全面康复和回归社会。我国有70%的残疾人可在县以下地区得到康复,社区康复工作与初级卫生保健和基层社会保险密切结合,并利用城乡基层的卫生和民政网点,形成福利和康复相结合、卫生与康复相结合的格局,有利于残疾人回归家庭和社会,应大力推广,以解决大部分残疾人的康复问题。

3. 随着"大病去医院,小病在社区,康复回社区"医疗新格局的建立,积极开展的以社区为基础的社区康复护理,形成医院—社区卫生服务中心—社区卫生服务站—家庭的康复模式,为残疾人与功能障碍的慢性病病人提供实用、易行、受益广的康复服务,使他们切实享受到不出家门,不出社区的康复服务,体现主动、上门、持续的社区卫生服务特点。

4. 社区康复护理是社区康复工作的主体,是落实人人享有基本医疗、卫生保健与康复这一总体目标的基础环节之一,社区康复护理质量影响着社区康复的质量,影响社区卫生服务质量。

5. 社区康复护理不单单只针对患者,对目前很多处在亚健康状态的人群,可进行预防保健教育及相关心理咨询。总之社区康复护理就是让患者早日康复,让健康人更健康。

二、社区康复护理的原则

社区康复护理应注意从生命周期、疾病、康复、治疗整体功能的稳定等方面,对康复对象进行指导和帮助,发挥自助、互助原则及重建功能的训练,以提高病、伤、残者的自我护理、自我保健意识和能力。据此,社区康复护理的特点与实施原则有:

(一)社区康复护理主要特点

社区康复护理就是利用社区的人力、物力及技术资源;以社区和家庭为场所,向社区内的病伤残者提供康复护理服务,其主要特点为以下四点:

1. 以社区内急慢性疾患者、创伤者、老年患者及残疾所致的身心功能障碍者为服务对象。

2. 以对病伤残者进行基础护理的同时进行康复治疗训练及健康、功能恢复的教育和指导为主要任务。

3. 以病伤残者的家庭住所、老人院、社区卫生服务中心或社区卫生服务站为主要服务场所。

4. 以社区护士为骨干,密切与全科医生合作,充分调动病伤残者及其家属的积极性和主动性。

(二)社区康复护理的实施原则

1. 安全为主的原则　根据患者的疾病特征及生命状态,进行针对性的、循序渐进的康复护理,遵循安全为首要原则。

2. 全面整体护理的原则　把患者作为整体,尊重患者的自主性,从身心以及职业、社会各方面,运用各种康复护理的方法,实现全面康复。

3. 患者主动参与的原则　充分发挥患者的主动性,由替代护理逐步变为促进护理、自我护理,激发患者独立完成活动。

4. 早期预防、早期介入原则　应该把康复护理的重点放在急性期的恢复早期,与临床护理同步进行,这是功能恢复的关键。

5. 注重实用和功能重建原则　功能活动的引发应与日常生活活动相结合,与患者的家庭、社区环境相结合,以促进患者生活自理能力的提高。

6. 持续性原则　社区康复护理还应强调残疾者及家属掌握康复知识、技能,使康复贯穿于疾病的全过程,实施全面的综合性的康复。

第三节　社区康复护理的基本任务

社区康复护理的基本任务分为四个部分:

1. 维持患者健侧部分的身体功能。

2. 协助患者对伤残部分进行康复训练。

3. 使家属了解患者的需要。

4. 协助和促进患者完成独立自我照顾训练。

社区康复护理的主要任务是预防慢性病、促进伤残者康复、纠正不良行为；预防并发症和伤残的发生；最大限度发挥伤残者的自理、自立能力以及进一步加强伤残者生活应对能力和适应能力。社区护士在社区工作中，依靠社区的力量，并与伤残者保持一种良好的沟通和交流，保证他们在社会和法律上得到帮助。

一、社区康复护理的对象

（一）残疾者

是指生理、心理、人体结构上以及某种组织不同程度的功能丧失或者不正常，造成部分或全部失去正常人的功能或失去社会生活能力的人。包括肢体、脏器等损害引起的各类残疾者，其中可分为肢体残疾、听力残疾、语言残疾、智力残疾、精神残疾和脏器残疾等。2002年，根据中国残疾人联合会报道，我国有6000万残疾者，其中听力言语残疾2057万人，智力残疾1182万，肢体残疾877万，视力残疾877万人，精神残疾225万人，多重残疾及其残疾782万人，我国残疾者数量有逐年增加的趋势。世界卫生组织按残疾的性质、程度和影响，把残疾分为以三类。

1. 残损（impairment）　指身体结构和（或）功能（生理、心理）有一定程度缺损，身体和（或）精神与智力活动受到不同程度的限制，对独立生活或工作和学习有一定程度的影响，但个人生活仍然自理，是生物器官系统水平上的残疾，因此，又称机构缺损。

2. 残疾（disability）　指由于身体组织结构和（或）功能缺损较严重，造成身体和（或）精神或智力方面的明显障碍，以致不能以正常的方式和范围独立进行日常生活活动，是个体水平上的残疾。因此，残疾又称个体能力障碍。

3. 残障（handicap）　指由于残损或残疾，限制后阻碍完成正常情况下（按年龄、性别、社会、文化等因素）应能完成的社会工作，是社会水平的残疾。因此，残障也称社会能力障碍。如脑血管疾病后患者出现一侧肢体肌力弱，但能行走、生活自理，属残损，若后遗症一侧出现偏瘫，只能扶拐杖慢行，上下楼梯、洗澡等有困难者，属残疾；若后遗症全身瘫痪，卧床不起、个人生活不能自理，并且不能参加社会活动，属残障。

（二）老年体弱者

按照自认规律，老年人经历着一个自然衰弱过程。其机体脏器和器官功能逐渐减退，功能障碍会影响他们的健康，需要进行康复护理。康复护理的措施有利于延缓衰老的过程，提高年老体弱者的生活质量。根据第五次全国人口普查数据表明，我国60岁以上老年人口已达1.32亿，其中65岁以上老年人口近9000万，占全国总人口的6.96%。专家预计，到21世纪中叶，我国老年人口将达到4亿人，约占人口比重的26.52%。因此年老体弱者的社区康复护理将受到更多的关注。

（三）慢性病患者

很多慢性病患者病程缓慢进展或反复发作，致使相应的脏器与器官出现功能障碍，而功能障碍加重了原发病的病情，形成恶性循环。慢性病患者更多的时间是在社区家庭中生活，社区护士可帮助慢性病患者进行功能恢复等锻炼，同时也防止原发病的恶化和并发症的发生。

二、社区康复护理的工作内容

1. 预防残疾的发生　落实各项有关残疾预防的措施。如给儿童服用预防小儿麻痹症的糖丸,进行其他预防接种,搞好优生优育和妇幼卫生保健工作,开展环境卫生、营养卫生、精神卫生、保健咨询、安全防护、卫生宣传教育等工作。

2. 进行社区残疾者的普查　在本社区范围内逐户进行调查。查出本社区的残疾人员和分布,做好登记,进行残疾总数、分类、残疾原因等统计分析,为制定残疾预防和康复计划提供资料。

3. 康复训练　在家庭或社区卫生服务中心的康复训练室对需要进行功能训练的残疾人开展必要的、可行的功能训练。如生活自理训练、步行训练、家务活动训练、儿童游戏活动训练、简单的语言沟通训练、心理辅导等。这是社区康复护理最基本的内容。对疑难的、复杂的病例则需要转诊到区、县、市级以上的医院、康复中心等有关专业机构进行康复诊断和治疗。

4. 教育康复　帮助残疾儿童解决上学问题,或在社区内举办残疾儿童的特殊教育学习班,针对特殊疾病如脑瘫、自闭症儿童的早期康复及后期发展意义较大。

5. 职业康复　对社区内还有一定劳动能力的、有就业潜力的青壮年残疾人,提供就业咨询和辅导,或把它们介绍到区、县、市的职业辅导和培训中心进行就业前的评估和训练。对个别残疾人,指导自谋生计的本领和方法。社区内残疾人的就业,如有可能,尽量安排在社区开办的工厂、车间、商店、公司等单位。

6. 社会康复　组织残疾人与非残疾人一起开展文娱、体育和社会活动,以及组织残疾人自己的文体活动;帮助残疾人解决医疗、住房、交通、参加社会活动等方面的困难和问题;对社区的群众、残疾人及其家属进行宣传教育,使其能正确地对待残疾和残疾人,为残疾人重返社会创造条件。

7. 独立生活指导　协助社区内残疾人组织起"独立生活互助中心",提供有关残疾人独立生活的咨询和服务,如有关残疾人经济、法律、权益的咨询和维护、有关残疾人用品用具的购置和维修服务、独立生活技能咨询和指导等。

第四节　社区康复护理的基本流程

一、社区康复护士的角色、素质和工作流程

(一) 社区康复护士角色

社区康复护士角色是指在社区护理服务中社区护士所特有的位置和职能,以及应当承担的义务,也反映出社区护士在社区与其他成员间的关系。

1. 照顾者　照顾者是社区康复护士最基本的角色。社区护理很多服务活动中都需要社区康复护士完成照顾者的角色,如家庭访视、慢性病患者的护理、残障者的康复训练等,都是社区康复护士向个人、家庭、群体提供诊疗护理技术服务和生活照顾。

2. 指导者　指导者是社区护士向社区居民提供各种教育指导与服务。包括患者教育、健康人群教育、患者家属教育等。如孕妇关心胎儿的发育生长,婴幼儿家长关心孩子的营养与成长,社区居民对运动和营养的了解等,都可以通过健康教育的方式给予指导。

3. 咨询者　咨询和教育不同,教育是以教育者为中心,主动陈述道理,予以指导。咨询是以寻求咨询者为主,提出问题,寻求解决,社区康复护士有责任解答社区居民的疑问和难

题。具备良好咨询素质的社区康复护士,能够有效地将咨询和教育相结合,更全面地为社区居民服务。

4. 协调者 社区康复护士面对的是复杂的、开放的社区,在工作中要协调各类人群、各类机构的关系。要求社区康复护士要有较强的"亲和力",在与社区卫生服务团队中的其他成员、社区组织、社区服务的群体、个人、家庭的协调中,学会思考、评价、反思。

5. 管理者 凡是有共同劳动的地方就有管理,任何一个参与共同劳动的人都具有管理职责,只不过管理职责的内容、范围不同。所以,社区康复护士具有管理职能,在社区服务中要组织有关人员共同工作,制定计划,对社区护理工作进展情况进行控制等。

6. 研究者 社区康复护士在工作中离不开收集资料、观察问题、分析问题,而要更好地解决医学,教育网收集整理问题、提升服务成效,就要进行科学研究。所以社区康复护士要保持质疑的态度,养成观察的习惯,培养分析问题的技能,塑造执着的精神。

(二) 社区康复护士应具备的素质

1. 具备全面的护理知识和熟练的护理技术。

2. 了解相关知识和技术。

3. 具有现代康复的思想和理念。

4. 具备较强的人际沟通能力。

5. 具备较强的敬业精神。

(三) 社区康复护士的工作流程

1. 建立社区被护人员的档案。

2. 进行首次评估。

3. 制定护理措施。

4. 执行康复计划。

5. 进行阶段性评估和总结。

二、社区康复护理的工作实施和康复护理程序

(一) 社区康复护理的实施

1. 生命体征(vital sign)观察 生命体征是指体温、脉搏、呼吸和血压的总称。它是机体内在活动的一种客观表现,其变化可以反映机体的健康状况,是社区护士评估患者身心状态基础内容。

2. 一般护理 对患有冠心病、高血压、糖尿病等慢性疾病的残疾人指导合理膳食,严格遵医嘱、安全用药,指导自测脉搏、血压、尿糖、注射胰岛素技术;对患有慢性疼痛、痉挛、排尿障碍、排便障碍、压疮等并发症残疾人进行相应处理与护理;教会患者及家属简单护理技术。

3. 社区康复宣教 撰写社区康复知识手册,内容包括残疾人多发的急慢性疾病、常见致残原因、家庭护理常识等,通过多种形式发放到残疾人手中;定期开展有针对性的讲座、讨论、咨询等活动。

4. 康复护理评定 采用手法肌力测试(MMT)、关节活动度(ROM)测量、Berg 平衡量表、简化 Fugl-Meyer 运动功能评分、Barthel 指数等量表对残疾人进行功能评定,对不同功能障碍的残疾人开展身体功能维持训练、平衡训练、转移训练、步行训练、上下楼梯训练、ADL 训练、认知言语训练等;教会家属观察训练效果与不良反应的应对方法,避免误用综

合征;督导残疾人完成训练作业,督促残疾人对已掌握的功能应用到实际当中,提高残疾人的实际生活自理能力。对并发骨关节病的残疾人给予针灸、按摩等中医适宜技术与物理因子治疗。

5. 心理护理　根据残疾人普遍的心理问题,康复护理团队开展针对残疾人群的专项健康教育,进行心理咨询、举办健康讲座、组织娱乐活动等,鼓励残疾人参与社区康复俱乐部活动,在活动中强调残疾人自我心理调节,为残疾人搭建交流互动、互助的平台,为残疾人创造与人交流、融入社会机会。同时,注意家庭主要照顾者心理状态,鼓励照顾者对残疾人康复充满信心和乐观积极的态度。

6. 免费义诊　为低保残疾人免费监测血压、血糖、知己健康监测、康复技术指导、ADL技术指导。为辖区内享受低保、生活困难的脑卒中偏瘫残疾人分别在社区卫生服务中心、卫生服务站、家庭免费提供医学康复治疗,后转社区街道康复站继续免费训练。

7. 康复转介　对于需要大型训练器械及伴有严重并发症,不能在家庭及社区站训练的残疾人,通过社区卫生服务站、街道残联转介到社区卫生服务中心,或转至专业康复机构及综合医院治疗。

8. 随访　对辖区内有康复需求的残疾人至少5年随访1次,根据需求提供康复服务,并记录健康档案。

9. 考核督导　为确保社区康复护理实施的科学、有效性,将其工作纳入绩效考核,每月考核1次,内容包括基础资料(网络健全、信息随报名单、康复协调员联络方式、残疾人一览表、康复转介流程等)、康复服务(康复需求服务登记、康复咨询、训练指导、宣教人次登记、有康复需求人员随访记录等)。定期对接受康复护理的残疾人、老年慢性病人群就社区康复护理质量和服务进行问卷调查。

（二）社区康复护理程序

1. 收集资料　了解患者的一般情况(如性别、年龄、家庭、婚姻、个人嗜好、生活习惯、文化水平、宗教信仰等)、家庭环境、家庭条件、经济状况等内容,建立社区康复对象档案。

2. 进行初次评估　康复人员在训练前对康复对象进行一般体格验查、各项功能检查以及必要的专项检查,确定康复对象的运动功能水平和生活自理、学习、劳动、社会生活等能力,了解患者的功能状况、障碍程度、康复潜能及影响因素,为确立康复目标和制定康复护理计划提供依据。

3. 制定康复护理计划　对患者的身心障碍特点和日常生活活动能力进行综合分析,确立护理目标,选择适宜康复训练项目,制定康复护理计划。

4. 实施康复计划　指导和帮助康复对象进行康复训练并做好记录。训练项目应注意从易到难,从简到繁,从少到多,循序渐进,充分调动康复对象积极性。

5. 康复效果评估　康复护理计划实施之后,分阶段对康复效果进行评估;了解训练项目是否适合、有效,康复对象对训练的态度等;并根据评定的情况,不断调整康复内容,制定新的护理计划,实施再评定,如此循环,直到患者康复。

（三）社区康复转介服务的重要环节工作

1. 确定社区康复的转介服务中心。

2. 掌握康复对象的需求。

3. 掌握转介服务的资源与信息。

4. 转介人员应具备有关知识。

5. 进行转介登记随访转介效果。

第五节　社区康复基本护理技能

（一）社区康复基本护理技能实施

1. 社区护理　①对长期卧床、乘坐轮椅残疾人,教会他们及家属观察受压皮肤颜色,对卧床者每 2h 翻身一次,对乘轮椅者每 30min 做 15s 减压,保持床铺平整、干燥,受压皮肤清洁、干燥;②对长期卧床或有慢性肺部疾病残疾人,教会其对咳嗽及痰异常情况观察,掌握腹式呼吸、缩唇呼吸、有效咳嗽及排痰、拍背及体位排痰等方法;③对有排尿问题的残疾人,指导养成规律排尿习惯,使用导尿管者,保持导尿管通畅,及时更换贮尿器,发现尿液异常,及时治疗;④对有排便问题残疾人,多食用含粗纤维丰富食物,多喝水,养成定时排便习惯。教会残疾人或家属掌握腹部按摩、使用泻剂及栓剂促进排便方法;⑤对患有冠心病、高血压、糖尿病等慢性疾病的残疾人,指导合理膳食,严格遵医嘱、安全用药,自测脉搏、血压、尿糖、注射胰岛素技术等。

2. 社区康复教育　针对社区内残疾人康复知识匮乏、需求高的特点,开展残疾人专项健康教育工作。将康复基础知识(致残原因、早期康复优势、适应证等)、常见致残疾病的家庭护理常识通过门诊、宣教活动、随访及家庭保健员等形式发送到残疾人、家属及护工手中;对入户随访及护理操作过程中提出的相关问题,做出及时专业解答。

3. 皮肤护理　皮肤具有保护机体、调节体温、吸收、分泌、排泄及感觉等功能。完整的皮肤具有天然的屏障作用,可避免微生物入侵。皮肤的新陈代谢迅速,其排泄的废物如皮脂及脱落的表皮碎屑能与外界细菌及尘埃结合成脏物,黏附于皮肤表面,如不及时清除,将会引起皮肤炎症。汗液呈酸性,停留在皮肤上可刺激皮肤,使其抵抗力降低,甚至破坏其屏障作用,成为细菌入侵门户,造成各种感染。皮肤护理有助于维持身体的完整性,可促进皮肤的血液循环,增强皮肤排泄功能,预防皮肤感染和压疮等并发症的发生,可满足患者身体舒适和清洁的需要,同时还可维护患者的自我形象,促进康复。

(1)健康教育:教育患者经常检查皮肤的卫生,根据皮肤的情况选择洗澡的次数与方法,选择合适的清洁用品和护肤用品;向患者及家属讲解皮肤护理的意义,指导床上擦浴的方法和注意事项,以预防感染和压疮等并发症的发生。

(2)压疮的预防和护理:压疮是由于短时间较强的局部压迫或持续的压迫,使承受力最大部位的皮肤、皮下组织发生缺血、坏死、破溃等。压疮易发生在枕部、耳廓、肩胛、肘部、髂嵴尾部、股骨粗隆、踝部和足跟等处。主要原因是这些部位多为皮下组织较薄,骨骼隆起处,其上所覆盖的皮肤不能耐受身体重量在某种体位时的压迫。另外,皮肤—皮下组织的血液循环状况和营养好坏也起很大的作用。

预防　自发的和被动的翻身活动是预防压疮发生的关键。在鼓励患者自主活动的同时,增加被动活动的广度和程度是非常重要的。注意压疮好发部位的皮肤变化。保持皮肤清洁、润滑,避免过度干燥,不要使用乙醇等涂擦皮肤,以免加重干燥,使皮肤易损伤。经常用温水擦浴、擦背或用热水进行局部按摩经常检查受压部位。避免局部皮肤受刺激,床铺平整、干燥、整洁,无碎屑。卧床患者每2h帮助患者翻身1次。

4. 饮食护理

（1）基本饮食

普通饮食：适用于无消化道疾病、病情较轻、疾病恢复期的患者。一般选用易消化无刺激性的食物，每日进餐 3 次。

软质饮食：适用于老幼患者，低热、咀嚼不便、术后及肠道疾病的恢复期的患者。以软烂无刺激性食物为主，如面条、软饭，菜和肉应切碎、煮烂，每日进餐 3~4 次。

半流质饮食：适用于消化道疾病、咀嚼吞咽困难、发热及术后患者。以无刺激性、易咀嚼及吞咽、膳食纤维含量少的食物为主，应少食多餐，如粥、烂面条、蒸鸡蛋、肉末、豆腐等，每日进餐 5~6 次。

流质饮食：适用于急性消化道疾病、口腔疾病、高热、各种大手术后及病情危重者。食物呈流质状，如奶类、豆浆、米汤、稀藕粉、肉末、菜汁、果汁等，因所含营养素不能满足身体所需，只能短期使用。每日进餐 6~7 次，每次 200~300ml。

（2）治疗饮食：针对各种疾病的具体情况调整某一种或几种营养素的摄入量，达到配合疾病治疗的目的。

高热量饮食：适用于甲状腺功能亢进、高热、烧伤患者及产妇等。在基本饮食的基础上加餐 2 次，可增加牛奶、豆浆、蛋糕、巧克力等。

高蛋白饮食：适用于长期消耗性疾病（如癌症、结核）、严重贫血、烧伤、大手术后等患者，增加蛋白质的摄入量。

低蛋白饮食：适用于急性肾炎、肾衰竭、肝昏迷等患者。成人蛋白质摄入总量为每日 20~40g。多补充蔬菜和含糖高的食物，以维持正常热量。

低脂肪饮食：适用于肝、胆、胰疾病，高脂血症，动脉硬化，肥胖症，腹泻等患者。成人脂肪摄入量为每日 50g 以下；胆、胰疾病可少于每日 40g，尤其应限制动物性脂肪的摄入。

低胆固醇饮食：适用于冠心病、动脉粥样硬化、高胆固醇血症等患者。成人胆固醇摄入量为每日 300mg 以下，少食动物脂肪和内脏、蛋黄、脑、鱼子。

低盐饮食：适用于高血压、心力衰竭、肝硬化伴腹水、急慢性肾炎等患者。成人食盐摄入量不超过每日 2g（含钠 0.8g），忌食一切腌制食品，如香肠、咸肉、皮蛋等。

无盐低钠饮食：适用范围同低盐饮食，但病情较重者。无盐饮食，除食物内自然含钠量外，烹调时不放食盐。低钠饮食，除无盐外，还应控制摄入食物中自然存在的含钠量（控制在每日 0.5g 以下）。对于无盐低钠饮食者，还应禁用含钠食物和药物，禁食含碱食品，如馒头、油条、挂面、汽水等。

少渣饮食：适用于伤寒、肠炎、腹泻、食管静脉曲张等患者。避免食用粗糙、含纤维素多的食物，可食用蛋类、嫩豆腐等。

高膳食纤维饮食：适用于便秘、肥胖、糖尿病及高脂血症等患者。选择含膳食纤维素多的食物，如芹菜、韭菜、粗粮、豆类等。

要素饮食及各种配方饮食：适用于严重烧伤低蛋白血症、大手术后胃肠功能紊乱、胃肠道瘘、晚期癌症、短肠综合征及严重营养不良等患者。要素膳食是各种营养素齐全，很少消化或不需要消化即可吸收的无渣饮食。可口服、鼻饲或由造瘘管处滴入，口服时每次 50~100ml，每 2~3 小时 1 次，滴注温度保持在 34~36℃，滴速约每小时 40~60ml，最多不超过每小时 150ml。

5. 排泄护理

（1）排尿护理：排尿异常的护理干预。

尿失禁：尿失禁是指排尿失去控制，尿液不自主地流出。护理措施：①做好心理护理。②皮肤护理：保持床铺清洁、干燥，用温水擦洗会阴，定期按摩受压部位，以防压疮发生。③定时打开门窗通风换气，保持室内空气清新。④设法接尿：男患者可置尿壶于外阴合适部位接尿，或用阴茎套连接引流袋接尿。女患者可用女式尿壶紧贴外阴部接取尿液，也可用接尿器或尿布垫、会阴垫。随时了解患者对各种措施的反应，及时调整至患者感到舒适。⑤留置导尿管引流：对长期尿失禁患者给予导尿管持续导尿或定期放尿。⑥观察排尿反应。⑦健康教育：向患者解释多饮水可促进排尿反射，并可预防泌尿道感染，嘱患者每日摄入2000~3000ml 水，入睡前限制饮水，以减少夜间尿量；训练膀胱功能，开始每隔 1~2h 让患者排尿，以手掌用柔力自膀胱上方持续向下压迫，使膀胱内尿液被动排出，以后逐渐延长排尿时间，并锻炼盆底肌肉，促进排尿功能恢复；进行盆底肌锻炼，指导患者取立、坐或卧位试行排尿或排便动作，先慢慢收紧，再缓缓放松，每次 10s 左右，连续 10 遍，每日进行 5~10 次，以不觉疲乏为宜。

尿潴留：尿潴留是指个体处于膀胱不能完全排空状态。护理措施：①做好心理护理。②为患者创造一个隐蔽的环境，安排合适的体位。③诱导排尿：听流水声；用温水缓缓冲洗会阴；下腹部热敷；针刺关元、中极穴；按摩膀胱：术者将手置于腹部，轻轻推揉膀胱 10~20次，使腹肌放松，再用手掌自膀胱向尿道方向推移按压，力量由轻到重逐渐加压，切忌用力过猛损伤膀胱，另一手掌按压关元、中极穴，促进排尿。④诱导排尿无效时则行间歇导尿术，同时进行膀胱功能训练。⑤健康教育：指导患者养成定时排尿习惯，饮水 2~3h 后鼓励患者排尿；教育患者利用条件反射进行诱导排尿；对需绝对卧床或某些手术患者，应有计划地训练床上排尿，以避免因排尿姿势不习惯而导致尿潴留。

（2）排便护理：排便异常的护理干预。

便秘：指正常排便型态改变，排便次数减少，粪质干硬。护理措施：①做好心理护理。②提供隐蔽的排便环境，并适当调整治疗时间，使患者安心排便；取合适体位、姿势，利于排便。③腹部按摩，用单手或双手的食指、中指、无名指重叠在左下腹乙状结肠部位深深按下，由近心端向远心端做环状按摩，以刺激肠蠕动，帮助排便。④按医嘱给予口服缓泻剂，如蓖麻油、植物油、液体石蜡、硫酸镁等，观察用药疗效，必要时行灌肠术。教会患者或家属正确使用简易通便剂，如开塞露、甘油栓等。⑤健康教育：向患者讲解有关排便知识，养成定时排便习惯，建立合理的食谱，多食蔬菜、水果、粗粮等含膳食纤维多的食物，多饮水，适当摄取油脂类食物；安排适量的活动，如散步、体操、打太极拳等；对需要绝对卧床休息或某些手术前患者，应有计划地训练其床上使用便盆，以逐渐适应卧床排便之需要。

腹泻：指正常排便型态改变，肠蠕动增快，排便次数增多，粪便稀薄而不成形。护理措施：①卧床休息，以减少体力消耗。②饮食护理，鼓励患者多饮水，酌情给予低脂、少渣、清淡的流质或半流质饮食，腹泻严重时暂禁食。③遵医嘱给药。④保护肛周皮肤。⑤观察排便情况，观察粪便的次数和性质，及时记录，需要时留取标本送验。疑有传染病时，按隔离原则护理。⑥健康教育：向患者解释引起腹泻的原因和防治措施，教育患者多饮水，饮食宜清淡并注意饮食卫生，教育患者观察排便情况，有异常时及时与护士联系。

排便失禁：指肛门括约肌不受意识控制而不自主地排便。护理措施：①做好心理护理。

②保持室内空气清新,定期开窗通风换气,使患者舒适。③加强皮肤护理,及时更换、整理床单,保持床铺清洁、干燥、平整,保持肛周皮肤清洁,必要时肛周皮肤涂油剂保护。④观察患者排便反应,了解患者排便时间、规律,观察排便的表现。如患者因进食刺激肠蠕动而引起排便,则应在饭后及时给予便盆;如患者排便无规律,则应酌情给患者使用便盆,以试行排便,帮助患者重建排便的控制能力。⑤健康教育:向患者及家属解释排便失禁的原因及护理方法,指导患者家属饮食卫生的知识,指导患者进行盆底肌收缩运动锻炼,以逐步恢复肛门括约肌的控制能力。

第六节　社区康复心理护理

社区康复心理护理技术是运用心理学的理论与方法,针对康复对象的一系列心理问题、不良行为所采取的护理方法。目的是解决康复对象的心理问题,帮助他们更好的承认和适应病伤残所带来的各种功能障碍,挖掘潜能,重新回归社会。

一、康复对象的心理特点

由于各种原因所造成的身体不同残障,给患者带来的不仅是身体的诸多痛苦和不便,还会带来和引起各种社会问题和一系列心理问题,如自卑、焦虑、抑郁、悲哀和绝望等,这些都将严重地影响他们回归社会。

残障者不同于一般患者,他们在身体、心理和社会等各个方面都面临着严峻的考验,有其特殊的心理特征。因此,社区护士应运用康复心理学基本理论,根据不同的康复对象采取不同的护理措施。心理护理根据残疾人普遍的心理问题,康复护理团队开展对残疾人群的专项健康教育,进行心理咨询、举办"幸福起航点,打开沟通之门""残疾人志愿者心理培训"等健康讲座、组织踏青植树、游园赏花、手工编织等活动,鼓励残疾人参与社区康复俱乐部活动,在活动中强调残疾人自我心理调节,为残疾人搭建交流互动、互助的平台,为残疾人创造与人交流、融入社会机会。同时,注意家庭主要照顾者心理状态,鼓励照顾者对残疾人康复充满信心和乐观积极的态度。

二、视力、听力、语言残障者的心理特征与护理措施

心理特征:此类患者由于视、听、语言障碍,与人交流减少或困难,常会产生自卑、孤独、无能为力等心理特征。

护理措施:指导患者正确的评价自我,从自卑的阴影中解脱出来,面向社会和未来。鼓励患者建立良好的人际关系,与他人交往时,要互相尊重,平等相处,敢于陈述自己的观点和维护自己的尊严。指导患者发展健康的生活型态,自主地选择生活方式,为自己创造幸福愉快的生活环境。指导亲属要尊重患者自己的决定和选择,避免替代患者做决定或包办患者自己能做的事情,对患者的进步,及时给予表扬和鼓励。

三、肢体残障者的心理特征与护理措施

心理特征:患者受伤致残后,常会产生震惊、否定、抑郁反应、对抗独立、承认适应等心理特征。

护理措施:针对肢体的瘫痪或痉挛,进行肌力恢复、让患者的肢体处于一种抗痉挛的体位,包括健侧卧、患侧卧和仰卧位时肢体如何摆放等,同时预防各种并发症,如患手肿胀、患肩疼痛、肩关节半脱位、患足下垂等。通过教育、指导和训练患者,使患者充分发挥功能上的潜力和个人的主动性,学习新的技能和生活方式,逐步提高自我功能独立性,最大限度完成日常生活自理。

四、精神残障者的心理特征与护理措施

心理特征:由于精神患者的异常行为常被人误解,受人歧视,常会产生心境不佳、情绪不稳、焦虑恐惧、疑心加重、孤独感和失助自怜等心理特征。

护理措施 给予心理支持,帮助患者找到自身存在的价值,如工作能力、家庭责任感等。

向患者宣传有关精神卫生保健知识,帮助他们找出疾病的诱发因素,提高他们对精神疾病的抗病能力。教他们怎样正确处理好人际关系,正确对待生活中的种种挫折。向家属介绍精神病方面的家庭护理常识及注意事项,做好精神病康复预防的配合工作。

五、老年患者心理特征及护理措施

心理特征老年人随着年龄的增长,会因机体各系统生理功能的降低导致器质上、精神上的疾患,使其自理能力出现不同程度的降低,带来了自己在社会、家庭中角色和价值的变化,常会产生失落、孤独、无能为力等心理特征。

护理措施 在积极治疗和护理器质性疾患的同时给予心理支持,无论老年人有无社会、经济地位,身体有无残障,都应当尊重其人格,不应当使心理受到伤害。要耐心倾听老人的诉说,不可表现厌烦情绪,对老人的健忘和唠叨要给予谅解等。促进人际交往,对有生活自理能力的老人,为其创造社会交往环境,开展社区活动,丰富生活内容,从而提高生活质量。关心老人,家庭和社会的关心为老年人心理保健提供人际环境。人际环境不理想,老年人怎样努力也不可能满意自己的生活质量。因此应鼓励亲属、子女加强与老人的接触和情感交流,以消除其孤独感。

鼓励发展情趣,鼓励老人选择适合自己的娱乐休闲活动,如绘画、作诗、养花、养鱼、下棋、打太极拳、练气功等,使老人保持心身健康,幸福地安度晚年。

第七节 社区新型康复护理人才的培养

随着我国经济的快速发展,人民生活水平的不断提高以及长期实行的独生子女政策,人员结构的老龄化趋势日渐显现,表现出社会对社区康复护理人才需求的重大变化。如何迅速适应这种变化,培养出适用于社区护理、家庭护理、老年护理、婴儿护理、护理咨询等需求面的、能够独当一面的、具有创新意识的新型康复护理人才,已经引起了广大护理教学工作者的极大关注。

转变观念,更新思想,充分认识未来新型护理人才的需求,及时调整护理人才的培养模式,以适应社区新型康复护理人才的培养需要,是当前深化护理教学改革的急需。探索能够独当一面的社区新型护理人才所需知识构建模块、实际操作技能和具有创新思维的能独立工作的综合素质等,则是广大护理教学工作者义不容辞的职责。

一、社区新型康复护理人才是未来就业的主流方向

高等院校的主要职能之一,就是为社会培养急需的高素质人才,而毕业生的就业率,更是衡量高等院校教学改革成效的重要指标之一。我国护理人才的缺乏,并非只是大中型医院缺乏护理人才,社区新型康复护理人才更缺乏。而目前我们高等院校护理人才的培养模式,无一不是面向大中型医院所需护理人才的培养模式,而忽视了培养具有创新思维,能独当一面、适应社区康复护理工作需要的新型护理人才的培养(而这些社区护理人员的培养,更能为全民健康提供保障服务)。导致大量护理毕业生改行做其他工作,从而出现了一边是护理人才缺乏,一边是护理毕业生难以就业而大量流失的奇特现象。因此,必须充分认识到,今后护理人才就业的主流方向是社区而不是大中型医院。只有深刻认识这种现象,才能深化护理教学改革,培养适用于社区需要的新型护理人才。

二、社区新型康复护理人才的素质

社区新型康复护理人才主要是面向基层,主要从事老年护理、婴幼儿护理、护理咨询等家庭护理和社区护理工作,其工作性质也有别于大中型医院。医院的护理工作不仅分科很细,而且主要是在医生的主导下工作,而社区的护理工作,其独立性质较大,在很大程度上是在没有医生主导的情况下开展工作,这就需要具有较高的专业技术水平和果断的应急处置能力以及稳定的良好心理素质。

基于以上因素,对社区新型康复护理人才的培养,着重从以下五个方面进行了大胆的教学性尝试。即培养学生具扎实的基础理论知识;熟练的护理操作技能;稳定的良好心理素质;丰富的人际沟通能力;锐意的改革创新思维。通过对五个方面的强化培训,使学生毕业后不仅能适应大中型医院的护理工作,更能适应独当一面的社区护理工作需要,不仅拓宽了毕业学生的就业面,有利于提高毕业生的就业率,而且也能有效解决未来社会的需求。

（一）社区新型康复护理人才需要有扎实的基础理论知识

注重基础理论的强化训练,无论是公共基础课程、基础医学课程,还是专业基础课程的教学都按照临床医学的模式注意重点打牢基础,实行严格的考核制度和淘汰制度,下大力气打牢基础,拓宽知识面。

（二）社区新型护理人才必须具备熟练的护理操作技能

把熟练的操作技能培养摆在首位,理论教学全程采用形象化的多媒体教学方式讲授,然后到模拟病房式的实验室进行一对一的强化训练。增强了操作技能的训练,使之在学生临床护理实习之前,就已经熟练地掌握了各项基本的操作技能,再经过一年的护理实习,达到熟练掌握各项操作技能的水平,基本能够满足独立工作的需要。

（三）社区新型康复护理人才必须有稳定良好的心理素质

新型康复护理人才的重要特征,就是要胜任在没有医生指导下的独立工作,需要具备遇险不惊、沉着果断、独立处理各种意外的能力。在教学中除了开设护理心理学课程外,应利用模拟病房和模拟角色进行强化训练,对某些常见的特殊意外情况的处置如常见急救技术、肢体的功能锻炼、常见疾病的防治等,进行一对一的模拟训练,为培养稳定的良好心理素质奠定基础。

（四）良好的人际沟通能力是新型康复护理人才的必备条件

新型康复护理人才的工作性质,决定其必须具备丰富的人际沟通能力,无论是家庭护理还是社区护理,特别是老年护理和婴幼儿护理,首要的是要取得被护理者的充分信任。没有这个前提,一切工作都无从开展,这就需要护理人员利用各种机会进行交流。早期接触临床护理工作的活动,进行新的交流,共同讨论,不断升华,不断地提高人际交流的能力。

（五）社区新型康复护理人才需具备锐意的改革创新思维

新型护理人才的培养是社会发展和进步的需要,也是护理教学改革的主流方向,由其工作性质所决定,这类人才必须具备与时俱进、不断创新的意识,才能适应社会发展的需要。

（六）社区新型康复护理人才的培养是当务之急

随着我国经济持续稳定发展,人民生活水平不断提高,对医疗保健的需求不断增长,特别是对老年护理、婴幼儿护理、家庭护理等需求快速增长,而随着建设小康社会的速度不断加快,必将导致社区新型康复护理人才的需求增大。因此,当务之急调整护理人才的培养模式,培养出既能适用于大中型医院的护理工作,又能适用于社区护理、家庭护理、老年护理、婴幼儿护理、护理咨询等能够独当一面并且具有创新意识的新型护理人才,以满足社会的需求。

第八节　社区康复的发展

随着时代的发展,全球进入老龄化社会,慢性疾病损伤造成残疾的人数与日俱增。交通工具的发达导致车祸发生率上升,交通事故、安全事故以及其他不可预知的灾难,如地震、飓风、暴力等造成罹患残疾的人数不断上升。残疾人的康复是亟待解决的问题,大型医院只能解决一部分残疾人的康复问题,多数基础康复活动将在残疾人所在社区进行,利用当地资源展开。因此,社区康复将成为今后康复工作的重要内容之一。

随着"大病去医院、小病在社区、康复回社区"医疗新格局的建立,社区卫生服务中心坚持因地制宜的原则,以社区为基础,家庭为依托,初步形成了医院-社区卫生服务中心-社区卫生服务站-家庭的四级康复模式,以专科医院、综合医院康复医学科为技术依托,施行双向转诊,利用现有的设施、人员,为残疾人提供实用、易行、受益广的康复服务,使生活在社区内的残疾人切实享受到不出社区,不出家门的社区综合康复服务。

一、政策、指南支持

国务院《关于加快推进残疾人社会保障体系和服务体系建设的指导意见》（国办发[2010]19号）该意见提出的目标是到2015年,建立起残疾人"两个体系"基本框架,使残疾人基本生活、医疗、康复、教育、就业等基本需求得到制度性保障,残疾人生活状况进一步改善。到2020年,残疾人"两个体系"更加完备,保障水平和服务能力大幅度提高,残疾人都能得到基本公共服务,实现残疾人,人人享有基本生活保障,人人享有基本医疗保障和康复服务,残疾儿童少年全面普及义务教育,残疾人文化教育水平明显提高,就业更加充分,参与社会更加广泛,普遍达到小康水平。

1.《社区康复指南》　根据1978年阿拉木图宣言的理念（人人享有卫生保健、基本人权、贴近民众/社区,社会经济发展,与其他部门协作）,世界卫生组织考虑到残疾人巨大的需求和有限的资源,开发了一种新的康复服务方法,即社区康复。现在,社区康复已经在90多个国家实施并发展成为一种有效的、广泛的和多部门参与的战略,可为残疾人提供卫生保健、教育、谋生机会和参与/融合的机会与服务。社区康复指南明确社区康复涵盖健康、教育、生计、社会融入、赋权等5大领域的25个方面的具体内容。

要促进中国社区康复的发展,还需要从残疾人社会保障、政府意识、公民社会等很多方面入手,甚至涉及我国经济、社会发展的多方面。中国社区康复的发展需要多部门的配合和长期的调整,不能急于一时。另一方面,社区康复的实施可以全面改善中国残疾人事业的发展,尤其是残疾人扶贫问题,可以解决残疾人生计。社区康复的发展既依赖于现有残疾人事业的资源,又反过来促进可用资源的增加,从而促进残疾人事业的全面发展,实现残疾人社会融合。

政策开发、实施与开展康复工作的指导性文件与工具法律与政策的贯彻与实施,依赖于相关的工具。在国际范围内,有两个重要的工具需要掌握,它们是由世界卫生组织(WHO)组织全球专家开发的《国际功能、残疾和健康分类》与《社区康复指南》。

2.《国际功能、残疾和健康分类》(International Classification of Functioning, Disability and Health,ICF)　ICF 是 WHO 建立的国际分类家族中的核心分类标准之一,是对健康和健康相关领域的分类。这种分类系统从身体、个体和社会3个层面对身体功能与结构、活动与参与和功能与残疾发生的环境进行了分类。ICF 提供了一种理论架构用于描述健康和健康相关的领域,并运用标准化的通用语言,使全世界不同学科和领域能够在同一术语平台上,进行有关健康和保健信息的交流。ICF 的目标是提供一种统一的标准语言和框架来描述健康状况和与健康有关的状况。ICF 从健康和总体幸福感的角度,分析了健康与功能状态、健康与残疾以及健康与环境之间的相互关系,建立了基于生物-心理-社会医学模式的健康、功能和残疾新模式,强调了健康是个人身体功能与结构、活动和参与以及环境因素交互作用的结果。应用 ICF,可以开发符合联合国公约和国内相关法律法规与政策要求的康复项目,这些项目是功能导向的,以保障残疾人权力和促进残疾人包容性发展为终极目标的。根据残疾人的功能表现形式和内容,科学分析残疾人的康复需求,设计不同的项目和提供不同的康复干预和支持性方法,配置相关的资源,促进残疾人全面发展与融合。

3.《世界残疾报告》(World Report on Disability)　2011年6月9日世界卫生组织与世界银行共同发布首份《世界残疾报告》,详细分析了全球残疾人面临的各种障碍,为落实与实施联合国《残疾人权利公约》提供了科学证据;根据 ICF 有关残疾的模式,采用多学科的研究方法,总结了残疾问题研究和残疾人事业发展的成果,介绍了有关国家发展的经验,提出了增进残疾人健康和福祉的一系列政策性的建议。该报告总共9章、300多页。其中,第一二章讲的是理解残疾和残疾人现状,第三至八章涉及残疾人在卫生保健、康复、支持与协助、无障碍环境、教育和就业等各领域情况,第九章提出整体政策建议。报告的发布对在世界范围内,认识残疾问题,开发相关的政策以及改善残疾人的状况均具有十分重要的指导意义,是国际社会残疾与康复发展的重要技术性文件。

二、当代社区康复原则与方法

1. 社区康复指南的基本原则包括融合、参与、可持续发展、赋权、自我倡导和无障碍环境。

权利为本方法(Right-based Approach)人权是作为个人有权拥有并应得到保障的权利。人权包括了人类尊严所应当具有的内容。促进和保护残疾人权利和尊严将有助于改变残疾人在社会上的严重不利处境,促使残疾人有平等机会参与公民、政治、经济、社会和文化生活。机会均等指使社会各系统和环境诸如服务、活动、信息和文件得以为所有人特别是残疾人享受利用的过程。同等权利的原则意味着每一个人的需要都具有同等重要性,这些需要必须成为社会规划的基础,必须适当地运用所有资源,确保每一个人都有同等的参与机会。权利为本的方法,要求在社区康复活动中,残疾人有权不受任何歧视地享有法律给予的平等保护和平等权益。

2. 残疾人作为社区康复项目的积极贡献者,参与从政策制定到执行和评估,残疾人是社区康复项目的重要资源,参与培训、决策等。为了落实权利为本的方法,应确认无障碍环境在社会各个领域机会均等过程中的全面重要性。确保残疾人在与其他人平等的基础上,无障碍地进出物质环境,使用交通工具,利用信息和通信,包括信息与通信技术和系统,享用在城市和农村地区向公众开放或提供的其他设施和服务。

3. 在社区康复中,采用权利为本的方法,要确立康复权是残疾人的基本权力,康复不仅仅是为残疾人提供康复治疗,更重要的是为残疾人赋权的过程。在社区康复中,赋权指赋予当地居民、残疾人及其家属决定方案和控制资源的权力。这意味着残疾人积极参与项目的规划、实施、评估和管理。必须促进和保护所有残疾人的人权,残疾人应有机会积极参与政策和方案的决策过程,包括与残疾人直接有关的政策和方案的决策过程。在社区康复中采用权利为本的方法,依据 ICF 的理论架构与分类分级方法,明确残疾与功能障碍的内涵、确定残疾人基本需求及其主要的康复领域与康复方法,为发展康复提供依据。

4. 包容性发展方法(Inclusive Development Approach):联合国《千年发展目标》指出了发展主要内容包含减少贫困、保障人的权利和促进平等充分参与社会生活。发展需要社会各方面的合作。基于国际社会和国家有关人权保障的架构(如联合国《残疾人权利公约》和中国《残疾人保障法》等),运用社区发展的方法,整合各利益相关方之间的资源与合作,依据残疾的社会模式和权利模式,加强残疾人组织在赋权、自决和参与方面的能力建设。

(1)包容性发展(inclusive development):是一个社区康复要努力实现将所有边缘人群融入所有发展规划的目标的过程。

(2)有关社区包容性发展的主要内容包括:①发展需要整合融合的思想和社区为基础的思想;②社区康复框架采用社区包容性发展的概念,以确保残疾人居住的社区体现全部有关发展的倡导;③社区康复框架将促进在社区层面的包容性发展,采用自下而上的方法以确保真正的、灵活的融合;④满足残疾人及社区需求,并培养他们的能力;⑤消除积极参与的障碍,同时促进社区行动;⑥培养自力更生、平等权力和机会均等的观念。

三、今后社区康复工作的思考

纵观我国社区康复发展历程,显示出社区康复的战略意义正逐步建立,组织实施更加规范;发展趋势,由弱到强,由局部试点到全国推广,由城市向农村统筹发展;对概念的理解,从模糊的国外理论到结合中国国情的概念;工作内容和服务,由抽象到具体,由康复医疗服务向综合性康复服务发展;计划实施,由部门计划上升到国家计划,由某一部门实施到多部门协调,以社会化的方式推进;管理监测,由单领域、阶段性管理逐步实现多领域信息化管理。

2016 年 8 月 26 日,中共中央政治局召开会议,审议通过"健康中国 2030"规划纲要,是今后 15 年推进健康中国建设的行动纲领。"十三五"卫生计生事业发展提出:建设健康中国;把健康融入所有政策,全方位,全周期保障人民健康,大幅提高健康水平,显著改善健康公平,推动医疗卫生工作重心下移,医疗卫生资源下沉,推动城乡基本公共服务均等国策,有利于社区康复的发展。

(一)社区康复工作的目标

以实现残疾人,人人享有康复服务为目标,促进康复服务由粗放型向精细型发展。

1. 残疾人人人享有康复服务是康复工作的方向,也是支持、帮助残疾人回归社会主流的信念。当前全国各地正在努力实现这一目标,它的实现不仅体现在地域的覆盖面和残疾人覆盖率上,还体现在今后更应注重提高康复服务的质量,即如何促进由粗放型向精细型发展。

2. 深入细致地了解残疾人康复需求;建立规范化康复训练档案;确保技术支持人员到位,确保训练的科学性和有效性;大力培训社区康复协调员,提高服务水平;坚持随访和评估制度,确保可持续性服务;有效进行全面康复转介;制定相关标准,进行考核。

(二)推动社区康复工作规范化发展

1. 加强规范化建设。社区康复工作相关部门的职责和考核办法,建立各级各类残疾人康复机构建设标准、技术标准、服务规范;社区卫生服务中心康复服务规范和评价标准;民办康复机构服务规范和评价标准;社区康复站、工疗站、职业康复站、托养机构等服务规范和评价标准;残疾人康复需求调查表、康复服务档案的建立和规范化管理;各级各类康复人员准入制度、培训教程、教材、学时学分、考核、上岗及培训工作档案;辅助技术服务规范;残疾报告制度。

2. 针对城乡社区康复工作发展不均衡的现状,应以加强城镇化建设为契机,在制度建设、服务内容、服务能力、服务水平等方面也努力实现均衡发展。统筹城乡发展,促进区域协调发展,积极稳妥推进城镇化的有利时机,将残疾人社区康复纳入当地社会经济发展大局,推动城乡社区康复工作均衡发展。

(三)大力加强残疾人两个体系建设,提高社区康复能力建设水平

1. 社区康复保障体系和服务体系是残疾人社会保障体系和服务体系的重要组成部分。加强社区康复保障体系的措施,需要做好:健全法规和政策,依法规开展社区康复,依政策惠及残疾人;建立稳定的社区康复经费保障机制;将残疾人社区康复工作融入社区建设、区域卫生规划、社区服务和相关公共服务领域,协同发展;创新制度,对残疾人康复给予重点保障,对残疾儿童和贫困残疾人康复实施救助,对农村残疾人康复加大扶持力度。加强社区康复服务体系建设,重点是加强康复机构建设和加强康复人员队伍建设。

2. 加强康复机构建设　将康复服务机构建设纳入各级政府公共服务设施建设规划中;按实际需要确定康复机构建设规模和数量;科学规划康复机构功能定位和业务建设;制定各级各类康复机构建设标准和行业准入标准;引导扶持民办机构规范化开展残疾人康复项目;整合利用当地康复资源,形成互补互利的双赢机制,既能拓宽其他系统机构的业务领域,又能使残疾人得到就近、专业化的康复服务。

3. 加强康复人员队伍建设　选择适宜人员承担社区康复管理工作、专业技术指导和社区康复服务的协调工作;对康复人员合理分工,明确职责,实行人员聘任制和考核制度;加大人员培训力度,采取学历教育、进修、短期培训、继续教育等多种方式,提高康复人员的专业水平和服务能力;探索建立康复专业人员技术职称晋升制度和社区康复协调员职业资格准入制度;制定激励政策,提高基层康复人员工资和福利待遇水平,稳定队伍。

中国社区康复的发展潜力很大。从发展历史来看,国际社区康复虽然发展时间也不长,但理论研究方面已经很完善,中国社区康复发展更晚,在理论和实践方面都有欠缺,但是中国政府和残联越来越重视残疾人发展事业,在立法和政府发展规划中不断为社区康复的发展提供保障和指导,残疾人社会融合已经成为中国构建和谐社会的一部分。从社区康复的实践来看,中国社区康复目前重点放在医疗康复上,社会康复还没有形成规范,因此,中国社区康复还有很大发展空间。在我国政府要求 2015 年"人人享有康复服务"的规划下,我国社区康复事业有望走上可持续发展的新里程。

(郑彩娥　于卫华　韩培华)

第二十六章　社区特殊人群的康复护理及延续护理服务

第一节　精神障碍的社区康复护理

一、概述

精神障碍(mental disorder)又称精神疾病,是指在各种因素的作用下(包括各种生物学因素、社会心理因素等)造成大脑功能失调,而出现感知、思维、情感、行为、意志以及智力等精神运动方面的异常,需要用医学方法进行治疗的一类疾病。致病因素有多方面:先天遗传、个性特征及体质因素、器质因素、社会性环境因素等。许多精神障碍患者有妄想、幻觉、错觉、情感障碍、哭笑无常、自言自语、行为怪异、意志减退,绝大多数患者缺乏自知力,不承认自己有病,不主动寻求医生的帮助。

(一)社区保健重返社会

精神病患者长期住院,脱离社会,不利于康复。社区保健室患者出院后康复训练的继续。家属的配合也可以起到积极作用,如帮助患者安排每天的生活日程,督促患者服用精神药物维持治疗的落实。社区全科医生和康复护士的访视可监护患者的身心健康,及时提供医疗保健服务。因此家属的关爱和社会力量的支持,可增强患者过正常人生活的勇气,有助于患者康复和重返社会生活。要为患者创造机会,使他们融于社会集体活动,从中汲取生活的能量,可有效地发挥他们微薄的力量,做有益于社会的事情。这对维护社会秩序,减少意外事故的发生率,起着积极重要的作用,因此社区康复是解决精神病患者社会问题的发展方向,有利于降低疾病的复发率和延缓精神衰退的发展。

(二)心理支持

社区康复是近年发展起来的一种新的康复途径,在社区层次上利用和依靠社区人力资源,采取简单、有效、易行的康复措施,使病、伤、残者在其生活区域内得到全面康复服务的系统工程。社区护士在患者康复过程中,为克服康复对象的身心障碍而进行一系列护理,主要是在给患者心理支持的基础上,进行指导、训练,教会其如何从被动地接受他人照顾过渡到能自我照顾日常生活。而对精神患者社区康复护理则要通过对精神患者及家属成员、社区支持系统的护理干预手段,调整患者与有关人员的情感表达,提高对他人的应付能力,达到降低复发、改善社会功能,以便于更好康复。

二、临床分型及表现

轻者,尚未达到疾病状态,称心理障碍(心理问题);重者,达到疾病程度,临床上习惯分为轻型与重型精神疾病。重型精神疾病(重型精神障碍)也称精神病。心理障碍和轻型、重型精神疾病总称精神障碍。

常见精神障碍的几种表现:

(一)精神分裂症

精神分裂症是一种病因未明的常见精神疾病,具有感知、思维、情感、意志和行为等多方面的障碍,以精神活动的不协调或脱离现实为特征。通常意识清晰,智能完好,可出现一些认知功能损害。患病期自知力基本丧失(自知力是指患者对他自身的精神病态的认识和判断能力,是精神病科用来判断患者是否有精神障碍、精神障碍的严重程度以及治疗效果的重要指标之一)也就是说,患精神分裂症的患者否认自己有精神病,并拒绝治疗。

(二)狂想障碍

妄想是一种脱离了现实的病理性思维。它的特点是:第一,以毫无根据的设想为前提进行推理,违背思维逻辑,得不出符合实际的结论。第二,对荒唐的结论深信不移,不能通过摆事实讲道理进行知识教育以及自己的亲身经历来纠正这种荒唐结论。

(三)恐惧症

恐惧是指面临不利或危险的处境时出现的情绪反应和逃避行为。多见于恐惧症、焦虑症、躯体疾病伴发精神障碍及脑器质性精神障碍。

(四)强迫动作

强迫动作是指明知不必要却又难以克制的重复动作。常见于神经症的强迫症,或精神分裂症的早期。

三、康复评定

精神状态,如恶劣情绪(抑郁、焦虑、愤怒等)、自杀、自伤、冲动行为,躯体症状,无力满足基本需要、无力解决问题、使用防卫机制不当的情况;要求自理的动机和坚持程度,家庭和社会支持、饮酒史或药物滥用史。

(一)感觉功能评定

知觉是直接作用于感官的客观事物在人脑的整体反应,是将多种感觉整合起来综合分析、理解,从而得到对外部客观事物和内部机体状态的整体反应。知觉包括对距离、时间、运动的知觉,以及错觉和幻觉等内容。知觉检查一般与感觉检查同时进行,所以也常称为感知觉功能评定。感知障碍在康复医学临床中常常表现为失认症和失用症,这也属于后天获得的认知障碍。

(二)认知功能评定

采用认知功能测量、智力测验、记忆测验等对患者的认知功能进行评价。

(三)ADL评定

采用提问法、观察法、量表法从运动方面(包括床上运动、更衣、进食、如厕、洗漱、修饰等)、交流方面(包括打电话、阅读、书写、使用计算机、识别环境标识等)、家务劳动方面(包括购物、备餐、洗衣、使用家具及电源开关、水龙头、钥匙等)对患者的日常生活活动能力进行评定。

四、康复治疗原则

1. 设法脱离致病环境,消除与发病有关的因素,加强精神治疗。

2. 保持心理平衡,增强战胜各种困难的信心和勇气,有利于预防各种反应性精神障碍。

3. 可选用延长生理睡眠的药物或中药治疗。

4. 对反应性抑郁及偏执者,经上述治疗效果不佳时,可考虑用电抽搐或胰岛素昏迷治疗。

5. 针灸治疗。

五、康复护理

患者经过一段治疗后回归社会、回归家庭,其护理特点从患者来看既不是住院时的患者,也不是住院时的环境,所以既不同于住院护理,又非单纯家庭护理,社区精神护理是独具特色的。

（一）精神症状明显期的护理

1. 潜在或现存的自杀、自伤行为

(1)提供良好的生活环境,严格做好药品及危险物品的保管工作。

(2)要取得家属的帮助和配合,密切观察自杀的先兆症状,预防患者采取伤害自己的行为。

(3)有严重自杀和自伤行为时,应送医院治疗或暂时隔离。

(4)主动关心患者,鼓励患者参加各种活动,宣泄、缓解恶劣情绪。

2. 潜在或现存的冲动、伤人行为

(1)提供安全、良好的生活环境,潜在危险物品放置在隐蔽地方,以免随手可及。

(2)减少外界刺激,不要用言语或行为刺激患者,需要与患者发生躯体接触时,应谨慎。

(3)了解患者的兴趣爱好,满足其合理要求,提供机会宣泄,缓解恶劣情绪。

(4)有冲动行为时,在转移注意力和劝说无效时,可实行保护性隔离或保护性约束。

3. 拒服药或藏药

(1)耐心地向患者解释服药的必要性,动员劝说患者将药服下。

(2)指导家人监督患者确实将药服下。

(3)对坚决拒服药的患者,可将药研碎混入食物中服下,必要时用鼻饲喂药或使用长效针剂。

(4)对因不能忍受药物不良反应而拒服药的,要及时解除不良反应。

（二）精神疾病康复期的康复护理

1. 坚持药物维持治疗　使患者和家属了解药物治疗对预防病情复发、恶化的重要意义,学习有关精神药物的知识,学会识别常见药物的不良反应及简单自我处理。大量药物应由家人或社区康复站保管,按时按量给患者服用,以防误服发生意外。

2. 日常生活行为训练　主要针对病情较长的慢性衰退或轻、中度精神残疾患者。这些患者往往行为退缩,情感淡漠,活动减少,生活懒散,仪表不整,自理生活能力差,有的躯体状态及运动功能也较衰弱。日常生活行为训练主要从满足基本生理需要开始,培训患者自己处理个人卫生、饮食、衣着、排便等,坚持每日数次,要手把手地教导和训练。在训练过程中,结合奖励刺激,强化有益的行为。

3. 家庭生活技能训练　大部分患者经过治疗后,都将回归家庭,如果能学习到有关家庭生活的某些技能,对改善其家庭职能、家庭关系及取得家庭支持可起到重要作用,有利于促进心理与社会康复。如家庭清洁工作、清洗衣物、家庭的布置、物品的采购、食物的烹饪、钱财的管理、家庭社交礼仪及交通工具使用等,可采用个别指导或随访督促、指导。

4. 人际交往技能训练 在所有的人际关系中,人们的交往都是以表达情感和获得有关需要的一般技能为基本媒介。因此,精神患者的交往技能也是从如何正确的表达乐感(肯定的感受)或不乐感(否定的感受),以及如何正确地做出积极请求和寻求帮助等技能的训练出发,教会患者交谈技巧,包括交谈时的目光对视、体态、姿势、动作、面部表情、语调变化、声音大小、语速快慢及精力是否充沛等。

5. 工作行为训练 指劳动作业与职业活动方面的技能训练,是使患者在社会中获得就业技能的训练。主要分为两个部分:一部分是本身无职业或病后劳动能力降低的,适合在康复站内、福利工厂和农场为其安排简单劳动作业;另一部分是病前有职业或康复后能力恢复需再就业的人员,训练的内容就是训练患者根据自身条件限定求职范围,寻求合适的工作目标;如何写求职申请表,求职时衣着、装饰、交谈等与就业有关的各种技能。

6. 现实认知能力训练 适用于老年精神患者和慢性精神衰退的患者。向他们介绍现实的情况,如天气、日期、季节;准备不同的水果,让他们叫出名称、品尝味道;对大自然中植物、动物、鸟声的认知等,训练其认知能力,以提高生活的乐趣和生活的质量。

(三)心理护理

1. 精神障碍者心理护理的目的是化解患者心理的冲突,指导患者认识自己、认识他人,培养患者自理能力。护理时应给予患者支持、鼓励、安慰,为某些病症做出解释和说明。

2. 精神分裂症患者容易受到幻听的困扰,而其他人却感受不到那些令患者恐怖的事件。此时,家属可以握住患者的手向他表示理解他的感受,并向患者保证他不会受到伤害,同时设法分散其注意力,若还是不能奏效,可指导其试着接受幻听感觉的存在,告诉患者不用害怕,只当作生活中的一部分,就像身边多了一个"朋友",虽不能控制这个"朋友"的出现,但是告诉患者有权利和能力去选择是否按照他的指示去做,甚至拒绝去服从。当患者症状控制,自知力恢复时,要教会患者如何调整心态、应对生活和工作的压力、控制情绪、友好地与人交往等,以促进其社会功能的恢复。

3. 抑郁症状明显的患者往往会出现自杀念头,必须留人陪伴。陪伴者应能体贴关心患者,并能体会患者的心境,通过与患者的交谈,诱导患者倾吐内心的隐秘和痛苦,了解患者最关心、最需要和最担心的是什么,从而尽量给予帮助。同时还要劝道患者面对现实,对任何事情都不要过分担心,顺其自然,增强自信心及战胜疾病的决心。

4. 对患者家属的指导护理 把患者的疾病性质、发展过程和药物治疗等基本知识传授给家庭成员,让其懂得如何正确对待患者存在的(或已消失的)精神症状,做好药物维持治疗。

(1)做好说明解释工作,向患者及家属宣传保持治疗的重要性,紧密配合,坚持服药。

(2)遵照医嘱按时按量服药,不随意减量、停药;以及包括药物在内的各种知识手段,帮助其认识目前存在的问题及如何解决问题,提高对患者的正确应付能力,既不要过度的注意和保护患者,减少其与外界的接触,又不能指责、抵触对患者本身和治疗措施放任不管或采取排斥的态度。

通过对患者家属的指导护理,使家庭成员对患者的认识发生改变,使家庭成员对患者的表现(病态行为)有正确认识,以利患者康复。注意患者身体情况:合并躯体疾病或药物反应时患者往往缺乏主诉,不会或不能正确表述病情;重视生活护理和基础护理,生活自理能力差,不能很好安排自己生活;使家属了解病情波动是复发的早期症状,以便及早得到处理,如停药、拒绝服药、睡眠障碍、情绪不稳、病中的症状又复出现、不能工作、懒散;使家属能够认识药物的不良反应,如:过敏反应、白细胞下降等;避免应激事件刺激,保持良好心态。患者回归社会后,不管物质还是精神上的支持,家庭都是保障。良好的家庭干预是防止衰退、保持治疗、调节社会心理因素、预防复发、社会康复等大量工作的根本。

(四)安全管理

精神分裂症患者在幻觉妄想的支配下,可能出现攻击他人、毁物等行为;有些患者因抑郁或深感疾病的痛苦可能出现自杀行为;有些患者不承认有病而不愿住院或留在家里,常伺机外走。因此,患者的安全管理显得十分重要,应指导家属注意以下事项。

1. 患者管理 当患者的情绪处于不稳定阶段时,要有专人看护,尤其是有严重自杀企图和外走念头的患者。注意观察患者的情绪变化及异常言行,如抑郁型精神病患者,在恢复期自杀率较高,如果发现抑郁状态突然明显好转,更应严密观察,警惕预防患者自杀。

2. 危险物品管理 一切对患者生命有威胁的物品不能带入患者的房间或活动场所,如金属类的小刀、剪刀、铁丝、各种玻璃制品、绳带、药物等。患者不能蒙头睡觉;上厕所超过5分钟要注意查看。

3. 周围环境管理 门窗保持完好。若患者表现异常困扰,不能自控,对自己或他人构成威胁时,要进行控制和约束。

(五)社会支持系统的护理干预

利用各种方式,广泛进行精神卫生知识宣教,使社会成员都来重视精神患者的康复,关心支持精神患者康复,以正确的情感表达来对待精神患者。

社区精神康复是社区护理的一项重要工作,通过日常生活、家庭交流、职业活动等各种能力的训练,达到心理、生理和社会生活上的全面康复,使患者已丧失的家庭社会功能得以最大限度地恢复,精神残疾程度降到最低,留存的能力得以最大。

第二节 社区临终关怀的康复护理

一、概述

临终关怀一词最早起源于中世纪时代,当时是用来作为朝圣者或旅行者中途休息补充体力的驿站,后来被引申为指一整套有组织化的医护方案,以帮助那些暂停于人生路途最后一站的人。狭义的临终关怀即以往所称的濒死护理,指自患者出现各种垂危的生命体征直至呼吸心跳停止,宣告死亡。广义的临终护理对象包括由于高龄、衰弱、孤独,并存在严重并发症或禁忌证等多种原因,失去各种有效治疗机会的危重患者,他们可存活数月甚至更久,他们在弥留之际也需要得到临终关怀。

社区临终关怀是社区医护人员以社区居民为服务对象在建立家庭病床的基础上为生命即将结束的患者及其家属提供全面的心身治疗、护理与支持从而使临终患者平静、安然的度过人生的最后历程也使家属得到心理舒缓与抚慰。

二、社区临终关怀的原则

1. 护理为主的原则　对临终患者或生命晚期的老人，临床治疗已居于次要的位置，更重要的是对患者进行全面的关怀照顾，用爱心、耐心、细心和同情心体现出珍重生命、尊重患者的尊严和权利，使患者在心理和躯体两方面感到舒适并获得支持。

2. 适度治疗的原则　对临终老人进行适度治疗是非常必要的。适度治疗虽然更多地属于安慰治疗，但可使被疾病折磨的老人减轻痛苦，改善生命的质量，使其感到舒适直至安详地逝去。同时对老人的家属和亲人也是一种慰藉。

3. 注重心理治疗的原则　心理学家研究发现，临终期患者往往会经历 5 个心理反应阶段，即否认期、愤怒期、协议期、忧郁期和接受期，应按照不同时期的问题对老人采取针对性的护理措施。另外，临终老人的心理状态还与社会地位、文化程度、宗教信仰、对目前健康状况的了解程度、对自己一生经历的满意程度、对死亡的态度及准备程度及支持体系的有效程度等有关。因此，应根据临终老人的具体情况进行心理治疗和护理。

4. 整体服务的原则　整体服务包括对临终患者实行不间断地医疗、护理和生活照料，对患者家属的关心和安抚，对患者死后提供一定的善后服务等。对临终老人实行整体服务符合社会发展和家属等诸多方面的需要。

三、社区临终关怀服务对象和时限

我国人口老龄化具有规模庞大、发展迅速、地区发展不平衡和高龄化趋势等特点。不断增多的老年疾病和失能患者尤其是临终患者的迅速增多给家庭和社会带来了前所未有的新问题，对医疗卫生服务提出了新的挑战。要解决这些问题就必须要大力开展社区—家庭临终关怀病床，这样才能适应我国人口老龄化的需要。

社区临终关怀的病种虽很多，但是随着肿瘤患者的急剧增多，癌症不仅威胁个人健康而且其医疗费用逐年上升，对大部分家属而言必须同时承受身体、精神、经济等多重负担。晚期癌症患者也备受肉体上和精神上的痛苦和煎熬。因此晚期肿瘤患者成为社区临终关怀的主要服务对象。临终关怀的时限各国尚无统一标准。我国一般认为在患者经过积极治疗后仍无生存希望，估计存活时间约 2~3 个月甚至更短时间被认为是终末。

四、社区临终关怀的步骤及内容

1. 建立社区家庭临终关怀病床　根据患者和家属的服务需求与家属签订建立社区家庭临终关怀治疗同意协议书；制定社区医护人员社区家庭临终关怀病床岗位责任制；建立一系列安全规章制度避免家庭感染和医疗意外，降低开展社区家庭临终关怀病床的治疗护理风险防止医疗纠纷的发生。

2. 提供基本生命支持及治疗　需要临终关怀患者由于长期受到疾病折磨和侵害往往出现多种并发症或合并多器官功能障碍或衰竭体质极度衰弱多伴营养不良需要给予营养支持治疗（如鼻饲或经静脉途径给予 TPN 营养液支持治疗）和治疗各种并发症、合并症（如昏迷患者注意呼吸道通畅，勤吸痰防治呼吸道梗阻；尿潴留患者及时导尿）。同时应尽量纠正和处理心、肺、肝、肾、脑等重要生命脏器功能障碍及时处理患者出现的不适症状（如止痛、退热、解痉等）预防压疮和肺部感染的发生。

3. 死亡教育　死亡教育是实施临终关怀的一项重要内容。老年人同青年人一样珍惜生命,留恋生活,总希望能继续活下去。要教育老人及家属充分认识生命科学中的生、老、病、死规律,理解死亡,使家属能较为平静而理智地接受亲人即将死去的现实。

4. 尊重、关怀临终老人　对于临终老人,医护人员要给予极大的尊重和高度的同情。尊重临终老人就是对老人整个生命价值的肯定。无论老人对自己的病情是否已经了解,医护人员在任何情况下都不可流露出厌烦或消极、失望情绪,直至最后都要使老人一直抱有希望。只要老人的生命延续一天,就要满腔热情地为其提供全方位的服务。

五、对临终老人进行全面护理

1. 临终老人的躯体护理　改善循环与呼吸功能,密切观察生命体征变化,病情允许者采取半坐卧位或抬高头与肩,根据缺氧程度给予吸氧。神志不清者采取侧卧,或仰卧头偏向一侧,以利于呼吸道分泌物引流,必要时吸痰,以保持呼吸道通畅。

(1)控制疼痛:应观察疼痛的性质、部位、持续时间及程度,帮助老人选择最有效的止痛方法如按摩、听音乐、取舒适的体位及敷热水袋等,必要时使用止痛药物。

(2)改善营养状况:为提高老人生活质量应了解老人饮食习惯,在符合治疗原则的前提下,适量喂食喂水,必要时鼻饲或采用完全胃肠外营养,保证老人营养的供给。

(3)做好口腔及皮肤护理:尽可能保持老人的个人卫生,每天做口腔护理、洗脸、梳头,衣服被褥清洁平整,以保持老人较好的情绪和生活质量。

(4)帮助采取舒适的体位,按时翻身,经常按摩受压部位。大小便失禁者保持会阴部皮肤清洁、干燥,预防压疮的发生。

(5)减轻感知觉的影响:为老人提供单独病室,环境安静,光照适宜,以增加安全感。如双眼半睁,应用手轻轻将其眼睑闭合,定时涂眼药膏,并用生理盐水的湿纱布覆盖。当老人视力丧失时,应用语言和触觉与其保持联系。听力往往最后消失,所以讲话应清晰、语气柔和,不要在床旁讨论老人病情或失声痛哭,避免不良刺激。

2. 临终老人的心理护理

(1)否认期:护士与老人之间应坦诚沟通,不要轻易揭露老人的防卫机制。应根据老人对其病情的认识程度进行沟通,与其他医务人员及家属保持口径一致,耐心倾听老人的诉说,维持老人适当的希望,并经常陪伴老人,使其安心并感受到护士的关怀。

(2)愤怒期:护士应牢记老人的愤怒是发自内心的恐惧与绝望,不宜回避,要尽量让老人表达其愤怒,以宣泄内心的不快,充分理解患者的痛苦,加以安抚和疏导,并注重保护其自尊心。

(3)协议期:此期的心理反应对老人是有利的,因为他能配合治疗并试图延长生命。护士应主动关心老人,鼓励其说出内心的感受,尽可能满足他们提出的各种要求,创造条件,实现老人的愿望。

(4)抑郁期:护士应多给予同情和照顾,多让家人陪伴,允许老人表达其失落、悲哀的情绪,此时也不必考虑价值观,对老人微小的愿望亦应加以重视,帮助实现,并加强安全保护。

(5)接受期:护士应提供安静、舒适的环境,不要强求有护患的互动行为,尊重其选择,并继续陪伴老人,不断地给予适当的支持。

3. 对临终患者家属的关怀和护理　社区临终关怀应把家属和患者视为一个整体。重视家属在医疗经济中的知情同意需求注意维护患者的自主权。将晚期癌症患者家属的需要置于患者同等重要的地位。通过人性化的临终护理给临终患者家属以有力的支持有利于其承受悲伤和忧伤。告诉家属患者的现状及将可能发生的变化以减少在等待死亡过程中的焦虑使得家属与患者能在一起坦然度过死亡之前、之中、之后宝贵的分分秒秒。社区医护人员做好随时为患者家属提供帮助的准备防止不幸发生。对患者家属情绪上的爆发亦要做好准备。做好患者去世后料理与家属安抚工作,让悲痛中的家属在亲人辞世前尽到义务在心理上得到一定的慰藉减轻了自责与不安。做好尸体料理尊重家属习俗尽可能满足其合理要求。患者的死亡对家属是悲哀的高峰。医护人员通过识别患者家属悲痛过度的征兆引导其节哀顺变以减轻一些痛苦并与死者家属讨论死后处理的必需手续及步骤。

（韩培华　郑彩娥　于卫华）

第三节　延续护理服务

一、背景及现状

（一）背景

随着我国社会经济不断发展,人们生活水平不断提高,人们越来越重视医疗卫生服务质量,及对疾病护理的协调性和延续性。传统的医疗关系始于患者入院,终于患者出院。患者出院后的生活质量关注度并未引起重视,关注度不高。而且不同地区的医疗卫生条件不同,一部分患者出院后可继续接受社区医疗护理服务,另一部分患者出院后无法接受任何卫生医疗护理服务,同时病人在医院诊疗过程中疾病情况和信息有可能会发生遗漏,导致遗憾的结局,因此延续性护理(continuous nursing)被越来越多提及,人们广泛认为它是提高医疗护理服务的重要措施之一,它对医患双方都至关重要。追溯延续护理服务的历程,在西方国家开展已有100多年的历史,其目的是将医院高质量专业水平的医护服务延伸到家庭,既为病人带来便利,也减轻病人及家庭的精神、经济负担,而延续护理服务在我国尚处于起步阶段。

我国卫生部《中国慢性病防治工作规划(2012—2015年)》的卫生保健政策明确提出要对包含肿瘤在内的慢性病患者开展随访和康复指导等工作。2015年3月,中国卫生和计划生育委员会颁布的关于"进一步深化优质护理、改善护理服务的通知"中明确要求"有条件的医院,应当明确专(兼)职人员为出院患者提供有针对性的延续性护理服务,保证护理服务连续性,满足患者需求"。《中国护理事业发展规划纲要(2011—2015年)》中明确提出:延续护理服务的核心是增强医疗机构长期护理服务能力、提供居家的长期护理服务、提高社会养老机构的护理服务水平和试点探索长期护理服务模式。《全国护理事业发展规划(2016—2020年)》中指出,延续护理已成为2016—2020年我国护理事业发展的主要任务之一。《"健康中国2030"规划纲要》也对医疗服务体系建设和服务模式提出了新的要求,延续护理在健康中国大背景下,对促进健康老龄化的建设将起到至关重要的作用。随着我国护士教育水平的普遍提升和专科护理的飞速发展,使为有需要的患者提供高质量的切实可行的延续护理服务已成为可能。作为高质量和低成本的医疗策略之一,延续护理已经成为当今许多国家医疗卫生保健改革的重点和国际护理研究的热点。

（二）现状

1. 延续护理的概述　延续护理的定义描述种类较多,其中美国老年病协会将制定一套护理措施保证患者在转移时能够得到持续性和协调一致的健康指导和服务,使患者病情好转或不继续恶化定义为延续护理。

美国老年学会 2003 年将延续护理(continuous nursing)定义为:患者在不同的地点之间或在同一地点不同水平的卫生保健机构之间转移时,为保证患者所接受服务的协调性和延续性而设计的一系列行为。是安全、及时地协助患者由医院转移到社区、家庭的过程中,所提供的一种有序、协调、不间断的护理照顾。延续护理包含了患者信息的延续、医疗护理服务的延续及医患关系和护患关系的延续。

延续护理保证医务工作人员连续性地治疗及关怀患者,使医院和患者之间形成一个持续性、连续性的关联;通常指从医院到家庭护理的延续,包括了患者回归家庭及出院后持续性电话随访等,可见"协调、连接和一致"贯穿延续护理定义的始终。

2. 国外延续护理的发展现状　欧美等发达国家延续护理主要两种方式展开:社区为基础的延续护理及由急性期所住医院转出的延续护理,形成一定的延续护理模式,该模式包括专业人员或专科医务人员的再教育;评估健康需求;对患者自我管理的指导;通过专科教育提高患者自我护理能力等。在护理研究的推动下,美国的延续护理实践一直处于国际领先地位。如美国科罗拉多大学在延续护理演技过程中也制定了一套新的模式,主要干预和预防患者疾病的发生发展为主:动态记录患者健康状况;早期发现甄别危险因素;对患者院外药物教育,加强院外药物的自我管理;院外社区初级保健和专科医务人员回访等,日本在这方面起步较早,有良好的养老服务和社区护理基础,有完整的延续护理组织体系(在医疗机构中设有医院与社区医疗的连接部门),服务项目有出院协调、家庭访视等,面向小儿、成人、老年人的所有人群。新加坡自 2001 年在开始延续护理的探索,现在延续护理已成为新加坡公立医院医疗模式重要部分。医院提供的延续护理实践主要由医生主导,服务的对象多为脑卒中、失智和其他慢性病患者,由社会工作者、护士及医生组成的跨专业团队向患者提供护理跟进,患者在家中遇上困难也可拨打热线电话求助。也有医院增设病房资源护士职务,提供短期的培训,然后由这些护士专门负责进行跌倒、脑卒中和相关老年疾病的风险评估,并制订综合的出院计划,以保障最全面的延续治疗。

3. 国内延续护理的发展现状　发展社区护理和从医院到家庭的延续护理是配合我国医疗改革实施的一项重要工作。我国对于延续护理的研究尚处于起始阶段,现通过设立服务中心或网站服务、门诊回访宣教、电话回访等方式,从而建立延续护理交流平台。一项针对慢性阻塞性肺疾病研究尝试建立起 4C 延续护理模式即延续性、协调性、协作性、全面性有效地保证了患者治疗上的延续。部分国内研究还通过整合资源,通过各级分诊医疗、协同治疗使患者得到持续的健康教育和护理服务,保证患者出院后仍能获得优质延续护理服务。

近年来,国内多家医院开展了多种多样的延续护理服务,但延续护理在服务内容上存在较大的差异,服务过程较随意,缺乏明确的延续护理服务对象标准。为此在延续护理的探索过程中,以循证医学为基础,根据不同的疾病种类及患者出院后的护理需求,制定规范的延续护理服务方案,从而提高延续护理的服务效果。

二、延续护理的国内外模式

（一）国外延续护理模式

1. 延续护理模式（Transitional Care Mod，TCM） TCM 是由出院计划发展而来，沿袭出院计划的过程，从病人入院时就开始进行，包括评估、计划、实施、评价、出院、出院后随访等过程。

2. 延续护理干预模式（Care Transitions Intervention，CTI） 旨在通过为老年病人和家庭照顾者提供支持和帮助，以延续性处理潜在的安全威胁，并鼓励他们承担更积极的角色。该模式以全面的护理计划，明确的病人健康目标、意愿和病情，并有接受过良好训练的实践者为基础。

3. BOOSTF 项目（Better Outcomes for Old Adults Though safe Transitions，BOOSTF） 由美国医院医学学会（Society of Hospital Medicine，FSHM）首创的提高生活质量为原则，循证医学、个人及医疗机构的经验为基础，旨在加强延续护理，指导老年患者安全的转运的方案。该项目有 5 个关键元素：综合干预、全面的实施指南、纵向的技术支持、BOOST 合作协调、BOOSTFF 数据中心。

4. RED 项目（Reengineered Discharge，RED） 主要内容为：基于患者的语言要求提供护理；进行预约随访、就诊、出院后的检查等；根据检查结果制定随访计划；安排患者出院后的门诊服务；向病人提供正确用药计划；将出院计划与国家方针和临床路径相协调；评估患者对出院计划和其诊断的理解程度；加强电话随访。

5. 慢性病护理模式（CCM，Chronic Care Model） CCM 模式是一种以病人为中心，旨在为患有慢性病的病人提供安全、有效的护理照护模式。CCM 模式包括 6 个基本元素（社区、卫生系统、自我管理、转运系统设计、决策支持和临床信息系统）和两大要素（患者与照护提供者之间的互动、最终形成的良好结局）。

（二）国内延续护理模式

1. 中国香港地区针对糖尿病、阻塞性肺病、冠心病等老年慢性疾患者，由王少玲和黄金月教授创建的"4C"延续护理模式。"4C"即全面性（comprehensive）、协调性（coordination）、延续性（continuity）、协作性（collaboration）。

2. 我国台湾省成功大学附属医院开展了出院准备服务，其核心是运用"整合性医疗团队资源"确保病人出院后能获得持续性的照顾。台湾的医院开展居家护理，设立居家护理科、实施居家护理降低了医疗费用，满足民众对医疗护理的需求，出院准备转介护理门诊、家庭护理、长期照顾中心、老人护理院、临终关怀等。

3. 我国大陆地区在医院-社区-家庭多维的延续护理服务模式基础上发展建立了"三元联动健康照护模式"。通过加强医院、社区服务机构和家庭间的过渡护理合作，将护理服务领域延伸至社区、家庭。术后门诊随访归属于医院的延续护理服务模式，是国外延续护理的实践模式中的一种，这种模式关注的是出院后需要继续康复的患者。国内一些医院相继外延了如延续性远程护理模式、电话干预延续护理模式、家访模式等实践探索。但由于起步较晚、延续护理所必需的社区服务等支撑体系建设不健全、社区护理人才短缺等问题，延续护理发展受到一定制约，亟待探索适合我国国情的延续护理模式。

三、延续护理服务的探索和实践

尽管我国延续护理尚处于起步阶段,近年来,国内多家医院相继开展了不同模式的延续护理服务,通过积极的探索和实践取得了一定的进步,初步建立了延续护理的服务体系。北京协和医院积极探索心力衰竭患者、化疗患者、类风湿性关节炎患者等延续性照护的形式与内容,从医院、社区、医院与社区之间共同合作、机构之间信息共享等多途径、多方式,构建了一个医院、社区和患者共同努力优化延续护理服务的模式。

中国人民解放军总医院根据艾宾浩斯遗忘曲线,对术后患者24h内早期实施延续护理,强化患者早期对相关知识及技能的记忆。并通过对患者出院后延续护理需求调查显示,电话随访、网络随访、门诊随访的随访方式患者最为满意,因此医院利用网络和移动技术新的随访方法在PICC患者院外自我维护、机器人辅助腹腔镜膀胱全切尿流改道术后患者、肝移植术后患者等做了大量探索实践,成效显著。

复旦大学附属华山医院将商业"售后服务"的理念引入护理领域,开展了从院内扩展到院外,从病房扩展到家庭的全程延续式护理服务。

四川省医学科学院·四川省人民医院延续护理中心自2012年9月正式成立以来,率先在全国成功构建以患者需求为导向的延续护理服务体系,该体系包括"一个中心、一个模式、一个平台"。"一个中心"为延续护理中心,该中心由护理部牵头,与全科医学和门诊部共同建立,"一个模式"为延续护理服务工作运作模式,"一个平台"为延续护理信息管理平台。医院通过这一服务体系的构建为广大患者提供方便、专业化、规范的延续护理服务,在一定程度上满足了患者的护理服务需求。

自从2011年原卫生部启动康复医疗服务体系建设试点工作以来,我国的康复医疗机构建设迅速推进。社区康复医疗服务也在逐步发展对康复护理提出了新任务。国家鼓励以城市二级医院转型、新建等多种方式,合理布局、积极发展康复医院、老年病医院、护理院、临终关怀医院等医疗机构。我们必须利用这个大好时机,做好准备,投身到康复医疗大发展的大潮中。

（温贤秀）

参考文献

1. Carroll D.Cardiac rehabilitation：Ⅱ.Coronary care units［J］.Md State Med J,1967,16（12）:109-111.

2. 胡雁.护理研究［M］.2 版.北京:人民卫生出版社,2012.

3. 陈代娣.护理研究［M］.北京:人民卫生出版社,2013.

4. 颜巧元.护理科研课题设计与实现［M］.北京:人民卫生出版社,2015.

5. 李峥,刘宇.护理学研究方向［M］.北京:人民卫生出版社,2012.

6. 沈洪,刘中民.急诊与急救医学［M］.2 版.北京:人民卫生出版社,2013.

7. 石凤英.康复护理学［M］.2 版.北京:人民卫生出版社,2009.

8. 张波,桂莉.急危重症护理学［M］.3 版.北京:人民卫生出版社,2012.

9. 罗彩凤.灾难护理学［M］.南京:江苏科学技术出版社,2013.

10. 凌斌.急诊与灾害医学［M］.南京:江苏科学技术出版社,2012.

11. 曹广文.灾难医学［M］.上海:第二军医大学出版社,2011.

12. 卫生部办公厅,中国残联办公厅.关于印发《地震伤员康复指导规范》的通知.2008-5-28.

13. 徐军,贾勤.康复护理技能实训［M］.北京:科技出版社,2014.

14. 乔晋琳,丁宇,刘四喜.中西医结合疼痛康复医学体系的认识与实践［J］.世界中医药,2016,11（5）:
910-915.

15. 刘延青,崔健君.实用疼痛学［M］.北京:人民卫生出版社,2013.

16. 赵继军,周玲君.疼痛护理手册［M］.北京:人民卫生出版社,2011.

17. 侯晓玲,宁宁.实用骨科康复护理手册［M］.北京:科学出版社,2016.

18. 杜春萍.康复医学科护理手册［M］.北京:科技出版社,2015.

19. 陈忠.杨为民.神经源性膀胱的诊疗进展［J］.临床外科杂志,2016,2.

20. 廖利民.尿动力学［M］.北京:人民军医出版社,2012.

21. 邹薇,黄蓓,廉永云.骨质疏松疼痛护理方案对老年骨质疏松患者腰背疼痛的改善效果［J］.西部医学,
2015,27（12）:1896-1898.

22. 陈锦秀.康复护理学［M］.北京:人民军医出版社,2016.

23. 辛金梅.健康教育处方在颈椎病康复患者中的应用探讨［J］.中国实用医药,2015,10（9）:261-262.

24. 柳倩.快速康复护理模式在骨科患者围手术期中的临床使用体会［J］.西南国防医药,2016,26（10）:
1213-1214.

25. Thilagaratnam Shyamala,Sweet Fun Wong,Akila Andiappan,et a1.Health Promotion Board-Ministry of Health
Clinical Practice Guidelines：Falls Prevention among Older Adults Living in the Community［J］.Clinic Practice
Guidelines,2015;56（5）:298-301.

26. 黄廷生,何成奇.骨质疏松物理治疗的研究进展［J］.生物医学工程学杂志,2011,28（5）:1057-1059.

27. 李晓捷,唐久来,马丙祥.脑性瘫痪的定义、诊断标准及临床分型［J］.实用儿科临床杂志,2014,29
（19）:1520.

28. Reid SM,Carlin JB,Reddihough DS.Using the Gross Motor Function Classification System to describe patterns
of motor severity in cerebral palsy［J］.Dev Med Child Neurol,2011,53（11）:1007-1012.

29. Horridge KA,Johnston J,Phatak V,et a1.Magnetic resonance imaging ofthe brain in children and young people with cerebral palsy:who reports matters[J].Dev Med Child Neurol,2011,53(4):375-377.

30. 李爱霞,左月仙,贾革红,等.中医手法介入对脑性瘫痪儿童吞咽障碍康复的疗效观察[J].中国康复理论与实践,2013,19(4):375-377.

31. NMP Clarke,JE Page. Vitamin D deficiency:paediatric orthopaedic perspective current opinion[J].Current Opinion in Pediatrics,2012,24(1):46-49.

32. Murphy KP,Boutin SA,Ide KR.Cerebral palsy,neurogenic bladder,and outcomes of lifetime care[J].Developmental Medicine & Child Neurology,2012,54:945-957.

33. 王海萍,张庆梅.痉挛型脑瘫患儿的康复护理[J].中国实用神经疾病杂志,2011,14(2):43-44.

34. 崔焱.儿科护理学[M].北京:人民卫生出版社,2012:347.

35. 中国康复医学会儿童康复专业委员会,中国残疾人康复协会小儿脑性瘫痪康复专业委员会.中国脑性瘫痪康复指南(2015)[J].中国康复医学杂志,2015,30(7-11):747-1330.

36. Bailey AJ.Autism in adults[J].Autism Res,2012,5(1):1-2.

37. 武丽杰.我国孤独症谱系障碍流行病学现状及趋势[J].中国实用儿科杂志,2013,28(8):571-576.

38. Gome H,Duff M,Flores A,et a1.Automatic processing of duration in children with attention-deficit/hyperactivity disorder[J].J Int Neuropsychol Soc,2013,6(1):1.

39. Polanczyk G V,Salum G A,Sugaya LS,et a1.Annual research review:a meta-analysis of the worldwide prevalence of mental disorders in children and adolescents[J].J Child Psychoi Psychiatry,2015,56(3):345-365.

40. 张传杰,艾戎,邓冰.3~6岁中国妇幼保儿童注意缺陷多动障碍症状研究[J].中国妇幼保健,2014,29:3776-3778.

41. Xu Y,Chen XT,Luo M,et a1.Multiple epigenetic factors predict the attention deficit/hyperactivity disorder among the Chinese Han children[J].J Psy chiatr Res,2015,64:40-50.

42. Russell AE,Ford T,Russell G.Socioeconomic associations with ADHA:findings from a mediation analysis[J].PLoS One,2015,10(6):e0128248.

43. 薛展英,方水芹,儿童多动症病人的心理护理研究进展[J].全科护理,2015,13(9):787-789.

44. 华丽,陈敏,易琴,等.父母系统培训联合药物治疗儿童注意缺陷多动障碍的疗效评估[J]中国儿童保健杂志,2015,23(12):1325-1328.

45. 中华医学会.临床诊疗指南·癫痫病分册[M].北京:人民卫生出版社,2015.

46. 郑莉莉.语言康复训练治疗儿童失语症的效果探讨[J].中国现代药物应用,2014,8(21):225-226.

47. 马秋艳.言语治疗联合家庭训练治疗功能性构音障碍28例疗效观察[J].中国中西医结合儿科学,2014,6(6):522-523.

48. 黄莹,陈志玮,敖美卿.儿童语言发育迟缓训练的研究[J].中国实用医药,2014,9(20):33.

49. 王贞,李胜利.不同儿童语言障碍特点及主要相关因素[J].中国康复理论与实践,2013,19(6):536-540.

50. 陈小梅.临床作业疗法学[M].2版.北京:华夏出版社,2013.10:566.

51. 韩春茂,陈国贤,王帆,等.烧伤管理诊疗常规与技术规范[M].杭州:浙江大学出版社,2014.

52. 《中华烧伤杂志》编辑委员会.成人烧伤疼痛管理指南(2013版)[J].中华烧伤杂志,2013,29(3):225-231.

53. 黄跃生.实用烧伤临床治疗学[M].郑州:郑州大学出版社,2013.

54. 刘俐.疼痛护理手册[M].成都:四川大学出版社,2013.

55. 于康,石汉平.肿瘤患者必备营养手册[M].北京:人民卫生出版社,2014.

56. 孙长颢.营养与食品卫生学[M].7版.北京:人民卫生出版社,2012.

57. Limin Wang,Pei Gao,Mei Zhang,et a1.Prevalence and Ethnic Pattern of Diabetes and Prediabetes in China in 2013[J].JAMA,2017,317(24):2515.